Krankenhaus-Report 2024

Jürgen Klauber · Jürgen Wasem · Andreas Beivers ·
Carina Mostert · David Scheller-Kreinsen
Hrsg.

Krankenhaus-Report 2024

Strukturreform

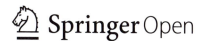

Hrsg.
Jürgen Klauber
Wissenschaftliches Institut der AOK
Berlin, Deutschland

Carina Mostert
Wissenschaftliches Institut der AOK
Berlin, Deutschland

Prof. Dr. Jürgen Wasem
Universität Duisburg-Essen
Essen, Deutschland

Dr. David Scheller-Kreinsen
Wissenschaftliches Institut der AOK
Berlin, Deutschland

Prof. Dr. Andreas Beivers
Hochschule Fresenius München
München, Deutschland

ISBN 978-3-662-68791-8 ISBN 978-3-662-68792-5 (eBook)
https://doi.org/10.1007/978-3-662-68792-5

Die Deutsche Nationalbibliothek verzeichnet diese Publikation in der Deutschen Nationalbibliografie; detaillierte bibliografische Daten sind im Internet über http://dnb.d-nb.de abrufbar.

© Der/die Herausgeber bzw. der/die Autor(en) 2024. Dieses Buch ist eine Open-Access-Publikation.

Open Access Dieses Buch wird unter der Creative Commons Namensnennung 4.0 International Lizenz (▶ http://creativecommons.org/licenses/by/4.0/deed.de) veröffentlicht, welche die Nutzung, Vervielfältigung, Bearbeitung, Verbreitung und Wiedergabe in jeglichem Medium und Format erlaubt, sofern Sie den/die ursprünglichen Autor(en) und die Quelle ordnungsgemäß nennen, einen Link zur Creative Commons Lizenz beifügen und angeben, ob Änderungen vorgenommen wurden.
Die in diesem Buch enthaltenen Bilder und sonstiges Drittmaterial unterliegen ebenfalls der genannten Creative Commons Lizenz, sofern sich aus der Abbildungslegende nichts anderes ergibt. Sofern das betreffende Material nicht unter der genannten Creative Commons Lizenz steht und die betreffende Handlung nicht nach gesetzlichen Vorschriften erlaubt ist, ist für die oben aufgeführten Weiterverwendungen des Materials die Einwilligung des jeweiligen Rechteinhabers einzuholen.
Die Wiedergabe von allgemein beschreibenden Bezeichnungen, Marken, Unternehmensnamen etc. in diesem Werk bedeutet nicht, dass diese frei durch jedermann benutzt werden dürfen. Die Berechtigung zur Benutzung unterliegt, auch ohne gesonderten Hinweis hierzu, den Regeln des Markenrechts. Die Rechte des jeweiligen Zeicheninhabers sind zu beachten.
Der Verlag, die Autoren und die Herausgeber gehen davon aus, dass die Angaben und Informationen in diesem Werk zum Zeitpunkt der Veröffentlichung vollständig und korrekt sind. Weder der Verlag noch die Autoren oder die Herausgeber übernehmen, ausdrücklich oder implizit, Gewähr für den Inhalt des Werkes, etwaige Fehler oder Äußerungen. Der Verlag bleibt im Hinblick auf geografische Zuordnungen und Gebietsbezeichnungen in veröffentlichten Karten und Institutionsadressen neutral.

Fotonachweis Umschlag: © izusek.istockphoto.com
Planung: Dr. Fritz Kraemer

Springer ist ein Imprint der eingetragenen Gesellschaft Springer-Verlag GmbH, DE und ist ein Teil von Springer Nature.
Die Anschrift der Gesellschaft ist: Heidelberger Platz 3, 14197 Berlin, Germany

Das Papier dieses Produkts ist recyclebar.

Vorwort und Einführung

Seit Jahren wird über den nötigen Strukturwandel der deutschen Krankenhauslandschaft diskutiert. Eigentlich war schon vor Ende der 1990er Jahre bekannt, dass die deutsche Krankenhausstruktur zu kleinteilig und in Teilen nicht bedarfsgerecht aufgestellt ist. Auch vor diesem Hintergrund wurden vor über 20 Jahren via Bundesebene Fallpauschalen als Vergütungssystem eingeführt, um einen Strukturwandel anzureizen. Dies ist jedoch nur in Teilen gelungen, was zu immer weiteren reformpolitischen Nachbesserungen führte – und damit letztlich zu einem großen Flickenteppich an unterschiedlichen Vorgaben und Strukturen. Zugleich zeigte sich immer wieder, belegt durch viele Analysen und Studien bis hin zu den Stellungnahmen der Regierungskommission für eine moderne und bedarfsgerechte Krankenhausversorgung, dass unter den gegebenen Besonderheiten einer kleinteiligen, inhomogenen Struktur der Krankenhauslandschaft deutliche Potenziale zur Verbesserung der Qualität der Versorgung bestehen. Parallel verschärfte sich vor dem Hintergrund der demographischen Entwicklung der seit längerem bestehende Fachkräftemangel. In dieser Gemengelage hat die Corona-Pandemie die strukturellen Schwächen der deutschen Krankenhauslandschaft ins Brennglas gerückt. Insbesondere in der postpandemischen Zeit mit hoher Inflation und geringeren (stationären) Fallzahlen zeigt sich nun deutlich: Die heutige Struktur ist an vielen Stellen vulnerabel.

Auf der Seite der Krankenhäuser stellen die fehlenden Investitionsmittel der Länder in Kombination mit Erlösreduktionen durch Fallzahlrückgänge und steigende Betriebskosten die Wirtschaftlichkeit vieler Kliniken in Frage. Eine ungeordnete Weiterentwicklung der Krankenhauslandschaft kann jedoch nicht das Ziel sein und ist mit der gewünschten Perspektive der Stärkung der Qualität der Versorgung und einer effizienteren Versorgungsstruktur nicht kohärent. Es bedarf daher einer geregelten Strukturreform, die die Bedarfsgerechtigkeit der Versorgung heute und die Bedarfe der Zukunft in den Mittelpunkt stellt. Dies war und ist Ziel der aktuellen Bundesregierung. Nicht ohne Grund rief daher der Bundesgesundheitsminister eine „Revolution" aus und versprach mit seiner Krankenhausreform eine grundlegende Neuaufstellung der Krankenhausstruktur und -versorgung in Deutschland. Zentrale Elemente sind dabei die Erweiterung der Krankenhausfinanzierung um eine Vorhaltefinanzierung und die Verknüpfung der Finanzierung mit einer leistungsgruppenbasierten Krankenhausplanung. Verfolgt werden die Ziele einer qualitätsorientierten Bündelung von Versorgungskapazitäten ebenso wie das Voranbringen der im internationalen Vergleich stark rückständigen Ambulantisierung.

Daher beleuchtet der Krankenhaus-Report 2024 mit seinem Schwerpunkt *Strukturreform* die unterschiedlichen Facetten dieses Themas. Im Fokus der Betrachtung steht vor allem die Diskussion der Themenfacetten rund um die Ausrichtung der Krankenhausreform. Neben der *Ist-Analyse* und der Frage, wie es um die aktuelle Struktur und die ersten Reformbemühungen auf Länderebene bestellt ist, wird der Frage nachgegangen, welche Optionen und Elemente für eine Neustrukturierung der Krankenhauslandschaft zur Verfügung stehen – sowohl im Bereich der (qualitätsorientierten) Planung wie auch weiterführend im Bereich der (sektorenübergreifenden) Vergütung.

Ein zentrales Kernelement sowohl des erforderlichen Strukturwandels als auch der Reformbemühungen ist dabei auch die *Ambulantisierung*, für die sich die Frage stellt, wie sie nun endlich gelingen kann. Zusätzlich zur Reformierung bestehender Versorgungsstrukturen und Behandlungsprozesse gilt es auch zu berücksichtigen, dass der

Klinikbereich – wie das Gesundheitswesen generell – sich vermehrt um Aspekte der ökologischen *Nachhaltigkeit* bemühen muss. Zukünftig braucht es eine nachhaltig ökonomische Tragfähigkeit von Standorten, soziale Nachhaltigkeit im Sinne der Bürgerinnen und Bürger und der Mitarbeitenden sowie die ökologische Nachhaltigkeit als Beitrag zum Klimaschutz. Dieser Themenkomplex wird ebenfalls unter dem Buchschwerpunkt aufgegriffen.

Die ersten vier Beiträge bieten eine umfassende Ist-Analyse der Krankenhauslandschaft sowie des Bedarfs einer Strukturanpassung aus unterschiedlichen Blickwinkeln. So analysiert zunächst *Degen* die unterschiedliche *Ausgangslage der Krankenhausplanung in den Bundesländern* sowie die heterogenen Ansätze zur Sicherung der flächendeckenden Versorgung der Bevölkerung. Dabei wird aufgezeigt, dass die aktuelle Krankenhauslandschaft historisch gewachsen ist und die Planungsansätze und -tiefe deutlich zwischen den Bundesländern variieren. Im Anschluss daran analysiert die Autorin, welche Konsequenzen für die Länderplanung sich aus der anstehenden Krankenhausreform nach jetzigem Kenntnisstand ableiten lassen. Es ist davon auszugehen, dass alle Bundesländer – mit Ausnahme von NRW – ihre Planung grundlegend verändern müssen.

Langenberg, Loeser, Wenning, Köhne, May, Reinecke und Watzlawik nehmen in Anschluss daran das Bundesland Nordrhein-Westfalen genauer unter die Lupe und beleuchten mit ihrem Beitrag *Der Krankenhausplan NRW 2022 – Einsichten und Missverständnisse* den Entstehungsprozess sowie wesentliche Merkmale des dortigen Krankenhausplans und setzen diesen in Beziehung zur aktuellen Reformdebatte auf Bundesebene. Es wird dabei der Weg von den konzeptionellen Grundüberlegungen einer Leistungsgruppen-basierten Planung sowie gutachterlichen Empfehlungen bis zu einem operativ umsetzungsfähigen Krankenhausplan und den ersten Umsetzungsphasen skizziert. Sie kommen dabei zu dem Schluss, dass die „Blaupause NRW" sowohl für die künftige Weiterentwicklung der Krankenhausstrukturen als auch für die Einführung einer Vorhaltevergütung auf Bundesebene anschlussfähig ist. Auch wenn die finalen Planungsergebnisse zum Zeitpunkt des Erscheinens noch ausstehen, habe sich der neue NRW-Krankenhausplanansatz bisher auch im „Praxistest" bewiesen.

Subelak, Kuklinski, Vogel und Geissler blicken in ihrem Beitrag *Spitalplanung in der Schweiz: Impulse für die deutsche Krankenhausreform* in das Nachbarland Schweiz, das bereits im Jahr 2012 einen Planungsmechanismus mithilfe von Leistungsgruppen (LG) erfolgreich eingeführt hat. Der Beitrag widmet sich den zentralen Elementen der Spitalplanung (insb. den Qualitätsvorgaben) sowie den Fragen der Leistungsdifferenzierung auf Grundlage der Spitalplanungs-Leistungsgruppen (SPLG). Zudem analysieren die Autoren die Leistungsdifferenzierungen der Krankenhäuser sowie den Ressourceneinsatz auf Spital- und Leistungsgruppenebene im Kanton Zürich. Bei der operativen Umsetzung der Reform ist wichtig, dass der Aufbau und die Entwicklung der LG vollständig auf Diagnose- und Prozedurencodes basiert. Bezüglich der Leistungsdifferenzierung sollte das NRW-Modell in Leistungsbereichen mit unzureichender Differenzierung um weitere LG erweitert werden, so die Autoren.

Insgesamt lässt sich durch die Analysen ableiten, dass Krankenhausplanung und -finanzierung und Verantwortung eng miteinander verwoben werden sollten, um ein gleichgerichtetes Interesse an bedarfsorientierten und wirtschaftlichen Krankenhausstrukturen sicherzustellen. Beendet wird die Ist-Analyse mit dem Beitrag *Krankenhausreform: warum Level und gut definierte Leistungsgruppen essenziell sind* von *Busse und Karagiannidis*, die als Mitglieder der Regierungskommission maßgebliche Anstöße für die aktuelle Krankenhausreform formuliert haben. Der Beitrag liefert einen empi-

Vorwort und Einführung

rischen Überblick, welche Konsequenzen die Vorschläge der Regierungskommission in den Bereichen Einteilung der Krankenhäuser in bundeseinheitliche Versorgungsstufen, Gliederung der Krankenhausleistungen in Leistungsgruppen mit definierten Qualitätsanforderungen sowie hinsichtlich der anvisierten Änderungen der Krankenhausvergütung haben. Die Autoren formulieren ein deutliches Plädoyer für eine nach Leveln gestufte Krankenhausplanung, die auch als Anker für eine Vorhaltefinanzierung zu nutzen sei.

Ein zweiter Abschnitt von sieben Beiträgen nimmt sich der *Elemente der (Neu-) Strukturierung* an. Den Start macht dabei die Analyse *Neugestaltung der deutschen Krankenhauslandschaft – Planungsprozess und ausgewählte Ergebnisse zur Erreichbarkeit und Anzahl versorgungsrelevanter Krankenhäuser* von *Geissler, Krause und Leber*. Zunächst zeigen die Autoren mögliche Bausteine einer leistungs-, bedarfs- und qualitätsorientierten Krankenhausplanung auf – mit einem Schwerpunkt auf Leistungsgruppen. Es schließt sich die noch wenig diskutierte Auswahlentscheidung bei Überversorgung an. Eine Reihe von Instrumenten zeigt, dass bereits heute bundesweit einheitliche Kriterien für Auswahlentscheidungen funktionieren. Die Autoren stellen empirisch die Folgen der bundeseinheitlichen Regulierung der Krankenhauslandschaft dar. Dabei ermitteln sie in einem umfassenden Modell „versorgungsrelevante" Krankenhäuser. Mit Bezug zur Neugestaltung der Notaufnahme werden in einer Erreichbarkeitsanalyse die Standorte für integrierte Notfallzentren identifiziert. Nicht zuletzt aufgrund der Notwendigkeit gerichtsfester Auswahlentscheidungen empfehlen sie, den Weg bundesweiter Kriterien für die Krankenhausplanung algorithmengetrieben fortzusetzen.

Dem folgt der Beitrag von *Malzahn, Mai, Schmitt und Wesselmann* zu den *Qualitätskriterien für Leistungsgruppen* und skizziert die Bedeutung von Qualität für das Gesundheitswesen mit besonderem Fokus auf die Krankenhausstrukturplanung, die künftig auf Basis von Leistungsgruppen erfolgen soll. Dabei wird von den Makroebenen bis zur konkreten Implementierung von Qualitätskriterien eine grundsätzliche Einordung im Hinblick auf die Krankenhausreform vorgenommen. Das Autorenteam stellt dabei fest, dass bei der Krankenhausplanung zwischen Leistungen für weniger komplexe Erkrankungen bzw. Notfälle und komplexeren Leistungen zu unterscheiden ist. Bei Letzteren ist die Berücksichtigung von Qualität und Fallzahl für das Behandlungsergebnis wichtiger als die Erreichbarkeit. Diese Leistungen sollten klarer zentralisiert und der Zugang sollte regional gesteuert werden. Mit Blick auf die Krankenhausreform sei festzustellen, dass Qualitätskriterien für Leistungsgruppen mindestens den Stand der gültigen G-BA-Regelungen abbilden müssen. Zudem seien weitere Inhalte zu ergänzen, weil aufgrund der Abkehr von der Levelstruktur den Qualitätskriterien eine entscheidende Steuerungsfunktion zukommt. Dabei solle auf die Expertise der AWMF gesetzt werden und aussagekräftige, wissenschaftlich evaluierte Zertifikate seien zu berücksichtigen.

Eine Erweiterung dazu liefern *Drogan und Günster* mit ihrem Beitrag *Qualitätsdaten für die Krankenhausplanung*. Sie verdeutlichen, dass evidenzbasierte Informationen, die Qualitätstransparenz schaffen, breit vorhanden sind. Für viele wichtige stationäre Behandlungsanlässe existieren seit Jahren aussagekräftige Daten zur Behandlungsqualität der Kliniken, so die Autoren. Der Beitrag gibt zum einen einen Überblick über diese Datenbestände, ihren Umfang und Informationsgehalt. Zum anderen wird für die Leistungsbereiche Herzinfarkt, Brustkrebs, Knie-Endoprothetik und Ösophagus- und Pankreaschirurgie aufgezeigt, welche Qualitätsaussagen sich aus den vorhandenen Daten ableiten lassen. Insgesamt wird anhand dieser Beispiele deutlich, dass es in wichtigen Versorgungsbereichen persistierende Qualitätsprobleme gibt, die mit einer fehlenden Spezialisierung und Zentralisierung zusammenhängen.

Der Beitrag *Ausgestaltung der Vorhalte- und Leistungsvergütung* von *Messerle und Schreyögg* analysiert ein wichtiges Kernelement der geplanten Krankenhausreform: Die Einführung pauschalierender Vergütungselemente für Vorhaltekosten, was zu mehr Versorgungssicherheit, Behandlungsqualität und zur Entbürokratisierung beitragen soll. Ob solche weitreichenden Verbesserungen erreicht werden können, wird auch von der Ausgestaltung im Detail abhängen, so die Autoren. Daher gehen sie der Frage nach, ob eine pauschale Vorhaltevergütung für alle Leistungsbereiche sinnvoll ist – und in welcher Höhe sie erfolgen sollte. Darüber hinaus wird ein Überblick über die zahlreichen weiteren Reformbaustellen und Lösungsansätze gegeben. Im Ergebnis zeigt sich, dass die Einführung einer pauschalen Vorhaltevergütung gezielt ausgestaltet werden muss, um neue Fehlanreize zu vermeiden – und zwingend von weiteren strukturellen Veränderungen begleitet werden sollte.

Heller beleuchtet im Anschluss daran die generellen *Herausforderungen einer Neustrukturierung aus Krankenhaussicht* und kommt zu dem Schluss, dass externe wie interne Krisen bzw. Strukturherausforderungen auf eine grundlegende Neuausrichtung deutscher Krankenhäuser hinweisen. Über Jahre oder Jahrzehnte tradierte Prozesse respektive Verhaltensweisen müssen in Frage gestellt werden. Der Beitrag setzt sich daher mit der Frage auseinander, welche wesentlichen Faktoren als Auslöser für eine Neuausrichtung der Krankenhäuser herangezogen werden können. Ebenso werden Argumente angeführt, welche Herausforderungen bei der operativen Neuausrichtung eines Krankenhauses zu bewältigen sind und wie die „Umsetzungshürden" aus Managementperspektive überwunden werden können.

Die Krankenhausreform muss auch in der Dimension der Ambulantisierung gedacht werden. Wie eine *Sektorenübergreifende Planung ambulanter und ambulant erbringbarer Leistungen* gelingen kann, zeigen *Hüer, Walendzik, Pilny, Buchner, Kleinschmidt, Augurzky und Wasem.* Sie stellen dabei fest, dass Leistungsbereiche zukünftig zunehmend „sektorenübergreifend" sowohl von Krankenhäusern als auch von Vertragsärzten und medizinischen Versorgungszentren (MVZ) erbracht werden. Damit stellt sich die Frage nach der Notwendigkeit von Anpassungen der ambulanten vertragsärztlichen Bedarfsplanung und der Krankenhausplanung sowie nach einer möglichen eigenen „sektorenübergreifenden" Versorgungsplanung. Es werden zwei Varianten einer sektorenübergreifenden Versorgungsplanung identifiziert: Eine Variante erweitert den Umfang der ambulanten Bedarfsplanung, indem Leistungen aus dem sektorenübergreifenden Leistungsbereich in das bisher mit der ambulanten Bedarfsplanung beplante Leistungsvolumen überführt werden. Die andere Variante ist ein Ausschreibungsmodell, bei dem die ermittelten Bedarfe in einer Region zu passenden Leistungspaketen gebündelt und zu festen Preisen ausgeschrieben werden. Dabei sind die beiden Varianten nicht gleichermaßen für alle Leistungsbereiche geeignet, sodass sie – gemäß einer dritten Ausgestaltungsüberlegung – parallel in unterschiedlichen Leistungssegmenten zum Einsatz kommen sollten. Das vorgeschlagene Modell bedarf umfassender konzeptioneller Vorarbeiten, bleibt also voraussetzungsvoll.

Beendet wird der zweite Abschnitt zur *(Neu)Strukturierung* durch einen Beitrag zu einem zentralen Aspekt für eine gelungene Restrukturierung der Krankenhauslandschaft: Der *Reform der Notfallversorgung und des Rettungswesens* von *Berger, Rödiger und Busse.* Der Artikel gibt entlang des Versorgungspfads zunächst einen Überblick über den Reformbedarf in der Notfallversorgung und im Rettungswesen. Darauf aufbauend werden internationale Entwicklungen und Studienergebnisse skizziert und aufgezeigt, welche Lösungen in anderen Ländern zum Einsatz kommen, um diesen Problemen zu begegnen.

Daraufhin werden die Kernelemente der Reformempfehlungen der Regierungskommission im Hinblick auf die Notfallversorgung dargestellt und im Kontext internationaler Impulse und projektbasierter Erfahrungen aus Deutschland diskutiert. Dabei werden u. a. auch telemedizinische Innovationen und in den Blick genommen. Abschließend fasst das Autorenteam die Ergebnisse zusammen und zieht Schlussfolgerungen im Zusammenhang zum aktuellen Stand der Notfallreform.

Ein weiterer Abschnitt des Buches vertieft mit fünf Beiträgen den Blick auf den Themenkomplex der mangelnden *Ambulantisierung* in Deutschland und startet mit einer Analyse der *Entwicklung der Ambulantisierung* von *Tillmanns und Jäckel.* Deren internationaler Vergleich zeigt, dass deutlich mehr Fälle ambulant erbracht werden können. Die Autorinnen ermitteln auf Basis der Abrechnungsdaten von AOK-Versicherten, welche Leistungen ein Ambulantisierungs-Potenzial aufweisen und wie sich der Grad der Ambulantisierung über einen Zeitraum von zwölf Jahren verändert hat. Bei der Ermittlung ambulantisierbarer Fälle wenden sie unterschiedliche aktuell diskutierte Methoden an. Die Ergebnisse werden sowohl regionalisiert als auch leistungsspezifisch diskutiert. Es zeigt sich ein geringfügiger Rückgang des Ambulantisierungsgrades auf Bundesebene, der – auch mit Blick auf die internationale Lage – klar auf weiteren gesetzlichen Handlungsbedarf zur Förderung der Ambulantisierung hinweist.

Arnegger, Hagenlocher, Herberg und Lembeck beleuchten im Anschluss daran mit ihrem Beitrag *Sektorengleiche Vergütungsmodelle zur Ambulantisierung der Versorgung: Kritische Analyse zur Umsetzung des § 115f SGB V* einen weiteren wichtigen Aspekt für das Gelingen der Ambulantisierung in Deutschland. Nukleus des Artikels ist die Umsetzung einer sektorengleichen Pauschale gemäß § 115f SGB V sowie die Darstellung des Wiesbadener Modells zur sektorengleichen Versorgung und Vergütung für einen beispielhaften DRG-Katalog aus den Bereichen der Orthopädie und Unfallchirurgie, ergänzt um Hernien-Operationen. Es wird aufgezeigt, wie eine umfassende Veränderung implementiert werden könnte sowie welche Leistungen sich initial hierfür eignen – und welche konkreten Versorgungspotenziale sich daraus ergeben.

Ob *Tagesstationäre Behandlung: Innovation oder Irrweg* sind, beleuchten *Malzahn und Stoof.* In ihrem Beitrag befassen sie sich mit der im Zuge des Krankenhauspflegeentlastungsgesetzes Ende 2022 eingeführten tagesstationären Behandlung. Die Autoren geben einen Überblick über die formalen Voraussetzungen, die Vergütung, die medizinischen und klinischen Aspekte sowie der Patientenperspektive und erörtern eine rechtliche Abgrenzung zu anderen im Krankenhaus möglichen Behandlungsformen, die neben der tagesstationären Behandlung bestehen und ebenfalls keine Übernachtung erfordern. Sie kommen in ihrer Analyse zu dem Schluss, dass die tagesstationäre Behandlung in ihrer bestehenden Form nicht die mit ihr verbundenen Ziele erreichen kann und einer Weiterentwicklung bedarf. Entwicklungsperspektiven sehen sie in einer Komplexitätsreduzierung der vielfältigen Regelungen im Bereich der Vergütung ambulant im Krankenhaus erbrachter Leistungen sowie in einem effizienteren Einsatz pflegerischer und auch apparativer Ressourcen zum Nutzen der Patientinnen und Patienten. Zugleich gelte es die tagesstationäre Behandlung für den vertragsärztlichen Sektor zu öffnen, um eine sektorenunabhängige Patientenversorgung auf Grundlage gleicher Vergütungsstrukturen bei sektorenübergreifender Versorgungsplanung zu ermöglichen.

Ob Ambulantisierung in den jeweiligen Kliniken gelingt, ist eine Frage der *Operativen Umsetzung der ambulanten, stationsersetzenden Versorgung in Krankenhäusern*, der die Autoren und Autorinnen *Spinner, Kaiss, Hagemeier, Katholing und Schäfer* nachgehen. Sie untersuchen, wie sich die ambulante Versorgung in Krankenhäusern derzeit darstellt und wie sich Krankenhäuser in Zukunft aufstellen müssen, um die ambulante Leistungserbringung kostendeckend zu gestalten. Die Ergebnisse der Analysen verdeutlichen, dass neben der Frage nach der angemessenen Vergütung eine grundlegende Überarbeitung des ambulanten Geschäftsmodells in den Krankenhäusern unerlässlich ist, um die ambulante stationsersetzende Versorgung erfolgreich voranzubringen.

Schließlich untersucht *Geraedts*, welche *Qualitätskriterien im Kontext einer Ambulantisierung* vonnöten sind. Ihm zufolge muss die Qualität der ambulantisierten Versorgung kontinuierlich überwacht werden. Dazu dient ein Qualitätsmonitoring, das auf Qualitätsindikatoren beruht, die wiederum wesentliche Qualitätskriterien operationalisieren. Diese Kriterien berücksichtigen typischerweise die Effektivität, Patientenzentrierung, Sicherheit und Gerechtigkeit der Versorgung. Qualitätsindikatoren, die den Erfüllungsgrad der Kriterien bewerten, können aus der Literatur abgeleitet oder de novo formuliert werden. Der Beitrag zeigt auf, welche Qualitätsindikatoren verfügbar sind und skizziert die Schrittfolge für den Aufbau eines Qualitätsmonitorings einer ambulantisierten Versorgung. Letztlich muss bewertbar sein, ob die zur Durchführung der ambulantisierten Behandlung essenziellen personellen und sachlichen Strukturen vorgehalten werden, die Behandlung indiziert ist und fachgerecht durchgeführt wird, keine Sicherheitsgefährdungen bestehen und wie die klinischen Ergebnisse und die Behandlungserfahrungen der Patientinnen und Patienten ausfallen.

Der letzte Buchabschnitt fokussiert den Themenkomplex der *Nachhaltigkeit* im Krankenhaus mit drei Beiträgen. Zunächst fokussieren *Quitmann, Keil, Herrmann, Schulz und Pichler* allgemeiner die *Umweltauswirkungen des Gesundheitssektors*. So sind die Gesundheit der Umwelt und die der Menschheit für die Verfassenden untrennbar miteinander verknüpft. Klimawandel und Umweltverschmutzungen wirken sich negativ auf die Gesundheit aus und der Gesundheitssektor hat die Aufgabe, dies abzufangen. Gleichzeitig hat der Gesundheitssektor selbst diverse Auswirkungen auf die Umwelt. Dazu zählen unter anderem die Freisetzung von Treibhausgasemissionen, Feinstaub und Luftschadstoffen, aber auch reaktiver Stickstoff und Arzneimittelrückstände im Wasser sowie der Verbrauch knappen Wassers. Es gilt die Umweltauswirkungen der notwendigen Gesundheitsdienstleistungen zu minimieren. Der Beitrag gibt einen differenzierten Überblick über den aktuellen Wissensstand und diskutiert die Auswirkungen von möglichen Veränderungen auf die medizinische Versorgung.

Die *Ökologische Nachhaltigkeit als Herausforderung für die Krankenhäuser* untersuchen *Oswald und Blase* und zeigen, dass der anthropogene Klimawandel die Krankenhäuser in besonderer Weise tangiert. So hinterlassen Kliniken einen beachtlichen CO_2-Fußabdruck, wodurch eine umweltverträgliche Ausrichtung zunehmend an Bedeutung gewinnen wird, um die Klimaschutzziele zu erreichen. Dabei stellt die Umsetzung von Maßnahmen hin zu mehr (ökologischer) Nachhaltigkeit die Krankenhäuser vor große Herausforderungen. Der Beitrag beleuchtet einerseits die sich ändernden Rahmenbedingungen, auf die sich die Krankenhäuser infolge des Klimawandels einstellen müssen. Andererseits zeigen die Autorinnen mögliche Handlungsfelder für mehr Umweltverträglichkeit der Krankenhäuser auf und beschreiben entsprechende Anforderungen an ein nachhaltigkeitsorientiertes Management.

Dickhoff und Dreißigacker beschließen den Abschnitt mit dem Beitrag *Klimaschutz in Kliniken: Praxisbeispiele für Nachhaltigkeit im Gesundheitswesen* und stellen sich der konkreten Frage, wie es gelingen kann, dass sich deutsche Kliniken zu Green Hospitals umgestalten. Welche Strategien sind hierbei nötig und wie werden Klimaschutzmaßnahmen geplant und umgesetzt, um die hohen Treibhausgas-(THG-)Emissionen der

Gesundheitseinrichtungen zu senken? Antworten zu diesen Fragen finden sich in verschiedenen Projekten und Initiativen. Die bereits existierenden Praxisbeispiele zeigen, wo Gesundheitseinrichtungen gering-investiv bzw. investiv agieren können oder müssen und wo low-hanging fruit zu finden sind. Die Beschreibung der Nachhaltigkeitsstrategie der BG Kliniken gGmbH ergänzt die Darstellung von Maßnahmen. Schließlich wird erläutert, welcher Bedarf zur Realisierung von Green Hospitals in Deutschland weiterhin besteht.

Wie in jedem Jahr enthält der Report die krankenhauspolitische Chronik und Auswertungen auf Basis der Daten des Statistischen Bundesamtes. Ein Krankenhaus-Directory ist in diesem Jahr nicht Bestandteil des Buches, da der Stand der Budgetvereinbarungen dies nicht sinnvoll zulässt.

Den Mitgliedern des Editorial Boards gilt unser besonderer Dank. Die Anregungen der Expertinnen und Experten sowie ihr Engagement von der konzeptionellen Gestaltung bis zur praktischen Umsetzung haben auch den diesjährigen Krankenhaus-Report in seiner vorliegenden Form erst möglich gemacht. Dem Springer-Verlag danken wir wie immer für seine professionelle und erfahrene verlegerische Betreuung des Projekts. Schließlich gebührt großer Dank auch den Mitarbeiterinnen und Mitarbeitern des WIdO für die umfängliche Unterstützung, insbesondere Susanne Sollmann und Gregor Leclerque für die redaktionelle Betreuung.

Jürgen Klauber
Jürgen Wasem
Andreas Beivers
Carina Mostert
David Scheller-Kreinsen
Berlin, Essen und München
April 2024

Inhaltsverzeichnis

I Ist-Analyse

1 Ausgangslage der Krankenhausplanung in den Bundesländern 3
Hanna Degen
1.1 Einleitung 4
1.2 Grundlagen der Krankenhausplanung 5
1.3 Überblick über die Krankenhausplanung der Länder 7
1.4 Auswirkung der Krankenhausreform auf die Krankenhausplanung der Länder 17
1.5 Fazit 19
Literatur 20

2 Der Krankenhausplan NRW 2022 – Einsichten und Missverständnisse 23
Ulrich Langenberg, Simon Loeser, Markus Wenning, Christian Köhne,
Peter-Johann May, Sahra-Michelle Reinecke und Helmut Watzlawik
2.1 Einleitung 24
2.2 Hintergrund: Krankenhausplanung, Wettbewerb und Qualitätsorientierung 26
2.3 Vom SVR-Gutachten 2018 zum NRW-Krankenhausplan 2022 28
2.4 Zur Systematik der Leistungsgruppen im NRW-Krankenhausplan 31
2.5 Leistungsgruppen und Qualitätsvoraussetzungen 37
2.6 Erste Erfahrungen in der Umsetzung des NRW-Krankenhausplans 39
2.7 Fazit 42
Literatur 43

3 Spitalplanung in der Schweiz: Impulse für die deutsche
Krankenhausreform 45
Jonas Subelack, David Kuklinski, Justus Vogel und Alexander Geissler
3.1 Einleitung 48
3.2 Hintergrund der Krankenhausplanung in der Schweiz 48
3.3 Zentrale Elemente der kantonalen Spitalplanungen 49
3.4 Leistungsdifferenzierung in der Schweiz und im Kanton Zürich 53
3.5 Gemeinwirtschaftliche Leistungen in der Schweiz 59
3.6 Impulse für die deutsche Krankenhausreform 61
Literatur 62

4 Krankenhausreform: Warum Level und gut definierte Leistungsgruppen
essentiell sind 65
Reinhard Busse und Christian Karagiannidis
4.1 Einleitung 66
4.2 Versorgungsstufen (Level) 67
4.3 Leistungsgruppen 72
4.4 Relevanz von Leveln und Leistungsgruppen für Vorhaltevergütung 76
Literatur 76

II Elemente der (Neu-)Strukturierung

5 Neugestaltung der deutschen Krankenhauslandschaft 81
Alexander Geissler, Franz Krause und Wulf-Dietrich Leber

5.1 Krankenhauslandschaft ohne Planung – einige ordnungspolitische
Vorbemerkungen 84

5.2 Bausteine einer leistungs-, bedarfs- und qualitätsorientierten Krankenhausplanung 85

5.3 Auswahlentscheidungen 88

5.4 Bestehende Instrumente zur Strukturierung der Krankenhauslandschaft 89

5.5 Erreichbarkeit von Krankenhäusern mit Notaufnahmen 92

5.6 Versorgungsrelevante Krankenhäuser – eine Modellrechnung 96

5.7 Zahl und Standort von integrierten Notfallzentren (INZ) 99

5.8 Anregungen zur Methodik einer Neugestaltung der deutschen
Krankenhauslandschaft 100

Literatur 103

6 Qualitätskriterien für Leistungsgruppen 107
Jürgen Malzahn, Marjana Mai, Jochen Schmitt und Simone Wesselmann

6.1 Einleitung 108

6.2 Einordnung von Qualität und Wirtschaftlichkeit in der akutstationären Versorgung 109

6.3 Ziele von Qualitätskriterien an Leistungsgruppen 112

6.4 Technische Fragestellungen 114

6.5 Fazit 117

Literatur 118

7 Qualitätsdaten für die Krankenhausplanung 121
Dagmar Drogan und Christian Günster

7.1 Einleitung 122

7.2 Informationsquellen 123

7.3 Die stationäre Versorgungsqualität ausgewählter Behandlungsanlässe 127

7.4 Fazit 153

Literatur 155

8 Ausgestaltung der Vorhalte- und Leistungsvergütung 159
Robert Messerle und Jonas Schreyögg

8.1 Einleitung 160

8.2 Ausstehende Weiterentwicklung der Vorhalte- und Leistungsvergütung 161

8.3 Datenbasierte Evidenz als Ausgangsbasis einer Weiterentwicklung 172

8.4 Fazit 173

Literatur 174

9 Herausforderungen einer Neustrukturierung aus Krankenhaussicht 177
Christoph Heller

9.1 Einleitung 178

9.2 Ausgewählte Faktoren einer Neustrukturierung 179

9.3 Herausforderungen der operativen Umsetzung einer Neustrukturierung
für ein Krankenhaus 183

Inhaltsverzeichnis

9.4	Praktische Anwendung aus Sicht eines Krankenhauses	188
9.5	Zusammenfassung und Ausblick	191
	Literatur	192

10 Sektorenübergreifende Planung ambulanter und ambulant erbringbarer Leistungen ... 195

Theresa Hüer, Anke Walendzik, Adam Pilny, Florian Buchner, Lara Kleinschmidt, Boris Augurzky und Jürgen Wasem

10.1	Problemstellung	197
10.2	Überblick über das vorgeschlagene Modell	198
10.3	Vorbereitungsphase	199
10.4	Phase 1: Sektorenübergreifendes Monitoring	202
10.5	Phase 2: Sektorenübergreifende Versorgungsplanung	204
10.6	Schlussfolgerungen	207
	Literatur	208

11 Reform der Notfallversorgung und des Rettungswesens ... 209

Elke Berger, Hendrikje Rödiger und Reinhard Busse

11.1	Status quo und Reformbedarf in der Notfallversorgung und dem Rettungswesen in Deutschland	210
11.2	Internationale Impulse	213
11.3	Empfehlungen der Regierungskommission und Entwicklungen in Deutschland	215
11.4	Fazit und Ausblick	220
	Literatur	220

III Ambulantisierung

12 Entwicklung der Ambulantisierung ... 225

Hanna Tillmanns und Dörte Jäckel

12.1	Einleitung	226
12.2	Datengrundlage und Methodik	230
12.3	Darstellung der Ergebnisse	231
12.4	Fazit	238
	Literatur	268

13 Sektorengleiche Vergütungsmodelle zur Ambulantisierung der Versorgung: Kritische Analyse zur Umsetzung des § 115f SGB V ... 269

Silke Arnegger, Jana Hagenlocher, Ariane Herberg und Burkhard Lembeck

13.1	Entwicklung einer sektorengleichen Versorgungspauschale am Beispiel Orthopädie und Unfallchirurgie	270
13.2	Das Wiesbadener Modell zur speziellen sektorengleichen Versorgung und Vergütung	271
13.3	Vergleich des Wiesbadener Modells mit dem Referentenentwurf	279
13.4	Perspektiven der sektorengleichen Versorgung in Deutschland	281
	Literatur	282

14	**Tagesstationäre Behandlung: Innovation oder Irrweg?**	285

Jürgen Malzahn und Lokiev Stoof

14.1	Einführung	287
14.2	Bestehende Formen der Leistungserbringung im Krankenhaus ohne Übernachtung	288
14.3	Abgrenzung von anderen Formen der Leistungserbringung im Krankenhaus	288
14.4	Hemmnisse bei Umsetzung der tagesstationären Behandlung	291
14.5	Zwischenfazit	293
14.6	Fortentwicklung der tagesstationären Behandlung	293
14.7	Fazit und Ausblick	296

15	**Operative Umsetzung der ambulanten, stationsersetzenden Versorgung in Krankenhäusern**	301

Georg Spinner, Joanina Kaiss, Christina Hagemeier, Monika Katholing und Carsten Schäfer

15.1	Einleitung: Relevanz des Themas und methodisches Vorgehen	303
15.2	Ergebnisse der Bestandsaufnahme und Handlungsempfehlungen im Überblick	305
15.3	Ergebnisse der Bestandsaufnahme und Handlungsempfehlungen im Einzelnen	306
15.4	Fazit: vom Nebenher zum echten zweiten Standbein	316
	Literatur	316

16	**Qualitätskriterien im Kontext einer Ambulantisierung**	319

Max Geraedts

16.1	Einleitung	320
16.2	Vergleiche der Qualität ambulanter und stationärer Versorgung	322
16.3	Qualität der Gesundheitsversorgung	322
16.4	Verfügbare Qualitätsindikatoren	324
16.5	Qualitätskriterien und -indikatoren einer ambulantisierten Versorgung	326
16.6	Fazit	328
	Literatur	329

IV Nachhaltigkeit

17	**Umweltauswirkungen des Gesundheitssektors**	335

Claudia Quitmann, Mattis Keil, Alina Herrmann, Robert Schulz und Peter-Paul Pichler

17.1	Einleitung	337
17.2	Umweltindikatoren für nachhaltige Gesundheitsversorgung	339
17.3	Treibhausgasemissionen durch den Gesundheitssektor	342
17.4	Weitere Umweltauswirkungen durch den Gesundheitssektor	353
17.5	Initiativen für die Untersuchung von Umweltauswirkungen des Gesundheitssektors	355
17.6	Diskussion	357
	Literatur	359

18	**Ökologische Nachhaltigkeit als Herausforderung für die Krankenhäuser**	363

Julia Oswald und Nikola Blase

18.1	Einleitung	364
18.2	Adaptation: Die Auswirkungen des Klimawandels auf die Krankenhausversorgung	365
18.3	Mitigation: Handlungsfelder für mehr ökologische Nachhaltigkeit im Krankenhaus	369
18.4	Anforderungen an ein nachhaltigkeitsorientiertes Management	373

Inhaltsverzeichnis

18.5	Fazit	380
	Literatur	381

19	**Klimaschutz in Kliniken: Praxisbeispiele für Nachhaltigkeit im Gesundheitswesen**	387
	Annegret Dickhoff und Christian Dreißigacker	
19.1	Einführung	388
19.2	Klinikspezifische Strategien und Initiativen zu Klimaschutz in Kliniken	390
19.3	Handlungsfelder nach dem Green-Hospital-Konzept in ausgewählten Praxisbeispielen	391
19.4	Nachhaltige Ansätze in Deutschland und international	397
19.5	Fazit	401
	Literatur	402

V Krankenhauspolitische Chronik

20	**Krankenhauspolitische Chronik**	407
	Dirk Bürger und Martina Purwins	

VI Daten und Analysen

21	**Statistische Krankenhausdaten: Grunddaten der Krankenhäuser 2022**	437
	Ute Bölt	
21.1	Vorbemerkung	438
21.2	Kennzahlen der Krankenhäuser	439
21.3	Die Ressourcen der Krankenhäuser	442
21.4	Die Inanspruchnahme von Krankenhausleistungen	461

22	**Statistische Krankenhausdaten: Diagnosedaten der Krankenhauspatienten 2022**	465
	Torsten Schelhase	
22.1	Vorbemerkung	467
22.2	Kennzahlen der Krankenhauspatienten	468
22.3	Strukturdaten der Krankenhauspatienten	471
22.4	Struktur der Hauptdiagnosen der Krankenhauspatienten	476
22.5	Entwicklung ausgewählter Diagnosen 2017 bis 2022	491
22.6	Ergebnisse der DRG-Statistik zur Covid-19-Pandemie	494
22.7	Ausblick	497

	Serviceteil	499
	Die Autorinnen und Autoren	500
	Stichwortverzeichnis	527

Herausgeberinnen und Herausgeber, Editorial Board sowie Autorinnen und Autoren des Krankenhaus-Reports 2024

Herausgeberinnen und Herausgeber

Jürgen Klauber Wissenschaftliches Institut der AOK, Berlin, Deutschland

Prof. Dr. Jürgen Wasem Universität Duisburg-Essen, Essen, Deutschland

Prof. Dr. Andreas Beivers Hochschule Fresenius München, München, Deutschland

Carina Mostert Wissenschaftliches Institut der AOK, Berlin, Deutschland

Dr. David Scheller-Kreinsen Wissenschaftliches Institut der AOK, Berlin, Deutschland

Editorial Board

Prof. Dr. Boris Augurzky RWI – Leibniz-Institut für Wirtschaftsforschung e. V., Essen, Deutschland

Prof. Dr. med. Reinhard Busse Lehrstuhl Management im Gesundheitswesen, Technische Universität Berlin, Berlin, Deutschland

Prof. Dr. med. Saskia Drösler Hochschule Niederrhein, Krefeld, Deutschland

Hans-Jürgen Firnkorn Weil der Stadt, Deutschland

Prof. Dr. Alexander Geissler Lehrstuhl für Management im Gesundheitswesen, Universität St. Gallen, St. Gallen, Schweiz

Prof. Dr. med. Max Geraedts Institut für Versorgungsforschung und Klinische Epidemiologie, Fachbereich Medizin, Philipps-Universität, Marburg, Deutschland

Dr. Christopher Hermann Berlin, Deutschland

Dr. Wulf-Dietrich Leber Abteilung Krankenhäuser, GKV-Spitzenverband, Berlin, Deutschland

Prof. Dr. Günter Neubauer IfG Institut für Gesundheitsökonomik, München, Deutschland

Prof. Dr. Julia Oswald Fakultät Wirtschafts- und Sozialwissenschaften, Hochschule Osnabrück, Osnabrück, Deutschland

Prof. Dr. Holger Pfaff Institut für Medizinsoziologie, Versorgungsforschung und Rehabilitationswissenschaft (IMVR), Universität zu Köln, Köln, Deutschland

Prof. Dr. med. Bernt-Peter Robra Hannover, Deutschland

Prof. Dr. Jonas Schreyögg Hamburg Center for Health Economics, Universität Hamburg, Hamburg, Deutschland

Prof. Dr. Eberhard Wille Abteilung Volkswirtschaftslehre, Universität Mannheim, Mannheim, Deutschland

Autorinnen und Autoren

Prof. Dr. Silke Arnegger Wiesbaden Business School (WBS), Hochschule RheinMain, Wiesbaden, Deutschland

Prof. Dr. Boris Augurzky RWI – Leibniz-Institut für Wirtschaftsforschung e.V., Essen, Deutschland

Dr. Elke Berger Lehrstuhl Management im Gesundheitswesen, Technische Universität Berlin, Berlin, Deutschland

Dr. med. Nikola Blase Lehrstuhl für Medizinmanagement, Universität Duisburg-Essen, Essen, Deutschland

Ute Bölt Statistisches Bundesamt, Bonn, Deutschland

Prof. Dr. Florian Buchner Fachhochschule Kärnten, Feldkirchen in Kärnten, Österreich

Dirk Bürger AOK-Bundesverband, Berlin, Deutschland

Prof. Dr. med. Reinhard Busse Lehrstuhl Management im Gesundheitswesen, Technische Universität Berlin, Berlin, Deutschland

Hanna Degen Deutsche Krankenhausgesellschaft e.V. (DKG), Berlin, Deutschland

Annegret Dickhoff BG Kliniken – Klinikverbund der gesetzlichen Unfallversicherung gGmbH, Berlin, Deutschland

Christian Dreißigacker BG Kliniken – Klinikverbund der gesetzlichen Unfallversicherung gGmbH, Berlin, Deutschland

Dr. Dagmar Drogan Wissenschaftliches Institut der AOK, Berlin, Deutschland

Prof. Dr. Alexander Geissler Lehrstuhl für Management im Gesundheitswesen, Universität St. Gallen, St. Gallen, Schweiz

Prof. Dr. med. Max Geraedts Institut für Versorgungsforschung und Klinische Epidemiologie, Fachbereich Medizin, Philipps-Universität Marburg, Marburg, Deutschland

Christian Günster Wissenschaftliches Institut der AOK, Berlin, Deutschland

Christina Hagemeier ETL WRG GmbH, Hannover, Deutschland

Jana Hagenlocher Wiesbaden Business School (WBS), Hochschule RheinMain, Wiesbaden, Deutschland

Dr. Christoph Heller Gemeinnützige Gesellschaft der Franziskanerinnen zu Olpe mbH (GFO), Olpe, Deutschland

Ariane Herberg Wiesbaden Business School (WBS), Hochschule RheinMain, Wiesbaden, Deutschland

Dr. med. Alina Herrmann Heidelberger Institut für Global Health, Heidelberg, Deutschland

Theresa Hüer Lehrstuhl für Medizinmanagement, Universität Duisburg-Essen, Essen, Deutschland

Dörte Jäckel AOK-Bundesverband, Berlin, Deutschland

Joanina Kaiss ETL WRG GmbH, Hannover, Deutschland

Prof. Dr. med. Christian Karagiannidis ARDS- und ECMO-Zentrum, Kliniken der Stadt Köln gGmbH, Köln-Merheim, Deutschland

Dr. Monika Katholing PHC Partner in Healthcare, Köln, Deutschland

Mattis Keil Institut für Public Health und Pflegeforschung, Universität Bremen, Bremen, Deutschland

Lara Kleinschmidt Lehrstuhl für Medizinmanagement, Universität Duisburg-Essen, Essen, Deutschland

Dr. med. Christian Köhne Ärztekammer Nordrhein, Düsseldorf, Deutschland

Franz Krause GKV-Spitzenverband, Berlin, Deutschland

Dr. David Kuklinski Lehrstuhl für Management im Gesundheitswesen, Universität St. Gallen, St. Gallen, Schweiz

Ulrich Langenberg Bundesärztekammer, Berlin, Deutschland

Dr. Wulf-Dietrich Leber Abteilung Krankenhäuser, GKV-Spitzenverband, Berlin, Deutschland

Dr. med. Burkhard Lembeck Berufsverband für Orthopädie und Unfallchirurgie e. V. (BVOU), Berlin, Deutschland

Dr. Simon Loeser AOK Rheinland/Hamburg, Düsseldorf, Deutschland

Marjana Mai AOK-Bundesverband, Berlin, Deutschland

Dr. med. Jürgen Malzahn AOK-Bundesverband, Berlin, Deutschland

Dr. med. Dr. phil. Peter-Johann May Krankenhausgesellschaft Nordrhein-Westfalen e.V., Düsseldorf, Deutschland

Robert Messerle Hamburg Center for Health Economics, Universität Hamburg, Hamburg, Deutschland

Prof. Dr. Julia Oswald Fakultät Wirtschafts- und Sozialwissenschaften, Hochschule Osnabrück, Osnabrück, Deutschland

Peter-Paul Pichler Potsdam Institut für Klimafolgenforschung (PIK) e.V., Potsdam, Deutschland

Dr. Adam Pilny Institute for Health Care Business GmbH (hcb), Essen, Deutschland

Martina Purwins AOK-Bundesverband, Berlin, Deutschland

Claudia Quitmann Heidelberger Institut für Global Health, Heidelberg, Deutschland

Sahra-Michelle Reinecke Ministerium für Arbeit, Gesundheit und Soziales des Landes Nordrhein-Westfalen, Düsseldorf, Deutschland

Hendrikje Rödiger Lehrstuhl Management im Gesundheitswesen, Technische Universität Berlin, Berlin, Deutschland

Carsten Schäfer ETL WRG GmbH, Hannover, Deutschland

Torsten Schelhase Statistisches Bundesamt, Bonn, Deutschland

Prof. Dr. Jochen Schmitt Zentrum für Evidenzbasierte Gesundheitsversorgung (ZEGV), Universitätsklinikum und Medizinische Fakultät Carl Gustav Carus an der TU Dresden, Dresden, Deutschland

Prof. Dr. Jonas Schreyögg Hamburg Center for Health Economics, Universität Hamburg, Hamburg, Deutschland

Robert Schulz Potsdam Institut für Klimafolgenforschung (PIK) e.V., Potsdam, Deutschland

Georg Spinner ETL WRG GmbH, Hannover, Deutschland

Lokiev Stoof AOK-Bundesverband, Berlin, Deutschland

Jonas Subelack Lehrstuhl für Management im Gesundheitswesen, Universität St. Gallen, St. Gallen, Schweiz

Hanna Tillmanns GKV-Spitzenverband, Berlin, Deutschland

Dr. Justus Vogel Lehrstuhl für Management im Gesundheitswesen, Universität St. Gallen, St. Gallen, Schweiz

Dr. Anke Walendzik Lehrstuhl für Medizinmanagement, Universität Duisburg-Essen, Essen, Deutschland

Prof. Dr. Jürgen Wasem Lehrstuhl für Medizinmanagement, Universität Duisburg-Essen, Essen, Deutschland

Helmut Watzlawik Ministerium für Arbeit, Gesundheit und Soziales des Landes Nordrhein-Westfalen, Düsseldorf, Deutschland

Dr. med. Markus Wenning Ärztekammer Westfalen-Lippe, Münster, Deutschland

Dr. med. Simone Wesselmann Deutsche Krebsgesellschaft e. V., Berlin, Deutschland

Ist-Analyse

Inhaltsverzeichnis

Kapitel 1   Ausgangslage der Krankenhausplanung
in den Bundesländern – 3
Hanna Degen

Kapitel 2   Der Krankenhausplan NRW 2022 – Einsichten und
Missverständnisse – 23
*Ulrich Langenberg, Simon Loeser, Markus Wenning,
Christian Köhne, Peter-Johann May,
Sahra-Michelle Reinecke und Helmut Watzlawik*

Kapitel 3   Spitalplanung in der Schweiz: Impulse
für die deutsche Krankenhausreform – 45
*Jonas Subelack, David Kuklinski, Justus Vogel und
Alexander Geissler*

Kapitel 4   Krankenhausreform: Warum Level und gut
definierte Leistungsgruppen essentiell sind – 65
Reinhard Busse und Christian Karagiannidis

Ausgangslage der Krankenhausplanung in den Bundesländern

Hanna Degen

Inhaltsverzeichnis

1.1   Einleitung – 4

1.2   Grundlagen der Krankenhausplanung – 5
1.2.1   Gesetzlicher Rahmen auf der Bundesebene – 5
1.2.2   Planaufstellung – 6
1.2.3   Bedarfsanalyse – 6

1.3   Überblick über die Krankenhausplanung der Länder – 7
1.3.1   Ausgangssituation – 7
1.3.2   Krankenhauspläne der Länder – 10

1.4   Auswirkung der Krankenhausreform auf die Krankenhausplanung der Länder – 17
1.4.1   Beabsichtigte Neuerungen für die Krankenhausplanung – 17
1.4.2   Auswirkungen auf die Krankenhausplanung – 18

1.5   Fazit – 19

       Literatur – 20

© Der/die Autor(en) 2024
J. Klauber et al. (Hrsg.), *Krankenhaus-Report 2024*, https://doi.org/10.1007/978-3-662-68792-5_1

■ ■ Zusammenfassung

Die Krankenhausplanung hat einen besonderen Stellenwert, da sie die flächendeckende Versorgung der Bevölkerung sichern soll. Die Gesetzgebungskompetenz im Bereich der Krankenhausplanung liegt bei den Ländern, während der Bund nur begrenzte Befugnisse hat. Die Länder stellen die Krankenhauspläne nach unterschiedlichen Ansätzen auf. Eine Krankenhauszielplanung und eine Bedarfsanalyse müssen allerdings immer berücksichtigt werden. Die aktuelle Krankenhauslandschaft ist historisch gewachsen und variiert – wie die Krankenhausplanung selber – zwischen den Ländern. Erste Ideen zur Konsequenz für die Planung aufgrund der neuen Krankenhausreform lassen sich aus den Vorschlägen der „Regierungskommission für eine moderne und bedarfsgerechte Krankenhausversorgung" und durch das gemeinsame Eckpunktepapier von Bund und Ländern ableiten: Dabei sollen Leistungsgruppen (medizinische Cluster), die von Ländern und Bund bundeseinheitlich definiert werden sollen, den Krankenhäusern durch die Landesplanungsbehörden zugewiesen werden. Die konkrete Umsetzung und Auswirkungen auf die Krankenhausplanung bleiben allerdings noch offen und werden durch das geplante Gesetz zur Krankenhausversorgungs-Reform bestimmt, das Anfang 2024 erwartet wird. Nach Veröffentlichung des Gesetzes beginnt ein arbeitsintensiver Prozess für die Länder mit den Zuweisungen der Leistungsgruppen zu den Standorten des jeweiligen Bundeslandes.

Hospital planning is of particular importance as it is intended to ensure that the population is provided with comprehensive health care. In Germany, the federal states have legislative authority in this area, while the federal government has only limited authority. The principle of federalism manifests itself in the diverse approaches adopted by the individual federal states when formulating their respective hospital plans. Nevertheless, these plans must be underpinned by hospital target planning and a comprehensive needs analysis. The current hospital landscape has evolved historically over time, resulting in significant variations among the federal states. Initial ideas and their consequences for the planning-process can be derived from the proposals of the "Government Commission for Modern and Needs-Based Hospital Care" and the key policy paper of the federal government and the states. The service group categories (medical clusters), as delineated in the key policy paper, are to be allocated to hospitals falling under the purview of state planning authorities. However, the precise modalities and their ensuing impact on hospital planning remain indeterminate at this juncture and will be elucidated by an anticipated legislative enactment slated for early 2024. Once the act has been published, the federal states are faced with a labour-intensive process of allocating the performance groups to the respective locations.

1.1 Einleitung

Das Krankenhaus nimmt einen hohen Stellenwert bei der medizinischen Versorgung der Bevölkerung ein. Um eine qualitativ hochwertige, patienten- und bedarfsgerechte Versorgung der Bevölkerung sicherzustellen, bedarf es einer fortlaufenden Krankenhausplanung. Diese wird auf Landesebene vorgenommen, wobei die Bundesgesetzgebung lediglich den Rahmen vorgibt. Der demographische Wandel, die Bevölkerungsstruktur und der medizinische Fortschritt bedingen, dass die Krankenhauspläne der Länder regelmäßig überarbeitet werden müssen. Die Veränderung der Krankenhauslandschaft durch Zentralisierungsvorhaben wie Fusionen oder Schließungen müssen bei diesem Prozess ebenfalls einbezogen werden. Vor dem Hintergrund der Verknüpfung der Krankenhauspläne mit den Investitionsentscheidungen des Landes bedarf es der Benennung jener Krankenhäuser, die für die Versorgung der Bevölkerung mit Krankenhausleistungen zur Verfügung stehen müssen. Denn nur Krankenhäuser, die im Lan-

Kapitel 1 · Ausgangslage der Krankenhausplanung in den Bundesländern

deskrankenhausplan aufgeführt sind, erhalten die öffentlichen Mittel zur Investitionsfinanzierung. Der Bedarf an Krankenhausleistungen kann sich durch unterschiedliche Strukturen des Bundeslandes, wie beispielsweise die historisch gewachsene Krankenhauslandschaft und die damit einhergehende Anzahl der Krankenhäuser oder der Betten, voneinander unterscheiden. Somit kommt der Krankenhausplanung eine gesellschaftliche Bedeutung zu, da der prognostizierte Bedarf der Bevölkerung an Gesundheitsleistungen durch Krankenhäuser gedeckt werden muss.

1.2 Grundlagen der Krankenhausplanung

1.2.1 Gesetzlicher Rahmen auf der Bundesebene

Im Bereich der wirtschaftlichen Sicherung der Krankenhäuser und bei der Regelung der Krankenhauspflegesätze hat der Bund nach Art. 74 Abs. 1 Nr. 19a GG die konkurrierende Gesetzgebungskompetenz inne. Der Bund hat das Gesetzgebungsrecht ausschließlich in dem Fall, dass „die Herstellung gleichwertiger Lebensverhältnisse" oder „die Wahrung der Rechts- oder Wirtschaftseinheit im gesamtstaatlichen Interesse" eine bundeseinheitliche Regelung erforderlich macht (Art. 72 GG Abs. 2). In allen anderen Fällen haben die Länder die entsprechende Gesetzgebungsbefugnis. Diese Gesetzgebungskompetenz des Bundes wurde durch die Implementierung des Gesetzes zur wirtschaftlichen Sicherung der Krankenhäuser und zur Regelung der Krankenhauspflegesätze (Krankenhausfinanzierungsgesetz, KHG) erfüllt.

Die bundeseinheitliche Grundlage für die Krankenhausplanung ist genau dieses Gesetz zur wirtschaftlichen Sicherung der Krankenhäuser und zur Regelung der Krankenhauspflegesätze (KHG), das 1972 in Kraft getreten ist. Es legt auch den Grundstein für das Krankenhausfinanzierungrecht und die duale Krankenhausfinanzierung, bestehend aus Investitionskosten, welche die Länder zu tragen haben, und Betriebskosten, welche von den Krankenkassen entrichtet werden. Ziel des Gesetzes ist „die wirtschaftliche Sicherung der Krankenhäuser, um eine qualitativ hochwertige, patienten- und bedarfsgerechte Versorgung der Bevölkerung mit leistungsfähigen digital ausgestatteten, qualitativ hochwertig und eigenverantwortlich wirtschaftenden Krankenhäusern" zu gewährleisten (§ 1 KHG). Ein weiterer Grundsatz des Gesetzes ist die Trägervielfalt (§ 1 Abs. 2 KHG), sprich die ausgewogene Verteilung von öffentlichen, freigemeinnützigen und privaten Krankenhausbetreibern.

Die Krankenhauspläne und die Investitionspläne wiederum müssen durch die Länder unter Berücksichtigung der eben benannten Ziele des § 1 KHG aufgestellt werden (§ 6 Abs. 1 KHG). Nach Aufnahme eines Hauses in den Plan kann von einem „Plankrankenhaus" gesprochen werden. Sobald es sich um ein solches Plankrankenhaus handelt und insofern es in das Investitionsförderprogramm des Landes aufgenommen ist, hat das Haus Anspruch auf Investitionsförderung seitens des Landes (§ 8 Abs. 1 S. 1 KHG). Zudem ist es für die Krankenhausversorgung zugelassen und die Krankenkassen sind verpflichtet, die Erstattung der Behandlungskosten zu übernehmen. Insofern stehen die Investitionsförderung und die Krankenhausplanung in enger Verbindung: Krankenhauspläne weisen aus, wer zur bedarfsgerechten Versorgung der Bevölkerung notwendig ist und zudem, ob das Krankenhaus nach dem KHG gefördert wird.

Um ein potenzielles Plankrankenhaus zu werden, bedarf es einiger Merkmale: Bundeseinheitlich ist der Krankenhausbegriff in § 2 KHG umfassend definiert. Im Sinne des Gesetzes muss in einem Krankenhaus das Angebot einer ärztlichen und pflegerischen Hilfeleistung bei Krankheiten bestehen, wobei die Krankheit festgestellt, geheilt oder gelindert wird. Geburtshilfliche Leistungen können ebenfalls angeboten werden. Ein wichtiges Merkmal ist zudem, dass Personen untergebracht und verpflegt werden können (§ 2 S. 1 Nr. 1 KHG).

Darüber hinaus sind im Gesetz durch das Land förderfähige Krankenhäuser definiert, allerdings durch das Ausschlussverfahren (§ 6 Abs. 1 KHG). Beispielsweise sind Hochschulkliniken (§ 5 Abs. 1 Nr. 1 KHG), Privatkliniken (§ 5 Abs. 1 Nr. 1 KHG i. V. m. § 67 AO) und Vorsorge- und Rehabilitationseinrichtungen nach § 107 Abs. 2 SGB V (§ 5 Abs. 1 Nr. 7 KHG) unter weiteren Ausnahmen nicht förderfähig. Nach Anwendung der Ausnahmetatbestände bleibt eine Grundgesamtheit an Krankenhäusern übrig, für die das KHG anzuwenden ist, allerdings nur solange sie im Krankenhauplan des Landes aufgenommen sind.

Aus den Artikeln des Grundgesetztes geht die grundsätzliche Planungshoheit der Länder hervor. Das hat zur Folge, dass es in jedem Bundesland eigenständige Regelungen zur Krankenhausplanung gibt, die sich auch deutlich in Inhalt und Umfang voneinander unterscheiden. Jedoch sind Inhalte wie die Bestimmung der bedarfsnotwendigen Krankenhäuser in jedem Fall umfasst. Die enge Verbindung zwischen Krankenhausplanung und Investitionsmittelverteilung zeigt die Bedeutung für die auskömmliche Finanzierung der Krankenhäuser und das benötigte Angebot an Leistungen für die Bevölkerung.

Fachgebiete, die an den Standorten vorgehalten werden.

Falls es zu konkurrierenden Anträgen durch Krankenhäuser kommt (bspw. die Versorgung in einem Fachgebiet zu übernehmen), muss die Planungsbehörde eine Auswahlentscheidung treffen. Einem Urteil des Bundesverfassungsgerichts zufolge muss die Krankenhausplanungsbehörde nach pflichtgemäßem Ermessen entscheiden, ob das jeweilige Krankenhaus dem Bedarf entspricht und vor dem Hintergrund der aufgestellten Ziele entscheiden, welches Krankenhaus in den Plan aufgenommen wird (BVerfG, 12.06.1990, 1 BvR 355/86). Ein grundsätzlicher Anspruch seitens des Krankenhauses auf Aufnahme in den Krankenhausplan besteht nämlich nicht. Bei einer Auswahlentscheidung der Landesplanungsbehörde ist die auf Bundesebene festgeschriebene Trägervielfalt zu berücksichtigen (§ 1 Abs. 2 KHG). In § 8 KHG heißt es einschränkenderweise, dass die Trägervielfalt nur dann zu berücksichtigen ist, insofern die Qualität der Leistung identisch ist (§ 8 Abs. 2 S. 2 KHG). So wurden in einigen Ländern zusätzlich Qualitätsanforderungen für bestimmte Leistungen, Leistungsbereiche oder Versorgungsstufen formuliert und in den Plan aufgenommen.

1.2.2 Planaufstellung

Die Landesplanungsbehörde muss bei der Aufstellung des Krankenhausplans einige Aspekte berücksichtigen. Zunächst gilt das KHG als bundeseinheitliches Korsett, in dem sich die Krankenhauspläne der Länder wiederfinden müssen. Darüber hinaus müssen die Krankenhauspläne die Ziele für die Versorgung innerhalb des Landes festlegen. Die Notwendigkeit einer Krankenhauszielplanung wurde durch das Bundesverwaltungsgericht bestätigt (BVerwG, 25.07.1985, 3 C 25.84). Für die Aufstellung des Krankenhausplans müssen die Merkmale der Krankenhäuser einbezogen werden – beispielsweise der Standort, die Bettenzahl oder der Leistungsumfang und die

1.2.3 Bedarfsanalyse

Darüber hinaus muss die Landesplanungsbehörde den zu versorgenden Bedarf der Bevölkerung kalkulieren, bevor der Plan aufgestellt wird: Hierbei ist zu ermitteln, welche Krankenhauskapazitäten (bspw. Betten) für die sachgerechte Versorgung der Bevölkerung zur Verfügung stehen müssen. Bei der Ermittlung der Bedarfsgerechtigkeit und dem aktuellen und künftigen Bedarf sind Kriterien festzusetzen (BVerfG, 12.06.1990, 1 BvR 355/86). Es ist zudem darauf zu achten, dass der Bedarfsanalyse ein Berechnungsmodell zugrunde liegt. Die bedarfsnotwendige Planung muss laut Bundesverwaltungsgericht

Kapitel 1 · Ausgangslage der Krankenhausplanung in den Bundesländern

eine Analyse der „versorgungsnotwendigen Kapazitäten [...] unter Berücksichtigung der Leistungs- und Bedarfsentwicklung, der demographischen Entwicklung, des medizinisch-technischen Fortschritts sowie sich ändernde medizinische Versorgungsstrukturen" berücksichtigen (BVerwG, Urteil vom 26.04.2018 – 3 C 11.16).

Für die Bedarfsanalyse wird in den meisten Ländern die Hill-Burton-Formel (in abgeänderter Form) verwendet. Sie setzt sich grundsätzlich zusammen aus den Parametern Einwohnerzahl, Fallzahl, Verweildauer und Bettennutzungsgrad, wobei bei der Einwohnerzahl die Bevölkerungsmessung eines Stichtages in der Vergangenheit als Grundlage dient. Die Verweildauer gibt die durchschnittliche Anzahl der Tage im Krankenhaus pro Patientin oder Patient wieder. In den meisten Fällen wird der Parameter des Bettennutzungsgrades von den Ministerien vorgegeben (Schmidt-Rettig und Eichhorn 2008). Die Hill-Burton Formel lautet wie folgt:

Hill-Burton-Formel

$$= \frac{\text{Einwohner} \times \text{Krankenhaushäufigkeit} \times \text{Verweildauer} \times 100}{\text{Bettennutzungsgrad} \times 1000 \times 365}$$

$= \text{Bettenbedarf}$

1.3 Überblick über die Krankenhausplanung der Länder

1.3.1 Ausgangssituation

Die deutsche Krankenhauslandschaft unterliegt einem fortwährenden Wandel. Besonders

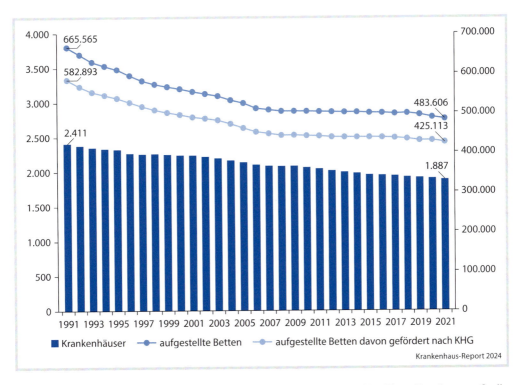

Abb. 1.1 Entwicklung der Krankenhausanzahl sowie Bettenhäufigkeit seit 1991. (Eigene Berechnungen, Quelle: Destatis, Fachserie 12 Reihe 6.1.1)

deutlich spiegelt sich der Wandel seit den 90-er Jahren in der Entwicklung der Krankenhaus- und Bettenzahlen sowie in deren Verteilung auf öffentliche, freigemeinnützige und private Krankenhausträger wider. Weitere Indikatoren wie die durchschnittliche Verweildauer der Patientinnen oder Patienten im Krankenhaus zeigen ebenfalls den Wandel der Versorgungsstruktur.

Über die Jahre sind die **Anzahl der Krankenhäuser**, die aufgestellten **Betten** insgesamt und die nach KHG-geförderten Betten zunehmend gesunken. Von 1991 bis 2021 ist die Anzahl der Krankenhäuser um rund 22 % von insgesamt 2.411 auf 1.887 Häuser gesunken. Ein gleiches Bild zeigt sich bei den aufgestellten Betten (auch nach KHG-gefördert): von 1991 bis 2021 hat sich die Anzahl jeweils um 27 % verringert (◘ Abb. 1.1). Natürlich ist auch die nominale Anzahl an Krankenhäusern und Betten, allein schon vor dem Hintergrund der variierenden Größe des Bundeslandes, unterschiedlich verteilt. In Bremen finden sich 14 Krankenhäuser mit ca. 5.000 Betten. Bayern hingegen hält 351 Krankenhäuser mit rund 75.400 Betten vor. Eine bundeslandbezogene Auflistung des Jahres 2021 kann ◘ Tab. 1.1 entnommen werden.

Wird allein die **Bettendichte** (aufgestellte Betten je 10.000 Einwohner) betrachtet, so ergibt sich im Bundesdurchschnitt von 1991 bis zum Jahr 2021 ebenfalls eine Reduktion um 30 % (◘ Abb. 1.2). Die bundeslandbezogene Betrachtung zeigt deutliche, regionale Unterschiede. In Bremen zeigt sich beispielsweise eine Bettendichte von 74 je 10.000 Einwohner (aufgrund der hohen Umlandversorgung) und in Baden-Württemberg eine Dichte von 49 je 10.000 Einwohner (◘ Abb. 1.3).

Bundesweit hat der Anteil der Krankenhäuser in öffentlicher **Trägerschaft** und in freigemeinnütziger Trägerschaft über die Jahre abgenommen. 1991 gab es 46 % öffentliche und 39 % freigemeinnützige Träger, wohingegen der Anteil im Jahr 2021 29 % bei den Öffentlichen und 32 % bei den Freigemeinnützigen betrug. Das Bild verschiebt sich leicht, wenn die Trägerschaften hinsichtlich der auf-

◘ **Tab. 1.1** Krankenhäuser und Betten je Bundesland 2021. (Quelle: Destatis 2022, Fachserie 12 Reihe 6.1.1)

	Krankenhäuser	Betten
Deutschland	**1.887**	**483.606**
Baden-Württemberg	246	54.185
Bayern	351	75.423
Berlin	87	20.498
Brandenburg	61	14.911
Bremen	14	5.073
Hamburg	61	12.732
Hessen	151	34.726
Mecklenburg-Vorpommern	38	10.060
Niedersachsen	176	40.991
Nordrhein-Westfalen	335	114.156
Rheinland-Pfalz	86	23.374
Saarland	22	6.651
Sachsen	78	25.055
Sachsen-Anhalt	45	14.558
Schleswig-Holstein	92	15.882
Thüringen	44	15.331

Krankenhaus-Report 2024

gestellten Betten betrachtet werden. Der Anteil der in privater Hand betriebenen Betten lag im Jahr 2021 bundesweit bei einem Anteil von 20 %. Öffentlich betriebene Betten lagen hingegen bei 47 % und freigemeinnützige bei 31 % (Quelle: eigene Berechnungen, Destatis, Fachserie 12 Reihe 6.1.1).

Wird die Trägerstruktur im Jahr 2021 betrachtet, lassen sich deutliche Unterschiede zwischen den Bundesländern erkennen. Beispielsweise haben die Länder Nordrhein-Westfalen, das Saarland und Rheinland-Pfalz einen hohen Anteil an freigemeinnützigen Trägern. Private Träger sind dagegen vermehrt in Hamburg, Berlin, Mecklenburg-Vorpommern und

Kapitel 1 · Ausgangslage der Krankenhausplanung in den Bundesländern

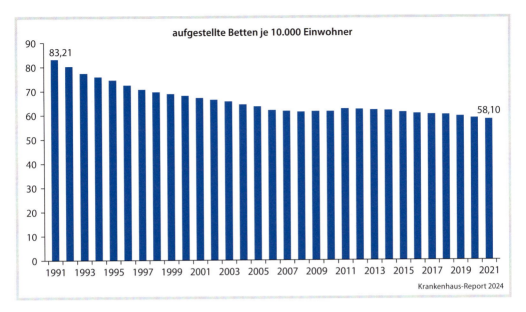

Abb. 1.2 Entwicklung der Bettendichte seit 1991. (Eigene Berechnungen, Quelle: Destatis, Fachserie 12 Reihe 6.1.1)

Schleswig-Holstein anzutreffen. Insofern zeigt sich, dass die Verteilung bei bundesweiter Betrachtung ausgewogen ist, aber die Verteilung aufgesplittet nach Bundeländern ein gemischtes Bild zeichnet (Abb. 1.4).

Die Landesplanungsbehörden berücksichtigen in ihrem Krankenhausplan die besonderen Gegebenheiten des entsprechenden Landes. Hierbei ist beispielsweise auch auf unterschiedlich **bevölkerte Gebiete** Rücksicht zu nehmen. Der Grundsatz der gleichwertigen Lebensverhältnisse (Art. 72 Abs. 2 GG) darf auch bei der Krankenhausplanung nicht außer Acht gelassen werden. Für die Bevölkerung muss die stationäre Versorgung in einer angemessenen Zeit erreichbar sein – auch für jene in ländlichen Regionen. Anhand von Raumordnungssystemen können Erreichbarkeiten analysiert und bei der Planerstellung einbezogen werden.

Darüber hinaus gibt es in manchen Bundesländern besondere Bedarfe, die es zu identifizieren gilt. Zum einen hat die Altersstruktur der Bevölkerung einen Einfluss auf die (erlebte) **Krankheitslast**. Dabei spielt auch die Struktur der Berufsausübung eine Rolle (bspw. Agrarberufe vs. kaufmännische Berufe) (Burr et al. 2013). Grundsätzlich kann allerdings festgehalten werden, dass mit zunehmendem Alter die Krankheitslast zunimmt und bestimmte Berufsgruppen besonders betroffen sind (Hasselhorn und Rauch 2013). Bundesländer mit einer älteren Bevölkerungsstruktur haben insofern einen anderen Bedarf an Krankenhauskapazitäten als jene mit einer vergleichsweise jüngeren Bevölkerung.

Die Bevölkerungsstruktur kann sich auch auf die Verweildauer im Krankenhaus niederschlagen. Wie bereits erwähnt, wird die **Verweildauer** bei der Kapazitätsplanung einbezogen. Die durchschnittliche Verweildauer zeigt die Anzahl der Tage, welche die Patientinnen und Patienten im Schnitt im Krankenhaus (stationär) verbracht haben. Hierbei werden die Belegungstage durch die Anzahl der Fälle dividiert (Destatis 2022, Fachserie 12 Reihe 6.1.1). Diese unterscheidet sich von Bundesland zu Bundesland. Wie in Abb. 1.5 gezeigt, hat sich seit dem Jahr 1991 die bundesweite durchschnittliche Verweildauer der Patientinnen und Patienten im Krankenhaus halbiert. Bis zum Jahr 2015 ist der Wert stetig gesunken. Die

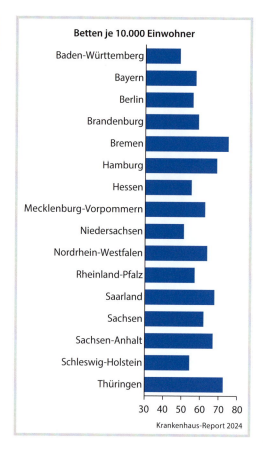

Abb. 1.3 Bettendichte je Bundesland im Jahr 2021. (Eigene Darstellung, Quelle: Destatis 2022, Fachserie 12 Reihe 6.1.1)

darauffolgenden Jahre bewegen sich um den aktuellen Wert 7,2. Wird allein das Jahr 2021 betrachtet, ist Brandenburg mit 7,9 Tagen pro Patientin oder Patient Spitzenreiter. Baden-Württemberg liegt mit 7,2 Tagen genau im Bundesdurchschnitt (Destatis 2022, Fachserie 12 Reihe 6.1.1).

Auch die Verteilung und Häufigkeiten bestimmter **Krankheitsbilder** unterscheidet sich deutlich innerhalb des Bundesgebiets. Wird im Bereich der kardiovaskulären Erkrankungen (hier am Beispiel der Angina pectoris, ICD I20.-) die Häufigkeit nach Ländern analysiert, dann kann ein Ost-West-Gefälle herausgestellt werden, wobei die Einwohner Sachsen-Anhalts die höchste Prävalenz aufweisen (eigene Berechnungen auf Basis der Qualitätsberichtsdaten 2021, Referenzdatenbank des gemeinsamen Bundesausschusses (G-BA 2021)). Aus diesem Grund nehmen viele Bundesländer besondere Planungsschwerpunkte in ihren Krankenhausplan auf.

1.3.2 Krankenhauspläne der Länder

Anhand von wenigen Beispielen aus der Landeskrankenhausplanung werden im Folgenden die Aspekte der Planungsmerkmale, der Planungszyklen und der -tiefe, der Bedarfsanalyse, der Versorgungsstufen und der besonderen Planungsschwerpunkte stark abstrahiert und auszugsweise vorgestellt.

Planungsgrößen, -zyklen, -tiefe

Die **Planungszyklen** der Landeskrankenhauspläne sind unterschiedlich und haben – insofern Laufzeiten bestehen – auch unterschiedliche Geltungszeiträume. Außer bei den Ländern Berlin und Brandenburg, die ihre Krankenhausplanung eng miteinander abstimmen, besteht das Ziel, die Planungszyklen zu harmonisieren. Die Pläne folgen überwiegend einer unterschiedlichen Struktur. Teilweise werden die Textteile der Pläne fortgeschrieben und lediglich bestimmte Anhänge zum Plan (beispielsweise zu bestimmten Schwerpunkten oder zu Zentren) neu erlassen. Teilweise werden aber auch aktuellen Plänen begrenzte Laufzeiten zugeschrieben oder es erscheinen neue Fassungen, die ab dem Zeitpunkt der Veröffentlichung Wirkung entfalten.

Die Länder planen ebenso in unterschiedlicher **Planungstiefe**. Generell kann unterschieden werden zwischen einer Rahmen- und einer Detailplanung. Viele Länder – wie beispielsweise Niedersachsen, Mecklenburg-Vorpommern, Rheinland-Pfalz oder das Saarland – verabschieden einen Rahmenplan und sehen von einer detaillierten Planung ab. Ein Beispiel ist Baden-Württemberg, wo keine Planung von Betten pro Fachabteilung durchgeführt wird, sondern die Gesamtplanbettenzahl ausschließ-

Kapitel 1 · Ausgangslage der Krankenhausplanung in den Bundesländern

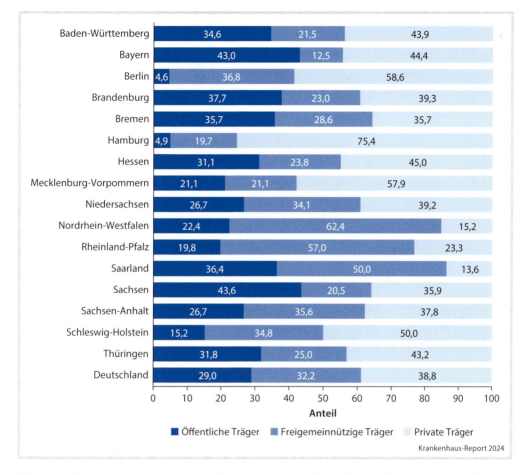

Abb. 1.4 Trägerstruktur der Bundesländer. (Eigene Berechnungen; Quelle: Destatis 2022, Fachserie 12 Reihe 6.1.1)

lich pro Haus ausgewiesen wird (Sozialministerium Baden-Württemberg 2023). Eine fachabteilungsgenaue Zuweisung von Bettenanzahlen ist zwar durch das LKHG in Baden-Württemberg möglich (§ 6 Abs. 1 Satz 6 LKHG), wird allerdings nicht durchgeführt.

Die Fachabteilungen werden dabei grundsätzlich auf der Ebene der Fachgebiete der **Weiterbildungsordnung** (WBO) der Landesärztekammer Baden-Württemberg unterteilt (Sozialministerium Baden-Württemberg 2023). So wie in Baden-Württemberg wird in vielen Ländern die WBO des Landes angewendet und für die Einteilung herangezogen: In Berlin beispielsweise wird die Fachrichtung inklusive Schwerpunktbildung ausgewiesen, wobei die WBO der Ärztekammer Berlin die Grundlage für die Fachabteilungssystematik bildet. Eine Ausnahme stellt allerdings die Geriatrie dar, die bei der WBO als Facharztkompetenz innerhalb der Inneren Medizin gilt und im Berliner Krankenhausplan als sogenannte „Hauptdisziplin" ausgewiesen wird (Senatsverwaltung für Gesundheit, Pflege und Gleichstellung (Berlin) 2021).

In den meisten Ländern werden die **Planungsgrößen** Standort des Krankenhauses, die Trägerschaft, die Bettenanzahl (pro Haus oder pro Fachgebiet), die Fachabteilungen oder Fachgebiete, die am Standort des Krankenhauses vorgehalten werden, und weitere besondere Planungsschwerpunkte des Landes

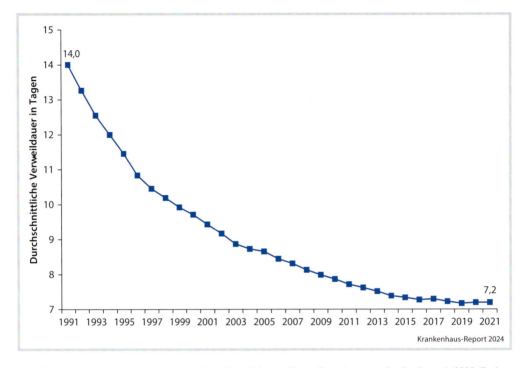

Abb. 1.5 Entwicklung der durchschnittlichen Verweildauer. (Eigene Berechnungen, Quelle: Destatis 2022, Fachserie 12 Reihe 6.1.1)

ausgewiesen. Erkennbar ist, dass nahezu in allen Ländern weiterhin die Planungsgröße „Bett" wichtiger Bestandteil des Planes und der Bedarfsermittlung ist.

Eine Ausnahme bildet u. a. der Plan des Landes Nordrhein-Westfalen: Das Land NRW hat jüngst den Krankenhausplan und somit die neuen Rahmenvorgaben, welche die Planungsgrundsätze und Vorgaben für die notwendigen, aufeinander abzustimmenden Versorgungsangebote nach ihrer regionalen Verteilung, Art, Zahl und Qualität enthalten, veröffentlicht. Die rechtliche Grundlage für die Einführung der neuen Rahmenvorgaben wurde mit der Novellierung des Krankenhausgestaltungsgesetzes des Landes Nordrhein-Westfalen (KHGG NRW), in Kraft getreten im März 2021, geschaffen. Durch die Abkehr von der Planungsgröße „Bett" hin zu den tatsächlichen Fallzahlen in den verschiedenen Leistungsbereichen änderte sich die bisherige Systematik durch den neuen Krankenhausplan grundlegend. Zudem werden nun statt Fachabteilungen 32 Leistungsbereiche mit 64 untergeordneten Leistungsgruppen ausgewiesen, die medizinische Fachgebiete und spezifische medizinische Leistungen abbilden. Darüber hinaus sind die Leistungsgruppen mit Qualitätsanforderungen belegt (Ministerium für Arbeit, Gesundheit und Soziales des Landes Nordrhein-Westfalen 2022).

Übersichtsartig werden in ◘ Tab. 1.2 die wesentlichen Merkmale der krankenhausbezogenen Darstellung der Krankenhauspläne der Länder stark abstrahiert und auszugsartig dargestellt. Die stichwortartige Tabelle fokussiert sich auf den somatischen Bereich im Krankenhaus; ebenfalls im Krankenhausplan enthaltene Aspekte wie Ausbildungsstätten, Kapazitäten in der Psychosomatik sowie Psychiatrie oder Tagesplätze wurden nicht einbezogen. Eine tabellarische Auflistung zu den im Krankenhausplan enthaltenen Versorgungsstufen erfolgt an späterer Stelle (◘ Tab. 1.3).

Kapitel 1 · Ausgangslage der Krankenhausplanung in den Bundesländern

◻ Tab. 1.2 Merkmale der Krankenhauspläne. (Eigene Darstellung, Quelle: Krankenhauspläne der Länder)

Bundesland	Merkmale des Krankenhausplans
Baden-Württemberg	Ausweisung des Standortes, Trägerschaft, Stadt-/Landkreis, Gesamtbettenzahl des Hauses, Fachabteilungen (Fachgebiete), Leistungsschwerpunkte
Bayern	Ausweisung des Standortes, Trägerschaft, Stadt-/Landkreis, Gesamtbettenzahl des Hauses, Fachabteilungen, Versorgungsschwerpunkte (Fachprogramme)
Berlin	Ausweisung des Standortes, Trägerschaft, Region/Bezirk, Betten je Fachabteilung, Fachabteilungen, Notfallversorgung (Notfallkrankenhaus), Leistungsschwerpunkte
Brandenburg	Ausweisung des Standortes, Trägerschaft, Stadt-/Landkreis, Betten je Fachabteilung, Fachabteilungen, Zentren
Bremen	(Rahmenplan) Ausweisung des Standortes, Trägerschaft, Region, Gesamtbettenzahl des Hauses, Fachgebiet, Notfallversorgung, Schwerpunkte
Hamburg	Ausweisung des Standortes, Trägerschaft, Region, Betten je Fachabteilung, Fachgebiet, Teilnahme an der Not- und Unfallversorgung, Teilnahme an der geburtshilflichen Versorgung
Hessen	Ausweisung des Standortes, Trägerschaft, Versorgungsgebiet, Betten je Fachabteilung, Fallzahlen, Verweildauern, Bettenauslastung, Intensivmedizin, u. a. fachgebietsbezogene Planung
Mecklenburg-Vorpommern	Ausweisung des Standortes, Gesamtbettenzahl des Hauses, Fachabteilungen, besondere Aufgaben, Zentren
Niedersachsen	Ausweisung des Standortes, Trägerschaft, Betten je Fachrichtung, Fachrichtung, Versorgungsregion, Zentren
Nordrhein-Westfalen	Fallzahlen (je Leistungsgruppe), Leistungsbereiche, übergeordnete Leistungsgruppen, verknüpfte Qualitätsanforderungen, Zentren
Rheinland-Pfalz	Ausweisung des Standortes, Trägerschaft, Stadt-/Landkreis, Betten je Fachrichtung, Fachrichtung, Einrichtungstyp
Saarland	Ausweisung des Standortes, Versorgungsbezirk, Fachabteilungen, wesentliche Änderungen ggü. dem letzten Krankenhausplan, Notfallversorgung, Betten je Fachabteilung, Schwerpunkte, Zentren
Sachsen	Ausweisung des Standortes, Trägerschaft, Region, Gesamtbettenzahl des Hauses, Fachabteilungen
Sachsen-Anhalt	Ausweisung des Standortes, Trägerschaft, Region, Fachgebiete, Gesamtbettenzahl des Hauses
Schleswig-Holstein	Ausweisung des Standortes, Trägerschaft, Betten je Fachabteilung, Fachabteilungen, Intensivkapazitäten (Erwachsene/Kinder), Notfallversorgung, Zentren, Stroke Units, Geburtshilfe
Thüringen	Ausweisung des Standortes, Betten je Fachabteilung, Fachabteilungen, Zentren, Stroke Units

Krankenhaus-Report 2024

◘ Tab. 1.3 Versorgungsstufen. (Eigene Darstellung, Quelle: Krankenhauspläne der Länder)

Bundesland	Kriterien	Versorgungs-/Leistungsstufen
Baden-Württemberg	Mit der Novellierung des Landeskrankenhausgesetzes im Jahr 2007 ist die Einteilung nach Leistungsstufen im Krankenhausplan abgeschafft worden	
Bayern	Versorgungsaufgaben der Krankenhäuser Klinikstandorte (Oberzentren, Mittelzentren)	1. Versorgungsstufe 2. Versorgungsstufe 3. Versorgungsstufe Fachkrankenhäuser
Berlin	Es werden keine Versorgungsstufen verwendet	
Brandenburg	Anzahl und Spezialisierung der Fachabteilungen	Grundversorgung Regelversorgung und qualifizierte Regelversorgung Schwerpunktversorgung Fachkrankenhäuser
Bremen	Es werden keine Versorgungsstufen verwendet	
Hamburg	Es werden keine Versorgungsstufen verwendet	
Hessen	Es werden keine Versorgungsstufen verwendet	
Mecklenburg-Vorpommern	Es werden keine Versorgungsstufen verwendet	
Niedersachsen	Anzahl der Betten Definition von Anforderungsstufen erfolgt nach Pauschalförderverordnung	Anforderungsstufe 1 (bis 230 Betten) Anforderungsstufe 2 (231–330 Betten) Anforderungsstufe 3 (331–630 Betten) Anforderungsstufe 4 (über 630 Betten)
Nordrhein-Westfalen	Es werden keine Versorgungsstufen verwendet, Einteilung der medizinischen Versorgung in Leistungsgruppen und Leistungsbereiche	
Rheinland-Pfalz	Grundversorgung: Fachabteilung Innere Medizin und Chirurgie Regelversorgung: zusätzlich zu INN und CHIR 2 weitere Fachabteilungen Schwerpunktversorgung: zusätzlich zu INN und CHIR 6 weitere Fachabteilungen Schwerpunktversorgung: zusätzlich zu INN und CHIR 10 weitere Fachabteilungen	Grundversorgung (bis 250 Betten) Regelversorgung (251–500 Betten) Schwerpunktversorgung (501–800 Betten) Maximalversorgung (über 800 Betten) Fachkrankenhäuser
Saarland	Es werden keine Versorgungsstufen verwendet	
Sachsen	Art und Anzahl der Fachrichtungen (Fachgebiete nach WBO)	Regelversorgung Schwerpunktversorgung Maximalversorgung Fachkrankenhäuser
Sachsen-Anhalt	Art und Anzahl der Fachabteilungen	Basisversorgung Schwerpunktversorgung Spezialversorgung Universitäre Versorgung

Kapitel 1 · Ausgangslage der Krankenhausplanung in den Bundesländern

◘ Tab. 1.3 (Fortsetzung)

Bundesland	Kriterien	Versorgungs-/Leistungsstufen
Schleswig-Holstein	Erstversorgung und weitere Strukturvorgaben	Begrenzte Regelversorgung Regelversorgung Schwerpunktversorgung Zentralversorgung Fachkrankenhäuser
Thüringen	Anzahl der Betten Art und Anzahl der Fachabteilungen	Regionale Versorgung (Regional) intermediäre Versorgung Überregionale Versorgung Fachkrankenhäuser

Krankenhaus-Report 2024

Bedarfsanalyse

Die Bedarfsermittlung erfolgt in unterschiedlicher Weise. In vielen Krankenhausplänen, so beispielsweise auch in Thüringen, werden Sollauslastungsgrade vorgegeben, wodurch die Hill-Burton-Formel in abgeänderter Form zur Anwendung kommt (Ministerium für Arbeit, Soziales, Gesundheit, Frauen und Familie (Thüringen) 2020). Werden beispielhaft die Sollauslastungsgrade der Kinder- und Jugendmedizin der Länder Baden-Württemberg, Bayern und Berlin verglichen, kommen alle auf einen vorgegebenen Wert von 70 bis 75 % (Sozialministerium Baden-Württemberg 2023; Bayerisches Staatsministerium für Gesundheit und Pflege 2023; Senatsverwaltung für Gesundheit, Pflege und Gleichstellung (Berlin) 2021).

Andere Länder, wie beispielsweise das Saarland, ziehen die Ergebnisse aus Gutachten zur Berechnung der Kapazitäten heran (Ministerium für Soziales, Gesundheit, Frauen und Familie (Saarland) 2020). Die dahinterliegenden Berechnungen für die Bedarfsermittlung der benötigten Betten sind nicht einsehbar und somit nur bedingt vergleichbar. In Rheinland-Pfalz werden zusätzlich zu einer an die Hill-Burton angelehnten Formel auch die Einteilung in Versorgungsstufen ebenso wie eine Erreichbarkeitsanalyse einbezogen, um bspw. eine wohnortnahe Versorgung mit einer ausreichenden Anzahl an Grundversorgern zu ge-

währleisten (Ministerium für Soziales, Arbeit, Gesundheit und Demografie (Rheinland-Pfalz) 2019). Resümierend kann festgehalten werden, dass in den meisten Ländern eine abgewandelte Hill-Burton-Formel zum Einsatz kommt.

Versorgungsstufen

Um zu analysieren, ob eine Planungsregion mit einer ausreichenden Anzahl an hoch spezialisierten oder die Grundversorgung sichernden Krankenhäusern versorgt ist, verwenden acht Länder eine Einteilung in Versorgungsstufen. Die Krankenhäuser werden auf Basis der definierten Merkmale den unterschiedlichen Kategogien zugeteilt und im Plan ausgewiesen. Die Einteilung unterscheidet sich im Wording, allerdings werden meist vier unterschiedliche Stufen gebildet. Die Fachkrankenhäuser bilden dabei in der Regel eine separate Kategorie.

Am häufigsten findet die Unterteilung auf der Basis der Art und Anzahl der Fachabteilungen oder -gebiete statt. Der Krankenhausplan des Landes Schleswig-Holstein unterscheidet exemplarisch in vier Versorgungsstufen und in Fachkrankenhäuser. Eine Kooperation zwischen den Versorgungsstufen wird forciert. Die „begrenzte Regelversorgung" umfasst Krankenhäuser, die für die Erstversorgung im internistischen und chirurgischen Bereich zur Verfügung stehen. Krankenhäuser der „Regelversorgung" haben mindestens eine Fachabteilung Innere Medizin und Chirurgie. Zusätzlich werden weitere Vorhaltungen vorausgesetzt, wie beispielhaft die Vorhaltung von Intensivbetten, einer Anästhesie und eine radiologische Versorgung usw. Die „Schwerpunktversorgung" umfasst mehrere bestimmte Fachabteilungen wie die Innere Medizin, die Viszeral- und Gefäßchirurgie und die Frauenheilkunde sowie Versorgungsbereiche wie die Radiologische Diagnostik, Strahlentherapie, Nuklearmedizin usw. Der Stufe der „Maximalversorgung und Hochschulmedizin" ist ein Versorger des Landes zugeordnet, der hochspezialisierte Behandlungsangebote vorhält. Weitere Spezialgebiete wie u. a. die Transplantationschirurgie, Nephrologie, Thoraxchirurgie aber auch die Humangenetik werden ebenso vorgehalten (Land Schleswig-Holstein 2016).

In Niedersachsen werden die vier Anforderungsstufen hingegen anders – analog der geforderten Bettenanzahl bei der Pauschalförderung – unterteilt. Hier ist folglich die Größe „Bett" ausschlaggebend über die Zuordnung zu den Stufen (Niedersächsisches Ministerium für Soziales, Gesundheit und Gleichstellung 2022). Aber auch eine Kombination von Fachabteilungsanforderungen und Bettenanzahl wie in Rheinland-Pfalz kommt bei der Unterteilung in die vier Versorgungsstufen – Grund-, Regel-, Schwerpunkt-, Maximalversorger (und Fachkrankenhäuser) – zur Anwendung (Ministerium für Soziales, Arbeit, Gesundheit und Demografie (Rheinland-Pfalz) 2019).

Besonderheiten des Plans

Idealerweise sind die besonderen Planungsbedarfe des Landes in der Krankenhausplanung wiederzufinden. Jeder Krankenhausplan setzt gewisse Schwerpunkte: In Brandenburg finden gemeinsam mit dem Land Berlin sogenannte „Zukunftswerkstätten" unter Beteiligung von Experten der beiden Länder mit jeweils einem bestimmten Versorgungsfokus statt. Ziel ist es, ein länderübergreifendes Konzept zu entwickeln und neue Lösungsansätze für die Region

zu bieten. Bislang gab es Zukunftswerkstätten zu den Themen Notfallversorgung, Versorgungsansätze für Menschen mit psychischen Erkrankungen, Kinder- und Jugendmedizin, Altersmedizin und Geriatrie (Ministerium für Soziales, Gesundheit, Integration und Verbraucherschutz (Brandenburg) 2021).

In Sachsen-Anhalt wird im Krankenhausplan festgestellt, dass das Land eine der schnellsten schrumpfenden und alternden Bevölkerung hat. So ist es nicht verwunderlich, dass ein geriatrisches Konzept für Schwerpunkt-Einheiten mit Qualitätsanforderungen formuliert und im Landesplan implementiert wurde (Ministerium für Arbeit, Soziales, Gesundheit und Gleichstellung (Sachsen-Anhalt) 2022).

Der Krankenhausplan Sachsens formuliert beispielsweise bestimmte Fachprogramme, die sich auf ein Teilgebiet einer Fachrichtung beziehen. Sie werden aus Qualitätsgründen besonders ausgewiesen. Dazu gehören beispielsweise die spezialisierte Versorgung geriatrischer Patientinnen und Patienten, die Behandlung von hochpathogenen und lebensbedrohlichen Erregern, die Adipositasbehandlung, die Versorgung Schwerbrandverletzter, die Neurologische Frührehabilitation (Phase B) und die Transplantationen. Des Weiteren werden andere Festlegungen beispielsweise zu Schlaganfallnetzwerken getroffen (Staatsministerium für Soziales und Gesellschaftlichen Zusammenhalt (Sachsen) 2022).

Darüber hinaus gibt es viele weitere Länder, die Planungselemente mit Qualitätsanforderungen im Landeskrankenhausplan verbinden. Neben den Qualitätsanforderungen des Bundes – des Gemeinsamen Bundesausschusses (G-BA) – zu den Notfallstufen (Regelungen des G-BA zu einem gestuften System von Notfallstrukturen in Krankenhäusern gem. 136c Abs. 4 SGB V), die dem Krankenhausplan in Hessen zugrunde gelegt sind, werden die Bereiche Herzchirurgie, Neurologie, Nuklearmedizin und Strahlentherapie besonders beplant. Besonderen Fokus haben die Bereiche Geriatrie, Onkologie und Psychosomatik, die mit Fachkonzepten ausgewiesen werden

Kapitel 1 · Ausgangslage der Krankenhausplanung in den Bundesländern

(Hessisches Ministerium für Soziales und Integration 2020).

So kann jedes Land einen eigenen Fokus setzen, wie der Landeskrankenhausplan Mecklenburg-Vorpommern, der eine Übersicht zu besonderen Aufgaben, Fachkrankenhäusern und Zentren enthält. Im Bereich der besonderen Aufgaben werden manche Schwerpunkte besonders ausgewiesen: Dazu gehört die Frührehabilitation von schweren Schädel-Hirn-Schädigungen, Frührehabilitation von Querschnittslähmungen, Perinatalzentren (Level 1 und 2), die Schlaganfallversorgung, Adipositas-Chirurgie und Transplantationszentren. Es werden aber auch weitere Bereiche wie auszugsweise die Palliativmedizin, Geriatrische Einrichtungen und Herzkatheterlabore und Zentren ausgewiesen (Mecklenburg-Vorpommern, Ministerium für Soziales, Gesundheit und Sport 2022).

Als ausgewählte Versorgungsschwerpunkte und als Grundlage für den Krankenhausplan 2020 werden im Plan des Landes Hamburg die Stärkung der Altersmedizin sowie der Ausbau neurologisch-neurochirurgischer Frührehabilitation, Kinderheilkunde und Kinderorthopädie genannt. Qualitätsvorgaben gibt es hier zur Versorgung von Patientinnen oder Patienten mit Schlaganfall und mit Herzinfarkt, in der Geriatrie, Psychiatrie/Psychotherapie sowie für Neurochirurgie und Neurologische Frührehabilitation. Der Bereich der Neurochirurgie ist ebenfalls mit Qualitätsanforderungen belegt, ebenso wie weitere Fach- oder Teilgebiete wie die Gefäßchirurgie, (Kinder-)Herzchirurgie und Thoraxchirurgie (Freie und Hansestadt Hamburg, Behörde für Arbeit, Gesundheit, Soziales, Familie und Integration 2021).

Aufsummierend kann festgehalten werden, dass in den Krankenhausplänen der Länder Schwerpunkte der Versorgung besondere Berücksichtigung finden. Es werden häufig ähnliche Schwerpunkte wie die Schlaganfallversorgung oder die Versorgung Hochbetagter definiert. Ergänzt werden diese Fachprogramme teilweise durch landeseigene Qualitätsaspekte.

1.4 Auswirkung der Krankenhausreform auf die Krankenhausplanung der Länder

1.4.1 Beabsichtigte Neuerungen für die Krankenhausplanung

Im **Koalitionsvertrag** zwischen SPD, Bündnis 90/Die Grünen und FDP erfolgte die Ankündigung, dass eine Regierungskommission Empfehlungen zu diversen Themen erarbeiten wird. Besonders bezogen auf die Krankenhausplanung gab es hier den ersten Hinweis, dass Leitplanken erarbeitet werden sollten, welche die Erreichbarkeit und die demographische Entwicklung einbeziehen (SPD, Bündnis 90/Die Grünen, FDP 2021).

Im Anschluss, im Mai 2022, veröffentlichte die aus Vertreterinnen und Vertretern der Wissenschaft, Versorgung, Ökonomie und der Rechtswissenschaften bestehende **Regierungskommission** fünf **Stellungnahmen und Empfehlungen**. Eine davon bezog sich auf das neue Instrument der Vorhaltefinanzierung, das eng mit der Krankenhausplanung verknüpft werden soll. Neben der Vergütung von Krankenhausfällen über die DRG-Fallpauschalen wird eine neue Säule vorgeschlagen, welche die Vorhaltung von bestimmten Leistungskonstellationen vergütet. In diesem Papier heißt es außerdem, dass Leistungsgruppen definiert werden sollen, die medizinische Leistungen oder -cluster abbilden sollen (die dann Vergütungsrelevanz entfalten). Somit ließen sich alle Krankenhausleistungen in ein System von deutlich weniger Leistungsgruppen aufgliedern. Im Fazit empfiehlt die Regierungskommission bereits, dass die Krankenhausplanungsbehörde u. a. Leistungsgruppen in den Prozess der Planung integrieren sollen, sodass eine Zuweisung von Leistungsgruppen möglich gemacht wird (Regierungskommission 2022).

Zudem ist das Leitbild aufgenommen worden, dass die Krankenhausplanung sich zu einer sektorenübergreifenden Planung entwickeln solle. Laut Auffassung der Kommission soll die ambulante Bedarfsplanung gemeinsam mit der Krankenhausplanung durch ein weiteres Gremium miteinander vereint werden (Regierungskommission 2022).

Nach dem Erscheinen der Empfehlungen der Regierungskommission wurde das auf dieser Grundlage von Bund und Ländern entwickelte **Eckpunktepapier** am 10.07.2023 veröffentlicht. Auch hier ist das neue Prinzip der Vorhaltevergütung und die damit verbundene Kopplung an Leistungsgruppen aufgenommen. Die Landesplanungsbehörden hätten demnach die Aufgabe, die Leistungsgruppen an die Krankenhäuser zu vergeben (BMG 2023). Die Leistungsgruppen sollen wiederum mit Qualitätsanforderungen verbunden werden. Diese Qualitätskriterien sollen bundeseinheitliche Voraussetzungen bei der Zuordnung von Leistungsgruppen zu den Standorten seitens der Planungsbehörde ermöglichen. Die Leistungsgruppen sollen per Feststellungsbescheid vergeben werden. Ausnahmen bei der Zuweisung durch die Landesplanung sollen – wenn auch nur mit einer Befristung – möglich sein. Die Anforderungen an die Leistungsgruppen scheinen hingegen von Bund und Ländern gemeinsam aufgesetzt und weiterentwickelt zu werden – so die Idee. Als Grundlage sollen die Systematik und die Qualitätskriterien aus NRW dienen. Mehrmals wird unterstrichen, dass die Planungsentscheidungen beim Land verbleiben (BMG 2023).

Unbeachtet der Verpflichtung der Länder zur Übernahme der Investitionskosten soll laut Kommission als zusätzliche Finanzierungsquelle für die Änderungen, die sich aus den Anforderungen der neuen Krankenhausreform ergeben, der Strukturfonds erweitert und verlängert werden. Insofern scheint eine finanzielle Beteiligung des Bundes gewünscht, um die Länder bei der Finanzierung von Umstrukturierungen aufgrund von planerischen Entscheidungen zu unterstützen.

Zu beachten ist, dass die Vorstellungen für eine Neuordnung der Finanzierung, die Auswirkungen auf die Krankenhausplanung hat, bislang noch nicht in einem Gesetz festge-schrieben sind. Konkrete Änderungen für die Krankenhausgesetze der Länder lassen sich momentan noch nicht ableiten. Hierfür muss die genaue Ausgestaltung des Gesetzes abgewartet werden.

1.4.2 Auswirkungen auf die Krankenhausplanung

Resümierend bedeuten die ersten Veröffentlichungen zur Krankenhausreform, dass für die Landesplanungsbehörde durch die Zuweisung von Leistungsgruppen ein Mehraufwand entsteht. Zusätzlich sollen die Länder bei der erstmaligen Definition und bei der Weiterentwicklung der Leistungsgruppen eingebunden werden. Seitens der Länder muss darauf geachtet werden, dass die Bundesebene alle unterschiedlichen Bedarfe und die historisch gewachsene Krankenhausstruktur der Bundesländer bei der Formulierung der gesetzlichen Grundlage der Reform berücksichtigt. Zudem müssen seitens des Bundes rechtliche Fragen bei der Zuweisung von Leistungsgruppen bei konkurrierenden Anbietern mitgedacht werden.

Um eine erste Idee der anvisierten Struktur der Leistungsgruppen zu erhalten, lohnt sich der Blick nach NRW. Allerdings ist anzunehmen, dass diese durch die Länder und den Bund mit Modifikationen versehen werden. Vor dem Hintergrund der ausgewogenen, bundesweiten Verteilung von Leistungsgruppen und somit auch der Zugänglichkeit für die Patientinnen und Patienten wird seitens der Politik zu berücksichtigen sein, dass die weiterentwickelten Anforderungen aus NRW auch für andere Bundesländer anwendbar sind. Denn die Bevölkerungsstruktur und Erreichbarkeit einer Leistungsgruppe sind bei der Analyse des Bedarfs ebenfalls zu berücksichtigen.

Damit die Landeskrankenhauspläne und ggf. die Krankenhausgesetze der Länder angepasst werden können, wäre eine einheitliche Definition der Leistungsgruppen nebst Qualitätsanforderungen erforderlich. Zudem müss-

Kapitel 1 · Ausgangslage der Krankenhausplanung in den Bundesländern

ten alle Ausnahmetatbestände für die Zuordnung von Leistungsgruppen zu den jeweiligen Krankenhäusern bekannt sein. Nach dem Erscheinen des Gesetzes kann die Landesplanungsbehörde tätig werden. Dieser steht es dann frei, weitere Konzepte zur Eingliederung des Leistungsgruppensystems in die Planung des Landes zu erstellen. Denkbar sind Kapazitäts- oder Erreichbarkeitsanalysen von Leistungsgruppen. Einen weiteren Mehraufwand der Landesplanungsbehörde wird die Neuzuweisung der Leistungsgruppen via Feststellungsbescheid bedeuten.

Durch Art. 74 Abs. 1 Nr. 19 aa GG und die konkurrierende Gesetzgebungskompetenz des Bundes wurde die Befugnis des Bundes ausschließlich auf bestimmte Handlungsfelder (siehe ▶ Abschn. 1.2.1) eingeschränkt. Ein weitgehender Eingriff in die Planungshoheit der Länder, der den Ländern Spielräume bei der Ausgestaltung des Plans nimmt, müsste einer Prüfung auf Verstoß gegen den Artikel des Grundgesetzes standhalten (Wollenschläger 2023). Die Reform wird die Gradwanderung zwischen der Zuständigkeit der Länder und der damit einhergehenden Landesplanungshoheit im Gegensatz zu bundeseinheitlichen Vorgaben bewältigen müssen.

Die Aufnahme von weiteren Planungsparametern (Leistungsgruppen) scheint durch die Reform gesetzt. Der damit einhergehende Mehraufwand (Zuweisung und ggf. Ausstellung der Feststellungsbescheide) wird durch die Landesplanungsbehörde durchzuführen sein. Festzuhalten ist, dass die Landesplanungshoheit bei den Ländern verbleibt – dies ist gesetzlich durch das Grundgesetz verankert. Die sich tatsächlich ergebenden Auswirkungen für die Krankenhausplanung bleiben abzuwarten.

1.5 Fazit

Die Krankenhausplanung hat einen hohen gesellschaftlichen Stellenwert, da die Kapazitäten für Krankenhausleistungen der gesamten Bevölkerung geplant werden. Um eine qua-

litativ hochwertige, patienten- und bedarfsgerechte Versorgung der Bevölkerung sicherzustellen, bedarf es einer fortlaufenden Krankenhausplanung. Die Gesetzgebungskompetenz des Bundes ist im Hinblick auf die Krankenhausplanung eingeschränkt, die Planungshoheit liegt grundsätzlich bei den Ländern. Diese stellen die Krankenhauspläne auf, die mit dem Investitionsprogramm eng verwoben sind. Aufgrund ihrer Planungshoheit haben die Landesplanungsbehörden ihre Pläne nach ihren landeseigenen Bedürfnissen in unterschiedlicher Weise – allerdings unter Berücksichtigung der Bestimmungen des KHG – aufgestellt. In jedem Fall muss eine Zielformulierung und Analyse des Bedarfs an Krankenhauskapazitäten einem Plan vorausgegangen sein.

Die aktuelle Krankenhauslandschaft ist historisch gewachsen. Nicht nur die nach KHG zu berücksichtigende Trägerstruktur unterscheidet sich zwischen den Ländern, sondern auch die Anzahl der Krankenhausstandorte, die Verteilung von bestimmten Krankheitsbildern oder die Altersstruktur der Bevölkerung. Diese Aspekte gilt es in angemessener Form bei der Krankenhausplanung zu berücksichtigen.

Die anstehende Krankenhausreform wird auch die Krankenhausplanung tangieren. Um die tatsächlichen Auswirkungen der Krankenhausreform abschätzen zu können, muss das Gesetz abgewartet werden, weshalb in diesem Beitrag nur eine erste, erkennbare Richtung wiedergegeben ist: Die künftige Krankenhausreform soll das Instrument der Vorhaltevergütung an medizinische Cluster – an Leistungsgruppen – koppeln. Die durch Länder und Bund bundeseinheitlich definierten Leistungsgruppen sollen durch die Landesplanungsbehörden den Krankenhäusern zugewiesen werden.

Insofern können sich die Länder zunächst nicht vollends auf die Umstellung vorbereiten, da die entsprechenden Anforderungen zu den Leistungsgruppen noch nicht durch das Gesetz festgelegt sind. Es scheint, als müssen bis auf das Land NRW alle anderen Bundesländer die angestrebte Systematik der Krankenhausplanung in ihr Landesrecht integrieren. Nach dem Erscheinen beginnt ein aufwändiger Prozess der Zuweisung der Leistungsgruppen zu allen Standorten des jeweiligen Bundeslandes.

Literatur

Bayerisches Staatsministerium für Gesundheit und Pflege (2023) Krankenhausplan des Freistaates Bayern. https://www.stmgp.bayern.de/wp-content/uploads/2023/03/2023_bayerischer-krankenhausplan.pdf. Zugegriffen: 8. Nov. 2023

BMG – Bundesministerium für Gesundheit (2023) Eckpunktepapier: Krankenhausreform. https://www.bundesgesundheitsministerium.de/fileadmin/Dateien/3_Downloads/K/Krankenhausreform/Eckpunktepapier_Krankenhausreform.pdf. Zugegriffen: 8. Nov. 2023

Burr H, Kersten N, Kroll L, Hasselhorn HM (2013) Selbstberichteter allgemeiner Gesundheitszustand nach Beruf und Alter in der Erwerbsbevölkerung. Bundesgesundheitsblatt 56:349–358

Die Senatorin für Gesundheit, Frauen und Verbraucherschutz (Bremen) (2023) Krankenhausrahmenplan 2022–2024 für das Land Bremen. https://www.gesundheit.bremen.de/gesundheit/krankenhauswesen/krankenhausplanung-im-land-bremen-2166. Zugegriffen: 25. Okt. 2023

Freie und Hansestadt Hamburg, Behörde für Arbeit, Gesundheit, Soziales, Familie und Integration (2021) Krankenhausplan der Freien und Hansestadt Hamburg Zwischenfortschreibung 2021–2023. https://www.hamburg.de/contentblob/15052734/67ff962f7b69052b012cf18679e69c34/data/krankenhausplan-zwischenfortschreibung-2021-2023.pdf. Zugegriffen: 25. Okt. 2023

G-BA (2021) Gemeinsamer Bundesausschuss, Referenzdatenbank der Qualitätsberichte der Krankenhäuser, https://qb-referenzdatenbank.g-ba.de/#/suche. Zugegriffen: 06. Februar 2024

Hasselhorn HM, Rauch A (2013) Perspektiven von Arbeit, Alter, Gesundheit und Erwerbsteilhabe in Deutschland. Bundesgesundheitsblatt 56:339–348

Hessisches Ministerium für Soziales und Integration (2020) Krankenhausplan 2020. https://soziales.hessen.de/sites/soziales.hessen.de/files/2022-08/krankenhausplan_hessen_2020.pdf. Zugegriffen: 25. Okt. 2023

Land Schleswig-Holstein (2016) Krankenhausplan 2017 des Landes Schleswig-Holstein. https://www.schleswig-holstein.de/DE/fachinhalte/K/krankenhaeuser/Downloads/Krankenhausplan_2017_Teil_A.pdf?__blob=publicationFile&v=1. Zugegriffen: 25. Okt. 2023

Mecklenburg-Vorpommern, Ministerium für Soziales, Gesundheit und Sport (2022) Krankenhausplan des Landes Mecklenburg-Vorpommern. https://www.regierung-mv.de/Landesregierung/sm/gesundheit/Gesundheitsversorgung/Krankenhauswesen/. Zugegriffen: 25. Okt. 2023

Ministerium für Arbeit, Gesundheit und Soziales des Landes Nordrhein-Westfalen (2022) Krankenhausplan Nordrhein-Westfalen 2022. https://www.mags.nrw/krankenhausplanung-neuer-krankenhausplan. Zugegriffen: 8. Nov. 2023

Ministerium für Arbeit, Soziales, Gesundheit und Gleichstellung (Sachsen-Anhalt) (2022) Rahmenvorgaben für Versorgungs- und Qualitätsziele der Krankenhausplanung in Sachsen-Anhalt. https://ms.sachsen-anhalt.de/fileadmin/Bibliothek/Politik_und_Verwaltung/MS/MS/2_Krankenhaeuser/KHPl_2022/Rahmenvorgaben.pdf. Zugegriffen: 25. Okt. 2023

Ministerium für Arbeit, Soziales, Gesundheit, Frauen und Familie (Thüringen) (2020) 7. Thüringer Krankenhausplan. https://www.tmasgff.de/fileadmin/user_upload/Gesundheit/Dateien/Krankenhaus/thueringer_krankenhausplan_stand_januar2020.pdf

Ministerium für Soziales, Arbeit, Gesundheit und Demografie (Rheinland-Pfalz) (2019) Krankenhausplan des Landes Rheinland-Pfalz 2019–2025. https://mwg.rlp.de/fileadmin/15/Abteilung_2_Gesundheit/Krankenhauswesen/Krankenhausplanung/Landeskrankenhausplan_2019-2025_Staatsanzeiger_Homepage.pdf. Zugegriffen: 25. Okt. 2023

Ministerium für Soziales, Gesundheit, Frauen und Familie (Saarland) (2020) Krankenhausplan für das Saarland 2018 bis 2025. https://www.saarland.de/SharedDocs/Downloads/DE/msgff/tp_gesundheitpr%C3%A4vention/downloads_servicegesundheit/downloads_salkrankenhauswesen/download_krankenhausplan_18-25.pdf?__blob=publicationFile&v=2. Zugegriffen: 25. Okt. 2023

Ministerium für Soziales, Gesundheit, Integration und Verbraucherschutz (Brandenburg) (2021) Vierter Krankenhausplan des Landes Brandenburg, Beschluss der Landesregierung vom 22. Juni 2021. https://bravors.brandenburg.de/br2/sixcms/media.php/76/Amtsblatt%2028S_21.pdf. Zugegriffen: 25. Okt. 2023

Niedersächsisches Ministerium für Soziales, Gesundheit und Gleichstellung (2022) Niedersächsischer Krankenhausplan 2022. https://www.ms.niedersachsen.de/krankenhaeuser/krankenhausplanung/krankenhausplanung-14156.html. Zugegriffen: 25. Okt. 2023

Regierungskommission (2022) Grundlegende Reform der Krankenhausvergütung, Dritte Stellungnahme und Empfehlung der Regierungskommission für eine moderne und bedarfsgerechte Krankenhausversorgung. https://www.bundesgesundheitsministerium.de/fileadmin/Dateien/3_Downloads/K/Krankenhausreform/3te_Stellungnahme_Regierungskommission_Grundlegende_Reform_KH-Verguetung_6_Dez_2022_mit_Tab-anhang.pdf. Zugegriffen: 8. Nov. 2023

Schmidt-Rettig B, Eichhorn S (2008) Krankenhaus-Managementlehre: Theorie und Praxis eines Integrierten Konzepts, 1. Aufl. Kohlhammer, Stuttgart

Senatsverwaltung für Gesundheit, Pflege und Gleichstellung (Berlin) (2021) Krankenhausplan 2020 des Landes Berlin. https://www.berlin.de/sen/gesundheit/gesundheitswesen/medizinische-versorgung/stationaere-versorgung/krankenhausplan/. Zugegriffen: 8. Nov. 2023

Sozialministerium Baden-Württemberg (2023) Verzeichnis der Krankenhäuser. https://sozialministerium.baden-wuerttemberg.de/fileadmin/redaktion/m-sm/intern/downloads/Downloads_Krankenhaeuser/KH-Verzeichnis-BW_04-2023.pdf. Zugegriffen: 8. Nov. 2023

SPD, Bündnis 90/Die Grünen, FDP (2021) Mehr Fortschritt wagen. Bündnis für Freiheit Gerechtigkeit und Nachhaltigkeit, Koalitionsvertrag 2021–2025

Staatsministerium für Soziales und Gesellschaftlichen Zusammenhalt (Sachsen) (2022) Krankenhausplan des Freistaates Sachsen. https://www.gesunde.sachsen.de/stationaere-versorgung-4017.html. Zugegriffen: 8. Nov. 2023

Destatis (2022) Grunddaten der Krankenhäuser. Fachserie 12 Reihe 6.1.1 und Veröffentlichungen früherer Jahre

Wollenschläger F (2023) Gutachten, Verfassungskonformität der Reform der Krankenhausplanung auf der Basis der dritten Stellungnahme und Empfehlung der Regierungskommission für eine moderne und bedarfsgerechte Krankenhausversorgung „Grundlegende Reform der Krankenhausvergütung"

Open Access Dieses Buch wird unter der Creative Commons Namensnennung 4.0 International Lizenz (http://creativecommons.org/licenses/by/4.0/deed.de) veröffentlicht, welche die Nutzung, Vervielfältigung, Bearbeitung, Verbreitung und Wiedergabe in jeglichem Medium und Format erlaubt, sofern Sie den/die ursprünglichen Autor(en) und die Quelle ordnungsgemäß nennen, einen Link zur Creative Commons Lizenz beifügen und angeben, ob Änderungen vorgenommen wurden.

Die in diesem Buch enthaltenen Bilder und sonstiges Drittmaterial unterliegen ebenfalls der genannten Creative Commons Lizenz, sofern sich aus der Abbildungslegende nichts anderes ergibt. Sofern das betreffende Material nicht unter der genannten Creative Commons Lizenz steht und die betreffende Handlung nicht nach gesetzlichen Vorschriften erlaubt ist, ist für die oben aufgeführten Weiterverwendungen des Materials die Einwilligung des jeweiligen Rechteinhabers einzuholen.

Der Krankenhausplan NRW 2022 – Einsichten und Missverständnisse

Ulrich Langenberg, Simon Loeser, Markus Wenning, Christian Köhne, Peter-Johann May, Sahra-Michelle Reinecke und Helmut Watzlawik

Inhaltsverzeichnis

2.1   Einleitung – 24

2.2   Hintergrund: Krankenhausplanung, Wettbewerb und Qualitätsorientierung – 26

2.3   Vom SVR-Gutachten 2018 zum NRW-Krankenhausplan 2022 – 28

2.4   Zur Systematik der Leistungsgruppen im NRW-Krankenhausplan – 31

2.5   Leistungsgruppen und Qualitätsvoraussetzungen – 37

2.6   Erste Erfahrungen in der Umsetzung des NRW-Krankenhausplans – 39

2.7   Fazit – 42

       Literatur – 43

© Der/die Autor(en) 2024
J. Klauber et al. (Hrsg.), *Krankenhaus-Report 2024*, https://doi.org/10.1007/978-3-662-68792-5_2

Zusammenfassung

Nordrhein-Westfalen (NRW) hat im Jahr 2022 einen Krankenhausplan vorgelegt, der auf eine Steuerung über Leistungsgruppen mit Strukturqualitätsanforderungen setzt. Der vorliegende Beitrag erläutert den Entstehungsprozess und wesentliche Merkmale dieses Krankenhausplans und setzt sie in Beziehung zur aktuellen Reformdebatte auf Bundesebene. Die teils als inkonsistent missverstandene Leistungsgruppensystematik des NRW-Plans beruht auf Einsichten aus den krankenhausplanerischen Erfahrungen der letzten zwei Jahrzehnte und auf einer Fokussierung auf die gewünschten Steuerungseffekte. Sie ist sowohl im Hinblick auf künftige Weiterentwicklungen als auch auf die Einführung einer Vorhaltevergütung anschlussfähig. Der neue NRW-Krankenhausplan bewährt sich bisher auch im „Praxistest" der konkreten Umsetzung.

In 2022, the German state of North Rhine-Westphalia (NRW) presented a hospital plan that is based on planning via service groups with structural quality requirements. This article outlines the development process and key features of the NRW hospital plan and relates them to the current reform debate at the federal level. The service group system of the NRW plan, which is sometimes misunderstood as inconsistent, is based on insights from hospital planning experience of the last two decades and focuses on the desired steering effects. It is compatible both with regard to future developments and the introduction of a system of reimbursement for the provision of services. The new NRW hospital plan has so far also proven itself in the "filed test" of actual implementation.

2.1 Einleitung

Nordrhein-Westfalen hat Ende April 2022 – kurz vor einer Landtagswahl – einen neuen Krankenhausplan veröffentlicht (Ministerium für Arbeit, Gesundheit und Soziales des Landes Nordrhein-Westfalen 2022; Langenberg 2022; Roeder et al. 2021; Fiori und Roeder 2022). Als erstes Bundesland hat Nordrhein-Westfalen damit die Empfehlungen des Sachverständigenrates Gesundheit aus dem Jahr 2018 umgesetzt (Sachverständigenrat 2018) und die traditionelle „Bettenplanung" durch eine Planung nach Leistungsgruppen mit deutlich differenzierterer und stringenterer Vorgabe der Versorgungsaufträge ersetzt.

Zum Zeitpunkt der Veröffentlichung des neuen NRW-Krankenhausplans gab es auf Bundesebene einen Koalitionsvertrag mit den Stichworten „Leistungsgruppen", „Versorgungsstufen" und „Vorhaltepauschalen". Die in diesem Koalitionsvertrag angekündigte Regierungskommission für eine moderne und bedarfsgerechte Krankenhausversorgung (im Weiteren: Regierungskommission) wurde im Mai 2022 berufen. Sie hat am Nikolaustag 2022 ihre Empfehlungen für eine grundlegende Reform von Krankenhausplanung und -finanzierung vorgelegt (Regierungskommission 2022).

Von Beginn an stand damit die Frage nach dem Verhältnis der auf Bundesebene geplanten Reform zu der neuen Krankenhausplanung im einwohnerreichsten Bundesland im Raum. Diese Frage hat auch im weiteren Verlauf der Bund-Länder-Verhandlungen zur Krankenhausreform eine zentrale Rolle behalten. Im Sommer 2023 kam es im Rahmen eines Bund-Länder-Eckpunktepapiers zu einem Kompromiss, der die Leistungsgruppensystematik des NRW-Krankenhausplans als Ausgangspunkt beschreibt und eine Weiterentwicklung dieser Systematik in einem Ausschuss vorsieht, in dem Bund, Länder und Institutionen der Selbstverwaltung zusammenwirken sollen. Der Arbeitsgemeinschaft der Wissenschaftlich Medizinischen Fachgesellschaften (AWMF) wird eine vorgelagerte Vorschlagsrolle zugedacht.

Weil das Eckpunktepapier als typisches Kompromisspapier einige Unschärfen beinhaltete, war das Ringen um die Rolle des „NRW-Modells" auch danach nicht beendet.

Mussten sich die politisch Verantwortlichen im Land NRW im Landtagswahlkampf in

Kapitel 2 · Der Krankenhausplan NRW 2022 – Einsichten und Missverständnisse

der Phase vor Inkraftsetzung des Plans gegen den Vorwurf wehren, die Qualitätsanforderungen des neuen Krankenhausplans gefährdeten die Existenz vieler Krankenhäuser („Schließungsplan"), wurden die gleichen Strukturanforderung nun auf Bundesebene als zu niedrig kritisiert (AWMF 2023). Mitglieder der Regierungskommission konstatierten schließlich auf Basis einer von ihnen vorgenommenen Analyse von Zwischenständen der laufenden Umsetzung des NRW-Krankenhausplans, dass die gewünschten Zentralisierungseffekte bei spezialisierten Leistungen weitgehend verfehlt würden (Karagiannidis et al. 2023). Dieser Einschätzung ist inzwischen aus fachlich-methodischer wie politischer Perspektive widersprochen worden (Loeser 2023a, 2023b; Beerheide und Kurz 2023).

Zum Zeitpunkt der Erstellung dieses Beitrages ist noch offen, ob und wie die Krankenhausreform auf Bundesebene umgesetzt wird und welche Rolle das „NRW-Modell" dabei schlussendlich spielen wird. Unabhängig davon wird die Krankenhausplanung in NRW als bevölkerungsreichstem Bundesland nach diesem Modell umgesetzt und nach den Ankündigungen des NRW-Gesundheitsministers Karl-Josef Laumann sollen noch im Jahr 2024 landesweit alle Krankenhäuser einen neuen Feststellungsbescheid erhalten. Allein damit wird der NRW-Krankenhausplan – auch ganz abgesehen von den Entscheidungen auf Bundesebene – eine für das deutsche Krankenhauswesen prägende Wirkung entfalten.

Dieser Beitrag erläutert wesentliche Elemente der „Philosophie" des NRW-Krankenhausplans. Er geht dabei auch auf diejenigen Gestaltungselemente ein, die in der bundesweiten Debatte immer wieder auf Unverständnis stoßen:

- Warum gibt es „nur" 60 somatische Leistungsgruppen?
- Warum werden weite Teile des Leistungsspektrums (z. B. in der Inneren Medizin und der Chirurgie) gar nicht differenziert beplant?
- Warum stehen „Jumbo-Leistungsgruppen" mit Hunderttausenden Fällen neben hochdifferenzierten Leistungsgruppen mit vergleichsweise kleinen Fallzahlen?
- Wie kann die NRW-Systematik bei dieser Heterogenität der Leistungsgruppen als Grundlage für die geplante Sockelfinanzierung (Vorhaltefinanzierung) in Betracht kommen?
- Warum sind die Qualitätsanforderungen nicht höher (Stichwort „drei Fachärzte")?

Diese und weitere Fragen führen immer wieder zu der Vermutung, bei der Erarbeitung des NRW-Krankenhausplans habe es an systematischer Klarheit, am notwendigen Sachverstand und am entschiedenen politischen Willen gemangelt. Tatsächlich sind die in den voranstehenden Fragen angesprochenen Planungsentscheidungen jedoch gerade das Ergebnis eines intensiven fachlich-krankenhausplanerischen Erarbeitungsprozesses, der theoretische Anfangsüberlegungen in ein rechtlich und praktisch tragfähiges Konzept überführt hat. Dass sich dieses Konzept auch im „Praxistest" der konkreten Umsetzung bisher bewährt, soll am Schluss dieses Beitrages anhand der bisherigen Erfahrungen aus den regionalen Planungskonzepten gezeigt werden.

Während in Nordrhein-Westfalen bereits die Bezirksregierungen über die abgegebenen Voten entscheiden, befinden sich die Pläne auf Bundesebene an vielen Stellen noch in der Konzeptionsphase. Nordrhein-Westfalen hat für den Weg von den Anfangskonzepten bis zu einem umsetzungsfähigen Plan zweieinhalb Jahre benötigt. Wer auf Bundesebene schneller vorankommen will, könnte gut beraten sein, von den in NRW gesammelten Erfahrungen zu profitieren. Auch dazu will dieser Beitrag eine Brücke bauen.

2.2 Hintergrund: Krankenhausplanung, Wettbewerb und Qualitätsorientierung

Bevor die wesentlichen Elemente des NRW-Krankenhausplans dargestellt werden, sollen im Nachfolgenden einige Entwicklungen der letzten 20 Jahre angesprochen werden, die für die Konzeption des NRW-Krankenhausplans relevant waren. Denn der neue Plan stellt sich dem Anspruch, aus Fehlern der Vergangenheit zu lernen, zugleich aber beizubehalten, was sich als richtig und wegweisend erwiesen hat. Mit diesem doppelten Blick soll jeweils auch Bezug auf die aktuelle Reformdebatte auf Bundesebene genommen werden.

■■ Krankenhausplanung und Wettbewerb

Für das Verständnis der Hintergründe des NRW-Krankenhausplans 2022 und auch der aktuellen Reformdebatte auf Bundesebene lohnt sich ein Blick zurück bis ins erste Jahrzehnt dieses Jahrhunderts. In dieser Phase herrschte in den gesundheitsökonomischen Fachkreisen und auch in der Politik die Überzeugung vor, dass eine freie wettbewerbliche Ausrichtung in der Versorgung der Schlüssel zu besseren Strukturen im Gesundheitswesen und speziell auch im Krankenhausbereich sei (Cassel 2002).

Das führte auf der Seite der Krankenhausplanung zu einer Zurücknahme der staatlichen Einflussnahme und Planungstiefe. Das Stichwort dazu lautete „Rahmenplanung" (Sachverständigenrat 2007). Die Kritik an schwerfälligen und zu oft von politischer Einflussnahme geprägten Planungsverfahren betraf auch die Landes-Investitionsförderung mit ihren oft über viele Jahre hingezogenen Antragsverfahren.

Nordrhein-Westfalen stellte deswegen mit einer Novelle seines Landeskrankenhausgesetzes im Jahr 2008 die Investitionsförderung auf ein pauschaliertes System um und verminderte zugleich die Planungstiefe in der Krankenhausplanung. So erfolgte seitdem in Nordrhein-Westfalen für die Chirurgie und die Innere Medizin keine differenzierte Planung mehr unterhalb der Gebietsebene – also keine gesonderten Bettenzuweisungen für die früher so genannten Teilgebiete (heute: Facharztkompetenzen) wie Gastroenterologie oder Gefäßchirurgie.

Die Hoffnungen, die nicht nur in Nordrhein-Westfalen, sondern in weiten Teilen des Gesundheitswesens mit einer stärkeren Marktorientierung verbunden wurden, haben sich in den Folgejahren nicht erfüllt. Grund ist die bis heute unzureichende Analyse der Externalitäten und verhaltensökonomischen Prämissen des Marktes und seiner Teilnehmer und die daraus resultierenden Fehlentscheidungen in der Krankenhausfinanzierung. So werden im Gutachten „Kooperation und Verantwortung" des Sachverständigenrats zur Begutachtung der Entwicklung im Gesundheitswesen aus dem Jahr 2007 unter dem Kapitel „Empfehlungen zum Krankenhauswesen – Von der Detailplanung zur Rahmenplanung" (4.4.2) Unterversorgung und kartellrechtliche Bedenken als vorrangige Probleme der Rücknahme staatlicher Planung auf eine Rahmenplanung gesehen. Es bedürfe dagegen in der Zukunft „für die Krankenhausplanung keiner Prüfung der Wirtschaftlichkeit und Bedarfsgerechtigkeit mehr, da das Risiko einer mangelnden Nachfrage auf die Leistungserbringer übergeht" (Sachverständigenrat 2007). Maßgebliche Determinanten des Marktes, beispielsweise die Informationsasymmetrie, der erhebliche Ermessensspielraum bei der Indikation und die solidarische Tragung der Kosten, werden dagegen nicht diskutiert und spielen in der volkswirtschaftlichen Interpretation des Wettbewerbs bis zum coronabedingten Kollaps der Leistungsmenge im Jahr 2020 keine relevante Rolle.

Ein Zurück in die Welt überbordender, schwerfälliger staatlicher Planungsbürokratie war aber von den Akteuren in NRW keinesfalls gewünscht.

Ein modernes Krankenhauswesen benötigt den Spielraum, auf neue Entwicklungen in der Medizin und der Versorgung schnell,

Kapitel 2 · Der Krankenhausplan NRW 2022 – Einsichten und Missverständnisse

flexibel und durchaus auch im Wettbewerb verschiedener Lösungsansätze reagieren zu können. Dies durch eine staatliche Planung abzuschnüren, die jeden Entwicklungsschritt von einer bürokratischen Planungsentscheidung abhängig macht, sollte bei der Aufstellung des neuen NRW-Krankenhausplans ausdrücklich vermieden werden. Bei der Neuausrichtung der Krankenhausplanung war deswegen der Gedanke leitend, eine Übersteuerung oder eine „Planung um der Planung willen" zu vermeiden. Deswegen wurde jeder Schritt in Richtung von mehr Planungstiefe und -differenzierung sorgfältig auf seine Notwendigkeit hin überprüft. Vor der Einführung jeder neuen Leistungsgruppe musste die Frage beantwortet werden: „Was wollen und können wir damit tatsächlich erreichen?" Dies erklärt, warum das NRW-Leistungsgruppenmodell nicht auf „Vollständigkeit", sondern auf gezielte Steuerungseffekte setzt, wie weiter unten noch genauer zu erläutern sein wird. Auf der Seite der Investitionsmittel wurde die Pauschalförderung nicht abgeschafft, sondern um eine zweite Säule ergänzt, mit der krankenhausplanerische Veränderungsprozesse gezielt gefördert werden können.

▪▪ Krankenhausplanung und Qualitätsorientierung

In den Jahren nach der Einführung des DRG-Systems und den oben geschilderten Veränderungen in NRW wurde immer deutlicher, dass die erhoffte Strukturmodernisierung der Krankenhauslandschaft allein durch eine stärkere wettbewerbliche Ausrichtung nicht erreicht wird. Es wuchs außerdem die Sorge, dass ökonomische Aspekte gegenüber Qualitätsgesichtspunkten in der Versorgung die Oberhand gewinnen könnten. Die gesundheitspolitische und gesundheitsökonomische Antwort darauf lautete: Qualitätsorientierung.

Die Ansätze in diese Richtung auf Ebene des Vergütungssystems (Krankenhausstrukturgesetz 2015) waren nicht durchsetzbar oder blieben in ihren Wirkungen hinter den Erwartungen zurück. Parallel wurde in Nordrhein-Westfalen die „qualitätsorientierte Kranken-

hausplanung" ausgerufen. Das war innovativ, denn bis zu diesem Zeitpunkt war durchaus umstritten, ob Qualität als eigenständiges Kriterium in der Krankenhausplanung überhaupt berücksichtigt werden durfte. Die expliziten gesetzlichen Klarstellungen erfolgten im Bund im Jahr 2015 (Krankenhausstrukturgesetz) und in NRW erst 2018 (Krankenhausgestaltungsgesetz NRW). Gleichwohl wurde im Jahr 2013 der „Krankenhausplan NRW 2015" veröffentlicht, der das Prinzip der Qualitätsorientierung in der Krankenhausplanung umsetzen sollte.

Auch dieser Ansatz blieb jedoch hinter den Erwartungen zurück. Diese Grenzen haben sich nicht nur in Nordrhein-Westfalen, sondern auch in anderen Bundesländern und im Bund gezeigt, unabhängig von der konkreten Ausgestaltung der jeweiligen Kriterien. Genauso wenig wie der „freie Wettbewerb" ohne die Berücksichtigung der Externalitäten es konnte, kann eine Qualitätsorientierung den verantwortlichen Akteur (insbesondere die Länder als Planungsbehörden) von der Aufgabe entlasten, aktive Planungsentscheidungen zu treffen.

Das liegt nicht nur daran, dass die wichtige Qualitätsdimension der Ergebnisqualität für Zwecke der Krankenhausplanung nicht nutzbar zu machen ist und damit nur auf Prozess- und vor allem auf Strukturqualitätsindikatoren zurückgegriffen werden kann.

Noch gravierender ist, dass sich die über Qualitätskriterien aufgestellten Hürden häufig entweder als zu niedrig erweisen (wenn der Versorgungsauftrag lukrativ genug ist, wird er durch entsprechendes „Nachrüsten" von zu vielen erreicht) oder als zu hoch, sodass zu wenig Leistungsanbieter übrigbleiben. Bei der Umsetzung in einem heterogenen Flächenland können beide Effekte nebeneinander stehen: Es bleiben in der ländlichen Fläche nicht genügend Anbieter übrig, während im Ballungsraum der gewünschte Konzentrationseffekt ausbleibt. Solche Probleme haben sich zum Beispiel in der langen Geschichte der Steuerung (bzw. Steuerungsversuche) von geburtshilflichen Abteilungen und von Perinatalzentren sowohl auf Ebene der NRW-

Krankenhausplanung als auch auf Bundesebene gezeigt.

Daneben bleibt die Begründung von Qualitätsanforderungen auch rechtlich eine große Herausforderung. Schon das macht es unmöglich, Qualitätsanforderungen einfach anhand des jeweils gewünschten Zentralisierungseffektes oder anderer „gesundheitspolitischer Fernziele" zu kalibrieren (Bundesverfassungsgericht 1990; Deutscher Bundestag 2015; Wollenschläger 2023). Wenn die Steuerung mit der Qualität begründet wird, müssen sich ihre Kriterien an diesem Maßstab messen lassen: Warum z. B. eine Versorgung mit X Fachärzten qualitativ besser ist als eine Versorgung mit einem Facharzt weniger, muss bei der Umsetzung eines Krankenhausplans im Zweifel einem Verwaltungsrichter inhaltlich und juristisch nachvollziehbar erklärt werden können.

Alle diese Erfahrungen sind in den zurückliegenden Jahren an vielen Stellen (nicht nur in Nordrhein-Westfalen) gesammelt worden – bis hin zum vollständigen Scheitern der „planungsrelevanten Qualitätsindikatoren" (planQI), mit denen der Bund den Ländern ein Instrument zur qualitätsorientierten Planung geben wollte. Es gehört zu den richtigen Vorhaben des Bundes, dieses mehrjährige Experiment nun endgültig zu beenden.

Dennoch wird nach wie vor häufig die Meinung vertreten, die krankenhausplanerisch richtige Zuteilung von Versorgungsaufträgen in Form von Leistungsgruppen könnte allein über hinreichend strenge und verbindliche Qualitätsvorgaben erreicht werden. Der intensive Streit um die Ausnahmetatbestände für die Länder hat möglicherweise auch den Hintergrund, dass einige Beteiligte tatsächlich davon ausgehen, dass sich die Versorgungsaufträge für die einzelnen Krankenhäuser aus einem algorithmisch auf Bundesebene angelegten System weitgehend automatisch ergeben könnten.

So verführerisch dieser Gedanke angesichts des damit verbundenen Ausschlusses von sachfremden, politischen Einflüssen („Landrats-Phänomen") sein mag: Er verkennt nicht nur die rechtlichen und tatsächlichen Gegebenheiten der Krankenhausplanung, sondern blendet vor allem die inzwischen langjährigen Erfahrungen mit den Grenzen qualitätsorientierter Steuerung aus.

Vor dem Hintergrund dieser Überlegungen geht der neue NRW-Krankenhausplan nicht davon aus, konkrete Planungsentscheidungen durch einen „Qualitätsalgorithmus" ersetzen zu können. Die Mindeststrukturvoraussetzungen der einzelnen Leistungsgruppen schaffen stattdessen eine Basis für diese Entscheidungen, in die notwendigerweise weitere Gesichtspunkte einfließen müssen, die sich im Begriff der „Leistungsfähigkeit" der einzelnen Krankenhäuser wie auch der regionalen Versorgung insgesamt zusammenfassen lassen. Dies ist kein „Aufweichen" der Planung, sondern im Gegenteil das Bekenntnis zur Notwendigkeit originärer, krankenhausplanerischer Entscheidungen.

Es geht in NRW also nicht um planungsrelevante Qualitätskriterien, sondern um eine qualitätsrelevante Planung. Die Qualitätsvoraussetzungen spielen im neuen NRW-Krankenhausplan eine zentrale Rolle – ihre eigentliche Steuerungskraft gewinnt die Planung jedoch nicht allein aus diesen Kriterien, sondern aus den neu geschaffenen Möglichkeiten, Versorgungsaufträge für spezialisierte Leistungen differenziert und exklusiv einer sinnvoll begrenzten Zahl von Standorten zuweisen zu können.

2.3 Vom SVR-Gutachten 2018 zum NRW-Krankenhausplan 2022

Im Juni 2018 veröffentlichte der Sachverständigenrat zur Begutachtung der Entwicklung im Gesundheitswesen (heute: Sachverständigenrat zur Begutachtung der Entwicklung im Gesundheitswesen und in der Pflege) ein Gutachten unter der Überschrift „Bedarfsgerechte Steuerung der Gesundheitsversorgung" (Sachverständigenrat 2018). Dieses Gutachten hat die gesundheitspolitischen Reformüberlegungen in manchen Bereichen, so z. B. auch der Notfallversorgung, aber auch für das Kran-

Kapitel 2 · Der Krankenhausplan NRW 2022 – Einsichten und Missverständnisse

kenhauswesen in den darauffolgenden Jahren geprägt.

Für die Krankenhausplanung empfahl der Rat u. a. den Übergang von der traditionellen „Bettenplanung" hin zu einer leistungsorientierten Planung und verwies dazu auf die Reform der Krankenhausplanung in der Schweiz (exemplarisch im Kanton Zürich), die auf einem System von Leistungsgruppen basiert.

Im Jahr zuvor hatte die neu gebildete schwarz-gelbe Landesregierung in NRW in ihrem Koalitionsvertrag eine „aktive Krankenhausplanung" angekündigt und deren Ziele allgemein mit „Strukturveränderungen in der Krankenhauslandschaft" beschrieben, „die zu mehr Qualität und Effizienz, zu kooperativen Strukturen in der medizinischen Versorgung und zu guten Arbeitsbedingungen für das Personal führen" sollten. Genannt wurden „trägerübergreifende Verbünde, die sich bereit erklären, gemeinsam in einer zu definierenden Region das notwendige Versorgungsangebot sicherzustellen bei gleichzeitiger Reduktion der Anzahl von mehrfach ohne Notwendigkeit vorgehaltenen Fachabteilungen."

Auf dieser Basis gab der nordrhein-westfälische Minister für Arbeit, Gesundheit und Soziales, Karl-Josef Laumann, im Jahr 2018 ein Gutachten zur Reform der Krankenhausplanung in Nordrhein-Westfalen in Auftrag. Das Gutachten wurde im September 2019 von Partnerschaften Deutschland – Berater der öffentlichen Hand GmbH in Zusammenarbeit mit der Lohfert & Lohfert AG und dem Fachgebiet Management im Gesundheitswesen der Technischen Universität Berlin vorgelegt (Partnerschaften Deutschland 2019). Es knüpfte an die Empfehlungen des Sachverständigenrates an und wählte explizit die leistungsgruppenorientierte Krankenhausplanung im Schweizer Kanton Zürich als Ausgangspunkt. Empfohlen wurden auf dieser Basis 70 somatische Leistungsgruppen, die in 25 Leistungsbereichen zusammengefasst werden sollten.

Rein quantitativ ist der neue Krankenhausplan NRW mit letztlich 60 somatischen Leistungsgruppen also bei der Größenordnung geblieben, die dieses Gutachten empfohlen hat.

Bei der konkreten Ausgestaltung dieser Leistungsgruppen haben sich jedoch im weiteren Erarbeitungsprozess deutliche Abweichungen ergeben, die Ergebnis eines intensiven fachlichen Diskurses auch unter Einbeziehung der Gutachter waren.

Im Bereich der Krankenhausplanung sind die Länder (wie bei der Aufstellung ihrer Investitionsprogramme) bundesgesetzlich gehalten, mit den an der Krankenhausversorgung im Lande Beteiligten eng zusammenzuarbeiten. Bei der Krankenhausplanung sind sogar einvernehmliche Regelungen mit den unmittelbar Beteiligten anzustreben (§ 7 Abs. 1 Krankenhausfinanzierungsgesetz).

Dieser – in der aktuellen Reformdebatte auf Bundesebene wenig beachtete – Grundsatz wird im nordrhein-westfälischen Landesrecht durch die Bildung eines Landesausschusses für Krankenhausplanung umgesetzt, dem die wesentlichen Akteure der Krankenhausversorgung im Land als unmittelbar Beteiligte angehören, darunter die Landeskrankenhausgesellschaft (Krankenhausgesellschaft Nordrhein-Westfalen), weitere Trägervertreter, die gesetzlichen Krankenkassen und auch die beiden Landesärztekammern in Nordrhein-Westfalen. Neben der Psychotherapeutenkammer NRW gehören inzwischen auch Vertreter der Pflegekammer NRW zum Kreis der unmittelbar Beteiligten (§ 15 Abs. 1 Krankenhausgestaltungsgesetz NRW). Vertreter der Pflege wurden jedoch auch zuvor an den Beratungen beteiligt. Den Vorsitz des Landesausschusses führt das Landesgesundheitsministerium.

Der Landesausschuss für Krankenhausplanung nahm nach Vorlage des o. g. Gutachtens die Beratungen zur Neuaufstellung des Krankenhausplans noch im Herbst 2019 auf. Er bildete dazu Arbeitsgruppen und Unterarbeitsgruppen. Auch die wissenschaftlich medizinischen Fachgesellschaften wurden angehört.

Die ursprüngliche Absicht, den neuen Krankenhausplan innerhalb eines Jahres zu erarbeiten, konnte nicht verwirklicht werden. Dabei haben die Einschränkungen durch die Corona-Pandemie ab dem Jahr 2020 eine wesentliche Rolle gespielt.

Es hat sich aber auch gezeigt, dass trotz der Vorarbeiten der Gutachter die Erarbeitung einer bis in die Einzelheiten stimmigen und praxistauglichen Planungssystematik und der einzelnen Leistungsgruppen mit einer eindeutigen Fallzuordnung und anwendbaren Strukturqualitätsvoraussetzungen eine sehr viel komplexere Aufgabe war als zunächst angenommen.

Das Ziel war, ein Instrumentarium zu schaffen, mit dem Strukturveränderungen gezielt und wirkungsvoll erreicht werden können, ohne die flächendeckende Versorgung zu gefährden. Eine Stabilisierung der sogenannten Grundversorgung in der Fläche, eine deutlich bessere Aufgabenteilung der Krankenhäuser gerade in den Ballungsräumen und eine medizinisch sinnvolle Konzentration bei spezialisierten Leistungen waren gleichermaßen anzustreben.

Immer wieder waren die entwickelten Steuerungsinstrumente auf ihre Auswirkungen in diesen drei Bereichen hin zu prüfen. Das war nur möglich, weil neben dem Land auch die weiteren Beteiligten mit den ihnen zur Verfügung stehenden Erkenntnissen und Daten zur Optimierung der Planungssystematik beitrugen.

Die landesgesetzliche Grundlage für die neue Krankenhausplanung wurde mit einer Änderung des Landeskrankenhausgesetzes (Krankenhausgestaltungsgesetz NRW) im März 2021 geschaffen.

Im September 2021 konnte der Landesausschuss für Krankenhausplanung die Phase der Erarbeitung des neuen Krankenhausplans schließlich einvernehmlich abschließen. Die weiteren Monate bis zur Inkraftsetzung des Plans im April 2022 wurden für das parlamentarische Verfahren (Anhörung des zuständigen Landtagsausschusses in mehreren Sitzungen einschließlich einer Sachverständigenanhörung) sowie die Schlussredaktion benötigt.

Die konkrete Umsetzung des Plans hat im Herbst 2022 begonnen, nachdem weitere operative Voraussetzungen geschaffen worden waren (Erstellung einer Handreichung für die Beteiligten zur Klarstellung vieler Einzelfragen, Bereitstellung einer technischen Infrastruktur für die differenzierten, datengestützten Planungsverfahren) (Fiori und Roeder 2022). Die Erteilung der Feststellungsbescheide mit den konkreten, neugefassten Versorgungsaufträgen für alle Krankenhäuser in NRW soll im Jahr 2024 abgeschlossen werden.

Die Schilderungen dieses Prozesses mag ein Gefühl dafür vermitteln, wie weit der Weg bei der auf Bundesebene geplanten Reform von den Konzepten und Gesetzentwürfen über die konkrete fachliche Ausgestaltung der Planungssystematik, die Schaffung der gesetzlichen Voraussetzungen in 16 Bundesländern und schließlich die Erstellung von 16 Landeskrankenhausplänen und deren Umsetzung für die einzelnen Krankenhäuser sein wird.

Eine rasche Einigung auf gemeinsam getragene Grundzüge und einen mit den Beteiligten beschriebenen Entwicklungspfad können aber auch schon lange vor dem Inkrafttreten und der formalen Umsetzung der Reform eine positive Dynamik in der Krankenhauslandschaft auslösen. Wenn Krankenhausträger, Kostenträger und die weiteren Beteiligten das gemeinsame Ziel kennen, können sie ihre Planungs- und Entwicklungsentscheidungen schon im Vorfeld formaler staatlicher Planungsentscheidungen entsprechend ausrichten. Die Erfahrungen in NRW zeigen, dass ein Krankenhausplan mit einem stimmigen Konzept bereits wirkt, bevor er formal in Feststellungsbescheide gegossen wird.

Daher erscheint es vernünftig, mit der Bundesreform auf der in Nordrhein-Westfalen geleisteten Arbeit aufzusetzen und die Systematik von dort aus weiterzuentwickeln. Der NRW-Krankenhausplan versteht sich als „lernendes System"; insoweit war eine Weiterentwicklung nach der ersten Phase der Umsetzung ohnehin geplant. Hier eröffnet sich die Möglichkeit zu einer von fachlichen Gesichtspunkten getragenen Konvergenz. Dass die in NRW entwickelte Systematik dafür ein tragfähiger Ausgangspunkt sein kann, wird im Folgenden näher erläutert.

2.4 Zur Systematik der Leistungsgruppen im NRW-Krankenhausplan

Ein zentraler Ausgangspunkt aller Überlegungen zur Neuausrichtung der Landeskrankenhausplanung ist der Abschied von der traditionellen Bettenplanung nach Gebieten. Die Ablösung der Bettenplanung ist in einem seit der DRG-Einführung leistungsorientierten Krankenhauswesen einleuchtend. Methodisch und rechtlich bringt sie gleichwohl eine Reihe von Herausforderungen mit sich.

Leistungsgruppen sind – anders als es z. B. die Dritte Empfehlung der Regierungskommission in ihrer Darstellung nahelegt – nicht einfach ein in Bezug auf die Granularität ausgewogener „Mittelweg" zwischen einer Planung nach Fachabteilungen und einer Steuerung über DRGs.

DRGs gruppieren Krankenhausbehandlungen unter dem Gesichtspunkt der Kostenhomogenität. Fachabteilungsstrukturen (die es in NRW und hoffentlich auch bundesweit weiterhin geben wird) folgen in der Regel der Systematik der ärztlichen Weiterbildungsordnung. In der leistungsgruppenbasierten Krankenhausplanung geht es nicht darum, diese – je für sich weiterhin berechtigten – Gesichtspunkte zu ersetzen oder zu vermischen. Es geht stattdessen darum, durch die Zuweisung differenzierter Versorgungsaufträge bestimmte Steuerungsziele zu erreichen.

▪▪ Die Steuerungsziele entscheiden über die Leistungsgruppen

Die Entwicklung einer Leistungsgruppensystematik muss mit einer Verständigung über die angestrebten Steuerungsziele beginnen. Der NRW-Krankenhausplan konzentriert sich ausgehend von der Versorgungsanalyse des zugrunde liegenden Gutachtens (siehe ▶ Abschn. 2.3) auf diejenigen Bereiche, in denen eine stärkere Konzentration und mehr Aufgabenteilung in der Versorgung als besonders erforderlich erkannt wurden. Dazu gehören beispielsweise invasive Leistungen in der Kardiologie, operative Eingriffe an der Wirbelsäule, die Endoprothetik und große operative Eingriffe, die in der Regel bei Tumorerkrankungen durchgeführt werden.

Aus dieser Vorentscheidung ergibt sich der Verzicht darauf, das gesamte Versorgungsgeschehen gleichmäßig und mit vergleichbarer Granularität einzugruppieren. Dieser Verzicht passt auch zu der grundlegenden Absicht, Überkomplexität zu vermeiden, die den Planungsprozess sowohl bürokratisieren als auch seine Auswirkungen schwerer abschätzbar machen würde. Entbürokratisierung gilt auch auf Bundesebene als eines der übergeordneten Reformziele.

In NRW blieb daher die grundlegende Gliederung der medizinischen Versorgung nach der ärztlichen Weitbildungsordnung Ausgangspunkt der Entwicklung.[1] Eine ganze Reihe von Leistungsgruppen entsprechen in ihrer Bezeichnung und ihrer Definition dieser Gliederung (z. B. Leistungsgruppen „Augenheilkunde" oder „Haut- und Geschlechtskrankheiten").

Leistungsgruppen unterhalb der Ebene der Gebiete nach der Weiterbildungsordnung wurden eingeführt, wenn damit ein nachvollziehbares Steuerungsziel erreicht werden sollte. Es war außerdem zu prüfen, ob dieses Ziel mit dem Instrument „Leistungsgruppen" auch tatsächlich erreichbar war. In diesen Fällen wurden Leistungsgruppen definiert, die sich als „Teilmengen" möglichst sinnvoll in die übergeordnete Systematik von Weiterbildungsgebieten und Fachabteilungen einfügen (▶ Abb. 2.1). Dies ist nicht nur medizinisch-fachlich und unter Versorgungsgesichtspunk-

---

[1] Die ärztliche Weiterbildungsordnung bildet als Ergebnis eines breiten Abstimmungsprozesses unter Einbeziehung der wissenschaftlich medizinischen Fachgesellschaften die jeweils aktuelle Gliederung der Medizin ab. Sie wird kontinuierlich und unter Abwägung auch kontroverser Positionen der unterschiedlichen Fachvertreter unter den Gesichtspunkten der fachlichen Entwicklung und der Versorgungserfordernisse weiterentwickelt. Es kann nicht Sinne einer versorgungsorientierten Krankenhausplanung sein, diesen Prozess zu doppeln oder eine „bessere" Gliederung erfinden zu wollen.

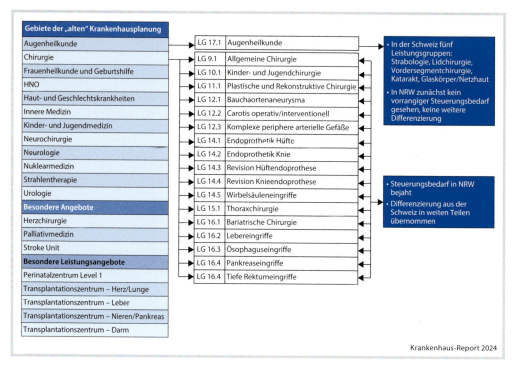

◘ **Abb. 2.1** Vergleich der Planungstiefe in der NRW-Krankenhausplanung nach dem NRW-Krankenhausplan 2015 („alte Krankenhausplanung") und dem NRW-Krankenhausplan 2022 am Beispiel der Gebiete Augenheilkunde und Chirurgie (Erläuterung im Text)

ten stimmig, sondern trägt auch dazu bei, negative Effekte auf die Weiterbildungswege junger Ärztinnen und Ärzte zu vermeiden.

So ergibt sich ein Set von Leistungsgruppen, das bei oberflächlicher Betrachtung „heterogen" oder „unvollständig" wirken mag, während es sich unter dem Gesichtspunkt der gewünschten Steuerungswirkungen stimmig erklärt. Zugleich ist dieses System offen für Ergänzungen: Wenn Steuerungsziele hinreichend begründet und über das Leistungsgruppensystem erreichbar sind, können weitere Leistungsgruppen definiert oder bestehende Leistungsgruppen angepasst werden. Diesen Gedanken beschreibt der NRW-Krankenhausplan mit dem Begriff des „lernenden Systems".

■ ■ **Definition von Leistungsgruppen – die Frage nach dem „Grouper"**

Für die Steuerungswirkung einer Leistungsgruppe kommt es entscheidend auf ihre Definition an. Daher reicht es nicht aus, lediglich Überschriften für Leistungsgruppen zu benennen. Kern der Definition einer Leistungsgruppe ist stattdessen die Frage, welche Behandlungsfälle einer Leistungsgruppe zugeordnet werden und wie dies geschieht. Diese technisch klingende, aber für den Effekt des Systems letztlich ausschlaggebende Frage wird u. a. unter dem Begriff des „Groupers" verhandelt. Damit ist der Algorithmus der Zuordnung der Behandlungsfälle zu den verschiedenen Leistungsgruppen gemeint.

Es überrascht deswegen nicht, dass zum Ende des Jahres 2023 die Frage nach dem „Grouper" ins Zentrum des Ringens zwischen Bund und Ländern um das sogenannte Krankenhaustransparenzgesetz getreten ist. Denn die Frage danach, wer über den Grouper bestimmt, ist letztlich nichts anderes als die Frage danach, wer über Leistungsgruppen entscheidet – nicht nur im „Transparenzverzeich-

Kapitel 2 · Der Krankenhausplan NRW 2022 – Einsichten und Missverständnisse

nis", sondern auch bei der eigentlichen Reform. Erst durch die Fallzuordnung mittels des Groupers wird die Leistungsgruppe von einer Überschrift zu einem konkreten Steuerungsinstrument.

Bei der Debatte um den „Bundes-Grouper" wird häufig ausgeblendet, dass es im NRW-Krankenhausplan natürlich bereits einen Algorithmus der Fallzuordnung gibt. Wenn dieser „NRW-Grouper" durch einen „Bundes-Grouper" ersetzt wird, ersetzt man damit auch das NRW-Leistungsgruppensystem durch ein anderes, das sich je nach Fallzuordnung mehr oder weniger stark unterscheidet. Der zwischen Bund und Ländern erzielte Kompromiss, die NRW-Leistungsgruppen als Ausgangspunkt zu wählen, wäre damit in Frage gestellt. Wer über den Grouper entscheidet, entscheidet sich letztlich über die Leistungsgruppen.

▪▪ Spezifische Leistungsgruppen

Der NRW-Krankenhausplan arbeitet im Wesentlichen mit zwei Modellen der Leistungsgruppendefinition. „Spezifische Leistungsgruppen" sind über konkret benannte OPS-Codes definiert, teilweise in Kombination mit ICD-Codes. Hier gibt es also eine eindeutige, überschneidungsfreie Zuordnung von Behandlungsfällen. Dies ermöglicht es, die entsprechenden Versorgungsaufträge „exklusiv" zuzuweisen: Ist einem Krankenhaus die entsprechende Leistungsgruppe nicht zugewiesen, darf es die entsprechenden Leistungen nicht erbringen. Dies bedeutet eine effektive Steuerungswirkung. Daher sollte man mit einem solchen Instrument klug umgehen. Denn stets muss das Risiko bedacht werden, ggf. auch unbeabsichtigt eine notwendige und sinnvolle Patientenversorgung zu unterbinden.

Der NRW-Krankenhausplan definiert die spezifischen Leistungsgruppen über eine in der Regel sehr begrenzte Zahl von OPS- und/oder ICD-Codes, um so den „steuerungsrelevanten Kern" abzubilden. Spezifität geht also klar vor Sensitivität. Damit werden Überkomplexität sowie unerwünschte und im Voraus nur schwer absehbare Effekte vermieden. Zugleich ist davon auszugehen, dass sich für ein Krankenhaus, das die wesentlichen Kernleistungen nicht mehr erbringen darf, auch die Erbringung der „benachbarten" Leistungen mit Blick auf wirtschaftliche Gesichtspunkte sowie Personalressourcen und -gewinnung nicht mehr darstellen lässt. Auch hier kann je nach den bei der Umsetzung beobachteten Effekten im Sinne des „lernenden Systems" bei Bedarf nachgesteuert werden.

▪▪ Allgemeine Leistungsgruppen

Für Versorgungsbereiche, in denen eine Steuerung über spezifische Leistungsgruppen nicht erforderlich und/oder nicht sinnvoll umsetzbar ist, sieht der NRW-Krankenhausplan „Allgemeine Leistungsgruppen" vor. Hier erfolgt die Definition über die ärztliche Weiterbildungsordnung; daraus resultieren Überschneidungen zwischen den Leistungsgruppen und damit ein deutlich geringerer Grad an „Exklusivität". Dahinter steht kein Mangel an „Steuerungswillen", sondern schlicht eine Anerkennung der medizinischen Versorgungsnotwendigkeiten und der methodischen Grenzen der Leistungsgruppensystematik.

Besonders augenfällig ist das bei den sogenannten „Teilgebieten" der Inneren Medizin: Hier lassen sich bestimmte interventionelle Leistungen in der Kardiologie so klar abgrenzen, dass sie in spezifischen Leistungsgruppen planbar sind. In weiten Teilen der konservativen Versorgung ist die Abgrenzung jedoch kaum möglich: Welcher Patient darf nur in einer Fachabteilung für z. B. Gastroenterologie behandelt werden, aber keinesfalls in einer Allgemeinen internistischen Abteilung? Selbst dort, wo es möglich ist solche Konstellationen zu beschreiben, fehlt eine hinreichende klassifikatorische Identifizierbarkeit dieser Behandlungsfälle über OPS-Codes oder andere Merkmale in den verfügbaren Datensätzen.

Deswegen ist für weite Teile des Versorgungsspektrums eine orientierende Steuerung über allgemeine Leistungsgruppen angemessener als der schon methodisch kaum gangbare

Versuch einer Feinsteuerung über trennscharfe spezifische Leistungsgruppen.

▪▪ Ein Fall, eine Leistungsgruppe

Bevor die Mechanik des NRW-Groupers im Einzelnen erläutert werden kann, ist auf einen methodischen Aspekt hinzuweisen, der im NRW-Krankenhausplan wie im „Schweizer Modell" und auch in den Konzepten auf Bundesebene auf die gleiche Weise beantwortet wird: Patientinnen und Patienten treffen im Laufe einer Krankenhausbehandlung in vielen Fällen mehrere Leistungsgruppen.

Beispiele lassen sich dafür leicht finden: Sei es die Patientin, die zunächst eine künstliche Hüfte bekommt und danach im selben Krankenhaus eine geriatrische Komplexbehandlung erhält. Oder der Patient, der nach einer Schlaganfall-Behandlung auf der Stroke Unit im selben Krankenhaus eine Operation an der Halsschlagader erhält. Wollte man diese Patienten bzw. ihre jeweiligen Krankenhausbehandlungen mehr als einer Leistungsgruppe zuordnen, würde eine sehr große, kaum kalkulierbare und noch dazu von Jahr zu Jahr schwankende Zahl resultieren.

Deswegen bleibt nur der Weg, jeden Behandlungsfall nur einer Leistungsgruppe zuzuordnen und Entscheidungsregeln für diejenigen Fälle festzulegen, die Leistungen aus mehr als einer Leistungsgruppe umfassen. Es handelt sich also um eine Hierarchisierung der Zuordnungsregeln.

Diese methodisch unvermeidliche Entscheidung bringt es mit sich, dass die Fallzahl einer Leistungsgruppe geringer sein kann als die Zahl der in dieser Leistungsgruppe tatsächlich versorgten Behandlungsfälle bzw. Patienten. Wird die Patientin aus dem obigen Beispiel der Leistungsgruppe „künstliche Hüfte" zugeordnet, „fehlt" in der Leistungsgruppe „geriatrische Komplexbehandlung" ein Fall. Auf Krankenhausebene können diese Effekte zudem sehr heterogen wirken: Wird die Patientin nach der Hüftoperation zur geriatrischen Weiterbehandlung in ein anderes Krankenhaus verlegt, entsteht ein neuer Fall und somit in jeder der beiden Leistungsgruppen ein Fall. Findet die geriatrische Behandlung hingegen im gleichen Krankenhaus statt wie die Hüftoperation, handelt es sich nur um einen Behandlungsfall und somit geht die Leistungsgruppe „Geriatrie" „leer aus".

Im Ergebnis sind die Fallzahlen der Leistungsgruppen planerische Größen, die im jeweiligen regionalen Kontext bewertet werden müssen. Nur auf diese Weise ist eine adäquate Bewertung der planerischen Fallzahlen sicherzustellen.

Die Tatsache, dass die einer Leistungsgruppe planerisch zugeordnete Fallzahl nicht der tatsächlich in dieser Leistungsgruppe erbrachten Fallzahl entsprechen muss, ist auch zu bedenken, wenn künftig Fallzahlen von Leistungsgruppen krankenhausbezogen in einem bundesweiten Transparenzregister veröffentlicht werden sollen. Denn die so veröffentlichten Zahlen können aus den o. g. Gründen vom tatsächlichen Leistungsgeschehen im einzelnen Krankenhaus abweichen.

▪▪ Der „NRW-Grouper"

Ausgehend von den vorstehend erläuterten Prinzipien ordnet der NRW-Grouper die Fälle den Leistungsgruppen in einem zweistufigen Verfahren zu:[2]

■ Zunächst wird geprüft, ob sich ein Behandlungsfall auf Basis der codierten Codes (OPS- und/oder ICD-Codes) einer oder mehreren spezifischen Leistungsgruppen zuordnen lässt.

– Ist der Fall genau einer spezifischen Leistungsgruppe zuzuordnen, ist die Zuordnung damit erfolgt.

– Lässt sich der Fall zwei oder mehr Leistungsgruppen zuordnen, fällt die Entscheidung anhand einer „Hierarchietabelle": Die Zuordnung erfolgt zu derjenigen Leistungsgruppe, die in der Hierarchie den höchsten Wert hat. Die Reihenfolge in der Tabelle folgt dem Ressourcenaufwand und dem Spezialisierungsgrad.

---

2 Einzelheiten ergeben sich aus Kap. 6 des Krankenhausplans NRW 2022.

Kapitel 2 · Der Krankenhausplan NRW 2022 – Einsichten und Missverständnisse

- Fälle, die keiner spezifischen Leistungsgruppe zuzuordnen sind, werden auf Basis des vom Krankenhaus angegebenen Fachabteilungsschlüssels der entlassenden Fachabteilung zugeordnet. Der Behandlungsfall einer Patientin, die wegen eines Harnwegsinfektes behandelt und von einer allgemeininternistischen Fachabteilung entlassen wurde, wird also der Leistungsgruppe „Allgemeine Innere Medizin" zugeordnet. Wird die Patientin hingegen aus einer urologischen Fachabteilung entlassen, erfolgt die Zuordnung zur Leistungsgruppe „Urologie".

Schließlich gibt es in der NRW-Systematik einige Leistungsgruppen, denen noch gar keine Fälle zugeordnet werden. Dies betrifft die „Teilgebiete" der Inneren Medizin und der Chirurgie, soweit sie sich nicht in spezifischen Leistungsgruppen fassen lassen. Es geht also beispielsweise um die Leistungsgruppen „komplexe Pneumologie" oder „komplexe Gastroenterologie".

Hier ist die Fallabgrenzung von der allgemeinen Inneren Medizin nicht nur aus medizinisch-fachlichen Gründen schwierig. Auch klassifikatorisch bilden selbst die Fachabteilungsschlüssel angesichts der sehr heterogenen Fachabteilungsstruktur in den Krankenhäusern und sehr unterschiedlicher Kodierungsgewohnheiten keine verlässliche Grundlage für die Zuordnung.

Deswegen werden alle Fälle, die diesen Leistungsgruppen zugeordnet werden könnten, insgesamt der Leistungsgruppe „Allgemeine Innere Medizin" zugeordnet (bzw. bei den entsprechenden chirurgischen Fällen der Leistungsgruppe „Allgemeine Chirurgie"). Die Zuweisung der Leistungsgruppen bedeutet – auch wenn damit keine Fälle und damit keine „Exklusivität" verbunden sind – krankenhausplanerisch gleichwohl den Auftrag an das Krankenhaus, einen entsprechenden Versorgungsschwerpunkt zu bilden. Über die Qualitätskriterien wird zugleich eine besondere Kompetenz in diesem Versorgungsbereich nachgewiesen und damit auch für Pa-

tientinnen und Patienten sowie für Zuweiser transparent gemacht.

Bei der Leistungsgruppe „Intensivmedizin" ist eine Fallzuordnung aus anderen Gründen kaum realisierbar: Patientinnen und Patienten, die auf Intensivstationen behandelt werden, sind in aller Regel zuvor oder danach einer Fachabteilung zugeordnet und für eine Abgrenzung lassen sich – auch weil die Versorgungsstrukturen in den Krankenhäusern sehr unterschiedlich sind – keine stimmigen Regeln finden. Deswegen werden auch der Leistungsgruppe „Intensivmedizin" keine Fälle zugeordnet. Über die Qualitätsanforderungen auf drei unterschiedlichen Niveaus wird aber die spezifische intensivmedizinische Kompetenz des Krankenhauses abgebildet und damit auch als Voraussetzung für die Zuweisung anderer, spezifischer Leistungsgruppen nutzbar gemacht.

Im Ergebnis lassen sich mit dem beschriebenen Verfahren über 99 % der Krankenhausfälle eindeutig einer Leistungsgruppe zuordnen. Dabei ist es für die gewünschten Steuerungseffekt unerheblich, dass sich die Fallzahlen der Leistungsgruppen sehr stark unterscheiden.

■ ■ Leistungsgruppenzuordnung über das DRG-System?

Immer wieder wird die Frage aufgeworfen, ob die Zuordnung der Behandlungsfälle zu den Leistungsgruppen nicht besser über das DRG-System erfolgen sollte. Tatsächlich stand dieser Gedanke auch am Anfang der Überlegungen zum NRW-Krankenhausplan.

Es wurde jedoch schnell deutlich, dass dieser Ansatz methodisch nicht realisierbar war. DRGs gruppieren Leistungen unter dem Gesichtspunkt der Kostenhomogenität und passen daher nicht zu einem Leistungsgruppensystem, das sich an medizinisch-fachlichen Kriterien und krankenhausplanerischen Steuerungseffekten orientieren muss. Gruppiert man Fälle in NRW-Leistungsgruppen und separat in G-DRGs, so besteht eine n:n-Beziehung. In beide Richtungen ist also regelhaft keine Eindeutigkeit zu erzielen. Auch die in den vorangehenden Abschnitten geschilderten Herausforderungen der Fallzuordnung ließen sich bei einem Zugang über die DRGs nicht befriedigend lösen.

Bei zu hoher Komplexität der Gruppierung ist der Krankenhausärztin/dem Krankenhausarzt auch die Einschätzung nicht mehr möglich, welche Patienten sie/er behandeln soll bzw. darf. Schon die Zuordnung eines Behandlungsfalls zu einer DRG ist für die vor Ort handelnden Akteure oft schwer durchschaubar und häufig auch zu Beginn der Behandlung noch gar nicht absehbar. Es stellt sich die Frage, wie ausgehend von einem solchen System die Zuordnung von Behandlungsfällen zu Leistungsgruppen überschaubar und damit handlungsleitend bleiben soll.

■■ Ein Leistungsgruppensystem nur für die Planung, aber nicht für die Vergütung?

Gegen das NRW-System der Leistungsgruppen wird oft eingewendet, es sei nur für die Planung konzipiert und eigne sich nicht für eine Reform, in der auch die Vergütung über Vorhaltepauschalen neu geordnet werden soll.

Tatsächlich ordnet jedoch auch der NRW-Grouper über 99 % der Behandlungsfälle eindeutig einer Leistungsgruppe zu – und für jeden dieser Fälle gibt es selbstverständlich eine DRG-Vergütung (ebenso wie für die weniger als 1 % der Fälle ohne eindeutige Leistungsgruppenzuordnung). Die in den zuletzt bekannt gewordenen Arbeitsentwürfen für ein „Krankenhausversorgungsverbesserungsgesetz" vorgesehene normative Ermittlung der Vorhaltevergütung („60/40-Modell") kann also ausgehend von dieser Zuordnung her ohne Weiteres vorgenommen werden.

Zugleich ist damit sichergestellt, dass für jede Krankenhausbehandlung ein Vorhalteanteil vergütet wird. Damit ergibt sich nach aktuellem Kenntnisstand keine Lage, in der medizinische Fachgebiete ohne „eigene" Leistungsgruppe bei der Vorhaltevergütung leer ausgehen würden, wie verständlicherweise von manchen Fachvertretern befürchtet worden war.

Ursprünglich beinhalteten die Reformkonzepte den Gedanken, das DRG-basierte Pauschalmodell der Vorhaltevergütung zu einem späteren Zeitpunkt durch eine je Leistungsgruppe spezifisch kalkulierte Vorhaltevergütung zu ersetzen. Dieser Gedanke scheint zwischenzeitlich aufgegeben worden sein – vermutlich wegen der mit diesem Ansatz verbundenen erheblichen methodischen Probleme unabhängig vom verwendeten Gruppierungsmodell. So wurde schnell klar, dass sich die Strukturqualitätsanforderungen der Leistungsgruppen (auch bei einer deutlich über NRW hinausgehenden Fassung) nicht einfach in eine Vorhaltevergütung übersetzen lassen.

Schon die Regierungskommission hatte in ihrer Dritten Empfehlung auf die Probleme und mögliche Fehlsteuerung einer leistungsgruppenspezifischen Vorhaltevergütung hingewiesen: „Dies [eine dezidierte Abstufung der Vorhaltevergütung pro Leistungsgruppe] birgt jedoch Schwierigkeiten und Risiken und sollte daher nur nach stabiler Einführung des neuen Vergütungssystems und mit Bedacht erfolgen. So ist die exakte Abgrenzung von Vorhaltekosten … schwierig und unterschiedlich hohe Vorhaltekostenanteile bergen das Risiko, dass es zu Leistungsverschiebungen in Leistungsgruppen mit geringem Vorhaltekostenanteil … kommt." (Regierungskommission 2022, Abschn. 4.3.2, Seite 23).

Es ist daher nicht erkennbar, ob, wann und wie der Gedanke einer leistungsgruppenspezifisch differenzierten Höhe der Vorhaltevergütung überhaupt weiterverfolgt wird. Die Kriterien dazu wären in jedem Fall erst zu entwickeln.

Die Nutzung der NRW-Leistungsgruppensystematik als Grundlage für die geplante Vorhaltefinanzierung ist jedenfalls möglich. Die positiven Steuerungseffekte einer differenzierten Planung können damit sogar noch gesteigert werden, da sich sinnvolle Synergien aus einer Harmonisierung von Planung und Finanzierung ergeben.

Dagegen spricht nicht, dass die Leistungsgruppen in NRW in Größe und Inhalt heterogen definiert sind. Die daraus häufig abgeleiteten Einwände, dass aufgrund der großen inhaltlichen Varianz innerhalb der NRW-Leistungsgruppen Maximalversorger benachteiligt würden oder Versorgungsbereiche ohne differenzierte Leistungsgruppen bei der Vorhaltevergütung „leer ausgehen", sind nicht zutreffend. Denn eine Adjustierung nach Fallschwere ist vom Bundesgesundheitsministerium bereits vorgesehen.

Die Konzeption der Vorhaltefinanzierung von der Ausgliederung auf der Bundesebene bis zur Abzahlung vor Ort muss stimmig ausgestaltet werden, da schon ein einzelnes dysfunktionales Element in der mehrstufigen Berechnungslogik die Anreize in Richtung einer Strukturmodernisierung dämpfen oder sogar konterkarieren wird.

Ein Beispiel für ein solches dysfunktionales Element ist zum Zeitpunkt der Erstellung dieses Beitrags die geplante Verwendung von Korridoren von Ist-Fallzahlen zur Dimensionierung und Neukalkulation der Vorhaltefinanzierung. Die Ziele einer Einführung einer Vorhaltefinanzierung liegen gerade in einer leistungsunabhängigen Sicherstellung der Liquidität der Kliniken sowie in einer Überwindung von Fehlanreizen. Eine von den erbrachten Fallzahlen vollständig entkoppelte Ausgestaltung der Vorhaltefinanzierung scheint daher geboten.

2.5 Leistungsgruppen und Qualitätsvoraussetzungen

Jeder Leistungsgruppe sind im NRW-Krankenhausplan Strukturqualitätsvoraussetzungen in verschiedenen Kategorien zugeordnet. Diese Strukturvoraussetzungen sind in den Debatten im Land und im Bund sowohl als zu streng als auch als zu anspruchslos kritisiert worden.

Tatsächlich war die Formulierung der Strukturvoraussetzungen Ergebnis eines sorgfältigen Abwägungsprozesses. Gerade vor dem Hintergrund der Erfahrungen mit dem vorangehenden, ebenfalls qualitätsorientierten Krankenhausplan NRW 2015 sollte es um eine überschaubare, fachlich gut begründete und zugleich klar operationalisierte und möglichst eindeutig und bürokratiearm überprüfbare Auswahl an Kriterien gehen. Ausgangs-

punkt waren auch an dieser Stelle die im „Schweizer Modell" verwendeten Kategorien.

■ ■ Vorgaben zur fachärztlichen Ausstattung
Am breitesten diskutiert wurden in den vergangenen Monaten die Vorgaben zur erforderlichen fachärztlichen Personalausstattung. Der NRW-Krankenhausplan zielt in diesem Punkt nicht auf eine Vorgabe der insgesamt für eine Leistungsgruppe erforderlichen ärztlichen Personalausstattung ab. Dieser Ansatz würde einer Personalbemessung entsprechen, die nur krankenhaus- und abteilungsspezifisch bestimmbar ist und sich in ein System von Mindestanforderungen kaum einordnen lässt.

Stattdessen zielt die im NRW-Krankenhausplan vorgegebene fachärztliche Personalausstattung auf die Gewährleistung der fachärztlichen Rufbereitschaft ab: Es geht also darum, dass ganzjährig rund um die Uhr eine Fachärztin/ein Facharzt mindestens telefonisch erreichbar ist und im Bedarfsfall unmittelbar in die Klinik kommen kann. Dies lässt sich unterhalb einer Vorhaltung von drei Vollzeitäquivalenten nicht ganzjährig sicherstellen.

Anders als häufig vermutet, entfaltet diese Mindestvorgabe eine relevante Steuerungswirkung, gerade in den spezialisierten Versorgungsbereichen. Sie geht auch über die Anforderungen in Zertifizierungsverfahren hinaus, die sich nur auf die Leitung und die stellvertretende Leitung beziehen.

Dass das Krankenhaus sich auch bei Erfüllung dieser Vorgabe nicht von der Verantwortung entlasten kann, eine insgesamt angemessene Ausstattung mit Ärztinnen und Ärzten vorzuhalten, stellt der Plan im Übrigen explizit klar.

Außerdem wird häufig übersehen, dass ein Krankenhaus nicht allein durch die Erfüllung dieser (wie auch der weiteren) Mindestvorgaben den „Zuschlag" für die Erbringung der entsprechenden Leistungsgruppe erhält. Immer dann, wenn mehr Krankenhäuser eine Leistungsgruppe erbringen möchten als in der jeweiligen Region benötigt werden, führt die Erfüllung der Mindestvorgaben lediglich zur

Aufnahme in den Kreis derjenigen Krankenhäuser, die bei der anschließenden Auswahlentscheidung überhaupt berücksichtigt werden können.

Für die Auswahlentscheidung sind dann weitere Gesichtspunkte leitend und selbstverständlich kommt einem Krankenhaus eine ärztliche Personalausstattung, die über die Mindestvoraussetzung hinausgeht, dabei zugute. Die Bundesärztekammer hat mit Blick auf solche Auswahlentscheidungen ein ärztliches Personalbemessungssystem in die politische Diskussion eingebracht (Bundesärztekammer 2023).

Diese Kombination einer gut begründeten Vorgabe für den Mindeststandard mit einer positiven Berücksichtigung einer besseren Ausstattung in den Auswahlentscheidungen ermöglicht sachgerechte planerische Entscheidungen in der Fläche wie auch in Ballungsräumen.

Die Forderung nach höheren Mindestvoraussetzungen bei der (fach)ärztlichen Personalausstattung wäre leistungsgruppenbezogen zu präzisieren (wie viel „Mehr" ist im Sinne einer Mindestvorgabe genug?), fachlich zu begründen und mit Blick auf ihre Auswirkungen in verschiedenen Versorgungskontexten zu prüfen. Für so begründete Weiterentwicklungsansätze ist der Krankenhausplan NRW als lernendes System ausdrücklich offen.

▪▪ Leistungsgruppenverknüpfung und gestufte Versorgung

Zu wenig Beachtung finden häufig die Vorgaben des NRW-Krankenhausplans zur Verknüpfung von Leistungsgruppen. Gerade die Zuweisung spezieller Leistungsgruppen ist daran gebunden, dass dem Krankenhaus auch weitere Leistungsgruppen zugewiesen wurden, die die Basis für die speziellen Versorgungsaufträge bilden. So entsteht – trotz einer überschaubaren Zahl von Mindestvorgaben je Leistungsgruppe – insgesamt eine komplexe Matrix, in der sich Strukturvoraussetzungen verschiedener Leistungsgruppen ergänzen. Dies erhöht die Steuerungswirkung des Gesamtsystems deutlich.

Auch die Verknüpfung von Leistungsgruppen muss jedoch, wie alle Qualitätsanforderungen, inhaltlich plausibel begründet sein (siehe ▶ Abschn. 2.2). Nicht in allen Fällen kann die Vorhaltung von verknüpften Leistungsgruppen „unter einem Dach" mit ausreichender Begründung als Mindestvoraussetzung gefordert werden. Deswegen unterscheiden die Kriterien danach, ob eine verknüpfte Leistungsgruppe am gleichen Standort oder „in Kooperation" zu fordern ist.

Dies entspricht auch dem Gedanken, dass die Aufgabenteilung zwischen Krankenhäusern explizit gewünscht ist. Wenn „nicht jedes Krankenhaus alles machen" soll, bedingt dies die Notwendigkeit von Kooperationen. Damit sich auf der anderen Seite die Möglichkeit zur Erfüllung von Anforderungen in Kooperation nicht zur Beliebigkeit entwickelt, hat das Land bei der weiteren Umsetzung in den regionalen Planungsverfahren konkrete Anforderungen an Inhalte und Nachweise von Kooperationen gestellt. Dass bei den planerischen Auswahlentscheidungen regionalen Kooperationen („im Einzugsbereich") der Vorzug zu geben ist, ergibt sich schon aus dem Landeskrankenhausgesetz (§ 12 Abs. 5 Krankenhausgestaltungsgesetz NRW). Außerdem gilt auch hier in vielen Fällen: Wer die Mindestanforderung einer „Erfüllung in Kooperation" durch die Vorhaltung „unter einem Dach" überschreitet, hat in der Auswahlentscheidung zwischen mehreren Standorten einen Vorteil.

Über die Verknüpfung von Leistungsgruppen entsteht nicht nur eine komplexe Anforderungsmatrix – es ergibt sich auch eine pyramidenförmige Strukturierung der Versorgung, die dem Anspruch einer gestuften Krankenhausversorgung gerecht wird. In der teils hitzig geführten Debatte um „Level versus Leistungsgruppen" ist zeitweilig zu wenig beachtet worden, dass es mit Blick auf das Ziel einer sinnvoll gestuften Versorgung gar keinen Dissens gibt. In NRW ist das Ziel einer gestuften Krankenhausversorgung im Übrigen auch landesgesetzlich festgeschrieben (§ 1 Abs. 1 Krankenhausgestaltunggesetz NRW).

Streitig ist also nicht das Ziel einer sinnvoll gestuften Versorgung, sondern lediglich der Weg dorthin. Ein Modell mit starren, bundesweit vorgegebenen Versorgungsstufen oder Leveln wäre möglicherweise geeignet, wenn man eine Krankenhauslandschaft völlig neu „auf der grünen Wiese" aufzubauen hätte. Die aktuelle Herausforderung liegt jedoch im Umbau einer bestehenden, historisch sehr heterogen gewachsenen Krankenhausstruktur.

Es liegt auf der Hand, dass dies nur schrittweise in einem mehrjährigen Prozess gelingen kann. Als Steuerungsmodell für diesen Umbau eignet sich das flexible Pyramidenmodell des Leistungsgruppensystems besser als ein System fixierter Level. Es wird deswegen auch in der Schweiz favorisiert.

■■ Weitere Strukturanforderungen

Missverständnisse haben sich beim Verständnis der NRW-Systematik auch mit Blick auf die weiteren Qualitätsanforderungen ergeben, insbesondere bezüglich der aktuell schon geltenden Anforderungen auf Bundesebene.

Bei der Erstellung der Mindestanforderungen für die NRW-Leistungsgruppen war für alle Beteiligten klar, dass auf Bundesebene gültige Qualitäts- und Strukturvorgaben unverändert weiter gelten.

In einer Wiederholung dieser vielfältigen Vorgaben hat deswegen keiner der Beteiligten einen Sinn gesehen. Bei den Strukturvorgaben für die NRW-Leistungsgruppen sind einige der bundesweit für bestimmte Leistungen geltenden Vorgaben explizit als Voraussetzung für die Zuweisung der jeweiligen Leistungsgruppe als Ganzes aufgenommen worden (und somit nicht nur für die speziellen Leistungen, für die sie bundesrechtlich ohnehin gelten). Dies gilt an vielen Stellen z. B. für die bundesrechtlich geltenden Vorgaben zur pflegerischen Personalausstattung. Unabhängig von der Frage einer Nennung im NRW-Krankenhausplan bleiben aber natürlich alle Bundesvorgaben in ihrem jeweiligen rechtlichen Rahmen gültig.

Bei der Weiterentwicklung der NRW-Leistungsgruppen im Rahmen des in den Bund-Länder-Eckpunkten beschriebenen gemeinsamen Vorgehens wird sich die Frage stellen, in welchem Umfang schon bestehende bundesrechtliche Strukturvorgaben künftig in die Leistungsgruppensystematik integriert werden können, um die Gesamtkomplexität des Systems zu reduzieren und Überprüfungen zusammenzuführen und zu vereinheitlichen. Dieses Ziel sollte verfolgt werden, auch wenn sich die teilweise geäußerte Hoffnung, man könne sämtliche Qualitäts- und Strukturanforderungen künftig in einem Leistungsgruppensystem zusammenführen, vermutlich nicht vollständig erfüllen wird.

2.6 Erste Erfahrungen in der Umsetzung des NRW-Krankenhausplans

Vor der konkreten Umsetzung der neuen Planungssystematik war allen Beteiligten klar, dass aufgrund der Komplexität der Aufgabe ein unstrukturierter Datenaustausch wie noch beim Krankenhausplan 2015 nicht infrage kommen kann. Dies wird deutlich, wenn man sich die Anzahl der notwendigen Planungsentscheidungen vergegenwärtigt. Ein regionales Planungskonzept nach Krankenhausgestaltungsgesetz (KHGG) NRW befasst sich mit einer Leistungsgruppe auf ihrer geographischen Planungsebene, also z. B. die Allgemeine Chirurgie in allen Landkreisen/kreisfreien Städten oder die Revisionsendoprothetik in den jeweiligen Regierungsbezirken. Die unterschiedlichen geographischen Bezugseinheiten wurden dabei gewählt, um dem variierenden Spezialisierungsgrad der Leistungsgruppen gerecht zu werden.

Nach dieser Definition eines regionalen Planungskonzepts mussten (im Bereich der somatischen Versorgung) zeitgleich und innerhalb von sechs Monaten 643 regionale Planungskonzepte nach § 14 KHGG NRW abgeschlossen werden. Dabei handelte es sich um 159 Verfahren auf der Ebene der 53 Kreise und Städte, 336 Konzepte auf der Ebene der 16 Versorgungsgebiete, 130 auf der Ebene der fünf Regierungsbezirke und 18 in den

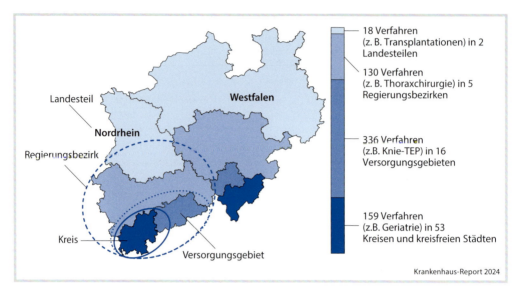

Abb. 2.2 Regionale Planungskonzepte auf den verschiedenen regionalen Ebenen der Krankenhausplanung in NRW

beiden Landesteilen Nordrhein und Westfalen (Abb. 2.2).

Um diese große Herausforderung administrativ bewältigen zu können, wurden verbindliche Standards für den Austausch von Informationen zwischen den Krankenhäusern, den Kassenverbänden und den Bezirksregierungen festgelegt. Das Ergebnis der Standardisierung bestand in drei Formblättern, die eine zentrale Rolle in den weiteren Verfahren eingenommen haben. Über Formblatt 1 wurden die Anträge auf Zuweisung von Leistungsgruppen inklusive der Checklisten für die Qualitätserfüllung übermittelt. Über Formblatt 2 erfolgte die konkrete Benennung der angestellten Ärzte mit Facharztkompetenz. In Formblatt 3 wurden schließlich die Verhandlungsergebnisse der regionalen Planungskonzepte dokumentiert. Über die Formblätter hinaus konnten die Kliniken weitere Dokumente in beliebigem Format übermitteln, sofern sie zum Beleg oder zur Erläuterung von Angaben aus den Formblättern 1 oder 2 notwendig waren.

Für einen nachvollziehbaren, datenschutzkonformen und rechtssicheren Austausch der Formblätter und Erläuterungen wurde vom Ministerium für Arbeit, Gesundheit und Soziales (MAGS) NRW die Programmierung einer Dokumentenmanagement-Plattform ausgeschrieben und schließlich von der trinovis GmbH aus Hannover umgesetzt. Die Kernaufgabe des Dateiaustauschs hat das Werkzeug verlässlich und benutzerfreundlich erfüllt, anfängliche Schwächen in der Performance wurden im Verlauf behoben. Das Tool bietet darüber hinaus Möglichkeiten im Bereich der Versorgungsanalysen. Diese waren allerdings aufgrund der Rollen und Berechtigungen nicht für die Verbände der Krankenkassen oder die Krankenhäuser nutzbar, sondern den Bezirksregierungen und dem MAGS vorbehalten. Um die Arbeit aller Beteiligten nicht nur administrativ, sondern auch versorgungsanalytisch zu harmonisieren, wäre es sinnvoll, wenn die Zusatzauswertungen in der nächsten Planungsrunde allen Nutzern zugänglich gemacht würden.

Ausgestattet mit den Rahmenvorgaben inklusive der Leistungsgruppen und Qualitätskriterien, einer FAQ-Liste des MAGS zu bereits identifizierten Unklarheiten und Regelungslücken sowie den dargestellten Standardisierungswerkzeugen starteten die Beteiligten dann im Herbst 2022 in die Umsetzung der

Kapitel 2 · Der Krankenhausplan NRW 2022 – Einsichten und Missverständnisse

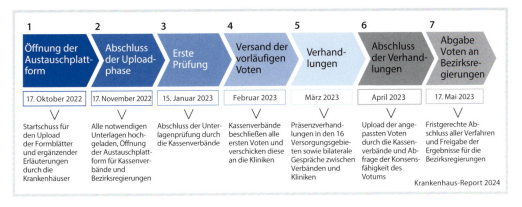

Abb. 2.3 Zeitstrahl zur Umsetzung der neuen NRW-Krankenhausplanung (Erläuterung im Text)

differenzierten Krankenhausplanung in NRW (Abb. 2.3).

Ab dem 17. Oktober 2022 konnten die Krankenhäuser ihre Antragsunterlagen (also vor allem Formblätter 1 und 2) in die Dokumentenmanagement-Plattform einstellen. Bis zum 17. November 2022 sollten dann die eingereichten planungsrelevanten Unterlagen vollständig eingereicht sein. Ab diesem Zeitpunkt hatten auch die Bezirksregierungen, das MAGS und die Krankenkassen Einsicht in die hochgeladenen Informationen. Eine große Herausforderung für die Verhandlungen ergab sich aus der Tatsache, dass es rechtlich keine Grundlage für eine Ausschlussfrist zur Datenlieferung gibt. Auch nach dem 17. November 2022 wurden daher durch die Krankenhäuser bis zum Ende der Verhandlungsphase am 17. Mai 2023 fleißig immer wieder Aktualisierungen hochgeladen und Anträge modifiziert, was dann durch die Kassenverbände jeweils inhaltlich neu gewürdigt und berücksichtigt werden musste.

Die Prüfung der Forderungsunterlagen der Krankenhäuser durch die Verbände der Krankenkassen erfolgte bis Mitte Januar 2023. In zahlreichen Vorbesprechungen der Kassenverbände wurde ein erstes Votum für sämtliche Planungskonzepte erstellt und die entsprechenden Daten für die Übermittlung an die Krankenhäuser wurden aufbereitet. Im Februar 2023 wurde das erste Votum an die Krankenhäuser versandt, damit diese über einen fundierten Kenntnisstand für die kommenden Verhandlungen verfügen und ein qualifizierter Austausch möglich ist. Auch hierzu wurde die Dokumentenmanagement-Plattform genutzt.

Im März 2023 fanden in beiden Landesteilen regionale Planungsveranstaltungen in Präsenz statt, zu denen alle antragstellenden Krankenhäuser eingeladen wurden. In diesen Konferenzen wurde das erste Votum der Krankenkassen erläutert und den Krankenhäusern die Möglichkeit gegeben, ihrerseits weitere Argumente einzubringen und sich mit konkurrierenden Kliniken zu konfliktären Anträgen auszutauschen. Es wurde mindestens eine Planungskonferenz in jedem der 16 Versorgungsgebiete durchgeführt. In der Regel nahmen ca. 15 bis 20 Kliniken pro Konferenz teil, was sich für die Verhandlung problematischer Sachverhalte als zu viel herausgestellt hat. Die wettbewerbliche Relevanz vieler Planungsentscheidungen ist so hoch, dass ein konstruktiver Austausch darüber in größeren Runden nicht stattfindet. Daher wurden jedem Krankenhaus weitere Austauschangebote übersandt und mit nahezu allen Krankenhäusern wurden – in vielen Fällen auch mehrfach – bilaterale Gespräche geführt.

In der zweiten Aprilhälfte 2023 wurden die Ergebnisse der Planungskonferenzen und bilateralen Gespräche sowie weiterer eingegangener schriftlicher Stellungnahmen von den Kassenverbänden erneut bewertet. Anschließend wurde ein zweites, abschließendes Votum im Rahmen von erneuten landespezifischen Verbändebesprechungen abgegeben. Anfang Mai 2023 wurden die abschließenden Voten der Krankenkassen über die Austauschplattform an die Krankenhäuser versandt. Die Rückmeldungen der Krankenhäuser (Konsens/Dissens) wurden in den Formblättern 3 ergänzt, sodass dann in einer „Mastertabelle" die Dokumentation aller Planungskonzepte mit den Verhandlungsergebnissen vorlag.

Am 17. Mai 2023 waren alle Verfahren zwischen Kassenverbänden und antragstellenden Krankenhäusern fristgerecht abgeschlossen. Damit konnten auch die Ergebnisse an die Bezirksregierungen und das MAGS wiederum über die Austauschplattform freigegeben werden. Wenig später waren diese Daten über die Website des Landtags NRW auch öffentlich verfügbar.

Dabei handelt es sich ausdrücklich um Zwischenstände in laufenden regionalen Planungsverfahren, die keinesfalls mit dem Endergebnis der Planung verwechselt werden dürfen. Denn die Planungsentscheidungen liegen in der Hand der zuständigen Bezirksregierungen und abschließend des Ministeriums für Arbeit, Gesundheit und Soziales des Landes Nordrhein-Westfalen. Wie an anderer Stelle ausführlich dargelegt (Loeser 2023a, 2023b) zeigen jedoch auch diese Zwischenstände schon den relevanten strukturbildenden Effekt der neuen Planungsinstrumente. So reduziert sich beispielsweise in der Gefäß- und der Thoraxchirurgie, bei großen Darmeingriffen oder beim Wechsel von künstlichen Hüftgelenken die Zahl der Versorgungsaufträge teilweise um mehr als die Hälfte.

Ein erfolgreicher Abschluss der regionalen Planungskonzepte im Sinne der Ziele der neuen Krankenhausplanung wird allen Beteiligten weiterhin fachlich und administrativ viel abverlangen. Die bisherigen Erfahrungen zeigen aber, dass der neue Krankenhausplan „praxistauglich" ist und relevante Strukturverbesserungen ermöglicht, wenn das Land an der bisherigen klaren politischen Linie auch in den anstehenden Einzelentscheidungen festhält. Die Verfahren befinden sich zum Zeitpunkt der Abfassung dieses Beitrags zunächst zur weiteren Bearbeitung und Bewertung bei den fünf Bezirksregierungen. Nach der dann folgenden abschließenden Prüfung durch das MAGS wird ein Anhörungsverfahren eingeleitet. Der Versand der neuen Feststellungsbescheide ist weiterhin für die zweite Jahreshälfte 2024 geplant.

2.7 Fazit

Nordrhein-Westfalen hat als erstes Bundesland eine leistungsgruppenorientierte Krankenhausplanung erarbeitet. Der Weg von den konzeptionellen Grundüberlegungen und gutachterlichen Empfehlungen bis zu einem operativ umsetzungsfähigen Krankenhausplan war nicht nur zeitlich lang, sondern auch inhaltlich herausfordernd.

Im Ergebnis ist ein Leistungsgruppensystem entstanden, das einen Mittelweg zwischen konsequenten Steuerungsmöglichkeiten in bestimmten Bereichen der spezialisierten Versorgung einerseits und der Vermeidung von Überkomplexität und Übersteuerung in weiten Teilen der Regel- und Grundversorgung andererseits verbindet. Qualitätsanforderungen wurden als Mindestvoraussetzungen so austariert, dass sie sich fachlich und juristisch tragfähig begründen und in ihren Auswirkungen verlässlich abschätzen lassen. Weitergehende Qualitätsgesichtspunkte können im Rahmen von Auswahlentscheidungen, z. B. in der Spezialversorgung und in den Ballungsräumen, bei den planerischen Entscheidungen berücksichtigt werden.

Dass es in der aktuellen bundespolitischen Diskussion sowohl mit Blick auf die konzeptionellen Grundlagen des NRW-Krankenhausplans als auch mit Blick auf dessen Erfolgsaussichten in der konkreten Umsetzung divergierende Einschätzungen gibt, kann angesichts der Komplexität der zugrunde liegenden Fragen und den Herausforderungen im föderalen Miteinander von Bundes- und Landesebene kaum überraschen. Die Ausführungen in diesem Text sollen einen Beitrag zur fachlichen Fundierung dieser Diskussion leisten.

Es liegt auf der Hand, dass eine bundesweite Krankenhausreform, die neben der Planung auch die Vergütung grundlegend neu ordnen soll, noch einmal höhere Anforderungen stellt als eine auf die Planung beschränkte Reform. Die in NRW entwickelte Systematik eignet sich aber aus unserer Sicht auch als Ausgangspunkt für die Verknüpfung von Planung und Vorhaltevergütung. Zugleich versteht sich der NRW-Krankenhausplan ausdrücklich als „lernendes System" und damit nicht als Abschluss, sondern als Ausgangspunkt eines langfristigen Reformprozesses, der konzeptionelle Anpassungen und Erweiterungen erfordern wird.

Der (zum Zeitpunkt der Abfassung dieses Beitrags) in den Arbeitsentwürfen für das Krankenhausreformgesetz vorgesehene Leistungsgruppenausschuss auf Bundesebene bietet einen institutionellen Rahmen dafür, ein bundesweit gültiges System ausgehend vom NRW-System weiterzuentwickeln und dabei auch die Steuerungserfahrungen einzubeziehen, die sich in NRW bei der konkreten Umsetzung in diesem Jahr ergeben werden.

Literatur

AWMF (2023) Arbeitsgemeinschaft der Wissenschaftlichen Medizinischen Fachgesellschaften e V – Stellungnahme der AWMF zum Stand der Krankenhausreform im November 2023. https://www.awmf.org/service/awmf-aktuell/stellungnahme-der-awmf-zum-stand-der-krankenhausreform-im-november-2023. Zugegriffen: 26. Jan. 2024

Beerheide R, Kurz C (2023) Interview mit Karl-Josef Laumann (CDU), Gesundheitsminister in Nordrhein-Westfalen: „Alle Beteiligten stehen hinter der Reform in Nordrhein-Westfalen.". Dtsch Ärztebl 120(44):A-1826 / B-1561

Bundesärztekammer (2023) Personalvorgaben für Ärztinnen und Ärzte im Krankenhaus (ÄPS-BÄK). https://www.bundesaerztekammer.de/themen/aerzte/personalvorgaben-krankenhausaerzte. Zugegriffen: 26. Jan. 2024

Bundesverfassungsgericht (1990) Beschluss vom 12. Juni 1990 – 1 BvR 355/86, BVerfGE 82, 209 (232)

Cassel D (2002) Wettbewerb in der Gesundheitsversorgung: Funktionsbedingungen, Wirkungsweise und Gestaltungsbedarf. In: Klauber J, Robra B-P,

Schellschmidt H (Hrsg) Krankenhaus-Report 2002. Schattauer, Stuttgart

Deutscher Bundestag (2015) Die Herausnahme von Krankenhäusern aus dem Krankenhausplan eines Landes; Ausarbeitung der Wissenschaftlichen Dienste des Deutschen Bundestages. WD 9 – 3000 – 039/14

Fiori W, Roeder N (2022) Krankenhausplanung NRW – das Planungsverfahren. Krankenhaus 10:866–884

Karagiannidis C, Haering A, Augurzky B, Busse R (2023) Krankenhausreform: Noch zu wenig Schwerpunktbildung. Dtsch Ärztebl 120(44):A-1823 / B-1559

Krankenhausstrukturgesetz (2015) Gesetz zur Reform der Strukturen der Krankenhausversorgung (Krankenhausstrukturgesetz – KHSG). Bundesgesetzblatt Jahrgang 2015 Teil I Nr 51, ausgegeben zu Bonn am 17. Dezember 2015; S 2229–2252

Langenberg U (2022) Zwei Seiten einer Medaille – Strukturentwicklung und Finanzierung von Krankenhäusern: Wie beides in die Krankenhausplanung in NRW einfließt. Ku Gesundheitsmanagement 3:26–28

Loeser S (2023a) Viel Meinung, wenig Wissenschaft. f&w 12:1092

Loeser S (2023b) Das NRW-Modell ermöglicht spürbare Strukturverbesserungen. https://www.aerzteblatt.de/nachrichten/148203/Das-NRW-Modell-ermoeglicht-spuerbare-Strukturverbesserungen. Zugegriffen: 26. Jan. 2024

Ministerium für Arbeit, Gesundheit und Soziales des Landes Nordrhein-Westfalen (2022) Krankenhausplan Nordrhein-Westfalen 2022. https://www.mags.nrw/krankenhausplanung-neuer-krankenhausplan. Zugegriffen: 26. Jan. 2024

Partnerschaften Deutschland (2019) Gutachten Krankenhauslandschaft Nordrhein-Westfalen. https://broschuerenservice.mags.nrw/mags/shop/Gutachten_Krankenhauslandschaft_Nordrhein-Westfalen. Zugegriffen: 26. Jan. 2024

Regierungskommission für eine moderne und bedarfsgerechte Krankenhausversorgung (2022) Dritte Stellungnahme und Empfehlung der Regierungskommission für eine moderne und bedarfsgerechte Krankenhausversorgung – Grundlegende Reform der Krankenhausvergütung. https://www.bundesgesundheitsministerium.de/themen/krankenhaus/regierungskommission-krankenhausversorgung. Zugegriffen: 26. Jan. 2024

Roeder N, May PJ, Kösters R, Fiori W (2021) Neuausrichtung der NRW-Krankenhausplanung. Krankenhaus 10:873–892

Sachverständigenrat zur Begutachtung der Entwicklung im Gesundheitswesen (2007) Kooperation und Verantwortung – Voraussetzungen einer zielorientierten Gesundheitsversorgung; Gutachten 2007. https://www.svr-gesundheit.dc/gutachten/gutachten-2007/. Zugegriffen: 26. Jan. 2024

Sachverständigenrat zur Begutachtung der Entwicklung im Gesundheitswesen (2018) Bedarfsgerechte Steuerung der Gesundheitsversorgung; Gutachten 2018. https://www.svr-gesundheit.de/gutachten/gutachten-2018/. Zugegriffen: 26. Jan. 2024

Wollenschläger (2023) Verfassungskonformität der Reform der Krankenhausplanung auf der Basis der dritten Stellungnahme und Empfehlung der Regierungskommission für eine moderne und bedarfsgerechte Krankenhausversorgung „Grundlegende Reform der Krankenhausvergütung". https://www.stmgp.bayern.de/wp-content/uploads/2023/04/gutachten_verfassungskonformitaet_krankenhausplanung.pdf. Zugegriffen: 26. Jan. 2024 (Gutachten für das Bayerische Staatsministerium für Gesundheit und Pflege, das Ministerium für Justiz und Gesundheit des Landes Schleswig-Holstein und das Ministerium für Arbeit, Gesundheit und Soziales des Landes Nordrhein-Westfalen)

Open Access Dieses Buch wird unter der Creative Commons Namensnennung 4.0 International Lizenz (http://creativecommons.org/licenses/by/4.0/deed.de) veröffentlicht, welche die Nutzung, Vervielfältigung, Bearbeitung, Verbreitung und Wiedergabe in jeglichem Medium und Format erlaubt, sofern Sie den/die ursprünglichen Autor(en) und die Quelle ordnungsgemäß nennen, einen Link zur Creative Commons Lizenz beifügen und angeben, ob Änderungen vorgenommen wurden.

Die in diesem Buch enthaltenen Bilder und sonstiges Drittmaterial unterliegen ebenfalls der genannten Creative Commons Lizenz, sofern sich aus der Abbildungslegende nichts anderes ergibt. Sofern das betreffende Material nicht unter der genannten Creative Commons Lizenz steht und die betreffende Handlung nicht nach gesetzlichen Vorschriften erlaubt ist, ist für die oben aufgeführten Weiterverwendungen des Materials die Einwilligung des jeweiligen Rechteinhabers einzuholen.

Spitalplanung in der Schweiz: Impulse für die deutsche Krankenhausreform

Jonas Subelack, David Kuklinski, Justus Vogel und Alexander Geissler

Inhaltsverzeichnis

3.1   Einleitung – 48

3.2   Hintergrund der Krankenhausplanung in der Schweiz – 48

3.3   Zentrale Elemente der kantonalen Spitalplanungen – 49
3.3.1   Anforderungen – 49
3.3.2   Leistungsgruppensystematik – 50
3.3.3   Leistungsspezifische Anforderungen – 50

3.4   Leistungsdifferenzierung in der Schweiz und im Kanton Zürich – 53
3.4.1   Daten und Methodik – 53
3.4.2   Übersicht über die Schweizer Spitallandschaft – 53
3.4.3   Analyse der Leistungsdifferenzierung im Kanton Zürich – 54
3.4.4   Verteilung der Komplexität und des Ressourceneinsatzes auf Spitalebene – 58

© Der/die Autor(en) 2024
J. Klauber et al. (Hrsg.), *Krankenhaus-Report 2024*, https://doi.org/10.1007/978-3-662-68792-5_3

3.5	Gemeinwirtschaftliche Leistungen in der Schweiz – 59
3.6	Impulse für die deutsche Krankenhausreform – 61
	Literatur – 62

Zusammenfassung

In Deutschland wird aktuell eine Krankenhausreform diskutiert, die insbesondere den Planungsmechanismus mithilfe von Leistungsgruppen (LG) grundlegend ändern soll. Da die Schweiz bereits im Jahr 2012 einen derartigen Mechanismus erfolgreich eingeführt hat, können hiervon einige Impulse abgeleitet werden.

Der Beitrag widmet sich einerseits den zentralen Elementen der Spitalplanung (insb. den Qualitätsvorgaben) und Fragen der Leistungsdifferenzierung auf Grundlage der Spitalplanungs-Leistungsgruppen (SPLG). Methodisch wurden hierfür die Schweizer Krankenhausfälle der Akutsomatik aus dem Jahr 2018/2019 sowie die Kenndaten Akutsomatik und die Spitalliste des Kantons Zürich analysiert. Diese Fälle wurden algorithmisch (via ICD-/CHOP Codes) den einzelnen LG zugeordnet. Zudem wurden die Leistungsdifferenzierung der Krankenhäuser sowie der Ressourceneinsatz auf Spital- und Leistungsgruppenebene im Kanton Zürich analysiert.

Es zeigt sich, dass schweizweit 60 % der Fälle spezifischen LG zugeordnet werden und die restlichen 40 % auf die LG Basispaket (BP) entfallen. Der Vergleich zwischen dem ländlichen Kanton Graubünden (49 % BP) und dem urbanen Kanton Zürich (33 % BP) zeigt eine Zentralisierung von komplexen und spezialisierteren Leistungen. Die Analyse der Leistungsaufträge und Fallzahlen im Kanton Zürich zeigt, dass die Anzahl der Leistungsaufträge mit zunehmender Komplexität sinkt und eine Spezialisierung der Spitäler zu erkennen ist. Die Betrachtung des Ressourceneinsatzes auf Spitalebene zeigt teilweise eine große Streuung (> 2 Case-Mix-Punkte) für basale und auch spezifische LG.

Insgesamt lässt sich ableiten, dass Krankenhausplanung und -finanzierung gemeinsam gedacht werden sollten. In der Schweiz tragen die Kantone 55 % der Kosten eines jeden Krankenhausfalls, was zu einem hohen Interesse an bedarfsorientierten und wirtschaftlichen Krankenhausstrukturen seitens der Kantone führt. Auch sollte die Vereinbarkeit von LG und DRGs kritisch betrachtet werden, da innerhalb einer LG eine große Variation der Kostengewichte zwischen den Krankenhäusern zu beobachten ist. Wichtig ist auch, dass der Aufbau und die Entwicklung der LG vollständig auf Diagnose- und Prozedurencodes basiert. Bezüglich der Leistungsdifferenzierung sollte das NRW-Modell in Leistungsbereichen mit unzureichender Differenzierung um weitere LG erweitert werden.

In Germany, a hospital reform is currently being discussed which aims to fundamentally change the planning mechanism, especially through the use of service groups (LG). Since Switzerland successfully introduced a similar mechanism in 2012, some insights can be derived from it. The article addresses central elements of the Swiss hospital planning, particularly quality requirements, and questions of service differentiation based on hospital planning service groups (SPLG).

Methodologically, Swiss acute care cases from 2018/2019 were analysed, along with the key data of acute care and the hospital list of the Canton of Zurich. These cases were algorithmically assigned to individual LGs using ICD/CHOP codes. Additionally, the service differentiation of hospitals as well as resource utilisation at the hospital and service group levels in the Canton of Zurich were analysed.

It is evident that nationally, 60 % of cases are assigned to specific LGs, the remaining 40 % fall under the LG basic package (BP). A comparison between the rural Canton of Graubünden (49 % BP) and the urban Canton of Zurich (33 % BP) shows a centralisation of complex and specialised services. The analysis of service mandates and case numbers in the Canton of Zurich reveals that the number of service mandates decreases with increasing complexity, indicating a specialisation of hospitals.

The analysis of resource utilisation at the hospital level shows a significant variation (> 2 case mix points) for both basic and specific LGs.

Overall, it can be deduced that hospital planning and financing should be considered together. In Switzerland, the cantons cover 55 % of the costs of each hospital case, leading to a high interest in demand-oriented and economical hospital structures by the cantons. The compatibility of LG and DRGs should also be critically examined as there is a significant variation in cost weights between hospitals within an LG. It is important to note that the development of LG should entirely be based on diagnosis and procedure codes. Regarding service differentiation, the NRW model should be expanded to include additional LGs in areas with insufficient differentiation.

3.1 Einleitung

Eine qualitativ hochwertige Gesundheitsversorgung mit adäquatem Zugang für die Bevölkerung bei gleichzeitiger Kontrolle der Gesundheitsausgaben ist international eine der wesentlichsten Herausforderungen für die Gesundheitspolitik (Berwick et al. 2008). Dabei kommt der Versorgungsplanung, insbesondere der Planung stationärer Kapazitäten, eine besondere Bedeutung zu. Aktuell wird in Deutschland eine Krankenhausreform diskutiert, die 2024 in Kraft treten und die Krankenhausplanung der Länder grundlegend verändern soll (Vogel et al. 2020). Hierbei ist die Einführung von Leistungsgruppen inklusive spezifischer Qualitätsvorgaben pro Leistungsgruppe in Anlehnung an die in Nordrhein-Westfalen entwickelte Leistungsgruppensystematik geplant (MAGS 2022). Eine Krankenhausplanung auf Grundlage von Leistungsgruppen wurde bereits im Jahr 2012 in der Schweiz eingeführt (Bundesamt für Gesundheit 2019). Aufgrund der dortigen langjährigen Erfahrung mit der proaktiven Spitalplanung und Leistungsgruppensystematik gibt dieser Beitrag Einblicke in die etablierte Schweizer Systematik und damit wertvolle Impulse für die anstehende deutsche Krankenhausreform.

Dafür werden in diesem Beitrag die Hintergründe der Schweizer Spitalplanung dargestellt, die zentralen Elemente der kantonalen Spitalplanungen präsentiert, Analysen zur Leistungsdifferenzierung im Kanton Zürich vorgestellt, aufgezeigt, welche Komponenten die Schweizer Vorhaltefinanzierung beinhaltet und abschließend Impulse für die deutsche Krankenhausreform abgeleitet.

3.2 Hintergrund der Krankenhausplanung in der Schweiz

Die Schweiz hat vor dem Hintergrund kontinuierlich steigender Gesundheitsausgaben bereits vor mehr als einem Jahrzehnt eine grundlegende Reform der Krankenhausplanung (Spitalplanung) unternommen und sich somit international als Vorreiter positioniert (Bleibtreu et al. 2022). Der zugrunde liegende Paradigmenwechsel – hin zu einer Leistungs-, Bedarfs- und Qualitätsorientierung der Schweizer Spitalplanung – ist im Lichte der derzeitigen Reforminitiativen in Deutschland von besonderem Interesse.

Das ursprünglich 1996 in der Schweiz eingeführte Bundesgesetz über die Krankenversicherung (KVG) hat drei strategische Ziele: Erstens, der Schweizer Bevölkerung Zugang zu qualitativ hochwertiger Gesundheitsversorgung zu gewähren; zweitens, das Ausgabenwachstum einzudämmen; drittens, Solidarität zwischen den Versicherten zu gewähren (Bundesamt für Gesundheit 2004). In einer ersten Evaluation zur Erreichung dieser Ziele wurde konstatiert, dass der Schweizer Bevölkerung eine solidarische und qualitativ hochstehende Gesundheitsversorgung zur Verfügung gestellt werden konnte, die Kosten für diese allerdings kontinuierlich stark gestiegen sind (Bundesamt für Gesundheit 2019). Aus diesem Grunde wurde das KVG im Jahre 2012 insbesondere hinsichtlich der stationären Versorgung revidiert.

Die wichtigsten Maßnahmen der KVG-Revision von 2012 umfassen die kantonale Spitalplanung, die dual-fixe Finanzierung von Spitalleistungen, die Einführung von Swiss-

DRG, die erweiterte Spitalwahl für Versicherte und eine erweiterte Informationsbasis zur Wirtschaftlichkeit und Qualität von Spitalleistungen. Diese Maßnahmen wurden von der überwiegenden Mehrheit der Schweizer Kantone umgesetzt und spielen eine entscheidende Rolle in der Gestaltung des Schweizer Gesundheitswesens (Bundesamt für Gesundheit 2019).

3.3 Zentrale Elemente der kantonalen Spitalplanungen

3.3.1 Anforderungen

Um Leistungen zu Lasten der obligatorischen Krankenpflegeversicherung (OKP) in der Schweiz erbringen zu können, müssen Spitäler einen Leistungsauftrag der Kantone erhalten. Dieser drückt sich durch die Aufnahme auf die kantonalen Spitallisten aus. Dafür evaluieren die Kantone die Bewerberspitäler gemäß verschiedenen Anforderungen. Diese werden in allgemeine Anforderungen, die für das ganze Spital gelten, und leistungsspezifische Anforderungen, die auf Ebene der Spitalplanungs-Leistungsgruppen (SPLG) definiert sind, unterteilt. ◘ Abb. 3.1 zeigt exemplarisch die Anforderungen des Kantons St. Gallen.

Die allgemeinen Anforderungen zu „Qualität" beinhalten zum Beispiel die Verpflichtung der Spitäler zur Verwendung eines Qualitätsmanagementsystems, die Durchführung von Qualitätsmessungen des ANQ (Nationaler Verein für Qualitätsentwicklung in Spitälern und Kliniken) oder den spitalweiten Betrieb eines Fehlermeldesystems (CIRS).

Weitere Qualitätsanforderungen hinsichtlich Strukturen und teilweise auch Prozessen werden auf SPLG-Ebene als leistungsspezifische Anforderungen definiert. Die Anforderungen umfassen zum Beispiel Vorgaben zum Versorgungslevel einer Überwachungs- oder Intensivstation, das Versorgungslevel des Notfalldienstes/der Notfallorganisation, Mindestfallzahlen, Vorgaben zur Erbringung verknüpfter Leistungsgruppen, ärztliche Facharztqualifikationen und Verfügbarkeiten und die Durchführung von Tumorboards. Je nach SPLG werden weitere „sonstige" Anforderungen gestellt, wie zum Beispiel die Zertifizierung als Stroke Center für die SPLG NEU3.1 (Zerebrovaskuläre Störungen im Stroke Center) oder eine Ernährungs- und Diabetesberatung für die SPLG END1 (Endokrinologie). Die drei erstgenannten leistungsspezifischen Anforderungen (a) Überwachungs- oder Intensivstation, (b) Notfalldienst/-organisation und (c) Mindestfallzahlen werden im ▶ Abschn. 3.3.3 vertieft.

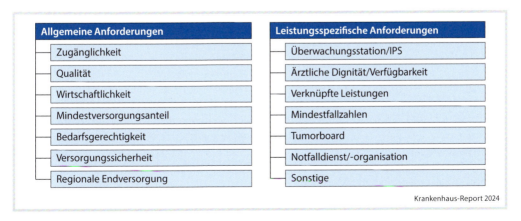

◘ Abb. 3.1 Anforderungen des Kantons St. Gallen. (Quelle: Gesundheitsdepartement Kanton St. Gallen 2017)

3.3.2 Leistungsgruppensystematik

Der Züricher SPLG-Grouper ordnet alle Spitalfälle gemäß ICD und/oder CHOPs eindeutig einer SPLG zu. SPLG unterschiedlicher Komplexität werden in ihren jeweiligen übergeordneten Spitalplanungs-Leistungsbereichen (SPLB) geführt. Dabei sind die SPLG medizinisch-hierarchisch aufgebaut, d. h. die einzelnen SPLG greifen ineinander. Somit sind diese medizinisch voneinander abhängig und auch voneinander abgrenzbar. Dabei ist zu beachten, dass die Erbringung von komplexeren SPLG auch die hierarchisch untergeordneten SPLG erfordert. Alle Fälle, die keiner spezifischen SPLG zugeordnet werden, sind der SPLG BP (Basispaket) zugeordnet. Je spezifischer und komplexer eine SPLG, desto höher sind die Anforderungen für den Leistungsauftrag und desto wahrscheinlicher ist eine Zentralisierung, da sich nur wenige Spitäler schweizweit für einen Versorgungsauftrag qualifizieren.

Zudem werden die komplexesten, hochspezialisierten SPLG per Interkantonaler Vereinbarung über die hochspezialisierte Medizin (IVHSM) auf Bundesebene von der Schweizerischen Konferenz der kantonalen Gesundheitsdirektorinnen und -direktoren (GDK) geplant (Schweizerische Konferenz der kantonalen Gesundheitsdirektorinnen und -direktoren 2008). Hierzu gehören zum Beispiel die SPLG NEU3.1 (Stroke Units), TPL1 (Herztransplantation), UNF2 (Ausgedehnte Verbrennungen) sowie VIS1.1/VIS.3 (Pankreas-/Oesophagusresektion).

3.3.3 Leistungsspezifische Anforderungen

Notfalldienst/-organisation

Bei den leistungsspezifischen Anforderungen an den Notfalldienst/-organisation handelt es sich insbesondere um Notfälle innerhalb eines Spitals. Bei den Anforderungen an einen Notfalldienst wird zwischen vier Leveln differenziert (die Anforderungsstufen entsprechen), wobei Level 4 spezifisch für den SPLB-Geburtshilfe (GEB) geschaffen worden ist. Während bei einem Spital mit Level 1 Ärzte mit Facharztqualifikation Innere Medizin und Chirurgie lediglich werktags tagsüber dem Notfall zur Verfügung stehen müssen (multifunktionaler Spitaleinsatz möglich), so steigen die Anforderungen bis Level 3 kontinuierlich an. Final stehen bei einem Spital mit Level 3 werktags tagsüber für den Notfall „Ärztinnen und Ärzte mit Facharztqualifikation Allgemeine Innere Medizin und Chirurgie in erster Priorität zur Verfügung [und sie sind] bei medizinischer Notwendigkeit [. . .] innerhalb von 5 Minuten auf der Notfallstation" (Kanton Zürich Regierungsrat 2023). Für das Level 4 muss zu jeder Zeit ein Facharzt der Geburtshilfe innerhalb von 10 min vor Ort zur Verfügung stehen, sodass ein Notfallkaiserschnitt in weniger als 15 min erfolgen kann. Der Einsatz von Assistenzärzten für Nachtschichten mit spezifischen Qualifikationen (z. B. zweite Hälfte der Facharzt-Ausbildung) sowie von weiteren Fachärzten (z. B. Anästhesie) ist ebenfalls konkret definiert und mit Zeitfristen pro Level hinterlegt. Beispiele für Vorgaben der Level des Notfalldienstes sind das Level 1 für die SPLG BP, Level 2 für GEF1 (Gefäßchirurgie periphere Gefäße), Level 3 für HER1 (Einfache Herzchirurgie) und Level 4 für GEB1 (Grundversorgung Geburtshilfe). Somit definiert die Schweiz im Vergleich zur Krankenhausplanung NRW nicht absolute Anforderungen an vollzeitäquivalente Arbeitskräfte, unabhängig von Größe der Klinik, sondern stellt konkrete Anforderungen an die Interventionszeiten bei Notfällen. Dementsprechend ist die Schweizer Methodik je nach Krankenhausgröße skalierbar und die einzelnen Krankenhäuser können nach individuellem Bedarf den Personalaufwand prognostizieren.

Eng verknüpft mit diesen Vorgaben sind die Anforderungen an die zeitlichen Verfügbarkeiten der Fachärzte. Diese werden ebenfalls in vier Leveln differenziert, wobei das Level in vielen Fällen entsprechend der Levelanforderung an den Notfalldienst/die Notfall-

Kapitel 3 · Spitalplanung in der Schweiz

organisation ist. Diese Verfügbarkeiten müssen zu jeder Zeit, an jedem Tag (24/7) gewährleistet sein und gelten auch für den Beizug von Beleg- und Konsiliarärzten. So bedarf es für das Level 1, dass ein Facharzt „innerhalb 1 Stunde erreichbar" (Kanton Zürich Regierungsrat 2023) ist oder der Patient innerhalb von einer Stunde verlegt werden kann. Für Level 2 muss ein Facharzt jederzeit erreichbar sein und eine diagnostische oder therapeutische Intervention innerhalb von einer Stunde möglich sein. Schließlich muss für das Level 3 ein Facharzt ebenfalls jederzeit erreichbar sein und darüber hinaus eine „diagnostische oder therapeutische Intervention [...] innerhalb von 30 Minuten möglich" sein (Kanton Zürich Regierungsrat 2023) Das Level 4 ist hier ebenfalls für die Geburtshilfe vorgesehen, wobei der Facharzt innerhalb von 15 min im Spital sein muss. Weitere Details, spezifische Definitionen und entsprechende Anforderungen pro SPLG sind in der tabellarischen Zusammenstellung des Regierungsrates des Kantons Zürich (2023) ersichtlich.

Überwachungs- oder Intensivstation

Im Gegensatz zur NRW-Krankenhausplanung wird in der Schweiz das Vorhalten einer Überwachungs- oder Intensivstation nicht als eigene Leistungsgruppe (LG) definiert, sondern dient als direkte Qualitätsanforderung für Leistungsaufträge bestimmter SPLG. Der Regierungsrat des Kantons Zürich (2023) differenziert bei der Vorgabe einer Überwachungs- oder Intensivstation zwischen drei Leveln. Level 1 bedarf einer Überwachungsstation. Level 2 bedarf einer Intensivstation, die durch die Schweizerische Gesellschaft für Intensivmedizin (SGI) zertifiziert wurde. Level 3 bedarf einer Intensivstation mit Weiterbildungsstätte, die gesondert nach SGI zertifiziert sein muss (mind. 3.000 Pflegetage pro Jahr und mind. 24.000 Beatmungsstunden nach DRG pro Jahr).

Auch für diese leistungsspezifische Anforderung wird je nach SPLG definiert, ob und welches Level für die Vergabe eines Leistungsauftrags benötigt wird. Zum Beispiel wird für die SPLG BP eine Überwachungsstation (Level 1) benötigt. Für die SPLG HNO1.1.1 (Komplexe Halseingriffe) wird eine Level-2-Intensivstation benötigt und für die SPLG NCH1.1 (Spezialisierte Neurochirurgie) wird eine Level-3-Intensivstation gefordert.

Mindestfallzahlen

In der Schweiz ist es unbestritten, dass Mindestfallzahlen dabei helfen, die Behandlungsqualität sicherzustellen und die Patientensicherheit zu gewährleisten (H+ Die Spitäler der Schweiz 2021). Dementsprechend definieren die Kantone je nach SPLG Mindestfallzahlen zumeist auf Spitalebene, wobei zum Beispiel der Kanton Zürich auch zusätzlich Mindestfallzahlen auf Operateursebene für ausgewählte SPLG vorschreibt. Laut Bundesamt für Gesundheit haben im Jahr 2019 24 der 26 Kantone Mindestfallzahlen definiert (Schweizerische Konferenz der kantonalen Gesundheitsdirektorinnen und -direktoren 2022). Spitäler erhalten nur einen definitiven Leistungsauftrag für eine SPLG, wenn ihre durchschnittliche Fallzahl der vorangegangen zwei Jahre die Mindestfallzahl überschreitet. Die Evaluation erfolgt jährlich.

So hat die Gesundheitsdirektion Zürich für die Spitalplanungsrunde 2023 für 32 SPLG Mindestfallzahlen festgelegt (siehe ◘ Tab. 3.1). Diese reichen von zehn Fällen pro Spital für die SPLG HNO2 (Schild- und Nebenschilddrüsenchirurgie) bis hin zu 500 pro Spital für KAR3 (Interventionelle Kardiologie). Des Weiteren bestehen Mindestfallzahlen pro Operateur wie zum Beispiel 15 Fälle pro Operateur (zusätzlich zu 50 Fällen pro Spital) für BEW7.1 (Erstprothese Knie). Auch gibt es verknüpfte Mindestfallzahlen wie zum Beispiel 50 Fälle pro Operateur in der BEW7.2 (Erstprothese Knie) für die SPLG BEW 7.2.1 (Wechseloperationen Knieprothesen).

Darüber hinaus sind für viele SPLG der hochspezialisierten Medizin (IVHSM) ebenfalls Mindestfallzahlen definiert, die in der folgenden Tabelle nicht näher aufgeführt sind, da diese national geplant werden. Zum Bei-

◘ Tab. 3.1 SPLG mit Mindestfallzahlen auf Spitalebene in Zürich 2023. (Quelle: Kanton Zürich Regierungsrat 2023)

SPLG	Bezeichnung	Mindestfallzahl
DER1.1	Dermatologische Onkologie	10
HNO2	Schild- und Nebenschilddrüsenchirurgie	10
NCH1.1	Spezialisierte Neurochirurgie	10
NEU4	Epileptologie: Komplex-Diagnostik	10
NEU4.1	Epileptologie: Komplex-Behandlung	10
VIS1.4	Bariatrische Chirurgie	25
HAE1.1	Hoch-aggressive Lymphome und akute Leukämien mit kurativer Chemotherapie	10
HAE4	Autologe Blutstammzelltransplantation	10
GEF1	Gefäßchirurgie periphere Gefäße (arteriell)	10
GEFA	Interventionen und Gefäßchirurgie intraabdominale Gefäße	20
GEF3	Gefäßchirurgie Carotis	10
ANG3	Interventionen Carotis und extrakranielle Gefäße	10
HER1.1.1	Koronarchirurgie (CABG)	100
HER1.1.2	Komplexe kongenitale Herzchirurgie	10
KAR1	Kardiologie und Devices	50
KAR2	Elektrophysiologie und CRT	100
KAR3	Interventionelle Kardiologie (Koronareingriffe)	500
KAR3.1	Interventionelle Kardiologie (strukturelle Eingriffe)	10
KAR3.1.1	Komplexe interventionelle Kardiologie (strukturelle Eingriffe)	75
URO1.1.1	Radikale Prostatektomie	10
URO1.1.2	Radikale Zystektomie	10
URO1.1.3	Komplexe Chirurgie der Niere	10
THO1.1	Maligne Neoplasien des Atmungssystems	30
BEW7.1	Erstprothese Hüfte	50
BEW7.2	Erstprothese Knie	50
BEW8	Wirbelsäulenchirurgie	100
BEW8.1	Spezialisierte Wirbelsäulenchirurgie	20
BEW8.1.1	Komplexe Wirbelsäulenchirurgie	15
BEW9	Maligne Knochentumore und Weichteilsarkome	10
BEW10	Plexuschirurgie	10
GYNT	Gynäkologische Tumore	20
GYN2	Anerkanntes zertifiziertes Brustzentrum	100

Krankenhaus-Report 2024

spiel muss jeder Spitalstandort für die SPLG NEU3.1 (Komplexe Behandlung von Hirnschlägen) mindestens 400 Schlaganfallpatienten sowie mindestens 40 komplexe hochspezialisierte Behandlungen von Hirnschlägen pro Jahr durchführen. Für die selteneren Fälle in den SPLG VIS1.1 (Pankreasresektion) und VIS1.3 (Oesophagusresektion) müssen jeweils mindestens zwölf Operationen pro Jahr und Standort durchgeführt werden.

3.4 Leistungsdifferenzierung in der Schweiz und im Kanton Zürich

3.4.1 Daten und Methodik

Die nachfolgenden Analysen basieren primär auf der Medizinischen Statistik der Krankenhäuser („GEO"- & „TYPOL"-Datensatz) vom Schweizer Bundesamt für Statistik sowie auf der Spitalliste und den Kenndaten des Kantons Zürich. Hierbei wird Zürich genauer betrachtet, da sich die kantonalen Spitalplanungen zum Großteil an der Züricher Spitalplanung orientieren beziehungsweise diese Systematik und die Vorgaben direkt übernommen haben.

Methodisch beinhalten die Analysen die deskriptive Spitalfallzuordnung auf die einzelnen SPLG, die empirische Analyse der Leistungsdifferenzierung zwischen den Krankenhäusern im Kanton Zürich sowie die Verteilungsbetrachtung der Komplexität und des Ressourceneinsatzes auf Spitalebene. Weitere Analysen sowie detaillierte Informationen bezüglich der Datengrundlange und Methodik finden sich in Kuklinski et al. (2023).

3.4.2 Übersicht über die Schweizer Spitallandschaft

Die Anzahl und der Zuschnitt von Leistungsgruppen bestimmt die Verknüpfbarkeit mit Qualitätsanforderungen und die erzielbare Steuerungswirkung. Eine Analyse der

Leistungsdifferenzierung je nach Ausgestaltung der LG kann daher bei der Entwicklung einer Leistungsgruppensystematik unterstützen. ◘ Abb. 3.2 zeigt die Verteilung der schweizweiten Spitalfälle in der Akutsomatik auf die Züricher SPLB und SPLG für das Jahr 2018. Rund 60 % der Fälle werden spezifischen SPLG zugeordnet, sind somit explizit über CHOPS und ICDs definiert und unterliegen SPLG-spezifischen Anforderungen. 16 % dieser Fälle können dem SPLB Bewegungsapparat – chirurgisch (BEW), 8 % der Geburtshilfe (GEB), 5 % der Urologie (URO) und 5 % dem Herzen (HER/KAR) zugeordnet werden. In den genannten SPLB ist zu beobachten, dass die meisten Fälle innerhalb der SPLB in die Grund-SPLG (z. B. BEW1, URO1, GEB1) des Leistungsbereichs fallen. Je komplexer und spezifischer die SPLG wird, desto weniger Fälle sind ihr zugeordnet. Die SPLG Basispaket (BP) enthält ca. 40 % der schweizweiten Spitalfälle – das heißt Fälle, die nicht direkt aufgrund ihres CHOPs und ihrer ICD einer spezifischen SPLG zugeordnet worden sind. Ein größerer Anteil an zuordenbaren Fällen geht mit einer höheren Steuerungsfähigkeit in der Spitalplanung einher, da die kantonalen Planungsbehörden für die medizinisch homogeneren Gruppen detaillierte und sinnvollere Qualitätsanforderungen definieren können. Für das Basispaket können aufgrund seiner medizinischen Heterogenität nur eher allgemeine Anforderungen gestellt werden.

Neben den absoluten Fallzahlen ist der Ressourceneinsatz ein wichtiger Faktor. Betrachtet man diesen Ressourceneinsatz via dem effektiven Case-Mix der SPLB und SPLG (siehe Kuklinski et al. 2023), so steigt der Anteil der kostenintensiven und komplexeren SPLG im Vergleich zur Fallzahlverteilung deutlich an. So kann eine Reduzierung des Basispakets (von 40 % in der Fallzahlverteilung auf 37 % in der Ressourcenverteilung) und der Geburtshilfe (von 8 % auf 4 %) bei einer Aufwertung der komplexeren SPLB wie Herz (von 5 % auf 8 %), Neurologie (von 3 % auf 4 %) und Viszeralchirurgie (von 2 % auf 3 %) beobachtet werden.

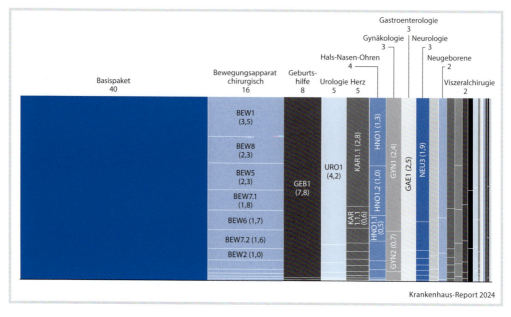

● **Abb. 3.2** Verteilung Spitalfälle nach SPLB und SPLG in 2018 – Gesamtschweiz. (Quelle: Bundesamt für Statistik 2018)

Ein Vergleich der Verteilung der akutsomatischen Fälle nach Behandlungskanton mit der Gesamtschweiz bringt mehrere Erkenntnisse (siehe Kuklinski et al. 2023). Zum einen verzeichnet der urbane Kanton Zürich einen wesentlich kleineren Anteil an Fällen im Basispaket als die Gesamtschweiz (33 % vs. 40 %). Zudem ist zu beobachten, dass die komplexen elektiven SPLG in Zürich einen höheren Anteil an der Gesamtfallzahl als schweizweit haben. Im Gegensatz dazu steht der niedrigere Anteil an diesen SPLG im ländlichen Kanton Graubünden. Teilweise gibt es SPLG, die in Graubünden nicht angeboten werden, z. B. HER1.1.1. Bei den komplexen elektiven SPLG ist durch die hohen Qualitätsanforderungen, die interkantonale Zusammenarbeit und die Reform der freien Spitalwahl eine Zentralisierung der Leistungen zu beobachten. So ist eine Bündelung dieser Leistungen in den Ballungsgebieten (Zürich) zielführend und nachvollziehbar. Gleichzeitig fällt in ländlichen Gebieten wie Graubünden ein größerer Anteil an Fällen in die Basisversorgung.

3.4.3 Analyse der Leistungsdifferenzierung im Kanton Zürich

Neben der Verteilung der Spitalfälle auf die jeweiligen SPLG ist auch die Verteilung der SPLG auf die Spitäler von großer Relevanz. Im Jahr 2019 unterteilte Zürich die stationäre somatische Versorgung in 134 SPLG (ohne die sieben SPLG des Querschnittsbereichs). Die Spitallisten geben bereits einen ersten Eindruck davon, welche Spitäler die Versorgung für eine SPLG leisten bzw. leisten müssen (Leistungsauftrag bedeutet Leistungspflicht). So wird bereits visuell deutlich, dass in SPLB wie beispielsweise Viszeralchirurgie, Gefäße, Neurochirurgie oder Neurologie nur einzelne Spitäler die Qualitätsvorgaben für komplexere SPLG erfüllen können und folglich einen Leistungsauftrag erhalten.

Zur Bewertung der Leistungsdifferenzierung ist darüber hinaus die Fallzahl je SPLG bzw. pro Leistungsauftrag aufschlussreich. Denn so wird transparent, in welchem Um-

Kapitel 3 · Spitalplanung in der Schweiz

fang Spitäler gemäß ihrem Leistungsauftrag tatsächlich an der Versorgung teilnehmen. ◘ Tab. 3.2 zeigt exemplarisch die Leistungsaufträge im Kanton Zürich für den SPLB Urologie inklusive der im Jahre 2019 versorgten Fälle je Spital.

Die Übersicht zeigt, dass fast alle Spitäler für die grundversorgende SPLG URO1 einen Leistungsauftrag erhalten haben. Hierbei ist jedoch auffällig, dass das Spital Adus Medica und die Limmatklinik (und auch die Universitätsklinik Balgrist) gemessen an den Fallzahlen nicht wesentlich an der Versorgung teilzunehmen scheinen. Für die SPLG URO1.1 (operative Urologie) ist das Bild bereits differenzierter, sowohl hinsichtlich der Anzahl der vergebenen Leistungsaufträge als auch hinsichtlich der Fallzahlkonzentration einzelner Spitäler. Lediglich neun von 17 Spitälern mit einem Leistungsauftrag für die SPLG URO1.1 haben auch den Leistungsauftrag für die SPLG URO1.1.1, wobei auch hier eine Konzentration des Fallzahlvolumens an den drei bis sechs fallzahlstärksten Spitälern zu beobachten ist. Für die weiteren komplexen SPLG URO1.1.2 bis URO1.1.8 ist die Leistungsdifferenzierung und -konzentration noch ausgeprägter. Gleichzeitig stellen sich hier Fragen nach der Leistungsvergabepraxis, ähnlich wie bei weiteren analysierten SPLB (siehe Kuklinski et al. 2023). So wurden für die SPLG URO1.1.4, 1.1.7 und 1.1.8 einige Leistungsaufträge an Spitäler vergeben, die jedoch keine beziehungsweise nur sehr eingeschränkte Versorgung leisten (Ausnahme: Kinderspital Zürich). Somit besteht vereinzelt Verbesserungspotenzial in den grundversorgenden urologischen SPLG URO1 und URO1.1 sowie in einigen komplexeren chirurgischen SPLG. Insgesamt lässt sich für den SPLB URO aber feststellen, dass eine Zentralisierung und Leistungsdifferenzierung im Kanton Zürich stattgefunden hat und eine angemessene Granularität vorhanden ist.

Im Vergleich hierzu zeigt sich für die herzchirurgischen Leistungsgruppen (SPLG HER) in Zürich ein anderes Bild: eine deutliche Zentralisierung auf drei Versorger nebst dem Kinderspital Zürich (siehe Kuklinski et al.

2023). Jedoch wird hierbei auch ersichtlich, dass alle drei Versorger einen Leistungsauftrag für alle herzchirurgischen SPLG erhalten haben. Somit hat die Definition von sieben herzchirurgischen SPLG – zumindest im Fall von Zürich – zwar eine Zentralisierung unterstützt, eine Leistungsdifferenzierung zwischen den Zentren jedoch nicht herbeigeführt. Dies kann für die Herzchirurgie angezeigt sein, da die solitäre Erbringung einer oder weniger SPLG medizinisch nicht sinnvoll ist. Im Bereich der kardiologischen Leistungsgruppen hatten im Jahr 2019 13 Spitäler mindestens einen kardiologischen Leistungsauftrag. Lediglich drei Zentren hatten Leistungsaufträge für alle kardiologischen SPLG, und diese Zentren versorgten auch alle herzchirurgischen SPLG. Dies deutet auf eine klare Zentralisierung hin, obwohl es einige Ausnahmen in den SPLG der interventionellen Kardiologie (KAR1.1 ff.) gibt.

Die Übersicht der Fallzahlverteilung für den SPLB BEW (Bewegungsapparat chirurgisch) zeigt, dass alle Spitäler außer vier kleineren, spezialisierten Spitälern an der orthopädischen/unfallchirurgischen Versorgung teilnehmen (siehe Kuklinski et al. 2023). Die Fallzahlen weisen in den komplexeren SPLG BEW3, BEW4, BEW6 und BEW7 auf eine Zentralisierung hin. Mit Blick auf die endoprothetischen SPLG BEW7.1, BEW7.1.1, BEW7.2 und BEW7.2.1 ist bereits eine stärkere Leistungsdifferenzierung und Zentralisierung nicht nur in den Fallzahlen, sondern auch in der Vergabe der Leistungsaufträge zu erkennen. Auffällig ist, dass (fast) alle Versorger, die einen Leistungsauftrag für die primäre Endoprothetik erhalten, auch einen Leistungsauftrag für die Revisionsendoprothetik bekommen haben. Hier scheint eine differenzierte Vergabe anhand der Fallzahlen und Komplexität angemessen. Betrachtet man die komplexesten SPLG des SPLB, d. h. BEW8 ff., zeigt sich eine immer stärkere Leistungsdifferenzierung und Zentralisierung. Auch wenn das Fallzahlvolumen für die sehr komplexen SPLG wie BEW9, BEW10 und BEW11 sehr gering ist, scheint die Differenzierung angemessen,

⬛ Tab. 3.2 Spitalliste Zürich 2019 mit Fallzahlverteilung – Leistungsbereich Urologie. (Quellen: Kanton Zürich Regierungsrat 2019; Kanton Zürich Gesundheitsdirektion 2019)

	URO1 Urologie ohne Schwerpunktstitel „Operative Urologie"	URO1.1 Urologie mit Schwerpunktstitel „Operative Urologie"	URO1.1.1 Radikale Prostatektomie	URO1.1.2 Radikale Zystektomie	URO1.1.3 Komplexe Chirurgie der Niere	URO1.1.4 Isolierte Adrenalektomie	URO1.1.7 Implantation eines künstlichen Harnblasensphinkters	URO1.1.8 Perkut. Nephrostomie mit Desintegration von Steinmat.
Gesamtfallzahl 2019	9.772	1.177	706	121	189	85	66	81
Universitätsspital Zürich	1.551	152	89	34	42	19	21	14
Kantonsspital Winterthur	1.267	148	100	24	30	18	10	10
Stadtspital Triemli	975	96	68	17	28	9		20
Klinik Hirslanden	964	137	238	28	39	14	24	
See-Spital Standort Horgen	195	10						
See-Spital Standort Kilchberg	486	15	14					
Spital Uster	645	23	31		14	2		1
GZO AG Spital Wetzikon	424	46				2		
Spital Limmattal	639	96	23		9	8		9
Spital Bülach	147	5			1	3		
Spital Zollikerberg	294	85						5
Stadtspital Waid	297	27						
Schulthess-Klinik								
Spital Männedorf	483	49	67	17	19	6		1

◨ **Tab. 3.2** (Fortsetzung)

	URO1 Urologie ohne Schwerpunkts-titel „Operative Urologie"	URO1.1 Urologie mit Schwerpunkts-titel „Operative Urologie"	URO1.1.1 Radikale Prostatek-tomie	URO1.1.2 Radikale Zystek-tomie	URO1.1.3 Komplexe Chirurgie der Niere	URO1.1.4 Isolierte Adrenal-ektomie	URO1.1.7 Implantation ei-nes künstlichen Harnblasen-sphinkters	URO1.1.8 Perkut. Nephros-tomie mit Des-integration von Steinmat.
Kinderspital Zürich	205	134		1	7	4		2
Universitätsklinik Balgrist	53	2						
Spital Affoltern	137	8						
Paracelsus Spital Richterswil	157	7						
Klinik Lengg								
Uroviva Klinik für Urologie	847	137	76				11	19
Adus Medica	5							
Klinik Susenberg								
Limmatklinik	1							
Sune Egge								

Leistungsauftrag unbefristet (definitiv)

Leistungsauftrag befristet bis 31. Dezember 2019 (provisorisch)

Anmerkung: Leistungsaufträge sind grundsätzlich auf den Zeitraum der Spitalliste befristet, können aber in bestimmten Fällen auf einen kürzeren Zeitraum befristet erteilt werden. Beispielsweise können Spitäler einen befristeten Leistungsauftrag erhalten, wenn sie zum Zeitpunkt der Bewerbung noch nicht alle Anforderungen der SPLG erfüllen
Krankenhaus-Report 2024

Anmerkung: Leistungsaufträge sind grundsätzlich auf den Zeitraum der Spitalliste befristet, können aber in bestimmten Fällen auf einen kürzeren Zeitraum befristet erteilt werden. Beispielsweise können Spitäler einen befristeten Leistungsauftrag erhalten, wenn sie zum Zeitpunkt der Bewerbung noch nicht alle Anforderungen der SPLG erfüllen
Krankenhaus-Report 2024

3

3.4.4 Verteilung der Komplexität und des Ressourceneinsatzes auf Spitalebene

Um Unterschiede zwischen den Spitälern hinsichtlich der Komplexität beziehungsweise Ressourcenintensität der SPLG zu analysieren, kann die Verteilung der Case Mix Indeces (CMIs) pro Spital und SPLG herangezogen werden. Zur Darstellung der Dynamik des Zusammenhangs zwischen medizinisch homogenen LG und kostenhomogenen DRGs werden hier wieder beispielhaft die SPLG der SPLB URO sowie HER/KAR und BEW herangezogen (◘ Abb. 3.3). Zur Veranschaulichung wurden Boxplots kreiert, welche die Verteilung der CMIs der Spitäler (y-Achse) in der SPLB/SPLG (x-Achse) zeigen.

Betrachtet man die Verteilung der CMIs pro Spital für die SPLB URO (Urologie), so wird deutlich, dass für die nahe an der Grundversorgung liegende SPLG URO1 (Urologie ohne Schwerpunkttitel „Operative Urologie") die Streuung der CMIs zwischen den Spitälern sehr gering ist und die CMIs allgemein ebenfalls vergleichsweise niedrig sind. Für die SPLG URO1.1 (Urologie mit Schwerpunktstitel „Operative Urologie") ist die Streuung größer, ebenso für die meisten komplexeren chirurgischen SPLG des SPLB. Eine Ausnahme ist die SPLG URO1.1.1 (Radikale Prostatektomie), für die die Streuung der CMIs zwischen den Spitälern sehr gering ist. Für die SPLG URO1.1.2 (Radikale Zystektomie) wiederum ist die Streuung äußerst groß.

Betrachtet man den SPLB BEW (Bewegungsapparat – chirurgisch) von links nach rechts (siehe Kuklinski et al. 2023), fällt auf, dass die basaleren Gruppen BEW1 (Chirurgie Bewegungsapparat) und BEW2 (Orthopädie) eine relativ große Streuung der CMIs aufweisen verglichen mit den spezifischeren SPLG BEW3 (Handchirurgie), BEW4 (Arthroskopie des Ellenbogens und der Schulter), BEW5 (Arthroskopie des Knies) und BEW6 (Rekonstruktion obere Extremität). Die geringste Streuung weisen die SPLG BEW7.1 (Erstprothese Hüfte) und BEW7.2 (Erstprothese Knie) auf, wohingegen die Revisionsendoprothetik beider Gelenke in den SPLG BEW7.1.1 und BEW7.2.1 relativ hoch ist. Die komplexen bis sehr komplexen und teilweise auch sehr kleinen SPLG BEW8 (Wirbelsäulenchirurgie) bis BEW11 (Replantationen) weisen wiederum eine sehr starke Streuung der CMIs zwischen den Spitälern auf.

Betrachtet man die Verteilung der durchschnittlichen CMIs pro Spital für den SPLB HER (Herz) (siehe Kuklinski et al. 2023), so wird deutlich, dass die Verteilungen der CMIs zwischen den Spitälern sowohl für die herzchirurgischen als auch die kardiologischen SPLG teilweise sehr ausgedehnt sind. Besonders breit ist die Streuung zwischen den Spitälern für die SPLG HER1.1.2 (komplexe kongenitale Herzchirurgie), die jedoch aufgrund ihrer Seltenheit eine Ausnahme darstellt. Für andere komplexe herzchirurgische SPLG wie HER1.1.4 (Offene Eingriffe an der Aortenklappe) und HER1.1.5 (Offene Eingriffe an der Mitralklappe) ist die Streuung wesentlich kleiner, trotzdem jedoch nicht unerheblich. Beispielsweise liegen zwischen der unteren und oberen Grenze des Box-Whisker-Plots für die HER1.1.4 immerhin rund 3,0 Case-Mix-Punkte. Die Streuung innerhalb der kardiologischen SPLG ist zwar geringer als innerhalb der herzchirurgischen, jedoch auch hier nicht unerheblich, insbesondere vor dem Hintergrund, dass in SPLG KAR1 (Kardiologie, inkl. Schrittmacher) und KAR1.1 (Interventionelle Kardiologie, Koronareingriffe) relativ zur Herzchirurgie gesehen wesentlich weniger komplexe Leistungen enthalten sind. Außerdem ist die Streuung in komplexeren kardiologischen SPLG wie der KAR1.1.1 (spezielle interventionelle Kardiologie) relativ hoch (rund 3,0 Case-Mix-Punkte zwischen den Grenzen des Box-Whisker-Plots).

Kapitel 3 · Spitalplanung in der Schweiz

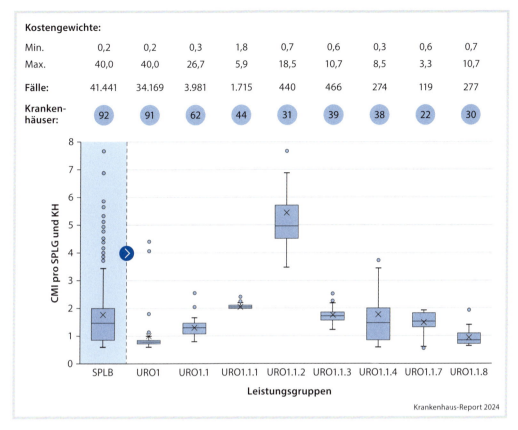

☐ **Abb. 3.3** Verteilung der CMIs pro Spital – SPLB Urologie (2019). (Quelle: Bundesamt für Statistik 2019). Anmerkung: Weitere vereinzelte Ausreißer (Outlier) nach oben für SPLG URO1 und URO1.1.2 vorhanden. Durchschnitte werden als X dargestellt. Die Länge der Whisker der Box-Whisker-Plots stellen den letzten Wert der Stichprobe dar, der innerhalb des 1,5-fachen des Interquartalabstands liegt. Die Whisker sind also maximal 1,5-mal so lang wie der Interquartalsabstand. Für diese Analyse wird der Fallkostendatensatz aus 2019 vom Bundesamt für Statistik verwendet, da hier Spitäler eindeutig identifiziert werden können. Dieser Datensatz enthält nicht das gesamte Fallzahlvolumen aus 2019, was ggf. dazu führen kann, dass die Anzahl der Fälle pro Spital und einzelne (fallzahlschwache) Spitäler nicht berücksichtigt wurden. Da in dieser Analyse aber vor allem die Verteilung der CMIs auf Spitalebene einer SPLG von Interesse ist, so sollte diese Limitationen vertretbar sein.

3.5 Gemeinwirtschaftliche Leistungen in der Schweiz

Zu den Gemeinwirtschaftlichen Leistungen (GWL) gehört Art. 49 Abs. 3 KVG folgend unter anderem die Aufrechterhaltung von Spitalkapazitäten aus regionalpolitischen Gründen und die (universitäre) Lehre/Weiterbildung und Forschung sowie die Finanzierung von Anlagenutzungskosten oder Defizitdeckungen jenseits der Schweizer Fallpauschale (Schweizerische Konferenz der kantonalen Gesundheitsdirektorinnen und -direktoren 2019). Darüber hinaus ist erwähnenswert, dass es neben den kantonalen Finanzierungstätigkeiten teils auch noch weitere Leistungen gibt, die von anderen Kostenträgern (z. B. Gemeinden) gedeckt werden, aber nicht als GWL klassifiziert sind (Müller et al. 2019).

Die GWL, die in Summe am meisten finanzielle Zuweisungen erhalten haben, sind Angaben von 22 der 26 Kantonen folgend:

- **Lehre/Weiterbildung und Forschung:** Diese Kategorie umfasst die Finanzierung von (universitären) Spitälern und Forschungseinrichtungen sowie die Förderung von Weiterbildungsprogrammen von pharmazeutischem und medizinischem Fachpersonal (z. B. Facharztausbildung). Von CHF 1.17 Mrd., die im Jahr 2016 insgesamt von den 22 Kantonen als GWL gezahlt wurden, entfielen CHF 650 Mio. auf diese GWL (Müller et al. 2019).
- **Ambulante Leistungen:** Hierbei handelt es sich um ausgewählte Leistungen, die in ambulanten Abteilungen von Spitälern erbracht werden, wie etwa ambulante Operationen oder spezialisierte Untersuchungen. Grundsätzlich werden hierbei vor allem psychiatrische Ambulatorien und Tageskliniken finanziell unterstützt, da diese keine kostendeckenden Tarife aufweisen, beziehungsweise nicht alle erbrachten Leistungen zu Lasten der Krankenversicherung abgerechnet werden können. Im Jahr 2016 entfielen CHF 107 Mio. auf diese GWL.
- **Notfall- und Rettungsdienste:** Die Finanzierung von selektiven Notfall- und Rettungsdiensten soll schweizweit eine schnelle und effektive Reaktion auf medizinische Notfälle gewährleiten. Im Jahr 2016 entfielen CHF 92 Mio. auf diese GWL.

Konkret werden zum Beispiel im Kanton St. Gallen im Jahr 2023 die GWL-Mittel genutzt, um eine Sanitätsnotrufzentrale zu betreiben und das Rettungswesen für außerordentliche Lagen vorzubereiten. Auch wird mit den Mitteln psychologische und psychosoziale Erste Hilfe für Großereignisse sowie eine Transplantationskoordination vorgehalten und ein Bereitschaftsdienst für vergewaltigte Frauen. Darüber hinaus werden mit GWL-Mitteln jederzeit zugängliche Notfallstationen im St. Galler Umland unterstützt, die sich eigenständig nicht wirtschaftlich tragen können (z. B. Spital Grabs). Das zentrale Kantonsspital St. Gallen, das ebenfalls eine Notfallstation vorhält, erhält aufgrund der ausreichenden Auslastung keine GWL-Mittel. Des Weiteren werden GWL-Mittel genutzt, um Einrichtungen zu unterstützen, deren Fallpauschalenerlöse systematisch nicht ausreichend sind. Hierbei handelt es vor allem um Kinderspitäler.

Bezüglich der GWL-Ausgestaltung spielt die politische Führung eines Kantons eine entscheidende Rolle, da sie die Schwerpunkte und die Höhe der GWL-Unterstützung bestimmt. Konkret unterscheiden sich die realen GWL-Finanzierungsbeiträge signifikant. So finanzierte der Kanton Genf (ca. 510.000 Einwohner) die GWL im Jahr 2015 mit CHF 328,6 Mio., wohingegen der Kanton Zug (ca. 130.000 Einwohner) lediglich CHF 1,5 Mio. zur Verfügung stellte. Prinzipiell haben die Kantone durch dieses politische Instrument eine gewisse Flexibilität, um auf die unterschiedlichen Bedürfnisse der Bevölkerung einzugehen. Das ermöglicht es den Kantonen, die Gesundheitsversorgung zu optimieren und sicherzustellen, dass sie für alle Bürgerinnen und Bürger gut erreichbar und von hoher Qualität ist, unabhängig von ihrer geographischen Lage oder ihren spezifischen Gesundheitsanforderungen.

Dem entgegen weisen Kritiker auf verschiedene Aspekte der GWL hin, die als problematisch angesehen werden. Einer der Hauptkritikpunkte bezieht sich auf die mangelnde Transparenz und klare Abgrenzung der GWL-Kosten (Schweizer Parlament 2016, 2018). Da die Definitionen und Kategorien von GWL nicht einheitlich sind, kann es zu Unsicherheiten und unterschiedlichen Interpretationen kommen, sowohl auf kantonaler als auch auf nationaler Ebene. Dies erschwert den Vergleich zwischen den Kantonen und die Bewertung der GWL-Kosten. Ein weiterer kritischer Gesichtspunkt betrifft die finanzielle Nachhaltigkeit und Effizienz der GWL-Finanzierung. Einige Kritiker argumentieren, dass die Unterstützung von Spitalkapazitäten aus regionalpolitischen Gründen in einigen Fällen zu übermäßigen Investitionen und zur Aufrechterhaltung unrentabler Einrichtungen führen kann. Dies kann zu einer ineffizienten Ressourcennutzung führen, da Gelder in Einrichtungen fließen, die möglicherweise nicht ausreichend ausgelastet sind. Schließlich wird auch die mangelnde Vergleichbarkeit zwischen den verschiedenen Kantonen und deren unterschiedliche Ansätze zur GWL-Finanzierung kritisiert. Dies kann zu Wettbewerbsverzerrungen führen und Fragen zur Gerechtigkeit und Gleichbehandlung aufwerfen.

3.6 Impulse für die deutsche Krankenhausreform

Das Ziel der deutschen Krankenhausreform ist die wirtschaftliche Sicherung der Krankenhäuser bei gleichzeitiger Steigerung der Qualität durch gezielte Leistungssteuerung. Die anvisierte Zentralisierung von Leistungen kann jedoch nur entstehen, wenn der Zuschnitt der Leistungsgruppen sowie die verknüpften Qualitätsvorgaben hierfür hinreichend sind. Vor dem Hintergrund der aktuellen Reform in Deutschland ist eine Analyse des Vorreiters der leistungsorientierten Krankenhausplanung – der Schweiz – wertvoll. Abgeleitet aus den vorgestellten Analysen lassen sich zwei wesentliche Impulse geben:

1. **Krankenhausplanung und -finanzierung gemeinsam denken:** In der Schweiz ist die Finanzierung der Spitäler eng an die Spitalplanung geknüpft. Die Kantone (d. h. die Steuerzahler) zahlen 55 % der Kosten eines jeden Krankenhausfalls. Daher haben die Kantone ein gesteigertes Interesse an bedarfsorientierten und wirtschaftlichen Krankenhausstrukturen, die auf qualitativ hohem Niveau operieren. Der Krankenhausplanung kommt daher ein anderer Stellenwert als in Deutschland zu. Hier wäre es sinnvoll, den Bundesländern ein Instrumentarium an die Hand zu geben beziehungsweise sie in die finanzielle Mitverantwortung zu ziehen, um gezielt Leistungen zu steuern mit strikter Anwendung von Qualitätsvorgaben, um der deutlichen Leistungsausweitung der letzten 20 Jahre entgegenzuwirken. Hierbei ist auch eine tragfähige Finanzierung des

Wandels und der neuen Krankenhauslandschaft wichtig, um bedarfsgerechte Strukturen zu entwickeln. Eine begleitende Finanzierung von bedarfsnotwendigen, aber wirtschaftlich nicht tragfähigen Leistungsangeboten ist daher wünschenswert. Dies sollte jedoch nicht in der Subventionierung aller Krankenhäuser resultieren. So werden in der Schweiz lediglich geographisch wichtige Notfallstationen durch Vorhaltemittel finanziell unterstützt, bei denen die Fallpauschalen allein keinen wirtschaftlichen Betrieb ermöglichen. Des Weiteren werden Vorhalteleistungen unterstützt, die vollständig leistungsunabhängig sind, wie die Vorhaltung von psychologischer und psychosozialer Erster Hilfe für Großereignisse.

2. **Aufbau und Entwicklung der LG:** Die Schweizer SPLG sind mit Ausnahme des Basispakets durchgängig auf Grundlage von Diagnose- und Prozedurencodes beziehungsweise deren Kombination definiert und im Vergleich zu den NRW LG von höherer Granularität. Dies ermöglicht einerseits eine präzisere Verteilung von Leistungsaufträgen beziehungsweise Leistungsausschluss und ermöglicht andererseits eine bessere Verknüpfung mit spezifischen Qualitätsvorgaben. Gleichwohl zeigen unsere Analysen, dass die Granularität der SPLG nicht in jedem SPLB zielführend ist, da Leistungsaufträge mitunter für einen gesamten SPLB vergeben werden. Dies kann medizinisch sinnvoll sein, wie zum Beispiel für die Herzchirurgie. Für Deutschland lässt sich daraus ableiten, dass auf eine durchgängige OPS/ICD-Definition aufgebaut werden sollte und für Leistungsbereiche mit unzureichender Leistungsdifferenzierung im NRW-Modell weitere LG entwickelt werden müssen, wie zum Beispiel in der Urologie. Die aktuelle LG-Systematik von NRW definiert für die Urologie nur eine allgemeine LG, wobei diese nicht über ICD- und/oder OPS-Codes, sondern über Fachabteilungscodes definiert ist. So zeigt der Blick in die Züri-

cher Spitalplanung, dass eine Differenzierung der Urologie in acht LG aus medizinischer Sicht durchaus möglich und notwendig ist. Darüber hinaus zeigt das Schweizer Beispiel, dass insbesondere die angedachten LG Notfallmedizin, Intensivmedizin und Infektiologie nicht in die zukünftige deutsche LG Systematik aufgenommen werden sollten, da diese keine „primären" medizinischen Leistungen darstellen, die einen Krankenhausaufenthalt notwendig machen. In der erprobten Schweizer SPLG-Systematik handelt es sich hierbei um medizinische Dienstleistungen, die als Voraussetzung für die Erbringung anderer LG genutzt werden und folglich als Qualitätsvorgaben herangezogen werden sollten. Schlussendlich sollten diese Qualitätsvorgaben pro LG systematisch definiert werden, insbesondere in Bezug auf Facharztverfügbarkeiten, (interne) Notfallorganisation, Intensivmedizin und Mindestmengen.

■ ■ Erklärungen und Danksagungen

Die Autoren deklarieren, dass sie im 2. Halbjahr 2023 für den GKV-Spitzenverband zum Thema „Analyse der Schweizer Spitallandschaft anhand der Züricher Spitalleistungsbereiche und -gruppen" tätig waren. Die Tätigkeit umfasste u. a. eine Ableitung von Empfehlungen für die Krankenhausreform in Deutschland.

Wir möchten Johannes Cordier und David Klug für die Unterstützung bei der Datenverarbeitung danken, insbesondere beim Gruppieren der Schweizer Falldaten in die Züricher SPLG.

Des Weiteren möchten wir danken Roland Unternährer Appenzeller, der die Spitalplanung für den Kanton St. Gallen verantwortet, sowie Peter Altherr, Leiter Amt für Gesundheitsversorgung im Kanton St. Gallen, die uns mit ihrer Expertise bezüglich der GWL in der Schweiz unterstützt haben.

Literatur

Berwick D, Nolan T, Whittington J (2008) The triple aim: care, health, and cost. Health Aff. https://doi.org/10.1377/hlthaff.27.3.759

Bleibtreu E, von Ahlen C, Geissler A (2022) Service-, needs-, and quality-based hospital capacity planning – The evolution of a revolution in Switzerland. Health Policy 126(12):1277–1282. https://doi.org/10.1016/j.healthpol.2022.09.011

Bundesamt für Gesundheit (2004) Botschaft betreffend die Änderung des Bundesgesetzes über die Krankenversicherung (Spitalfinanzierung). https://www.fedlex.admin.ch/eli/fga/2004/1024/de. Zugegriffen: 1. Dez. 2023

Bundesamt für Gesundheit (2019) Evaluation der KVG-Revision im Bereich der Spitalfinanzierung – Schlussbericht. Bern. https://www.bag.admin.ch/dam/bag/de/dokumente/e-f/evalber-kuv/kvg-spitalf/2019-evaluation-spitalfinanzierung-schlussbericht-bag.pdf.download.pdf/2019-schlussbericht-bag-evaluation-spitalfinanzierung-d.pdf. Zugegriffen: 1. Dez. 2023

Bundesamt für Statistik (2018) Medizinische Statistik der Krankenhäuser („GEO" Datensatz). Bern

Bundesamt für Statistik (2019) Medizinische Statistik der Krankenhäuser („TYPOL" Datensatz). Bern

Gesundheitsdepartement Kanton St. Gallen (2017) Spitalplanung Akutsomatik 2017. Gesundheitsdepartement Kanton St. Gallen, St. Gallen

H+ Die Spitäler der Schweiz (2021) Mindestfallzahlen: Grundlagen und H+ Position. https://www.hplus.ch/fileadmin/hplus.ch/public/Politik/Position/Mindestfallzahlen_Grundlagen_und_Position_H__1.0_2021127_D_final.pdf. Zugegriffen: 1. Dez. 2023

Kanton Zürich Gesundheitsdirektion (2019) Kenndaten 2019 Akutsomatik. Zürich. https://www.zh.ch/content/dam/zhweb/bilder-dokumente/themen/gesundheit/gesundheitsversorgung/spitaeler_kliniken/daten_und_statistik_der_listenspitaeler/kenndaten1/akutsomatik/Kenndaten_2019_Akutsomatik.pdf. Zugegriffen: 1. Dez. 2023

Kanton Zürich Regierungsrat (2019) Anhang zur Zürcher Spitalliste 2012 Akutsomatik: Leistungsspezifische Anforderungen. Zürich. https://www.zh.ch/content/dam/zhweb/bilder-dokumente/themen/gesundheit/gesundheitsversorgung/spitaeler_kliniken/spitalplanung/spitallisten_akutsomatik_2018/spitallisten_akutsomatik_2019/leistungsspezifischeanforderungenakutsomatik version2019.pdf. Zugegriffen: 1. Dez. 2023

Kanton Zürich Regierungsrat (2023) Anhang zur Zürcher Spitalliste 2023 Akutsomatik: Leistungsspezifische Anforderungen. https://www.zh.ch/content/dam/zhweb/bilder-dokumente/themen/gesundheit/gesundheitsversorgung/spitaeler_kliniken/spitalplanung/spitalplanung-2023/2022/neuerungen-august/leistungsspezifische_anforderungen_akutsomatik_2023.1.xlsx. Zugegriffen: 1. Dez. 2023

Kuklinski D, Subelack J, Geissler A, Vogel J (2023) Analyse der Schweizer Spitallandschaft anhand der Zürcher Spitalleistungsbereiche und -gruppen: Ableitung für Empfehlungen für die Krankenhausreform in Deutschland. Universität St. Gallen, School of Medicine, Lehrstuhl für Management im Gesundheitswesen. Econstor, St. Gallen (http://hdl.handle.net/10419/279518. Zugegriffen: 01. Dez. 2023)

MAGS (2022) Krankenhausplan Nordrhein-Westfalen 2022. Düsseldorf. https://www.mags.nrw/system/files/media/document/file/krankenhausplan_nrw_2022.pdf. Zugegriffen: 1. Dez. 2023

Müller A, Iseli S, Büchler S (2019) Finanzierung der gemeinwirtschaftlichen Leistungen, Anlagenutzungskosten und Defizitdeckungen der Spitäler durch die Kantone. Auftraggeber: Bundesamt für Gesundheit, Bern

Schweizerische Konferenz der kantonalen Gesundheitsdirektorinnen und -direktoren (2008) Interkantonale Vereinbarung über die hochspezialisierte Medizin (IVHSM). Bern. https://www.gdk-cds.ch/fileadmin/docs/public/gdk/themen/hsm/01_ivhsm_cimhs_14032008_d.pdf. Zugegriffen: 1. Dez. 2023

Schweizerische Konferenz der kantonalen Gesundheitsdirektorinnen und -direktoren. (2019) Empfehlungen zur Wirtschaftlichkeitsprüfung. Bern. https://www.gdk-cds.ch/fileadmin/docs/public/gdk/themen/spitalfinanzierung/EM_Wirtschaftlichkeitspruefung_V5.0_20190627_def_d.pdf. Zugegriffen: 1. Dez. 2023

Schweizerische Konferenz der kantonalen Gesundheitsdirektorinnen und -direktoren (2022) Empfehlungen der GDK zur Spitalplanung. Bern. https://www.gdk-cds.ch/fileadmin/docs/public/gdk/themen/spitalplanung/EM-Spitalplanung_revidiert_20220520_def._d.pdf. Zugegriffen: 1. Dez. 2023

Schweizer Parlament (2016) Transparenz bei der Spitalfinanzierung durch die Kantone (Motion 16.3623). https://www.parlament.ch/de/ratsbetrieb/suche-curia-vista/geschaeft?AffairId=20163623. Zugegriffen: 1. Dez. 2023

Schweizer Parlament (2018) Die gemeinwirtschaftlichen Leistungen bestimmen (Postulat 18.3149). https://www.parlament.ch/de/ratsbetrieb/suche-curia-vista/geschaeft?AffairId=20183149. Zugegriffen: 1. Dez. 2023

Vogel J, Letzgus P, Geissler A (2020) Paradigmenwechsel in der Krankenhausplanung – hin zu Leistungs-, Bedarfs- und Qualitätsorientierung für einen höheren Patientennutzen. In: Klauber J, Geraedts M, Friedrich J, Wasem J, Beivers A (Hrsg) Krankenhaus-Report 2020 – Finanzierung und Vergütung am Scheideweg. Springer, Berlin, S 327–358

Open Access Dieses Buch wird unter der Creative Commons Namensnennung 4.0 International Lizenz (http://creativecommons.org/licenses/by/4.0/deed.de) veröffentlicht, welche die Nutzung, Vervielfältigung, Bearbeitung, Verbreitung und Wiedergabe in jeglichem Medium und Format erlaubt, sofern Sie den/die ursprünglichen Autor(en) und die Quelle ordnungsgemäß nennen, einen Link zur Creative Commons Lizenz beifügen und angeben, ob Änderungen vorgenommen wurden.

Die in diesem Buch enthaltenen Bilder und sonstiges Drittmaterial unterliegen ebenfalls der genannten Creative Commons Lizenz, sofern sich aus der Abbildungslegende nichts anderes ergibt. Sofern das betreffende Material nicht unter der genannten Creative Commons Lizenz steht und die betreffende Handlung nicht nach gesetzlichen Vorschriften erlaubt ist, ist für die oben aufgeführten Weiterverwendungen des Materials die Einwilligung des jeweiligen Rechteinhabers einzuholen.

Krankenhausreform: Warum Level und gut definierte Leistungsgruppen essentiell sind

Reinhard Busse und Christian Karagiannidis

Inhaltsverzeichnis

4.1   Einleitung – 66

4.2   Versorgungsstufen (Level) – 67

4.3   Leistungsgruppen – 72

4.4   Relevanz von Leveln und Leistungsgruppen für Vorhaltevergütung – 76

       Literatur – 76

© Der/die Autor(en) 2024
J. Klauber et al. (Hrsg.), *Krankenhaus-Report 2024*, https://doi.org/10.1007/978-3-662-68792-5_4

Zusammenfassung

Die Regierungskommission für eine moderne und bedarfsgerechte Krankenhausversorgung hatte einen Reformvorschlag vorgelegt, das aus den drei Kernelementen (1) Einteilung der Krankenhäuser in bundeseinheitliche Versorgungsstufen (Level), (2) Gliederung der Krankenhausleistungen in Leistungsgruppen mit definierten Qualitätsanforderungen und (3) Änderung der Krankenhausvergütung in ein 2-Säulen-Modell durch Hinzufügen einer Vorhaltefinanzierung. In den Bund-Länder-Verhandlungen dazu sind wesentliche Komponenten davon weggefallen (die Level) oder deutlich verändert (die Leistungsgruppen). Der Beitrag gibt einen Überblick, welche Konsequenzen dies hat und wie die Empirie zur Verteilung der Leistungen auf Krankenhausstufen den ursprünglichen Vorschlag stützt.

The Government Commission for Modern and Needs-Based Hospital Care had presented a reform proposal consisting of three core elements: (1) Hospitals are sorted into uniformly defined care levels, (2) the range of services of each hospital is defined by a system of service groups with defined quality requirements, and (3) the DRG-based remuneration will be supplemented by adding a budget component to financing. In the negotiations between the federal level and the 16 Länder, core components were abolished (levels) or severely diluted (service groups). The chapter provides an overview about the consequences of such changes and how empirical data about current care patterns across hospital levels support the original proposal.

4.1 Einleitung

Der im Dezember 2022 vorgelegte Vorschlag der Regierungskommission für eine moderne und bedarfsgerechte Krankenhausversorgung zielte darauf ab, die hinlänglich bekannten Probleme der Krankenhausversorgung zu reduzieren oder gar zu beseitigen, also die nicht immer überzeugende Behandlungsqualität (z. B. dargelegt im OECD-Report „Health at a Glance" 2023), die mangelnden strukturellen Voraussetzungen (Strukturqualität und Steuerung), den erheblichen Mengenanreiz mit der daraus resultierenden Übertherapie, die damit verbundenen Personalprobleme und nicht zuletzt die von der Solidargemeinschaft zu tragenden Kosten. Im Kern war der Vorschlag stringent und klar formuliert: Krankenhäuser und ihre Leistungen werden einheitlich kategorisiert – und jedes Krankenhaus darf nur noch die Leistungen erbringen und vergütet bekommen, für die es personell und technisch ausgestattet ist. Im Gegenzug wird die Vergütung so umgestellt, dass Krankenhäuser ihre als bedarfsgerecht und qualitativ angemessenen Leistungen auch wirtschaftlich erbringen können, ohne nur auf die Fallmenge setzen zu müssen (Busse et al. 2023).

Die Veränderung der derzeit fast ausschließlich mengenbezogenen DRG-basierten Vergütung zugunsten eines 2-Säulen-Modells durch Hinzufügen einer Vorhaltefinanzierung – bei gleichzeitiger Reduktion der DRG-Komponente – war, und ist, daher ein Kernelement der Reform. Im Gegensatz zu den anderen beiden Kernelementen hat es die Bund-Länder-Gespräche im ersten Halbjahr 2023 nicht nur überlebt, sondern wurde auch noch gestärkt, indem der auf die Vorhaltebudgets entfallende Anteil der Gesamtvergütung von rund 20 % auf 40 % verdoppelt wurde.

Vergessen – oder ignoriert – wurde dabei, dass eine so wesentliche Veränderung der Krankenhausvergütung voraussetzt, dass die intendierten Wirkungen, also eine erhöhte Qualität und Bedarfsgerechtigkeit der stationären Versorgung, auch erreicht werden. Zur Verbesserung der Qualität der medizinischen Versorgung und der bestmöglichen Patientenallokation sollten Krankenhäuser daher in drei einheitlich definierte Krankenhaus-Versorgungsstufen (Level) eingeteilt werden, die es ermöglichen, lokale, regionale und überregionale Versorgungsaufträge mit unterschiedlichem Bedarf an personeller und technischer Ausstattung abzugrenzen. Um die Mindest-

Kapitel 4 · Warum Level und gut definierte Leistungsgruppen essentiell sind

qualität auch auf Ebene der bisher kaum nach Leistungsspektrum definierten Fachabteilungen sicherstellen zu können, wurde auch die Einführung eines Systems von Leistungsgruppen empfohlen, die passgenauer als DRGs (wegen sehr hoher Granularität) oder Fachabteilungen (wegen zu niedriger Spezifität) den Leveln zugeordnet und dem Bevölkerungsbedarf angepasst werden können. Jede Leistungsgruppe sollte einer Versorgungsstufe zugeordnet werden, die Mindestvoraussetzung für die Leistungsgruppen-unabhängige Strukturqualität ist; zugleich werden jeweils leistungsgruppen-spezifische personelle und technische Strukturvorgaben vorgegeben.

4.2 Versorgungsstufen (Level)

Die Regierungskommission hatte nicht nur vorgeschlagen, die Krankenhausstandorte bundeseinheitlich in drei (mit Sub-Unterteilungen: fünf) Versorgungsstufen (Level) einzuordnen, sondern für diese jeweils eine verpflichtende Mindestausstattung und Anforderungen an die ärztliche Anwesenheit außerhalb der Kernarbeitszeiten erarbeitet (vgl. ◘ Tab. 4.1).

Nicht nur der Vorschlag einer bundeseinheitlichen Einteilung in Level war „revolutionär", sondern auch die Überlegungen, die derzeit längst nicht bundeseinheitlich definierte „Grundversorgung" in zwei Sub-Level zu teilen, nämlich in **In** und **Ii**. In Level In sollten die von der Politik oftmals mit „Grundversorgung" gleichgesetzten Krankenhäuser in ländlichen Regionen und mit entsprechender Entfernung zu Standorten der Level II bzw. III einsortiert werden. Die Klassifikati-

◘ **Tab. 4.1** Synopsis wesentlicher Charakteristika der jeweiligen Level

	Leistungsspektrum				Verpflichtende weitere Ausstattung	Ärztl. Anwesenheit außerhalb Kernarbeitszeiten
	Innere Medizin/ Chirurgie	**Andere Fächer (Leistungsbereiche)**	**Notaufnahme**	**Intensivmedizin**		
I i	Mind. 1; *keine* eigenen Betten; allg. Akutpflegebetten	Ggf. Allgemeinmedizin, allgemeinfachärztliche Versorgung	KEINE	KEINE	Labor, Ultraschall, Röntgen	Mindestens fachärztliche Rufbereitschaft
I n	Basisbehandlung Innere UND Chirurgie, eigene Betten	Ggf. weitere, auch Geriatrie oder Palliativmedizin	Basis	≥ 6 Betten	+ CT, telemed. Anbindung, Hubschrauberlandeplatz	Bereitschaft; FÄ Rufbereitschaft
II	Mind. je 3 Leistungsgruppen, darunter immer Kardiologie	Mind. 5 weitere, darunter Gynäkologie	Erweitert	≥ 10 Lowcare- & ≥ 10 Highcare Betten	+ MRT, Angiographie, Endoskopie, Stroke Unit	Innere/Chirurgie/ Notaufnahme/ Intensiv 24/7; FÄ Rufbereitschaft
III	Mind. je 5 Leistungsgruppen	Mind. 8 weitere	Umfassend	≥ 20 Lowcare- & ≥ 20 Highcare Betten	+ Studienzentren …	Innere/Chirurgie/ Notaufnahme/ Intensiv FÄ 24/7, andere Fächer Bereitschaft

Krankenhaus-Report 2024

on entspricht daher in etwa den Standorten der „Basis-Notfallversorgung" (N1) der Notfallstufeneinteilung des G-BA, allerdings verknüpft mit (modifizierten) Kriterien für Sicherstellungszuschläge. Level-II-Krankenhäuser sollten nicht nur die Anforderungen der „erweiterten Notfallversorgung" (N2) erfüllen, d. h. unter anderem einen Linksherzkatheter und zehn Beatmungs-Intensivbetten, sondern auch über eine Stroke Unit verfügen. Ärztinnen und Ärzte in der Inneren Medizin, Chirurgie, Intensivmedizin und der Notaufnahme sollten dort gemäß der Stellungnahme im Schichtdienst arbeiten. Level-III-Krankenhäuser sollten nicht nur die Anforderungen der „umfassenden Notfallversorgung" (N3) erfüllen, sondern in den genannten Abteilungen auch die fachärztliche Anwesenheit 24/7 sicherstellen. Während sich also die drei Level grundsätzlich an den drei Notfallstufen des G-BA orientieren, gehen sie im Detail über die G-BA-Anforderungen hinaus. Hier hätte es in den Bund-Länder-Gesprächen sicher Spielraum für etwaige Anpassungen gegeben, ohne gleich das Kind mit dem Bade auszuschütten und grundsätzlich auf krankenhausweite Regelungen zur Qualität zu verzichten.

Daher sollen hier die derzeitigen Notfallstufen genutzt werden, um einen Überblick zu bieten, wie sich die Standorte auf den drei Notfallstufen unterscheiden. Die Einteilung der Häuser stammt aus den Angaben der Qualitätsberichte – ist von den Krankenhäusern also selbstberichtet. Dabei fällt auf, dass es Abweichungen zu den Angaben des GKV-Spitzenverbandes gibt, die auf den Verträgen zwischen

☐ **Tab. 4.2** Leistungsmerkmale der Krankenhausstandorte nach Notfallstufenzuordnung, 2022. (Quelle: Qualitätsberichte, Daten der AOK und eigene Berechnungen)

	Alle	Keine Notfallstufe (N0)	Basis-Notfallversorgung (N1)	Erweiterte Notfallversorgung (N2)	Umfassende Notfallversorgung (N3)	Unbekannt
Anzahl Standorte gemäß Qualitätsberichten (n)	1.682	436	695	285	187	79
AOK-Fälle (%)	100 %	5 %	34 %	27 %	32 %	1 %
AOK-Fälle/Standort (relativ)	1,00	0,21	0,83	1,60	2,87	0,27
CM der AOK Fälle (%)	100 %	6 %	31 %	26 %	36 %	1 %
CM der AOK-Fälle/Standort (relativ)	1,00	0,23	0,75	1,52	3,24	0,28
CMI der AOK-Fälle/Standort	0,90	0,98	0,81	0,85	1,01	0,94
Anteil Pat. mit invasiver Beatmung	1,09 %	0,52 %	0,84 %	1,01 %	1,53 %	0,87 %
Patientenwege Median (min.)	17,5	24,7	16,4	15,8	19,4	18,0

Krankenhaus-Report 2024

Kapitel 4 · Warum Level und gut definierte Leistungsgruppen essentiell sind

Krankenhäuern und Krankenkassen beruhen (und die wir in Busse et al. 2023 genutzt hatten): So berichten die Krankenhäuser von 187 Standorten auf N3 (ca. 2,3/Mio. Einwohner), laut GKV-Spitzenverband sind es aber nur 164 (rund 2,0/Mio.) – und bezüglich N2 sind es 285 statt 260, zusammen also selbstberichtet 472 (5,7/Mio.) oder über 10 % mehr als die 424 (5,1/Mio.) laut Verträgen.

Tab. 4.2 zeigt Leistungsmerkmale der Krankenhausstandorte nach der Notfallstufenzuordnung, d. h. die anhand der AOK-Fälle ermittelten Fallzahlen, den Case-Mix (CM) und CM-Index, den Anteil an Patientinnen und Patienten mit invasiver Beatmung sowie die medianen Patientenwege zum Krankenhaus, jeweils im Jahr 2022. Dies zeigt, dass die 187 Standorte der umfassenden Notfallversorgung (N3) 32 % der stationären AOK-Fälle behandelt haben. Der durchschnittliche Standort behandelte dabei 187 % mehr Fälle als der durchschnittliche Standort über alle Notfallstufen hinweg. Der Case-Mix lag aufgrund des überdurchschnittlichen CM-Index sogar 224 % über dem Schnitt aller Standorte (d. h. über dreimal so hoch). Die im nationalen Vergleich überdurchschnittliche Komplexität der Fälle wird auch durch den um rund die Hälfte höheren Anteil an Patienten mit invasiver Beatmung untermauert.

Die 187 + 285 = 472 Standorte der Notfallstufen 3 und 2 zusammen versorgten 2022 knapp 60 % der AOK-Fälle und erbrachten 62 % des Case-Mixes. Sie sind daher in aller Regel als „systemrelevant" zu klassifizieren – ein Charakteristikum, für das insbesondere von den Ländern Kriterien eingefordert werden, um bei drohenden Schließungen zu wissen, ob diese erhalten bleiben sollten. Umso unverständlicher, dass es genau die Länder waren, die eine einheitliche Definition von Versorgungsleveln, und die Einsortierung der Krankenhäuser in diese, so vehement abgelehnt haben.

Die derzeitige Einstufung der Standorte in die drei Notfallstufen ist aber nicht nur hinsichtlich des Ergebnisses intransparent – schließlich gibt es kein offizielles Verzeichnis,

in welche Stufe ein Haus gehört – sondern die Einordnung folgt auch nicht unbedingt einer Bedarfsorientierung. So gibt es in Düsseldorf und Bremen nur jeweils einen Standort auf Stufe N2 oder N3, während es im kleineren Duisburg sogar fünf gibt. Auch die relativ kleinen Großstädte Koblenz, Recklinghausen und Siegen erscheinen mit jeweils drei solcher Standorte deutlich überversorgt, selbst wenn man die kompletten Landkreise berücksichtigt. Insgesamt gibt es 25 Großstädte (jeweils mit G gekennzeichnet) mit einer Standortdichte auf N2 bzw. N3 von mehr als 10 pro Million Einwohner (Tab. 4.3).

Auch die Krankenhausversorgung im ländlichen Raum zeigt sehr große regionale Unterschiede und bedarf teils dringlicher Interventionen zur Sicherstellung einer qualitativ angemessenen Versorgung in den kommenden Jahren. Während in Nordrhein-Westfalen fast alle ländlichen Regionen bereits durch Häuser der Stufe 2 und 3 abgedeckt sind (anhand der Liste des GKV-Spitzenverbandes), weisen diesbezüglich vor allem östliche Bundesländer und Bayern deutliche Versorgungslücken auf (Abb. 4.1; Karagiannidis et al. 2023a) – obwohl die Verantwortlichen genau dieser Länder nicht müde wurden und werden, dass eine grundlegende Reform nicht notwendig sei bzw. im Falle der Neuen Bundesländer in den 90er Jahren ja schon erfolgt sei. Die Karte in Abb. 4.1 zeigt allerdings sehr deutlich, dass hier doch Reformbedarf besteht – hin zu mehr Stufe 2- bzw. 3-Standorten und Umwandlung vieler der (in Abb. 4.2 zusätzlich dargestellten) Stufe-1-Häuser in Level Ii zugunsten von weniger Stufe-2-Häusern, auch und gerade in ländlichen Räumen. Gerade die Stufe-2-Standorte sichern die Versorgung auch über die 2020er Jahre hinaus, weil sie eine kritische Größe haben, die den bevorstehenden disruptiven Personalmangel in der Pflege (hoffentlich) übersteht. Die Karten zeigen jedoch große regionale Unterschiede. Insbesondere Bayern hat ziemlich viele kleine Krankenhäuser (knapp 300) und im Vergleich dazu nur wenige Stufe 2-und 3-Kliniken (je etwa 30; d. h. zusammen ca. 4,7/Mio.; vgl. Busse et al. 2023).

◻ Tab. 4.3 Anzahl der N2- und N3-Standorte in deutschen Großstädten, sortiert nach Einwohnerzahl, 2021. (Quelle: eigene Berechnungen aufgrund von Angaben des GKV-Spitzenverbandes)

Einwohner	Anzahl der Standorte mit „erweiterter" oder „umfassender" Notfallversorgung (Stufen 2 und 3, Dichte pro Million Einwohner = A bis G)						
	Keiner	1	2	3	4	5	Mehr als 5
>1 Mio.						Köln **B**	Berlin (22) Hamburg (12) München (11) **C**
600.000–999.000		Düsseldorf **A**	Leipzig **B**		Frankfurt **C**	Stuttgart **E**	
500.000–599.000		Bremen **A**	Dresden **B**	Dortmund Essen **C**		Hannover Nürnberg **F**	
400.000–499.000						Duisburg **G**	
300.000–399.000		Bonn **B**	Bielefeld Karlsruhe Mannheim **D**	Bochum Wuppertal **E**	Münster **G**		
250.000–299.000		Augsburg **B**	Mönchengladbach Wiesbaden **D**		Gelsenkirchen **G**		
220.000–249.000		Braunschweig Chemnitz **C**	Aachen Freiburg Krefeld Magdeburg **E**	Halle(Saale) **G**			
200.000–219.000			Erfurt Kiel Lübeck Mainz Oberhausen Rostock **F**	Kassel **G**			

◘ Tab. 4.3 (Fortsetzung)

Einwohner	Anzahl der Standorte mit „erweiterter" oder „umfassender" Notfallversorgung (Stufen 2 und 3, Dichte pro Million Einwohner = A bis G)						
	Keiner	1	2	3	4	5	Mehr als 5
150.000–199.000	Hagen	Darmstadt Heidelberg Leverkusen Ludwigshafen Mühlheim Neuss **D**	Osnabrück Potsdam Saarbrücken **G**	Herne Oldenburg Paderborn Regensburg **G**			
120.000–149.000		Fürth Heilbronn Ingolstadt Offenbach **D**	Pforzheim Ulm Würzburg **G**				
100.000–119.000	Salzgitter	Bremerhaven Jena	Bottrop Erlangen Göttingen Gütersloh Hildesheim Moers Trier **F**	Koblenz Recklinghausen Siegen **G**			
Legende	1,6–1,9/Mio. **A**	2–2,9/Mio. **B**	3–3,9/Mio. **C**	4–7,9/Mio. **D**	8–8,9/Mio. **E**	9–9,9/Mio. **F**	10–29,4/Mio. **G**

Krankenhaus-Report 2024

4

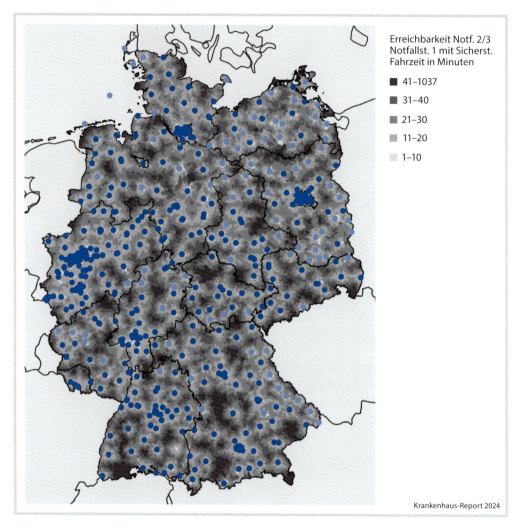

◘ Abb. 4.1 Standorte der Notfallstufen 2 und 3 (in *dunkelblau*) bzw. Notfallstufe 1 mit Sicherstellungszuschlag (in *hellblau*) und jeweiliger Erreichbarkeit in Minuten

Hieraus ergibt sich aber auch das ungeheure Potenzial des Bundeslandes durch Zusammenlegung kleinerer, schlechter ausgestatteter Standorte zu qualitativ höherwertigen Standorten – nach der Devise: besser eine Stufe-2-Klinik in 30 min Entfernung als mehrere Stufe-1-Kliniken in höchstens 20 min Entfernung. Dies würde insbesondere nach der Reform gelten, da mit höherem Level nicht nur eine bessere technische Ausstattung, sondern auch eine zeitlich bessere Verfügbarkeit des ärztlichen Personals verbunden wäre (vgl. ◘ Tab. 4.1).

4.3 Leistungsgruppen

Eine einheitliche Definition von Versorgungsstufen und die Festlegung von Mindestanforderungen pro Stufe allein würde einen entscheidenden Schwachpunkt der derzeitigen deutschen Krankenhausversorgung noch nicht beseitigen: Krankenhäuser behandeln zu häufig auch ohne passende personelle und technische Ausstattung. Grund dafür ist, dass sich in der Regel die Fachabteilungen lediglich an den ärztlichen Fachgebieten orientieren.

Kapitel 4 · Warum Level und gut definierte Leistungsgruppen essentiell sind

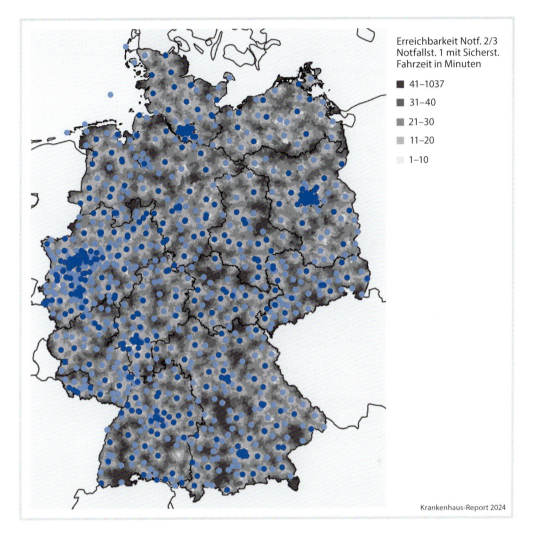

◘ **Abb. 4.2** Standorte wie in ◘ Abb. 4.1 plus Notfallstufe-1-Standorte ohne Sicherstellungszuschläge (ebenfalls in *hellblau*; ohne markierte Erreichbarkeit)

Die Regierungskommission hatte in ihrer Stellungnahme stattdessen vorgeschlagen, das Leistungsspektrum mithilfe sogenannter Leistungsgruppen (LG) zu definieren. Diese sollten jeweils, definiert über ICD- und OPS-Codes, diejenigen Patientinnen und Patienten bzw. die für sie bedarfsgerecht und qualitativ notwendigen Leistungen zusammenfassen, die ähnliche personelle und technische Ausstattung benötigen. Die Kommission hatte dafür – aufbauend auf dem detaillierten Schweizer System und unter Berücksichtigung des NRW-Systems mit 60 somatischen LG – einen Katalog von 128 Leistungsgruppen erarbeitet, deren Definitionen auch alle anderen qualitätssichernden Vorgaben (wie etwa die Mindestmengen-Regelung) ersetzen sollten. Für die Erarbeitung der jeweiligen Strukturvoraussetzungen regte sie die aktive Beteiligung von medizinischen Fachgesellschaften und weiteren Verbänden an.

Im Kommissionspapier wurden alle LG jeweils einem Mindestlevel zugeordnet. Level-In-Kliniken hätten dementsprechend nur

Leistungen passend zu Level I abrechnen dürfen, Level-II-Kliniken nur die passend zu Level I und II, während Level-III-Kliniken alle abrechnen dürften – sofern jeweils die leistungsgruppenspezifischen Anforderungen erfüllt wären und ein entsprechender Versorgungsauftrag vorläge.

In den Bund-Länder-Verhandlungen wurde zwar der Vorschlag einer Nutzung von LG aufgegriffen, aber (1) von der detaillierten Gliederung der LG sowie (2) ihrer Koppelung an Level Abstand genommen. Stattdessen sollen die in Nordrhein-Westfalen entwickelten LG mit ihren sehr schwachen, zum Teil unter den für OPS-Strukturmerkmalen liegenden qualitativen Anforderungen für die bundesweite Gruppierungslogik Anwendung finden. Dadurch verliert das System sowohl die Koppelung an krankenhausweite Qualitätsvorgaben, die an die Level geknüpft sind (s. o.), als auch durch die z. T. sehr breit definierten NRW-LG die Möglichkeit, pro LG sehr spezifische Anforderungen zu definieren. Da zudem – zumindest initial – auch die Anforderungen von NRW übernommen werden und diese für viele LG durch die ärztliche Weiterbildungsordnung definiert sind und auch mittels Kooperationen als erfüllt gelten, verlieren die LG viel von ihrem intendierten Biss.[1]

Das Ergebnis der Überprüfung, ob es in Deutschland ggf. schon eine „Sortierung" der Fälle nach Notfallstufen besteht, zeigt ◘ Tab. 4.4. Diese zeigt für ausgewählte NRW-LG bzw. definierte Gruppen nach DRGs bzw. der MDC 17 sowie für Fälle stratifiziert nach Relativgewicht, wie sich die AOK-Fälle im Jahr 2022 auf Standorte der Notfallstufen 1, 2 und 3 verteilen. Angegeben ist auch, welche LG gemäß dem Vorschlag der Kommission nur in Standorten mit Level II und höher (bzw. z. T. in Fachkliniken) erbracht bzw. welche Standorte mit Level III vorbehalten sein sollten.

◘ Tab. 4.4 zeigt, dass – ausgehend von den auch in ◘ Tab. 4.2 enthaltenden Anteilen – keine großen Unterschiede zwischen N1, N2 und N3 für die Relativgewicht-Strata gibt. Aus der Tabelle wird deutlich, dass alle Leistungen in Deutschland in Häusern aller Notfallstufen erbracht werden – bis hin zu 4 % der Transplantationen in vier Stufe-1-Häusern. Auffällig ist auch der große Anteil von 28 % der herzchirurgischen Patienten, die in 23 Stufe-1-Häusern operiert wurden (nicht gemeint sind hier 10 % in 13 Standorten ohne Notfallstufe, unter denen sich überwiegend Fachkliniken befinden dürften). Bei bariatrischer Chirurgie und Wirbelsäuleneingriffen wird sogar der relativ größte Anteil in Standorten der Stufe 1 behandelt – 42 % in 91 N1-Standorten bzw. 33 % in 495 (!) N1-Standorten. Zwar erfolgt die relative Mehrheit an Pankreas-, Leber- und Ösophaguseingriffen in N3-Häusern, aber zweistellige Prozentzahlen auch in 119, in 94 bzw. in 38 N1-Häusern – wobei pro Haus die jährlichen AOK-Patientenzahlen bei durchschnittlich 4, 2 bzw. 3 (!) liegen.

Von den Patienten mit hämatologischen und soliden Neubildungen (MDC 17) sind es sogar 18 %, die in 641 N1-Häusern (d. h. praktisch jedem Haus dieser Stufe) behandelt werden (im Schnitt 16 pro Jahr) – bei den gynäkologischen Karzinomen des Ovars 22 % und der Brust (LG Senologie) sogar 25 %. Jedes der 186 N1-Häuser, die Ovarialkarzinom-Patientinnen behandeln, kommt im Schnitt auf 2,5 (!) AOK-Patientinnen im Jahr; beim Brustkrebs sind es in den 216 N1-Häusern je 24, also auch unter Berücksichtigung der anders versicherten Patientinnen deutlich unter der ab 2025 gültigen Mindestmenge von 100.

Während international Leistungen wie Pankreas-, Leber- und Ösophaguseingriffe, komplexe Gefäßeingriffe, bariatrische Chirurgie etc. nur in wenigen spezialisierten Häusern erbracht werden dürfen, sind diese in Deutschland aufgrund der in den vergangenen Jahren weitestgehend fehlenden Planung der Länder

---

1 Erschwerend kommt hinzu, dass unsere Auswertungen für NRW (Karagiannidis et al. 2023b) ergeben haben, dass in der ersten Verhandlungsrunde zwischen Kliniken und Kassen Gelegenheitsversorgung erhalten geblieben ist, insbesondere mit sehr vielen Leistungsgruppenstandorten, die weniger als 1 bis 2 Behandlungen pro Woche in der entsprechenden LG erbringen, was nur für hochspezialisierte Leistungen zu rechtfertigen wäre, aber nicht in der Breite.

Kapitel 4 · Warum Level und gut definierte Leistungsgruppen essentiell sind

■ **Tab. 4.4** Verteilung der stationären AOK-Fälle auf Standorte nach Notfallstufe, 2022. (Quelle: Qualitätsberichte, Daten der AOK und eigene Berechnungen)

Patientenpopulation nach LG, DRG/MDC bzw. Relativgewicht (RG)	Standorte mit AOK-Fällen	% der jeweiligen AOK-Fälle in Standorten mit Notfallstufe … (*Rest N0 oder unbekannt*)			Mindest-Level gemäß Regierungs-kommission
		N1	**N2**	**N3**	
Endoprothetik Knie: LG 14.2	1.002	48	17	10	II
Endoprothetik Hüfte: LG 14.1	1.103	46	19	12	II
Revision Knieendoprothese: LG 14.4	904	41	19	19	II
Revision Hüftendoprothese: LG 14.3	921	37	23	23	II
Bariatrische Chirurgie: LG 16.1	242	42	23	28	II
Wirbelsäuleneingriffe: LG 14.5	1.072	33	24	28	II
Alle Fälle mit RG ≤ 0.8	1.667	35	28	31	
Durchschnitt aller Fälle	*1.682*	*34*	*27*	*32*	
Alle Fälle mit 0.8 < RG ≤ 1.0	1.606	33	27	33	
Alle Fälle mit RG > 1.0	1.646	31	25	34	
Tiefe Rektumeingriffe: LG 16.5	814	33	30	35	II
Interventionelle Kardiologie: LG 8.2	993	29	35	33	II
Geburten: LG 21.4	649	29	32	36	II
Komplexe periphere arterielle Gefäße: LG 12.3	632	28	34	35	II
Kardiale Devices: LG 8.3	725	27	31	38	II
Senologie: LG 21.3	593	25	32	38	II
Beatmung > 95h: DRG A06–A13, A60, A62–69	1.258	28	22	43	
Herzchirurgie: LG 13.1	123	28	16	44	III
EPU/Ablation: LG 8.1	468	23	31	43	II
Ovarialkarzinom: LG 21.2	517	22	29	44	II
Minimalinvasive Herzklappenintervention: LG 8.4	92	27	16	45	III
Bauchaortenaneurysma: LG 12.1	461	22	31	46	III
Carotis operativ/interventionell: LG 17.2	588	21	31	46	II
Hämatologische und solide Neubildungen: MDC 17	1.293	18	24	55	II
Pankreaseingriffe: LG 16.4	450	14	30	55	III
Lebereingriffe: LG 16.2	372	12	25	62	III
Ösophaguseingriffe: LG 16.3	222	10	23	65	III
Perinatalzentrum Level 1: LG 22.2	192	11	21	66	III
Stammzelltransfusionen: DRG A04, A15, A18, A42, A61	124	4	15	80	III
Transplantationen: DRG A01, A02, A03, A05, A17, A18	46	4	2	93	III

Krankenhaus-Report 2024

auch zu einem relevanten Prozentsatz in kleinen Häusern ohne entsprechende Ausstattung möglich.

4.4 Relevanz von Leveln und Leistungsgruppen für Vorhaltevergütung

Die Einführung von Vorhaltevergütung hat wie das jetzige DRG-System Vor- und Nachteile. Ein wesentlicher Nachteil der Vorhaltevergütung ist ein unzureichender Effekt, wenn die Definition der Strukturvoraussetzung zu schwach erfolgt und damit keine Strukturveränderung mit „wanderndem" Budget erzeugt. Im Extremfall erhalten alle Standorte, die heute die Leistungen der entsprechenden LG erbringen, diese von den Ländern zugeteilt: Dann würden bei gleichbleibender Höhe der Vergütung für den stationären Sektor im Schnitt alle Standorte exakt eine Vorhaltefinanzierung in Höhe der gekürzten DRG-Vergütung erhalten. Und was die derzeit 94 Standorte auf Stufe 1, die Lebereingriffe durchführen, mit ihren weniger als € 50.000 Vorhaltebudget an Versorgung sicherstellen sollen, ist auch unklar.

Ein Nachteil der Gruppierung in „allgemeine" Leistungsgruppen, wie sie das NRW-System vornimmt („allgemeine Innere" und „allgemeine Chirurgie" mit rund 45 % aller stationären Fälle), ist, dass sie die darin enthaltenen spezialisierteren Leistungen auch für kleinste Krankenhäuser ermöglicht, während die Regierungskommission vorgeschlagen hatte, etwa Intensivmedizin in die LG „Basisbehandlung Intensivmedizin" (ab Level In), „Erweiterte Intensivmedizin" (ab Level II) und „Umfassende Intensivmedizin" (nur für Level III) – oder Fächer wie Augenheilkunde in „Basisbehandlung", „Allgemeine Augenheilkunde" und „Komplexe Augenheilkunde" zu teilen. Damit verbunden gewesen wäre eine gestufte Vorhaltevergütung. Standorte auf Level In hätten geringere Strukturvoraussetzungen und dementsprechend geringere Vor-

haltebudgets, Level-III-Kliniken jeweils höhere. Dieser Mechanismus wäre allen Kliniken entgegengekommen, während die einheitliche LG-Definition zur Personaleinsparung in Häusern höherer Versorgungsstufen anreizt – bzw. Häuser mit niedrigerer Versorgungsstufe zum Behalten von Patientinnen und Patienten mit höherer Komplexität, obwohl diese dort nicht adäquat versorgt werden können, nur um den Case-Mix zur Berechnung des Vorhaltebudgets möglichst hoch zu halten.

Das NRW-Modell zeigt also noch große Schwachpunkte auf, aufgrund deren eine schrittweise Anpassung zwingend notwendig ist. Der große Vorteil des NRW-Modells liegt darin, dass der Schritt zur Einführung der LG-Systematik überhaupt gegangen wird und sich damit die Möglichkeit eröffnet, überhaupt spezialisierte Leistungen bestimmten Kliniken zuzuweisen. Wenn außerdem alle Bundesländer nach der gleichen LG-Systematik planen, sprechen sie alle die gleiche „Sprache", was die Planung in grenznahen Regionen deutlich erleichtern würde.

Danksagung Die Autoren danken Boris Augurzky für wertvolle Hinweise, Corinna Hentschker und Andreas Pritzkau für die Bereitstellung und Aufarbeitung der AOK-Daten 2022 sowie Franz Krause vom GKV-Spitzenverband für die Erarbeitung der Standort-Karten.

Literatur

Busse R, Karagiannidis C, Augurzky B, Schmitt J, Bschor T (2023) Der Vorschlag der Regierungskommission für eine grundlegende Reform der Krankenhausvergütung. In: Klauber J, Wasem J, Beivers A, Mostert C (Hrsg) Krankenhaus-Report 2023 – Schwerpunkt: Personal. Springer, Berlin, Heidelberg, S 267–280

Karagiannidis C, Busse R, Augurzky B (2023a) Sicherung der stationären Gesundheitsversorgung 2030. Dtsch Ärztebl 120(15):A645–A649

Karagiannidis C, Busse R, Augurzky B (2023b) Krankenhausreform: Noch zu wenig Schwerpunktbildung. Dtsch Ärztebl 120(44):A1823–A1824

OECD (2023) Health at a Glance 2023. OECD, Paris

Kapitel 4 · Warum Level und gut definierte Leistungsgruppen essentiell sind

Open Access Dieses Buch wird unter der Creative Commons Namensnennung 4.0 International Lizenz (http://creativecommons.org/licenses/by/4.0/deed.de) veröffentlicht, welche die Nutzung, Vervielfältigung, Bearbeitung, Verbreitung und Wiedergabe in jeglichem Medium und Format erlaubt, sofern Sie den/die ursprünglichen Autor(en) und die Quelle ordnungsgemäß nennen, einen Link zur Creative Commons Lizenz beifügen und angeben, ob Änderungen vorgenommen wurden.

Die in diesem Buch enthaltenen Bilder und sonstiges Drittmaterial unterliegen ebenfalls der genannten Creative Commons Lizenz, sofern sich aus der Abbildungslegende nichts anderes ergibt. Sofern das betreffende Material nicht unter der genannten Creative Commons Lizenz steht und die betreffende Handlung nicht nach gesetzlichen Vorschriften erlaubt ist, ist für die oben aufgeführten Weiterverwendungen des Materials die Einwilligung des jeweiligen Rechteinhabers einzuholen.

Elemente der (Neu-) Strukturierung

Inhaltsverzeichnis

Kapitel 5 Neugestaltung der deutschen
Krankenhauslandschaft – 81
*Alexander Geissler, Franz Krause und
Wulf-Dietrich Leber*

Kapitel 6 Qualitätskriterien für Leistungsgruppen – 107
*Jürgen Malzahn, Marjana Mai, Jochen Schmitt und
Simone Wesselmann*

Kapitel 7 Qualitätsdaten für die
Krankenhausplanung – 121
Dagmar Drogan und Christian Günster

Kapitel 8 Ausgestaltung der Vorhalte- und
Leistungsvergütung – 159
Robert Messerle und Jonas Schreyögg

Kapitel 9 Herausforderungen einer Neustrukturierung
aus Krankenhaussicht – 177
Christoph Heller

Kapitel 10 Sektorenübergreifende Planung ambulanter und
ambulant erbringbarer Leistungen – 195
*Theresa Hüer, Anke Walendzik, Adam Pilny,
Florian Buchner, Lara Kleinschmidt, Boris Augurzky
und Jürgen Wasem*

Kapitel 11 Reform der Notfallversorgung und des Rettungswesens – 209

Elke Berger, Hendrikje Rödiger und Reinhard Busse

Neugestaltung der deutschen Krankenhauslandschaft

Planungsprozess und ausgewählte Ergebnisse zur Erreichbarkeit und Anzahl versorgungsrelevanter Krankenhäuser

Alexander Geissler, Franz Krause und Wulf-Dietrich Leber

Inhaltsverzeichnis

5.1 Krankenhauslandschaft ohne Planung – einige ordnungspolitische Vorbemerkungen – 84

5.2 Bausteine einer leistungs-, bedarfs- und qualitätsorientierten Krankenhausplanung – 85
5.2.1 Definition von Leistungsgruppen – 85
5.2.2 Bedarfsermittlung – 87
5.2.3 Qualitätsanforderungen – 87

5.3 Auswahlentscheidungen – 88

5.4 Bestehende Instrumente zur Strukturierung der Krankenhauslandschaft – 89
5.4.1 Sicherstellungszuschläge und Förderung ländlicher Krankenhäuser – 90
5.4.2 Strukturfonds – 91
5.4.3 IT-Fördergelder nach KHZG – 91
5.4.4 Notfallstufen – 92

5.5 Erreichbarkeit von Krankenhäusern mit Notaufnahmen – 92

© Der/die Autor(en) 2024
J. Klauber et al. (Hrsg.), *Krankenhaus-Report 2024*, https://doi.org/10.1007/978-3-662-68792-5_5

5.6	Versorgungsrelevante Krankenhäuser – eine Modellrechnung – 96
5.7	Zahl und Standort von integrierten Notfallzentren (INZ) – 99
5.8	Anregungen zur Methodik einer Neugestaltung der deutschen Krankenhauslandschaft – 100
	Literatur – 103

■■ Zusammenfassung

Gesundheitsökonomische Beiträge zur Konzeption einer bedarfsnotwendigen, effizienten und qualitätsorientierten Krankenhauslandschaft sind rar. Ursächlich dafür ist die Tatsache, dass stationäre Versorgung zunehmend das Ergebnis eines (ungeplanten) Marktprozesses und zudem im Kompetenzbereich der Bundesländer verortet ist. Durch den Planungsprozess in Nordrhein-Westfalen und durch die Empfehlungen der Regierungskommission für eine moderne und bedarfsgerechte Krankenhausversorgung (Dezember 2022) ist inzwischen eine bundespolitische Debatte entstanden, zu der dieser Artikel einen Beitrag liefern soll.

Zunächst werden mögliche Bausteine einer leistungs-, bedarfs- und qualitätsorientierten Krankenhausplanung erörtert – mit einem Schwerpunkt auf Leistungsgruppen. Es schließt sich die noch wenig diskutierte Auswahlentscheidung bei Überversorgung an. Eine Reihe von Instrumenten zeigt, dass bereits heute bundesweit einheitliche Kriterien für Auswahlentscheidungen funktionieren (Sicherstellung und Förderung ländlicher Krankenhäuser, Strukturfonds, IT-Fördergelder nach KHZG, Notfallstufen).

In weiteren empiriebasierten Abschnitten werden die Folgen der bundeseinheitlichen Regulierung der Krankenhauslandschaft dargestellt. Es wird empfohlen, die Notaufnahme nicht auf Häuser mit erweiterter und umfassender Notfallversorgung zu beschränken. Nach einem umfassenderen Modell für „versorgungsrelevante" Krankenhäuser ergeben sich insgesamt 1.247 Krankenhäuser. Mit Bezug zur Neugestaltung der Notaufnahme werden in einer Erreichbarkeitsanalyse die Standorte für integrierte Notfallzentren ermittelt. Nicht zuletzt aufgrund der Notwendigkeit gerichtsfester Auswahlentscheidungen wird empfohlen, den Weg bundesweiter Kriterien für die Krankenhausplanung algorithmengetrieben fortzusetzen.

In Germany, health economic contributions to the concept of a needs-based, efficient and quality-orientated hospital landscape are rare. This is due to the fact that inpatient care is increasingly the result of an (unplanned) market process and, apart from that, the responsibility of the federal states. The planning process in North Rhine-Westphalia and the recommendations of the government commission for modern and needs-orientated hospital care (December 2022) have now led to a national political debate, to which this article aims to contribute.

Firstly, the authors discuss possible elements for performance-, demand- and quality-orientated hospital planning – with a focus on service groups. This is followed by the still little-discussed selection decision in the event of overprovision. A number of instruments show that standardised criteria for selection decisions already work nationwide (securing and promoting rural hospitals, structural funds, IT funding in accordance with the KHZG, emergency levels).

The consequences of the standardised federal regulation of the hospital landscape are described in further empirical sections. The authors recommend that emergency admissions should not be limited to hospitals with extended and comprehensive emergency care. A more comprehensive model for "care-relevant" hospitals results in a total of 1,247 hospitals. With reference to the redesign of emergency departments, the locations for integrated emergency centres are determined in an accessibility analysis. Not least because of the need for court-proof selection decisions, nationwide criteria for hospital planning should be set by using algorithms.

5.1 Krankenhauslandschaft ohne Planung – einige ordnungspolitische Vorbemerkungen

Dafür, dass die Krankenhausplanung in den letzten Jahren als eines der zentralen versorgungspolitischen Steuerungsinstrumente wahrgenommen wird, gibt es im bundesdeutschen Raum erstaunlich wenige gesundheitsökonomische Beiträge zur Ausgestaltung der Krankenhauslandschaft. Das gilt sowohl für empirische Studien als auch für eine konzeptionelle Neuausrichtung. Hierfür sind zumindest zwei Gründe maßgeblich.

1. Krankenhausversorgung ist inzwischen ein Markt. Zweifelsohne ist die gegenwärtige Krankenhauslandschaft in vielen Aspekten das Ergebnis autonomer Entscheidungen von Krankenhausträgern und zum Teil auch von Patienten. Die Planungsentscheidungen der Landesbehörden waren in der Regel nur eine Fortschreibung bestehender Krankenhausstandorte. Zudem handelt es sich bis heute um eine grobe Abteilungs- und Bettenplanung. Wo in Deutschland eine spezialisierte Kardiologie besteht, war fast ausnahmslos eine Trägerentscheidung. Das Primat der Trägerentscheidung gilt sogar für politisch hoch sensible Standortentscheidungen hinsichtlich Organtransplantationen. Marktmodelle sehen in dieser wenig stringenten Planung keinen Mangel, sondern gehen davon aus, dass die Entscheidungen von Krankenhausträgern und Patienten eine bessere „Allokation" ergeben als Behördenentscheidungen. Exemplarisch ist hier die Sichtweise von Monopolkommission und Kartellamt, die beispielsweise Fusionen und Kooperationen von Krankenhäusern als wohlfahrtsmindernde Wettbewerbseinschränkung ansehen. Konzeptionelle Überlegungen zur Optimierung der Krankenhausplanung machen in diesem „Weltbild" wenig Sinn.

2. Krankenhausplanung ist Ländersache. Die Krankenhausversorgung gehört laut Grundgesetz zum Bereich der konkurrierenden Gesetzgebung nach Artikel 74, also zu jenem Bereich, in dem es sowohl bundes- als auch landesgesetzliche Kompetenz gibt – und zwar in zweifacher Weise: Zum Ersten findet sich in der Aufzählung der Rechtstitel in Absatz 1 explizit die Nummer „19a die wirtschaftliche Sicherung der Krankenhäuser und die Regelung der Krankenhauspflegesätze" und zum Zweiten entfaltet die Nummer „12 [...] die Sozialversicherung [...]" Wirkung. Sie begründet beispielsweise eine Bundeskompetenz bei Zugang und Qualität von Krankenhausleistungen. Die spezifische Entscheidung zur Tätigkeit eines Krankenhauses erfolgt jedoch durch Feststellungsbescheide der Landesplanungsbehörden, die wiederum Entscheidungen auf der Basis von Landeskrankenhausgesetzen treffen. Im Vorfeld der diesbezüglichen Landesgesetzgebung spielen gesundheitsökonomische Studien eine Rolle. Aber es sind nie länderübergreifende, bundesweite Aufträge. Erst die Regierungskommission hat mit ihrer dritten Stellungnahme und ihren Empfehlungen eine bundesweit einheitliche Strukturierung der Krankenhauslandschaft angemahnt (Regierungskommission 2022). Eine verstärkte gesundheitsökonomische Befassung mit diesen dürfte die Folge sein.

Es sei aber darauf hingewiesen, dass es trotz der Länderdominanz bezüglich konkreter Planungsentscheidungen bereits heute bundesgesetzlich verankerte Strukturentscheidungen gibt, die künftig an Bedeutung gewinnen dürften (vgl. ▶ Abschn. 5.4). Im Folgenden seien zunächst die Grundsätze einer leistungs-, bedarfs- und qualitätsorientierten Krankenhausplanung dargestellt, die sich zum Teil im aktuellen Planungsprozess für Nordrhein-Westfalen wiederfinden.

5.2 Bausteine einer leistungs-, bedarfs- und qualitätsorientierten Krankenhausplanung

Die Planung stationärer Kapazitäten bewegt sich im Spannungsfeld von Qualität, Wirtschaftlichkeit und Erreichbarkeit. Da eine wirtschaftliche und qualitativ hochstehende Leistungserbringung ein gewisses Maß an Konzentration benötigt (Volume-Outcome-Relationship bzw. Economies of Scale), können die Erreichbarkeit bzw. der Zugang eingeschränkt sein. Dabei unterscheiden sich die Ziele je nach geografischen und demografischen Gegebenheiten (z. B. Stadt vs. Land) und Charakteristik der Leistung (z. B. Notfall vs. elektive Leistungen). Alle drei Ziele im Rahmen der Krankenhausplanung gleichermaßen zu erreichen ist daher komplex und bedarf einer ausgewogenen, zielgerichteten und strukturierten Vorgehensweise.

Die meisten Bundesländer sind davon jedoch weit entfernt. Wie bereits angedeutet, ist die reale Krankenhauslandschaft von historischen, politischen und konfessionellen Entwicklungen geprägt, wobei die Strukturen oftmals eher fortgeschrieben wurden, als dass sie leistungs-, bedarfs- und qualitätsorientiert weiterentwickelt wurden (Vogel et al. 2020). Dass ein Paradigmenwechsel jedoch unumgänglich ist, zeigt die demografische (z. B. steigender Versorgungsbedarf bei weniger Fachkräften), ökonomische (z. B. eingetrübte Wirtschaftsprognosen) und medizinische (z. B. Innovationsdruck, Spezialisierung) Entwicklung, sodass es zukünftig nicht möglich sein wird, die Krankenhauslandschaft in ihrer heutigen Form aufrechtzuerhalten.

Durch die Impulse der reformierten Krankenhausplanung in NRW bzw. die Initiative auf Bundesebene, angestoßen durch die Regierungskommission, könnte die Krankenhausplanung zukünftig entlang neuer Grundsätze aufgestellt werden. Jedoch gibt es eine Reihe von Fragen, die bisher unbeantwortet sind. Wie werden Leistungsgruppen definiert bzw. für welche Bereiche sollten diese definiert werden? Wie wird der Versorgungsbedarf bei der Verteilung von Leistungsaufträgen berücksichtigt bzw. wie kann dieser ermittelt werden? Wie können Auswahlentscheidungen zwischen Krankenhäusern getroffen und begründet werden? Kann letztlich mit dieser Systematik eine medizinisch und ökonomisch tragfähige Krankenhauslandschaft entstehen? Im Folgenden sei zunächst die Definition von Leistungsgruppen diskutiert, sodann die Bedarfsermittlung und Qualitätsanforderungen und anschließend in ▶ Abschn. 5.3 das Problem einer Auswahlentscheidung.

5.2.1 Definition von Leistungsgruppen

Aufgrund der in vielen Bundesländern vorherrschenden Planung entlang medizinischer Fachgebiete (DKG 2022), die zudem oftmals breit definiert sind (beispielsweise Innere Medizin), besitzen die Bundesländer wenige Steuerungsmöglichkeiten, um konkrete Leistungen an ausgewählte Standorte zu vergeben. Ein grundlegender Methodenwechsel hin zu einer Vergabe von Versorgungsaufträgen über präzise definierte Leistungsgruppen kann dieses Steuerungsdefizit beheben. Sowohl die neue Krankenhausplanung in NRW (MAGS NRW 2022) als auch das von der Regierungskommission vorgeschlagene Konzept zur Krankenhausplanung basieren daher auf Leistungsgruppen.

Um auf den Leistungsgruppen aufbauend zu entscheiden, welche Leistungen bzw. Kombinationen von Leistungen in welchen Regionen benötigt werden bzw. an welche Standorte vergeben werden sollten, ist eine valide Bedarfsermittlung unerlässlich. Dieses bis heute fehlende Element der deutschen Krankenhausplanung hat zu der, insbesondere in urbanen Räumen, bekannten Fragmentierung der Versorgung geführt. Dies wird u. a. daran ersichtlich, dass eine Vielzahl von Krankenhäusern gleiche Leistungen in geringer Fallzahl in sehr enger Lagebeziehung erbringt (MAGS NRW 2019).

Im Ergebnis hat das u. a. zu einer für viele Leistungen nachgewiesenen Qualitätsvariation, insbesondere bei komplexen Eingriffen, geführt (Nimptsch und Mansky 2017; Pross et al. 2017). Die gering ausgeprägte Qualitätsorientierung bisheriger Planungsansätze über breit definierte medizinische Fachgebiete kann diese Qualitätsdefizite nicht adressieren. Vielmehr bedarf es nachvollziehbarer Qualitätsvorgaben gekoppelt an die Leistungsgruppen, um zukünftig Leistungen ausschließlich an jene Krankenhäuser zu vergeben, die diese Anforderungen erfüllen.

Darüber hinaus sorgen in dem skizzierten Umfeld die bestehenden Anreize des DRG-basierten Fallpauschalensystems für eher erlös- statt bedarfsorientierte Leistungsportfolios der Krankenhäuser und führen damit zu einem verstärkten Wettbewerb um Patienten und Personal – kurzum: zu mehr Abgrenzung statt zu Kooperation.

Durch einen stringenten Paradigmenwechsel hin zu einer leistungs-, bedarfs- und qualitätsorientierten Krankenhausplanung kann jedoch die Grundlage für die richtige Versorgung am richtigen Ort unter den richtigen Bedingungen geschaffen werden. Für alle drei Bereiche sind jedoch entscheidende Fragen zu thematisieren. Leistungsgruppen haben durch das vom Ministerium für Arbeit, Gesundheit und Soziales des Landes Nordrhein-Westfalen (MAGS NRW) in Auftrag gegebene Gutachten zur Krankenhausplanung 2019 (MAGS NRW 2019), dessen Empfehlungen im Krankenhausplan 2022 von NRW umgesetzt wurden, auch in Deutschland Einzug gehalten. Die NRW-Leistungsgruppen werden hinsichtlich der medizinischen Struktur und Granularität als Grundlage für die Krankenhausreform auf Bundesebene diskutiert. Dies ist zentral, da die Leistungsgruppen und ihre Hierarchie den Ausgangspunkt aller weiteren Überlegungen darstellen, u. a. für die Bedarfsabschätzung, die Definition von Qualitätsvorgaben und ein sowohl medizinisch als auch wirtschaftlich tragfähiges Leistungsportfolio einzelner Krankenhäuser.

Während im Rahmen des Reformprozesses in NRW insgesamt 64 Leistungsgruppen (60 Somatik, 4 Psychiatrie) innerhalb von 32 Leistungsbereichen erarbeitet wurden, die sowohl spezifisch über Diagnose- und Prozedurenkodes (ICD und OPS) als auch allgemein über die Weiterbildungsordnungen definiert sind, hat die Regierungskommission eine deutlich höhere Granularität (128 Leistungsgruppen in der Somatik) unter ausschließlich spezifischer Definition der Leistungsgruppen vorgeschlagen (Busse et al. 2023). Allein die Anzahl und der Detailgrad der Leistungsgruppen führen jedoch nicht zwangsläufig zu einer ausgeprägteren Leistungsdifferenzierung, wie Analysen für die Schweiz, dem Ursprungsland der Leistungsgruppensystematik, zeigen (Kuklinski et al. 2023). Vielmehr muss für jeden Leistungsbereich untersucht werden, für welche Leistungsgruppen eine Steuerungswirkung erzielt werden soll und daher eine Abgrenzung notwendig ist.

Im bisherigen Gesetzgebungsverfahren zur Krankenhausreform auf Bundesebene wird die Leistungsgruppensystematik aus NRW favorisiert und um fünf Leistungsgruppen (Infektiologie, Notfallmedizin, spezielle Traumatologie, spezielle Kinder- und Jugendmedizin, spezielle Kinder- und Jugendchirurgie) ergänzt (BMG 2023a). Darüber hinaus sollen alle Leistungsgruppen spezifisch definiert werden. Jedoch findet sich im NRW-Modell eine Reihe von Leistungsgruppen, die (noch) nicht ausreichend differenziert sind, um als Voraussetzung für die Erbringung komplexerer Leistungsgruppen zu dienen und eine qualitätsorientierte Leistungsdifferenzierung und Zentralisierung zu ermöglichen. Außerdem sind einige Leistungsgruppen aufgrund ihrer Breite nicht ausreichend medizinisch homogen. Beispielsweise wird der gesamte Fachbereich der Urologie in einer einzigen allgemeinen Leistungsgruppe zusammengefasst. Ein Blick in die Schweiz zeigt, dass dort eine Differenzierung in acht urologische Leistungsgruppen vorgenommen wird, die eine Leistungsdifferenzierung und Zentralisierung ermöglichen (Kuklinski et al. 2023).

Unter den im Krankenhaustransparenzgesetz (BMG 2023a) aufgeführten Leistungsgruppen befinden sich drei medizinische Querschnittsbereiche (Notfallmedizin, Intensivmedizin, Infektiologie). Diese als eigenständige Leistungsgruppen zu verwenden, um Versorgungsaufträge zu vergeben, ist mit einigen Herausforderungen verbunden. Am Beispiel der Intensivmedizin lässt sich das anschaulich illustrieren: Zweifelsohne wird ein großer Anteil von Patienten, insbesondere nach komplexen Interventionen, intensivmedizinisch versorgt. Bei Einführung einer Leistungsgruppe Intensivmedizin stellt sich jedoch die Frage, wie diese Fälle einer Leistungsgruppe zuzuordnen wären. Eine Möglichkeit ist, derartige Fälle nach Komplexität zuzuordnen, d. h. ausgewählte Fälle hierarchisch höher als die Intensivmedizin zu gruppieren. Eine zweifelsfreie Klassifikation, welcher Fall in eine behandlungs- bzw. krankheitsbezogene Leistungsgruppe aufgenommen würde und welcher in eine intensivmedizinische, ist jedoch sehr schwierig zu begründen.

Darüber hinaus ist die Identifikation intensivmedizinischer Fälle herausfordernd. Falls eine Zuordnung nach entlassender Fachabteilung erfolgt, können nur von der Intensivstation verlegte bzw. dort verstorbene Fälle identifiziert werden. Jene, die eine intensivmedizinische Behandlung erhalten haben, aber von einer Normalstation entlassen wurden, können nicht identifiziert werden. Möchte man in diesem Fall nach der Verweildauer auf den einzelnen Stationen entscheiden, so muss auch berücksichtigt werden, dass lange Intensivaufenthalte oftmals auf Komplikationen bei der Primärbehandlung zurückzuführen sind. Darüber hinaus könnten Intensivfälle mithilfe von OPS-Komplexkodes identifiziert werden. Dem steht jedoch entgegen, dass längst nicht alle Intensivstationen die Kodes nutzen (dürfen). Daher erscheint es wenig zielführend, die genannten Querschnittsbereiche mit eigenen Leistungsgruppen für die Krankenhausplanung zu nutzen. Vielmehr sollte die Vorhaltung von Notfallmedizin, Intensivmedizin und Infektiologie im Sinne einer Qualitätsanforderung als Voraussetzung dafür, dass andere Leis-

tungsgruppen (abgestuft je nach Komplexität der Leistungsgruppe) erbracht werden können, formuliert werden.

5.2.2 Bedarfsermittlung

Obwohl in verschiedenen Rechtsvorschriften die Bedarfsgerechtigkeit der Krankenhauslandschaft eingefordert wird, ist eine klare und einheitliche Definition bzw. Herleitung des Begriffs bislang nicht vorhanden. Vielmehr wird aufgrund der heutigen Rechtsprechung ungeachtet des Konzepts der angebotsinduzierten Nachfrage davon ausgegangen, dass allein die Inanspruchnahme von Leistungen den Bedarf begründet. Um jedoch Über- und Unterversorgung identifizieren zu können, ist es essenziell, abschätzen zu können, wie groß der tatsächliche Versorgungsbedarf (ambulant und stationär) innerhalb einer Leistungsgruppe und Region ist. Dafür sind verschiedene Morbiditätskennzahlen und deren bisherige Entwicklung und Prognose auf regionaler Ebene sowie ein entsprechender Algorithmus zur Kalkulation, beispielsweise der zu erwartenden Pflegetage je Leistungsgruppe, notwendig.

Derartige Ansätze werden bereits sowohl in der Schweiz als auch in NRW verfolgt. Diese müssen jedoch auf eine breitere Basis, z. B. unter Einbezug des ambulanten Leistungsgeschehens, gestellt und auf nationale Ebene gehoben werden.

Direkt mit der Frage der Bedarfsermittlung ist jene nach einem Auswahlmechanismus verknüpft (vgl. ▶ Abschn. 5.3). Ohne einen kalkulierten Bedarf bleibt unklar, wann eine Auswahlentscheidung zu treffen ist, d. h. wann der Bedarf gedeckt ist, insbesondere wenn mehrere Krankenhäuser die an sie gestellten Qualitätsanforderungen erfüllen.

5.2.3 Qualitätsanforderungen

Ebenso wie das in NRW entwickelte Modell der Leistungsgruppen sind auch die mit ihnen verknüpften Qualitätsanforderungen Gegenstand derzeitiger Auseinandersetzungen, da sie den zentralen Hebel für die angestrebte Konzentration insbesondere komplexer Leistungen auf ausgewählte Krankenhäuser darstellen. Je höher die Anforderungen sind, desto weniger Krankenhäuser sind in der Lage, sie zu erfüllen. Dabei zeigt NRW drei Arten von Anforderungen: Verknüpfung mit verwanden Leistungsgruppen, Facharztqualifikation und -verfügbarkeit sowie Anforderungen zur Vorhaltung von Geräten. Darüber hinaus sind Vorgaben auf Bundesebene (z. B. zu Mindestmengen oder Personaluntergrenzen) zu berücksichtigen.

Die in NRW definierten Qualitätsanforderungen sollten in verschiedene Richtungen weiterentwickelt werden. Insbesondere die Anforderungen an die Facharztverfügbarkeit steht dabei als zentrale Strukturanforderung im Fokus. Sie ist bis jetzt für die überwiegende Mehrheit der Leistungsgruppen pragmatisch mit drei Vollzeitkräften definiert. Diese Anforderung ist aber unabhängig von der Anzahl der betreuten Fälle gesetzt worden, d. h. sowohl große wie auch kleine Abteilungen haben die gleichen Personalressourcen für die Erfüllung der Anforderung vorzuhalten. Dass dies nicht im Sinne der Anforderung (Sicherstellung eines adäquaten Arzt-Patienten-Verhältnisses) sein kann, ist offensichtlich. Abermals lohnt für eine Weiterentwicklung hier der Blick in die Schweiz. Dort werden zeitliche Verfügbarkeiten je nach Komplexität der Leistungsgruppe vorgegeben. Dadurch werden die medizinisch-klinischen Anforderungen der Versorgung abgebildet. Gleichzeitig bilden sie die Dynamik zwischen zu versorgenden Fällen und benötigten Facharztkapazitäten ab (Vogel et al. 2023). Neben diesem Impuls aus der Schweiz kann auch die Anforderung zur Vorhaltung eines internen Notfalldienstes die Qualitätsanforderungen stärken. Dort wird beispielsweise definiert, welche Facharztqualifikationen und Zeitvorgaben (beispielsweise fünf Minuten) im Notfall zur unverzüglichen Behandlung eingehalten werden müssen. Analog zu den allgemeinen Anforderungen zur Facharztverfügbarkeit skalieren diese mit dem durch das Krankenhaus versorgten Fallzahlvolumen.

Neben den Strukturanforderungen stellt sich auch die Frage, inwiefern ausgewählte Prozess- oder Ergebnisqualitätsanforderungen je nach Leistungsgruppe, insbesondere für einen Auswahlprozess bei gleicher Qualifikation, berücksichtigt werden können. Dies ist einerseits maßgeblich vom Zuschnitt der Leistungsgruppe abhängig. So können Ergebnisparameter nur herangezogen werden, wenn diese für einen Großteil der Fälle in der Leistungsgruppe repräsentativ sind. Andererseits ist insbesondere für Prozessparameter entscheidend, ob die zur Evaluation benötigten Daten standardisiert, flächendeckend und durchgängig erhoben werden.

5.3 Auswahlentscheidungen

Die Zuordnung von Leistungsgruppen zu Krankenhäusern ist letztlich ein Gruppierungsvorgang, der eine intensive Diskussion nach sich ziehen kann, die aber nach 20 Jahren DRG-Erfahrung nicht mehr als „Neuland" bezeichnet werden kann. Weniger Erfahrung gibt es im Bereich der Bedarfsermittlung, weil zwar die Erreichbarkeitsanalysen auf der Basis von über 80.000 Marktzellen inzwischen Standard sind, detaillierte Morbiditätsinformationen aber in dieser Granularität nicht zur Verfügung stehen. Durch statistische Näherung ist das Problem jedoch beherrschbar. Das entscheidende Problem ist die Auswahlentscheidung zwischen mehreren Anbietern. Einfach ist noch der Ausschluss von Gelegenheitsversorgung, so z. B. durch Mindestmengen und basale Strukturanforderungen für Leistungsgruppen. Wenn aber das Angebot an „präqualifizierten" Kliniken den ermittelten Bedarf übersteigt, was in vielen Ballungsregionen der Fall ist, dann gilt es, einen gerichtsfesten Auswahlprozess zu etablieren. International gibt es Beispiele für solche Auswahlentscheidungen (z. B. Zürich [Bleibtreu et al. 2022]), aber in Deutschland gibt es dafür im Krankenhausbereich keinen klaren Rechtsrahmen.

Die Annahme, die Landespolitik könne kraft demokratischer Legitimation jede Art von Auswahlentscheidung zwischen konkurrierenden Krankenhäusern entscheiden, ist wahrscheinlich falsch. Schließlich können Krankenhausträger gegen Feststellungsbescheide der Landesplanungsbehörden (und vor allem auch gegen die Rücknahme bestehender Feststellungsbescheide) vor den Verwaltungsgerichten klagen. Die Tätigkeit der Krankenhäuser ist verfassungsrechtlich geschützt – sowohl in Form von Eigentumsschutz als auch durch Schutz der Berufsfreiheit. Die bisherige Rechtsprechung folgt weitestgehend dem Grundsatz „Belegung beweist Bedarf", was auf die Schwierigkeiten einer gerichtsfesten Durchsetzung von Auswahlentscheidungen verweist.

Bemerkenswert ist, dass weder die Landesgesetzgebung in NRW noch die Reformpläne auf Bundesebene hierzu Regelungen enthalten. Etwas überspitzt gesagt: Deutschland hat das Stadium einer bis auf die Krankenhausebene durchsetzbaren Krankenhausreform bislang noch nicht erreicht.

Es sei die These gewagt, dass der Verweis auf eine demokratische Legitimierung der Landesregierung nicht ausreichen wird, um einen Auswahlprozess zu etablieren, der auch vor Gericht Bestand haben kann. Eine werteorientierte Landesregierung beispielsweise könnte zwar den Vorrang für frei gemeinnützige Träger beschließen, würde aber wahrscheinlich vor den Verwaltungsgerichten in Verfahren von klagenden Privatanbietern unterlegen sein. Erfolgversprechender dürfte ein bundesweit gültiger strenger Algorithmus sein, der die Planungsentscheidung vom möglichen Vorwurf der Willkür bewahrt (Leber und Scheller-Kreinsen 2018). Beispiele für solche bundesweit gültigen Algorithmen werden im Folgenden dargestellt, wobei ihnen zwei Dinge gemeinsam sind: Erstens sind sie quasi „begünstigende Verwaltungsakte", zweitens greifen sie in die Landesplanung ein und sind gleichwohl von den Ländern akzeptiert.

5.4 Bestehende Instrumente zur Strukturierung der Krankenhauslandschaft

Bemerkenswert ist die Tatsache, dass es eine Reihe von bundespolitischen Eingriffen in die Krankenhausplanung gibt, ohne dass es bislang zu Länderprotesten gegen diese Eingriffe in die Landesplanung gekommen ist. In all diesen Fällen fließt Geld und wenn Geld von der Bundesebene verteilt wird, ist der Ruf nach föderaler Selbstbestimmung kaum vernehmbar. Das sollte handlungsleitend für die Krankenhausreform sein. Vier prominente Beispiele für solche „begünstigende Verwaltungsakte" sind:

1. Sicherstellungszuschläge und Förderung ländlicher Krankenhäuser
2. Strukturfonds
3. IT-Fördergelder nach Krankenhauszukunftsgesetz (KHZG 2020)
4. Notfallstufen

Zentrumszuschläge für besondere Aufgaben könnten ergänzt werden, werden hier aber nicht weiter ausgeführt. Die Instrumente sind unterschiedlich ausgestaltet und unterscheiden sich in ihrer „bundespolitischen Konsequenz":

- Bei den Sicherstellungszuschlägen gibt es quasi keine föderale Nachjustierung. Hier regelt der Gemeinsame Bundesausschuss (G-BA) „fallabschließend", welche Krankenhäuser für die Sicherstellung der Versorgung unabdingbar sind.
- Anders die Strukturfondszahlungen, bei denen den Ländern ein Griff in den Gesundheitsfonds gelungen ist: Nach weitgehend unscharf formulierten Kriterien können sie dem Fonds Gelder entnehmen, als Einnahmen im Landeshaushalt verbuchen und nach eigenem Gutdünken zur Krankenhausfinanzierung einsetzen.
- Bei den IT-Fördergeldern nach KHZG sind die Vergabekriterien relativ scharf formuliert und es erfolgt eine Vergabe durch das Bundesamt für Soziale Sicherung (BAS).

Die Mitgestaltung der Länder beschränkt sich weitgehend auf die Kofinanzierungsentscheidung.

Da diese Eingriffe stilbildend für nächste Reformen sein könnten, seien sie kurz erläutert.

5.4.1 Sicherstellungszuschläge und Förderung ländlicher Krankenhäuser

Die Versorgung der Versicherten in ländlichen Regionen wird durch das Instrument der „Sicherstellungszuschläge" garantiert. Das Konzept der Sicherstellungszuschläge geht davon aus, dass in dünn besiedelten Gebieten die Fallzahl möglicherweise nicht ausreicht, um die relevanten Fachabteilungen kostendeckend finanzieren zu können. Die Sicherstellungszuschläge werden nur im Defizitfall gezahlt. Anders die Zuschläge für ländliche Krankenhäuser: Sie orientieren sich am gleichen Auswahlalgorithmus wie die Sicherstellungshäuser, werden aber unabhängig von der finanziellen Situation des Krankenhauses gezahlt. Zahlungsweg ist in beiden Fällen ein Aufschlag auf die leistungsbezogene DRG-Vergütung.

Das Konzept der Sicherstellungszuschläge war bereits Bestandteil der ersten Gesetzgebung zur DRG-Einführung im Jahr 1999. Es entfaltete jedoch kaum Wirkung. Das war Anlass, durch klare Regeln gesetzlich vorzugeben, wann Sicherstellungszuschläge zu zahlen sind. Der GKV-Spitzenverband hatte bereits 2015 vorgeschlagen (Leber und Scheller-Kreinsen 2015), die Erreichbarkeit für die Bevölkerung als Algorithmus zu formulieren: Wenn durch Schließung des Krankenhauses mehr als 5.000 Einwohner (quasi ein größeres Dorf) mehr als 30 min Fahrzeit zum nächsten Haus der Grundversorgung benötigen würden, dann muss das Haus erhalten bleiben – im Defizitfall via Sicherstellungszuschlag.

Der Gesetzgeber hat mit dem Krankenhausstrukturgesetz (KHSG 2015) in § 136c Absatz 3 SGB V den G-BA beauftragt, die Auswahl der Krankenhäuser zu definieren, für die im Defizitfall ein Zuschlag gezahlt werden muss (§ 136c Absatz 3 SGB V). In seiner Richtlinie hat sich der G-BA an den eben erwähnten Werten orientiert und weitere Bedingungen konkretisiert (G-BA 2020):

- Krankenhäuser der Basisversorgung müssen eine Fachabteilung Innere Medizin und eine chirurgische Fachabteilung vorhalten, die zur Versorgung von Notfällen der Grund- und Regelversorgung geeignet ist.
- Die Anforderungen der Basisnotfallstufe müssen erfüllt sein.
- Die Einwohnerdichte im Versorgungsgebiet liegt unter 100 Einwohnern je Quadratkilometer (geringer Versorgungsbedarf).
- Falls bei Schließung 5.000 Einwohner mehr als 30 Pkw-Minuten zum nächsten Krankenhaus benötigen würden, ist das Krankenhaus für die Sicherstellung der Versorgung unverzichtbar (Erreichbarkeit).

Für die Pädiatrie und Geburtshilfe gelten entsprechende Regeln. Die Sicherstellungshäuser werden jährlich neu ermittelt, da Veränderungen in der Bevölkerungsstruktur, der Verkehrsinfrastruktur, aber vor allem in der Krankenhausstruktur den Status „Sicherstellungshaus" verändern können. Die Schließung eines konkurrierenden Hauses in ländlicher Region kann dazu führen, dass Häuser als „single Provider" einen Anspruch auf Sicherstellungszuschläge bekommen. Derzeit gibt es rund 136 Sicherstellungshäuser mit einem regionalen Schwerpunkt in Mecklenburg-Vorpommern und an den Außengrenzen Deutschlands (GKV-Spitzenverband 2023a).

Neben den Sicherstellungszuschlägen gibt es Zuschläge für bedarfsnotwendige Krankenhäuser im ländlichen Raum. Sie wurden im Jahr 2020 mit dem Pflegepersonal-Stärkungsgesetz (PpSG 2018) eingeführt und sehen Zahlungen in Höhe von mindestens 400.000 € jährlich vor (§ 5 Absatz 2a KHEntgG). Der Zahlbetrag differenziert nach Zahl der Fachabteilungen (Innere Medizin, Chirurgie, Geburtshilfe), ist aber – anders als beim Sicherstellungszuschlag – unabhängig von der finanzi-

5.4.2 Strukturfonds

Eine aktive Förderung des Abbaus von Überversorgung stellt der Strukturfonds dar, der mit der Krankenhausstrukturfonds-Verordnung (KHSFV 2015) eingeführt wurde. Seit 2016 standen zunächst 500 Mio. € zur Verfügung zum Abbau von Überkapazitäten, zur Konzentration von stationären Versorgungsangeboten sowie zur Umwandlung von Krankenhäusern in nicht akutstationäre örtliche Versorgungseinrichtungen.

Problematisch war von Anfang an die Finanzkonstruktion: Die Gelder werden aus dem Gesundheitsfonds entnommen und gelten als Einnahmen der Länder. Ob die Verwendung von GKV-Beitragsgeldern als Einnahmen der Länder als verfassungskonform gelten kann, ist zumindest in Zweifel zu ziehen, bisher aber noch nicht Gegenstand eines juristischen Verfahrens. Problematisch ist auch der Beantragungs- und Bewilligungsweg: Nicht die Krankenhausträger, sondern die Länder stellen den Antrag, die Bewilligung erfolgt durch das Bundesamt für Soziale Sicherung (BAS).

Durch das PpSG wurde der Strukturfonds für den Zeitraum 2019 bis 2022 verstetigt. Mit dem KHZG wiederum wurde eine Regelung eingeführt, der zufolge den Ländern in den Jahren 2023 bis 2024 insgesamt 2 Mrd. € für den Strukturfonds zur Verfügung gestellt wurden.

Inhaltlich wurden die Verwendungszwecke wesentlich erweitert, sodass kaum noch von einer aktiven Förderung des Abbaus von Überversorgung gesprochen werden kann. Schon aus der Unterrichtung der Bundesregierung aus dem Jahr 2021 geht hervor (Deutscher Bundestag 2021), dass der Anteil der Gelder aus dem Strukturfonds, die für die Schließung von Krankenhäusern verwendet wurden, bei 4 % liegt. Letztlich ist der Strukturfonds zu einem Griff der Länder in den beitragsfinanzierten Gesundheitsfonds degeneriert, mit dem die mangelnde Investitionsfinanzierung der Länder teilweise ausgeglichen wird. Seine eigentliche Funktion – nämlich der Abbau von Überversorgung – hat er nicht erfüllt.

5.4.3 IT-Fördergelder nach KHZG

Seit geraumer Zeit wird der Rückstand deutscher Krankenhäuser bei der Digitalisierung beklagt (Stephani et al. 2019). Mit dem KHZG hat der Bund im Jahre 2020 ein Fördervolumen in Höhe von 3 Mrd. € zwecks Digitalisierung der Krankenhäuser zur Verfügung gestellt. Im Rahmen einer Kofinanzierung fließen weitere 1,3 Mrd. € der Länder. Für die Verwendung der Mittel wurden bundesweit einheitliche Förderbereiche und Kriterien definiert, so z. B. die Verbesserung der digitalen Infrastruktur, Pflegedokumentation, Telemedizin sowie IT- und Cybersicherheit der Krankenhäuser. Dem BAS wurde die Aufgabe übertragen, Förderrichtlinien zu erlassen, so geschehen am 30.11.2020 (BAS 2020).

Die Grundzüge des Verfahrens sehen die Anmeldung der Maßnahmen durch die Krankenhausträger gegenüber dem zuständigen Land vor. Das Land trifft dann die Entscheidung, für welche Vorhaben eine Förderung beim BAS beantragt werden soll. Voraussetzung für die Förderung ist, dass sich die antragstellenden Länder bzw. die zu fördernden Einrichtungen mit mindestens 30 % der Kosten an dem Vorhaben beteiligen. Das BAS prüft die Anträge der Länder auf Auszahlung von Fördermitteln aus dem Krankenhauszukunftsfonds und weist die Mittel zu. Es führt dabei den Zahlungsverkehr und die Rechnungslegung durch und fordert auch Mittel zurück, wenn die Fördervoraussetzungen nicht mehr gegeben sind.

Bemerkenswert ist, dass Bundesmittel für Krankenhausinvestitionen verwendet werden, obwohl das in der KHG-Systematik nicht vorgesehen ist. Bemerkenswert ist auch, dass die Mittelvergabe – nach einer Vor- und Kofinanzierungsprüfung durch die Länder – letztlich von einer Bundesinstitution erfolgt und geprüft wird, obwohl dies formal einen Eingriff in die vermeintliche Länderautonomie bei der Krankenhausplanung darstellt.

5.4.4 Notfallstufen

Die Vorhaltung einer Notfallversorgung stellt für die Krankenhäuser zweifelsfrei einen zusätzlichen finanziellen Aufwand dar. Traditionell gab es deshalb in der DRG-Vergütungssystematik einen Abschlag von rund 50 € je Fall für Krankenhäuser, die diesen Aufwand nicht hatten, weil sie nicht an der Notfallversorgung teilnahmen. Weil aber der Aufwand für die Notfallversorgung stark differieren kann, wurde die simple Null-Eins-Differenzierung als nicht mehr angemessen angesehen und mit dem KHSG eine gestufte Notfallvergütung eingeführt. Die Definition der Notfallstufen wurde dem G-BA übertragen, der die Stufen im Jahr 2018 in einer Richtlinie konkretisiert hat (G-BA 2018).

Das G-BA-Modell legt je Stufe spezifische Vorgaben fest, insbesondere zu Art und Anzahl von Fachabteilungen, zur Qualifikation des Personals, zu Intensivkapazitäten, zur medizintechnischen Ausstattung sowie zu Strukturen und Prozessen der Notfallaufnahmen. Der G-BA unterscheidet innerhalb der notfallversorgenden Krankenhäuser zwischen Basis-, erweiterter und umfassender Notfallversorgung. Ergänzend gibt es Vorgaben zur speziellen Notfallversorgung von Schwerverletzten und Kindern, zur Psychiatrie, zur Schlaganfallversorgung und zu Durchblutungsstörungen am Herzen.

Vorrangig leitet sich die Notfallstufe aus der Fachabteilungsstruktur des Krankenhauses ab. Um die Basisstufe zu erreichen, müssen die Krankenhäuser am Standort über Fachabteilungen für Chirurgie oder Unfallchirurgie und Innere Medizin verfügen. Für die Stufe „erweiterte Notfallversorgung" sind sechs Fachabteilungen aus zwei unterschiedlichen Abteilungskategorien erforderlich (§ 13 der G-BA-Richtlinie). Für die umfassende Notfallversorgung müssen insgesamt neun Abteilungen aus

zwei unterschiedlichen Kategorien nachgewiesen werden (§ 18 der G-BA-Richtlinie). Durch die Orientierung an der Zahl der Fachabteilungen ist das Notfallstufenkonzept sehr nah an der Leveleinteilung, wie sie die Regierungskommission in ihrer dritten Stellungnahme vorgeschlagen hat (Regierungskommission 2022).

Die Prüfung der Voraussetzungen ist regelmäßig Gegenstand von Auseinandersetzungen. Zum Teil besteht noch nach über sechs Jahren keine konsentierte Einigung zur Einstufung der Krankenhäuser. Für die Abschätzung der Folgen wurde in den nachfolgenden Abschnitten auf den Vereinbarungsstand Anfang 2023 zurückgegriffen, wobei eine Prognose für jene Häuser durchgeführt wurde, für die bis zu diesem Zeitpunkt noch keine Einstufung vorlag.

5.5 Erreichbarkeit von Krankenhäusern mit Notaufnahmen

Einer der zentralen Vorschläge der Regierungskommission war die Einführung von Leveln (Regierungskommission 2022). Vereinfacht gesagt, ist dies die Unterscheidung zwischen Grund-, Schwerpunkt- und Maximalversorgung, so wie sich diese in vielen anderen Gesundheitssystemen und auch in der Hälfte der deutschen Landeskrankenhausgesetze wiederfindet (Enquetekommission 2021). Die Regierungskommission hat vorgeschlagen, bestimmte Leistungen lediglich auf den oberen Leveln erbringen zu lassen. Diese durchaus nachvollziehbare Konzentration des Leistungsgeschehens hat zu erheblichem Widerstand der Bundesländer geführt, die die Zuordnung von Leistungen nach eigenen Kriterien wünschen und letztlich das jetzige Prinzip beibehalten wollen, wonach prinzipiell jedes Krankenhaus jede Leistung erbringen kann. De facto gibt es auch heute durch den Feststellungsbescheid der Landesplanungsbehörden eine Einschränkung des Leistungsspektrums, aber diese ist nicht davon abhängig, ob das Krankenhaus zur Grund-, Schwerpunkt-

oder Maximalversorgung gehört. Der Widerstand der Länder hat dazu geführt, dass die Level nicht in die Eckpunkte für die Krankenhausreform aufgenommen wurden (BMG 2023b). Im Gegenzug hat das BMG den Entwurf eines Gesetzes zur Förderung der Qualität der stationären Versorgung durch Transparenz (Krankenhaustransparenzgesetz, BMG 2023a) vorgelegt, sodass künftig die Level zumindest sichtbar werden. [Zum Redaktionsschluss dieses Artikels ist noch unklar, ob der Entwurf des Krankenhaustransparenzgesetzes Bundestag und Bundesrat passieren wird.]

Der Entwurf des Krankenhaustransparenzgesetzes sieht vor, dass die Einstufung der Krankenhäuser nicht nur aufgrund von „Türschildern" und Strukturdaten erfolgt. Vielmehr soll das Leistungsspektrum durch die Gruppierung der Falldaten in Leistungsgruppen erfolgen. Ob beispielsweise eine Innere Abteilung als „Kardiologie" einzustufen ist, hängt nicht mehr von der Namensgebung des Krankenhauses, sondern vom Fallspektrum ab. Der hierzu erforderliche Leistungsgruppen- und Level-Grouper steht derzeit noch nicht öffentlich zur Verfügung, ist aber vom BMG beim Institut für das Entgeltsystem im Krankenhaus (InEK) in Auftrag gegeben worden. Sofern bei der Auswahl der Leistungsgruppen auch die Erfüllung von Strukturanforderungen berücksichtigt werden soll, bedarf es allerdings noch einer Datenübermittlung zu Arztzahlen, wofür die gesetzliche Grundlage erst mit dem Krankenhaustransparenzgesetz geschaffen werden soll.

„Ersatzlösung Notfallstufen" Als „Ersatzlösung" für die Leveleinteilung wird derzeit bei der Folgenabschätzung zur Umsetzung des Levelkonzepts auf die Notfallstufen zurückgegriffen. Ähnlich wie die Level fokussieren sie stark auf die Anzahl der Fachabteilungen und damit implizit auf die Größe des Krankenhauses. Die Notfallversorgung ist essenzieller Bestandteil der Sicherstellung. Anders als bei der elektiven Versorgung spielt dabei die Entfernung eine entscheidende Rolle, sodass bereits Auswirkungsanalysen vorliegen.

Vereinfacht gesagt unterteilt das Notfallstufenkonzept die Krankenhäuser mit Notfallstufe in drei Stufen. Zu Beginn des Jahres 2023 gliederte sich die bereits vereinbarte bzw. prognostizierte Einstufung der 1.675 vollstationären somatischen Standorte wie folgt auf:

1. Basisnotfallversorgung (Abteilungen Chirurgie und Innere Medizin): 616 Häuser
2. Erweiterte Notfallversorgung (4 Abteilungen): ca. 255 Häuser
3. Umfassende Notfallversorgung (7 Abteilungen): 167 Häuser

Die Regierungskommission hält die Basisnotfallstufe nicht für adäquat und sieht eine qualitativ ausreichende Notfallversorgung erst bei den Stufen erweiterte oder umfassende Notfallversorgung als gesichert. In diese Richtung gehen auch die Überlegungen der Leopoldina, die eine starke Reduktion der Krankenhäuser vorgeschlagen hatte: „Hätte Deutschland die Krankenhausstruktur von Dänemark mit einem Krankenhaus pro 250.000 Einwohner, wären es bei uns 330 – und alle mit CT, MRT (Magnetresonanztomographie) und Fachärzten für Innere Medizin/Kardiologie, Allgemeinchirurgie, Unfallchirurgie und Anästhesie/Intensivmedizin, die rund um die Uhr und an allen Tagen der Woche verfügbar sind." (Happe und Westermann 2016). Versorgungspolitisch stellt sich die Frage, ob die derzeit existierenden Häuser der Notfallstufen 2 und 3 eine flächendeckende Versorgung sicherstellen würden.

◼ Abb. 5.1 zeigt die Erreichbarkeit der Krankenhäuser mit erweiterter und umfassender Notfallversorgung für Norddeutschland – inkl. jener Regionen mit der geringsten Bevölkerungs- und auch Krankenhausdichte. Abgebildet ist die Entfernung der Bevölkerung, gemessen in Pkw-Minuten vom Wohnort zum Krankenhaus.

Es gibt einen eindeutigen Befund: Für große Landstriche ergäbe sich eine Erreichbarkeit jenseits von 40 min. Die Notfallversorgung wäre also (bei einer 40-Minuten-Grenzziehung) nicht gesichert, wenn man die Notaufnahmen auf Häuser mit erweiterter bzw. umfassender Notfallstufe beschränken würde.

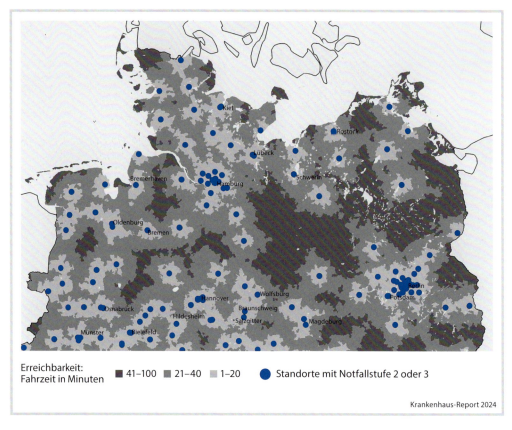

Abb. 5.1 Erreichbarkeit von Krankenhäusern mit erweiterter und umfassender Notfallversorgung (Norddeutschland). (Quelle: GKV-Spitzenverband)

Der Nordosten Deutschlands ist aber auch die Region mit den meisten Sicherstellungshäusern (hellblaue Punkte in ◘ Abb. 5.2). Dies sind jene Häuser, die trotz geringer Fallzahl erhalten bleiben müssen, weil andernfalls die Versorgung in dünn besiedelten Regionen nicht sichergestellt werden könnte (vgl. ▶ Abschn. 5.4.1). Ein Großteil der Sicherstellungshäuser erfüllt derzeit nur die Anforderungen der Basisnotfallversorgung. Akzeptiert man für dünn besiedelte Gebiete auch die Basisnotfallstufe als ausreichende Notfallversorgung, dann reduzieren sich die ungenügend versorgten Gebiete mit Erreichbarkeitszeiten jenseits von 40 min erheblich. Dies zeigt sich im Vergleich von ◘ Abb. 5.2 mit ◘ Abb. 5.1.

Würde die Notfallaufnahme beschränkt auf die Häuser mit erweiterter und umfassender Notfallversorgung, so hätten – bei statischer Betrachtung – 5,6 % der Bevölkerung Pkw-Fahrzeiten von mehr als 40 min vom Wohnort zur nächsten Notfallaufnahme. Nimmt man hingegen die Sicherstellungshäuser mit Basisnotfallversorgung hinzu, so reduziert sich dieser Prozentsatz auf 2,6 %.

Wohlgemerkt: bei statischer Betrachtung! Eine Neuordnung der Krankenhauslandschaft sollte natürlich auch die Veränderung der Krankenhäuser in Betracht ziehen – Veränderungen durch Fusionen oder durch gezielte „Aufrüstung" bestimmter Krankenhäuser in Gebieten mit kritischer Notfallversorgung. Beispielhaft sei einerseits die Region südwest-

Kapitel 5 · Neugestaltung der deutschen Krankenhauslandschaft

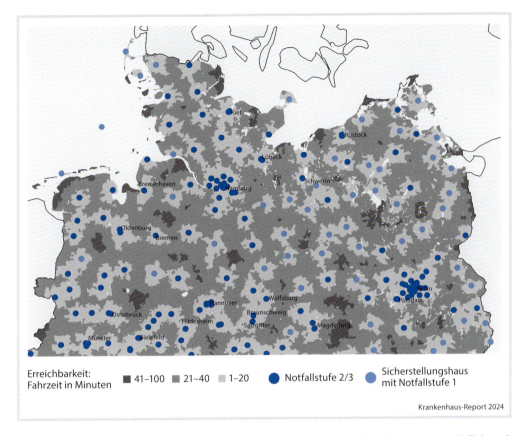

Abb. 5.2 Erreichbarkeit von Krankenhäusern mit erweiterter und umfassender Notfallversorgung sowie Sicherstellungshäusern (Norddeutschland). (Quelle: GKV-Spitzenverband)

lich von München und andererseits der Elbe-Elster-Kreis genannt.

Neben der „maximal versorgten" Region München befindet sich südwestlich ein „Versorgungsloch", zumindest dann, wenn man die erweiterte Notfallversorgung als adäquaten Standard betrachtet. Der dunkelgrau schattierte Bereich in ◘ Abb. 5.3 zeigt die Gebiete mit einer Entfernung von mehr als 40 min. Es gibt mehrere Krankenhäuser in diesem Gebiet – nur eben Krankenhäuser, die mit der Basisstufe eine eher „minderwertige" Notfallversorgung darstellen (hellblaue Punkte). Es drängt sich auf, hier eine Auswahlentscheidung zu treffen, um Abhilfe zu schaffen – beispielsweise durch „Aufrüstung" eines der Notfallstufe-1-Häuser, ggf. auch durch einen Neubau, der die Notfallversorgung in anderen Häusern überflüssig machen würde. Die verbleibenden Häuser der Basisstufe würden – so das Konzept der Regierungskommission – als Level-1i-Häuser ihren Beitrag zur Versorgung der Bevölkerung leisten.

Ein ähnliches Bild zeigt sich im Elbe-Elster-Kreis (◘ Abb. 5.4). Auch hier ergibt sich ein „Versorgungsloch", wenn man ohne weitere Maßnahmen die Basisstufe aus der Notfallversorgung ausklammert – ein Schritt, der aus qualitativen Gründen durchaus Sinn macht. Er müsste aber durch eine Investition flankiert werden, um für eines der Häuser (oder für ein neues) akzeptable Erreichbarkeiten zu garantieren.

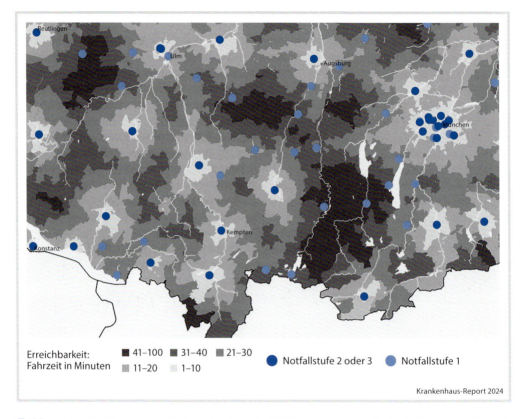

◘ **Abb. 5.3** Krankenhäuser mit erweiterter und umfassender Notfallversorgung sowie Basisnotfallversorgung (südwestlich von München). (Quelle: GKV-Spitzenverband)

5.6 Versorgungsrelevante Krankenhäuser – eine Modellrechnung

Die ultimative Frage „Wie viele Krankenhäuser sollen denn nun geschlossen werden?" soll im Folgenden mit einer Abschätzung der versorgungsrelevanten Krankenhäuser beantwortet werden. Der GKV-Spitzenverband hat hierzu im August 2023 eine Abschätzung vorgelegt (Stoff-Ahnis 2023), die auf dem Status quo aufbaut und noch keine Anpassungsreaktionen (Fusion, Aufrüstung, Neubau etc.) betrachtet.

Dabei wird die Notfallstufen-Systematik um eine genauere Abgrenzung von Fachkrankenhäusern sowie um alleinstehende Kinderkrankenhäuser, Schlaganfall- und Traumazentren erweitert. Als „versorgungsrelevant" wurden außerdem Krankenhäuser der Basisnotfallstufe betrachtet, die – vereinfacht gesagt – über 80 % einer Region versorgen.

Die Folgenabschätzung auf Basis der folgenden Annahmen führt insgesamt zu 1.247 versorgungsrelevanten Krankenhäusern (Datengrundlage waren die Fälle der 1.675 im Jahr 2021 behandelnden vollstationären somatischen Standorte, die auch zu Beginn des Jahres 2023 noch an der Versorgung teilnahmen):

1. **422 Krankenhäuser mit erweiterter oder umfassender Notfallversorgung**: Für die meisten Standorte liegen diesbezüglich Einstufungen aus den Verhandlungen vor. Für den Rest wird eine Prognose vorgenommen.
2. **358 Krankenhäuser mit Notfallstufe in einem Fahrzeitradius von 30 min:** Es handelt sich um Häuser der Basisnot-

Kapitel 5 · Neugestaltung der deutschen Krankenhauslandschaft

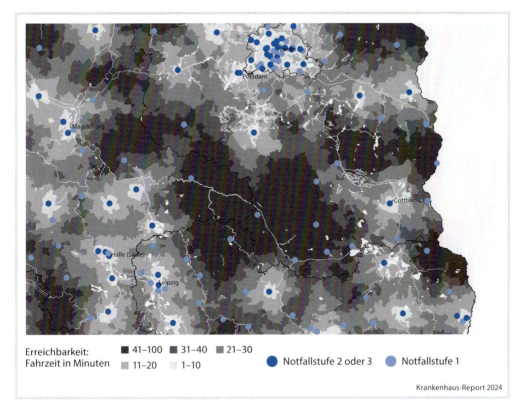

Abb. 5.4 Krankenhäuser mit erweiterter und umfassender Notfallversorgung sowie Basisnotfallversorgung (Elbe-Elster-Kreis). (Quelle: GKV-Spitzenverband)

fallstufe in ländlichen Regionen, die im Fahrzeitradius von 30 min für mindestens einen Einwohner die einzig erreichbaren sind. [Anmerkung: Bei Sicherstellunghäusern wird eine signifikant höhere Einwohnerzahl gefordert, sodass hier eher von einer Überschätzung auszugehen ist.]

3. **272 Fachkrankenhäuser mit mindestens 500 vollstationären somatischen Fällen:** Der Status „Fachkrankenhaus" wird angenommen, wenn der Herfindahl-Index für die Konzentration auf wenige abgerechnete DRG größer als 0,07 ist.

4. **64 alleinstehende Kinderkrankenhäuser oder „Stroke Units" oder „Traumazentren":** Hier handelt es sich um Kinderkliniken ohne Erwachsenenversorgung, die die Bedingungen für das Modul „Kindernotfallversorgung" gemäß G-BA erfüllen. Auch Schlaganfall- und Traumazentren wurden nach G-BA-Kriterien abgegrenzt.

5. **131 Krankenhäuser, ohne die die regionale Versorgung nicht sichergestellt wäre:** Es handelt sich um Standorte der Basisnotfallstufe, die deshalb als versorgungsnotwendig erachtet werden, weil ohne sie die regionale Versorgung kaum gesichert werden könnte. Zur Ermittlung dieser Standorte wurde geprüft, ob auf Kreisebene durch die bereits als notwendig erachteten Standorte weniger als 80 % der Fälle von in diesem Kreis wohnenden Menschen versorgt werden. Ist dies der Fall, so wurden solange Standorte mit mindestens 5.000 vollstationären somatischen Fällen aus diesem Kreis mit in die Liste aufgenommen, bis eine Versorgung von 80 % der Einwohner gewährleistet ist. Die Priorisie-

rung dieser Standorte wurde anhand der Versorgungsrelevanz im jeweiligen Kreis vorgenommen.

Der Ansatz erhebt keinen Anspruch auf eine zwingende gesetzliche Umsetzung, er verdeutlicht aber eine Vorgehensweise, die gewählt werden sollte, wenn man regelgetrieben zu einer Zahl versorgungsrelevanter Krankenhäuser ohne Berücksichtigung des Leistungsportfolios kommen will.

Da eine bundesweite Gesamtdarstellung aller Krankenhäuser nach dem Kriterium der Versorgungsrelevanz den Rahmen dieses Artikels sprengen würde, sei zumindest für das Land Hessen eine Übersichtskarte präsentiert. Hessen hat unterschiedliche Siedlungsstrukturen und repräsentiert rund ein Zehntel der bundesdeutschen Krankenhauslandschaft (vgl. ◻ Tab. 5.1 und ◻ Abb. 5.5).

Die versorgungsrelevanten Häuser sind mit dunkelblauen Punkten gekennzeichnet. Politisch brisant sind jene 39 (hellblaue Punkte) der insgesamt 129 Häuser, die derzeit im Krankenhausplan stehen, aber gemäß den obigen Kriterien nicht als versorgungsrelevant eingestuft werden. Die Häuser sind auf den ersten Blick nicht mittels einer einfachen Systematik zu identifizieren. Vergleichsweise selbsterklärend ist die Einstufung in den Ballungsgebieten, in denen die Versorgung schon durch andere Krankenhäuser gesichert wird (vgl. Frankfurt, Wiesbaden, Gießen, Kassel). Eine ähnliche Situation gibt es in Randgebieten zu Ballungszentren benachbarter Bundesländer (Heidelberg, Mannheim/Ludwigshafen) am äußersten südlichen Ende von Hessen. Bei einem Teil der Randlagen-Standorte handelt es sich um Sonderfälle, wie z. B. um kleine Akutbettenabteilungen als Bestandteil von Rehakliniken. In einigen wenigen Fällen liegen Fachkrankenhäuser knapp unter den Kriterien (Herfindahl-Index, Fallzahl).

Bei der Beurteilung und politischen Einordnung ist die einfache Erkenntnis zu berücksichtigen: Andere Algorithmen ergeben andere Standorte. Wichtig ist aber der Vorschlag, über Standorte auf der Basis von bedarfsbezogenen Algorithmen zu entscheiden. Nur sie dürften sich auf Dauer als gerichtsfest erweisen. Es sei noch darauf hingewiesen, dass für die dargestellte Folgenabschätzung ein vergleichsweise einfaches Vorgehen gewählt wurde: Die Leistungsgruppen wurden nicht berücksichtigt. Zudem wurde die Möglichkeit von neuen Standorten nicht einbezogen.

◻ **Tab. 5.1** Zahl der versorgungsrelevanten Krankenhäuser. (Quelle: GKV-Spitzenverband)

Deutschland	Hessen	Standortkategorie
1.675	129	Vollstationäre somatische Standorte
422	26	*Erweiterte oder umfassende Notfallversorgung*
358	24	*Notfallstufe in einem Fahrzeitradius von 30 min*
272	21	*Fachkrankenhäuser (mit mindestens 500 vollstationären Fällen)*
64	8	*Alleinstehende Kinderkrankenhäuser, Stroke Units und Traumazentren*
131	11	*Krankenhäuser, ohne die die regionale Versorgung nicht sichergestellt wäre*
1.247	**90**	**Versorgungsrelevante Krankenhäuser insgesamt**

Krankenhaus-Report 2024

Kapitel 5 · Neugestaltung der deutschen Krankenhauslandschaft

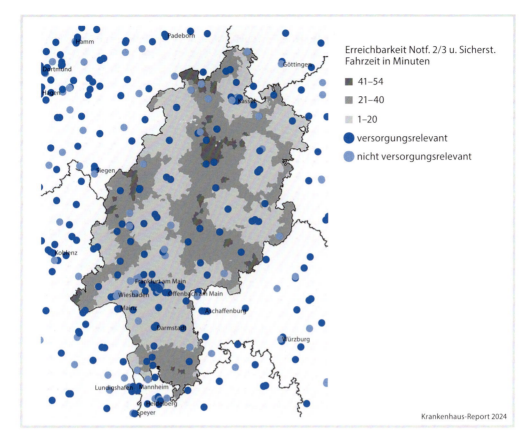

Abb. 5.5 Krankenhausstandorte in Hessen – Folgenabschätzung gemäß Modellannahmen für versorgungsrelevante Krankenhäuser. (Quelle: GKV-Spitzenverband)

5.7 Zahl und Standort von integrierten Notfallzentren (INZ)

Eng verbunden mit den Notfallstufen ist die Einrichtung von integrierten Notfallzentren (INZ) im Grenzbereich von ambulanter und stationärer Notfallversorgung. Die Situation der Notfallaufnahmen ist seit Längerem Gegenstand gesundheitspolitischer Diskussionen. Die Krankenhäuser beklagen die große Zahl von Bagatellfällen, die kaum noch Zeit für die Versorgung der wirklichen Notfälle lassen. Die Kassenärztlichen Vereinigungen (KV) beklagen den Direktzugang zum Krankenhaus, da die ambulante Versorgung eigentlich in den niedergelassenen Praxen stattfinden soll. Die Krankenkassen wiederum kritisieren, dass durch die hohe Zahl von Notfällen unnötige stationäre Fälle generiert werden.

Der Sachverständigenrat zur Begutachtung der Entwicklung im Gesundheitswesen hat in seinem Gutachten 2018 (SVR 2018) vorgeschlagen, vor den Krankenhäusern integrierte Notfallzentren (INZ) einzurichten – eine Art von KV-Container-Sperrriegel vor jedem Krankenhaus. In diesen INZ soll eine Ersteinschätzung erfolgen, um die Patienten in die richtige Versorgungsstufe zu leiten, also ins Krankenhaus oder aber in die vertragsärztliche Versorgung. Der Sachverständigenrat hatte die INZ als gesellschaftsrechtlich eigenständige Konstruktion vorgeschlagen – gegründet von den Kassenärztlichen Vereinigungen einerseits und den Krankenhäusern andererseits. Das Modell spielt in der aktuellen Diskussion keine Rolle mehr, da der Sachverständigenrat keine Antwort auf die Frage hat, wie denn eine solche „INZ-GmbH" entsteht, wenn weder KV noch Krankenhäuser diese wollen.

Das Konzept eines INZ mit einem gemeinsam von KV und Krankenhaus betriebenen Tresen findet sich jedoch weiter in der Diskussion. So hat beispielsweise der GKV-Spitzenverband ein solches Modell vorgeschlagen (GKV-Spitzenverband 2023b). Die Vorschläge der Regierungskommission gehen in die gleiche Richtung: In der vierten Stellungnahme (Regierungskommission 2023b) hat die Kommission INZ mit gemeinsamen Tresen und KV-Notdienstpraxen vorgeschlagen.

In die gleiche Richtung zielen nunmehr auch die Eckpunkte des BMG zur Reform zur Notfallversorgung (BMG 2024). Integrierte Notfallzentren (INZ) werden flächendeckend, Integrierte Notfallzentren für Kinder und Jugendliche (KINZ), soweit es die Kapazitäten zulassen etabliert. INZ und KINZ bestehen aus der Notaufnahme eines Krankenhauses, einer KV-Notdienstpraxis und einer zentralen Ersteinschätzungsstelle (BMG 2024, S. 3).

Neben der Frage der Öffnungszeiten der KV-Notdienstpraxen stellt sich die Frage, an wie vielen Krankenhausstandorten solche INZ aufgebaut werden sollen. Die BMG-Formulierung „flächendeckend" weist darauf hin, dass dies letztlich an allen Krankenhäusern mit Notaufnahme zu geschehen hat – im Grundsatz ein richtiger Gedanke. Betreibt man allerdings an 1.000 Standorten 24/7 eine Notfallpraxis, dann erfordert dies 5.000 bis 7.000 hauptamtlich tätige Ärzte, die ihre bisherige Praxistätigkeit aufgeben müssten.

Die Regierungskommission hat vorgeschlagen, an allen Krankenhäusern mit erweiterter und umfassender Notfallversorgung INZ einzurichten (Regierungskommission 2023a). Insgesamt ergeben sich daraus 256 + 167 = 423 Krankenhäuser mit INZ. Versorgungspolitisch überzeugend ist das nicht. Wie in ▶ Abschn. 5.5 gezeigt, ergäbe sich eine

Art von Überversorgung in den Ballungszentren, während in der Fläche die Versorgung nicht gewährleistet wäre.

Der GKV-Spitzenverband hat die INZ-Verteilung simuliert und eine alternative Verteilung vorgeschlagen (GKV-Spitzenverband 2023b). Dabei werden der Bedarf der Bevölkerung und die notwendigen Arztkapazitäten berücksichtigt. Für die jeweilige Region (in der Regel die Landkreise) werden die benötigten Arztkapazitäten ausgehend von der höchsten Notfallstufe der Krankenhausstandorte verteilt. Ist die Arztkapazität dieser INZ ausgeschöpft, wird ein weiteres Krankenhaus ausgewählt (Kriterium ist die Fallzahl). Bis zur bedarfsgerechten Versorgung werden weitere Krankenhäuser hinzugezogen. Bereits existierende KV-Notdienstpraxen werden in die Simulation einbezogen.

Bei einer gegebenen Verhältniszahl (GKV-Spitzenverband 2023b) ergibt die Simulation einen Bedarf von bundesweit insgesamt 733 INZ, davon 144 an Krankenhäusern mit umfassender und 195 an Krankenhäusern mit erweiterter Notfallstufe. Hinzu kommen – und darin besteht ein großer Unterschied zur Regierungskommission – 395 Häuser mit Basisnotfallstufe. Verglichen mit den 545 bestehenden KV-Notdienstpraxen ergibt sich ein zusätzlicher Bedarf von 188 INZ.

◼ Abb. 5.6 und 5.7 zeigen die unterschiedliche Flächendeckung in Hessen. Durch die Erweiterung der INZ-Standorte von 26 auf 49 reduziert sich die Fläche mit schlechter Erreichbarkeit erheblich.

5.8 Anregungen zur Methodik einer Neugestaltung der deutschen Krankenhauslandschaft

Ein umfassendes algorithmisches Modell zur Krankenhausversorgung in Deutschland fehlt bislang. Es müsste die „optimalen" Standorte und Krankenhausstrukturen ableiten aus der Verteilung und Morbidität der Bevölkerung (kleinräumig und idealerweise fortgeschrie-

Kapitel 5 · Neugestaltung der deutschen Krankenhauslandschaft

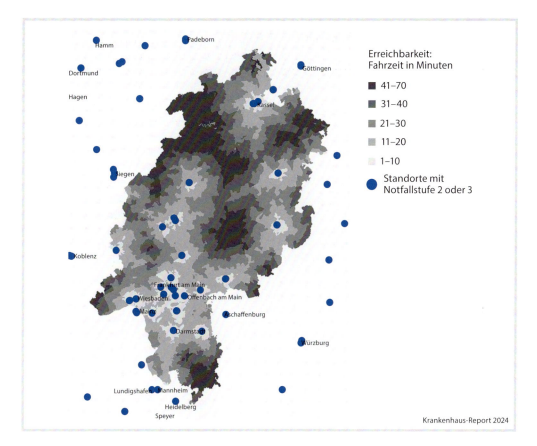

◘ **Abb. 5.6** Erreichbarkeit von INZ-Standorte gemäß Vorschlag der Regierungskommission (erweitere und umfassende Notfallversorgung; Hessen). (Quelle: GKV-Spitzenverband)

ben für einen gewählten Planungshorizont) und einem Krankenhausmodell auf der Basis von Leistungsgruppen (inkl. Qualitätsvorgaben) und ggf. Versorgungsstufen. Auch hier wäre eine Fortschreibung für einen gewählten Planungshorizont sinnvoll (z. B. wegen verringertem Bettenbedarf aufgrund von Ambulantisierung).

Die Krankenhausplanung könnte „auf der grünen Wiese" also mit neuen Standorten oder mit bestehenden Standorten und historischer Abteilungsstruktur ausgestaltet werden. Darauf aufbauend könnten beliebig viele Verfeinerungen erfolgen, so z. B. Ressourcenbegrenzungen (finanzieller Art, aber beispielsweise auch Fachkräftemangel), Interdependenzen zu „benachbarten" Sektoren wie ambulante Akutversorgung oder Langzeitpflege, und Qualität, sofern die Qualitätssicherung über die Strukturanforderungen der Leistungsgruppen hinausgeht.

Der vorliegende Beitrag enthält nur erste Annäherungen an ein solches Modell. Er diskutiert die Probleme bei der Zuordnung von Leistungsgruppen auf Krankenhäuser. Bei der Herleitung aus dem Fallspektrum würden jedoch – eine spezifische Definition und einen bundeseinheitlichen Grouper vorausgesetzt – willkürliche „Türschild-Regelungen" vermieden. Die Probleme einer Levelzuordnung wurden nicht näher diskutiert, aber die Wirkung von Notfallstufen simuliert. Sie stellen eine Art Level-Surrogat dar, da sich die Stufen stark an der Zahl der vorgehaltenen

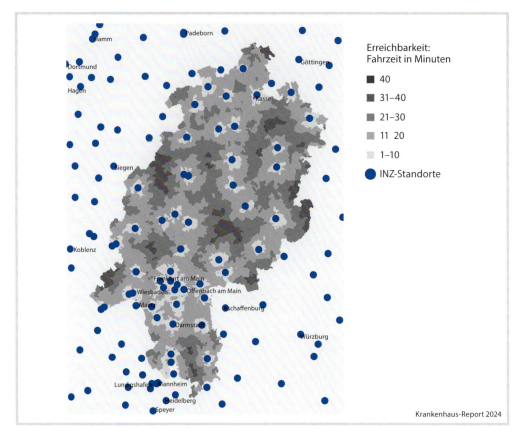

◘ **Abb. 5.7** Erreichbarkeit bei INZ-Standorte gemäß Vorschlag des GKV-Spitzenverbandes (Hessen). (Quelle: GKV-Spitzenverband)

Fachabteilungen orientieren. Es konnte gezeigt werden, dass eine Beschränkung der Versorgung auf Krankenhäuser mit erweiterter und umfassender Notfallversorgung zu schwerlich akzeptablen Erreichbarkeitszeiten führen würde.

Umgekehrt ist eine große Anzahl von Häusern nicht versorgungsrelevant, wobei die Abteilungsstruktur nur in Ansätzen berücksichtigt wurde. Insgesamt ergibt das vorgestellte Modell eine Zahl von 1.247 versorgungsrelevanten Krankenhäusern.

Ein Schritt in Richtung sektorenübergreifender Betrachtung stellt die Standortentscheidung für INZ dar. Auch hier ist eine Beschränkung auf die Häuser mit erweiterter und umfassender Notfallversorgung wenig überzeugend. Zur Flächendeckung wären insgesamt 733 Krankenhäuser mit INZ notwendig.

Das NRW-Modell fokussiert auf Leistungsgruppen, lässt aber in gewisser Weise außen vor, ob dabei ein „vernünftiges" Krankenhaus entsteht – ein Krankenhaus mit arbeitsfähigem, effizientem, „harmonischem" Leistungsspektrum. Es sind zwar zwischen den Leistungsgruppen Interdependenzen formuliert, aber das ausgewogene „Abteilungsspektrum" ist nicht Teil des Algorithmus.

Die Frage ist, ob mit diesem Modell rational entschieden werden kann, welche Krankenhäuser (also nicht welche Abteilungen) unter dem Aspekt von Bedarfsnotwendigkeit und Erreichbarkeit „gerettet" werden sollten – nach dem Motto: „Rettet die Richtigen"

(Leber 2024). So wird beispielsweise der Tatbestand der Insolvenz nicht auf Abteilungen angewendet, sondern nur auf das Krankenhaus insgesamt. Die Betrachtungsweise in den hier präsentierten Folgeabschätzungen nähert sich dem Gesamtmodell auf der Krankenhausebene. Sie unterscheiden zwischen notwendigen und nichtnotwendigen Häusern ohne detaillierten Blick auf die Abteilungsstruktur.

Allen Modellen gemeinsam ist der Ausgangspunkt: die zu versorgende Bevölkerung, nicht das „zu versorgende" Krankenhaus. Die Zuordnung der Bevölkerung dürfte dabei etwas elaborierter sein, als die hier dargestellte Vorgehensweise: Nicht starre Zuordnungen (Patienten nehmen immer das nächste Krankenhaus) sind zu wählen, sondern sogenannte „Gravitationsmodelle", bei denen auch die Versorgung in entfernteren Krankenhäusern möglich, aber weniger häufig ist. Parametrisch kann außerdem die Bedeutung von Patientenversorgung aus der Vergangenheit in die Modelle einfließen.

Alle diese Modelle berücksichtigen noch nicht die ökonomischen und qualitativen Verbesserungen, die durch neue Standorte erreicht werden könnten. Bevor allerdings die letzten Verfeinerungen modelliert werden, sollte das grundlegende Problem gelöst werden: Die gerichtsfeste Auswahlentscheidung zwischen mehreren gleichermaßen qualifizierten Krankenhäusern im Falle einer Überversorgung. Bundesweit gültige Algorithmen könnten dabei hilfreich sein.

Literatur

Bleibtreu E, v Ahlen C, Geissler A (2022) Service-, needs- and quality-based hospital capacity planning – The evolution of a revolution in Switzerland. Health Policy 126(12):1277–1282

BAS – Bundesamt für Soziale Sicherung (2020) Richtlinie zur Förderung von Vorhaben zur Digitalisierung der Prozesse und Strukturen im Verlauf eines Krankenhausaufenthaltes von Patientinnen und Patienten nach § 21 Absatz 2 KHSFV. https://www.bundesamtsozialesicherung.de/de/themen/krankenhauszukunftsfonds-1/. Zugegriffen: 7. Febr. 2024

BMG – Bundesministerium für Gesundheit (2023a) Gesetz zur Förderung der Qualität der stationären Versorgung durch Transparenz (Krankenhaustransparenzgesetz), laufendes Verfahren, Stand: 24. Nov. 2023. https://www.bundesgesundheitsministerium.de/service/gesetze-und-verordnungen/detail/krankenhaustransparenzgesetz.html. Zugegriffen: 7. Febr. 2024

BMG – Bundesministerium für Gesundheit (2023b) Eckpunktepapier Krankenhausreform vom 10. Juli 2023. https://www.bundesgesundheitsministerium.de/fileadmin/Dateien/3_Downloads/K/Krankenhausreform/Eckpunktepapier_Krankenhausreform_final.pdf. Zugegriffen: 7. Febr. 2024

BMG – Bundesministerium für Gesundheit (2024) Eckpunkte Reform der Notfallversorgung vom 16. Jan. 2024. https://www.bundesgesundheitsministerium.de/fileadmin/Dateien/3_Downloads/N/Notfallversorgung/Eckpunkte_Notfallreform_16.01.2024.pdf. Zugegriffen: 8. Febr. 2024

Busse R, Karagiannidis C, Augurzky B, Schmitt J, Bschor T (2023) Der Vorschlag der Regierungskommission für eine grundlegende Reform der Krankenhausvergütung. In: Klauber J, Wasem J, Beivers A, Mostert C (Hrsg) Krankenhaus-Report 2023. Springer, Berlin, S 267–280 https://doi.org/10.1007/978-3-662-66881-8_17

Deutscher Bundestag (2021) Unterrichtung durch die Bundesregierung: Bericht über den durch die Förderung nach dem Krankenhausstrukturfonds bewirkten Strukturwandel. Drs. 20/225 vom 30. Nov. 2021. https://dserver.bundestag.de/btd/20/002/2000225.pdf. Zugegriffen: 7. Febr. 2024

DKG – Deutsche Krankenhausgesellschaft (2022) Bestandsaufnahme zur Krankenhausplanung und Investitionsfinanzierung in den Bundesländern. https://www.dkgev.de/fileadmin/default/Mediapool/1_DKG/1.7_Presse/1.7.1_Pressemitteilungen/2023/Anlage_PM_DKG_Bestandsaufnahme_KH-Planung_Investitionsfinanzierung.pdf. Zugegriffen: 7. Febr. 2024

Enquetekommission (2021) Bericht „Sicherstellung der ambulanten und stationären medizinischen Versorgung in Niedersachsen – für eine qualitativ hochwertige und wohnortnahe medizinische Versorgung" vom 22. Febr. 2021. Niedersächsischer Landtag Drs. 18/8650. https://www.landtag-niedersachsen.de/fileadmin/user_upload/redaktion/hauptseite/downloads/gremien/kommissionen/enquete_abgeschlossen/enquetebericht_medv_18-08650.pdf. Zugegriffen: 7. Febr. 2024

G-BA – Gemeinsamer Bundesausschuss (2018) Regelungen des Gemeinsamen Bundesausschusses zu einem gestuften System von Notfallstrukturen in Kranken-häusern. https://www.g-ba.de/downloads/62-492-2340/Not-Kra-R_2020-11-20_iK-2020-11-01.pdf. Zugegriffen: 7. Febr. 2024 (gemäß § 136c Absatz 4 des Fünften Buches Sozialgesetzbuch (SGB V) in der Fassung vom 19. Apr. 2018, zuletzt geändert am 20. Nov. 2020. Veröffentlicht im Bundesanzeiger (BAnz AT 24. Dez. 2020 B2))

G-BA – Gemeinsamer Bundesausschuss (2020) Regelung des Gemeinsamen Bundesausschusses für die Vereinbarung von Sicherstellungszuschlägen. https://www.g-ba.de/downloads/62-492-2312/SiRe-RL_2020-10-01_iK_2020-12-09.pdf. Zugegriffen: 25. Jan. 2024 (gemäß § 136c Absatz 3 des Fünften Buches Sozialgesetzbuch (SGB V) (Sicherstellungszuschläge-Regelungen) in der Fassung vom 24. Nov. 2016, zuletzt geändert am 1. Okt. 2020. Veröffentlicht im Bundesanzeiger (BAnz AT 8. Dez. 2020 B3))

GKV-Spitzenverband (2023a) ereinbarung der Liste der Krankenhäuser gemäß § 9 Absatz 1a Nummer 6 KHEntgG vom 30. Juni 2023. https://www.gkv-spitzenverband.de/media/dokumente/krankenversicherung_1/krankenhaeuser/abrechnung/zu___abschlaege/liste_kh/2023_06_20_Vb_Liste_laendliche_KH_2024.pdf. Zugegriffen: 25. Jan. 2024

GKV-Spitzenverband (2023b) Bedarfsgerechte Planung und Ausstattung von Integrierten Notfallzentren – Vorschläge des GKV-Spitzenverbandes. Stand: 29. Aug. 2023. https://www.gkv-spitzenverband.de/media/dokumente/service_1/publikationen/20230918_Positionspapier_INZ_barrierefrei.pdf. Zugegriffen: 8. Febr. 2024

Happe K, Westermann S (2016) Zum Verhältnis von Medizin und Ökonomie im deutschen Gesundheitssystem: 8 Thesen zur Weiterentwicklung zum Wohle der Patienten und der Gesellschaft, Oktober 2016. https://www.leopoldina.org/uploads/tx_leopublication/Leo_Diskussion_Medizin_und_Oekonomie_2016.pdf. Zugegriffen: 25. Jan. 2024

KHSFV (2015) Verordnung zur Verwaltung des Strukturfonds im Krankenhausbereich (Krankenhausstrukturfonds-Verordnung). Gesetz vom 17. Dez. 2015 BGBl. I S. 2350 (Nr. 53); zuletzt geändert durch Artikel 6 des Gesetzes vom 20. Dez. 2022 BGBl. I S. 2793

KHSG (2015) Gesetz zur Reform der Strukturen der Krankenhausversorgung (Krankenhausstrukturgesetz). Gesetz vom 10. Dez. 2015 BGBl. I S. 2229 (Nr. 51)

KHZG (2020) Gesetz für ein Zukunftsprogramm Krankenhäuser (Krankenhauszukunftsgesetz). Gesetz vom 23. Okt. 2020 BGBl. I S. 2208 (Nr. 48); zuletzt geändert durch Artikel 3d des Gesetzes vom 16. Sept. 2022 BGBl. I S. 1454

Kuklinski D, Subelack J, Geissler A, Vogel J (2023) Analyse der Schweizer Spitallandschaft anhand der Züricher Spitalleistungsbereiche und -gruppen: Ableitung von Empfehlungen für die Krankenhausreform in Deutschland. Schriftenreihe in Health Economics, Management and Policy, Bd. 2023-02. Universität St. Gallen, School of Medicine, Lehrstuhl für Management im Gesundheitswesen, St. Gallen (https://www.econstor.eu/handle/10419/279518)

Leber WD (2024) Krankenhausreform: Rettet die Richtigen! Orientierungswert vom 3. Jan. 2024. Bibliomed, Melsungen. https://www.bibliomedmanager.de/news/rettet-die-richtigen. Zugegriffen: 8. Febr. 2024

Leber WD, Scheller-Kreinsen D (2015) Marktaustritte sicherstellen – Zur Rolle rekursiver Simulation bei der Strukturbereinigung im Krankenhaussektor. In: Klauber J, Geraedts M, Friedrich J, Wasem J (Hrsg) Krankenhaus-Report 2015. Schattauer, Stuttgart, S 187–210

Leber WD, Scheller-Kreinsen D (2018) Von der Landesplanung zur algorithmischen Marktregulierung. In: Klauber J, Geraedts M, Friedrich J, Wasem J (Hrsg) Krankenhaus-Report 2018. Schattauer, Stuttgart, S 101–130

MAGS – Ministerium für Arbeit, Gesundheit und Soziales des Landes Nordrhein-Westfalen (2019) Gutachten Krankenhauslandschaft Nordrhein-Westfalen. https://broschuerenservice.mags.nrw/mags/shop/Gutachten_Krankenhauslandschaft_Nordrhein-Westfalen/1. Zugegriffen: 8. Febr. 2024

MAGS – Ministerium für Arbeit, Gesundheit und Soziales des Landes Nordrhein-Westfalen (2022) Krankenhausplan Nordrhein-Westfalen 2022. https://www.mags.nrw/system/files/media/document/file/krankenhausplan_nrw_2022.pdf. Zugegriffen: 7. Febr. 2024

Nimptsch U, Mansky T (2017) Hospital volume and mortality for 25 types of inpatient treatment in German hospitals: observational study using complete national data from 2009 to 2014. BMJ Open 7(9):e16184. https://doi.org/10.1136/bmjopen-2017-016184

PpSG (2018) Gesetz zur Stärkung des Pflegepersonals (Pflegepersonal-Stärkungsgesetz). Gesetz vom 11. Dez. 2018 BGBl. I S. 2394 (Nr. 45)

Pross C, Busse R, Geissler A (2017) Hospital quality variation matters – A time-trend and cross-section analysis of outcomes in German hospitals from 2006 to 2014. Health Policy 121(8):842–852. https://doi.org/10.1016/j.healthpol.2017.06.009

Regierungskommission (2022) Dritte Stellungnahme und Empfehlung der Regierungskommission für eine moderne und bedarfsgerechte Krankenhausversorgung: Grundlegende Reform der Krankenhausvergütung vom 6. Dez. 2022. https://www.bundesgesundheitsministerium.de/fileadmin/Dateien/3_Downloads/K/Krankenhausreform/3te_Stellungnahme_Regierungskommission_Grundlegende_Reform_KH-Verguetung_6_Dez_2022_mit_Tab-anhang.pdf. Zugegriffen: 7. Febr. 2024

Regierungskommission (2023a) Vierte Stellungnahme und Empfehlung der Regierungskommission für eine moderne und bedarfsgerechte Krankenhausversorgung: Reform der Notfall- und Akutversorgung in Deutschland – Integrierte Notfallzentren und Integrierte Leitstellen vom 13. Febr. 2023. https://www.bundesgesundheitsministerium.de/fileadmin/Dateien/3_Downloads/K/Krankenhausreform/Vierte_Stellungnahme_Regierungskommission_Notfall_ILS_und_INZ.pdf. Zugegriffen: 8. Febr. 2024

Regierungskommission (2023b) Fünfte Stellungnahme der Regierungskommission für eine moderne und bedarfsgerechte Krankenhausversorgung: Verbesserung von Qualität und Sicherheit der Gesundheitsversorgung – Potenzialanalyse anhand exemplarischer Erkrankungen vom 22. Juni 2023. https://www.bundesgesundheitsministerium.de/fileadmin/Dateien/3_Downloads/K/Krankenhausreform/5_Stellungnahme_Potenzialanalyse_bf_Version_1.1.pdf. Zugegriffen: 8. Febr. 2024

SVR – Sachverständigenrat zur Begutachtung der Entwicklung im Gesundheitswesen (2018) Bedarfsgerechte Steuerung der Gesundheitsversorgung – Gutachten 2018, S 584–589. https://www.svr-gesundheit.de/fileadmin/Gutachten/Gutachten_2018/Gutachten_2018.pdf. Zugegriffen: 8. Febr. 2024

Stephani V, Busse R, Geissler A (2019) Benchmarking der Krankenhaus-IT: Deutschland im internationalen Vergleich. In: Klauber J, Geraedts M, Friederich J, Wasem J (Hrsg) Krankenhaus-Report 2019. Springer, Berlin, S 17–32

Stoff-Ahnis S (2023) GKV-Spitzenverband: Aus Patientensicht reichen 1.247 Kliniken. In: f&w führen und wirtschaften im Krankenhaus 08/2023. Bibliomed, Melsungen. https://www.gkv-spitzenverband.de/media/dokumente/presse/beitraege_und_interviews/2023/2023-08_Beitrag_Stoff-Ahnis_f-w.pdf. Zugegriffen: 7. Febr. 2024

Vogel J, Letzgus P, Geissler A (2020) Paradigmenwechsel in der Krankenhausplanung – hin zu Leistungs-, Bedarfs- und Qualitätsorientierung für einen höheren Patientennutzen. In: Klauber J, Geraedts M, Friedrich J, Wasem J, Beivers A (Hrsg) Krankenhaus-Report 2020. Springer, Berlin, S 327–358

Vogel J, Kuklinski D, Geissler A (2023) Auswirkungen der Krankenhausreform in Deutschland: Diskussion der Möglichkeiten einer Folgenabschätzung der Reform und des Potenzials der NRW-Qualitätsvorgaben. Health Economics, Management and Policy, Bd. 2023-03. Universität St. Gallen, School of Medicine, Lehrstuhl für Management im Gesundheitswesen, St. Gallen (https://www.econstor.eu/handle/10419/279519)

Open Access Dieses Buch wird unter der Creative Commons Namensnennung 4.0 International Lizenz (http://creativecommons.org/licenses/by/4.0/deed.de) veröffentlicht, welche die Nutzung, Vervielfältigung, Bearbeitung, Verbreitung und Wiedergabe in jeglichem Medium und Format erlaubt, sofern Sie den/die ursprünglichen Autor(en) und die Quelle ordnungsgemäß nennen, einen Link zur Creative Commons Lizenz beifügen und angeben, ob Änderungen vorgenommen wurden.

Die in diesem Buch enthaltenen Bilder und sonstiges Drittmaterial unterliegen ebenfalls der genannten Creative Commons Lizenz, sofern sich aus der Abbildungslegende nichts anderes ergibt. Sofern das betreffende Material nicht unter der genannten Creative Commons Lizenz steht und die betreffende Handlung nicht nach gesetzlichen Vorschriften erlaubt ist, ist für die oben aufgeführten Weiterverwendungen des Materials die Einwilligung des jeweiligen Rechteinhabers einzuholen.

Qualitätskriterien für Leistungsgruppen

Jürgen Malzahn, Marjana Mai, Jochen Schmitt und Simone Wesselmann

Inhaltsverzeichnis

6.1   Einleitung – 108

6.2   Einordnung von Qualität und Wirtschaftlichkeit in der akutstationären Versorgung – 109

6.3   Ziele von Qualitätskriterien an Leistungsgruppen – 112

6.4   Technische Fragestellungen – 114

6.4.1   Qualitätskriterien für Leistungsgruppen und Vorgaben des G-BA – 114

6.4.2   Qualitätskriterien und unterschiedliche Granularität von Leistungsgruppen – 115

6.5   Fazit – 117

       Literatur – 118

© Der/die Autor(en) 2024
J. Klauber et al. (Hrsg.), *Krankenhaus-Report 2024*, https://doi.org/10.1007/978-3-662-68792-5_6

▪▪ Zusammenfassung

Der Beitrag skizziert die Bedeutung von Qualität für das Gesundheitswesen mit besonderem Fokus auf die Krankenhausstrukturplanung. Dabei wird von den Makroebenen – unter der Beachtung der Perspektive der Beitragszahlenden – bis zur konkreten Implementierung von Qualitätskriterien eine Einordung im Hinblick auf die derzeit geplante Krankenhausreform vorgenommen. Seit vielen Jahren ist empirisch unstrittig, dass Deutschland im internationalen Vergleich hohe Kosten bei eher durchschnittlichem Outcome im Gesundheitswesen verzeichnet. Aufgrund des demographischen Wandels und der ökonomischen Herausforderungen durch Krisen muss das Gesundheitswesen effizienter und resilienter werden. Das bedeutet, dessen Leistungsfähigkeit durch gezielteren Personaleinsatz und mit geringeren zur Verfügung stehenden Ressourcen zu erhalten bzw. auszubauen. Die Fachliteratur zeigt, dass eine Ausrichtung an patientenrelevanten Qualitätsaspekten zu einer Verbesserung der Behandlungsergebnisse führt.

Bei der Krankenhausplanung gilt es zu unterscheiden zwischen Leistungen für weniger komplexe Erkrankungen bzw. Notfälle, die wohnortnah vorgehalten werden sollten, und komplexeren Leistungen, für die klare wissenschaftliche Belege vorliegen, dass die Berücksichtigung von Qualität und Fallzahl für das Behandlungsergebnis wichtiger sind als die Erreichbarkeit. Diese Leistungen sollten stärker zentralisiert und der Zugang regional gesteuert werden.

Das heißt, dass umfangreiche Veränderungen notwendig sind, denn so eine systematische Planung ist im deutschen Gesundheitswesen aktuell nicht zu erkennen. Veränderungen können zufallsgesteuert erfolgen, wenn grundlegende Reformen unterbleiben, oder entlang qualitativer Vorgaben, die dann als Leitmotiv für eine Neuausrichtung der Strukturen dienen. Für die konkrete Umsetzung eines qualitätsbasierten Prozesses bedarf es weiterer gesetzlicher Anpassungen, um die Prozesse effizient und möglichst bürokratiearm zu gestalten.

This article outlines the importance of quality for the healthcare system with a particular focus on hospital structure planning. From the macro level – taking into account the perspective of those paying contributions – to the concrete implementation of quality criteria, a fundamental categorisation is made with regard to the hospital reform. For many years, it has been empirically undisputed that in an international comparison, Germany's healthcare system is expensive with rather average outcomes. Due to demographic change and the economic challenges posed by crises, the healthcare system must become more efficient and resilient. This means maintaining or improving its performance through more targeted deployment of personnel and with fewer available resources. The specialist literature shows that a focus on patient-relevant quality aspects leads to improved results.

In hospital planning, a distinction must be made between services for less complex diseases or emergencies, which should be provided close to home, and more complex services for which there is clear scientific evidence that quality and case numbers are more important for treatment outcomes than accessibility. These services should be centralised and access should be controlled regionally.

As a result, extensive changes are necessary, as such systematic planning is not yet discernible in the German healthcare system. This can take place in a randomised manner if there are no fundamental reforms or along qualitative guidelines, which then serve as a guiding principle for a reorientation of structures. For the concrete implementation of a quality-based process, further legal adjustments are required in order to make processes more efficient and minimise bureaucracy.

6.1 Einleitung

Die Covid-19-Pandemie, der zunehmende Fachkräftemangel beim medizinischen Personal in Deutschlands sowie Krisensituationen infolge des Klimawandels und kriegeri-

Kapitel 6 · Qualitätskriterien für Leistungsgruppen

scher Auseinandersetzungen haben den Reformstau im Gesundheitswesen – speziell in der akutstationären Versorgung – verdeutlicht. 2015/2016 wurde mit dem Krankenhausstrukturgesetz versucht, die bekannten Defizite der stationären Versorgung, insbesondere die in Relation zu vergleichbaren Gesundheitssystemen weit unterdurchschnittliche Ambulantisierung und die fehlende Leistungskonzentration, abzubauen. Doch insgesamt wurde mit zu wenig Lösungs- und Veränderungswillen an ernsthaften Reformen der stationären Versorgung gearbeitet. Zwar wurden viele kleinteilige Vereinbarungen getroffen, aber strukturell keine messbaren Veränderungen erzielt; die Bettenauslastung blieb bei ungefähr 77 %, die Anzahl der Krankenhausfälle begann 2017 auf hohem Niveau zu stagnieren und die Anzahl der Standorte änderte sich kaum. Begleitend stiegen die GKV-Ausgaben in der stationären Versorgung in den Jahren 2016 bis 2019 jährlich um 3 bis 4 %, während die Inflation in der Zeit lediglich zwischen 1 und 2 % anstieg.

Mit der Covid-19-Pandemie kam es zu einem Abfall der Krankenhausauslastung auf unter 70 %, die sich bis heute nicht wesentlich verändert hat. Parallel dazu hat der Druck auf das Personal zugenommen und die Inflationsrate hat kurzfristig die Kostensteigerungsrate der Krankenhausausgaben der GKV überschritten. Zwar ist die Inflation inzwischen wieder unterhalb der Krankenhausausgabenentwicklung, doch ist der Veränderungsdruck immens. Mittlerweile kündigen in regelmäßigen Abständen unterschiedliche Träger drohende Insolvenzen an. Doch wenn die Belegungsrate nicht wieder massiv ansteigt – und dafür gibt es auf Basis aktueller Daten keine Anzeichen –, muss der Strukturwandel sich an Qualitätsaspekten und demographischen Realitäten orientieren; ansonsten können auch modern aufgestellte Standorte in wirtschaftliche Probleme kommen. Dafür ist ein zügiger Umbau der Krankenhausstrukturen erforderlich. Im Gegensatz zum Jahr 2016 sind die vielfach geforderten kurzfristigen Finanzspritzen keine Lösung, denn mit Auslastungen von unter 70 % sind Krankenhäuser wirtschaftlich nicht

betreibbar. Vielmehr müssen die stetig aufgeschobenen Herausforderungen mit viel Tempo angegangen werden und zu Strukturveränderungen führen. Als Kompass muss dabei die Qualitätsorientierung im Gesundheitswesen als zentrales Element dienen.

6.2 Einordnung von Qualität und Wirtschaftlichkeit in der akutstationären Versorgung

Das deutsche Gesundheitswesen zeichnet sich im internationalen Vergleich dadurch aus, dass bei relativ hohen Kosten und einer hohen Hospitalisierungsquote nur eine durchschnittliche Lebenserwartung erreicht wird und es auch nur durchschnittlich bei den vermeidbaren Todesfällen abschneidet (OECD 2023a, 2023b). Dabei zeigt sich, dass Deutschland eine hohe Arztdichte aufweist und auch der Personaleinsatz in der Pflege bezogen auf das gesamte Gesundheitswesen deutlich über dem EU-Durchschnitt liegt. Auch wenn bei letztgenanntem zu berücksichtigen ist, dass die Aufgabenprofile und Berufsabschlüsse unterschiedlich sind. Nichtsdestotrotz ist das Verhältnis von Pflegekräften und Krankenhausbetten in Deutschland eines der niedrigsten in der EU (OECD 2023a). Es gibt zwar einen überdurchschnittlichen Anteil an Pflegepersonal bezogen auf die Einwohnerzahl insgesamt, aber eine hohe Anzahl an Patientinnen und Patienten in Kliniken führen zu einem unterdurchschnittlichen Verhältnis von Pflegefachpersonen zu Patientinnen und Patienten. Daraus lässt sich ableiten, dass per se kein Fachkräftemangel, sondern eine ineffiziente Verteilung von Strukturen und Pflegepersonal im Gesundheitssystem besteht. Die ungleichmäßige Verteilung zwischen Arbeitsanforderung, effektiver Zeit und Anzahl an Personal zwingt manche stationären Einrichtungen, geforderte Qualitätsstandards zu unterschreiten oder gar nicht erst anzuerkennen, da sie mit den bestehenden Ressourcen und unter aktuellen Rahmenbedingungen nicht erfüllt werden können. Beispielsweise ist die 1:1-Betreuung durch qualifizierte Pflegekräfte von extrem kleinen Frühgeborenen international anerkannter Standard und wird auch in der Qualitätssicherungs-Richtlinie Früh- und Reifgeborene (QFR-RL) gefordert (Richtlinie 2024a). Ein Ziel der Richtlinie ist dabei die Verringerung der Säuglingssterblichkeit und von frühkindlich entstandenen Behinderungen und somit der Schutz einer extrem vulnerablen Gruppe. Auch wenn davon auszugehen ist, dass es im Sinne der Patientinnen und Patienten sowie im Eigeninteresse der Belegschaft liegt, sämtliche Qualitätsstandards zügig zu erfüllen, sind in der QFR-RL mehrjährige Übergangsregelungen hinterlegt und ihre Umsetzung ist von einem intensiven und langwierigen Diskussionsprozess geprägt. Dies ist sicherlich nicht dem fehlenden Willen des medizinischen Personals zu einer Umsetzung geschuldet, sondern der fehlenden Konzentration des Leistungsgeschehens und einer fehlenden adäquaten bedarfsnotwendigen Verteilung der Fälle. Walther et al. folgerten in einem Review-Verfahren auf Basis von 34 analysierten Studien, dass eine regionale Steuerung mit einer qualitätsgeleiteten Zentralisierung der Krankenhausversorgung von Frühgeborenen mit signifikant geringerer Säuglingssterblichkeit und höheren Überlebensraten assoziiert ist. Die Effekte waren mit rund 60 % Risikounterschied in der gepoolten Analyse beträchtlich (Walther et al. 2020). Die Mindestmenge für Neugeborene unter 1.250 Gramm liegt ab dem Jahr 2024 bei 25 pro Krankenhausstandort. 2022 hatten Heller et al. darauf hingewiesen, dass die höchste Anzahl vermeidbare Todesfälle bei ungefähr 60 Fällen liegt (Heller et al. 2022).

Hinzu kommt, dass im stationären Bereich – anders als in der vertragsärztlichen Versorgung – der Verbotsvorbehalt gilt, der eine Leistungserbringung erlaubt, solange kein explizites Verbot formuliert und letztendlich auch durchsetzbar ist. Der Kompetenznachweis basiert dann regelmäßig auf der Tatsache, dass eine entsprechende Fachabteilung vorhanden ist und sich diese im Krankenhausplan findet; weitere Qualitätsnachweise werden nicht umfassend gefordert. Eines der wenigen gesetzlich verankerten Instrumente, das zu einer

Leistungskonzentration in deutschen Kliniken beitragen soll, sind die Mindestmengen. Laut § 136b Abs. 1 Nr. 2 SGB V soll der Gemeinsame Bundesausschuss (G-BA) einen Katalog von planbaren Leistungen beschließen, bei denen die Qualität von der Menge der erbrachten Leistung abhängt. Die geforderte Leistungsmenge kann sich auf Ärztinnen und Ärzte und/oder den Standort eines Krankenhauses beziehen. Allerdings sind die eingeführten Mindestmengen in vielen Bereichen gemessen an wissenschaftlich belegten Volume-Outcome-Zusammenhängen zu niedrig, wie etwa die bereits genannte Versorgung von Frühgeborenen unter 1.250 g. Ein weiteres Beispiel ist die vom G-BA festgelegte Höhe für Knie-Totalendoprothesen, die derzeit bei 50 liegt. In der 5. Stellungnahme der Regierungskommission wird die zugrunde liegende Studienevidenz analysiert und mindestens eine Erhöhung der Leistungsmenge auf 150 empfohlen, ohne dass dabei die Erreichbarkeit in nennenswerter Weise eingeschränkt wird (Regierungskommission 2023b). Aufgrund der regelhaft stattfindenden Klagen von Seiten der Leistungserbringenden und damit einhergehend rechtlich immer stärker ausdifferenzierten Anforderungen dauert es von der Beantragung einer Mindestmenge aufgrund von Volume-Outcome-Zusammenhängen in der wissenschaftlichen Literatur bis zur Einführung einer Mindestmenge viele Jahre. Die im Jahr 2022 neu eingeführte Mindestmenge für die Versorgung von Patientinnen und Patienten mit Brustkrebs entfaltet erst 2025 die volle Wirkung, wenn entsprechende Übergangsregelungen auslaufen. Der Start der Beratungen wurde jedoch bereits 2018 beschlossen. Hinweise auf einen Zusammenhang zwischen einer ausreichenden Routine und der Ergebnisqualität lagen allerdings schon 2011 vor (Beckmann et al. 2011).

Dabei ist ein schnelleres und zugleich wirkungsvolleres Vorgehen durchaus denkbar und findet bei Arzneimitteln für neuartige Therapien (ATMP) auch statt. Der G-BA wurde mit § 136a Abs. 5 SGB V beauftragt, Mindestanforderungen an die Struktur-, Prozessund Ergebnisqualität zu formulieren, die von

Kapitel 6 · Qualitätskriterien für Leistungsgruppen

den jeweiligen Behandlungseinrichtungen im Vorfeld bescheinigt und nachgewiesen werden müssen (Richtlinie 2024b). Ziele der Richtlinie sind die Gewährleistung einer qualitativ hochwertigen Versorgung sowie die Sicherstellung einer sachgerechten Anwendung des ATMP im Interesse der Patientensicherheit. Dies scheint allerdings flächendeckend nur für hochspezialisierte und seltene bzw. neuartige Leistungen wie die ATMP umgesetzt zu sein. Denn bei der Formulierung einer Mindestmengengrenze nach § 136b Abs. 1 Nr. 2 SGB V hält sich hartnäckig die Diskussion um Ausnahmeregelungen für Einrichtungen mit guter Qualität bei niedrigen Fallzahlen oder die als zwingend notwendig erachtete Wohnortnähe für die Sicherstellung einer flächendeckenden Versorgung.

Bei der Abwägung des Grundrechts auf freie Berufswahl und einem nachgewiesenen sinnvollen Patientenschutz tritt bei dem Argument der guten Qualität bei niedrigen Fallzahlen eher die Sicht der Leistungserbringenden in den Vordergrund und nicht die Sicht der eigentlich schutzbedürftigen Patientinnen und Patienten. Gerade die skandinavischen Staaten zeigen in verschiedenen Bereichen (z. B. Geburtshilfe), dass Flächendeckung eben kein Parameter ist, der zu einer niedrigen Sterblichkeit bzw. einer hohen Versorgungsqualität führt, denn trotz weniger Standorte in der Fläche hat Finnland seit vielen Jahren eine sehr niedrige Perinatalsterblichkeit (UN Interagency Group for Child Mortality Estimation 2023).

Im Rahmen der momentanen Diskussionen um die notwendige Krankenhausreform haben Bundesländer und Krankenhausträgerverbände Erreichbarkeit und Qualität gleichgesetzt. In der 5. Stellungnahme der Regierungskommission wurde aufgezeigt, dass sehr deutliche Qualitätsverbesserungen im Sinne eines besseren Patientenüberlebens durch eine moderate Zentralisierung erreicht werden können, ohne dass darunter die Erreichbarkeit für die Bürgerinnen und Bürger leidet (Regierungskommission 2023b). Auch die internationale Evidenz ist hier deutlich. So finden sich beim Pankre-

askarzinom keine Zusammenhänge zwischen Distanz zum Krankenhaus und Patientenoutcome in High-Volume-Kliniken, wohl aber in Low-Volume-Kliniken (Siegel et al. 2021). Beim hepatozellulären Karzinom wurde von signifikanten Zusammenhängen zwischen höheren Fallzahlen und besserem Outcome bei gleichzeitig fehlenden Zusammenhängen zwischen Distanz zum Krankenhaus und Outcome berichtet (Beal et al. 2019b). Analoge Zusammenhänge finden sich u. a. auch für das Gallenblasenkarzinom (Beal et al. 2019a). Auch für die Cystektomie bei Patientinnen und Patienten mit Blasenkrebs wurde gezeigt, dass die Distanz zum Krankenhaus nicht mit dem Zugang, dem Outcome oder der Patientensicherheit zusammenhängt (Smith et al. 2018). Dass kein Zusammenhang von Erreichbarkeit und Patientenoutcome bei starken Zusammenhängen von Fallzahl und Outcome besteht, zeigt sich deutlich für planbare, komplexe Eingriffe und Behandlungen.

Bei medizinischen Notfällen gibt es vergleichsweise weniger publizierte Studien. Eine Untersuchung zeigte, dass pro 10 km Entfernung zur Notaufnahme das Mortalitätsrisiko um 1 % ansteigt (Nicholl et al. 2007). Die Regierungskommission hat empfohlen, ein gestuftes Krankenhaussystem zu schaffen, das Qualität und Erreichbarkeit in einem angemessenen Verhältnis gleichsam berücksichtigt (Regierungskommission 2023a). Der Koalitionsvertrag enthält inhaltlich vergleichbare Festlegungen (Koalitionsvertrag 2021).

In Einzelfällen mag eine Ausnahmegenehmigung durch die Länder zur Sicherstellung der Versorgung sinnvoll sein, wie etwa die bereits genannte Notfallversorgung. Allerdings muss hierfür auch ein messbares Mindestqualitätsniveau festgelegt sein, das nicht unterschritten werden darf. Unabhängig von der Flächendeckung müssen bei einer potenziellen Gefährdung von Patientinnen und Patienten Anstrengungen unternommen werden, dies zu verhindern, bis hin zum Entzug des Versorgungsauftrags. Die Planungsverantwortung der Länder umfasst in diesen Situationen die Verpflichtung zur Abhilfe. Die möglichen Anpassungen sind vielfältig und reichen von der Verbesserung von Transportmitteln in Verbindung mit ambulanten Strukturen über die Zusammenfassung von Standorten stationärer Leistungserbringer. Beim Unterschreiten von Qualitätsstandards wird aus dem Planungsrecht der Länder die Handlungsverpflichtung, eine qualitative ausreichende Versorgung sicherzustellen. Zumal auch Bürgerinnen und Bürger unterstützen, dass komplexe Behandlungen in dafür spezialisierten Behandlungseinrichtungen durchgeführt werden, selbst wenn sie dafür längere Wege in Kauf nehmen müssten (AOK-Umfrage 2023).

Dabei darf das ökonomische Interesse von Klinikträgern und regionalen Politikerinnen und Politikern nicht im Vordergrund stehen und eine Landes- und Kommunalpolitik muss sich daran messen lassen, dass ein Interesse an einer qualitativen hochwertigen Versorgung besteht und dafür auch Veränderungen bei den Krankenhausstandorten herbeiführen. Denn auch ein Nichthandeln führt zu Konsequenzen. Wie bereits aufgezeigt, weist Deutschland hohe Gesundheitsausgaben und Kapazitäten auf, die nicht optimal eingesetzt werden und zu einem lediglich durchschnittlichen Ergebnis bei der Lebenserwartung führen. Eine Folge der fehlenden Leistungskonzentration auf geeignete Standorte führt zu mehr Komplikationen und einer hohen Zahl an vermeidbaren Sterbefällen. So untersuchten Kollmann et al. die Sterblichkeit nach der Behandlung von Herzinfarkt, Schlaganfall und Pneumonie sowie Komplikationen nach Hüftersatz und Gallenblasenbehandlung bei Kliniken, die laut Qualitätsdaten zu den jeweils 20 % besten Einrichtungen gehören, und denjenigen Kliniken, die zu den 20 % schlechtesten gehören. Würden sich nur 5 % der Patientinnen und Patienten entscheiden, sich in einer der besten Kliniken und nicht in den schlechtesten Kliniken behandeln zu lassen, würden rechnerisch pro Jahr 550 Patienten und Patientinnen weniger an einem Herzinfarkt, 740 weniger an einem Schlaganfall, 1.000 weniger an einer ambulant erworbenen Pneumonie und etwa 150 weniger an einer hüftgelenksnahen Femurfraktur versterben (Kollmann et al. 2023).

Ein Weg in diese Richtung, der aktuell auch im Zuge der aktuellen Krankenhausreform benannt wurde, ist eine Verknüpfung von bundeseinheitlichen Qualitätskriterien und Leistungsgruppen.

6.3 Ziele von Qualitätskriterien an Leistungsgruppen

Die aktuellen Überlegungen für die Krankenhausreform gehen davon aus, dass Leistungsgruppen mit definierten Qualitätskriterien für alle Krankenhäuser den Versorgungsauftrag wesentlich konkreter festlegen als in der Vergangenheit. Damit soll u. a. die bisher zu geringe Leistungskonzentration adressiert werden. Parallel dazu bedarf auch die Ambulantisierung eines geeigneten Rechtsrahmens. Denn weder die bisherigen Instrumente zur Leistungskonzentration noch die verschiedenen gesetzlichen Initiativen haben in den vergangenen zehn Jahren dazu geführt, dass Deutschland mit der europäischen Entwicklung mithalten kann. Neben vermeidbaren Patientensicherheitsrisiken, ineffizientem Einsatz der dringend gebrauchten Fachkräfte sowie ökonomischen Nachteilen einer solchen Krankenhausstruktur kommen die Herausforderungen des demographischen Wandels auf dem Arbeitsmarkt hinzu, sodass es jetzt wirkungsvollerer und schnellerer Maßnahmen als in der Vergangenheit bedarf. Es ist deutlich zu sehen, dass die bestehende Krankenhausstruktur nicht mehr zeitgemäß ist. Für diesen notwendigen Strukturwandel muss die Qualitätsorientierung das grundlegende Leitbild sein – und dies ist keineswegs eine fehlerhafte Instrumentalisierung des Qualitätsthemas, wie seitens einzelner Akteure immer wieder behauptet wird. Vielmehr sind Qualitätsverbesserung bzw. Versorgungs- und Qualitätsziele der relevante Kompass für die Strukturentscheidungen (Neugebauer et al. 2022).

Für die Leistungsgruppen zur qualitätsbasierten Krankenhausplanung ist vorgesehen, dass es jeweils Qualitätskriterien geben soll, die die einzelnen Kliniken erfüllen müssen. Die im Arbeitsentwurf des Krankenhausversorgungsverbesserungsgesetzes (KHVVG) vom 13.11.2023 aufgeführten 65 Leistungsgruppen sind jedoch in ihrer medizinischen Spannweite sehr unterschiedlich. Neben Leistungsgruppen wie Allgemeine Innere oder Allgemeine Chirurgie, die sehr viele unterschiedliche Leistungen beinhalten, gibt es auch Leistungsgruppen, deren Inhalt sehr spezifisch ist, wie zum Beispiel Minimalinvasive Herzklappenintervention oder die Endoprothetik, für die vier unterschiedliche Leistungsgruppen vorgesehen sind: Endoprothetik Knie, Endoprothetik Hüfte, Revisionsendoprothetik Knie und Revisionsendoprothetik Hüfte.

Bezüglich der erwünschten Wirkung von Qualitätskriterien für Leistungsgruppen gibt es unterschiedliche Vorstellungen. Während die Akteure in Nordrhein-Westfalen eher den Ansatz verfolgen, so wenig Vorgaben wie möglich zu veranlassen und anschließend Auswahlentscheidungen durch die Planungsbehörden zu ermöglichen, gibt es auf Bundesebene eher den Ansatz, durch die Vorgabe begründeter solider Qualitätsparameter die Leistungskonzentration durch (Struktur-) Qualitätskriterien deutlich zu fördern (vgl. Loeser 2023 und Karagiannidis et al. 2023). Die Verbindlichkeit der Qualitätsparameter bereits im ersten Schritt würde zur Beschleunigung des Prozesses führen. Aufgrund der regionalen Unterschiede in Bezug auf den Stand der Krankenhausplanung sind die verschiedenen Ansätze grundsätzlich nachvollziehbar und eine Krankenhausreform sollte so gestaltet sein, dass die Umsetzung bei unterschiedlichen Startbedingungen funktioniert, aber zwingend zeitnah stattfinden muss. Denn während einige Bundesländer wie Nordrhein-Westfalen bereits intensiv an Strukturreformen gearbeitet haben, ist in anderen Ländern nach der Covid-Pandemie keine wesentliche Anpassung der Krankenhausstrukturen zu erkennen. Dazu kommt, dass die Ausgangssituation in den neuen und alten Bundesländern unterschiedlich ist. In den neuen Bundeslän-

dern wurde nach der Wiedervereinigung in den 1990er und 2000er Jahren bereits eine gewisse Konzentration vorgenommen, sodass hier weniger Überkapazitäten bestehen als in westdeutschen Ballungsgebieten.

Eine schnelle und umfassende Strukturreform hatte die Regierungskommission zunächst durch das Level-Konzept verfolgt, jedoch scheiterten die Versorgungslevel am Widerstand der Länder. Bemerkenswert ist die breite Ablehnung, mit der die Länder hier agiert haben, obwohl der Koalitionsvertrag der Ampelregierung das Level-Konzept angekündigt hatte. Die Versorgungslevel hätten mutmaßlich ganz überwiegend zu sinnvollen Strukturentscheidungen beigetragen und wären auch für Bürgerinnen und Bürger gut vermittelbar gewesen. Spezialisierte Versorgung erfordert vor dem Hintergrund der oben angeführten Studienlage klare Qualitätsanforderungen und die Erreichbarkeit spielt für die Ergebnisqualität keine Rolle. Umgekehrt müssen weniger komplexe Krankenhausleistungen und eine Notfallversorgung wohnortnah verfügbar sein, um eine hohe Ergebnisqualität zu erreichen. Ein wichtiger weiterer Vorteil des Level-Konzepts ist, dass es wirksam gegen das selektive Anbieten ökonomisch lukrativer Leistungsgruppen ist und somit gegen angebotsinduzierte Nachfrage-Mechanismen wirkt. Die Tatsache, dass nicht alle Vorschläge der Regierungskommission zur Zuteilung von Leistungsgruppen zu Leveln für alle Akteure nachvollziehbar waren, wurde als Anlass genommen, das Konzept ganz aufzugeben.

Nachdem die Versorgungslevel als Ordnungskriterium für die stärkere Berücksichtigung der Qualität der Behandlungen ausfallen, kommt bei der Krankenhausreform nun den Qualitätskriterien der Leistungsgruppen eine zentrale Bedeutung zu. Sie müssen letzten Endes – in Kombination mit einer bedarfs- und qualitätsorientierten Vorhaltefinanzierung – bewirken, dass die Leistungskonzentration an den dafür geeigneten Krankenhäusern gelingt. Dabei setzt eine gedeckelte, nicht primär an Fallzahlen orientierte Vorhaltefinanzierung einen Anreiz zum Tausch von Leistungsgruppen (Regierungskommission 2023a). Ausreichend solide Qualitätskriterien stellen sicher, dass die Kliniken die nötigen Strukturen dafür vorhalten und Patientensicherheit sowie eine qualitätsgesicherte Versorgung in den Fokus der Krankenhausplanung rücken und handlungsleitend für Planungsentscheidungen werden. Der nächste entscheidende Schritt auf Basis der gemeinsamen Erkenntnis des umfassenden Strukturwandels liegt darin, dass die Länder neben dem Recht auf Krankenhausplanung auch die Verpflichtung einer qualitativ hochwertigen Umsetzung annehmen und auch unangenehme Entscheidungen zügig mit Blick auf die Versorgungsqualität fällen. Der Erhalt qualitativ und wirtschaftlich nicht tragfähiger Strukturen ist nicht zukunftsgerichtet und widerspricht dem Wirtschaftlichkeitsgebot – gerade in Zeiten mit sich überlagernden Krisen und konkurrierenden Finanzbedarfen ohne das erforderliche Wirtschaftswachstum, um diese zu finanzieren.

6.4 Technische Fragestellungen

Bei der Implementierung der Qualitätskriterien an Leistungsgruppen gibt es zentrale Herausforderungen. Ziel muss es sein, G-BA-Vorgaben zur Qualitätssicherung mit den Qualitätskriterien der Leistungsgruppen zu harmonisieren und die geringe Granularität der Leistungsgruppen mit spezifischen Qualitätsanforderungen zu kompensieren. Der G-BA ist aktuell für die Ausgestaltung der Qualitätssicherung zuständig, sodass der Prozess der Implementierung von Qualitätskriterien an Leistungsgruppen mit den G-BA-Prozessen verbunden werden sollte, um Widersprüche und Doppelarbeiten auszuschließen.

6.4.1 Qualitätskriterien für Leistungsgruppen und Vorgaben des G-BA

Die Regelungen des G-BA müssen mit der Mechanik der Krankenhausreform harmonisiert

werden. Sofern beispielsweise eine Mindestmenge für einen Leistungsbereich durch den Gemeinsamen Bundesausschuss beschlossen oder eine Vereinbarung nach § 136 Abs. 1 Nr. 2 SGB V eine Abrechnungsvoraussetzung ist (z. B. Kinderonkologie), müssen diese Voraussetzungen in die Qualitätskriterien der Leistungsgruppen integriert werden. Denn es erschließt sich nicht, wie ein unterschiedlicher Umgang mit den G-BA-Vorgaben zu Qualitätsaspekten bei der Krankenhausplanung gerechtfertigt werden kann.

Bei dem Prozess der Implementierung der Qualitätskriterien für die Leistungsgruppen soll nach dem aktuellen Diskussionsstand die Letztverantwortung bei Bund und Ländern liegen. Dafür erlässt das Bundesgesundheitsministerium Rechtsverordnungen, die mit Zustimmung des Bundesrates verabschiedet werden. Die Arbeitsgemeinschaft der Wissenschaftlichen Medizinischen Fachgesellschaften (AWMF) sowie die Vertragspartner der nach § 17b KHG und die Bundesärztekammer sollen beteiligt werden. Allerdings sehen die aktuellen Gesetzesentwürfe lediglich vor, dass ein Vorschlag der AWMF eingeholt, aber nicht, dass der dargelegten Evidenz inhaltlich tatsächlich gefolgt werden muss. Die Berücksichtigung der Expertise der AWMF ist im Prozess stärker zu verankern; ein reines Vorschlagsrecht erscheint nicht sachgerecht. Um zu verhindern, dass in den Gremien des G-BA und im Entwicklungsprozess der Qualitätskriterien für die Leistungsgruppen Doppelarbeiten entstehen, ist eine Möglichkeit, die Organisation der fachlichen Entwicklungsprozesse im G-BA anzusiedeln, auch wenn die Gremienbesetzung von den ansonsten im G-BA üblichen Vorgaben abweichen soll. Klare Fristen für den Abschluss der Beratungen sowie die Herbeiführung von Ergebnissen, ggf. auch als Ersatzvornahme, zur Wahrung des notwendigen Zeitziels, damit die Anwendung des Vergütungssystems zeitgerecht vorgenommen werden kann, können konkrete und effektive Maßnahmen sein. Die Anbindung an die Strukturen des G-BA hat zwei entscheidende Vorteile. Zum einen kann der Wissenstrans-

Kapitel 6 · Qualitätskriterien für Leistungsgruppen

fer über die aktuellen Vorhaben des G-BA im Bereich der Qualitätssicherung sichergestellt werden. Zum anderen ist die Geschäftsstelle des G-BA mit der Organisation entsprechender Prozesse vertraut, die infrastrukturellen Fragestellungen sind bekannt und es muss keine neue Institution geschaffen werden, die zudem größere Finanzbedarfe hervorrufen würde. Letzten Endes gehört zum Prozess der Weiterentwicklung der Qualitätskriterien für Leistungsgruppen auch das kontinuierliche Monitoring des laufenden Systems, sodass die Intensität eines wissenschaftlichen Prozesses auf einer stabilen Grundlage aufsetzen muss. Diese Überlegungen legen den Schluss nahe, dass die Vorstellungen aus den Arbeitsentwürfen zur Krankenhausreform bzgl. der Verantwortlichkeiten für den Prozess angepasst werden müssen.

6.4.2 Qualitätskriterien und unterschiedliche Granularität von Leistungsgruppen

Unabhängig von der Regelungstiefe der Qualitätskriterien in den Leistungsgruppen muss mit dem unterschiedlichen Maß an Differenzierung der Leistungsgruppen umgegangen werden. Die eineindeutige Zuordnung von ICD- und OPS-Kodierungen zu Leistungsgruppen kann, wie für die Zuordnung der Krankenhausfälle zu den DRGs auch, das Institut für das Entgeltsystem im Krankenhaus (InEK) vornehmen und ist bereits in den aktuellen Überlegungen zur Umsetzung der Reform berücksichtigt. Sofern für bestimmte Kombinationen von Diagnosen und Prozeduren besondere Qualitätsanforderungen gelten sollen, können diese Anforderungen den entsprechenden Fällen in den Leistungsgruppen zugeordnet werden. Bereits nach geltender Rechtslage werden ICD-/OPS-Kombinationen bei Beschlüssen und Richtlinien des G-BA nach diesem Muster zugeordnet. Dabei ist es unerheblich, ob diese Fälle eine Leistungsgruppe vollständig ausfüllen oder nur einen Teil einer Leis-

tungsgruppe darstellen. Denn in beiden Fällen gilt, dass die Qualitätskriterien für die entsprechenden Fallkombinationen in einer Leistungsgruppe eine Abrechnungsvoraussetzung sind und die berechtigten Erwartungen an die Qualität der Versorgung erfüllt werden müssen, indem diese Kriterien eingehalten werden.

Anhand von zwei Beispielen wird gezeigt, welche inhaltlichen Verfahrensschritte für die Entwicklung von Qualitätskriterien aufeinander folgen können. Die Beispiele sollen auch auf unterschiedliche Quellen für mögliche Inhalte der unterschiedlichen Leistungsgruppen hinweisen. Dabei ist nicht beabsichtigt, den inhaltlichen Diskurs über die sinnvolle Regelungstiefe zu präjudizieren. Jedoch soll verdeutlicht werden, dass für die Entwicklung von Qualitätskriterien für Leistungsgruppen eine hochprofessionelle und inhaltlich kompetente Struktur benötigt wird. Für eine kontinuierliche Weiterentwicklung der Qualitätskriterien muss zusätzlich noch ein datenbasiertes Monitoringsystem entwickelt werden, das die Effekte der Qualitätskriterien misst und eine kontinuierliche, evidenzgeleitete Weiterentwicklung dieser gemäß dem viel beschworenen, aber nicht umgesetzten Konzept des „lernenden Gesundheitssystems" erlaubt.

Aus der unterschiedlichen Granularität der Leistungsgruppen ergeben sich technische Fragestellungen für die Kriterienauswahl. Bei der Leistungsgruppe Revisionsendoprothetik Hüfte kann davon ausgegangen werden, dass dieser Leistungsgruppe nur Fälle zugeordnet werden, die dem Titel der Leistungsgruppe im engeren Sinn zugehören. Aktuell gibt es Vorstellungen der zuständigen Fachgesellschaften, die auch in die 5. Stellungnahme der Regierungskommission für eine moderne und bedarfsgerechte Krankenhausversorgung eingeflossen sind. Dort wurde Evidenz für eine Mindestmenge von 25 Revisionseingriffen pro Standort vorgestellt, für primäre elektive Hüft-Totalendoprothesen werden 150 Eingriffe angegeben. Daneben gibt es im Verfahren EndoCert der Deutschen Gesellschaft für Orthopädie und Orthopädische Chirurgie (DGOOC) zahlreiche Struktur- und

Prozessparameter, die als Qualitätskriterien für Leistungsgruppen genutzt werden können (Haas et al. 2023). Auch in der datengestützten Qualitätssicherung des G-BA gibt es einen Leistungsbereich, der die Revisionsendoprothetik für Hüften adressiert, und im Verfahren „Qualitätssicherung mit Routinedaten" der AOK-Gemeinschaft werden relevante Ergebnisparameter für diese Leistungsgruppe bestimmt. Eine wissenschaftlich angemessene Beratung der Qualitätskriterien für eine Leistungsgruppe sollte die unterschiedlichen Quellen berücksichtigen und durch eine sinnvolle Auswahl relevante Impulse für eine qualitätsbasierte Strukturreform beisteuern.

Ein komplexeres Themenfeld ist die Onkologie und die Aufstellung ausreichend wirkungsvoller Qualitätskriterien für Leistungsgruppen ist nicht trivial. Die WiZen-Studie (Wirksamkeit der Versorgung in onkologischen Zentren) hat gezeigt, dass die Behandlung in zertifizierten Krebszentren der Deutschen Krebsgesellschaft e. V. (DKG) zu geringerer Morbidität und Mortalität führt als die Therapie außerhalb der zertifizierten Zentren (Schmitt et al. 2023). Die Erstbehandlung aller elf untersuchten Krebsarten hatte in zwei unabhängigen Datenquellen (GKV-Routinedaten sowie Daten klinischer Krebsregister) konsistent positive Effekte auf das Gesamtüberleben der Patientinnen und Patienten. Zudem wurde berechnet, dass im Untersuchungszeitraum der WiZen-Studie pro Jahr 33.000 Lebensjahre hätten gerettet werden können, wenn die Patienten der untersuchten Entitäten in zertifizierten Zentren behandelt worden wären. Daneben gibt es eine Richtlinie nach § 136 Abs. 1 Nr. 2 SGB V zur Kinderonkologie und Mindestmengen des G-BA für Brust- und Lungenkrebs; weitere Mindestmengen zur Onkologie werden wahrscheinlich folgen. Wichtig ist, dass die Qualitätsanforderungen der Zertifizierung deutlich über bloße Mindestmengen hinausgehen und auch nicht darauf reduziert werden dürfen.

Aus Gründen der Komplexitätsreduktion wird im Weiteren nur auf eine mögliche Übernahme der Zertifizierungskriterien der Deutschen Krebsgesellschaft eingegangen; die Herausforderungen für die anderen genannten Quellen stellen sich aber gleichermaßen. Für eine mögliche Implementierung der Qualitätskriterien wären die nachfolgend aufgeführten Ausgangsbedingungen und Verfahrensschritte zu beachten. Es ist davon auszugehen, dass das gewählte Leistungsgruppensystem zwar eine eindeutige Fallzuordnung von ICD/OPS-Kombinationen beinhalten wird. Aber es sind bisher lediglich für ca. 22 % aller Karzinomentitäten eigene Leistungsgruppen in den 65 Leistungsgruppen der aktuellen Arbeitsentwürfe zur Krankenhausreform vorgesehen. Damit die Kriterien der Zertifizierung der Deutschen Krebsgesellschaft trotzdem zielkonform zum Leistungsgruppensystem passen, wird festgelegt, dass für die Krebsbehandlung neben den allgemeinen Qualitätskriterien (beispielweise einer Pflegepersonaluntergrenze für eine Abteilung) für die Behandlung von Krebserkrankungen in den jeweiligen Leistungsgruppen weitere Kriterien zu erfüllen sind. Damit kann sichergestellt werden, dass unabhängig von einem System einer leistungsgruppenorientierten Krankenhausplanung die Erbringung von Krebsbehandlungen an Krankenhäusern erfolgt, die den Hauptkriterien der Zertifizierung der Deutschen Krebsgesellschaft entsprechen. Die entsprechenden ICD/OPS-Kombinationen werden im Kriterienkatalog der betroffenen Leistungsgruppen hinterlegt.

Mit diesem Vorgehen wird erreicht, dass die Krebsversorgung unabhängig von der Krankenhausreform an den dafür am besten geeigneten Krankenhausstandorten konzentriert wird. Die Umsetzung einer leistungsgruppenorientierten Krankenhausplanung wird durch diese Vorgehensweise nicht behindert, sondern zielführend ergänzt. Die Qualitätsvorteile werden nachhaltig in das deutsche Gesundheitswesen implementiert und können als Vorbild für weitere Bereiche der Gesundheitsversorgung dienen. Die Ergänzung geltender Mindestmengen kann in gleicher Weise erfolgen, weil die Mindestmengen auch für Leistungen gelten können, die nur

Teile des Leistungsspektrums einer Leistungsgruppe sind. Darüber hinaus ist es sinnvoll, dass in medizinisch plausiblen Konstellationen Leistungsgruppen miteinander verknüpft werden, zum Beispiel sollte die Zuweisung der Leistungsgruppe Endoprothetik Knie die Voraussetzung für die Leistungsgruppe Revisionsendoprothetik Knie sein. Denn ein ausreichendes Qualifikationsniveau für die Revisionsendoprothetik kann auf Dauer nur mit der Primärendoprothetik aufrechterhalten werden.

Der Nachweis der Erfüllung der Zertifizierungskriterien der Deutschen Krebsgesellschaft kann relativ bürokratiearm ausgestaltet werden. Als Nachweis für die Erfüllung gilt das jeweilige Zertifikat der Deutschen Krebsgesellschaft. Grundsätzlich muss es aus rechtlichen Gründen möglich sein, die Erfüllung der Kriterien auch anders zu belegen. Die Möglichkeit, einschlägige Zertifikate durch den Medizinischen Dienst zum Nachweis der Erfüllung von Qualitätskriterien zu nutzen, ist bereits im Arbeitsentwurf des KHVVG vorgesehen. An dieser Stelle ist auch die Schnittstelle zum Krankenhaustransparenzgesetz gegeben, das vorsieht, dass aussagekräftige Zertifikate, also diejenigen, die die Vorgaben des IQTIG erfüllen, für das Transparenzverzeichnis genutzt werden. Ziel des Vorgehens ist somit, den bürokratischen Aufwand so gering wie möglich zu halten und gleichzeitig die Qualität der Versorgung zu sichern.

Für die Weiterentwicklung der Qualitätskriterien von Leistungsgruppen ist es sinnvoll, vermehrt auf GKV-Routinedaten zu setzen und die aktuelle ICD-Klassifikation zu erweitern. Beispielsweise sollte bereits bei der Einweisung der Dekubitusstatus mit einer „Present-on-Admission"-Kennzeichnung erfasst werden. Auch eine Schweregrad-Kennzeichnung bei Tumor- und anderen komplexen Erkrankungen sollte eingeführt werden, wie unter anderem auch von der Regierungskommission in der 7. Stellungnahme empfohlen (Regierungskommission 2023c). Neben einer Reduzierung aktueller Dokumentationspflichten wäre eine passgenauere Risikoadjustierung

für die Qualitätssicherung ohne erheblichen Mehraufwand möglich. Dies würde ein kontinuierliches Monitoring der Einhaltung der Qualitätsanforderungen fördern und bei Planungsentscheidungen zwischen konkurrierenden Einrichtungen Hilfestellung geben.

6.5 Fazit

Es besteht weitestgehend Einigkeit darüber, dass eine Strukturreform notwendig ist. Einen unkontrollierten Wandel durch eine primär ökonomisch begründete und durch Personalmangel beeinflusste Strukturbereinigung ist nicht wünschenswert. Aufgrund knapper werdender Ressourcen und bereits jetzt bestehender hoher Arbeitslast ohne optimale Verteilung der vorhandenen Kapazitäten ist eine Neuausrichtung der Gesundheitsversorgung notwendig. Neben der notwendigen Ambulantisierung ist eine Leistungskonzentration und die verbindliche Einführung von Qualitätskriterien zur Hebung von Qualitätspotenzialen unumgänglich. Für komplexe und spezialisierte Behandlungen zeigt die Fachliteratur klar, dass sich eine Zentralisierung günstig auf das Patientenoutcome auswirkt, während die Wohnortnähe keinen maßgeblichen Einfluss auf das Behandlungsergebnis hat.

Insgesamt ist festzustellen, dass Qualitätskriterien für Leistungsgruppen mindestens den Stand der gültigen G-BA-Regelungen abbilden müssen. Zudem sind weitere Inhalte zu ergänzen, weil aufgrund der Abkehr von der Levelstruktur den Qualitätskriterien eine entscheidende Steuerungsfunktion zukommt. Bei der Ausgestaltung von Leistungsgruppen ist es sinnvoll, über die Anforderungen des G-BA hinauszugehen und dabei auf die Expertise der AWMF zu setzen und aussagekräftige, wissenschaftlich evaluierte Zertifikate zu berücksichtigen. Da die Krankenhausfälle mit ICD-/OPS-Kombinationen den Leistungsgruppen zugeordnet werden müssen, gibt es keine Unklarheiten darüber, welche Fälle im Versorgungsauftrag eines Krankenhauses enthalten sind – weder auf der Ebene der Planung noch auf der

Ebene der Abrechnung. Das bedeutet folgerichtig, dass es für eine Abrechnung bei der GKV eine zwingende Voraussetzung ist, dass die Qualitätskriterien einer Leistungsgruppe vollständig erfüllt sind.

Die Neuordnung des Systems muss viel stärker aus Sicht der Patientinnen und Patienten gedacht und geplant werden. Mittlerweile liegt eine Vielzahl von Belegen vor, die Qualitätsunterschiede sichtbar und nachvollziehbar machen. Hierbei muss ein Bewusstsein geschaffen werden, dass es sich dabei um harte und patientenrelevante Kriterien wie Tod, Folgekomplikationen oder Revisionsoperationen handelt, die vermieden werden können und müssen.

Literatur

AOK-Umfrage 2023 Spezialisierung und Qualität sind Bürgern wichtiger als die Nähe zum Krankenhaus. https://www.aok.de/pp/gg/update/umfrage-krankenhaus/. Zugegriffen: 6. Febr. 2024

Beal E, Mehta R, Tsilimigras D, Hyer J, Paredes A, Merath K, Dillhoff M, Cloyd J, Ejaz A, Pawlik T (2019a) Travel to a high volume hospital to undergo resection of gallbladder cancer: does it impact quality of care and long-term outcomes? HPB 22(1):41–49. https://doi.org/10.1016/j.hpb.2019.05.004

Beal E, Mehta R, Merath K, Tsilimigras D, Hyer J, Paredes A, Dillhoff M, Cloyd J, Ejaz A, Pawlik T (2019b) Outcomes after resection of Hepatocellular carcinoma: intersection of travel distance and hospital volume. J Gastrointest Surg 23(7):1425–1434. https://doi.org/10.1007/s11605-019-04233-w

Beckmann MW, Brucker C, Hanf V, Rauh C, Bani MR, Knob S, Petsch S, Schick S, Fasching PA, Hartmann A, Lux MP, Häberle L (2011) Quality assured health care in certified breast centers and improvement of the prognosis of breast cancer patients. Onkologie 34(7):362–367. https://doi.org/10.1159/000329601

Haas H, Bail H, Günther K, Heller K, Pingsmann A, Kladny B, v. Lewinski G, Lohmann C-H, Wirtz D, Mittelmeier W (2023) Anforderungskatalog für EndoProthetikZentren zur Zertifizierung von EndoProthetikZentren als qualitätssichernde Maßnahme in der Behandlung von Gelenkerkrankungen. https://clarcert.com/_Resources/Persistent/b/7/f/d/b7fd64939e4234f0998ea83f929f842372f3ccda/anforderungskatalog%20epzmax-O2%20%28230215%29.pdf. Zugegriffen: 1. Febr. 2024

Heller G, Gutzeit M, Rauh J, Cederbaum J, Rossi R, Thomas T, Maier RF (2022) Reanalyse: Wie hoch ist die optimale Mindestmenge für die Behandlung Frühgeborener mit einem Geburtsgewicht unter 1.250 g in Deutschland? Z Geburtshilfe Neonatol 226(01):68–69. https://doi.org/10.1055/a-1701-6686

Karagiannidis C, Haering A, Augurzky B, Busse R (2023) Krankenhausreform: Noch zu wenig Schwerpunktbildung. Dtsch Ärztebl 120(44):1823 1824

Kollmann NP, Langenberger B, Busse R, Pross C (2023) Stability of hospital quality indicators over time: a multi-year observational study of German hospital data. PlosONE 18(11):e293723. https://doi.org/10.1371/journal.pone.0293723

Loeser S (2023) Krankenhausplanung NRW. Viel Meinung, wenig Wissenschaft. f&w 12:1092–1095

Koalitionsvertrag (2021) Mehr Fortschritt wagen Bündnis für Freiheit, Gerechtigkeit und Nachhaltigkeit (Koalitionsvertrag 2021–2025 zwischen der Sozialdemokratischen Partei Deutschlands (SPD), BÜNDNIS 90/DIE GRÜNEN und den Freien Demokraten (FDP))

Neugebauer E, Piwernetz K, Bramesfeld A, Deckert S, Falkai P, Gabrys L, Hollederer A, Riedel-Heller S, Schaller A, Scheibe M, Bierbaum T, Schmitt J, Dreinhöfer K (2022) Notwendigkeit und Wege zur Entwicklung von Versorgungszielen für das Gesundheitssystem in Deutschland. Ein Positionspapier des DNVF. Gesundheitswesen 84(10):971–978. https://doi.org/10.1055/a-1911-8605

Nicholl J, West J, Goodacre S, Turner J (2007) The relationship between distance to hospital and patient mortality in emergencies: an observational study. Emerg Med J 24:609–609. https://doi.org/10.1136/emj.2007.047654

OECD (2023a) State of Health in the EU. Deutschland. Länderprofil Gesundheit 2023. https://health.ec.europa.eu/system/files/2023-12/2023_chp_de_german.pdf. Zugegriffen: 25. Jan. 2024

OECD (2023b) Health at a Glance. OECD Indicators. https://www.oecd-ilibrary.org/social-issues-migration-health/health-at-a-glance_19991312. Zugegriffen: 2. Febr. 2024

Regierungskommission für eine moderne und bedarfsgerechte Krankenhausversorgung (2023a) Dritte Stellungnahme der Regierungskommission für eine moderne und bedarfsgerechte Krankenhausversorgung. Grundlegende Reform der Krankenhausvergütung. https://www.bundesgesundheitsministerium.de/fileadmin/Dateien/3_Downloads/K/Krankenhausreform/3te_Stellungnahme_Regierungskommission_Grundlegende_Reform_KH-Verguetung_6_Dez_2022_mit_Tab-anhang.pdf. Zugegriffen: 1. Febr. 2024

Regierungskommission für eine moderne und bedarfsgerechte Krankenhausversorgung (2023b)

Fünfte Stellungnahme der Regierungskommission für eine moderne und bedarfsgerechte Krankenhausversorgung. Verbesserung von Qualität und Sicherheit der Gesundheitsversorgung. Potenzialanalyse anhand exemplarischer Erkrankungen. https://www.bundesgesundheitsministerium.de/fileadmin/Dateien/3_Downloads/K/Krankenhausreform/5_Stellungnahme_Potenzialanalyse_bf_Version_1.1.pdf. Zugegriffen: 1. Febr. 2024

Regierungskommission für eine moderne und bedarfsgerechte Krankenhausversorgung (2023c) Siebente Stellungnahme der Regierungskommission für eine moderne und bedarfsgerechte Krankenhausversorgung. Weiterentwicklung der Qualitätssicherung, des Qualitäts- und des klinischen Risikomanagements (QS, QM und kRM). Mehr Qualität – weniger Bürokratie. https://www.bundesgesundheitsministerium.de/fileadmin/Dateien/3_Downloads/K/Krankenhausreform/BMG_Stellungnahme_7_Qualitaetssicherung_QM_kRM_Transparenz_und_Entbuerokratisierung.pdf. Zugegriffen: 1. Febr. 2024

Richtlinie des Gemeinsamen Bundesausschusses über Maßnahmen zur Qualitätssicherung der Versorgung von Früh- und Reifgeborenen gemäß § 136 Absatz 1 Nummer 2 SGB V in Verbindung mit § 92 Absatz 1 Satz 2 Nummer 13 SGB V (2024a). Qualitätssicherungs-Richtlinie Früh- und Reifgeborene/QFR-RL. https://www.g-ba.de/downloads/62-492-3333/QFR-RL_2023-10-19_iK-2024-01-01_2024-01-19.pdf Zugegriffen: 26. Jan. 2024

Richtlinie des Gemeinsamen Bundesausschusses zu Anforderungen an die Qualität der Anwendung von Arzneimitteln für neuartige Therapien gemäß § 136a Absatz 5 SGB V (2024b). ATMP-Qualitätssicherungs-Richtlinie/ATMP-QS-RL. https://www.g-ba.de/downloads/62-492-3339/ATMP-QS-RL_2023-11-07_iK-2024-01-01.pdf. Zugegriffen: 31. Jan. 2024

Siegel J, Engelhardt K, Hornor M, Morgan K, Lancaster W (2020) Travel distance and its interaction with patient and hospital factors in pancreas cancer care. Am J Surg 221(4):819–825. https://doi.org/10.1016/j.amjsurg.2020.08.023

Schmitt J, Klinkhammer-Schalke M, Bierbaum V, Gerken M, Bobeth C, Rößler M, Dröge P, Ruhnke T, Günster C, Kleihues-van Tol K, Schoffer O (2023) Initial Cancer Treatment in Certified Versus Non-Certified Hospitals. Results of the WiZen Comparative Cohort Study. Dtsch Ärztebl Int 120:647–654. https://doi.org/10.3238/arztebl.m2023.0169

Smith A, Meyer A-M, Meng K, Nielsen M, Pruthi R, Wallen E, Woods M, Tan H-J (2018) The relationship of travel distance with cystectomy access and outcomes. Urol Oncol 36(6):308.e1–308.e9. https://doi.org/10.1016/j.urolonc.2018.03.005

UN Interagency Group for Child Mortality Estimation: Last update – 10 January 2023. http://childmortality.org/files_v21/download/IGME%20report%202017%20child%20mortality%20final.pdf. Zugegriffen: 5. Febr. 2024

Walther F, Küster D, Bieber A, Rüdiger M, Malzahn J, Schmitt J, Deckert S (2020) Impact of regionalisation and case-volume on neonatal und perinatal mortality: an umbrella review. BMJ Open 10(9):e37135. https://doi.org/10.1136/bmjopen-2020-037135

Open Access Dieses Buch wird unter der Creative Commons Namensnennung 4.0 International Lizenz (http://creativecommons.org/licenses/by/4.0/deed.de) veröffentlicht, welche die Nutzung, Vervielfältigung, Bearbeitung, Verbreitung und Wiedergabe in jeglichem Medium und Format erlaubt, sofern Sie den/die ursprünglichen Autor(en) und die Quelle ordnungsgemäß nennen, einen Link zur Creative Commons Lizenz beifügen und angeben, ob Änderungen vorgenommen wurden.

Die in diesem Buch enthaltenen Bilder und sonstiges Drittmaterial unterliegen ebenfalls der genannten Creative Commons Lizenz, sofern sich aus der Abbildungslegende nichts anderes ergibt. Sofern das betreffende Material nicht unter der genannten Creative Commons Lizenz steht und die betreffende Handlung nicht nach gesetzlichen Vorschriften erlaubt ist, ist für die oben aufgeführten Weiterverwendungen des Materials die Einwilligung des jeweiligen Rechteinhabers einzuholen.

Qualitätsdaten für die Krankenhausplanung

Dagmar Drogan und Christian Günster

Inhaltsverzeichnis

7.1   Einleitung – 122

7.2   Informationsquellen – 123
7.2.1   Strukturierte Qualitätsberichte – 123
7.2.2   Zertifizierungen – 125
7.2.3   Qualitätssicherung mit Routinedaten (QSR) – 126

**7.3   Die stationäre Versorgungsqualität ausgewählter
           Behandlungsanlässe – 127**
7.3.1   Herzinfarkt – 127
7.3.2   Brustkrebs – 131
7.3.3   Implantation von Kniegelenks-Endoprothesen – 137
7.3.4   Ösophagus-Eingriffe – 145
7.3.5   Pankreas-Eingriffe – 149

7.4   Fazit – 153

Literatur – 155

© Der/die Autor(en) 2024
J. Klauber et al. (Hrsg.), *Krankenhaus-Report 2024*, https://doi.org/10.1007/978-3-662-68792-5_7

■■ Zusammenfassung

Für die geplanten Krankenhausreform zur „Verbesserung der Versorgungsqualität im Krankenhaus und zur Reform der Vergütungsstrukturen" und das begleitende Krankenhaus-Transparenzgesetz ist die Verfügbarkeit und Darstellung geeigneter Qualitätsinformationen essentiell. Der Gesetzgeber zielt neben der Sicherstellung einer finanzierbaren Versorgung darauf ab, die Versorgungsqualität in der Krankenhausplanung der Länder ausreichend zu verankern und Patientinnen und Patienten, wie generell die Bevölkerung insgesamt, zu relevanten Qualitätsunterschieden ausreichend zu informieren. Der vorliegende Beitrag verdeutlicht, dass evidenzbasierte Informationen, die Qualitätstransparenz schaffen, breit vorhanden sind. Für viele häufige oder komplexe stationäre Behandlungsanlässe existieren seit Jahren aussagekräftige Daten zur Behandlungsqualität der Kliniken. Der Beitrag gibt zum einen einen Überblick über diese Datenbestände, ihren Umfang und Informationsgehalt. Zum anderen wird für Herzinfarkt, Brustkrebs, Knie-Endoprothetik und Ösophagus- und Pankreaschirurgie beispielhaft aufgezeigt, welche Qualitätsaussagen sich aus den bestehenden Daten ableiten lassen und dass es in diesen Versorgungsbereichen persistierende Qualitätsprobleme gibt, die mit einer fehlenden Spezialisierung und Zentralisierung zusammenhängen.

The availability and presentation of suitable quality information is essential for the hospital reform planned in Germany to "improve the quality of care in hospitals and reform remuneration structures" and the accompanying Hospital Transparency Act. In addition to ensuring affordable care, the legislator aims to adequately anchor the quality of care in the hospital planning of the federal states and to provide patients, as well as the population in general, with sufficient information on relevant differences in quality. This article shows that evidence-based information that creates quality transparency is widely available. For many common or complex inpatient treatment occasions, meaningful data on the quality of treatment in hospitals have been available for years. The authors provide an overview of these data sets, their scope and information content. Secondly, for heart attacks, breast cancer, knee endoprosthetics and oesophageal and pancreatic surgery, examples are given of the quality statements that can be derived from the existing data. It becomes obvious that due to a lack of specialisation and centralisation, there are persistent quality problems in these areas of care.

7.1 Einleitung

Die von der Bundesregierung geplanten Gesetze, die avisierte Krankenhausreform zur „Verbesserung der Versorgungsqualität im Krankenhaus und zur Reform der Vergütungsstrukturen" (Krankenhausversorgungsverbesserungsgesetz (KHVVG)) und das Krankenhaustransparenzgesetz mit dem Ziel, die Qualität der Versorgung in den Krankenhäusern für Patientinnen und Patienten bzw. generell für die Bevölkerung transparenter zu machen, setzen fundierte Qualitätsinformationen voraus. Will man Qualität an eine leistungsgruppenbasierte Krankenhausplanung und -vergütung knüpfen, braucht es hierzu belastbare Qualitätsaussagen. Will man mit einem Transparenzportal Patientinnen und Patienten sowie Einweisenden selbstbestimmte und qualitätsorientierte Auswahlentscheidungen für stationäre Behandlungen ermöglichen, gilt dies gleichermaßen.

Die Ausgangslage bezüglich der Verfügbarkeit von Qualitätsdaten zur Krankenhausbehandlung ist in Deutschland sehr gut. Informationen zu Fallzahlen und Qualitätsinformationen zur Struktur-, Prozess- und Ergebnisqualität liegen seit vielen Jahren strukturiert und gesichert vor. Im Rahmen der Qualitätssicherung, des Qualitäts- und des klinischen Risikomanagements der Krankenhäuser werden diese wertvollen Daten generiert. So kann auf vielfältige existierende Datenbestände zurückgegriffen werden. Dazu zählen Fallzahl-

Kapitel 7 · Qualitätsdaten für die Krankenhausplanung

und Strukturangaben aus den Strukturierten Qualitätsberichten, Angaben der Krankenhäuser zum Erreichen gesetzlich vorgeschriebener Mindestmengen, Zertifizierungsdaten, Daten der datengestützten einrichtungsübergreifenden Qualitätssicherung (DEQS) sowie Routinedaten-basierte Qualitätsindikatoren und Patient Reported Outcome Measures (PROMs). Damit liegt eine Informationsbasis vor, die für die Planungsverantwortlichen in den Ländern nutzbar ist, deren Potenzial aber Weitem noch nicht erschlossen ist. Der Beitrag gibt einen Überblick über diese Datenbestände, ihren Umfang und Informationsgehalt und geht auf bestehende Limitationen ein. Zugleich stellt der Beitrag für die Beispiele Herzinfarkt, Brustkrebs, Knie-Endoprothetik und Ösophagus- und Pankreaschirurgie umfangreiche Daten zu regionalen Versorgungsgegebenheiten in den Krankenhäusern zur Verfügung. Diese verdeutlichen den Handlungsbedarf und geben den verantwortlichen Akteuren des Krankenhaussektors auf der Bundes- und Landesebene beispielhaft die Möglichkeit, Informationen zu Versorgungsdefiziten und zu den zum Teil erheblichen regionalen Unterschieden aufzugreifen.

7.2 Informationsquellen

Im Folgenden wird ein Überblick über bundesweite, routinemäßig und strukturiert vorliegende Informationsquellen zur Qualität von Krankenhausbehandlungen gegeben. Auf regionaler Ebene, für ausgewählte Klinikgruppen und Kliniken sowie für bestimmte Patientengruppen sind weitere Datenbestände vorhanden, insbesondere PROMs betreffend (Regierungskommission 2023). Sie entstehen häufig auf Basis des großen Engagements der Beteiligten im Qualitätsmanagement. Der Fokus der folgenden Übersicht liegt jedoch auf flächendeckend verfügbaren Qualitätsdaten, wie sie für eine bundesweite Qualitätstransparenz erforderlich sind.

7.2.1 Strukturierte Qualitätsberichte

Die Kliniken in Deutschland veröffentlichen seit 2005 zunächst alle zwei Jahre und seit 2015 jährlich strukturierte Qualitätsberichte. Dazu sind sie gemäß § 136b Abs. 1 Nr. 3 SGB V verpflichtet. Die zu berichtenden Inhalte legt der Gemeinsame Bundesausschuss (G-BA) im Auftrag des Gesetzgebers in den Regelungen zum Qualitätsbericht der Krankenhäuser (Qb-R) fest. Die Berichte geben einen Überblick über die Strukturen, Leistungen und Qualität der Krankenhäuser. Gemäß § 11 Qb-R sind die vollständigen Berichte jährlich zu veröffentlichen, z. B. auf den Internetseiten der Krankenhäuser sowie auf der Referenzdatenbank des G-BA[1]. Ausgewählte Daten der Qualitätsberichte fließen außerdem in verschiedene Kliniksuchmaschinen ein, die von Krankenkassen[2], der Deutschen Krankenhausgesellschaft[3] und Patientenorganisationen[4] betrieben werden. Die strukturierten Qualitätsberichte enthalten eine Vielzahl relevanter Qualitätsdaten, die für eine qualitätsorientierte Krankenhausplanung nutzbar sind. Diese werden im Folgenden kurz dargestellt.

Behandlungshäufigkeiten/Fallzahlen

Die Behandlungshäufigkeit bzw. Fallzahl stellt für sich allein bereits einen unabhängigen Qualitätsindikator dar (Köster-Steinebach 2019). Für viele stationäre Behandlungsanlässe können aus den strukturierten Qualitätsberichten die entsprechenden Fallzahlen abgeleitet werden.

- **ICD-basierte Fallzahlen**: Im Berichtsabschnitt B der Qualitätsberichte wird pro

---

1 ► https://qb-referenzdatenbank.g-ba.de/#/suche.
2 Z. B. ► https://www.aok.de/pk/cl/uni/medizinversorgung/krankenhaussuche/.
3 ► https://dkgev.deutsches-krankenhaus-verzeichnis.de/app/suche.
4 Z. B. ► https://www.weisse-liste.de/krankenhaus.

Fachabteilung oder Organisationseinheit die Anzahl aller Hauptdiagnosen in ihrer vierstelligen ICD-10-Ziffer angegeben.

- **OPS-basierte Fallzahlen**: Analog zu den ICD-Ziffern wird im Berichtsabschnitt B der Qualitätsberichte pro Fachabteilung oder Organisationseinheit die Anzahl durchgeführter Prozeduren als endstellige OPS-Ziffer aufgeführt.
- **Fallzahlen aus der datengestützten einrichtungsübergreifenden Qualitätssicherung** (DEQS): Im Berichtsabschnitt C-1 der Qualitätsberichte werden Fallzahlen für solche Leistungen angegeben, die Gegenstand der datengestützten einrichtungsübergreifenden Qualitätssicherung sind (DEQS-RL). In der Fassung vom 15.12.2022 umfasst die DEQS-RL 314 Qualitätsindikatoren aus insgesamt 15 Qualitätssicherungs-Verfahren, die bundesweit verpflichtend zu dokumentieren sind. Der überwiegende Teil der QI ist veröffentlichungspflichtig und kann somit genutzt werden, um aus dem Nenner (i.e. der sogenannten Grundgesamtheit) Fallzahlen stationärer Behandlungsanlässe abzuleiten.
- **Mindestmengenangaben:** Für eine Reihe schwieriger Eingriffe, für die ein Zusammenhang zwischen Behandlungszahl und Behandlungsergebnis nachweisbar ist, hat der G-BA Mindestfallzahlen definiert. Aktuell gibt es Mindestmengenvorgaben für neun Behandlungsanlässe. Alle Kliniken sind verpflichtet, Fallzahlen zu mindestmengenrelevanten Behandlungen im Kapitel C-5 des SQB zu dokumentieren. Eine für die Krankenhausplanung sofort nutzbare Auflistung aller behandelnden Kliniken plus Anzahl mindestmengenrelevanter Behandlungsfälle werden beispielsweise vom IQTIG[5] und von der AOK[6] zur Verfügung gestellt. Im Unterschied zu den ICD-, OPS-und DEQS-basierten Fallzahlen werden bei den Mindestmengen auch Fallzahlen < 4 berichtet, die andernfalls unter die Datenschutzregelung fallen.

Prozess- und Ergebnisqualität

Angaben zur Prozess- und Ergebnisqualität der Kliniken gemäß DEQS-RL finden sich im Berichtsabschnitt C-1 der Qualitätsberichte. Wie bereits erwähnt, gibt es aktuell 15 Qualitätssicherungs-Verfahren mit mehr als 300 Qualitätsindikatoren, die ein breites Spektrum an Behandlungsprozessen und Behandlungsqualität abdecken. Auch diejenigen DEQS-Indikatoren, die als planungsrelevant einstuft sind, bilden z. T. Prozess- und Ergebnisqualität ab. Die entsprechenden Ergebnisse stellt das IQTIG als Klinikliste zur Verfügung[7].

Strukturqualität

Eine qualitativ hochwertige stationäre Versorgung ist nur dann möglich, wenn die notwendigen indikationsspezifischen Behandlungsstrukturen vorliegen (z. B. personelle, apparative und räumliche Ausstattung). Angaben zu Behandlungsstrukturen liegen im SQB in verschiedenen Berichtsteilen vor, die hier exemplarisch dargestellt werden:

- **Fachabteilungen:** Die in einem Krankenhaus verfügbaren Fachabteilungen sind im Berichtsabschnitt B der Qualitätsberichte anhand von Fachabteilungsschlüsseln gemäß § 301 SGB V aufzulisten. Die Spezifikation der Fachabteilungsschlüssel ist online verfügbar.[8]
- **Ärztliche Fachexpertise:** Im Berichtsabschnitt B der Qualitätsberichte sind für jede Fachabteilung bzw. Organisationseinheit des Krankenhauses aufzulisten, welche Facharztqualifikation und Zusatz-Weiterbildungen die dort tätigen Ärztinnen und Ärzte aufweisen. Basis für diese Angaben sind Auswahllisten; die dortigen Schlüssel orientieren sich an der Bundesärztekam-

---

5 ▶ https://iqtig.org/qs-instrumente/mindestmengen/ergebnisse/.

6 ▶ https://www.aok.de/pp/hintergrund/mindestmengen/.

7 ▶ https://iqtig.org/qs-instrumente/planungsrelevante-qualitaetsindikatoren/ergebnisse/.

8 ▶ https://gkv-datenaustausch.de/leistungserbringer/krankenhaeuser/krankenhaeuser.jsp.

mer. Davon abweichende, insbesondere ältere Facharzt-Bezeichnungen sollen sinngemäß zugeordnet werden. Für die Facharztqualifikationen liegen im Berichtsjahr 2022 insgesamt 72 Auswahloptionen vor; für die Zusatz-Weiterbildungen sind es 74.

- **Apparative Ausstattung:** Im Kapitel A-13 dokumentieren die Krankenhäuser, über welche apparative Ausstattung sie verfügen. Den Angaben liegt eine vordefinierte Auswahlliste zugrunde, die für das Berichtsjahr 2022 insgesamt 25 Geräte umfasst. Bei Auswahl eines solchen Geräts ist die Zusatzangabe verpflichtend, ob es täglich 24 Stunden zur Verfügung steht.
- **Medizinische Leistungsangebote:** Im Berichtsabschnitt B der Qualitätsberichte sind für jede Fachabteilung bzw. Organisationseinheit des Krankenhauses die dort angebotenen Versorgungsschwerpunkte zu dokumentieren. Dies beinhaltet auch Angaben zu komplexen Versorgungsstrukturen wie der bei Schlaganfall-Behandlungen wichtigen Stroke Unit. Auch für diese Angaben liegen Auswahllisten vor, die im Berichtsjahr 2022 die folgenden Fachdisziplinen abdecken: Augenheilkunde (VA), Chirurgie (VC), Dermatologie (VD), Gynäkologie und Geburtshilfe (VG), HNO (VH), Innere Medizin (VI), Neurologie (VN), Orthopädie (VO), Pädiatrie (VK), Psychiatrie/Psychosomatik (VP), Radiologie (VR), Urologie und Nephrologie (VU), Zahnheilkunde/Mund-Kiefer-Gesichtschirurgie (VZ), Sonstige medizinische Bereich (VX).
- **OPS-Angaben:** Wie bereits oben erwähnt werden im Berichtsabschnitt B der Qualitätsberichte pro Fachabteilung oder Organisationseinheit die Anzahl durchgeführter Prozeduren als endstellige OPS-Ziffern aufgeführt. Zum Teil lassen auch diese Angaben Rückschlüsse auf Versorgungsstrukturen zu. So sollten beispielsweise perkutane Koronarinterventionen (PCI) nur von Kliniken dokumentiert werden, die an ihrem Standort ein Herzkatheterlabor besitzen. Als weiteres Beispiel sei die neurolo-

gische Komplexbehandlung genannt, deren Kodierung und Abrechnung vom Medizinischen Dienst geprüft wird und die Strukturen einer Stroke Unit voraussetzt.

- **Komplexe Behandlungsstrukturen:** Einige Angaben der Strukturierten Qualitätsberichte spiegeln Richtlinien-Vorgaben des G-BA und deren Mindestanforderungen wider. Zu nennen sind hier die Angaben der Krankenhäuser zur seit Mai 2018 geltenden stationären Notfallstufe im Berichtsabschnitt A-14. Die Notfallstufe wird in Abhängigkeit von der fachärztlichen und strukturellen Ausstattung der Klinik zugeteilt und lässt Rückschlüsse auf indikationsspezifische Strukturen für Notfallbehandlungen zu. Ein weiteres Beispiel sind die Angaben zu Perinatalzentren bzw. perinatalen Versorgungsschwerpunkten in Berichtsabschnitt C6, die über die Schlüssel CQ05 bis CQ07 dokumentiert werden und an eine Reihe von Mindestanforderungen gekoppelt sind.

7.2.2 Zertifizierungen

Das IQTIG definiert eine Zertifizierung unter Verweis auf DIN EN 45020 2005 als „ein Verfahren, nach dem eine dritte Seite schriftlich bestätigt, dass ein Produkt, ein Prozess oder eine Dienstleistung mit festgelegten Anforderungen konform ist" (G-BA 2023). Im Gesundheitswesen ist die „dritte Seite" häufig eine medizinische Fachgesellschaft, die Krankenhäuser oder andere Gesundheitseinrichtungen mit einem Qualitätssiegel bzw. Zertifikat auszeichnet, sofern bestimmte Mindestanforderungen erfüllt sind, die von der Fachgesellschaft als medizinisch oder qualitativ relevant eingestuft wurden. Das IQTIG hat für Deutschland insgesamt 95 einrichtungsbezogene Zertifikate und Qualitätssiegel identifiziert, 78 davon adressieren die stationäre Versorgung. Zu den „festgelegten Anforderungen" dieser Zertifikate zählen bei 93,7 % der Zertifizierungsstellen Kriterien der Strukturqualität, bei 92,6 % Kriterien der Prozessqualität und bei 72,6 % Kriterien der Ergebnisqualität (G-BA 2023).

In der Entscheidungsfindung für eine Klinik können Zertifikate medizinischer Fachgesellschaften als bedeutsames Qualitätskennzeichen wahrgenommen werden, das Patientinnen und Patienten Orientierung bietet. Auch die Krankenhausplanung der Länder könnte Zertifizierungsinformationen nutzen, um eine stärkere Zentralisierung von Krankenhausbehandlungen bzw. Operationen in spezialisierten Kliniken mit guter Behandlungsqualität voranzutreiben. Die Vielzahl und Heterogenität der in Deutschland angebotenen Zertifikate erschwert jedoch deren Nutzung für qualitätsorientierte Auswahlentscheidungen. Der G-BA hat diese Problematik erkannt und das IQTIG im Jahr 2020 beauftragt, Kriterien zur Bewertung von Zertifikaten und Qualitätssiegeln zu entwickeln (G-BA 2020). Das Beauftragungsergebnis wurde im Dezember 2023 veröffentlicht und umfasst 17 vom IQTIG erarbeitete Bewertungskriterien aus vier Anforderungsgruppen. Zwar schloss der G-BA Auftrag explizit eine Bewertung der existierenden Zertifikate aus, für gesundheitspolitische Akteure sind die Beauftragungsergebnisse des IQTIG dennoch relevant, denn sie liefern a) eine Auflistung der 95 identifizierten Zertifikate im deutschen Gesundheitswesen und b) einen Kriterienkatalog, der die Grundlage für eine eigenständige Bewertung von Zertifikaten bilden kann.

Mit mehr als 1.200 Zertifikaten ist die Deutsche Krebsgesellschaft e. V. (DKG) aktuell der größte Zertifikatsherausgeber Deutschlands und wird daher im ▶ Abschn. 7.3.2 am Beispiel der DKG-zertifizierten Brustkrebszentren aufgegriffen. Außerdem erfüllen die DKG-Zertifikate ein Kriterium des IQTIG, das Befragungsergebnissen zufolge lediglich 12 % der Zertifikate erfüllen: Kriterium 1.5 – Evaluierung des Zertifizierungsprogramms. So konnte die WiZen-Studie (Wirksamkeit der Versorgung in onkologischen Zentren) zeigen, dass die Überlebensraten von Krebspatientinnen und -patienten in zertifizierten Krankenhäusern besser sind als bei Behandlung in nicht

zertifizierten Krankenhäusern – und zwar für alle elf untersuchten Krebsentitäten (Schmitt et al. 2023).

7.2.3 Qualitätssicherung mit Routinedaten (QSR)

QSR ist ein Ansatz zur Bewertung stationärer Versorgungsqualität. Auf der Grundlage bundesweit erhobener Abrechnungsdaten von AOK-Versicherten werden im AOK-Gesundheitsnavigator die QSR-Daten zur Behandlungsqualität aus 13 Leistungsbereichen klinikbezogen berichtet: Hüft- und Kniegelenks-Endoprothetik (einschließlich Hüft- und Knieprothesenwechsel), Hüftfraktur, Gallenblasen- und Blinddarmentfernungen, Verschluss von Leistenhernien, PCI bei Patientinnen und Patienten ohne Herzinfarkt, kathetergestützte Aortenklappen-Implantationen (TAVI), Mandeloperation sowie Eingriffe bei benignem Prostatasyndrom und Prostatakarzinom. Im AOK-Gesundheitsnavigator bilden sie die Grundlage für die Krankenhaussuche, die sich an Patientinnen und Patienten sowie Einweisende richtet. Zugleich können die QSR-Ergebnisse von Kliniken für das interne Qualitätsmanagement genutzt werden.

Neben der Indikationsqualität adressiert das QSR-Verfahren vorrangig die Ergebnisqualität von Krankenhäusern. Dafür werden die indikationsspezifischen Komplikationsraten und die Sterblichkeit der behandelten Patientinnen und Patienten im Langzeitverlauf erfasst. Die größte Herausforderung bei der Messung stationärer Ergebnisqualität mit Routinedaten ist es, Qualitätsindikatoren in der Systematik der Abrechnungskataloge zu definieren und Unterschiede im Risikoprofil der Behandlungsfälle angemessen zu berücksichtigen. Die Definition von QSR-Leistungsbereichen und -Qualitätsindikatoren sowie die Festlegung der Risikoadjustierung erfolgt daher in Abstimmung mit Expertenpanels. Zentrale Vorteile aller auf GKV-Routinedaten basierenden Qualitätsmessverfahren sind erstens die vollzählige Erfassung der betrachteten Patientengruppe und der Komplikationsereignisse während der Index- und Folgebehandlungen. Dabei können standardisierte Zeiträume der Nachbeobachtung unabhängig von sich stetig verkürzenden Liegezeiten im Krankenhaus angewendet werden. Zweitens wird das Krankenhauspersonal durch die sekundäre Nutzung der GKV-Routinedaten von Dokumentationstätigkeiten entlastet. Alle Informationen zu den QSR-Verfahren und den dafür genutzten Methoden sind auf der QSR-Webseite[9] hinterlegt.

7.3 Die stationäre Versorgungsqualität ausgewählter Behandlungsanlässe

In diesem Abschnitt wird für fünf ausgewählte Behandlungsanlässe erläutert, wie sich die oben beschriebenen Informationsquellen nutzen lassen, um Daten zur stationären Versorgungsqualität zu erfassen. Fokussiert wird dabei auf die Operationalisierung von Fallzahlinformationen und deren Kombination mit weiteren relevanten Qualitätsindikatoren, deren Bedeutung kurz diskutiert wird. Die Auflistung erhebt keinen Anspruch auf Vollständigkeit, sondern soll exemplarisch verdeutlichen, welche Qualitätsdaten öffentlich verfügbar sind, wie sich daraus Rückschlüsse auf Versorgungsqualität ziehen lassen und wie die Versorgungsrealität im Zeit- und Regionalvergleich aussieht.

7.3.1 Herzinfarkt

Hintergrund
Der Herzinfarkt ist ein lebensbedrohliches Ereignis, bei dem durch Verschluss eines Herzkranzgefäßes Herzmuskelgewebe minderdurchblutet wird und abstirbt. Mit 18.858 Todesfälle gehört der Herzinfarkt auch im Jahr 2022 erneut zu den häufigsten Todesursachen

(Statistisches Bundesamt 2022). Die Wiedereröffnung verschlossener Herzkranzgefäße stellt die einzige kausale Therapie nach einem sogenannten ST-Hebungsinfarkt dar. Laut Leitlinie der European Society of Cardiology (ESC) sollte dies im Rahmen einer Herzkatheteruntersuchung mittels PCI erfolgen (Ibanez et al. 2018). Zwar gilt laut Leitlinie eine Obergrenze von 120 Minuten zwischen Diagnosestellung und Herzkatheteruntersuchung, aber eine Vielzahl an Studien zeigt, dass beim ST-Hebungsinfarkt (STEMI) jede Minute zählt. So steigt die Sterblichkeit der Betroffenen deutlich an, wenn zwischen Symptombeginn oder Klinikaufnahme und Koronarintervention zu viel Zeit vergeht (Yan et al. 2023). Außerdem verdoppelt sich die Sterblichkeit bei verzögertem Transfer von einer Klinik ohne Herzkatheterlabor (HKL) in eine Klinik mit HKL-Verfügbarkeit (Yamaguchi et al. 2022). Daher sollten STEMI-Patientinnen und -Patienten direkt in ein HKL gebracht werden; ein Umweg über die Notaufnahme, die Intensivstation oder über Kliniken ohne PCI-Kapazität kostet Menschenleben. Auch beim Nicht-ST-Hebungsinfarkt (NSTEMI) empfiehlt die ESC eine invasive Abklärung mittels Herzkatheter, in Abhängigkeit vom Risikoprofil der Betroffenen jedoch mit zeitlich abgestufter Dringlichkeit (Collet et al. 2020). Da der Herzinfarkt allerdings erst in der Klinik sicher diagnostizierbar ist, sollte der Rettungsdienst bei jedem Verdacht auf Herzinfarkt eine Klinik mit HKL-Verfügbarkeit anfahren.

Qualitätsindikatoren
Fallzahl – Die Fallzahl lässt sich über die Hauptdiagnose aus dem Berichtsabschnitt B erfassen. Die entsprechenden ICD-10-Schlüssel lauten I21 für den akuten Myokardinfarkt und I22 für den rezidivierenden Myokardinfarkt. Der akute Myokardinfarkt kann außerdem noch in STEMI (I21.0, I21.1, I21.2, I21.3) und NSTEMI (I21.4) untergliedert werden.

Weitere Qualitätsindikatoren – Wichtigstes Strukturmerkmal zur Behandlung akuter Herzinfarkte ist das Vorhandensein eines HKL.

---

9 www.qualitaetssicherung-mit-routinedaten.de.

Dieses dokumentieren die Kliniken im Berichtsabschnitt A-13 der Qualitätsberichte (AA69); inkl. Angabe zur 24/7-Verfügbarkeit. Weiterhin müssen alle Kliniken, die an der erweiterten Notfallversorgung, der umfassenden Notfallversorgung oder am Modul „Durchblutungsstörungen am Herzen" teilnehmen, ein durchgängig verfügbares Herzkatheterlabor aufweisen. Die entsprechende Information findet sich im Berichtsabschnitt A-14. Auch mit Hilfe der im Berichtsabschnitt B der Qualitätsberichte dokumentierten OPS-Codes zur PCI (OPS 8-837, 8-83d) kann die PCI-Kapazitäten der behandelnden Kliniken abgebildet werden. Ein wichtiger Prozessindikator ist die sogenannte „Door-to-Balloon"-Zeit, also die Zeit zwischen Krankenhausaufnahme und Notfall-PCI. Hier existiert in der DEQS der Qualitätsindikator ID 56003. Er erfasst den Anteil der STEMI-Patientinnen/-Patienten, deren verengte Herzkranzgefäße innerhalb von 60 Minuten rekanalisiert wurden. Über den Qualitätsindikator ID 56014 wird außerdem erfasst, ob das Erreichen des wesentlichen Interventionsziels bei PCI für die Indikation STEMI erfasst. Dieser Qualitätsindikator

überprüft, ob das verengte Herzkranzgefäß durch die Ballondilatation erweitert und der Blutfluss zufriedenstellend wiederhergestellt werden konnte.

Anwendungsbeispiel – Die stationäre Versorgungsqualität beim Herzinfarkt wird (◘ Tab. 7.1) exemplarisch anhand der Kombination aus ICD-basierter Fallzahl und Strukturangaben aus den Qualitätsberichten dargestellt.

Versorgungssituation

Im Jahr 2021 wurden den Qualitätsberichten zufolge rund 200.000 Herzinfarktfälle stationär behandelt. Die Versorgung fand in 1.308 Kliniken statt; 515 (39,4 %) davon ohne Möglichkeit einer Herzkatheteruntersuchung (◘ Tab. 7.2). Die meisten dieser nicht adäquat ausgestatteten Kliniken wiesen weniger als 25 Behandlungsfälle auf (n = 314). Somit entfielen lediglich 6,2 % aller Herzinfarktbehandlungen auf Kliniken ohne HKL-Verfügbarkeit; mit einer seit Jahren sinkenden Tendenz. Absolut betrachtet wurden 2021 dennoch mehr als 12.000 Herzinfarkte in ei-

◘ **Tab. 7.1** Herzinfarktversorgung – Datenquelle und Operationalisierung von Fallzahl und Qualitätsindikator

Indikator	Datenquelle	Operationalisierung
Fallzahl	SQB 2017–2021, Berichtsabschnitt B, Angaben zur Hauptdiagnose Herzinfarkt: ICD-10 I21, I22	Bei Datenschutzhinweis wurde eine Fallzahl von 2 angenommen
		Fallzahlgruppen: – 1–24 Behandlungsfälle – 25–69 Behandlungsfälle – 70–239 Behandlungsfälle – $\geq$ 240 Behandlungsfälle
Herzkatheterlabor	SQB 2017–2021, Berichtsabschnitt A-13, Linksherzkathetermessplatz (AA69); Berichtsabschnitt B, Angaben zur perkutanen koronaren Intervention (PCI): OPS 8-837, 8-83d	Bei Datenschutzhinweis zur OPS-Angabe wurde eine Fallzahl von 2 angenommen
		Qualitätsindikator mit vier Ausprägungen: – HKL mit 24/7-Bereitschaft – HKL ohne 24/7-Bereitschaft – Ohne HKL-Angabe aber $\geq$ 10 PCI[a] – Ohne HKL-Angabe und < 10 PCI

[a] Um Fehlkodierungen auszuschließen, wurde bei Nennung von mindestens zehn solcher Eingriffe ein Vorhandensein dieser Behandlungsmöglichkeit angenommen.
Krankenhaus-Report 2024

⬛ **Tab. 7.2** Trends und Fallzahlabhängigkeit in der Herzinfarktversorgung – behandelnde Kliniken und Behandlungsfälle nach HKL-Verfügbarkeit

Herzinfarkt: Anzahl (Anteil) behandelnder Kliniken	Nach Berichtsjahr					Nach Fallzahl (2021)			
	2017	2018	2019	2020	2021	< 25	25–69	70–239	≥ 240
Kliniken, gesamt	1.378	1.373	1.344	1.314	1.308	391	266	322	329
Kliniken mit HKL mit 24/7-Bereitschaft	349 (25,3 %)	452 (32,9 %)	526 (39,1 %)	566 (43,1 %)	590 (45,1 %)	37 (9,5 %)	31 (11,7 %)	228 (70,8 %)	294 (89,4 %)
Kliniken mit HKL o. 24/7-Bereitschaft	61 (4,4 %)	77 (5,6 %)	81 (6,0 %)	81 (6,2 %)	83 (6,3 %)	12 (3,1 %)	22 (8,3 %)	36 (11,2 %)	13 (4 %)
Kliniken o. HKL-Angabe, aber ≥ 10 PCI	361 (26,2 %)	260 (18,9 %)	191 (14,2 %)	140 (10,7 %)	120 (9,2 %)	28 (7,2 %)	34 (12,8 %)	36 (11,2 %)	22 (6,7 %)
Kliniken o. HKL-Angabe und < 10 PCI	607 (44 %)	584 (42,5 %)	546 (40,6 %)	527 (40,1 %)	515 (39,4 %)	314 (80,3 %)	179 (67,3 %)	22 (6,8 %)	0 (0 %)

Herzinfarkt: Anzahl (Anteil) der Behandlungsfälle	Nach Berichtsjahr					Nach Fallzahl (2021)			
	2017	2018	2019	2020	2021	< 25	25–69	70–239	≥ 240
Behandlungsfälle, gesamt	222.222	217.329	218.726	203.229	200.080	4.498	10.598	49.837	135.147
In Kliniken mit HKL mit 24/7-Bereitschaft	112.506 (50,6 %)	137.984 (63,5 %)	157.845 (72,2 %)	156.038 (76,8 %)	161.574 (80,8 %)	379 (8,4 %)	1.394 (13,2 %)	38.162 (76,6 %)	121.639 (90 %)
In Kliniken mit HKL o. 24/7-Bereitschaft	11.175 (5 %)	11.089 (5,1 %)	9.987 (4,6 %)	10.255 (5 %)	9.937 (5 %)	162 (3,6 %)	914 (8,6 %)	4.707 (9,4 %)	4.154 (3,1 %)
In Kliniken o. HKL-Angabe, aber ≥ 10 PCI	76.549 (34,4 %)	48.369 (22,3 %)	33.592 (15,4 %)	22.791 (11,2 %)	16.197 (8,1 %)	430 (9,6 %)	1.488 (14 %)	4.925 (9,9 %)	9.354 (6,9 %)
In Kliniken o. HKL-Angabe und < 10 PCI	21.992 (9,9 %)	19.887 (9,2 %)	17.302 (7,9 %)	14.145 (7 %)	12.372 (6,2 %)	3.527 (78,4 %)	6.802 (64,2 %)	2.043 (4,1 %)	0 (0 %)

Krankenhaus-Report 2024

◨ Tab. 7.3 Regionale Unterschiede in der Herzinfarktversorgung – behandelnde Kliniken und Behandlungsfälle nach HKL-Verfügbarkeit (2021)

Herzinfarkt: Anzahl (Anteil in %) behandelnder Kliniken	Nach Bundesland															
	BB	BE	BW	BY	HB	HE	HH	MV	NI	NW	RP	SH	SL	SN	ST	TH
Kliniken, gesamt	48	46	141	199	10	93	22	33	117	311	76	41	18	72	41	40
Kliniken mit HKL mit 24/7-Bereitschaft	19 (39,6)	25 (54,3)	59 (41,8)	100 (50,3)	3 (30)	45 (48,4)	15 (68,2)	14 (42,4)	57 (48,7)	137 (44,1)	29 (38,2)	21 (51,2)	5 (27,8)	23 (31,9)	19 (46,3)	19 (47,5)
Kliniken mit HKL o. 24/7-Bereitschaft	4 (8,3)	1 (2,2)	10 (7,1)	22 (11,1)	2 (20)	3 (3,2)	3 (13,6)	1 (3)	5 (4,3)	17 (5,5)	3 (3,9)	2 (4,9)	0 (0)	3 (4,2)	4 (9,8)	3 (7,5)
Kliniken o. HKL-Angabe, aber ≥ 10 PCI	1 (2,1)	3 (6,5)	14 (9,9)	16 (8)	2 (20)	5 (5,4)	1 (4,5)	2 (6,1)	9 (7,7)	39 (12,5)	5 (6,6)	1 (2,4)	2 (11,1)	12 (16,7)	2 (4,9)	6 (15)
Kliniken o. HKL-Angabe und < 10 PCI	24 (50)	17 (37)	58 (41,1)	61 (30,7)	3 (30)	40 (43)	3 (13,6)	16 (48,5)	46 (39,3)	118 (37,9)	39 (51,3)	17 (41,5)	11 (61,1)	34 (47,2)	16 (39)	12 (30)

Herzinfarkt: Anzahl (Anteil in %) der Behandlungsfälle	Nach Bundesland															
	BB	BE	BW	BY	HB	HE	HH	MV	NI	NW	RP	SH	SL	SN	ST	TH
Behandlungsfälle, gesamt	6.080	8.485	24.384	29.105	3.473	13.509	4.833	4.672	20.221	44.595	9.972	6.473	3.182	9.176	6.091	5.829
In Kliniken mit HKL mit 24/7-Bereitschaft	4.898 (80,6)	5.974 (70,4)	20.469 (83,9)	24.362 (83,7)	2.728 (78,5)	11.607 (85,9)	4.261 (88,2)	3.823 (81,8)	16.609 (82,1)	34.605 (77,6)	7.839 (78,6)	5.545 (85,7)	2.158 (67,8)	7.622 (83,1)	4.897 (80,4)	4.177 (71,7)
In Kliniken mit HKL o. 24/7-Bereitschaft	550 (9)	69 (0,8)	1.498 (6,1)	1.798 (6,2)	169 (4,9)	304 (2,3)	94 (1,9)	60 (1,3)	577 (2,9)	1.929 (4,3)	713 (7,2)	547 (8,5)	0 (0)	139 (1,5)	687 (11,3)	803 (13,8)
In Kliniken o. HKL-Angabe, aber ≥ 10 PCI	59 (1)	1.821 (21,5)	1.376 (5,6)	1.902 (6,5)	313 (9)	711 (5,3)	394 (8,2)	455 (9,7)	1.448 (7,2)	5.221 (11,7)	560 (5,6)	49 (0,8)	663 (20,8)	570 (6,2)	78 (1,3)	577 (9,9)
In Kliniken o. HKL-Angabe und < 10 PCI	573 (9,4)	621 (7,3)	1.041 (4,3)	1.043 (3,6)	263 (7,6)	887 (6,6)	84 (1,7)	334 (7,1)	1.587 (7,8)	2.840 (6,4)	860 (8,6)	332 (5,1)	361 (11,3)	845 (9,2)	429 (7)	272 (4,7)

Krankenhaus-Report 2024

Kapitel 7 · Qualitätsdaten für die Krankenhausplanung

ner Klinik behandelt, in der keine Reperfusion des minderdurchbluteten Herzmuskels möglich ist. Das Bundesland, dessen Anteil an Herzinfarkt-behandelnden Kliniken ohne HKL-Verfügbarkeit um mehr als 20 Prozentpunkte über dem Bundesdurchschnitt liegt, ist das Saarland (◘ Tab. 7.3). Auch der Anteil der Herzinfarktfälle, die in nicht adäquat ausgestatteten Kliniken behandelt wurden, liegt dort mit einer Differenz von 5 Prozentpunkten deutlich über dem Bundesdurchschnitt. Dagegen stellt Hamburg wiederholt das Bundesland, das mit Abstand den geringsten Anteil behandelnder Kliniken ohne HKL-Verfügbarkeit und den geringsten Anteil der darin behandelten Herzinfarkte aufweist.

Schlussfolgerungen

Insbesondere im Hinblick auf die zeitkritische Behandlung des STEMI ist es prinzipiell nicht akzeptabel, dass in Kliniken, die ohne adäquate Versorgungsstrukturen für die Behandlung akuter Herzinfarkte ausgestattet sind, jährlich noch immer ca. 12.000 Herzinfarktfälle behandelt werden. Diese Strukturen treten insbesondere in Kliniken mit geringen Fallzahlen auf. Erreichbarkeitsprobleme im ländlichen Raum mögen bei der Notfallbehandlung von Herzinfarkten eine besondere Herausforderung darstellen, sie sind jedoch nicht die alleinige Ursache für die seit Jahren existierenden Versorgungsdefizite. So gab es im Jahr 2021 insgesamt 85 deutsche Städte, in denen Herzinfarktbehandlungen in Kliniken ohne HKL stattfanden, obwohl in der gleichen Stadt mindestens eine weitere Klinik mit HKL-Struktur existierte. Auch in diesen Städten machen die Kliniken ohne HKL insgesamt 37,5 % aller behandelnden Kliniken aus. Bereits diese stark vereinfachende Berechnung, die noch keine detaillierteren Erreichbarkeitsanalysen zu Behandlungsstrukturen in benachbarten Städten berücksichtigt, zeigt das Verbesserungspotenzial in diesem Versorgungsbereich. Bereits im Qualitätsmonitor 2017 wurden Versorgungsdefizite bei der Herzinfarktversorgung kritisiert – und seit 2017 existieren die entsprechenden Qualitätsdaten zu Fallzah-

len und HKL-Verfügbarkeit in den Strukturierten Qualitätsberichten. Diese Daten werden auf der Qualitätsmonitor-Webseite außerdem in aggregierter Form, als interaktive Grafiken und als Klinikliste angeboten.[10] Hier zeigt sich beispielsweise, dass der Anteil an Herzinfarkt-behandelnden Kliniken ohne HKL-Verfügbarkeit im Saarland im Zeitraum 2017 bis 2021 konstant um mindestens 20 Prozentpunkte über dem Bundesdurchschnitt lag. Die Länder, die an einer Verbesserung der Herzinfarktversorgung interessiert sind, könnten diese Daten nutzen, um die Notfallversorgung von Herzinfarkten zu zentralisieren und eine verbindliche Versorgungssteuerung zu implementieren. Dass dies möglich ist, zeigt Hamburg: Hier dürfen Patientinnen und Patienten mit Verdacht auf einen akuten Herzinfarkt seit 2006 vom Rettungsdienst nur in Krankenhäuser mit dauerhaft verfügbarem HKL gebracht werden.

7.3.2 Brustkrebs

Hintergrund

In Deutschland erkranken jährlich ca. 70.000 Frauen erstmals an Brustkrebs (Robert Koch-Institut 2023). Die relative 10-Jahres-Überlebensrate liegt bei über 80 % und ist damit im Vergleich zu anderen Krebsarten recht hoch. Aufgrund der vielen Erkrankungsfälle stellt der Brustkrebs bei Frauen dennoch die zweithäufigste krebsbedingte Todesursache dar. So verstarben im Jahr 2022 insgesamt 19.104 Menschen an Brustkrebs, 18.891 davon Frauen (Statistisches Bundesamt 2022).

Gemäß Nationalem Krebsplan, der im Jahr 2008 vom Bundesministerium für Gesundheit (BMG), der Deutschen Krebsgesellschaft (DKG), der Deutschen Krebshilfe und der Arbeitsgemeinschaft Deutscher Tumorzentren initiiert wurde, sollen in Deutschland alle Krebserkrankten eine qualitativ hochwertige Versorgung erhalten. Bei Krebs erfordert dies einen auf die Erkrankung abgestimmten interdisziplinären und evidenzbasierten Ansatz.

---

10 ▶ https://qualitaetsmonitor.de/herzinfarkt.

Hier setzt das Zertifizierungsprogramm der DKG an. DKG-zertifizierte onkologische Behandlungseinrichtungen müssen über ein etabliertes Qualitätsmanagementsystem verfügen und eine Reihe von Mindestanforderungen erfüllen. Beim Brustkrebs beinhaltet dies u. a. eine Mindestfallzahl für Primärfälle (mind. 100 für Erstzertifzierungen), Vorgaben zur Qualifikation und Behandlungserfahrung des medizinischen und pflegerischen Personals, Vorgaben zur medizintechnischen Ausstattung und zum gesamten Behandlungsablauf (prä-, peri- und poststationär). Da sich diese Anforderungen an evidenzbasierten Behandlungsleitlinien orientieren, kann das DKG-Zertifikat sowohl Betroffene als auch Einweisende bei der Auswahl geeigneter und qualitativ hochwertiger Versorgungsstrukturen unterstützen. Der WiZen-Studie zufolge lag bei Brustkrebs das Sterberisiko der in einem zertifizierten Krankenhaus behandelten Patientinnen um 23 % unter dem Sterberisiko der Patientinnen, deren Behandlung in einer nicht-zertifizierten Klinik stattfand (Schmitt et al. 2023).

Qualitätsindikatoren

Fallzahl – Die operativen Behandlungsfälle lassen sich weder mit den ICD- noch mit den OPS-Angaben der Qualitätsberichte adäquat abbilden, da i) die Hauptdiagnose Brustkrebs (ICD-10 C50) beispielsweise auch bei Folgebehandlungen wie der Brustrekonstruktion kodiert werden kann und ii) der OPS-Code für die radikale Mastektomie (5-872) bei Transsexualismus. Im Krankenhausplan des Landes NRW definiert sich die Leistungsgruppe „Senologie" über die Kombination aus ICD-10 C50 und den OPS-Codes 5-87 (exkl. 5-879), 5-404.0, 5-406.1 und 5-407.0. Eine solche Kombination ist sinnvoll, aber mit den Qualitätsberichtsdaten nicht möglich. Allerdings existiert das DEQS-Verfahren Mammachirurgie, aus dem sich die Anzahl operativer Ersteingriffe bei Brustkrebs über die Grundgesamtheit des Qualitätsindikators ID 51846 ableiten lässt. Diese Grundgesamtheit umfasst alle Patientinnen und Patienten mit Ersteingriff

bei Primärerkrankung und Histologie „invasives Mammakarzinom (Primärtumor)" oder „Duktales Carcinoma in situ (DCIS)".

Weitere Qualitätsindikatoren – Im DEQS-Verfahren Mammachirurgie werden insgesamt 13 Qualitätsindikatoren ausgewiesen, die Indikationsstellung, Behandlungsprozesse und -ergebnisse bei Brustkrebsoperationen widerspiegeln. Drei dieser Indikatoren sind zudem als planungsrelevant eingestuft: QI 2163 (Primäre Axilladissektion bei DCIS), QI 52279 (Intraoperative Präparatradiografie oder intraoperative Präparatsonografie bei sonografischer Drahtmarkierung), QI 52330 (Intraoperative Präparatradiografie oder intraoperative Präparatsonografie bei mammografischer Drahtmarkierung). Einige Indikatoren des DEQS-Verfahrens sind auch bei den Qualitätskennzahlen enthalten, die die DKG für zertifizierte Brustkrebszentren definiert hat. Zu nennen ist hier beispielsweise die prätherapeutische histologische Diagnosesicherung (QI 51846). Als Voraussetzung für eine stadien- und leitliniengerechte Therapieplanung gilt daher sowohl bei der DKG als auch im DEQS-Verfahren die Vorgabe, dass bei mindestens 95 % aller Ersteingriffe aufgrund von primärem Mammakarzinom vor Behandlungsbeginn eine histologische Diagnosesicherung stattfinden sollte. Für insgesamt 23 Qualitätskennzahlen hat die DKG Sollvorgaben entwickelt, die in Kombination mit Struktur-, Prozess- und Personalvorgaben eine hohe Versorgungsqualität von Brustkrebsfällen gewährleisten und die sich an der interdisziplinären S3-Leitlinie für die Früherkennung, Diagnostik, Therapie und Nachsorge des Mammakarzinoms orientieren. Daher ist das DKG-Zertifikat ein wichtiger und umfassender Qualitätsindikator für die Behandlung von Brustkrebspatientinnen und -patienten.

Anwendungsbeispiel – Die stationäre Versorgungsqualität im Bereich Mammachirurgie wird im Folgenden exemplarisch anhand der Kombination aus Fallzahl und DKG-/ÄK-

Kapitel 7 · Qualitätsdaten für die Krankenhausplanung

◘ Tab. 7.4 Brustkrebsversorgung – Datenquelle und Operationalisierung von Fallzahl und Qualitätsindikatoren

Indikator	Datenquelle	Operationalisierung
Fallzahl	SQB 2017–2021, Berichtsabschnitt C-1, QS-Verfahren Mammachirurgie, Grundgesamtheit des Indikators ID 51846	Fallzahlgruppen: – 1–24 Behandlungsfälle – 25–49 Behandlungsfälle – 50–99 Behandlungsfälle – ≥ 100 Behandlungsfälle
Zertifiziertes Brust-krebszentrum	Angaben der DKG und der Zertifizierungs-stelle ÄKzert 2017–2021	Qualitätsindikator mit drei Ausprägungen: – DKG-zertifiziert – ÄKzert-zertifiziert – Nicht zertifiziert
Prätherapeutische histologische Diagnosesicherung	SQB 2017–2021, Berichtsabschnitt C-1, QS-Verfahren Mammachirurgie, Ergebnis des Stellungnahmeverfahrens des Indikators ID 51846	Qualitätsindikator mit zwei Ausprägungen: – Ergebnis im Referenzbereich – Ergebnis außerhalb des Referenzbereiches

Krankenhaus-Report 2024

zert-Zertifikat[11] dargestellt (◘ Tab. 7.4). Anhand eines ausgewählten Qualitätsindikators aus dem DEQS-Verfahren Mammachirurgie wird außerdem die Nutzbarkeit von DEQS-Indikatoren für (regionale) Qualitätsbewertungen demonstriert.

Versorgungssituation

In allen fünf Berichtsjahren wurden jeweils etwa 70.000 Brustkrebspatientinnen und -patienten operiert. Zugleich reduzierte sich die Anzahl operierender Kliniken von 635 im Jahr 2017 um ca. 11 % auf 564 im Jahr 2021 (◘ Tab. 7.5). Von diesen Kliniken erreichten im Jahr 2021 380, also zwei Drittel, eine Fallzahl von mindestens 50 Operationen, was der Übergangs-Mindestmenge für das Jahr 2024 entspricht. Die ab 2025 geltende Mindestmenge von 100 Operationen konnten 305, d. h. 54 % der behandelnden Kliniken erreichen. Jede fünfte Klinik hatte weniger als 25 Brustkrebspatientinnen und -patienten.

Der Anteil der Brustkrebsoperationen, die in einer nicht-zertifizierten Klinik stattfanden, ist seit Jahren rückläufig und betrug im Jahr 2021 13,8 % (◘ Tab. 7.5). Insgesamt wurden aber 10.142 Brustkrebsfälle in Kliniken ohne Zertifikat operiert. Diese Kliniken machen mit 42,6 % zugleich einen Großteil aller behandelnden Kliniken aus. In den östlichen Bundesländern lag dieser Anteil bei mindestens 50 %, wobei Brandenburg die jeweils größte Abweichung zum Bundesschnitt aufwies (◘ Tab. 7.6). Hier betrug der Anteil nicht-zertifizierter Kliniken 62,5 %. In Berlin dagegen wurden alle Brustkrebsoperationen in zertifizierten Kliniken durchgeführt.

In Bezug auf die prätherapeutische histologische Diagnosesicherung verfehlte bundesweit etwa jede zehnte behandelnde Klinik das Qualitätsziel, bei mindestens 95 % aller Ersteingriffe den Brustkrebsbefund vor Behandlungsbeginn histologisch zu bewerten (◘ Tab. 7.5). Die meisten rechnerischen Auffälligkeiten wiesen dabei Kliniken mit < 50 Behandlungsfällen auf. Im Regionalvergleich erreichten die Kliniken aus Mecklenburg-Vorpommern und Sachsen das Qualitätsziel am seltensten (75,0 und 82,1 %; ◘ Tab. 7.6).

---

11 In Nordrhein-Westfalen können sich Kliniken sowohl über die DKG als auch über ÄKzert, einer Zertifizierungsstelle für Qualitätsmanagementsysteme im Gesundheitswesen, als Brustkrebszentrum zertifizieren lassen. Für die ÄKzert-Zertifikate gelten ähnliche fachliche Mindestanforderungen wie bei der DKG.

◘ **Tab. 7.5** Trends und Fallzahlabhängigkeit in der Brustkrebsversorgung – behandelnde Kliniken und Behandlungsfälle nach zertifizierten Brustkrebszentren und nach Ergebnis des Qualitätsindikators „prätherapeutische histologische Diagnosesicherung"

Brustkrebs: Anzahl (Anteil in %) operierender Kliniken	Nach Berichtsjahr					Nach Fallzahl (2021)			
	2017	2018	2019	2020	2021	< 25	25–49	50–99	≥ 100
Kliniken, gesamt	635	599	602	575	564	116	68	75	305
Kliniken mit DKG-Zertifikat	264 (41,6)	253 (42,2)	264 (43,9)	263 (45,7)	263 (46,6)	0 (0)	2 (2,9)	29 (38,7)	232 (76,1)
Kliniken mit ÄKzert-Zertifikat	65 (10,2)	65 (10,9)	63 (10,5)	61 (10,6)	61 (10,8)	0 (0)	1 (1,5)	6 (8)	54 (17,7)
Nicht zertifizierte Kliniken	306 (48,2)	281 (46,9)	275 (45,7)	251 (43,7)	240 (42,6)	116 (100)	65 (95,6)	40 (53,3)	19 (6,2)
Kliniken im Referenzbereich der präther. histol. Diagnosesicherung	522 (82,2)	485 (81)	510 (84,7)	513 (89,2)	508 (90,1)	85 (73,3)	53 (77,9)	71 (94,7)	299 (98)
Kliniken außerhalb des Referenzbereichs der präther. histol. Diagnosesicherung	113 (17,8)	114 (19)	92 (15,3)	62 (10,8)	56 (9,9)	31 (26,7)	15 (22,1)	4 (5,3)	6 (2)

Brustkrebs: Anzahl (Anteil in %) operativer Behandlungsfälle	Nach Berichtsjahr					Nach Fallzahl (2021)			
	2017	2018	2019	2020	2021	< 25	25–49	50–99	≥ 100
Behandlungsfälle, gesamt	71.663	69.195	73.840	70.260	73.682	1.435	2.496	5.562	64.189
In Kliniken mit DKG-Zertifikat	48.168 (67,2)	46.352 (67)	51.244 (69,4)	49.460 (70,4)	52.322 (71)	0 (0)	78 (3,1)	2.243 (40,3)	50.001 (77,9)
In Kliniken mit ÄKzert-Zertifikat	11.736 (16,4)	11.917 (17,2)	11.305 (15,3)	10.659 (15,2)	11.218 (15,2)	0 (0)	44 (1,8)	503 (9)	10.671 (16,6)
In nicht zertifizierten Kliniken	11.759 (16,4)	10.926 (15,8)	11.291 (15,3)	10.141 (14,4)	10.142 (13,8)	1.435 (100)	2.374 (95,1)	2.816 (50,6)	3.517 (5,5)
In Kliniken im Referenzbereich der präther. histol. Diagnosesicherung	64.524 (90)	61.789 (89,3)	68.229 (92,4)	66.513 (94,7)	71.591 (97,2)	1.064 (74,1)	1.978 (79,2)	5.227 (94)	63.322 (98,6)
In Kliniken außerhalb des Referenzbereichs der präther. histol. Diagnosesicherung	7.139 (10)	7.406 (10,7)	5.611 (7,6)	3.747 (5,3)	2.091 (2,8)	371 (25,9)	518 (20,8)	335 (6)	867 (1,4)

Krankenhaus-Report 2024

◘ **Tab. 7.6** Regionale Unterschiede in der Brustkrebsversorgung – behandelnde Kliniken und Behandlungsfälle nach zertifizierten Brustkrebszentren und nach Ergebnis des Qualitätsindikators „prätherapeutische histologische Diagnosesicherung" (2021)

Brustkrebs: Anzahl (Anteil in %) operierender Kliniken	Nach Bundesland															
	BB	BE	BW	BY	HB	HE	HH	MV	NI	NW	RP	SH	SL	SN	ST	TH
Kliniken, gesamt	16	12	69	89	6	39	10	12	52	123	29	21	6	39	20	21
Kliniken mit DKG-Zertifikat	6 (37,5)	12 (100)	51 (73,9)	45 (50,6)	4 (66,7)	20 (51,3)	6 (60)	5 (41,7)	30 (57,7)	18 (14,6)	16 (55,2)	10 (47,6)	4 (66,7)	19 (48,7)	8 (40)	9 (42,9)
Kliniken mit ÄKzert-Zertifikat	–	–	–	–	–	–	–	–	–	61 (49,6)	–	–	–	–	–	–
Nicht zertifizierte Kliniken	10 (62,5)	0 (0)	18 (26,1)	44 (49,4)	2 (33,3)	19 (48,7)	4 (40)	7 (58,3)	22 (42,3)	44 (35,8)	13 (44,8)	11 (52,4)	2 (33,3)	20 (51,3)	12 (60)	12 (57,1)
Kliniken im Referenzbereich der präther. histol. Diagnosesicherung	15 (93,8)	12 (100)	66 (95,7)	77 (86,5)	6 (100)	35 (89,7)	9 (90)	9 (75)	48 (92,3)	113 (91,9)	26 (89,7)	18 (85,7)	6 (100)	32 (82,1)	17 (85)	19 (90,5)
Kliniken außerhalb des Referenzbereichs der präther. histol. Diagnosesicherung	1 (6,3)	0 (0)	3 (4,3)	12 (13,5)	0 (0)	4 (10,3)	1 (10)	3 (25)	4 (7,7)	10 (8,1)	3 (10,3)	3 (14,3)	0 (0)	7 (17,9)	3 (15)	2 (9,5)

◻ Tab. 7.6   (Fortsetzung)

Brustkrebs: Anzahl (Anteil in %) operativer Behandlungsfälle	Nach Bundesland															
	BB	BE	BW	BY	HB	HE	HH	MV	NI	NW	RP	SH	SL	SN	ST	TH
Behandlungsfälle, gesamt	1.607	3.570	9.901	10.777	1.082	5.215	2.269	1.433	7.062	16.954	2.985	2.640	934	3.635	1.763	1.855
In Kliniken mit DKG-Zertifikat	1.082 (67,3)	3.570 (100)	9.316 (94,1)	9.074 (84,2)	1.021 (94,4)	4.514 (86,6)	1.092 (48,1)	1.236 (86,3)	6.248 (88,5)	3.962 (23,4)	2.565 (85,9)	2.093 (79,3)	852 (91,2)	2.918 (80,3)	1.305 (74)	1.474 (79,5)
In Kliniken mit ÄKzert-Zertifikat	–	–	–	–	–	–	–	–	–	11.218 (66,2)	–	–	–	–	–	–
In nicht zertifizierten Kliniken	525 (32,7)	0 (0)	585 (5,9)	1.703 (15,8)	61 (5,6)	701 (13,4)	1.177 (51,9)	197 (13,7)	814 (11,5)	1.774 (10,5)	420 (14,1)	547 (20,7)	82 (8,8)	717 (19,7)	458 (26)	381 (20,5)
In Kliniken im Referenzbereich der präther. histol. Diagnosesicherung	1.594 (99,2)	3.570 (100)	9.814 (99,1)	10.451 (97)	1.082 (100)	5.054 (96,9)	2.244 (98,9)	1.395 (97,3)	6.994 (99)	16.433 (96,9)	2.920 (97,8)	2.516 (95,3)	934 (100)	3.135 (86,2)	1.614 (91,5)	1.841 (99,2)
In Kliniken außerhalb des Referenzbereichs der präther. histol. Diagnosesicherung	13 (0,8)	0 (0)	87 (0,9)	326 (3)	0 (0)	161 (3,1)	25 (1,1)	38 (2,7)	68 (1)	521 (3,1)	65 (2,2)	124 (4,7)	0 (0)	500 (13,8)	149 (8,5)	14 (0,8)

Krankenhaus-Report 2024

Kapitel 7 · Qualitätsdaten für die Krankenhausplanung

Schlussfolgerungen

Es existieren verschiedene Indikatoren, um die Versorgungsqualität im Bereich Mammachirurgie abzubilden. Anhand der Fallzahl, einem ausgewählten DEQS-Indikator sowie dem DKG-/ÄKzert-Zertifikat lässt sich bereits zeigen, dass trotz positiver Entwicklungen i) jede fünfte Klinik weniger als 25 Behandlungsfälle hat, ii) mehr als 10.000 Eingriffe in nicht-zertifizierten Kliniken durchgeführt werden und iii) erhebliche regionale Unterschiede bei den Behandlungsprozessen existieren. Auf der Qualitätsmonitor-Webseite[12] werden die entsprechenden Daten als interaktive Grafiken und als Klinikliste für einen 5-Jahres-Zeitraum (aktuell 2017–2021) zur Verfügung gestellt.

Diese und weitere Qualitätsdaten aus der DEQS (u. a. drei planQI) liegen seit Jahren vor und wären für eine qualitätsorientierte Krankenhausplanung nutzbar. Allein über verbindliche Vorgaben zur Mindestfallzahl wäre eine Zentralisierung und Qualitätsverbesserung seit Jahren geboten; hier hätten die Länder bereits aktiv werden können, zumal die Mindestmengenregelung in vollem Umfang erst ab 2025 greifen wird. Die meisten Bundesländer haben die Geltung der planQI per Landesrecht ausgeschlossen. Jedoch fehlen in den Ländern oftmals alternative Vorgaben für eine hohe Versorgungsqualität. Die von den Ländern ausgewiesenen onkologischen Zentren scheinen zu keiner ausreichenden Zentralisierung der Brustkrebsoperationen zu führen. Am Beispiel von Brandenburg, wo immerhin 63 % der behandelnden Kliniken nicht zertifiziert sind, wird klar, dass die Vorgaben im Krankenhausplan z. T. zu unspezifisch sind. So weist Brandenburg zwar sieben onkologische Zentren aus, drei davon verfügen jedoch für keine einzige Tumorentität über ein DKG-Zertifikat, sodass eine Qualitätsbewertung nach DKG-Kriterien nicht möglich ist. Außerdem verzichtet Brandenburg im Krankenhausplan explizit auf eine weitere Untergliederung der onkologischen Zentren in indikationsspezifische Organkrebszentren. Das hat zur Folge, dass lediglich drei der sechs DKG-zertifizierten Brustkrebszentren des Landes als onkologisches Zentrum ausgewiesen sind. Insgesamt liegt im Bereich der Brustkrebschirurgie sehr viel Verbesserungspotenzial, denn allein durch die Konzentration der Erstbehandlung von Brustkrebs auf DKG-zertifizierte Krankenhäuser könnten einer aktuellen Potenzialanalyse zufolge deutschlandweit jährlich mehr als 3.500 Lebensjahre gerettet werden (Regierungskommission 2023).

7.3.3 Implantation von Kniegelenks-Endoprothesen

Hintergrund

Im Jahr 2022 wurden laut DRG-Statistik insgesamt 199.527 Kniegelenks-Endoprothesen (Knie-TEPs) implantiert. Die häufigste Ursache für den künstlichen Gelenkersatz ist ein durch Verschleißerscheinungen zerstörtes Kniegelenk. Diese Form der Arthrose, die sogenannte Gonarthrose, bereitet den Betroffenen Schmerzen und schränkt die Mobilität des Kniegelenks ein. Dementsprechend zielt eine Knie-TEP auf Schmerzreduktion und Wiederherstellung der Funktionalität und Mobilität des Kniegelenks ab.

Für die Implantation von Knie-TEPs hat der G-BA bereits im Jahr 2006 eine Mindestmenge von 50 Eingriffen pro Klinik festgelegt. Aufgrund der Klage eines Krankenhauses wurde diese Mindestmenge zwischen 2011 und 2014 vorübergehend ausgesetzt; das Bundessozialgericht befand jedoch, dass eine Abhängigkeit der Ergebnisqualität von der erbrachten Behandlungsfallzahl gegeben und die bestehende Mindestmenge hinreichend mit wissenschaftlichen Belegen untermauert sei. In einer aktuellen Meta-Analyse der zu diesem Thema veröffentlichten Studien waren höhere Klinik-Fallzahlen mit einer geringeren Sterblichkeit der behandelten Patientinnen und Patienten sowie leicht gesenkten Re-Hospitalisierungsraten assoziiert (Kugler et al. 2022). In zwei Rapid Reports des Instituts für Qualität und Wirtschaftlichkeit im Gesund-

---

12 ▶ https://qualitaetsmonitor.de/brustkrebs.

heitswesen zu Mindestfallzahlen in der Kniegelenkendoprothetik konnte jeweils ein Zusammenhang zwischen Leistungsmenge und Behandlungsqualität zugunsten höherer Leistungsmenge abgeleitet werden (IQWiG 2022a, 2022b). Auch im Rahmen des oben erwähnten QSR-Verfahrens wurde bereits mehrfach ein Zusammenhang zwischen Behandlungsfallzahl und -ergebnis gezeigt. So sind bei Kliniken mit niedrigen Fallzahlen höhere Revisions- und niedrigere Überlebensraten zu beobachten als in Kliniken mit hohen Fallzahlen (Jeschke et al. 2016, 2017a, 2017b).

7 Qualitätsindikatoren

Fallzahl – Die Anzahl an Knie-TEPs pro Klinik lässt sich über mehrere Quellen ermitteln. Zu nennen ist zum einen die im Abschnitt C-5.1 dokumentierte Mindestmenge. Eine alternative Erfassung der Fallzahl ist über den OPS-Code 5-822 (Implantation einer Endoprothese am Kniegelenk) bzw. über die in der Mindestmengen-Richtlinie definierten OPS-Codes möglich. Über die OPS-Codes können auch Kliniken und deren Fallzahl ermittelt werden, die trotz Berichtspflicht keine Angabe zu mindestmengenrelevanten Knie-Operationen gemacht haben. Eine dritte Möglichkeit zur Fallzahlbestimmung bilden die DEQS-Indikationen aus dem QS-Verfahren Knie-Endoprothesenversorgung (QS KEP). So bildet z. B. die Grundgesamtheit des Qualitätsindikators 54123 alle Patientinnen und Patienten ab 18 Jahren mit elektiver Knieendoprothesen-Erstimplantation unter Ausschluss von Polytrauma-Fällen ab.

Weitere Qualitätsindikatoren – Im DEQS-Verfahren QS KEP werden derzeit zehn Qualitätsindikatoren und eine Transparenzkennzahl erfasst, die die Indikationsqualität für Knie-TEP bzw. Endoprothesen-Wechsel erfassen. Außerdem gibt es Klinikergebnisse zur Krankenhaussterblichkeit, zu Komplikationen im intra- und postoperativen Verlauf und zu Beweglichkeit bzw. Gehunfähigkeit bei Entlassung. Daten zur Ergebnisqualität nach Knie-TEP liefert auch das QSR-Verfah-

ren, das im Vergleich zum DEQS-Verfahren den Vorteil hat, Komplikationen der Patientinnen und Patienten über eine sehr lange Zeitspanne zu berücksichtigen. Zu nennen sind hier die risikoadjustierten Indikatoren „Revisionsoperation innerhalb von 365 Tagen" und „Chirurgische Komplikationen innerhalb von 365 Tagen". Auch Behandlungsstrukturen können als Qualitätskriterium für die Krankenhausplanung eingesetzt werden. So orientiert sich die neu in Nordrhein-Westfalen eingeführte Planungssystematik für den Leistungsbereich „Orthopädie und Unfallchirurgie" an der fachärztlichen Kompetenz. Um Leistungen aus der Leistungsgruppe „Endoprothetik Knie" erbringen zu dürfen, müssen Kliniken in Nordrhein-Westfalen zukünftig drei Fachärztinnen/Fachärzte mit Schwerpunkt „Orthopädie und Unfallchirurgie" beschäftigen. Inwiefern Kliniken diese fachärztliche Kompetenz aufweisen, lässt sich über die Qualitätsberichtsangaben aus dem Abschnitt B ermitteln. Der entsprechende Schlüssel lautet AQ10. Über die Schlüssel ZF41 und ZF43 lassen sich zudem Zusatzweiterbildungen zur speziellen orthopädischen Chirurgie und zur speziellen Unfallchirurgie erfassen. Ein komplexeres Strukturmerkmal, das neben Mindestfallzahlen u. a. auch fachärztliche Mindestvorgaben umfasst, ist das Zertifikat der EndoCert GmbH.

Anwendungsbeispiel – Die stationäre Versorgungsqualität bei Knie-TEP wird im Folgenden exemplarisch anhand von Mindestmengenangaben aus den Qualitätsberichten und Qualitätsindikatoren aus dem QSR-Verfahren dargestellt (◻ Tab. 7.7). Wie im ▶ Abschn. 7.2.3 erwähnt, basiert das QSR-Verfahren auf einem relativen Bewertungssystem, bei dem per Definition jeweils 20 % aller Kliniken als qualitativ über- oder unterdurchschnittlich eingestuft werden. Auf eine Darstellung von Zeitreihen wird daher verzichtet.

Versorgungssituation

Im Jahr 2021 wurden in 951 Kliniken insgesamt 131.558 Knie-TEPs implantiert

Kapitel 7 · Qualitätsdaten für die Krankenhausplanung

◘ Tab. 7.7 Knie-TEP-Versorgung – Datenquelle und Operationalisierung von Fallzahl und Qualitätsindikatoren

Indikator	Datenquelle	Operationalisierung
Fallzahl	SQB 2017–2021, Berichtsabschnitt C-5.1, Kniegelenk-Totalendoprothesen, Erbrachte Menge im Berichtsjahr	Fallzahlgruppen: – 1–49 Behandlungsfälle – 50–99 Behandlungsfälle – 100–149 Behandlungsfälle – $\geq$ 150 Behandlungsfälle
Ausnahmetatbestand	SQB 2017–2021, Berichtsabschnitt C-5.1, Kniegelenk-Totalendoprothesen, Begründungen für Nichterreichen der Mindestmenge	Mit Ausnahmetatbestand: – MM01 (Notfälle) – MM02 (neuer Leistungsbereich) – MM03 (personelle Neuausrichtung) – MM04 (Sicherstellungsauftrag) – MM06 (erstmalige Leistungserbringung) – MM07 (erneute Leistungserbringung nach $\geq$ 2-jähriger Unterbrechung) – MM08 (positive Prognose) Ohne Ausnahmetatbestand: – MM05 (kein einschlägiger Grund) – MM09 (ohne positive Prognose/Ausnahmetatbestand) – keine Angabe
QSR-Indikator Revisions-OP	AOK-Gesundheitsnavigator QSR-Daten für die Berichtszeiträume 2015–2017 bis 2019–2021, Leistungsbereich „Implantation einer Kniegelenks-Endoprothese bei Gonarthrose", Indikator „Revisionsoperation innerhalb von 365 Tagen"	Behandlungsqualität – überdurchschnittlich (Klinik gehört zu den 20 % Kliniken mit der geringsten Wahrscheinlichkeit für unerwünschte Ereignisse) – durchschnittlich (Klinik gehört zu den 60 % aller Kliniken mit mittlerer Wahrscheinlichkeit für unerwünschte Ereignisse) – unterdurchschnittlich (Klinik gehört zu den 20 % Kliniken mit der höchsten Wahrscheinlichkeit für unerwünschte Ereignisse)
QSR-Gesamtindikator	AOK-Gesundheitsnavigator QSR-Daten für die Berichtszeiträume 2015–2017 bis 2019–2021, Leistungsbereich „Implantation einer Kniegelenks-Endoprothese bei Gonarthrose", Indikator „Gesamtkomplikationen"	Behandlungsqualität – überdurchschnittlich (Klinik gehört zu den 20 % Kliniken mit der geringsten Wahrscheinlichkeit für unerwünschte Ereignisse) – durchschnittlich (Klinik gehört zu den 60 % aller Kliniken mit mittlerer Wahrscheinlichkeit für unerwünschte Ereignisse) – unterdurchschnittlich (Klinik gehört zu den 20 % Kliniken mit der höchsten Wahrscheinlichkeit für unerwünschte Ereignisse)

Krankenhaus-Report 2024

(◘ Tab. 7.8). Somit blieb die Anzahl operierender Kliniken im Vergleich zu 2017 nahezu unverändert, während die Fallzahl um ca. 10 % sank. Zugleich reduzierte sich der Anteil der Kliniken, die die Mindestmenge von 50 erreichten, von 92,0 % im Jahr 2017 auf 83,5 %

im Jahr 2021. Im Regionalvergleich unterschritten in Bayern anteilig die meisten und in Thüringen die wenigsten Kliniken die Mindestmenge (28,7 % vs. 3,4 %; ◘ Tab. 7.9). Für 112 der 157 Kliniken, die bundesweit weniger als 50 Behandlungsfälle aufwiesen, lag eine

◻ Tab. 7.8 Trends in der Implantation von Knie-TEPs – behandelnde Kliniken und Behandlungsfälle nach Mindestmengenangabe und Ausnahmetatbestand

Knie-TEP: Anzahl (Anteil) operierender Kliniken	Nach Berichtsjahr				
	2017	2018	2019	2020	2021
Kliniken, gesamt	958	996	991	965	951
Kliniken mit ≥ 50 Fällen	881 (92,0 %)	923 (92,7 %)	905 (91,3 %)	804 (83,3 %)	794 (83,5 %)
Kliniken mit < 50 Fällen, mit Ausnahmetatbestand	50 (5,2 %)	54 (5,4 %)	74 (7,5 %)	154 (16 %)	152 (16 %)
Kliniken mit < 50 Fällen, ohne Ausnahmetatbestand	27 (2,8 %)	19 (1,9 %)	12 (1,2 %)	7 (0,7 %)	5 (0,5 %)

Knie-TEP: Anzahl (Anteil) der Behandlungsfälle	Nach Berichtsjahr				
	2017	2018	2019	2020	2021
Behandlungsfälle, gesamt	145.489	152.188	151.374	134.268	131.558
In Kliniken mit ≥ 50 Fällen	143.765 (98,8 %)	150.533 (98,9 %)	149.405 (98,7 %)	129.020 (96,1 %)	126.535 (96,2 %)
In Kliniken mit < 50 Fällen, mit Ausnahmetatbestand	1.103 (0,8 %)	1.045 (0,7 %)	1.771 (1,2 %)	5.155 (3,8 %)	4.923 (3,7 %)
In Kliniken mit < 50 Fällen, ohne Ausnahmetatbestand	621 (0,4 %)	610 (0,4 %)	198 (0,1 %)	93 (0,1 %)	100 (0,1 %)

Krankenhaus-Report 2024

positive Prognose vor, d. h. für diese Kliniken ist im Jahr 2022 zu erwarten, dass sie die Mindestmenge erreichen. Bei lediglich acht Kliniken mit unterschrittener Mindestmenge existierte ein Votum der für die Krankenhausplanung zuständigen Landesbehörde zur Sicherstellung einer flächendeckenden Versorgung (Daten nicht gezeigt).

Da das QSR-Verfahren aus methodischen Gründen auf Kliniken beschränkt ist, die über drei Jahre hinweg mindestens 30 AOK-Fälle aufweisen, liegen Daten zu QSR-Ergebnissen nicht für alle behandelnden Kliniken vor. Für die 879 Kliniken mit QSR-Ergebnis im Jahr 2021 zeigt sich ein deutlicher Zusammenhang zwischen Behandlungsfallzahl und -ergebnis (◻ Tab. 7.10). So stieg der Anteil der Kliniken, die beim QSR-Gesamtindikator bzw. bei Revisionseingriffen überdurchschnittliche Qualität aufwiesen, von 11,4 % bzw. 13,2 %

bei Fallzahlen unterhalb der Mindestmenge auf 35,5 % bzw. 34,8 % bei Fallzahlen von mindestens 150. Zwischen den Bundesländern variierte der Anteil an Kliniken mit überdurchschnittlicher Qualität beim QSR-Gesamtindikator zwischen 6,7 % in Hamburg und 33,3 % in Schleswig-Holstein (◻ Tab. 7.11). Auch in Bezug auf Revisionsoperationen wiesen Hamburg mit 6,7 % und Schleswig-Holstein mit 45,8 % anteilig die wenigsten bzw. meisten überdurchschnittlich bewerteten Kliniken auf.

Schlussfolgerungen

Knie-TEPs sind in aller Regel planbare Eingriffe. Während der Covid-19-Pandemie wurden die Operationen vielfach auf Patientenwunsch oder um stationäre Behandlungskapazitäten für Covid-19-Fälle freizuhalten verschoben. Dies zeigt sich in deutlich geringeren Fallzahlen in den Jahren 2020/2021 im Ver-

Kapitel 7 · Qualitätsdaten für die Krankenhausplanung

Tab.7.9 Regionale Unterschiede in der Implantation von Knie-TEPs – behandelnde Kliniken und Behandlungsfälle nach Mindestmengenangabe und Ausnahmetatbestand (2021)

Knie-TEP: Anzahl (Anteil in %) operierender Kliniken — Nach Bundesland

	BB	BE	BW	BY	HB	HE	HH	MV	NI	NW	RP	SH	SL	SN	ST	TH
Kliniken, gesamt	21	32	105	167	7	72	19	21	95	203	55	26	13	50	33	32
Kliniken mit ≥ 50 Fällen	17 (81)	26 (81,3)	86 (81,9)	119 (71,3)	6 (85,7)	62 (86,1)	15 (78,9)	19 (90,5)	83 (87,4)	175 (86,2)	46 (83,6)	19 (73,1)	12 (92,3)	48 (96)	30 (90,9)	31 (96,9)
Kliniken mit <50 Fällen, mit Ausnahmetatbestand	4 (19)	6 (18,8)	19 (18,1)	47 (28,1)	1 (14,3)	9 (12,5)	4 (21,1)	2 (9,5)	12 (12,6)	26 (12,8)	9 (16,4)	7 (26,9)	1 (7,7)	1 (2)	3 (9,1)	1 (3,1)
Kliniken mit <50 Fällen, ohne Ausnahmetatbestand	0 (0)	0 (0)	0 (0)	1 (0,6)	0 (0)	1 (1,4)	0 (0)	0 (0)	0 (0)	2 (1)	0 (0)	0 (0)	0 (0)	1 (2)	0 (0)	0 (0)

Knie-TEP: Anzahl (Anteil in %) der Behandlungsfälle — Nach Bundesland

	BB	BE	BW	BY	HB	HE	HH	MV	NI	NW	RP	SH	SL	SN	ST	TH
Behandlungsfälle, gesamt	4.025	3.988	14.650	24.243	1.357	9.483	3.396	2.643	12.187	27.349	5.257	5.260	1.557	8.291	3.697	4.175
In Kliniken mit ≥ 50 Fällen	3.898 (96,8)	3.756 (94,2)	13.985 (95,5)	22.773 (93,9)	1.355 (99,9)	9.192 (96,9)	3.273 (96,4)	2.596 (98,2)	11.762 (96,5)	26.430 (96,6)	4.983 (94,8)	5.028 (95,6)	1.513 (97,2)	8.245 (99,4)	3.607 (97,6)	4.139 (99,1)
In Kliniken mit <50 Fällen, mit Ausnahmetatbestand	127 (3,2)	232 (5,8)	665 (4,5)	1.469 (6,1)	2 (0,1)	288 (3)	123 (3,6)	47 (1,8)	425 (3,5)	852 (3,1)	274 (5,2)	232 (4,4)	44 (2,8)	17 (0,2)	90 (2,4)	36 (0,9)
In Kliniken mit <50 Fällen, ohne Ausnahmetatbestand	0 (0)	0 (0)	0 (0)	1 (0)	0 (0)	3 (0)	0 (0)	0 (0)	0 (0)	67 (0,2)	0 (0)	0 (0)	0 (0)	29 (0,3)	0 (0)	0 (0)

Krankenhaus-Report 2024

☐ **Tab. 7.10** Implantation von Knie-TEPs – behandelnde Kliniken und Behandlungsfälle nach Ergebnis der QSR-Indikatoren „Gesamtindikator" und „Revisions-OP" in Abhängigkeit von der Fallzahl (2021)

	Nach Fallzahl				
	Gesamt	< 50	50–99	100–149	≥ 150
Kliniken, gesamt	879	114	348	144	273
Behandelnde Kliniken nach QSR-Gesamtindikator					
Kliniken mit überdurchschnittlicher Qualität	185 (21 %)	13 (11,4 %)	43 (12,4 %)	32 (22,2 %)	97 (35,5 %)
Kliniken mit durchschnittlicher Qualität	524 (59,6 %)	83 (72,8 %)	237 (68,1 %)	83 (57,6 %)	121 (44,3 %)
Kliniken mit unterdurchschnittlicher Qualität	170 (19,3 %)	18 (15,8 %)	68 (19,5 %)	29 (20,1 %)	55 (20,1 %)
Behandelnde Kliniken nach QSR-Indikator Revisions-OP					
Kliniken mit überdurchschnittlicher Qualität	179 (20,4 %)	15 (13,2 %)	40 (11,5 %)	29 (20,1 %)	95 (34,8 %)
Kliniken mit durchschnittlicher Qualität	544 (61,9 %)	89 (78,1 %)	253 (72,7 %)	85 (59 %)	117 (42,9 %)
Kliniken mit unterdurchschnittlicher Qualität	156 (17,7 %)	10 (8,8 %)	55 (15,8 %)	30 (20,8 %)	61 (22,3 %)

	Nach Fallzahl				
	Gesamt	< 50	50–99	100–149	≥ 150
Behandlungsfälle, gesamt	128.223	3.875	24.445	17.777	82.126
Behandlungsfälle nach QSR-Gesamtindikator der behandelnden Klinik					
Fälle in Kliniken mit überdurchschnittlicher Qualität	45.521 (35,5 %)	353 (9,1 %)	3.141 (12,8 %)	4.046 (22,8 %)	37.981 (46,2 %)
Fälle in Kliniken mit durchschnittlicher Qualität	58.700 (45,8 %)	2.797 (72,2 %)	16.526 (67,6 %)	10.230 (57,5 %)	29.147 (35,5 %)
Fälle in Kliniken mit unterdurchschnittlicher Qualität	24.002 (18,7 %)	725 (18,7 %)	4.778 (19,5 %)	3.501 (19,7 %)	14.998 (18,3 %)
Behandlungsqualität nach QSR-Indikator Revisions-OP					
Fälle in Kliniken mit überdurchschnittlicher Qualität	39.124 (30,5 %)	438 (11,3 %)	2.972 (12,2 %)	3.688 (20,7 %)	32.026 (39 %)
Fälle in Kliniken mit durchschnittlicher Qualität	62.222 (48,5 %)	3.087 (79,7 %)	17.577 (71,9 %)	10.544 (59,3 %)	31.014 (37,8 %)
Fälle in Kliniken mit unterdurchschnittlicher Qualität	26.877 (21 %)	350 (9 %)	3.896 (15,9 %)	3.545 (19,9 %)	19.086 (23,2 %)

Krankenhaus-Report 2024

■ **Tab. 7.11** Regionale Unterschiede bei der Implantation von Knie-TEPs – behandelnde Kliniken und Behandlungsfälle nach Ergebnis der QSR-Indikatoren „Gesamtindikator" und „Revisions-OP" (2021)

	Nach Bundesland															
	BB	BE	BW	BY	HB	HE	HH	MV	NI	NW	RP	SH	SL	SN	ST	TH
Kliniken, gesamt	20	28	101	156	5	66	15	21	89	183	49	24	11	48	31	32
Behandelnde Kliniken nach QSR-Gesamtindikator																
Kliniken mit überdurch- schnittlicher Qualität	6 (30)	5 (17,9)	26 (25,7)	44 (28,2)	1 (20)	13 (19,7)	1 (6,7)	6 (28,6)	12 (13,5)	30 (16,4)	5 (10,2)	8 (33,3)	2 (18,2)	13 (27,1)	7 (22,6)	6 (18,8)
Kliniken mit durchschnittli- cher Qualität	11 (55)	20 (71,4)	62 (61,4)	81 (51,9)	2 (40)	46 (69,7)	11 (73,3)	12 (57,1)	58 (65,2)	110 (60,1)	32 (65,3)	13 (54,2)	5 (45,5)	20 (41,7)	21 (67,7)	20 (62,5)
Kliniken mit unterdurch- schnittlicher Qualität	3 (15)	3 (10,7)	13 (12,9)	31 (19,9)	2 (40)	7 (10,6)	3 (20)	3 (14,3)	19 (21,3)	43 (23,5)	12 (24,5)	3 (12,5)	4 (36,4)	15 (31,3)	3 (9,7)	6 (18,8)
Behandelnde Kliniken nach QSR-Indikator Revisions-OP																
Kliniken mit überdurch- schnittlicher Qualität	4 (20)	3 (10,7)	28 (27,7)	37 (23,7)	1 (20)	13 (19,7)	1 (6,7)	1 (4,8)	12 (13,5)	28 (15,3)	6 (12,2)	11 (45,8)	1 (9,1)	16 (33,3)	8 (25,8)	9 (28,1)
Kliniken mit durchschnittli- cher Qualität	12 (60)	24 (85,7)	56 (55,4)	95 (60,9)	2 (40)	44 (66,7)	12 (80)	14 (66,7)	64 (71,9)	115 (62,8)	32 (65,3)	12 (50)	6 (54,5)	18 (37,5)	19 (61,3)	19 (59,4)
Kliniken mit unterdurch- schnittlicher Qualität	4 (20)	1 (3,6)	17 (16,8)	24 (15,4)	2 (40)	9 (13,6)	2 (13,3)	6 (28,6)	13 (14,6)	40 (21,9)	11 (22,4)	1 (4,2)	4 (36,4)	14 (29,2)	4 (12,9)	4 (12,5)

7

Tab. 7.11 (Fortsetzung)

	Nach Bundesland															
	BB	BE	BW	BY	HB	HE	HH	MV	NI	NW	RP	SH	SL	SN	ST	TH
Behandlungsfälle, gesamt	3.965	3.798	14.460	24.025	1.303	9.292	3.190	2.643	11.876	26.203	4.846	5.202	1.432	8.220	3.593	4.175
Behandlungsfälle nach QSR-Gesamtindikator der behandelnden Klinik																
Fälle in Kliniken mit überdurchschnittlicher Qualität	2.085 (52,6)	1.071 (28,2)	5.526 (38,2)	11.604 (48,3)	127 (9,7)	2.278 (24,5)	1.627 (51)	1.075 (40,7)	3.302 (27,8)	6.596 (25,2)	695 (14,3)	3.585 (68,9)	233 (16,3)	3.426 (41,7)	642 (17,9)	1.649 (39,5)
Fälle in Kliniken mit durchschnittlicher Qualität	1.148 (29)	2.470 (65)	6.361 (44)	8.845 (36,8)	601 (46,1)	6.012 (64,7)	1.127 (35,3)	1.291 (48,8)	5.651 (47,6)	13.655 (52,1)	3.049 (62,9)	1.242 (23,9)	718 (50,1)	2.716 (33)	2.366 (65,9)	1.448 (34,7)
Fälle in Kliniken mit unterdurchschnittlicher Qualität	732 (18,5)	257 (6,8)	2.573 (17,8)	3.576 (14,9)	575 (44,1)	1.002 (10,8)	436 (13,7)	277 (10,5)	2.923 (24,6)	5.952 (22,7)	1.102 (22,7)	375 (7,2)	481 (33,6)	2.078 (25,3)	585 (16,3)	1.078 (25,8)
Behandlungsqualität nach QSR-Indikator Revisions-OP																
Fälle in Kliniken mit überdurchschnittlicher Qualität	1.748 (44,1)	827 (21,8)	4.927 (34,1)	7.739 (32,2)	127 (9,7)	2.402 (25,9)	1.627 (51)	81 (3,1)	3.380 (28,5)	4.991 (19)	801 (16,5)	3.312 (63,7)	133 (9,3)	4.124 (50,2)	966 (26,9)	1.939 (46,4)
Fälle in Kliniken mit durchschnittlicher Qualität	1.441 (36,3)	2.909 (76,6)	6.599 (45,6)	11.190 (46,6)	601 (46,1)	4.964 (53,4)	1.180 (37)	1.515 (57,3)	6.530 (55)	14.353 (54,8)	2.900 (59,8)	1.785 (34,3)	818 (57,1)	1.880 (22,9)	2.263 (63)	1.294 (31)
Fälle in Kliniken mit unterdurchschnittlicher Qualität	776 (19,6)	62 (1,6)	2.934 (20,3)	5.096 (21,2)	575 (44,1)	1.926 (20,7)	383 (12)	1.047 (39,6)	1.966 (16,6)	6.859 (26,2)	1.145 (23,6)	105 (2)	481 (33,6)	2.216 (27)	364 (10,1)	942 (22,6)

Krankenhaus-Report 2024

gleich zu 2017 bis 2019. Sowohl der Fallzahl-rückgang als auch die pandemiebedingte Anpassung der Mindestmengenregelung dürften Gründe dafür sein, dass der Anteil der Kliniken mit mindestens 50 Knie-TEPs 2020/2021 um ca. neun Prozentpunkte unter dem Vor-Pandemie-Niveau lag. Zur Bewertung der Versorgungssituation und für die Krankenhausplanung sind die Mindestmengen-Angaben der Pandemiejahre somit nicht geeignet.

Die Qualitätsmessung im Rahmen des QSR-Verfahrens hat sich als robust gegenüber potenziell verzerrenden Pandemie-Effekten gezeigt (Jeschke und Günster 2022). So setzte sich auch während der Covid-19-Pandemie der positive Trend in der Behandlungsqualität nach Implantation von Knie-TEPs fort: Die risikoadjustierten Revisionsraten sanken im betrachteten 5-Jahres-Zeitraum kontinuierlich von 3,15 % auf 2,92 % und die Rate der Gesamtkomplikationen reduzierte sich von 4,79 % auf 4,12 % (QSR-Verfahren 2023). Das QSR-Verfahren veröffentlicht seit mehr als zehn Jahren klinikbezogene Qualitätsergebnisse für ausgewählte Leistungsbereiche. Dabei bietet die aggregierte Einstufung in Kliniken mit überdurchschnittlicher, durchschnittlicher und unterdurchschnittlicher Qualität ein einfach verständliches und intuitives Bewertungssystem für Patientinnen und Patienten sowie Einweisende, das jedoch auch für regionale Qualitätsvergleiche nutzbar ist, wie die vorliegenden Auswertungen zeigen. Außerdem bestätigen die aktuellen Daten erneut, dass die bisherige Mindestmenge von 50 eher niedrig ist. Sowohl beim Revisionsindikator als auch beim QSR-Gesamtindikator zeigt sich, dass der Anteil der Kliniken mit überdurchschnittlicher Behandlungsqualität über die Fallzahlgruppen deutlich steigt – und zwar weit über die bestehende Mindestmenge hinaus. Zu einer ähnlichen Einschätzung kam kürzlich die Regierungskommission für eine moderne und bedarfsgerechte Krankenhausversorgung im Rahmen einer Potenzialanalyse. Auf der Grundlage der bestehenden Evidenz berechnete sie, dass durch eine weitere Anhebung der Mindestmenge auf 100 Knie-TEPs jährlich et-wa 200 Revisionseingriffe vermieden werden könnten (Regierungskommission 2023).

7.3.4 Ösophagus-Eingriffe

Hintergrund

Komplexe Eingriffe an der Speiseröhre, die häufig im Zusammenhang mit Krebserkrankungen notwendig sind, stellen an den Operateur und das gesamte Behandlungsteam höchste Anforderungen. Der inverse Zusammenhang zwischen der Anzahl an Ösophagus-Eingriffen in einem Krankenhaus und Komplikations-bzw. Sterblichkeitsraten der dort behandelten Patientinnen/Patienten ist schon viele Jahre bekannt und wurde in mehreren Meta-Analysen bestätigt (Markar et al. 2012; Rahouma et al. 2023). Daher existieren in vielen Ländern Mindestmengen für diese Eingriffe, so z. B. in Dänemark (80–100 je Klinik), Frankreich (30), Großbritannien (60) und Österreich (10) (Vogel et al. 2019). In Deutschland galt bis 2022 eine im europäischen Vergleich niedrige Mindestmenge von zehn Eingriffen pro Jahr, die im Jahr 2016 dennoch mehr als 40 % der operierenden Kliniken unterschritten (Drogan und Günster 2019). Ab 2023 wird die Mindestmenge verbindlich auf 26 Eingriffe angehoben. Sofern diese Vorgabe praktisch umgesetzt wird, ist mit einer mehr als 25 %igen Reduktion der Krankenhaussterblichkeit nach krebsbedingten Ösophagus-Eingriffen zu rechnen, wie Auswertungen deutscher Krankenhausdaten nahelegen (Nimptsch und Mansky 2018).

Qualitätsindikatoren

Fallzahl – Fallzahlen zu komplexen Ösophagus-Eingriffen sind in den Strukturierten Qualitätsberichten in zwei Berichtsabschnitten dokumentiert. Das sind zum einen die Mindestmengen-Angaben im Berichtsabschnitt C-5.1, die verpflichtend zu dokumentieren sind. Zum anderen liegen im Berichtsabschnitt B die entsprechenden OPS-Angaben je Fachabteilung oder Organisationseinheit vor. Die der Mindestmengen-Richtlinie entsprechenden OPS-Codes lauten aktuell 5-423.0/1/2/3, 5-424.0/

◻ Tab. 7.12 Ösophagus-Eingriffe – Datenquelle und Operationalisierung von Fallzahl und Ausnahmetatbestand

Indikator	Datenquelle	Operationalisierung
Fallzahl	SQB 2017–2021, Berichtsabschnitt C-5.1, Komplexe Eingriffe am Organsystem Ösophagus, Erbrachte Menge im Berichtsjahr	Fallzahlgruppen: – 1–9 Behandlungsfälle – 10–25 Behandlungsfälle – ≥ 26 Behandlungsfälle Für die tabellarische Darstellung werden lediglich zwei Fallzahlgruppen ausgewertet: 1–9 Behandlungsfälle und ≥ 10 Behandlungsfälle
Ausnahmetatbestand	SQB 2017–2021, Berichtsabschnitt C-5.1, Komplexe Eingriffe am Organsystem Ösophagus, Begründungen für Nichterreichen der Mindestmenge	Mit Ausnahmetatbestand: – MM01 (Notfälle) – MM02 (neuer Leistungsbereich) – MM03 (personelle Neuausrichtung) – MM04 (Sicherstellungsauftrag) – MM06 (erstmalige Leistungserbringung) – MM07 (erneute Leistungserbringung nach ≥ 2-jähriger Unterbrechung) – MM08 (positive Prognose)
		Ohne Ausnahmetatbestand: – MM05 (kein einschlägiger Grund) – MM09 (ohne positive Prognose/Ausnahmetatbestand) – keine Angabe

Krankenhaus-Report 2024

10/11/12/2, 5-425.0/1/2, 5-426.01/02/03/04/0x/11/12/13/14/1x/21/22/23/24/2x, 5-427.01/02/03/04/0x/11/12/13/14/1x, 5-438.01/02/03/04/05/0x/11/12/13/14/15/1x.[13] Hierbei ist zu beachten, dass die Angaben der Kliniken im Mindestmengen-Kapitel teilweise von den OPS-Angaben abweichen, obwohl in beiden theoretisch die gleichen Fallzahlen dokumentiert sein sollten (Drogan und Günster 2019). Außerdem lassen sich die Fallzahlen nicht auf Krebspatientinnen/-patienten eingrenzen.

Weitere Qualitätsindikatoren – Als Strukturindikator kann die Personalausstattung der Kliniken genutzt werden, die in den Qualitätsberichten erfasst wird. So wäre für Kliniken, die komplexe Ösophagus-Operationen durchführen, eine Fachärztin/ein Facharzt für Viszeralchirurgie mit Zusatzweiterbildung für spezielle Viszeralchirurgie zu fordern. Beide Angaben sind im Berichtsabschnitt B der Qualitätsberichte mit den Schlüsseln AQ13 und ZF49 hinterlegt. Diese personelle Anforderung stellt auch die DKG an viszeralonkologische Zentren sowie die DGAV an Zentren, die sich auf die Chirurgie des Magens und der Speiseröhre spezialisiert haben. Auch die neue leistungsgruppenbasierte Krankenhausplanung in Nordrhein-Westfalen fordert für die Durchführung komplexer Ösophagus-Eingriffe die oben genannte fachärztliche Expertise. Als „komplexer" Qualitätsindikator, an den Mindestfallzahlen und Mindestanforderungen in Bezug auf Fachpersonal, apparative Ausstattung und Behandlungsprozesse gebunden sind, könnte außerdem das oben genannte DGAV-Zertifikat genutzt werden. Das DKG-Zertifikat für viszeralonkologische Zentren stellt ausschließlich für diejenigen Kliniken einen relevanten Qualitätsindikator dar, die komplexe Ösopha-

---

13 Für die Mindestfallzahlen von DKG-zertifizierten viszeralonkologischen Kliniken und von DGAV-zertifizierten Zentren für die Chirurgie des Magens und der Speiseröhre gelten z. T. abweichende OPS-Codes.

Kapitel 7 · Qualitätsdaten für die Krankenhausplanung

□ **Tab. 7.13** Trends bei komplexen Ösophagus-Eingriffen – behandelnde Kliniken und Behandlungsfälle nach Mindestmengenangabe und Ausnahmetatbestand

Ösophagus-Eingriffe: Anzahl (Anteil) operierender Kliniken	Nach Berichtsjahr				
	2017	2018	2019	2020	2021
Kliniken, gesamt	286	280	283	271	247
Kliniken mit ≥ 10 Fällen	176 (61,5 %)	188 (67,1 %)	191 (67,5 %)	175 (64,6 %)	149 (60,3 %)
Kliniken mit < 10 Fällen, mit Ausnahmetatbestand	71 (24,8 %)	79 (28,2 %)	78 (27,6 %)	88 (32,5 %)	96 (38,9 %)
Kliniken mit < 10 Fällen, ohne Ausnahmetatbestand	39 (13,6 %)	13 (4,6 %)	14 (4,9 %)	8 (3 %)	2 (0,8 %)

Ösophagus-Eingriffe: Anzahl (Anteil) operativer Behandlungsfälle	Nach Berichtsjahr				
	2017	2018	2019	2020	2021
Behandlungsfälle, gesamt	4.386	4.753	4.606	4.484	4.108
In Kliniken mit ≥ 10 Fällen	3.992 (91 %)	4.370 (91,9 %)	4.239 (92 %)	4.010 (89,4 %)	3.690 (89,8 %)
In Kliniken mit < 10 Fällen, mit Ausnahmetatbestand	235 (5,4 %)	304 (6,4 %)	296 (6,4 %)	441 (9,8 %)	415 (10,1 %)
In Kliniken mit < 10 Fällen, ohne Ausnahmetatbestand	159 (3,6 %)	79 (1,7 %)	71 (1,5 %)	33 (0,7 %)	3 (0,1 %)

Krankenhaus-Report 2024

gus-Eingriffe im Zusammenhang mit Krebserkrankungen durchführen, da diese Eingriffe idealerweise in Krebszentren behandelt werden sollten. Allerdings werden die im Abschnitt „Fallzahl" genannten OPS-Codes auch bei Nicht-Krebserkrankungen dokumentiert.

Anwendungsbeispiel – Die stationäre Versorgungsqualität bei komplexen Ösophagus-Eingriffen wird im Folgenden am Beispiel von Mindestmengenangaben aus den Qualitätsberichten dargestellt (□ Tab. 7.12). Ergänzend wird der Ausnahmetatbestand ausgewertet, der die Unterschreitung der Mindestmenge begründet.

Versorgungssituation

Zwischen 2017 und 2021 hat sich die Anzahl operierender Kliniken von 286 auf 247 und die der Behandlungsfälle von 4.386 auf 4.108 reduziert (□ Tab. 7.13). Circa zwei Drittel der behandelnden Kliniken haben 2018 und 2019 die damalige Mindestmenge von zehn erreicht, davor und danach lag dieser Anteil bei 60 bis 64 %. Die ab 2023 geltende Mindestmenge von 26 Ösophagus-Eingriffen erreichten im Jahr 2021 insgesamt 38 Kliniken (15,4 %). Im betrachteten Untersuchungszeitraum war die größte Veränderung bei denjenigen Kliniken zu beobachten, die unterhalb der Mindestmenge Ösophagus-Eingriffe durchgeführt haben. Deren Gesamtanteil hat sich zwar nur marginal geändert, im Hinblick auf den Ausnahmetatbestand fand jedoch eine deutliche Verschiebung statt. So sank der Anteil der Kliniken, die ohne Ausnahmetatbestand weniger als zehn Operationen durchgeführt haben, von 13,6 % im Jahr 2017 auf 0,8 % im Jahr 2021. Zugleich stieg der Anteil der Kliniken mit Ausnahmetatbestand von 24,8 % auf 38,9 %. Eine ähnliche Tendenz ist bei den Behandlungsfällen zu beobachten: Zwischen 2017 und 2021 wurden re-

◻ Tab. 7.14 Regionale Unterschiede bei komplexen Ösophagus-Eingriffen – behandelnde Kliniken und Behandlungsfälle nach Mindestmengenangabe und Ausnahmetatbestand (2021)

Ösophagus-Eingriffe: Anzahl (Anteil in %) operierender Kliniken	Nach Bundesland															
	BB	BE	BW	BY	HB	HE	HH	MV	NI	NW	RP	SH	SL	SN	ST	TH
Kliniken, gesamt	2	14	32	30	2	18	7	6	26	66	8	8	3	12	7	6
Kliniken mit ≥ 10 Fällen	2 (100)	7 (50)	21 (65,6)	16 (53,3)	1 (50)	12 (66,7)	4 (57,1)	5 (83,3)	15 (57,7)	38 (57,6)	5 (62,5)	5 (62,5)	2 (66,7)	8 (66,7)	4 (57,1)	4 (66,7)
Kliniken mit < 10 Fällen, mit Ausnahmetatbestand	0 (0)	7 (50)	11 (34,4)	14 (46,7)	1 (50)	5 (27,8)	3 (42,9)	1 (16,7)	11 (42,3)	27 (40,9)	3 (37,5)	3 (37,5)	1 (33,3)	4 (33,3)	3 (42,9)	2 (33,3)
Kliniken mit < 10 Fällen, ohne Ausnahmetatbestand	0 (0)	0 (0)	0 (0)	0 (0)	0 (0)	1 (5,6)	0 (0)	0 (0)	0 (0)	1 (1,5)	0 (0)	0 (0)	0 (0)	0 (0)	0 (0)	0 (0)

Ösophagus-Eingriffe: Anzahl (Anteil in %) operativer Behandlungsfälle	Nach Bundesland															
	BB	BE	BW	BY	HB	HE	HH	MV	NI	NW	RP	SH	SL	SN	ST	TH
Behandlungsfälle, gesamt	35	269	557	549	32	262	122	92	373	1043	199	128	54	200	106	87
In Kliniken mit ≥ 10 Fällen	35 (100)	229 (85,1)	515 (92,5)	492 (89,6)	28 (87,5)	233 (88,9)	109 (89,3)	84 (91,3)	328 (87,9)	937 (89,8)	177 (88,9)	109 (85,2)	51 (94,4)	185 (92,5)	97 (91,5)	81 (93,1)
In Kliniken mit < 10 Fällen, mit Ausnahmetatbestand	0 (0)	40 (14,9)	42 (7,5)	57 (10,4)	4 (12,5)	28 (10,7)	13 (10,7)	8 (8,7)	45 (12,1)	104 (10)	22 (11,1)	19 (14,8)	3 (5,6)	15 (7,5)	9 (8,5)	6 (6,9)
In Kliniken mit < 10 Fällen, ohne Ausnahmetatbestand	0 (0)	0 (0)	0 (0)	0 (0)	0 (0)	1 (0,4)	0 (0)	0 (0)	0 (0)	2 (0,2)	0 (0)	0 (0)	0 (0)	0 (0)	0 (0)	0 (0)

Krankenhaus-Report 2024

lativ stabil ca. 10 % aller Operationen in einer Klinik mit < zehn Behandlungsfällen durchgeführt. Dabei sank der Anteil der Behandlungsfälle aus Kliniken ohne Ausnahmetatbestand von 3,6 % auf 0,1 %, während parallel dazu der Anteil der Behandlungsfälle aus Kliniken mit Ausnahmetatbestand von 5,4 % auf 10,1 % stieg. Bei lediglich drei Kliniken lag als Begründung für die Unterschreitung der Mindestmenge ein entsprechendes Votum der Landesbehörde zur Sicherstellung einer flächendeckenden Versorgung vor. Im Vergleich der Bundesländer zeigt sich eine erhebliche Varianz. So wiesen im Pandemiejahr 2021 Berlin (50,0 %), Bremen (50,0 %) und Bayern (53,3 %) den niedrigsten Anteil an Kliniken auf, die die Mindestmenge erfüllten, während Brandenburg mit 100 % und Mecklenburg-Vorpommern mit 83,3 % den Bundesdurchschnitt deutlich überschritten (■ Tab. 7.14).

Schlussfolgerung

Bereits im Jahr 2006 lag der Anteil der Kliniken, die weniger als zehn komplexe Ösophagus-Eingriffe durchführten, bei 43 % (de Cruppé et al. 2014). Fünfzehn Jahre später, im Jahr 2021, bietet sich noch immer das gleiche Bild. Aufgrund der Covid-19-Pandemie lässt sich jedoch nicht bewerten, ob in diesem Versorgungsbereich tatsächlich keine qualitätsfördernde Entwicklung stattgefunden hat. Es ist nicht auszuschließen, dass temporäre Überlastungssituation von Kliniken, Umverteilung von Behandlungsfällen und die Änderung der Mindestmengenregelung in den Jahren 2020/2021 mögliche Zentralisierungstrends bei den Ösophagus-Eingriffen überlagert haben. Eine Neubewertung der Versorgungssituation wird eventuell mit den Qualitätsberichtsdaten des Jahres 2022 möglich sein. Die Sondersituation während der Pandemie darf jedoch nicht darüber hinwegtäuschen, dass im Bereich der Mindestmengen für Ösophagus-Eingriffe seit vielen Jahren ein ausgeprägtes Qualitätsdefizit besteht, was nicht auf fehlende Transparenz zurückzuführen ist. Sowohl die Mindestmengenangaben aus den Qualitätsberichten als auch die wissenschaftli-

che Evidenz zu Volume-Outcome-Zusammenhängen hätten von den Ländern verstärkt für Zentralisierungsbemühungen genutzt werden können, um die Versorgungsqualität zu verbessern und die Sterblichkeit nach Ösophagus-Eingriffen zu senken. Die stabile Rate an Kliniken, die komplexe Ösophagus-Eingriffe als „Gelegenheitschirurgie" betreiben, weist hier auf fehlende Bemühungen zumindest im Vor-Pandemie-Zeitraum hin.

7.3.5 Pankreas-Eingriffe

Hintergrund

Etwa zwei Drittel aller komplexen Eingriffe an der Bauchspeicheldrüse (d. h. Pankreas) sind auf bösartige Neubildungen zurückzuführen; und hier vorrangig auf das Pankreaskarzinom. Mit etwa 20.000 Neuerkrankungen im Jahr 2020 gehört das Pankreaskarzinom zu den selteneren Krebserkrankungen. Aufgrund der hohen Aggressivität beträgt die 5-Jahres-Überlebensrate jedoch nur 11 %. Damit nimmt das Pankreaskarzinom sowohl bei Männern als auch bei Frauen Platz 4 der krebsbedingten Todesursachen ein (Robert Koch-Institut 2023). Zugleich ist der Zusammenhang zwischen Behandlungsfallzahl und Behandlungsergebnis bei den komplexen Pankreaseingriffen seit vielen Jahren bekannt und wissenschaftlich gut belegt (Gooiker et al. 2011). Eine aktuelle Bewertung der Studienlage zeigt, dass die Sterblichkeit, die postoperative Morbidität und die sogenannte Failure-to-Rescue-Rate signifikant von der Fallzahl abhängen (Ratnayake et al. 2022). Für die komplexen Pankreas-Eingriffe gilt in Deutschland aktuell eine Mindestmenge von zehn Operationen, die im Rahmen einer Übergangsregelung im Jahr 2024 auf 15 angehoben wird. Ab 2025 müssen Kliniken den Nachweis über mindestens 20 Eingriffe erbringen. Im internationalen Vergleich ist dieser Wert noch immer niedrig. So gelten beispielsweise in Frankreich Mindestfallzahlen von 30, während Dänemark und Großbritannien pro Klinik 80–100 Eingriffe fordern (Vogel et al. 2019). Einer Aus-

□ Tab. 7.15 Pankreas-Eingriffe – Datenquelle und Operationalisierung von Fallzahl und Ausnahmetatbestand

Indikator	Datenquelle	Operationalisierung
Fallzahl	SQB 2017–2021, Berichtsabschnitt C-5.1, Komplexe Eingriffe am Organsystem Pankreas, Erbrachte Menge im Berichtsjahr	Fallzahlgruppen: – 1–9 Behandlungsfälle – 10–19 Behandlungsfälle – ≥ 20 Behandlungsfälle Für die tabellarische Darstellung werden lediglich zwei Fallzahlgruppen ausgewertet: 1–9 Behandlungsfälle und ≥ 10 Behandlungsfälle
Ausnahme-tatbestand	SQB 2017–2021, Berichtsabschnitt C-5.1, Komplexe Eingriffe am Organsystem Pankreas, Begründungen für Nichterreichen der Mindestmenge	Mit Ausnahmetatbestand: – MM01 (Notfälle) – MM02 (neuer Leistungsbereich) – MM03 (personelle Neuausrichtung) – MM04 (Sicherstellungsauftrag) – MM06 (erstmalige Leistungserbringung) – MM07 (erneute Leistungserbringung nach ≥ 2-jähriger Unterbrechung) – MM08 (positive Prognose)
		Ohne Ausnahmetatbestand: – MM05 (kein einschlägiger Grund) – MM09 (ohne positive Prognose/Ausnahme-tatbestand) – keine Angabe

Krankenhaus-Report 2024

wertung deutscher Krankenhausdaten zufolge könnte die Sterblichkeit nach krebsbedingten Pankreas-Eingriffen durch die Anhebung der Mindestmenge von zehn auf 29 um ca. 25 % gesenkt werden (Nimptsch und Mansky 2018). Außerdem liegt die Sterbewahrscheinlichkeit von Betroffenen mit Pankreaskrebs, die in einem DKG-zertifizierten Krebszentrum behandelt wurden, um 12 % niedriger als bei Behandlung in einer nicht-zertifizierten Klinik (Schmitt et al. 2023). Für DKG-zertifizierte viszeralonkologische Zentren gelten neben einer Mindestfallzahl von 25 Primärfällen mit Pankreaskarzinom eine Reihe weiterer Vorgaben zu Behandlungsstrukturen und -prozessen.

Qualitätsindikatoren

Fallzahl – Die Fallzahl für komplexe Pankreas-Eingriffe kann aus zwei Quellen der Strukturierten Qualitätsberichte abgeleitet werden. Zum einen ist dies die Mindestmengen-Angabe im Berichtsabschnitt C-5.1.

Zum anderen liegen im Berichtsabschnitt B die entsprechenden OPS-Angaben je Fachabteilung oder Organisationseinheit vor. Die der Mindestmengen-Richtlinie entsprechenden OPS-Codes lauten aktuell 5-523.0/1/2/x, 5-524.00/01/02/1/2/3/4, 5-525.0/1/2/x, 5-527.3.[14] Hierbei ist zu beachten, dass die Angaben der Kliniken im Mindestmengen-Kapitel teilweise von den OPS-Angaben abweichen, obwohl in beiden theoretisch die gleichen Fallzahlen dokumentiert sein sollten (Drogan und Günster 2019). Außerdem lassen sich die Fallzahlen nicht auf die Hauptdiagnose Pankreaskarzinom eingrenzen.

Weitere Qualitätsindikatoren – Für die Pankreas-Eingriffe existiert kein DEQS-Modul,

---

14 Für die Mindestfallzahlen von DKG-zertifizierten viszeralonkologischen Kliniken und von DGAV-zertifizierte Zentren für die Behandlung chirurgischer Erkrankungen des Pankreas gelten z. T. abweichende OPS-Codes.

Kapitel 7 · Qualitätsdaten für die Krankenhausplanung

◘ **Tab. 7.16** Trends bei komplexen Pankreas-Eingriffen – behandelnde Kliniken und Behandlungsfälle nach Mindestmengenangabe und Ausnahmetatbestand

Pankreas-Eingriffe: Anzahl (Anteil in %) operierender Kliniken	Nach Berichtsjahr				
	2017	2018	2019	2020	2021
Kliniken, gesamt	491	523	498	479	462
Kliniken mit ≥ 10 Fällen	389 (79,2)	393 (75,1)	381 (76,5)	370 (77,2)	363 (78,6)
Kliniken mit < 10 Fällen, mit Ausnahmetatbestand	61 (12,4)	101 (19,3)	97 (19,5)	103 (21,5)	95 (20,6)
Kliniken mit < 10 Fällen, ohne Ausnahmetatbestand	41 (8,4)	29 (5,5)	20 (4)	6 (1,3)	4 (0,9)

Pankreas-Eingriffe: Anzahl (Anteil in %) operativer Behandlungsfälle	Nach Berichtsjahr				
	2017	2018	2019	2020	2021
Behandlungsfälle, gesamt	11.709	12.119	12.237	12.379	12.196
In Kliniken mit ≥ 10 Fällen	11.319 (96,7)	11.689 (96,5)	11.800 (96,4)	11.934 (96,4)	11.751 (96,4)
In Kliniken mit < 10 Fällen, mit Ausnahmetatbestand	204 (1,7)	278 (2,3)	356 (2,9)	421 (3,4)	440 (3,6)
In Kliniken mit < 10 Fällen, ohne Ausnahmetatbestand	186 (1,6)	152 (1,3)	81 (0,7)	24 (0,2)	5 (0)

Krankenhaus-Report 2024

aus dem sich Ergebnis-, Prozess- oder Strukturindikatoren ableiten ließen. Das Zertifikat der DGAV könnte als „komplexer" Qualitätsindikator genutzt werden, an den Mindestfallzahlen und Mindestanforderungen in Bezug auf Fachpersonal, apparative Ausstattung und Behandlungsprozesse gekoppelt sind. Im Gegensatz zum Zertifikat der DKG existiert für das DGAV-Zertifikat jedoch noch kein Nachweis eines Behandlungsvorteils. Das DKG-Zertifikat für viszeralonkologische Zentren ist dagegen nicht als Qualitätsindikator für die komplexen Pankreas-Eingriffe geeignet, da diese Operationen nicht ausschließlich im Rahmen von Krebserkrankungen durchgeführt werden. Dementsprechend stellt das Fehlen eines DKG-Zertifikats kein Qualitätsdefizit dar, sofern eine Klinik die Eingriffe ausschließlich bei Behandlungsfällen ohne Krebs durchführt. Dagegen lässt sich die notwendige fachärztliche Expertise gut mit den SQB-Daten abbilden. Sowohl die DKG- und DGAV-Zertifikate als auch die Krankenhausplanung in Nordrhein-Westfalen fordern für die Durchführung komplexer Pankreas-Eingriffe die Anstellung von Fachärzten/Fachärztinnen für Viszeralchirurgie mit Zusatzweiterbildung für spezielle Viszeralchirurgie. Sofern eine Klinik über diese fachärztliche Expertise verfügt, ist dies im Berichtsabschnitt B über die Schlüssel AQ13 und ZF49 zu dokumentieren.

Anwendungsbeispiel – Die stationäre Versorgungsqualität bei komplexen Pankreas-Eingriffen wird im Folgenden exemplarisch anhand von Mindestmengenangaben und dem bei Unterschreitung der Mindestmenge dokumentierten Ausnahmetatbestand aus den Qualitätsberichten dargestellt (◘ Tab. 7.15).

☐ **Tab. 7.17** Regionale Unterschiede bei komplexen Pankreas-Eingriffen – behandelnde Kliniken und Behandlungsfälle nach Mindestmengenangabe und Ausnahmetatbestand (2021)

Pankreas-Eingriffe: Anzahl (Anteil in %) operierender Kliniken	Nach Bundesland															
	BB	BE	BW	BY	HB	HE	HH	MV	NI	NW	RP	SH	SL	SN	ST	TH
Kliniken, gesamt	14	25	50	52	5	30	12	11	44	112	21	16	6	29	18	17
Kliniken mit ≥ 10 Fällen	10 (71,4)	19 (76)	46 (92)	43 (82,7)	3 (60)	22 (73,3)	8 (66,7)	9 (81,8)	35 (79,5)	87 (77,7)	15 (71,4)	13 (81,3)	3 (50)	22 (75,9)	13 (72,2)	15 (88,2)
Kliniken mit < 10 Fällen, mit Ausnahmetatbestand	4 (28,6)	6 (24)	4 (8)	9 (17,3)	2 (40)	7 (23,3)	4 (33,3)	2 (18,2)	8 (18,2)	24 (21,4)	6 (28,6)	3 (18,8)	3 (50)	7 (24,1)	4 (22,2)	2 (11,8)
Kliniken mit < 10 Fällen, ohne Ausnahmetatbestand	0 (0)	0 (0)	0 (0)	0 (0)	0 (0)	1 (3,3)	0 (0)	0 (0)	1 (2,3)	1 (0,9)	0 (0)	0 (0)	0 (0)	0 (0)	1 (5,6)	0 (0)

Pankreas-Eingriffe: Anzahl (Anteil in %) operativer Behandlungsfälle	Nach Bundesland															
	BB	BE	BW	BY	HB	HE	HH	MV	NI	NW	RP	SH	SL	SN	ST	TH
Behandlungsfälle, gesamt	245	731	1.933	1.764	111	709	352	292	987	2.663	397	358	164	743	318	429
In Kliniken mit ≥ 10 Fällen	226 (92,2)	704 (96,3)	1.913 (99)	1.717 (97,3)	108 (97,3)	683 (96,3)	328 (93,2)	283 (96,9)	963 (97,6)	2.535 (95,2)	375 (94,5)	342 (95,5)	150 (91,5)	708 (95,3)	298 (93,7)	418 (97,4)
In Kliniken mit < 10 Fällen, mit Ausnahmetatbestand	19 (7,8)	27 (3,7)	20 (1)	47 (2,7)	3 (2,7)	25 (3,5)	24 (6,8)	9 (3,1)	23 (2,3)	126 (4,7)	22 (5,5)	16 (4,5)	14 (8,5)	35 (4,7)	19 (6)	11 (2,6)
In Kliniken mit < 10 Fällen, ohne Ausnahmetatbestand	0 (0)	0 (0)	0 (0)	0 (0)	0 (0)	1 (0,1)	0 (0)	0 (0)	1 (0,1)	2 (0,1)	0 (0)	0 (0)	0 (0)	0 (0)	1 (0,3)	0 (0)

Krankenhaus-Report 2024

Versorgungssituation

Fallzahlen bei komplexen Pankreas-Eingriffen wurden im Jahr 2021 von insgesamt 462 Kliniken im Rahmen der Mindestmengenangaben dokumentiert; 363 davon (78,6 %) erreichten die Mindestfallzahl von zehn Behandlungsfällen (◘ Tab. 7.16). Dieser Wert bewegt sich seit 2017 auf einem ähnlichen Niveau. Gleiches gilt für die Behandlungsfälle. Im Jahr 2021 wurden 11.751 der insgesamt 12.196 Eingriffe (96,4 %) in einer Klinik durchgeführt, die die gesetzliche Mindestmenge erreichte; in den Vorjahren waren es zwischen 96,4 und 96,7 %. Wie auch bei den komplexen Eingriffen am Organsystem Ösophagus war der deutlichste Trend im Zeitraum von 2017 bis 2021 nicht beim Erreichungsgrad der Mindestmenge zu beobachten, sondern bei der Dokumentation von Ausnahmetatbeständen, die die Unterschreitung der Mindestmenge seitens der Kliniken begründen. Während 2017 noch 8,4 % aller Kliniken weniger als zehn Behandlungsfälle und keinen Ausnahmetatbestand aufwiesen, waren es im Jahr 2021 nur noch 0,9 %. Bei etwa jeder zehnten behandelnden Klinik lag eine positive Prognose für das Folgejahr vor, sodass im Folgejahr davon ausgegangen werden kann, dass die Mindestmenge erreicht wurde. Bei lediglich drei Kliniken (0,6 %) lag ein Sicherstellungsauftrag vor, d. h. die Mindestmenge wurde aufgrund eines Votums der Landesbehörde unterschritten, um eine flächendeckende Versorgung sicherzustellen. Im Vergleich der Bundesländer wies das Saarland mit 50 % den höchsten Anteil Kliniken auf, die weniger als zehn Pankreas-Eingriffe durchgeführt hatten. In diesen Kliniken wurden 8,5 % aller Behandlungsfälle operiert. In Baden-Württemberg dagegen unterschritten lediglich 8 % der Kliniken die Mindestmenge und auf diese Kliniken entfielen 1 % aller Pankreas-Eingriffe (◘ Tab. 7.17).

Schlussfolgerungen

Wie auch bei den komplexen Ösophagus-Eingriffen decken sich die bundesweiten Auswertungsergebnisse der Jahre 2017 bis 2021 weitgehend mit den im Qualitätsmonitor 2019 publizierten Ergebnissen des Jahres 2016. Bereits in diesem Berichtsjahr lag der Anteil der Kliniken mit mindestens zehn Pankreas-Eingriffen bei 80,5 und 96,7 % der Behandlungsfälle wurde in diesen Kliniken operiert (Drogan und Günster 2019). Letztlich lassen sich bei den Pankreas-Eingriffen die gleichen Schlussfolgerungen ziehen wie bei den komplexen Ösophagus-Eingriffen: In den letzten fünf Jahren hat keinerlei Veränderung in Bezug auf die Einhaltung der gesetzlich verankerten Mindestmengen stattgefunden, jedoch werden erst die Qualitätsberichtsdaten des Jahres 2022 zeigen, welche Rolle hierbei die Covid-19-Pandemie gespielt haben könnte.

7.4 Fazit

Die Auswertungen im vorliegenden Beitrag zeigen eine große Spannweite in den klinikbezogenen Fallzahlen und den untersuchten Qualitätsindikatoren. Ein erheblicher Anteil von Kliniken weist niedrige Behandlungsmengen auf – und in diesen Kliniken sind Versorgungsdefizite deutlich häufiger anzutreffen als im bundesweiten Durchschnitt. Das betrifft alle drei Qualitätsdimensionen. Sowohl die Ausstattung mit adäquaten Behandlungsstrukturen (z. B. HKL-Verfügbarkeit für Herzinfarktbehandlungen) als auch Behandlungsprozesse (z. B. prätherapeutische histologische Diagnosesicherung vor Brustkrebsoperationen) sowie die Ergebnisqualität (z. B. Revisionshäufigkeit nach Knie-TEP) sind negativ mit der Behandlungsmenge assoziiert. Je geringer die Behandlungsmenge, desto häufiger sind im Mittel die Qualitätsprobleme. In diesem Zusammenhang stellt auch die Unterschreitung der gesetzlich verpflichtenden Mindestmenge ein bekanntes Versorgungsproblem dar, das durch die Neufassung der Mindestmengen-Regelung gelöst werden sollte. Die seit 2018 geltende Richtlinien-Fassung sieht vor, dass alle Krankenhäuser eine positive Fallzahlprognose (d. h. Erreichung der Mindestmenge) für das nächste Kalenderjahr nachweisen müssen, damit ein Vergütungsanspruch besteht. Aufgrund von Übergangsregelungen und einer Anpassung der Mindestmengenregelung im Zuge der Covid-19-Pandemie lässt sich mit den aktuell verfügbaren Daten noch keine sichere Aussage tätigen, inwiefern die Schärfung der Richtlinie praktische Konsequenzen für die Versorgungssituation hatte. Auffällig ist jedoch, dass bei den Knie-TEPs die meisten operierenden Kliniken auch unter Pandemiebedingungen die Mindestmenge erreicht haben, während weiterhin eine große Zahl von Kliniken weniger als zehn komplexe Ösophagus- und Pankreaseingriffe aufwies. Dies ist umso problematischer, als die bislang geltende Mindestmenge dieser risikoreichen Eingriffe, die weit unter internationalen Standards liegt, die problematische „Gelegenheitsversorgung" keineswegs ausschließt. So macht bei den Pankreas-Eingriffen etwa jede fünfte Klinik bei dieser niedrigen Mindestmenge einen Ausnahmetatbestand geltend, bei den Ösophagus-Eingriffen sogar mehr als jede dritte. Die Begründungen, die eine Unterschreitung der Mindestmenge rechtfertigen, stellen in diesen Versorgungsbereichen somit eher den Regelfall als die Ausnahme dar. Mit Blick auf die Versorgungsqualität bleibt zu hoffen, dass die Erhöhung der Mindestmengen auf 26 Ösophagus-Eingriffe im Jahr 2023 und 20 Pankreas-Eingriffe im Jahr 2025 zu einer Zentralisierung der Versorgung bei diesen Eingriffen beitragen wird.

Neben den gezeigten Beispielen wurde im Qualitätsmonitor auch wiederholt darüber berichtet, dass mehr als 60 % der Schlaganfall-versorgenden Kliniken keine Stroke Unit aufweisen (Mansky et al. 2017; Drogan und Günster 2020; Ebbeler et al. 2023). Viele Todesfälle sind jährlich in Deutschland allein darauf zurückzuführen, dass nicht alle Schlaganfall-Patientinnen und -Patienten in Stroke Units behandelt werden (Geraedts et al. 2021; Regierungskommission 2023). Außerdem hat die WiZen-Studie für elf Krebsentitäten eindrucksvoll gezeigt, dass die Behandlung in DGK-zertifizierten Krebszentren mit deutlich längerem Überleben einhergeht (Schmitt et al. 2023). Die Beispielliste von Ansatzpunkten zur Qualitätssicherung und -verbesserung lässt

sich problemlos verlängern. Ziel dieses Beitrages ist es vor allem, mit den betrachteten Beispielen zu verdeutlichen, dass es eine Vielzahl öffentlich zugänglicher Krankenhaus-Qualitätsdaten gibt, auf denen die Krankenhausgesetzgebung aufsetzen kann – sei es für die Anknüpfung von Qualitätsparametern an Leistungsgruppen im Rahmen der geplanten Krankenhausreform oder für die Aufnahme von Qualitätsinformationen in ein mögliches Transparenzportal der Bundesregierung.

Zugleich unterstreichen die im Beitrag thematisierten Beispiele nicht nur, wie gut sich die verfügbaren Daten eignen, um Aspekte der stationären Versorgungsqualität abzubilden, sondern sie zeigen auch Handlungsrelevanz. Die dargestellten Qualitätsdefizite und die deutlichen regionalen Qualitätsunterschiede sollten dazu motivieren, die Krankenhausstrukturen dergestalt weiterzuentwickeln, dass nicht nur in einzelnen Regionen, sondern bundesweit eine qualitativ hochwertige Versorgung erreicht wird. Den Betroffenen ist es schwer zu vermitteln, weshalb das Unterschreiten von Qualitätsstandards ohne Konsequenzen bleiben darf, beispielsweise wenn in einem Krankenhaus keine prätherapeutische histologische Diagnosesicherung vor einer Brustkrebsoperation stattfindet, weil die apparative Ausstattung für die Biopsie fehlt, oder wenn Herzinfarkte in eine Klinik ohne HKL transportiert werden, obwohl in unmittelbarer Nähe ein HKL verfügbar ist.

Als Katalysator und Grundlage für die qualitätsorientierte Weiterentwicklung der Krankenhausversorgung muss es darum gehen, Unterschiede zwischen Kliniken in der Behandlungsqualität transparent zu machen und Patientinnen und Patienten sowie einweisende Ärztinnen und Ärzte bei ihrer Auswahlentscheidung zu unterstützen. Informierte Auswahlentscheidungen sind jedoch nicht allen Menschen in allen Lebenslagen möglich. Medizinische Notfälle, Demenz, Schmerz- oder Schockzustände zeigen klare Grenzen der „informierten" Patientinnen und Patienten. Außerdem hängt die Gesundheitskompetenz erheblich vom sozialen Status und Bildungsgrad der Menschen ab und bildet als solche ein zentrales Bindeglied, das den vielfach nachgewiesenen Zusammenhang zwischen sozialer und gesundheitlicher Ungleichheit in Teilen erklärt (Stormacq et al. 2019). Qualitätstransparenz ist also ein wichtiger Baustein; aber um allen Bevölkerungsgruppen eine hochwertige stationäre Versorgung zu ermöglichen, bedarf es vor allem auch verbindlicher Vorgaben für eine qualitativ hochwertige Krankenhausversorgung in den Bundesländern. Dabei kann in Deutschland auf eine Vielzahl von Informationsquellen mit Qualitätsdaten zurückgegriffen werden. Aufbereitungen wie das Informationsportal Qualitätsmonitor[15] bieten für ausgewählte Behandlungsanlässe Analysen von Struktur- und Qualitätsunterschieden in der stationären Versorgung im Zeit- und Regionalvergleich. Die zentrale Herausforderung ist und bleibt es, Konsequenzen aus dem Wissen um Versorgungsdefizite zu ziehen und Qualität als Planungsdimension wirklich anzuwenden.

Literatur

Collet JP, Thiele H, Barbato E, Barthelemy O, Bauersachs J, Bhatt DL, Dendale P, Dorobantu M, Edvardsen T, Folliguet T, Gale CP, Gilard M, Jobs A, Juni P, Lambrinou E, Lewis BS, Mehilli J, Meliga E, Merkely B, Mueller C, Roffi M, Rutten FH, Sibbing D, Siontis GCM, ESC Scientific Document Group (2020) 2020 ESC Guidelines for the management of acute coronary syndromes in patients presenting without persistent ST-segment elevation. Eur Heart J 42(14):1289–1367

de Cruppé W, Malik M, Geraedts M (2014) Umsetzung der Mindestmengenvorgaben: Analyse der Krankenhausqualitätsberichte. Eine retrospektive Studie der Jahre 2004–2010. Dtsch Ärztebl Int 111(33-34):549–555

Drogan D, Günster C (2019) Eckdaten stationärer Versorgungsstrukturen für ausgewählte Behandlungsanlässe in Deutschland. In: Dormann: F, Klauber J, Kuhlen F (Hrsg) Qualitätsmonitor 2019. Medizinisch Wissenschaftliche Verlagsgesellschaft, Berlin, S 181–222

Drogan D, Günster C (2020) Eckdaten stationärer Versorgungsstrukturen für ausgewählte Behandlungsanlässe in Deutschland. In: Dormann F, Klauber J, Kuhlen R (Hrsg) Qualitätsmonitor 2020. Medizinisch Wissenschaftliche Verlagsgesellschaft, Berlin, S 263–318

Ebbeler D, Schneider M, Busse O, Berger K, Dröge P, Günster C, Kaps M, Misselwitz B, Timmesfeld N, Geraedts M (2023) Spezialisierung der Schlaganfallversorgung in Deutschland: Strukturveränderungen im Zeitraum von 2006–2017. Gesundheitswesen 85(4):242–249

G-BA – Gemeinsamer Bundesausschuss (2020) Beschluss zur Beauftragung des IQTIG: Entwicklung von Kriterien zur Bewertung von Zertifikaten und Qualitätssiegeln. https://www.g-ba.de/beschluesse/4137/. Zugegriffen: 28. Dez. 2023

G-BA – Gemeinsamer Bundesausschuss (2023) Beschluss über die Freigabe der Berichte ‚Entwicklung von Kriterien zur Bewertung von Zertifikaten und Qualitätssiegeln. Bericht zu Teil A' sowie ‚Abschlussbericht zu Teil B' zur Veröffentlichung. https://www.g-ba.de/beschluesse/6399/. Zugegriffen: 28. Dez. 2023

Geraedts M, Ebbeler D, Timmesfeld N, Kaps M, Berger K, Misselwitz B, Günster C, Dröge P, Schneider M (2021) Quality assurance measures and mortality after stroke–a retrospective cohort study. Dtsch Ärztebl Int. https://doi.org/10.3238/arztebl.m2021.0339

Gooiker GA, van Gijn W, Wouters MW, Post PN, van de Velde CJ, Tollenaar RA, Signalling Committee Cancer of the Dutch Cancer (2011) Systematic review and meta-analysis of the volume-outcome relationship in pancreatic surgery. Br J Surg 98(4):485–494

Ibanez B, James S, Agewall S, Antunes MJ, Bucciarelli-Ducci C, Bueno H, Caforio ALP, Crea F, Goudevenos JA, Halvorsen S, Hindricks G, Kastrati A, Lenzen MJ, Prescott E, Roffi M, Valgimigli M, Varenhorst C, Vranckx P, Widimsky P, ESC Scientific Document Group (2018) 2017 ESC Guidelines for the management of acute myocardial infarction in patients presenting with ST-segment elevation: The Task Force for the management of acute myocardial infarction in patients presenting with ST-segment elevation of the European Society of Cardiology (ESC). Eur Heart J 39(2):119–177

IQWiG (2022a) Zusammenhang zwischen Leistungsmenge und Qualität des Behandlungsergebnisses bei Implantation von Kniegelenk-Totalendoprothesen (Knie-TEPs), Rapid Report. https://www.iqwig.de/download/v21-01_zusammenhangleistungsmenge-und-qualitaet-bei-implantation-von-knie-teps_rapid-report_v1-0.pdf. Zugegriffen: 12. Dez. 2024

IQWiG (2022b) Zusammenhang zwischen Leistungsmenge und Qualität des Behandlungsergebnisses bei Implantation von unikondylären Schlittenprothesen (Knie-TEPs), Rapid Report. https://www.iqwig.de/download/v21-02_zusammenhang-zwischen-lm-undbehandlungsqualitaet-bei-unikondylaeren-schlittenprothesen_rapid-report_v1-0.pdf. Zugegriffen: 12. Dez. 2024

Jeschke E, Gehrke T, Günster C, Hassenpflug J, Malzahn J, Niethard FU, Schrader P, Zacher J, Halder A (2016) Five-year survival of 20,946 unicondylar

---

15 www.qualitaetsmonitor.de.

knee replacements and patient risk factors for failure: an analysis of German insurance data. J Bone Joint Surgery Am 98(20):1691–1698

Jeschke E, Citak M, Günster C, Halder A, Heller KD, Malzahn J, Niethard FU, Schräder P, Zacher J, Gehrke T (2017a) Are TKAs performed in high-volume hospitals less likely to undergo revision than TKAs performed in low-volume hospitals? Clin Orthop Relat Res 475(11):2669–2674

Jeschke E, Gehrke T, Gunster C, Heller KD, Malzahn J, Marx A, Niethard FU, Schrader P, Zacher J, Halder AM (2017b) Einfluss der Fallzahl pro Klinik auf die 5-Jahres-Uberlebensrate des unikondylaren Kniegelenkersatzes in Deutschland. Z Orthop Unfall 1:62–67

Jeschke E, Günster C (2022) Qualitätsindikatoren für stationäre Leistungen: das Verfahren Qualitätssicherung mit Routinedaten (QSR). GGW 22(4):25–34

Köster-Steinebach I (2019) Fallzahl als Parameter in öffentlichen Qualitätsvergleichen. In: Dormann F, Klauber Kuhlen JJF (Hrsg) Qualitätsmonitor 2019. Medizinisch Wissenschaftliche Verlagsgesellschaft, S 149–161

Kugler CM, Goossen K, Rombey T, De Santis KK, Mathes T, Breuing J, Hess S, Burchard R, Pieper D (2022) Hospital volume-outcome relationship in total knee arthroplasty: a systematic review and dose-response meta-analysis. Knee Surg Sports Traumatol Arthrosc 30(8):2862–2877

Mansky T, Drogan D, Nimptsch U, Günster C (2017) Eckdaten stationärer Versorgungsstrukturen für ausgewählte Krankheitsbilder in Deutschland. In: Dormann F, Klauber J (Hrsg) Qualitätsmonitor 2017. Medizinisch Wissenschaftliche Verlagsgesellschaft, Berlin, S 165–217

Markar SR, Karthikesalingam A, Thrumurthy S, Low DE (2012) Volume-outcome relationship in surgery for esophageal malignancy: systematic review and meta-analysis 2000–2011. J Gastrointest Surg 16(5):1055–1063

Nimptsch U, Mansky T (2018) Volume-Outcome-Zusammenhänge in Deutschland. In: Dormann F, Klauber J, Kuhlen R (Hrsg) Qualitätsmonitor 2018. Medizinisch Wissenschaftliche Verlagsgesellschaft, Berlin, S 55–69

QSR-Verfahren (2023) QSR-Bundeswerte 2023. https://www.qualitaetssicherung-mit-routinedaten.de/imperia/md/qsr/kliniken/bundeswerte_2023.pdf. Zugegriffen: 30. Jan. 2024

Rahouma M, Baudo M, Mynard N, Kamel M, Khan FM, Shmushkevich S, Mehta K, Hosny M, Dabsha A, Khairallah S, Demetres M, Saad R, Mohamed A, Port JL, Altorki NK, Gaudino M (2023) Volume outcome relationship in post-esophagectomy leak: a systematic review and meta-analysis. Int J Surg. https://doi.org/10.1097/JS9.0000000000000420

Ratnayake B, Pendharka SA, Connor S, Koea J, Sarfati D, Dennett E, Pandanaboyana S, Windsor JA (2022) Patient volume and clinical outcome after pancreatic cancer resection: a contemporary systematic review and meta-analysis. Surgery 172(1):273–283

Regierungskommission für eine moderne und bedarfsgerechte Krankenhausversorgung (2023) Siebente Stellungnahme. Weiterentwicklung der Qualitätssicherung, des Qualitäts- und des klinischen Risikomanagements (QS, QM und kRM). Mehr Qualität – weniger Bürokratie. https://www.bundesgesundheitsministerium.de/themen/krankenhaus/regierungskommission-krankenhausversorgung.html. Zugegriffen: 1. Nov. 2023

Robert Koch-Institut (2023) Krebs in Deutschland für 2019/2020. https://www.krebsdaten.de/Krebs/DE/Content/Publikationen/Krebs_in_Deutschland/krebs_in_deutschland_node.html. Zugegriffen: 6. Jan. 2024

Schmitt J, Klinkhammer-Schalke M, Bierbaum V, Gerken MBC, Rössler M, Dröge P, Ruhnke T, Günster C, Kleihues-van Tol K, Schoffer O (2023) Krebserstbehandlung in zertifizierten versus nichtzertifizierten Krankenhäusern. Ergebnisse der vergleichenden Kohortenstudie WiZen. Dtsch Ärztebl 120:647–654

Statistisches Bundesamt (2022) Gesundheit – Ergebnisse der Todesursachenstatistik für Deutschland ausführliche 4-stellige ICD-Klassifikation. Statistisches Bundesamt, Wiesbaden

Stormacq C, Van den Broucke S, Wosinski J (2019) Does health literacy mediate the relationship between socioeconomic status and health disparities? Integrative review. Health Promot Int 34(5):e1–e17

Vogel J, Polin K, Pross C, Geissler A (2019) Implikationen von Mindestmengen und Zertifizierungsangaben: Auswirkungen verschiedener Vorgaben auf den deutschen Krankenhaussektor. In: Dormann F, Klauber J, Kuhlen R (Hrsg) Qualitätsmonitor 2019. Medizinisch Wissenschaftliche Verlagsgesellschaft, Berlin, S 63–87

Yamaguchi J, Matoba T, Kikuchi M, Minami Y, Kojima S, Hanada H, Mano T, Nakashima T, Hashiba K, Yamamoto T, Tanaka A, Matsuo K, Nakayama N, Nomura O, Tahara Y, Nonogi H, Japan Resuscitation Council Acute Coronary Syndrome Task, the Guideline Editorial Committee on Behalf of the Japanese Circulation Society, Critical Care (2022) Effects of door-in to door-out time on mortality among ST-segment elevation myocardial infarction patients transferred for primary percutaneous coronary intervention – systematic review and meta-analysis. Circ Rep 4(3):109–115

Yan F, Zhang Y, Pan Y, Li S, Yang M, Wang Y, Yanru C, Su W, Ma Y, Han L (2023) Prevalence and associated factors of mortality after percutaneous coronary intervention for adult patients with ST-elevation myocardial infarction: a systematic review and meta-analysis. J Res Med Sci 28:17

Open Access Dieses Buch wird unter der Creative Commons Namensnennung 4.0 International Lizenz (http://creativecommons.org/licenses/by/4.0/deed.de) veröffentlicht, welche die Nutzung, Vervielfältigung, Bearbeitung, Verbreitung und Wiedergabe in jeglichem Medium und Format erlaubt, sofern Sie den/die ursprünglichen Autor(en) und die Quelle ordnungsgemäß nennen, einen Link zur Creative Commons Lizenz beifügen und angeben, ob Änderungen vorgenommen wurden.

Die in diesem Buch enthaltenen Bilder und sonstiges Drittmaterial unterliegen ebenfalls der genannten Creative Commons Lizenz, sofern sich aus der Abbildungslegende nichts anderes ergibt. Sofern das betreffende Material nicht unter der genannten Creative Commons Lizenz steht und die betreffende Handlung nicht nach gesetzlichen Vorschriften erlaubt ist, ist für die oben aufgeführten Weiterverwendungen des Materials die Einwilligung des jeweiligen Rechteinhabers einzuholen.

Ausgestaltung der Vorhalte- und Leistungsvergütung

Robert Messerle und Jonas Schreyögg

Inhaltsverzeichnis

8.1   Einleitung – 160

8.2   Ausstehende Weiterentwicklung der Vorhalte- und Leistungsvergütung – 161
8.2.1   Vergütung von Vorhaltekosten – 161
8.2.2   Budgets und Basisfallwerte – 166
8.2.3   Umsetzung vorhandener Erkenntnisse zur Anreizwirkung des DRG-Systems – 168
8.2.4   Integration von Qualitätsanreizen auch in die Leistungsvergütung – 170

8.3   Datenbasierte Evidenz als Ausgangsbasis einer Weiterentwicklung – 172

8.4   Fazit – 173

       Literatur – 174

© Der/die Autor(en) 2024
J. Klauber et al. (Hrsg.), *Krankenhaus-Report 2024*, https://doi.org/10.1007/978-3-662-68792-5_8

Zusammenfassung

Die aktuell geplante Krankenhausreform mit der Einführung pauschalierender Vergütungselemente für Vorhaltekosten soll dazu dienen, die Versorgungssicherheit zu gewährleisten, die Behandlungsqualität zu steigern und zur Entbürokratisierung beizutragen. Ob solche weitreichenden Verbesserungen erreicht werden können, wird auch von der Ausgestaltung im Detail abhängen. Weitere, seit Jahren vorliegende Vorschläge zur Behebung der Fehlanreize der Krankenhausvergütung, die zur Erreichung dieser Ziele beitragen könnten, werden in der aktuellen Diskussion kaum berücksichtigt. In diesem Beitrag werden daher zunächst Vorschläge zu einzelnen Aspekten der Vorhaltevergütung entwickelt. Im Kern geht es dabei um die Frage, ob eine pauschale Vorhaltevergütung für alle Leistungsbereiche sinnvoll ist und in welcher Höhe sie erfolgen sollte. Darüber hinaus wird ein Überblick über die zahlreichen weiteren Reformbaustellen und Lösungsansätze gegeben. Im Ergebnis zeigt sich, dass die Einführung einer pauschalen Vorhaltevergütung gezielt ausgestaltet werden muss, um neue Fehlanreize zu vermeiden, und zwingend von weiteren strukturellen Veränderungen begleitet werden sollte.

The hospital reform currently planned in Germany, with the introduction of lump-sum remuneration elements for contingency costs, is intended to ensure the security of care, increase the quality of treatment and contribute to reducing bureaucracy. Whether such far-reaching improvements can be achieved will also depend on the details of the design. Other, long-standing proposals to eliminate the disincentives in hospital remuneration that might contribute to achieving these goals are hardly being considered in the current debate. This article therefore begins by developing proposals on individual aspects of the reimbursement of contingency costs. Essentially, the question is whether a flat-rate upfront payment for all service areas makes sense and what level it should be. In addition, the authors provide an overview of the numerous other areas in need of reform and possible solutions. They conclude that the introduction of a flat-rate for contingency costs must be designed in order to avoid new disincentives, and that it should be accompanied by further structural changes.

8.1 Einleitung

Die Einführung des G-DRG-Systems stellt einen Meilenstein in der Geschichte des deutschen Gesundheitswesens dar und hat die deutsche Krankenhausvergütung grundlegend verändert. Wohl nirgends auf der Welt wurden Fallpauschalen in einem solchen Umfang zur Krankenhausvergütung herangezogen wie in Deutschland. Sowohl Preisbildung, Abrechnung als auch Budgetierung beruhen auf den Fallpauschalen. Mit – vor der Ausgliederung der Pflege – etwa 80 % der Einnahmen der Krankenhäuser besaßen sie, auch aufgrund der rückläufigen Investitionsfinanzierung durch die Länder, eine beispiellose Bedeutung für die Krankenhäuser. Allerdings traten infolge dieser intensiven Fokussierung auch mehrere bekannte negative Effekte eines Fallpauschalensystems zu Tage. So steht insbesondere die Mengenentwicklung in Deutschland seit Einführung des DRG-Systems in starkem Kontrast zur Entwicklung in anderen OECD-Ländern: Während international zunehmend weniger Fälle vollstationär in Krankenhäusern behandelt wurden, stiegen die Fallzahlen in Deutschland auch infolge der DRG-Reform um über 20 % (Messerle und Schreyögg 2023). Diese Entwicklung ging einher mit einer weitgehend zum Stillstand gekommenen Ambulantisierung stationärer Leistungen, Hinweisen auf Upcoding von Patienten und einem zunehmenden Druck auf Versorgungsstrukturen mit hohen Vorhaltekosten, insbesondere an den Extremen des Versorgungsspektrums. Positive Effekte auf die Effizienz und Qualität der Versorgung konnten hingegen nicht eindeutig belegt werden (Milstein und Schreyögg 2020).

Kapitel 8 · Ausgestaltung der Vorhalte- und Leistungsvergütung

Nach der Einführung des G-DRG-Systems wurden im Laufe der Jahre zahlreiche Weiterentwicklungen vorgenommen, ohne jedoch das System selbst grundlegend zu verändern. Erst mit der Ausgliederung des Pflegebudgets aus den Fallpauschalen durch das Pflegepersonal-Stärkungsgesetz erfolgte 2019 eine erste wesentliche Abkehr vom Fallpauschalensystem. Mit der Neugestaltung der Vorhaltevergütung steht nun ein weiterer tiefgreifender Umbau der Krankenhausvergütung an. Diese greift viele Themen auf, die in Deutschland bisher anders umgesetzt werden als in den meisten anderen Ländern (Schreyögg 2017). So wird den Fallpauschalen in fast allen Ländern eine deutlich geringere Budgetrelevanz beigemessen als in Deutschland. Sie sind in der Regel ein Instrument unter vielen und nicht das einzige. Damit einher geht eine höhere Bedeutung anderer Vergütungskomponenten wie Sicherstellungszuschlägen, Zuschlägen für Notfallversorgung etc. Zudem ist die Vergütung in vielen Ländern stärker regional differenziert und auch mit Sonderregelungen für besondere Versorger, etwa Maximalversorger oder ländliche Kliniken, verbunden.

Obwohl die initial von der Regierungskommission für eine moderne und bedarfsgerechte Krankenhausversorgung vorgestellten Reformempfehlungen viele dieser Aspekte aufgriffen, konzentrierte sich die öffentliche Diskussion von Beginn an vor allem auf die konfliktträchtigen Schnittstellen zur Krankenhausplanung. Leistungsgruppen und Versorgungsstufen sowie die damit verbundene Einstufung der Krankenhäuser dominierten die Wahrnehmung. Bei der anstehenden gesetzlichen Umsetzung verbleiben weiterhin viele offene Fragen (Stand Arbeitsentwurf 13. November 2023), die erst mit der Verabschiedung des finalen Gesetzes oder noch später Beantwortung finden werden.

Davon unabhängig bestehen zahlreiche Baustellen des DRG-Systems weiter oder gewinnen sogar an Relevanz. Ziel dieses Beitrags ist es daher, zunächst Vorschläge zu einzelnen Aspekten der Vorhaltevergütung zu entwickeln und ausgewählte ergänzende Vorschläge für eine umfassende Reform der Krankenhausvergütung aufzuzeigen.

8.2 Ausstehende Weiterentwicklung der Vorhalte- und Leistungsvergütung

8.2.1 Vergütung von Vorhaltekosten

Allgemein werden die fixen Kosten, die für die Vorhaltung der erforderlichen Betriebskapazität entstehen, als Vorhaltekosten bezeichnet. Im Konkreten kann diese Zuordnung ganz unterschiedlich ausgelegt werden. Dies liegt u. a. daran, dass die Unterscheidung zwischen fixen und variablen Kosten vom betrachteten Zeithorizont und den örtlichen Gegebenheiten, z. B. den Vertragsstrukturen, abhängt. Ebenso stellen sich technisch-betriebswirtschaftliche Fragen hinsichtlich der erforderlichen Betriebskapazität: Welche Ressourcen sind in welchem Umfang erforderlich, um welche (Ziel-)Kapazität vorzuhalten? Die Einführung pauschaler Vorhaltevergütungen muss im System der dualen Finanzierung außerdem von der Investitionskostenfinanzierung abgegrenzt werden. Diese soll auch nach der Reform den Ländern obliegen. Trotz zuletzt leicht steigender Ausgaben sind die Investitionsmittel jedoch weiterhin unzureichend. Wie außerdem eine sinnvolle Verknüpfung von Vorhalte- und Investitionsfinanzierung aussehen soll, bleibt offen (Penter und Beivers 2023).

Gemäß der Empfehlung der Regierungskommission sollten die Vorhaltekosten ausgehend vom Status quo der Versorgung generell eine Höhe von 20 % und für ausgewählte Leistungen, wie etwa Notfälle, 40 % der bestehenden Betriebskosten betragen. Im Gesetzentwurf (i. d. F. vom 13. November 2023) sind normativ festgesetzte 60 % (einschließlich der Pflegekosten, nach Abzug der variablen Sachkosten) für alle Leistungen als Höhe des Vorhalteanteils vorgesehen. Ob und inwieweit perspektivisch eine empirische Kalkulation der Vorhaltekosten vorgenommen wird, bleibt offen.

Die Absenkung der Vergütung der Fallpauschalen zugunsten einer leistungsunabhängigen Vergütungskomponente ist dabei grundsätzlich sachgerecht und folgt dem Vorbild vieler anderer Länder (Milstein und Schreyögg 2022). Der ökonomische Anreiz, Behandlungszahlen zu maximieren, könnte dadurch vermindert werden. Allerdings ist der vielzitierte Mengenanstieg, vermutlich durch Interventionen im Rahmen des KHSG, u. a. den Fixkostendegressionsabschlag, bereits seit dem Jahr 2016 weitgehend zum Erliegen gekommen bzw. sogar rückläufig. Mit dem Beginn der Corona-Pandemie brach die Fallzahl außerdem stark ein (Destatis 2023b). Auch im Jahr 2023 liegen die Behandlungszahlen bisher unter dem Vor-Corona-Niveau (InEK 2023). Dementsprechend ist nicht zu erwarten, dass die Reform tatsächlich wesentliche Fallzahlanstiege betreffen wird. Die Vergütung für die Krankenhäuser wird jedoch verlässlicher und Erlösrückgänge infolge sinkender Fallzahlen könnten vermindert werden. Insofern die Reform mit einer echten Krankenhausplanung verbunden wird, könnte auch eine nachhaltige Strukturveränderung in der deutschen Krankenhauslandschaft erreicht werden.

Sowohl der Umfang der Vorhaltekostenvergütung von insgesamt 60 % (40 % plus ca. 20 % Pflegebudget) als auch der Einbezug aller Leistungen in diese ist politisch normativ festgesetzt, ohne wissenschaftliche Evidenz und auch nicht datengetrieben. Bisherige Studien zum empirischen Anteil der Fixkosten in Krankenhäusern ergeben im Mittel einen Bereich von etwa 30 % für zusätzliche Leistungen (Augurzky et al. 2016) bis zu 80 % auf Basis aller Leistungen (Roberts et al. 1999) – allerdings einschließlich der in Deutschland durch die Länder zu finanzierenden Investitionskosten. Die breite Spanne zeigt auf, dass bei einer normativ-einheitlichen Festlegung starke finanzielle Verwerfungen zu erwarten sind. So kann es aufgrund des normativ festgelegten Vorhalteanteils und in Abhängigkeit der tatsächlichen Kostenstruktur auf DRG-Ebene zu starken Verzerrungen kommen. Denkbar sind sowohl Anreize, Behandlungen nicht zu erbringen (Loeser et al. 2023; Schmid et al. 2023), z. B. bei Leistungen mit hohen variablen Kosten, als auch Mengenanreize durch hohe Deckungsbeiträge bei Leistungen mit niedrigen variablen Kosten.

Die geplante Ausgliederung der variablen Sachkosten vor der Kalkulation der Vorhaltekosten mindert den Anreiz zur Mengenreduktion, da so der wesentliche Teil der kurzfristig variablen Kosten weiterhin vollständig pro Fall vergütet wird. Durch diesen Ansatz verringert sich das Volumen der Vorhaltevergütung um ca. 20 %. Der Anteil der Vorhaltevergütung ohne Pflege an den Gesamtkosten reduziert sich damit auf ca. 33 % (InEK 2023), die Komplexität des Systems wird aber weiter erhöht.

Als Alternative zu diesem Vorgehen wurde u. a. die Beibehaltung von Listen mit besonders sachkostenintensiven Leistungen vorgeschlagen. Für diese ausgewählten Leistungen könnte dann eine differenzierte Betrachtung mit niedrigeren Vorhaltepauschalen (Loeser et al. 2023) oder Zusatzentgelten (Overlack 2023) erfolgen. Als allgemeiner Lösungsansatz könnte auch erwogen werden, die ursprüngliche normative Vorgabe um verschiedene Stufen zu ergänzen und den Gesamtanteil von 60 % nur als Vorgabe für den finanziellen Gesamteffekt zu verwenden. Damit könnte das InEK, ohne methodisch einen exakten Anteil zu bestimmen, die Leistungen auf Basis der Kalkulationsstichprobe unterschiedlichen Vorhaltekostenniveaus zuordnen und so ökonomische Fehlanreize reduzieren.

Die grundsätzliche Anreizwirkung der Vorhaltekostenvergütung bleibt unabhängig von der konkreten Berechnungssystematik erhalten: Wesentliche Mengenanreize werden – wie vorgesehen – neutralisiert. Die Krankenhäuser haben einen Anreiz, grundsätzlich weniger stationäre Fälle zu behandeln, sofern die Fallzahlsenkung nicht zu einer Absenkung der Vorhaltepauschalen führt. Dementsprechend ist innerhalb der diskutierten Korridore von einem Mengenrückgang von bis zu 20 % auszugehen. Dieser Anreiz wird nicht als expliziter

Kapitel 8 · Ausgestaltung der Vorhalte- und Leistungsvergütung

und wohl definierter Anreiz für ausgewählte übersorgte Leistungsbereiche gesetzt, sondern betrifft zunächst alle Leistungen. Die genauen Auswirkungen werden jedoch je nach Kostenstruktur variieren, ohne dass sie aufgrund der Komplexität bereits abschließend abgeschätzt werden können. Die Forschung hat dabei gezeigt, dass Krankenhäuser schnell auf finanzielle Anreize reagieren (Bäuml und Kümpel 2021); entsprechend sollten die geplanten langfristigen Evaluationen durch zeitnahe Auswirkungsanalysen ergänzt werden.

Sollte es zu einem Übergang von normativen zu empirisch ermittelten Vorhalteanteilen kommen, kann es zu weiteren Verzerrungen kommen, da sich die finanziellen Anreize trotz unveränderter Kostenstruktur nochmals deutlich verändern können. Im Gegensatz zu den Anreizen bei der normativen Einführung der Vorhaltevergütung würden durch die empirische Kalkulation die Fehlanreize abgebaut. Eine entsprechende Verschiebung der Relativgewichte wäre zu erwarten. Eine sachgerechte Kalkulation wäre daher grundsätzlich zu begrüßen. Allerdings würden erneut gravierende Anreizveränderungen im System induziert, ohne dass entsprechende Veränderungen der Versorgungs- oder Kostenstrukturen ursächlich wären. So wissen wir beispielsweise aus dem Gutachten zur Mengenentwicklung, dass sich eine Veränderung eines Relativgewichts in einer Veränderung der entsprechenden Leistungsmenge niederschlägt (Schreyögg et al. 2014). Ein ähnlicher Effekt wäre hier zu erwarten.

Vor dem Hintergrund möglicher Fehlanreize sollte auch überlegt werden, ob die Einführung einer Vorhaltekostenvergütung für alle Leistungsbereiche sinnvoll ist. Ökonomisch und ordnungspolitisch unmittelbar einsichtig ist die Vorhaltevergütung für bedarfsnotwendige Bereiche, in denen die Fälle im Voraus kaum planbar sind. Dies betrifft z. B. die Notfallversorgung oder die Pädiatrie. Warum aber für sehr gut planbare Bereiche, z. B. Fachkliniken mit elektiven orthopädischen Leistungen, ebenfalls Vorhaltevergütungen notwendig sein sollen, erschließt sich nicht.

Insbesondere für den Bereich der potenziell ambulant erbringbaren Leistungen kann die strikte Einführung einer Vorhaltevergütung auch direkte negative Anreizwirkungen entfalten. Die Vergütung stationärer Vorhaltekosten wirkt in diesem Bereich, der mittelfristig etwa 25 % und auch kurzfristig mindestens 10 % aller stationären Krankenhausfälle umfasst (ESV 2023), einer effizienten Leistungserbringung entgegen. International gilt als Best Practice, dass ambulante oder taggleiche Leistungen nicht direkt in den stationären Versorgungstrukturen, sondern z. B. in getrennten ambulanten OP-Zentren erbracht werden sollten (Quemby und Stocker 2014). Die ambulante Erbringung von Leistungen unter stationären Rahmenbedingungen ist zwar möglich, aber ineffizient, da viele Aufnahme- und Entlassungsvorgänge zu einer Fragmentierung der Prozesse führen. Als Anreiz zur Verlagerung wird daher häufig ein sektorengleicher Tarif vergütet, wie er auch für die Leistungen nach § 115f SGB V vorgesehen ist. Vorhaltekosten für Leistungsgruppen mit einem hohen Anteil ambulant erbringbarer Leistungen verfestigen hingegen einerseits die bestehenden, ggf. nicht bedarfsgerechten stationären Strukturen und sorgen andererseits auch direkt dafür, dass möglichst viele Leistungen im stationären Sektor verbleiben. Andernfalls droht eine Absenkung der Vorhaltevergütung.

Darüber hinaus müsste gerade bei diesen Leistungsgruppen sichergestellt sein, dass die über die Vorhaltevergütung finanzierten Mittel nicht für die ambulante Leistungserbringung verwendet werden, um eine Doppelvergütung dieser Strukturen auszuschließen. Diese würde die Krankenkassen finanziell über Gebühr belasten, eine ineffiziente Versorgung befördern und einen fairen Wettbewerb mit vertragsärztlichen Leistungserbringern verhindern. Die Sicherstellung einer solchen Ressourcentrennung, analog zur Trennungsrechnung in Unikliniken, wäre jedoch mit hohem bürokratischem Aufwand verbunden und würde einer sektorenübergreifenden Herangehensweise entgegenstehen; Rechtsstreitigkeiten wären vorprogrammiert. Abhängig von der genauen

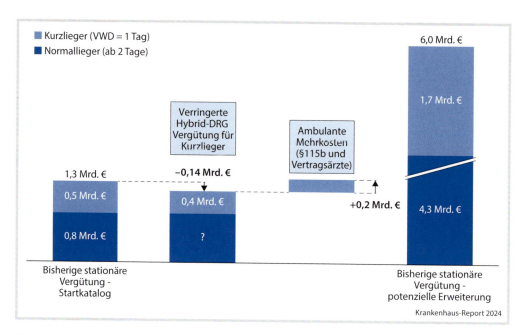

◘ **Abb. 8.1** Vergütungsvolumen für Leistungsbereiche mit Hybrid-DRG. (Quelle: Näherungsweise Berechnungen auf Basis des InEK-Datenbrowsers und des Fallpauschalenkataloges des InEK)

Ausgestaltung könnten zusätzliche Fehlanreize auch auf Kostenträgerseite die Bemühungen zur Ambulantisierung verhindern, da erreichte Effizienzpotenziale durch fixe Vorhaltekosten negiert werden könnten (Schmid et al. 2023).

Insbesondere für Leistungsgruppen mit hohem ambulantem Potenzial, die überwiegend auch aus sehr gut planbaren elektiven Leistungen bestehen (ESV 2023), sollte daher auf eine Vorhaltevergütung verzichtet werden. Stattdessen sollten, dem Vorschlag des ESV Projekts folgend, Anreize zum Aufbau effizienter Versorgungsstrukturen über eine auskömmliche sektorengleiche Vergütung ausgestaltet werden. Mit dem § 115f SGB V und der zugehörigen Verordnung (Entwurfsstand 21. September 2023) wurde ein Start für eine sektorengleiche Vergütung auf den Weg gebracht.

Initial werden Hybrid-DRGs für Leistungsbereiche eingeführt, die bisher mit etwa 1,3 Mrd. € jährlich stationär vergütet werden (siehe ◘ Abb. 8.1). Allein ungefähr 0,5 Mrd. € entfallen dabei auf bisher als Tagesfall im Rahmen der DRG-Vergütung abgerechnete stationäre Fälle (InEK 2023), weitere 0,8 Mrd. € auf Normallieger der betroffenen DRGs. Die Tagesfälle würden, ohne Berücksichtigung von verändertem Abrechnungsverhalten, zukünftig im Durchschnitt um etwa 30 % geringer vergütet (siehe ◘ Abb. 8.2). Diese Absenkung entspricht in der Höhe ungefähr den erwarteten Mehrausgaben von ca. 0,2 Mrd. € für bisher bereits ambulant erbrachte Leistungen. Inwiefern bisherige Normallieger in die Hybrid-DRGs überführt werden, bleibt angesichts der geringen Hürden für die stationäre Abrechnung abzuwarten. Die in der Rechtsverordnung enthaltene potenzielle Erweiterung betrifft Leistungen mit einem stationären Vergütungsvolumen von bisher über 6 Mrd. €; davon 1,7 Mrd. € für als Tagesfall abgerechnete DRGs.

Abzuwarten bleibt, ob und inwieweit Krankenhausreform und Hybrid-DRGs noch aufeinander abgestimmt werden. Ohne weitere Anpassungen stellt die Erbringung als Hybrid-DRG eine attraktive Versorgungsoption dar. Denn durch die Herausnahme der Vor-

Kapitel 8 · Ausgestaltung der Vorhalte- und Leistungsvergütung

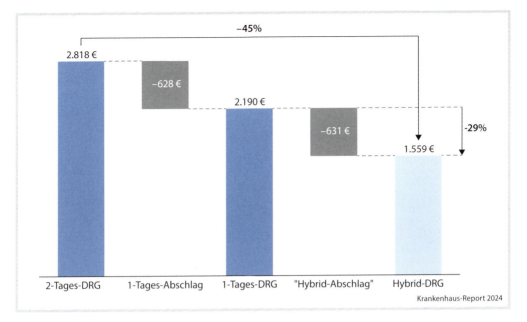

Abb. 8.2 Vergütungsverhältnis Hybrid-DRG zu DRG. Die Daten stellen mit der Abrechnungshäufigkeit des Jahres 2022 gewichtete Mittelwerte der mit der Verordnung nach § 115f SGB V (Stand 21. September 2023) zunächst eingeführten Leistungen bzw. der korrespondierenden DRGs dar

haltekosten würden die Unterschiede in der Vergütung beträchtlich sinken und die Hybrid-DRGs könnten im Vergleich zu 1-Tages-Rest-DRGs im Mittel sogar besser vergütet werden (siehe ◘ Abb. 8.3). Entsprechend könnte dies zusätzliche Anreize zur (stationären) Fallzahlreduktion bedeuten.

In der Notfallversorgung ist die Notwendigkeit von Vorhaltepauschalen zwar unmittelbar ersichtlich, da eine Prognose der Kapazitätsauslastung aufgrund des geringen Anteils elektiver Fälle nicht verlässlich möglich ist. Aber auch hier gilt, dass eine auf die stationäre Versorgung beschränkte Sicht mittelfristig nicht bedarfsgerechte Strukturen zementieren kann. Denn auch in der Notfallversorgung könnten bei einer besseren Strukturierung der Versorgung und einer angepassten Vergütung viele Fälle abschließend ambulant behandelt werden (SVR 2018).

Derzeit wird im Durchschnitt etwa jeder zweite Fall, der in einer Notaufnahme behandelt wird, anschließend stationär aufgenommen (45 %) (Destatis 2023a, 2023b). Damit sind die Notaufnahmen für die überwiegende Zahl der Krankenhäuser von enormer Bedeutung. Untersuchungen in den Notaufnahmen deutscher Universitätskliniken zeigen jedoch, dass deutlich geringere Anteile an Patientinnen und Patienten, die einer stationären Weiterversorgung bedürfen, möglich sind. Dort werden in der Regel weniger als 35 % (Michael et al. 2021), teilweise sogar nur 20 % der Notaufnahmepatienten stationär versorgt (Tschaikowsky et al. 2021). Auch der Blick ins Ausland unterstreicht, dass in Deutschland überdurchschnittlich viele Notfallpatienten stationär behandelt werden. Die Niederlande oder Frankreich, die strukturell mit dem deutschen Gesundheitssystem vergleichbar sind, weisen stationäre Aufnahmequoten von 32 bzw. 20 % auf (Baier et al. 2019; Les Comptes de la Sécurité Sociale 2021). Dementsprechend sollte die Ausgestaltung der Vorhaltekosten für die Notfallversorgung unbedingt „sektorneutral" erfolgen. Die Einführung der Vorhaltevergütung sollte zwingend an die vom SVR bereits 2018 vorgeschlagenen sektorenüber-

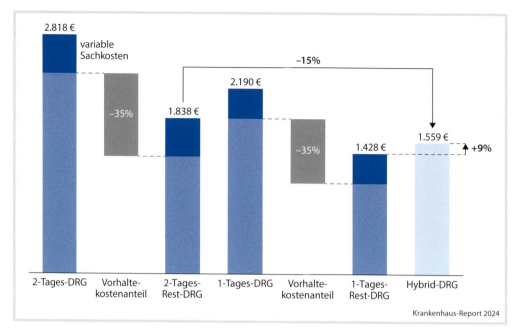

Abb. 8.3 Auswirkung der Vorhaltepauschalen auf die Vergütung von Hybrid- vs. Rest-DRGs. Die Daten stellen mit der Abrechnungshäufigkeit des Jahres 2022 gewichtete Mittelwerte der mit der Verordnung nach § 115f SGB V (Stand 21. September 2023) zunächst eingeführten Leistungen bzw. der korrespondierenden DRGs dar. Näherungsweise Berechnungen auf Basis der Kostenmatrix und des Fallpauschalenkataloges des InEK

greifenden Integrierten Notfallzentren (INZ) gekoppelt werden. Dort erfolgt die Vergütung der Vorhaltekosten für die Notfallversorgung ebenfalls pauschal, aber unabhängig davon, ob ambulant oder stationär behandelt wird. Andernfalls werden bestehende Strukturen durch die Vorhaltevergütung zementiert und mögliche Verbesserungen durch eine Reform der Notfallversorgung konterkariert.

Wichtig ist in diesem Zusammenhang von der bisher administrativ geprägten Definition von Notfällen Abstand zu nehmen und stattdessen indikationsbasierte Dringlichkeitsscores (Krämer et al. 2019) für eine medizinisch gestützte Einteilung in Notfälle und Nicht-Notfälle zu verwenden. Gerade im Hinblick auf eine gesonderte Berücksichtigung von Notfällen in der Vergütung ist dies dringend zu empfehlen.

Insgesamt sollte vermieden werden, erneut Fehler wie zur Einführung des DRG-Systems zu begehen und Ansätze sehr pauschal für alle Leistungsbereiche einheitlich einzuführen. Andere Länder versuchen in der Regel, unterschiedliche Systeme gezielt auszutarieren (Milstein und Schreyögg 2022), und auch für Deutschland liegen abgestufte Vorschläge vor (Schreyögg und Milstein 2020; SVR 2018).

8.2.2 Budgets und Basisfallwerte

Die Verhandlungen zu den Krankenhausbudgets sind seit Jahren für ihren Umfang und ihre Komplexität bekannt und binden dabei umfangreiche Ressourcen. Bereits vor Corona gab es einen Trend zu vermehrten unterjährigen oder gar retrospektiven, also deutlich verspäteten Abschlüssen (Hentschker et al. 2020). Nicht selten folgen mit weiterer Unsicherheit verbundene jahrelange rechtliche Auseinandersetzungen. Die Verhandlungen werden daher von vielen Beteiligten als unbefriedigend empfunden.

Mit der Vereinbarung von Pflegebudgets kam ein weiterer umfangreicher Verhandlungstatbestand hinzu. Unbestimmte und strittige Regelungen in der Umsetzung ließen den Verhandlungsstau weiter anwachsen (Hentschker et al. 2023). Mit dem Ziel, die prospektive Budgetvereinbarung künftig wieder zum Regelfall zu machen, wurden zuletzt mit dem Krankenhauspflegeentlastungsgesetz Fristen eingeführt und eine bessere Strukturierung der Verhandlungen vorgeschrieben. Zudem sollen die Schiedsstellen künftig in bestimmten Konstellationen automatisch tätig werden, wenn eine fristgerechte Einigung scheitert. Es bleibt aber abzuwarten, inwieweit ein solches Vorgehen zu einer Entlastung der Verhandlungen beiträgt oder lediglich zu einer Verschiebung der Belastung in die Schiedsstellen führt.

Bereits absehbar ist, dass bei den Budgetverhandlungen der Krankenhäuser in Zukunft weniger Mittel zu verteilen sein werden. Denn im Falle der Umsetzung der Krankenhausreform wird ein wesentlicher Teil der Budgets aus den Verhandlungen herausgenommen. Die Berechnung und Verteilung der Vorhaltebudgets soll zentral durch das InEK erfolgen. Gleichzeitig wurde initial angestrebt, möglichst alle bisherigen Zu- und Abschläge abzuschaffen und in die strukturellen Mindestvorgaben der Leistungsgruppen zu integrierten. Dieses Ziel wurde jedoch zunehmend aufgegeben, sodass statt einer Entbürokratisierung nunmehr eher ein erhöhter Abstimmungsaufwand zu erwarten ist.

Auch eine fallbezogene Abrechnung der Vorhaltepauschalen und die damit verbundenen (ggf. unterjährigen) Ausgleiche in den Budgetverhandlungen könnten zu einer deutlichen Komplexitätssteigerung führen. Die möglichen Gründe (Nutzung etablierter Zahlungswege, einfache Berücksichtigung anderer Kostenträger, einfache Integration in den Morbi-RSA) für eine solche fallbezogene Abrechnung sind grundsätzlich nachvollziehbar. Langfristiges Ziel sollte jedoch die Etablierung eines konkreten Bevölkerungsbezugs sowie die fallzahlunabhängige Ausschüttung der Pauschalen an die Krankenhäuser sein. Zur Reduktion der Komplexität könnten zweistufige Abrechnungsmechanismen für Krankenhäuser und Kostenträger genutzt werden. Hierzu wäre eine zwischengeschaltete Abrechnungsinstitution notwendig, welche die Vorhaltepauschalen, z. B. über einen Bevölkerungsbezug, an die Krankenhäuser verteilt und im Gegenzug die Spitzabrechnung mit den Kostenträgern durchführt. Auch in einem System mit Fallbezug könnte eine solche Institution zur Vereinfachung beitragen. Das Ergebnis wäre eine dem ambulanten Abrechnungssystem strukturell ähnliche Konstruktion, die durch ein weitgehend automatisiertes Verfahren mit einem deutlich reduzierten Verhandlungsbedarf einhergehen würde. Positiver Nebeneffekt wäre eine unmittelbare Transparenz über das gesamte Versorgungsgeschehen.

Nicht nur angesichts der künftig geringeren finanziellen Bedeutung der Verhandlungen stellt sich aber generell die Frage, wie eine weitergehende Komplexitätsreduktion der Budgetverhandlungen erreicht werden kann. Im Krankenhauspflegeentlastungsgesetz wird allein für die Schiedsgerichtentscheidung im Falle einer Budgetverhandlung ein Aufwand in Höhe von rund 36 Personentagen angesetzt. Für alle Krankenhäuser entspräche dies mehr als 300 Vollzeitstellen – einem halben Bundesministerium für Gesundheit – ohne Berücksichtigung der vorherigen Budgetverhandlungen und deren intensiver Vor- und Nachbereitung. In anderen Ländern wie z. B. Frankreich erfolgt die Ausgabensteuerung über Preisanpassungen für die Folgejahre. Übersteigt das tatsächliche Wachstum der Ausgaben den politisch gesetzten Zielwert, werden die DRG-Preise im folgenden Jahr entsprechend angepasst (Or und Gandré 2021). Wenngleich eine solche Lösung nicht ohne weitere Anpassungen übernommen werden sollte, könnte sie eine Option mit im Vergleich zum bisherigen System geringerem Aufwand darstellen.

Allerdings gehen auch die auf regionaler Ebene verhandelten Preise, also die Landesbasisfallwerte, mit hohem Aufwand einher. Trotz des Aufwandes können dabei wesentliche Faktoren nicht berücksichtigt werden. So ist die momentane Differenzierung der Preise auf Landesebene infolge der sehr unterschiedlichen Struktur innerhalb der Länder nicht ausreichend, um das regionale Preisniveau bei der Vergütung der Krankenhäuser zu berücksichtigen. Vielmehr führt dies zu Wettbewerbsverzerrungen zu Lasten von Krankenhäusern in Ballungszentren, wo oftmals Maximalversorger und Universitätskliniken angesiedelt sind. Stattdessen bietet es sich an, tatsächlich regional angepasste Preisindizes zu verwenden. Inspiriert von Ansätzen in England oder den USA könnten das Statistische Bundesamt oder das InEK regionale Warenkörbe erstellen, welche die Vergütung für regionale Gehaltskosten, medizinische Einkaufspreise und laufende Infrastrukturkosten widerspiegeln. Bei der Erstellung eines solchen regionalisierten Preisindexes ist sicherzustellen, dass Cluster in ausreichender Größe zusammengestellt werden, damit einzelne Krankenhäuser den Index nicht maßgeblich beeinflussen. Hierfür könnten strukturell ähnliche Landkreise in gemeinsame Cluster eingeordnet werden (Schreyögg 2017).

Als Datengrundlage müsste auf die Kalkulationsstichprobe des InEK zurückgegriffen werden, da regionale Preisindizes in Deutschland bisher nur in Ansätzen existieren. Auf dieser Basis könnte der Fallwert eines Krankenhauses automatisch an die exogenen strukturellen Gegebenheiten in einer Region angepasst werden. Darüber hinaus sind weitere regionale und nationale Anpassungen notwendig. So sollten auch unterschiedliche Versorgungsstrukturen bei der Bestimmung des Fallwertes berücksichtigt werden. Während diese bei der Verteilung der Vorhaltekosten künftig teilweise eingehen könnten, geht das DRG-System weiterhin vom Einhausansatz aus (siehe unten).

Auf nationaler Ebene könnten die zeitnah verfügbaren Daten zur allgemeinen Verbraucherpreisinflation die Daten der Kalkulationsstichprobe ergänzen, um die Auswirkungen des Zeitverzugs zwischen Datenjahr und Anwendungszeitraum der Fallwerte abzumildern. Um Kostenentwicklungen nicht doppelt zu berücksichtigen, wären in Folgejahren entsprechende Korrekturen notwendig. Auch die zusätzliche Nutzung von Prognosen könnte geprüft werden, um Liquiditätslücken zu vermeiden.

Diese Vorschläge erscheinen auf den ersten Blick komplex, reduzieren aber abgesehen von der initialen Einführung – die Komplexität für die am Tagesgeschäft Beteiligten erheblich. Sobald eine Methodik initial abgestimmt ist, wäre deren Umsetzung mittelfristig anwendbar und mit geringem Aufwand jährlich aktualisierbar. Langwierige Verhandlungen über die Anpassung der Basisfallwerte könnten demnach größtenteils entfallen.

Um die Weiterentwicklungen der Vorhaltebudgets und der DRG-Vergütungen synchron zu halten, ist der regionale Preisindex auch für die Fortschreibung der Vorhaltebudgets anzuwenden. Da die Berechnung und Verteilung ohnehin durch das InEK erfolgen soll, ist ein solches Vorgehen zielführend und aufwandsarm umsetzbar.

8.2.3 Umsetzung vorhandener Erkenntnisse zur Anreizwirkung des DRG-Systems

Unabhängig von den Vorhaltekosten und der Preisbildung besteht seit Jahren ein umfangreicher Weiterentwicklungsbedarf innerhalb des DRG-Systems (Roeder et al. 2020; Schreyögg 2017; Schreyögg und Milstein 2020). Da sich als Folge der Vorhaltekostenvergütung durch die notwendige Neukalkulation ohnehin wesentliche Verschiebungen innerhalb des Fallpauschalensystems ergeben werden, sollte dieser Weiterentwicklungsbedarf bei Neustrukturierung der Fallpauschalen berücksichtigt werden. Denn mit voraussichtlich zukünftig durchschnittlich etwa 40–50 % der Einnahmen wird das DRG-System weiterhin eine bedeutende Rolle für die Krankenhäuser spielen. Diese wird dadurch verstärkt, dass aktive Handlungsoptionen für die Krankenhäuser vor allem im Bereich der Fallpauschalen bestehen

Kapitel 8 · Ausgestaltung der Vorhalte- und Leistungsvergütung

und weniger in der relativ schwer beeinflussbaren Zuweisung der Vorhaltekosten.

■ ■ a. Kalkulationsstichprobe

Bereits im Rahmen des Forschungsauftrags zur Mengenentwicklung konnte gezeigt werden, dass Veränderungen der DRG-Gewichte vor allem auf Veränderungen in der Kalkulationsstichprobe und weniger auf tatsächliche Kostenveränderungen zurückzuführen sind (Schreyögg et al. 2014). Dass Krankenhäuser auf die Preisanreize des DRG-Systems wie z. B. Preisänderungen reagieren, ist dabei seit langem bekannt (Bäuml 2020; Bäuml und Kümpel 2021; Dafny 2005; Jürges und Köberlein 2015). Als Folge können ungewollte Veränderungen in der Versorgung entstehen. Das InEK hat daher zwischenzeitlich im Rahmen weiterer „Ziehungen" von Kalkulationskrankenhäusern die Repräsentativität der Stichprobe erhöht. Zusätzlich könnte das Problem durch eine Gewichtung innerhalb der Stichprobe – ähnlich dem Vorgehen in Frankreich – weiter entschärft werden (Schreyögg und Milstein 2020). Es verbleibt jedoch auch dann das Problem, dass die Kalkulationsstichprobe anfällig für Veränderungen ist. So kann ein Wechsel eines Controllers in einem Krankenhaus dazu führen, dass die Kalkulationsqualität sinkt und ein Kalkulationskrankenhaus oder einzelne Abteilungen im Rahmen der Plausibilitätsprüfungen nicht in die Kalkulation einbezogen werden können. Dies kann sich direkt in einer Verschiebung von Relativgewichten niederschlagen. Daher wäre eine technische Konstanthaltung der Kalkulationsstichprobe wichtig. Dies könnte durch verschiedene Formen der Imputation gelöst werden, z. B. durch lineare Gleichungsmodelle oder auch Ansätze des maschinellen Lernens. D. h. es könnte statistisch von einer über Jahre konstanten Kalkulationsstichprobe ausgegangen werden, auch wenn sie de facto Veränderungen unterworfen ist.

■ ■ b. Prozedurenorientierung

Weiterhin ist die starke Prozedurenorientierung des DRG-Systems zu thematisieren. Bei etwa der Hälfte aller DRGs sind operative Prozeduren letztlich entscheidend für die Zuordnung zu einer DRG („gruppierungsrelevant") und damit für die Höhe der Vergütung. Dies verstärkt den Anreiz, diese operativen gegenüber konservativen Behandlungsformen zu bevorzugen. Um eine gerechte Vergütung zu gewährleisten, muss zwar eine ausreichende Komplexität der medizinischen Versorgung berücksichtigt werden. Dies kann aber durch eine stärkere Berücksichtigung von diagnostischen Verfahren, Nebendiagnosen oder klinischen Parametern erreicht werden, ohne Anreize für operative Verfahren zu setzen. Zum anderen sollte im Zusammenhang mit der Anpassung der Budgetverhandlungen geprüft werden, ob nicht auch insgesamt eine Komplexitätsreduktion im DRG-System erreicht werden kann. Denn ein wesentlicher Teil der Fallpauschalen und der damit verbundenen Komplexität ist für viele Krankenhäuser im Abrechnungsalltag nicht relevant (Roeder et al. 2020).

■ ■ c. Einhausansatz

Die zu hohe Komplexität ist auch darauf zurückzuführen, dass mit der Einführung des G-DRG-Systems das Ziel verfolgt wurde, alle Krankenhäuser in ein einheitliches Vergütungssystem zu integrieren und keine Sonderbehandlung einzelner Versorgungsstufen vorzunehmen. Um dennoch eine Vergütungsgerechtigkeit zu erreichen, wurde das breite Spektrum der Fallkomplexität durch eine hohe Anzahl von DRGs und zahlreiche Zusatzentgelte abgebildet. Beides führte das Vergütungssystem in die Nähe einer Einzelleistungs- bzw. Prozedurenvergütung, die mit der Einführung der DRGs eigentlich vermieden werden sollte. Weitere Vergütungskomponenten wie Notfall-, Sicherstellungs- und Zentrumszuschläge wurden konzipiert, um als unzureichend empfundene Anreize für bestimmte Versorgungsformen, insbesondere ländliche Krankenhäuser und Maximalversorger, zu korrigieren.

Bei der Ausgliederung der Vorhaltekosten beabsichtigt man nun einen anderen Weg. Von Beginn an sollen diese in Abhängigkeit von Fallzahl und Fallschwere eines Krankenhauses gestaffelt vergütet werden. In diesem Zusammenhang sollte auch der einstufige Ansatz bei der Kalkulation der Fallpauschalen überprüft und eine abgestufte relative Preiskalkulation oder Gewichtung eingeführt werden. Denn die sachgerechte Kalkulation der DRG-Preise ist unabhängig von der Vergütung der Vorhaltekosten zu sehen. Sie soll einen Ausgleich dafür schaffen, dass sich auch die laufenden Behandlungskosten in den Kliniken aufgrund exogener Faktoren unterscheiden können. In der Regel kann sich ein Grundversorger oder gar eine Fachklinik auf ein eingeschränkteres Angebot fokussieren und dadurch schlankere Kostenstrukturen im Vergleich beispielsweise zu einem Universitätsklinikum erreichen. Die Versorgung von Patienten ist daher über die Vorhaltekosten hinaus kostengünstiger. Daher sollten Fallpauschalenpreise sowohl geographische (siehe oben) als auch versorgungsstrukturelle Kriterien berücksichtigen. Zur angemessenen Abbildung der Kostenunterschiede zwischen den Versorgungsstufen empfiehlt sich, die bundesweit vorgesehene Zuordnung zu Versorgungsstufen (Leveln) – ggf. ergänzt um fachabteilungsbezogene Zuordnungen – heranzuziehen und die Kostenunterschiede empirisch auf Basis der Kalkulationsstichprobe zu ermitteln.

8.2.4 Integration von Qualitätsanreizen auch in die Leistungsvergütung

Folgt man den Diskussionen zur Krankenhausreform, so werden die Qualitätsziele der Reform bereits durch die Leistungsgruppen und die dort hinterlegten Qualitätsanforderungen erreicht. Dementsprechend liegt der Fokus – dem Vorbild der Krankenhausplanung Nordrhein-Westfalens folgend – auf der Strukturqualität bzw. der Vorhaltung personeller und technischer Kapazitäten. Weitergehende Maßnahmen zur Prozess- oder Ergebnisqualität stehen nicht im Mittelpunkt der Diskussion. Dafür soll ein Transparenzregister über das Leistungsangebot und Qualitätsaspekte informieren. So begrüßenswert eine solche Transparenz grundsätzlich ist, so zeigen die bisherigen wissenschaftlichen Untersuchungen, dass der Mehrwert im Sinne einer Qualitätsverbesserung begrenzt ist. International wurde bisher nur gemischte Evidenz für die Wirksamkeit einer solchen Berichterstattung gefunden (Mukamel et al. 2014; Prang et al. 2021). Auch speziell für Deutschland wurde gezeigt, dass die bisherige Qualitätsberichterstattung der Krankenhäuser nicht zu einer allgemeinen Qualitätsverbesserung geführt hat. Stattdessen findet vor allem ein Benchmarking statt, d. h. die Krankenhäuser orientierten sich an der durchschnittlichen Qualitätskategorie. Dies führt zwar immerhin dazu, dass sich die schlechtesten verbessern, allerdings wird dadurch kein Anreiz zu einer allgemeinen Verbesserung aller gesetzt. Darüber hinaus konnte keine Evidenz dafür identifiziert werden, dass allgemeine Qualitätsverbesserungen mit steigenden Patientenzahlen in den entsprechenden Krankenhäusern einhergehen (Bayindir und Schreyögg 2023). Die Steuerungswirkung einer Transparenzoffensive bleibt daher offen.

Angesichts des großen Aufwands, der mit der Messung und Veröffentlichung der Krankenhausqualität verbunden ist, ist es daher von entscheidender Bedeutung, dass neben der Bereitstellung geeigneter und leicht zugänglicher Informationen für die Patientinnen und Patienten auch deren Nutzung durch die einweisenden Ärztinnen und Ärzte gefördert wird. Denn bisher spielen Qualitätsindikatoren beim Einweisungsverhalten keine wesentliche Rolle, weder in Deutschland noch international (Ferrua et al. 2016; Geraedts und Cruppé 2021). Befragungen von Ärztinnen und Ärzten zeigen, dass Informationen über die Expertise des Krankenhauses und die Behandlungsergebnisse zwar gewünscht werden, den Datengrundlagen und Kennzahlen aber nicht immer vertraut wird (Emmert et al. 2017). Hier könnten zum einen Aufklärung, zum anderen aber auch das Aufgreifen von Bedenken in Zukunft eine Verbesserung versprechen. Darüber hinaus legen Ärztinnen und Ärzte Wert auf die Erfahrun-

Kapitel 8 · Ausgestaltung der Vorhalte- und Leistungsvergütung

gen ihrer Kolleginnen und Kollegen, aber auch die ihrer Patientinnen und Patienten. Informationen über strukturelle Merkmale und Zertifizierungen der Krankenhäuser spielen dagegen kaum eine Rolle (Emmert et al. 2017; Geraedts et al. 2018). In weiteren Aspekten ähneln sich die Wünsche von Ärzten und Patienten: Übersichtliche und leicht verständliche Grafiken sowie eine Begrenzung der dargestellten Informationsmenge werden von beiden Seiten gewünscht (Emmert et al. 2017; Kurtzman und Greene 2016).

Über diese beiden Themengebiete – Strukturqualität und Qualitätstransparenz – hinaus sollten außerdem weitere Elemente zur Verbesserung der Qualitätssicherung und Anreize für eine qualitativ hochwertige Versorgung eingeführt werden. Die im Rahmen der Leistungsgruppen einzuführenden Qualitätsanforderungen werden voraussichtlich nur Mindestanforderungen definieren. Es wird weiterer Anstrengungen bedürfen, um die Qualität der Versorgung über ein Mindestmaß hinaus zu verbessern. Eventuell bestehende (Fehl-)Anreize sollten dabei möglichst dort korrigiert werden, wo sie entstehen, nämlich bei der Leistungserbringung.

■ ■ a. Indikationsqualität

Das DRG-System bietet viele Möglichkeiten, die Qualität der Aufnahme und Behandlung zu verbessern. Eine Möglichkeit besteht darin, die Patientinnen und Patienten stärker anhand ihrer Indikation anstelle der Intensität ihrer Behandlung zuzuordnen. Dies würde die Indikationsqualität fördern, da die Krankenhäuser dann stärker angehalten wären, die richtigen Behandlungen für die richtigen Patienten zu wählen. Beispielsweise könnten verpflichtende Kodierungen für leitlinienrelevante Informationen, unter anderem auch diagnostische Prozeduren, eingeführt werden, um die leitlinienkonforme, qualitativ hochwertige Leistungserbringung zu fördern. In diesem Zusammenhang muss aber auch die bereits erwähnte Problematik, dass bei einem Großteil der DRGs letztlich operative Prozeduren für die Abrechnung entscheidend sind, angegangen werden.

■ ■ b. Prozessqualität

Ein Pay-for-Performance-System (P4P), das die Prozessqualität berücksichtigt, könnte direkt in das bestehende DRG-System integriert werden. Deutschland verfügt über die notwendigen Routinedaten, verfolgt P4P bisher aber nur in Ansätzen (Busse et al. 2020). Dabei könnte dem Vorgehen verschiedener internationaler Vorbilder zur Integration von Qualitätsparametern verhältnismäßig leicht gefolgt werden. So wird in z. B. England in Best Practice Tariffs die Einhaltung medizinischer Leitlinien in eine zusätzliche Vergütung übersetzt. Zuschläge werden gewährt, wenn z. B. Schlaganfallpatientinnen und -patienten direkt in eine Stroke Unit aufgenommen werden, dort mindestens 90 % ihres stationären Aufenthalts verbringen und ein Spezialist zeitnah die Untersuchung vornimmt. Ein ähnliches Vorgehen wäre auch in Deutschland auf der Basis von Routinedaten möglich. Auf Basis der bestehenden Kodierrichtlinien könnten z. B. Maximalzeiten bis zu einer Intervention (z. B. bis zur ersten Bildgebung des Gehirns und der Beurteilung durch einen Spezialisten bei Schlaganfällen oder Door-to-Balloon-Zeiten im Falle eines akuten Myokardinfarktes) als Abrechnungsvoraussetzung oder als zeitabhängige Zuschläge hinterlegt werden. Damit würden Krankenhäuser, die besser in der Lage sind, Patientinnen und Patienten entsprechend der aktuellen medizinischen Evidenz zu behandeln, auch eine entsprechend höhere Vergütung erhalten als Krankenhäuser, die nicht in der Lage sind, die aktuellen medizinischen Standards einzuhalten. Gleichzeitig könnte durch das geeignete Rückspiegeln der Performance direkt an die verantwortlich Behandelnden auch das Bewusstsein bzgl. der Qualität der Versorgung erhöht werden.

Ähnlich wie bei der Entwicklung der Best Practice Tariffs in England sollten in einem ersten Schritt Leistungsbereiche identifiziert werden, in denen eine leitliniengerechtere Behandlung leicht überprüft und damit die Leistungserbringung leicht vereinheitlicht werden kann. Denn nicht alle Leitlinien sind eindeutig mit Routinedaten umsetzbar. Dies zeigt sich auch in den heterogenen Ergebnissen bisheriger Studien zu P4P-Programmen (Milstein und Schreyögg 2016). In Modellprojekten, möglichst direkt für den Vergleich mit geeigneten Kontrollgruppen geplant, könnten die Ergebnisse überprüft werden, um zu entscheiden, ob eine solche Umverteilung von Finanzmitteln zielführend ist. Im Folgenden könnte der Katalog sukzessive erweitert werden (Schreyögg und Milstein 2020).

■ ■ c. Ergebnisqualität

Die Einbeziehung der Ergebnisqualität in die Vergütung ist mit den größten Herausforderungen verbunden. Während Struktur- und Prozessqualität in der Regel mit klar definierten Indikatoren überprüft werden können, ist die Messung der Ergebnisqualität schwieriger. Insbesondere wenn unterschiedliche Voraussetzungen berücksichtigt werden sollen, wie z. B. unterschiedliche Morbidität der behandelten Patientinnen und Patienten, ist ein methodisch anspruchsvoller Ansatz erforderlich. Allerdings gibt es z. B. mit der Qualitätssicherung mit Routinedaten (QSR) durchaus Ansätze, die auf eine möglichst objektive Beurteilung der Behandlungsqualität abzielen und die für eine vergütungsrelevante Berücksichtigung der Ergebnisqualität gezielt erweitert und evaluiert werden könnten. Eine weniger weitreichende, aber kurzfristig umsetzbare Möglichkeit könnte durch einfachere Regelungen zur Fallzusammenführung geschaffen werden. Verschiedene Ausnahmeregelungen führen derzeit dazu, dass Wiederaufnahmen von Patientinnen und Patienten kurz nach einer Krankenhausentlassung trotz bestehender Fallzusammenführungsregelungen häufig erneut abgerechnet werden können. Dies hat zur Folge, dass nur ein geringer Anteil der Wiederaufnahmen einer Fallzusammenführung unterliegt. Einfache, generelle Wiederaufnahmeregelungen könnten zukünftig bei Komplikationen greifen und – mit wenigen Ausnahmen wie z. B. Unfallfolgen – diagnoseunabhängig sein. Auch die eingeschränkte Sicht auf das einzelne Krankenhaus sollte aufgegeben werden. So sollte geprüft werden, ob Patientinnen und Patienten mit Komplikationen in anderen Krankenhäusern behandelt werden mussten und dies bei der Vergütung des Ausgangsfalles entsprechend berücksichtigt werden. Eine solche Definition der Wiederaufnahme ist z. B. im DRG-System der USA (Medicare) üblich. Mittelfristig sollte der Ansatz auch sektorenübergreifend weiterentwickelt werden, um das Vorgehen z. B. auch bei Hybrid-DRGs abbilden zu können und dort einheitliche Rahmenbedingungen zu schaffen.

Eine Qualitätsorientierung, insbesondere wenn die Ergebnisqualität einbezogen werden soll, wird in der Vergütung nicht von heute auf morgen erreicht. Gut definierte und kontinuierlich ausgeweitete Modellvorhaben mit methodisch gut geplanten Evaluationen könnten aber zu einer Verbesserung beitragen und damit ein wesentliches Ziel der Gesundheitsversorgung unterstützen.

8.3 Datenbasierte Evidenz als Ausgangsbasis einer Weiterentwicklung

In Deutschland gibt es eine Vielzahl von Regelungen zur Vergütung von Krankenhäusern, deren Komplexität möglicherweise auch auf fehlende empirische Studien zu den Auswirkungen dieser Regelungen und Reformen zurückzuführen ist. Trotz der Einführung des DRG-Systems vor nunmehr zwanzig Jahren gibt es nur wenig wissenschaftliche Evidenz darüber, wie die Krankenhausvergütung in Deutschland die Menge, die Qualität und den Wettbewerb beeinflusst hat. Ohne evidenzbasiertes Wissen ist es jedoch schwierig, die Auswirkungen zukünftiger politischer Interventionen abzuschätzen. Häufig wird von Politik und Verbänden auf den Mangel an wissenschaftlicher Evidenz im Gesundheitswesen verwiesen, Studien setzen jedoch eine qualitativ hochwertige Datenbasis und einen adäquaten Datenzugang voraus.

Deutschland verfügt über eine hervorragende Datenbasis, allerdings ist der Zugang zu diesen Daten für wissenschaftliche Zwe-

Kapitel 8 · Ausgestaltung der Vorhalte- und Leistungsvergütung

cke oft unzureichend. So sind beispielsweise die Abrechnungsdaten nach § 21 KHEntgG nur eingeschränkt nutzbar. Die häufig mit einer Datenfernverarbeitung verbundenen Prozesse sind langwierig und zeitaufwendig, was die Durchführung komplexer Forschungsvorhaben erschwert. In anderen Ländern haben Wissenschaftler direkten Zugriff auf anonymisierte Datensätze und können diese mit nur geringen Einschränkungen nutzen. Datenschutzbestimmungen stellen hier kein Hindernis dar. Ein verbesserter Zugang zu diesen Datensätzen könnte dazu beitragen, dass in Deutschland ein wissenschaftlicher Wettbewerb ähnlich dem in anderen Ländern entsteht. Dies käme langfristig allen Akteuren im Gesundheitswesen und vor allem den Patientinnen und Patienten zugute. Andere europäische Länder haben die Bedeutung der Datennutzung für wissenschaftliche Zwecke bereits erkannt. Deutschland sollte ihrem Beispiel folgen, um die Ressourcen im Gesundheitswesen optimal zu nutzen. Mit der Novellierung der Datentransparenzverordnung und dem Entwurf des Gesundheitsdatennutzungsgesetzes wurden wichtige Schritte in diese Richtung unternommen. Viel wird jedoch davon abhängen, wie die Antrags- und Genehmigungsverfahren sowie der Datenzugang in der Praxis funktionieren.

Aber auch wesentlich unscheinbarere Aspekte können die Generierung wissenschaftlicher Evidenz behindern. Denn es gibt eine Vielzahl von Metadaten, die für die Beurteilung der Versorgungssituation relevant sein können, die nicht besonders geschützt, aber dennoch nur schwer zugänglich sind. Dies betrifft insbesondere auch viele Informationen, die von öffentlichen Stellen zur Verfügung gestellt werden. Ein Beispiel von vielen sind die Krankenhauspläne, aber auch Daten der ambulanten Bedarfsplanung oder die zahlreichen Beschlussappendizes des G-BA[1]: Umfangreiche (numerische) Informatio-

nen liegen fast ausschließlich im PDF-Format vor. Eine einfache Zusammenführung und Auswertung und damit die Verwendung in wissenschaftlichen Studien wird dadurch effektiv verhindert. Die entsprechenden Stellen sollten daher verpflichtet werden, derartige Daten in maschinenverarbeitbarer Form zu veröffentlichen. Der Aufwand für die Institutionen wäre marginal, der Mehrwert für die Wissenschaft und darauf basierende politische Entscheidungen hoch.

8.4 Fazit

Die weitreichendste Reform der Krankenhausvergütung seit Einführung des G-DRG Systems steht – ausreichend politischen Einigungswillen vorausgesetzt – vor der Tür. Durch den gezielten Einsatz anreizgerechter Vergütungsstrukturen könnten mittelfristig auch die Versorgungsstrukturen bedarfsgerechter gestaltet werden. Ein anderer Hebel zur Erreichung dieses Ziels erscheint nach den bisherigen Erfahrungen unwahrscheinlich.

Das derzeitige System beinhaltet zahlreiche Fehlanreize, die aber nur zum Teil durch die Einführung mengenunabhängiger Vergütungskomponenten beseitigt werden können. Eine sorgfältige Ausgestaltung ist dabei notwendig, um mit der Einführung neuer Komponenten keine neuen Fehlanreize in das System einzubauen. Gleichzeitig darf nicht übersehen werden, dass das DRG-Fallpauschalensystem weiterhin eine zwar kleinere, aber dennoch nicht unerhebliche Rolle spielen wird. Seit längerer Zeit notwendige Anpassungen im DRG-System sollten daher dringend angegangen werden. Wie auch bei der Vorhaltevergütung kann für die Behebung der zahlreichen Baustellen des DRG-Systems auf internationale Vorbilder zurückgegriffen werden. Für viele der hier diskutierten Problemlösungen ist dabei ein Zusammenwirken angepasster gesetz-

---

1 Z. B. die Anlagen nach § 5 Abs. 1 der Richtlinie des Gemeinsamen Bundesausschusses über die ambulante spezialfachärztliche Versorgung, die umfangreiche

Listen als PDF bereitstellen. Erst durch Beschlüsse des Bewertungsausschusses Ärzte wurden diese in einem maschinenverarbeitbaren Format der Allgemeinheit zur Verfügung gestellt.

licher Regelungen mit Ausgestaltungen durch die Selbstverwaltung notwendig. Dabei sollte darauf geachtet werden, dass sich durch fest verankerte und realistische Terminpläne sowie die Abstimmung der Weiterentwicklung aller Vergütungskomponenten Planungssicherheit für Krankenkassen und Krankenhäuser entwickeln kann. Andernfalls entstehen zahlreiche Unsicherheiten und komplizierte Anreizgeflechte, die zu unerwarteten Konsequenzen führen können.

Literatur

Augurzky B, Bünnings C, Pomorin N, Reifferscheid AS, Wasem J (2016) Bestimmung des Fixkostenanteils von zusätzlichen Leistungen in der stationären Versorgung; Projektbericht im Auftrag der Niedersächsischen Krankenhausgesellschaft e V in Vertretung aller Landeskrankenhausgesellschaften. RWI – Leibniz-Institut für Wirtschaftsforschung, Essen

Baier N, Geissler A, Bech M, Bernstein D, Cowling TE, Jackson T, van Manen J, Rudkjøbing A, Quentin W (2019) Emergency and urgent care systems in Australia, Denmark, England, France, Germany and the Netherlands – Analyzing organization, payment and reforms. Health Policy 123:1–10. https://doi.org/10.1016/j.healthpol.2018.11.001

Bäuml M (2020) How do hospitals respond to cross price incentives inherent in diagnosis-related groups systems? The importance of substitution in the market for sepsis conditions. Health Econ. 30:711–728. https://doi.org/10.1002/hec.4215

Bäuml M, Kümpel C (2021) Hospital responses to the refinement of reimbursements by treatment intensity in DRG systems. Health Econ 30:585–602. https://doi.org/10.1002/hec.4204

Bayindir EE, Schreyögg J (2023) Public reporting of hospital quality measures has not led to overall quality improvement: evidence from Germany. Health Aff 42:566–574. https://doi.org/10.1377/hlthaff.2022.00470

Busse R, Eckhardt H, Geraedts M (2020) Vergütung und Qualität: Ziele, Anreizwirkungen, internationale Erfahrungen und Vorschläge für Deutschland. In: Klauber J, Geraedts M, Friedrich J, Wasem J, Beivers A (Hrsg) Krankenhaus-Report 2020. Finanzierung und Vergütung am Scheideweg. Springer, Berlin, S 205–230

Dafny LS (2005) How do hospitals respond to price changes? Am Econ Rev 95:1525–1547. https://doi.org/10.1257/000282805775014236

Destatis (Statistisches Bundesamt) (2023a) Grunddaten der Krankenhäuser – Fachserie 12 Reihe 6.1.1 – 2021

Destatis (Statistisches Bundesamt) (2023b) Vollstationäre Patientinnen und Patienten in Krankenhäusern (DRG-Statistik, Eckdaten) (www.gbe-bund.de (Datenquellen des Statistischen Bundesamtes / Datenquelle: DRG-Statistik PEPP-Statistik))

Emmert M, Meszmer N, Jablonski L, Zinth L, Schöffski O, Taheri-Zadeh F (2017) Public release of hospital quality data for referral practices in Germany: results from a cluster-randomised controlled trial. Health Econ Rev 7:33. https://doi.org/10.1186/s13561-017-0171-5

ESV (Einheitliche, Sektorengleiche Vergütung) (2023) Abschlussbericht des Innovationsfondsprojekt „Einheitliche, Sektorengleiche Vergütung"; gefördert durch den G-BA Innovationsfonds – Förderkennzeichen: 01VSF19040

Ferrua M, Sicotte C, Lalloué B, Minvielle E (2016) Comparative quality indicators for hospital choice: do general practitioners care? PLoS ONE 11:e147296. https://doi.org/10.1371/journal.pone.0147296

Geraedts M, de Cruppé W (2021) Zuweisung und Patientennavigation ins Krankenhaus. In: Klauber J, Wasem J, Beivers A, Mostert C (Hrsg) Krankenhaus-Report 2021. Versorgungsketten – Der Patient im Mittelpunkt. Springer, Berlin, S 25–42

Geraedts M, Hermeling P, Ortwein A, de Cruppé W (2018) Public reporting of hospital quality data: What do referring physicians want to know? Health Policy 122:1177–1182. https://doi.org/10.1016/j.healthpol.2018.09.010

Hentschker C, Leclerque G, Mostert C (2020) Die Krankenhausbudgets 2017 und 2018 im Vergleich. In: Klauber J, Geraedts M, Friedrich J, Wasem J, Beivers A (Hrsg) Krankenhaus-Report 2020. Finanzierung und Vergütung am Scheideweg. Springer, Berlin, S 387–411

Hentschker C, Goerdt G, Scheller-Kreinsen D (2023) Das Pflegebudget der Krankenhäuser im dritten Jahr der Umsetzung: Analysen und Entwicklungen. In: Klauber J, Wasem J, Beivers A, Mostert C (Hrsg) Schwerpunkt Personal. Springer, Berlin, S 251–264

InEK (Institut für das Entgeltsystem im Krankenhaus) (2023) InEK DatenBrowser. https://datenbrowser.inek.org

Jürges H, Köberlein J (2015) What explains DRG upcoding in neonatology? The roles of financial incentives and infant health. J Health Econ 43:13–26. https://doi.org/10.1016/j.jhealeco.2015.06.001

Krämer J, Schreyögg J, Busse R (2019) Classification of hospital admissions into emergency and elective care: a machine learning approach. Health Care Manag Sc 22:85–105. https://doi.org/10.1007/s10729-017-9423-5

Kurtzman ET, Greene J (2016) Effective presentation of health care performance information for consumer

Kapitel 8 · Ausgestaltung der Vorhalte- und Leistungsvergütung

decision making: a systematic review. Patient Educ Couns 99:36–43. https://doi.org/10.1016/j.pec.2015.07.030

Les Comptes de la Sécurité Sociale (2021et) RÉSULTATS 2020 PRÉVISIONS 2021 et 2022 Rapport septembre 2021; Le financement des structures de médicine d'urgence

Loeser S, Scheller-Kreinsen D, Jäckel D, Mostert C (2023) Vorhaltekostenfinanzierung: Vorschläge zur zielführenden Ausgestaltung. In: Klauber J, Wasem J, Beivers A, Mostert C (Hrsg) Schwerpunkt Personal. Springer, Berlin, S 281–303

Messerle R, Schreyögg J (2023) Country-level effects of diagnosis-related groups: evidence from Germany's comprehensive reform of hospital payments. Eur J Health Econ. https://doi.org/10.1007/s10198-023-01645-z

Michael M, Al Agha S, Böhm L, Bosse HM, Pohle AN, Schürmann J, Hannappel O, Tengg E, Weiß C, Bernhard M (2021) Alters- und geschlechtsbezogene Verteilung von Zuführung, Ersteinschätzung, Entlassart und Verweildauer in der zentralen Notaufnahme. Notfall Rettungsmed 26:39–48. https://doi.org/10.1007/s10049-021-00895-9

Milstein R, Schreyögg J (2016) Pay for performance in the inpatient sector: a review of 34 P4P programs in 14 OECD countries. Health Policy 120:1125–1140. https://doi.org/10.1016/j.healthpol.2016.08.009

Milstein R, Schreyögg J (2020) Empirische Evidenz zu den Wirkungen der Einführung des G-DRG-Systems. In: Klauber J, Geraedts M, Friedrich J, Wasem J, Beivers A (Hrsg) Krankenhaus-Report 2020. Finanzierung und Vergütung am Scheideweg. Springer, Berlin Heidelberg, S 25–39

Milstein R, Schreyögg J (2022) Activity-based funding based on diagnosis-related groups. The end of an era? A review of payment reforms in the inpatient sector in ten high-income countries. hche Research Paper No. 28

Mukamel DB, Haeder SF, Weimer DL (2014) Top-down and bottom-up approaches to health care quality: the impacts of regulation and report cards. Annu Rev Public Health 35:477–497. https://doi.org/10.1146/annurev-publhealth-082313-115826

Or Z, Gandré C (2021) Sustainability and resilience in the French health system. Institut de recherche et de documentation

Overlack K (2023) Vorhaltefinanzierung alles andere als Qualitätsoffensive? https://www.hcm-magazin.de/vorhaltefinanzierung-alles-andere-als-qualitaetsoffensive-357660/

Penter V, Beivers A (2023) Ökonomische Anmerkungen zu Lauterbachs Krankenhausreform. Krankenhaus 115:1024–1028

Prang K-H, Maritz R, Sabanovic H, Dunt D, Kelaher M (2021) Mechanisms and impact of public reporting on physicians and hospitals' performance: A systematic review (2000–2020). PLoS ONE 16:e247297. https://doi.org/10.1371/journal.pone.0247297

Quemby DJ, Stocker ME (2014) Day surgery development and practice: key factors for a successful pathway. Continuing Educ Anaesth Crit Care Pain 14:256–261. https://doi.org/10.1093/bjaceaccp/mkt066

Roberts RR, Frutos PW, Ciavarella GG, Gussow LM, Mensah EK, Kampe LM, Straus HE, Joseph G, Rydman RJ (1999) Distribution of variable vs fixed costs of hospital care. JAMA 281:644–649. https://doi.org/10.1001/jama.281.7.644

Roeder N, Fiori W, Bunzemeier H (2020) Weiterentwicklungsperspektiven des G-DRG-Systems. In: Klauber J, Geraedts M, Friedrich J, Wasem J, Beivers A (Hrsg) Krankenhaus-Report 2020. Finanzierung und Vergütung am Scheideweg. Springer, Berlin, S 91–109

Schmid A, Heinz K, Klages L, Baierlein J (2023) Analyse der Vorhaltevergütung zur Reform des Krankenhaussektors. Policy Paper im Auftrag des PKV-Verbandes. Oberender

Schreyögg J (2017) Vorschläge für eine anreizbasierte Reform der. Krankenhausvergütung. In: Klauber J, Geraedts M, Friedrich J, Wasem J (Hrsg) Krankenhaus-Report 2017. Zukunft gestalten. Schattauer, Stuttgart, S 13–24

Schreyögg J, Milstein R (2020) Bedarfsgerechte Gestaltung der Krankenhausvergütung – Reformvorschläge unter der Berücksichtigung von Ansätzen anderer Staaten. Techniker Krankenkasse (TK), Hamburg

Schreyögg J, Bäuml M, Krämer J, Dette T, Busse R, Geissler A (2014) Forschungsauftrag zur Mengenentwicklung nach § 17b Abs. 9 KHG; Endbericht

SVR (Sachverständigenrat zur Begutachtung der Entwicklung im Gesundheitswesen) (2018) Bedarfsgerechte Steuerung der Gesundheitsversorgung; Gutachten 2018. Medizinisch Wissenschaftliche Verlagsgesellschaft, Berlin

Tschaikowsky T, Becker von Rose A, Consalvo S et al (2021) Patientenzahlen im Rahmen der COVID-19-Pandemie in einer zentralen Notaufnahme. Notfall Rettungsmed 24:943–952. https://doi.org/10.1007/s10049-020-00757-w

Open Access Dieses Buch wird unter der Creative Commons Namensnennung 4.0 International Lizenz (http://creativecommons.org/licenses/by/4.0/deed.de) veröffentlicht, welche die Nutzung, Vervielfältigung, Bearbeitung, Verbreitung und Wiedergabe in jeglichem Medium und Format erlaubt, sofern Sie den/die ursprünglichen Autor(en) und die Quelle ordnungsgemäß nennen, einen Link zur Creative Commons Lizenz beifügen und angeben, ob Änderungen vorgenommen wurden.

Die in diesem Buch enthaltenen Bilder und sonstiges Drittmaterial unterliegen ebenfalls der genannten Creative Commons Lizenz, sofern sich aus der Abbildungslegende nichts anderes ergibt. Sofern das betreffende Material nicht unter der genannten Creative Commons Lizenz steht und die betreffende Handlung nicht nach gesetzlichen Vorschriften erlaubt ist, ist für die oben aufgeführten Weiterverwendungen des Materials die Einwilligung des jeweiligen Rechteinhabers einzuholen.

Herausforderungen einer Neustrukturierung aus Krankenhaussicht

Christoph Heller

Inhaltsverzeichnis

9.1 Einleitung – 178

9.2 Ausgewählte Faktoren einer Neustrukturierung – 179
9.2.1 Klassifikation von Faktoren – 179
9.2.2 Gesellschaftliche Veränderungen und politische Rahmenbedingungen als Auslöser – 179
9.2.3 Knappheit als Motor der Veränderung – 180
9.2.4 Fachkräfteverfügbarkeit als Erfolgsfaktor – 182

9.3 Herausforderungen der operativen Umsetzung einer Neustrukturierung für ein Krankenhaus – 183
9.3.1 Dringlichkeit schaffen – der Aufbau einer Führungskoalition – 184
9.3.2 Vision und Strategie entwickeln und kommunizieren – 186
9.3.3 Veränderungen institutionalisieren und kulturell verankern – 187

9.4 Praktische Anwendung aus Sicht eines Krankenhauses – 188

9.5 Zusammenfassung und Ausblick – 191

Literatur – 192

© Der/die Autor(en) 2024
J. Klauber et al. (Hrsg.), *Krankenhaus-Report 2024*, https://doi.org/10.1007/978-3-662-68792-5_9

■■ Zusammenfassung

Exogene Schocks stellen auch die deutschen Krankenhäuser vor immense Herausforderungen. Eine angekündigte Reform des Finanzierungssystems auf Bundesebene in Kombination mit angestoßenen Prozessen der Krankenhausplanung in einzelnen Bundesländern stellen komplexe Rahmenbedingungen für eine Neustrukturierung der Krankenhäuser dar. In diesem Beitrag wird anhand des 8-Stufen-Modells nach Kotter aufgezeigt, wie ausgewählte endogene und exogene Faktoren Einfluss auf Veränderungsprozesse nehmen können. Ferner wird anhand eines abstrakten Praxisbeispiels beleuchtet, welche Schritte in der Praxis unternommen werden können, um Veränderungsprozesse strukturiert voranzubringen.

Exogenous shocks present German hospitals with immense challenges. An announced reform of the financing system at federal level, in combination with initiated hospital planning processes in individual federal states, represent complex framework conditions for hospital restructuring. Using Kotter's 8-stage model, this article shows how selected endogenous and exogenous factors can influence changing processes. Furthermore, an abstract example illustrates which steps can be taken in practice to advance change processes in a structured manner.

9.1 Einleitung

Aktuelle globale Konflikte wie die Kriege in der Ukraine und Israel, weitere kriegerische Auseinandersetzungen und terroristische Bedrohungslagen wie auch die durch den SARS-CoV-2-Erreger hervorgerufene weltweite Pandemie beeinflussen die weltwirtschaftlichen Beziehungen. Die Folgen sind vielfach abgebrochene oder unterbrochene vernetzte Lieferketten, wie auch in Teilen ein Rückgang der wirtschaftlichen Leistungsfähigkeit von Staaten (OECD 2020a, 2020b). Bezogen auf die Bundesrepublik Deutschland lag das Wirtschaftswachstum (Bruttoinlandsprodukt, kurz:

BIP) für den Zeitraum 2018 bis 2022 bei durchschnittlich 0,56 %.[1] Ein besonderer Einschnitt war das Jahr 2020, in welchem die Pandemie Deutschland erreichte, mit einem negativen BIP von $-3,7\,\%$ (Destatis 2023a). Gleichzeitig stieg der Verbraucherpreisindex zum Basismonat Januar 2020 bis November 2023 um 17,5 % Punkte. Auch die Inflationsraten verzeichneten für das Jahr 2022 einen Anstieg um $+6,9\,\%$ und für das Jahr 2023 um ca. $+5,9\,\%$ (Destatis 2023b). Setzt man die Tariflohnentwicklung zu diesen zuvor benannten Entwicklungen ins Verhältnis, wird deutlich, dass beginnend ab 2020 der Reallohnindex im Durchschnitt abnahm (Destatis 2023c). Dies führt dazu, dass trotz steigender Löhne die Menschen in Deutschland weniger Kaufkraft haben als in den Jahren zuvor. Durch diese exogenen Schocks hat sich das Verhalten der Bevölkerung an die sich neu herausbildenden Bedingungen angepasst – über Jahre oder Jahrzehnte tradierte Prozesse respektive Verhaltensweisen werden geändert. Die Veränderung betrifft Einzelpersonen wie auch Unternehmen.

In diesem Zeitraum kündigte Bundesgesundheitsminister Prof. Dr. Lauterbach an, ein neues System zur Finanzierung der Krankenhausbetriebskosten einzuführen. Das bisherige DRG-System als Finanzierungssystem der Krankenhausbetriebskosten soll grundlegend verändert werden (Lauterbach 2023a). Ebenso soll nicht nur das Finanzierungssystem verändert werden, sondern auch die Struktur der deutschen Krankenhäuser. Nach Aussagen des Bundesgesundheitsministers sollen zukünftig weniger Krankenhausstandorte die Bevölkerung mit stationären Leistungen versorgen (Hontschik 2023).

Diese und eine Vielzahl von weiteren Faktoren werden und sind bereits Auslöser für Veränderungsprozesse. Es wird demnach zukünftig zu nachhaltigen Veränderun-

---

1 Die durchschnittliche Entwicklung des BIP der vergangenen 20 Jahre lag bei 1,18 %. Darin inkludiert ist die Finanzmarktkrise im Jahr 2009.

Kapitel 9 · Herausforderungen einer Neustrukturierung aus Krankenhaussicht

gen und Restrukturierungsprozessen innerhalb des deutschen Krankenhauswesens kommen.

Dieser Beitrag setzt sich mit der Fragestellung auseinander, welche wesentlichen Faktoren als Auslöser für eine Neuausrichtung der Krankenhäuser herangezogen werden können. Ebenso sollen Argumente angeführt werden, welche Herausforderungen bei der operativen Neuausrichtung eines Krankenhauses gegebenenfalls zu bewältigen sind. Damit soll auf mögliche Umsetzungshürden hingewiesen und es sollen Ansätze skizziert werden, wie die „Umsetzungshürden" vielleicht bereits vor ihrer Entstehung gelöst oder überwunden werden können.

9.2 Ausgewählte Faktoren einer Neustrukturierung

9.2.1 Klassifikation von Faktoren

Die Gründe für eine Neustrukturierung, Anpassung oder Veränderung in einem Krankenhaus können vielfältig sein. Im Folgenden wird zwischen exogenen und endogenen Faktoren unterschieden. Als exogene Faktoren werden Auslöser bezeichnet, die ihren Ursprung in der Sphäre außerhalb des eigenen Unternehmens haben. Beispielsweise können sich verändernde gesetzliche oder gesellschaftliche Rahmenbedingungen Wirkungen entfalten, die eine Anpassung des Krankenhauses an die geänderten oder sich in Änderung befindlichen Rahmenbedingungen notwendig machen oder logisch erscheinen lassen. Unter endogenen Faktoren werden Auslöser verstanden, die ihren Ursprung innerhalb des Unternehmens Krankenhaus haben. Personelle Wechsel oder die Wirtschaftlichkeit des Krankenhauses können Veränderungsprozesse innerhalb eines Krankenhauses auslösen. In der Praxis kommt es vor, dass sich exogene und endogene Faktoren nicht immer einwandfrei voneinander trennen lassen. Je nach Blickwinkel und Perspektive, aus der die Faktoren betrachtet werden, können die Zuordnungen verschwimmen oder sich verändern.

9.2.2 Gesellschaftliche Veränderungen und politische Rahmenbedingungen als Auslöser

Veränderungen von gesellschaftlichen Werten, Einstellungen oder dem Verhalten der Bevölkerung können Auslöser, Treiber oder Anreize für Anpassungsprozesse in der deutschen Krankenhauslandschaft sein. Beobachtbar sind diese Veränderungen insbesondere im Vergleich der Jahre vor, während und nach der Pandemie.[2] Vor der Pandemie wurden in deutschen Krankenhäusern ca. 19,4 Mio. stationäre Krankenhausfälle behandelt (Destatis 2023d). Die Amplitude der stationären Fälle war in den Vorpandemie-Jahren gering ausgeprägt.[3] Die Konsequenz daraus ist, dass sich das System stabil entwickelt. Abrupte Sprünge, die eine kurzfristige Anpassung erfordern, sind in dem Betrachtungszeitraum der vergangenen zehn Jahren nicht aufgetreten. Die Pandemie und damit verbundene politische Interventionen in den Gesundheitsmarkt gekoppelt mit gesellschaftlichen Verhaltensänderungen haben dazu geführt, dass die Zahl der stationären Krankenhausfälle im Jahr 2022 in Deutschland auf 16,8 Mio. Fälle[4] gesunken ist.

---

2 Die Datenlage ist für den Zeitraum nach der Pandemie noch nicht aussagekräftig, da der Zeitraum zu klein ist. Ferner sind belastbare Daten aufgrund der Aktualität noch nicht vorhanden. Es könnte somit zukünftig von großem Interesse sein, die Pandemie und ihre Auswirkungen auf die deutsche Krankenhauslandschaft nachhaltig wissenschaftlich zu erforschen. Auf die hier beschriebenen exogenen Schocks waren die Märkte, insbesondere das Gesundheitswesen, nicht beziehungsweise nur im begrenzten Umfang vorbereitet. Eine Anpassung erfolgt somit zeitverzögert.

3 In einem Betrachtungszeitraum von zehn Jahren (2010–2019) lag die Amplitude bei ca. 1,4 Mio. Fällen (Destatis 2023d).

4 Die Bettenauslastung sank von 2019 mit 77,2 % auf 69,0 % im Jahr 2022. Diese Reduktion um −8,2 % weniger Bedarf an stationären Betten innerhalb von drei Jahren gab es seit Vorliegen dieser Datenreihe ab dem Jahr 1991 nicht. Dies unterstreicht die Einzigartig-

Im Jahr 2023 stagniert die stationäre Fallzahl bzw. steigt langsam an. Allerdings wird der Wert voraussichtlich weit unter der Fallzahl von 19,4 Mio. Fällen im Jahr 2019 zurückbleiben. Dieser gesellschaftliche Wandel wirkt auf die Bedürfnisse und Erwartungen der Bevölkerung in Bezug auf Krankenhausleistungen. Durch die Pandemie wurde die Kontinuität der Entwicklung unterbrochen – in kurzer Zeitabfolge sind folglich Veränderungs- und Anpassungsprozesse in den Krankenhäusern von außen angestoßen worden. Krankenhäuser werden damit indirekt aufgefordert, sich mit den veränderten Präferenzen und dem dadurch verbundenen Wettbewerbsdruck neu zu strukturieren, um auch zukünftig wettbewerbsfähig zu bleiben und stationäre Gesundheitsleistungen anbieten zu können. Dies erfordert eine Innovationskraft von Krankenhäusern, um auf Änderungen reagieren zu können. Eine Möglichkeit der Reaktion könnte die Implementierung neuer medizinischer Verfahren oder die Einführung von digitalen Lösungen sein. Auch die Marktkommunikation ist zu beachten, um das neu zu strukturierende Gesundheitsnetzwerk mit den vor- und nachgelagerten medizinischen Leistungserbringern abzustimmen und die Bevölkerung – wie auch die eigenen Mitarbeitenden – darüber zu informieren. Die extern angestoßene Neustrukturierung in einem kurzen Zeitfenster kann dazu führen, dass die bisherige interne Unternehmenskultur anzupassen ist. In diesem Bereich geht es darum, die Werte der Mitarbeitenden mit den veränderten gesellschaftlichen Normen in Einklang zu bringen. Gleichzeitig wirken Mitarbeitende ebenfalls direkt auf das Krankenhaus ein, da gesellschaftliche Veränderungen sich auch auf die in Krankenhäusern angestellten Menschen auswirken. Flexible Arbeitszeitmodelle, das Ausschöpfen von Optionen, die ein Arbeitnehmermarkt für Fachkräfte im Krankenhauswesen bietet, wie auch gesellschaftliche Veränderungen hinsichtlich der Diversität und Nachhaltigkeit erfordern Lösungen und Veränderungsprozesse innerhalb des Krankenhauses.

9.2.3 Knappheit als Motor der Veränderung

Aktuell scheinen die wirtschaftlichen Rahmenbedingungen einen wesentlichen Faktor für Veränderungen und eine Neupositionierung vieler Krankenhäuser innerhalb des deutschen Gesundheitswesens darzustellen. Im Jahr 2023 haben 34 Krankenhausstandorte (Stand: 11. Oktober 2023; Ärzteblatt 2023) Insolvenz respektive eigenverwalte Insolvenz beantragt (Gaß 2023). Diese hohe Anzahl an Insolvenzen könnte ein Indiz sein, dass die wirtschaftlichen Rahmenbedingungen eine Neuordnung herbeiführen. Zu beachten ist hierbei, dass eine Neuordnung der Krankenhauslandschaft über Insolvenzen wahrscheinlich weitestgehend ungesteuert und somit nicht geplant verläuft (Kaspras 2019, S. 101). Diese ungesteuerten Marktaustritte von insolventen Krankenhäusern könnten wiederum anderen politisch und gesellschaftlich gewünschten Zielen wie einer flächendeckenden wohnortnahen Erreichbarkeit von Krankenhäusern zuwiderlaufen (MDR 2024).[5] Es sollte darauf geachtet werden, dass ein ungesteuerter Prozess vermieden und durch einen bewusst gesteuerten Prozess ersetzt wird, um Fehlentwicklungen vorzeitig zu vermeiden. Die wirtschaftlichen Rahmenbedingungen stellen je nach Blickrichtung einen exogenen wie auch endogenen Treiber dar. Ausgelöst durch die Corona-Pandemie geriet auch die bisherige Struktur des Krankenhauswesens und damit auch die Refinanzierung der Krankenhäuser komplett aus den Fugen. Quasi „über Nacht" kam es zu einem Aufnahmestopp und zu einer Neuausrichtung der medizinischen Infrastruktur auf die Bekämpfung der Pandemie. Der damalige Bundesgesundheitsminister Spahn hatte im März 2020 alle deutschen Krankenhäu-

---

keit und damit die Relevanz dieses Effektes (Destatis 2023d).

5   Derzeit wird kontrovers diskutiert, ob es sich um einen „kalten Strukturwandel" handelt (MDR 2024).

Kapitel 9 · Herausforderungen einer Neustrukturierung aus Krankenhaussicht

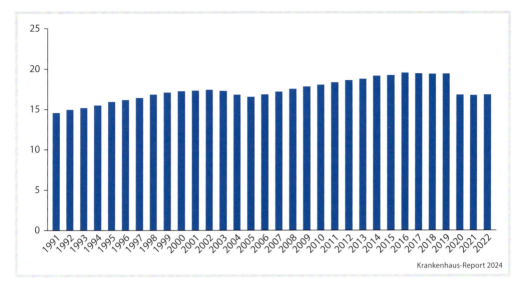

Abb. 9.1 Krankenhausfallzahl in Millionen. (Datenbasis: Destatis 2023d)

ser hierzu aufgefordert (BMG 2020). Dies führte dazu, dass das DRG-System, welches dafür ausgelegt ist, erbrachte Leistungen zu vergüten und für diese Form der Freihaltung nicht vorgesehen war, ausgesetzt wurde. Um den wirtschaftlichen Kollaps des deutschen Krankenhaussystems zu verhindern, wurden in den Jahren 2020 bis 2022 die bisher gültigen Finanzierungsregeln in Teilen durch Corona-Sonderprämien und weitere Sonderzahlungen ergänzt (Mostert et al. 2021). Dieser Schritt erschien notwendig, weil stationäre Krankenhauskapazitäten bewusst freigehalten wurden, um einer potenziellen Überlastung des Gesundheitswesens aufgrund erhöhter Patientenzahlen durch SARS-CoV-2 im Vorfeld zu begegnen. Damit wurden Veränderungen innerhalb des Krankenhauses ausgelöst, wie auch die zuvor beschriebenen gesellschaftlichen Veränderungen. Die Auswirkungen dieses Eingriffs können in Abb. 9.1 anhand der deutlich veränderten stationären Behandlungszahlen eindeutig identifiziert werden.

Zu beachten ist, dass die Corona-Pandemie wahrscheinlich den bisher schleichenden Prozess des Fallzahlrückgangs beschleunigt und das Niveau der Krankenhausfallzahlen nachhaltig gesenkt hat. Allerdings gibt es neben der Pandemie auch weitere Effekte, die dazu beitragen, dass die Fallzahlen im stationären Krankenhaus rückläufig sind. Die weiter voranschreitende Ambulantisierung von stationären Fällen wird auch zukünftig dazu führen, dass vormals stationäre Behandlungen sich zukünftig ambulant erbringen lassen (Roeder und Kasper 2022). Neben dieser Ambulantisierung wird als weiterer Schritt die Einführung der Hybrid-DRGs dazu führen, weitere – vormals stationär erbrachte Leistungen – in den tagesklinischen Bereich zu verlagern. Diese Anpassungen wirken auf das bisherige Finanzierungssystem für Krankenhäuser: Da das DRG-System als Abrechnungssystem für die Krankenhäuser darauf ausgelegt war, die Betriebskosten der Krankenhäuser zu decken, sind zukünftig Anpassungen sowohl extern durch den Gesetzgeber wie auch innerhalb jedes Krankenhauses zu erwarten, um die Wirtschaftlichkeit zukünftig zu gewährleisten. Derzeit wird ein Finanzierungssystem diskutiert, das neben einem Leistungsbezug auch Vorhaltekosten in der Gesamtfinanzierung berücksichtigt (BMG 2023a).

9.2.4 Fachkräfteverfügbarkeit als Erfolgsfaktor

Als weiterer Faktor, der die Neustrukturierung in Krankenhäusern vorantreibt, ist die Verfügbarkeit von Fachpersonal zu nennen. Bereits zum derzeitigen Zeitpunkt ist ein Fachkräftemangel in Krankenhäusern Realität – es werden mehr Stellen angeboten als Arbeitnehmer am Markt zur Verfügung stehen (PwC 2022). Regionale Besonderheiten können dazu führen, dass Nachfrage und Angebot im Gleichgewicht sind oder in bestimmten Teilen sogar das Angebot von Fachpersonal die Nachfrage zeitweise übersteigt. Diese besonderen Konstellationen sollten nicht über den verbreiteten Fachkräftemangel hinwegtäuschen. Die erhöhte Nachfrage führt zu einem Wettbewerb der Leistungsanbieter um die vorhandenen Fachkräfte (Fuchs und Weyh 2023, S. 44). Dieser Wettbewerb besteht in Teilen nicht nur zwischen Krankenhäusern, sondern diese konkurrieren mit weiteren Leistungsanbietern um Fachkräfte (Ostwald et al. 2010, S. 71).

Nur mit einer ausreichenden Personaldecke können Krankenhäuser eine qualitativ hochwertige Patientenversorgung sicherstellen. Dazu hat der Gesetzgeber mit unterschiedlichsten Vorschriften einen Rahmen geschaffen und somit extern einen Veränderungsprozess angestoßen. Als Beispiel kann die Einführung der Pflegepersonaluntergrenzen und die Ausgliederung der Finanzierung der stationären Pflege am Krankenbett aus dem DRG-System benannt werden (Schmedders et al. 2023, S. 219). Der Fachkräftemangel ist nicht nur im Bereich des Krankenhauswesens in den kommenden Jahren immanent, sondern auch in anderen Branchen. Als Grund sind die Renteneintritte der sogenannten Babyboomer-Generation zu nennen. In den kommenden Jahren werden jedes Jahr mehr Arbeitnehmerinnen und Arbeitnehmer den Arbeitsmarkt aufgrund des Renteneintritts verlassen als durch Neueintritt hinzukommen (Fuchs und Weyh 2018, S. 50 ff). Die Babyboomer-Jahrgänge ab 1957 gehen ungefähr ab dem Jahr 2023 in Rente – diese Fachkräfte stehen dem Arbeitsmarkt zukünftig nicht mehr zur Verfügung. Die Jahrgänge 2003 ff. werden ungefähr zu diesem Zeitpunkt in den Arbeitsmarkt eintreten. In der Spitze werden in den folgenden Jahren ca. 1,3 Mio. Erwerbstätige in Rente gehen und ca. 0,8 Mio. Erwerbstätige in den Arbeitsmarkt eintreten (◘ Abb. 9.2).

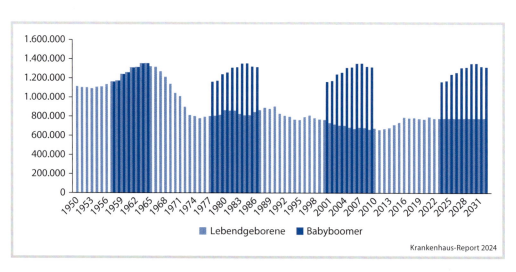

◘ **Abb. 9.2** Fachkräftepotenzial. Die Prognose für die Jahre 2023 ff. geht von einer konstanten Entwicklung auf dem Niveau von ca. 0,8 Mio. Lebendgeborenen aus. (Datenbasis: Destatis 2023e)

Kapitel 9 · Herausforderungen einer Neustrukturierung aus Krankenhaussicht

Veränderungsprozesse im Krankenhausbereich sind eingeleitet und werden auch in der Zukunft höchste Relevanz entwickeln, um beim Werben um Fachkräfte als attraktiver Arbeitgeber wahrgenommen zu werden (Oswald et al. 2023, S. 92). Attraktive Arbeitgeber haben somit die Möglichkeit, qualifiziertes Fachpersonal zu gewinnen und zu binden. Eine Zusammensetzung aus mehreren Elementen wie die kontinuierliche Fort- und Weiterbildung, ein Personalmanagement zur Steuerung der Arbeitsbelastung, Rekrutierung von ausländischen Arbeitskräften usw. kann dazu beitragen, dass der Fachkräftemangel für einzelne Krankenhäuser gebremst werden kann. Generell wird die Fachkräfteverfügbarkeit jedoch eine Neuausrichtung der Ressourcen zur Folge haben.

9.3 Herausforderungen der operativen Umsetzung einer Neustrukturierung für ein Krankenhaus

Für eine erfolgreiche Veränderung braucht es nach J. P. Kotter acht Schritte (Kotter 2011, S. 15 ff). Zunächst muss ein Bewusstsein dafür geschaffen werden, dass eine Veränderung dringend herbeizuführen ist. Anschließend sollte eine Koalition von Verantwortlichen, die veränderungsbereit sind, gebildet werden. Darauf folgt die Entwicklung einer Vision und einer Strategie zur Zielerreichung. Die Zukunftsvision zu kommunizieren und bekannt zu machen ist der nächste Schritt. Mögliche Handlungsbarrieren abzubauen sowie danach kurzfristige Erfolge herbeizuführen sind die Schritte fünf und sechs. Die erzielten Veränderungen konsequent weiter auszubauen folgt in Schritt sieben. Der letzte Schritt ist, „das Neue" fest im Unternehmen zu verankern (◘ Abb. 9.3). In der theoretischen Herleitung lesen sich diese oder auch weitere Herangehensweisen logisch und konsistent. Doch in der Praxis stellen sich Veränderungsprozesse häufig als komplex heraus und nach einer Studie von McKinsey aus dem Jahr 2017 scheitern sie in der überwiegenden Anzahl (Boer et al. 2019, S. 61). Die Besonderheit bei einer Neustrukturierung eines Krankenhauses ist die zu bewältigende Komplexität der Unternehmensstruktur, verbunden mit einer in vielen Krankenhäusern über Jahrzehnte gelebten und gewachsenen Tradition sowie Hierarchiestruktur. Weiterhin muss beachtet werden, dass der Krankenhausmarkt in Deutschland ein regulierter Markt ist (Bode 2021, S. 7–14;

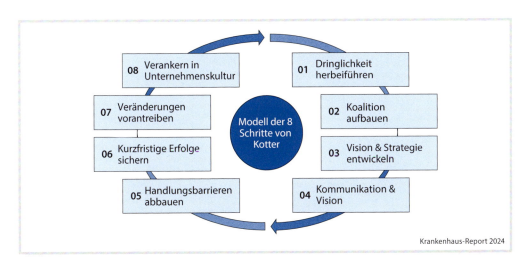

◘ **Abb. 9.3** Die acht Schritte zur Veränderung nach Kotter. (Eigene Darstellung in Anlehnung an Kotter 2011)

Knieps 2020, S. 317–334). Dies hat zur Konsequenz, dass bestimmte Herangehensweisen, wie sie in freien, unregulierten Märkten möglich sind, nicht respektive nur eingeschränkt für den Krankenhausmarkt angewendet werden können. Nachfolgend werden die im vorherigen Abschnitt dargestellten ausgewählten Auslöser, die eine Neuausrichtung von Krankenhäusern anstoßen, beeinflussen oder notwendig machen, in Bezug auf die operative Umsetzung in Krankenhäusern bewertet. Dabei wird dargestellt, wie Faktoren miteinander verknüpft und je nach Situation des jeweiligen Krankenhauses argumentativ anders einzusetzen sind.[6]

9.3.1 Dringlichkeit schaffen – der Aufbau einer Führungskoalition

„Wer nicht mit der Zeit geht, geht mit der Zeit." ist ein Zitat, das Carl Joseph Anton Mittermaier zugeschrieben wird. Eine Veränderung oder Entwicklung ist folglich eine der wichtigsten Grundlagen, um auch weiterhin aktiv die Neuausrichtung mitzugestalten und einen Beitrag zur Wertschöpfung zu leisten. Aufgrund der gesellschaftlichen Veränderungen, die – wahrscheinlich durch die Pandemie stark beschleunigt – die deutschen Krankenhäuser treffen, indem die stationären Fallzahlen abrupt auf ein deutlich tieferes Niveau gefallen sind, wird deutlich, dass hier eine Neuausrichtung der Krankenhäuser angezeigt sein könnte. Die Auslastung der Ressource Krankenhausbett zeigt, dass aktuell nicht mehr das Niveau der Jahre vor 2020 erreicht wird (siehe ▶ Abschn. 9.2). Dies könnte auf Verschwendung hinweisen, wenn Ressourcen vorgehalten würden, die nicht in Anspruch genommen respektive zukünftig nicht benötigt werden. Aus einem anderen Blickwinkel betrachtet könnte es aber auch sein, dass die Betten zwar

in den Feststellungsbescheiden als Kapazitäten ausgewiesen sind, diese allerdings tatsächlich nicht betrieben werden oder zeitweise aus unterschiedlichen Gründen nicht betrieben werden können. Die übrigen Ressourcen wie beispielsweise Personal könnten bereits an die real benötigte Bettenzahl angepasst worden sein; somit läge keine Verschwendung vor. Möglich ist auch, dass das Personal zwar im Krankenhaus vorhanden ist, die Bettenkapazitäten jedoch aufgrund von Abwesenheiten (Erkrankung, Urlaub, Aus- und Weiterbildung etc.) angepasst wurden. Auch eine Anpassung der verfügbaren Bettenzahl aufgrund gesetzlicher personeller Mindestvorgaben wie bspw. Pflegepersonaluntergrenzen wäre denkbar. Ebenso könnte eine Mischung verschiedener Aspekte zu einer geringeren Bettenauslastung führen, etwa wenn die Nachfrage nach medizinischen Leistungen zwar gegeben ist, aber die zur Verfügung stehenden Ressourcen zu diesem Zeitpunkt bereits ausgelastet sind.

Durch die Bundes- und/oder Landespolitik können die Rahmenbedingungen so beeinflusst werden, dass eine Neuausrichtung des Gesundheitswesens angestoßen wird.[7] Mit Blick auf die Ankündigung, eines neuen Krankenhausfinanzierungssystems durch Bundesgesundheitsminister Prof. Dr. Lauterbach wird eine Neuausrichtung von Krankenhäusern ausgelöst. Mit Blick auf den theoretischen Hintergrund von Kotter (2011), wonach eine Koalition von Verantwortlichen zu bilden ist, um einen Veränderungsprozess anzustoßen, erscheint manch politisch initiierte Aktion von dieser strukturierten Vorgehensweise abzuweichen. Einen anderen Ansatz wählte NRW-Landesgesundheitsminister Laumann. Der Prozess der Krankenhausplanung in Nordrhein-Westfalen erinnert in vielen Schritten an die Struktur von Kotter. Minister Laumann machte darauf aufmerksam, dass die Krankenhausplanung in NRW dringend auf eine neue Grund-

---

6 Die acht Schritte von Kotter dienen hier als Analyseleitfaden, werden allerdings nicht vollständig wissenschaftlich umfassend beleuchtet.

7 Der Fokus in diesem Artikel liegt auf den stationären Leistungserbringen, den Krankenhäusern. Weitere Aspekte werden somit nur zum Teil angesprochen und nicht weitergehend beleuchtet.

lage zu stellen sei. Dazu beauftragte er ein Gutachten (Lohfert & Lohfert 2019) und veröffentlichte die Ergebnisse. Anschließend wurden viele verschiedene Akteure[8] beteiligt, um an einer Umsetzung der Krankenhausplanung für NRW zu arbeiten. Die Quintessenz ist: Weg von der Planungsgröße „Bett" hin zu der Planung nach medizinischen Leistungsbereichen und Leistungsgruppen. Diese sollen mit zu erbringenden Fallzahlen für jeden Krankenhausstandort in NRW verbunden und im Feststellungsbescheid vereinbart werden.

Sowohl die gesellschaftlichen Veränderungen wie auch neue gesetzliche Rahmenbedingungen können Auswirkungen auf die Wirtschaftlichkeit von Krankenhäusern haben. Dabei darf unterstellt werden, dass nahezu alle Krankenhäuser in Deutschland auf Dauer angelegt sind und somit eine intrinsische Motivation besitzen, wirtschaftlich erfolgreich zu sein. Die Dringlichkeit einer Neuausrichtung für Krankenhäuser kann sich an den wirtschaftlichen Ergebnissen ablesen lassen. Der Rahmen wird durch die duale Finanzierung vorgegeben: Für die Krankenhausbetriebskosten ist der Bund verantwortlich und für die Investitionen sind die Länder zuständig (BMG 2023b). Es scheint, dass das aktuelle DRG-System zur Finanzierung der Krankenhausbetriebskosten die Realität nur noch bedingt abbildet. Seit Einführung des DRG-Systems in Deutschland im Jahr 2003 lag die jährliche Inflation in einem Korridor von 0,3 bis 2,6 % und im Durchschnitt bei 1,4 % (Finanztools.de 2023). Die Steigerungsraten der Jahre 2021 mit 3,1 %, 2022 mit 6,9 % und 2023 mit voraussichtlich 5,9 % sind deutliche Ausreißer aus der bisherigen Systematik. Da das DRG-System einen Zeitverzug in der Reaktion auf Preisanpassungen hat, wirken sich die jährlichen inflationsbedingten Kostensteigerungen systembedingt erst in den Folgejahren erlöserhöhend aus. Dies kann von den Krankenhäusern in Kombination mit weiteren Effekten

wie Tarifkostensteigerungen nur im begrenzten Umfang kompensiert werden. Die Folge sind dabei unkontrollierte Marktaustritte aufgrund von Insolvenzen (siehe ▶ Abschn. 9.2). Bringt man dies zusammen mit der gesunkenen Fallzahl, dürfte sich die wirtschaftliche Situation vieler Krankenhäuser weiter verschärfen. Die Einführung eines neuen Krankenhausfinanzierungssystems könnte hier korrigierend wirken und die derzeitigen Schwächen des Systems verbessern. Auch die Krankenhausplanung kann zu einer Verbesserung der wirtschaftlichen Situation im Bereich der Krankenhäuser beitragen. Zu beachten ist, dass jede Überführung in und Anpassung auf ein neues System mit Kosten verbunden sein wird. Kosten entstehen den Krankenhäusern sowohl für den Auf- oder Umbau von Bereichen, in denen zukünftig medizinisch spezialisierte Leistungen konzentriert werden, als auch in den Bereichen, die abgebaut oder transformiert werden müssen. Etwa dort, wo vormals medizinische Leistungen eines Leistungsbereichs oder einer Leistungsgruppe erbracht wurden, die zukünftig an spezialisierten Krankenhäusern konzentriert werden. Für diese Bereiche sollte ebenfalls ein Budget für die Transformation in eine neuangepasste Zukunft zur Verfügung stehen. NRW hat in einem ersten Schritt einen Betrag in Höhe von 2,5 Mrd. € für die kommenden fünf Jahre in den Landeshaushalt eingestellt (MAGS 2023).

Ein weiterer wesentlicher Faktor, der eine Neuausrichtung in Krankenhäusern begründet, ist der Mangel an Fachkräften. Das wachsende Defizit durch mehr Austritte aus dem Erwerbsleben als Eintritte in den Arbeitsmarkt wird sich in den kommenden Jahren fortsetzen und weiter verschärfen (siehe hierzu ▶ Abschn. 9.2). Somit ist es voraussichtlich nicht möglich, ausscheidende Arbeitnehmerinnen und Arbeitnehmer durch dieselbe Anzahl an neu gewonnenen Arbeitnehmern für die bisherige Krankenhauslandschaft zu ersetzen[9] –

---

8   Die Gruppen setzten sich aus Vertretern von Ministerium, Krankenhäusern, Kostenträgern, Ärztekammern etc. zusammen.

9   Zu beachten ist, dass es Einzelfälle geben könnte, in denen dies gelingen kann und eventuell sogar ein Aufbau von Arbeitnehmern auch in den zukünftigen

unter der Annahme, dass zunächst alle Krankenhäuser weiterhin am Markt bestehen bleiben. Als Lösungsoptionen könnten diskutiert werden:

- Die Rekrutierung von ausländischen Fachkräften, auch mit den Varianten, die Rekrutierungsbemühungen auf Auszubildende und Praktikanten zu erweitern.
- Die Aus-, Weiter- und Fortbildung des vorhandenen Personals zur Steigerung der Arbeitgeberbindung und zur Erweiterung und Flexibilisierung von Einsatzfeldern, soweit dies vom Arbeitnehmer gewünscht wird.
- Die Intensivierung der Zusammenarbeit mit Schulen, Hochschulen und weiteren Bildungseinrichtungen kann einen Vorteil bei der Gewinnung und Bindung von Personal bieten.
- Flexible Arbeitszeitmodelle, die auf die jeweiligen Lebensabschnitte angepasst sind, können ebenfalls zur Arbeitgeberattraktivität beitragen.
- Die Option, Rentner weiter zu beschäftigen, ist durch den Gesetzgeber seit dem 01.01.2023 nochmals attraktiver gestaltet worden.

Dies macht deutlich, dass der Fachkräftemangel ein bundesweites Thema ist und unterschiedlichste Herangehensweisen gewählt werden, um dies zu lösen. Der Einsatz von künstlicher Intelligenz oder robotergestützten Helfern kann in Teilen ebenfalls als Option betrachtet werden. Sollten Krankenhäuser aus dem Markt austreten, könnte sich dadurch für die verbleibenden Marktakteure die Möglichkeit bieten, Personal zu gewinnen. Zu beachten ist hier, dass es für die Arbeitnehmer auch andere Optionen als die Weiterbeschäftigung in einem Krankenhaus gibt. Ferner sollten mögliche regionale Distanzen beachtet werden. So ist die Situation bei dem Marktaustritt eines Krankenhauses in einer Metropolregion mit verbleibenden Krankenhäusern in der Nähe anders als bei einem schließenden Kran-

kenhaus im ländlichen Raum. Sollten in der Zukunft nicht genügend Fachkräfte zur Verfügung stehen, so kann dies die Folge haben, dass Leistungen zeitweise oder ganz eingeschränkt werden. Die Dringlichkeit der Neuausrichtung auch unter dem Gesichtspunkt der Fachkräfteverfügbarkeit ist somit gegeben.

Die Komplexität und die Wirkungszusammenhänge wurden vorausgehend an ausgewählten Faktoren dargestellt. Zur Neuausrichtung eines Krankenhauses oder eines Krankenhausverbundes ist nach Kotter den Kreis der Verantwortlichen so zu gestalten, dass dieser die Autorität, das Wissen und die Vielfalt besitzt, den Veränderungsprozess aktiv zu gestalten. Die Zusammensetzung der Führungskoalition sollte strategisch ausgewogen sein. Es sollte eine Vielfalt an Akteuren in Bezug auf Funktion, Hierarchie und Berufsgruppe gegeben sein. Ferner sollte der Einbezug von Betriebsräten oder Mitarbeitervertretungen geprüft werden. Eine Rückkoppelung mit entsprechenden Gremien innerhalb des Unternehmens sollte ebenfalls in diesem Schritt verankert werden.

9.3.2 Vision und Strategie entwickeln und kommunizieren

Der dritte Schritt nach Kotter (2011) beinhaltet die Entwicklung einer Vision und Strategie. Diese Entwicklung ist bezogen auf jeden Krankenhausstandort hoch individuell, sodass an dieser Stelle ein Ausschnitt an möglichen Ableitungen skizziert wird. Die in ▶ Abschn. 9.2 benannten Faktoren stellen auch bei diesem Schritt die Leitgedanken dar.[10]

---

10 Die SARS-CoV 2 Pandemie ist erst im Jahr 2023 in einer Rede von Bundesgesundheitsminister Lauterbach (2023b – 21.04.2023 Lauterbach: „Die Immunität ist da, aber die Pandemie ist nicht für alle vorbei.") für beendet erklärt worden. Forschungsarbeiten über gesellschaftliche Veränderungen aufgrund der Pandemie sind wegen des kurzen Zeitfenster noch nicht abgeschlossen. Die hier dargestellten Veränderungen

---

Jahren erfolgt. Aufgrund der statistischen Daten wird dies allerdings nicht für die Mehrheit der deutschen Krankenhäuser gelten.

Ausgehend von den Veränderungen durch die Corona-Pandemie könnte eine krisensichere Gesundheitsversorgung eine zukünftige Vision zur Entwicklung des Krankenhausstandortes sein (SVR 2023, S. 27 ff.). Hierbei könnte die Sicherung der Gesundheitsversorgung für ein bestimmtes Einzugsgebiet und gleichzeitig die Gewährleistung von Sicherheit für die zu behandelnden Patientinnen und Patienten und Mitarbeitenden zu einem Wettbewerbsvorteil in der Versorgung und als Arbeitgeber führen. Gleichzeitig hat die Pandemie gezeigt, wie flexibel anpassbar auf neue Herausforderungen Krankenhausstrukturen und Prozesse sein sollten. Die Prozesse sind demnach entsprechend zu gestalten. Die Digitalisierung, die ebenfalls pandemiebedingt in deutschen Krankenhäusern weiter vorangetrieben wurde, könnte als ergänzender Baustein zur Flexibilität und Neuausrichtung eines Krankenhauses beitragen. Neben der verstärkten Nutzung von telemedizinischen Konsultationen oder digitalen Lösungen für Patienten oder Besucherinnen und Besucher wurden digitale Formen auch bei der Ausbildung eingesetzt. Flexible Arbeitsmodelle, die für bestimmte Arbeiten Homeoffice ermöglichen, könnten Teil einer neuanzupassenden Krankenhausvision sein. Beides kann dazu führen, Fachkräfte auch zukünftig an den Krankenhausstandort zu binden und zu gewinnen. Ein Fokus ist auch auf die Förderung der Mitarbeitergesundheit oder der Belastungssteuerung am Arbeitsplatz zu richten. In der Pandemie wurde ebenfalls deutlich, wie stark das interdisziplinäre Arbeiten in und zwischen Krankenhäusern und innerhalb des Gesundheitsversorgungsnetzwerkes zur Sicherung und Versorgung der Bevölkerung ist. Ein Krankenhausstandort könnte somit auf ein differenziertes Versorgungssystem abzielen, in dem der Patient interdisziplinär betrachtet wird, um auf komplexe Gesundheitsprobleme effizient reagieren zu können. Auch könnte die Vision beinhalten, sich verstärkt auf dem Gebiet der

Forschung zu engagieren. Dadurch könnten spezielle Krankenhausstandorte den Rahmen für schnelle Innovationen in der medizinischen Forschung schaffen und somit als Garant für eine qualitativ hochwertige Gesundheitsversorgung dienen. Die Pandemie könnte auch verdeutlicht haben, wie wichtig ein dezentrales Gesundheitsnetzwerk aus Krankenhäusern unterschiedlicher Versorgungsstufen und weiteren Gesundheitsdienstleistern ist. Allerdings deuten aktuelle politische Äußerungen an, dass zukünftig ein stärker zentralisiertes Krankenhaussystem in Deutschland die Versorgung der Bevölkerung sicherstellen soll. Dies könnte aus dem Papier Nummer drei der Regierungskommission abgeleitet werden (Regierungskommission 2022). Nach diesem sollen Krankenhäuser in bestimmte Level eingeteilt werden. Diese Level sollen dann zur Erbringung von bestimmten medizinischen Leistungen befähigen. Diese und weitere politische Rahmenbedingungen sollten Eingang in eine Vision und Strategie zur Neuausrichtung eines Krankenhausstandortes finden.

Die Vision und die dazu notwendige Strategie sollten klar formuliert werden, um eine zielgerichtete Kommunikation an alle Mitarbeitenden zu ermöglichen. Zur Sicherung einer erfolgreichen Neuausrichtung ist es wesentlich, dass alle Mitarbeitenden ein Verständnis von der Vision erlangen. Dies fördert das Engagement der Arbeitnehmer, die Veränderung aktiv mit zu unterstützen.

9.3.3 Veränderungen institutionalisieren und kulturell verankern

Die Schritte fünf bis acht umfassen zum einen den Abbau von Handlungsbarrieren, das Herbeiführen von kurzfristigen Erfolgen, die erzielten Veränderungen weiter voranzutreiben und die Veränderungen im Unternehmen zu verankern. Je nach Ausprägung der individualisierten Krankenhausvision sollten Handlungsbarrieren identifiziert werden. Die Barrieren können dabei exogen wie auch endo-

sind somit noch nicht durch Forschungsarbeiten verifiziert und bestätigt.

gen sein. Beispielsweise hat die lokale Politik möglicherweise eine andere Vorstellung von der Gesundheitsversorgung der Bevölkerung in ihrer Region, als dies auf Landes- oder Bundesebene beurteilt wird. Praktisch könnte die lokale Politik sehr darauf bedacht sein, weiterhin ein Krankenhaus mit einem differenzierten medizinischen Leistungsspektrum zur Erbringung von stationären Gesundheitsleistungen vorzuhalten. Im Rahmen der landespolitischen Krankenhausplanung könnte der Entschluss gefasst werden, das lokale Krankenhaus auf bestimmte medizinische Leistungsbereiche und Leistungsgruppen festzulegen, weil die Patientenversorgung weiterhin unter den gesetzten Versorgungskriterien gesichert sein soll. Spezialisierte Leistungsgruppen sollen jedoch zukünftig nicht mehr im Leistungsspektrum dieses Krankenhauses angeboten werden, sondern an einem entfernteren Krankenhausstandort konzentriert werden. Bundespolitisch könnten, obwohl die Krankenhausplanung in der Hoheit der Länder liegt, Rahmenbedingungen so gesetzt werden, dass wohlmöglich das Krankenhaus in diesem fiktiven Beispiel zukünftig nicht mehr an der stationären Patientenversorgung teilnehmen wird. Dadurch können sich Vorhaben, die zwischen unterschiedlichen Akteuren abgestimmt sind, in verschiedene Richtungen entwickeln. Dies könnte zu einem Stillstand oder der Verlangsamung einer Neuausrichtung führen. Handlungsbarrieren können auch innerhalb des Krankenhauses auftreten, indem zum Beispiel von der Neuausrichtung betroffene Leistungsbereiche, die zukünftig eingeschränkt würden, Argumente anführen, die eine Umsetzung erschweren. Beispielsweise könnten durch eine Konzentration auf allgemeine Leistungsgruppen spezialisierte Leistungsgruppen nicht mehr erbracht werden, wodurch die Attraktivität des Krankenhausstandorts für die Weiterbildung von Assistenzärzten oder Fachärzten geschmälert würde. Dies könnte dann negative Folgen und Auswirkungen auf die Nachbesetzung freier oder freiwerdender Stellen haben. Diese oder ähnliche Argumente sollten in diesem Schritt konsequent bearbeitet und überwunden werden. Nur dadurch kann anschließend sichergestellt werden, dass die nachfolgenden Schritte sowie der gesamte Prozess der Neuausrichtung erfolgreich gestaltet werden können.

Im sechsten Schritt geht es um die Realisation von kurzfristigen Gewinnen. Diese Gewinne können beispielsweise sowohl in der Anpassung von Prozessen wie auch in der Optimierung von Kostenstrukturen liegen. Werden durch einen verbesserten Prozess zum Beispiel die vorhandenen Ressourcen von Mitarbeitenden besser genutzt und somit Mitarbeiterkapazitäten effizienter und effektiver in den betrieblichen Prozess eingebunden, kann dies zum einen die Mitarbeitermotivation fördern und zum anderen dazu führen, dass vielleicht vormals bestandene Versorgungsengpässe gelöst werden. Dies könnte wiederum ein Wettbewerbsvorteil bei der Gewinnung weiterer Fachkräfte sein.

Die Schritte sieben und acht beinhalten, die Veränderungen in der Unternehmenskultur zu verankern. Dies ist in der Praxis maßgeblich abhängig von den zuvor gemachten Schritten. Eine Kultur der kontinuierlichen Verbesserung kann dann dauerhaft in der Unternehmenskultur verankert werden, wenn ein entsprechendes Anreizsystem implementiert wird, das kontinuierliche Verbesserung belohnt.

9.4 Praktische Anwendung aus Sicht eines Krankenhauses

Jedes deutsche Krankenhaus hat eine einzigartige Konstellation. Auch wenn Prozesse in Teilen standardisiert sind, so sind viele Faktoren, die auf ein Krankenhaus wirken, individuell. Dies kann und sollte bei einer unterschiedlichen Herangehensweise oder veränderten Schwerpunktsetzung beachtet werden. Die folgende Beschreibung skizziert einen Weg mit verschiedenen Aspekten, die auch von allgemeiner Relevanz sein könnten. Dabei wird verstärkt auf die derzeitigen landesspezifischen Rahmenbedingungen in NRW in Kom-

Kapitel 9 · Herausforderungen einer Neustrukturierung aus Krankenhaussicht

bination mit den Einflüssen der Bundesebene eingegangen. Da in näherer Zukunft wesentliche Veränderungen erwartet werden, ist der hier dargestellte Sachverhalt eine Momentaufnahme, die ebenfalls einer Entwicklung unterliegt.

Um die „Dringlichkeit" herzustellen, ist es im ersten Schritt notwendig, Transparenz über die eigene aktuelle Situation herzustellen. Die Erfassung, Auswertung und Analyse von Zahlen und Daten wurde als ein Baustein zum Erkenntnisgewinn herangezogen. Hierzu wurde ein Fokus auf Leistungs-, Finanz- und Personaldaten gelegt. Der Verlauf der Vergangenheitswerte bis zu den aktuellen IST-Werten liefert dabei Indizien, in welchen Bereichen das Krankenhaus sich wie entwickelt hat. Ein Abgleich zwischen der bestehenden Planung und dem tatsächlich erreichten IST gab Hinweise, ob bestimmte Entwicklungen sich wie prognostiziert ergeben haben oder ob Abweichungen zwischen dem eingetretenen IST und der Planung bestehen. Um die Zahlen und Daten zu plausibilisieren, zu verstehen und zu hinterfragen, wurden Gespräche mit unterschiedlichen Akteuren im Krankenhaus geführt. Die individuelle Gremien- und Kommunikationsstruktur innerhalb der Betriebsstätten wurde berücksichtigt. Relevant ist, dass die Perspektiven und Sichtweisen der unterschiedlichen Dienstgruppen Eingang in die Meinungsbildung zur Erstellung einer Vision und Strategie finden. Ebenfalls wurden in den Gesprächen Erwartungen hinsichtlich der zukünftigen Entwicklungen ausgetauscht, sodass der Gesprächsfokus sich neben der Zahlenbewertung um weitere Elemente erweiterte. Dass der Austausch in beide Richtungen, also vom Fachexperten zum Krankenhausgeschäftsführer und umgekehrt stattfindet, ist ein wichtiges Zusammenspiel für ein umfassendes Bild der Gesamtsituation. Zum einen sind die Einschätzungen der Fachexperten für ihren jeweiligen Bereich, zum anderen die Einbindung der Krankenhausgeschäftsführung in die Einschätzung der zukünftigen Entwicklung innerhalb der Landes- und Bundesebene sowie

die Einordnung in den Gesamtkontext der gesellschaftlichen und wirtschaftlichen Entwicklungen aus den jeweiligen Perspektiven bereichernd für die Bildung einer Strategie. Indem gegenüber den beteiligten Akteuren im Krankenhaus Transparenz hergestellt wurde und sie über die möglicherweise zu erwartenden Rahmenbedingungen informiert wurden, wurde eine Dringlichkeit geschaffen, Veränderungsprozesse zu tragen und zu unterstützen. Schwierigkeiten können besonders deutlich dann zu Tage treten, wenn unter den Führungskräften Uneinigkeiten über die zukünftige Strategie oder Ausrichtung des Krankenhausstandortes besteht. Um diese Unsicherheit in Teilen zu reduzieren, kann – wenn die Möglichkeit besteht – es sich empfehlen, mit einem abgegrenzten Umsetzungstest zu beginnen. Dies bedeutet, dass die acht Phasen von Kotter zunächst für einen abgrenzbaren Teil durchlaufen werden, bevor dies für den gesamten Krankenhausstandort geschieht. Besteht die Gesamtstrategie beispielsweise darin, zwei Krankenhausstandorte zusammenzulegen, ist es denkbar, zwei vormals an zwei Standorten befindliche gleiche Fachabteilungen an einem Standort zu konzentrieren, um Doppelvorhaltungen abzubauen und auf die zukünftig reduzierte Anzahl an Fachkräften aktiv steuernd zu reagieren. Durch dieses Vorgehen kann geprüft werden, ob die gewünschten Effekte eintreten und welche weiteren Aspekte in der Vision und der Gesamtstrategie zu berücksichtigen sind. Treten ungewollte Effekte ein, können diese Erkenntnisse in die Konzeption der Gesamtstrategie eingehen. Die Durchführung einer Testphase muss natürlich beim Zeitplan bedacht werden.

Eine große Anzahl an Mitarbeitenden sollte für die „Koalition" gewonnen werden. Durch diese breit angelegte Koalition könnte auf eine Vielzahl von unterschiedlichen Perspektiven zurückgegriffen werden. Argumente oder Einschätzungen, die mehrfach benannt würden, können bestimmte Argumente verstärken und dienen der Fokussierung. Zuvor benannte Themen wie die Reform des DRG-

Finanzierungssystems, die Krankenhausplanung der Bundesländer, die zukünftige Fachkräfteverfügbarkeit und die digitale Transformation sollten allesamt in der Strategie berücksichtigt werden. Ebenso wie die angestoßene Ambulantisierung von bisher stationär erbrachten medizinischen Leistungen und auch das veränderte Verhalten der Bevölkerung. Zu beachten ist, dass die Breite der Koalition in einem individuell einzuschätzenden Verhältnis zwischen Aufwand und Nutzen festzulegen ist: Aufwand, der aufgrund der Komplexität durch eine Vielzahl von einbezogenen Mitarbeiterinnen und Mitarbeitern entsteht und Nutzen, um eine möglichst breite Durchdringung und Akzeptanz in der Organisation zu erlangen.

Als „Vision" kann formuliert werden, zukünftig als Gesundheitsdienstleister für die Bevölkerung einer bestimmten Region einen wesentlichen Eckpfeiler in der Daseinsvorsorge sicherzustellen. Eine „Strategie" zur Erreichung der Vision wird dann individuell entwickelt. In diesem Beispiel ist es die Herstellung eines leistungsfähigen Krankenhausstandortes durch Konzentration von vormals zwei Krankenhausstandorten.

Bevor die Vision kommuniziert wird, sollte die inhaltliche Abstimmung in den internen Gremien beachtet werden. Ist auch in den Gremien eine gemeinsame Absprache über die Vision und Strategie erreicht, kann es hilfreich sein, diese Gedanken mit den zuständigen Behörden wie zum Beispiel der Bezirksregierung und dem Ministerium sowie weiteren Verantwortlichen zu teilen. Hierdurch geschieht eine Rückkopplung zwischen der Interpretation der Rahmenbedingungen aus Sicht des Krankenhausträgers und den durch die Behörden angestrebten Strukturen. Im Idealfall besteht eine deckungsgleiche Auffassung, was den Veränderungsprozess unterstützt. Wenn Differenzen bestehen, so können diese besprochen und bewertet werden, was gegebenenfalls zu einer Anpassung der Vision oder Strategie führen kann. Dadurch kann der Krankenhausträger vermeiden, Ressourcen in nicht gewünschte Strukturen zu investieren, beziehungsweise gezielte Unterstützung durch die Bundesländer

erhalten.[11] Gespräche mit Kostenträgern sollten ebenfalls geführt werden, um ein gegenseitiges Verständnis von der zukünftigen Versorgungsstruktur zu erlangen und notwendige Schritte abzustimmen. Je nach Ausgestaltung der Strategie sollten Gespräche mit weiteren Dritten geführt werden. Das könnten beispielsweise auch Banken zur Finanzierung, weitere Krankenhausträger in direkter Nachbarschaft zur Abstimmung von medizinischen Leitungsbereichen oder auch weitere vor- und nachgelagerte Leistungserbringer von Gesundheitsleistungen sein, ebenso wie Rettungsdienste oder Gesundheitsämter, um Schnittstellen ideal aufeinander abzustimmen.[12] Die Kommunikation der Vision spielt somit eine entscheidende Rolle beim Gelingen eines Veränderungsprozesses. Der internen Kommunikation und Transparenz der Maßnahmen kommt in der Praxis eine sehr hohe Bedeutung zu. Je nach Unternehmenskultur gibt es verschiedene Wege der Kommunikation. Hervorzuheben ist: Je mehr sich die Mitarbeitenden mit den einzelnen Maßnahmen identifizieren, desto besser gelingt der Transfer in die angestrebte neue Struktur. Den Formen und Möglichkeiten sind dabei keine Grenzen gesetzt. Mitarbeiterversammlungen, schriftliche Kommunikation über Entwicklungsstände bis hin zu offenen Fragestunden zwischen Mitarbeitern und Führungskräften wie auch kleine Videos im Inter- oder Intranet dienen dazu, dauerhaft die Transparenz über die Vision und den strategischen Weg in Verbindung mit den erreichten und bevorstehenden Maßnahmen zu erhalten. „Kurzfristige Erfolge" können dabei ebenso zur Sprache kommen wie Sorgen über die anstehenden Veränderungen. Ist die gewünschte Transformation zum Beispiel im Sinne einer Zusammenführung von zwei vormals getrennten Krankenhausstandorten an einem Standort

---

11 Siehe hierzu die durch die Landesregierung NRW bereitgestellten Mittel zur Umsetzung der NRW-Krankenhausplanung.

12 Eine geplante Abstimmung von medizinischen Leistungsangeboten muss unter Beachtung des Wettbewerbsrechts erfolgen. Ein Einbezug des Bundeskartellamtes im Vorfeld ist zu prüfen.

abgeschlossen, gilt es diesen Zustand dauerhaft in der „Unternehmenskultur zu verankern".

9.5 Zusammenfassung und Ausblick

Die Krankenhausbranche steht vor großen Veränderungen. Externe wie interne Faktoren weisen auf eine grundlegende Neuausrichtung deutscher Krankenhäuser hin. Globale Effekte wirken ebenso auf die Neuausrichtung wie nationale oder regionale Anforderungen. Auch interne Faktoren werden bei einer möglichen Neuausrichtung eines Krankenhausstandortes eine Rolle spielen.

Die Neuausrichtung deutscher Krankenhäuser sollte dabei zwei wesentliche Aspekte umfassen. Zum einen sollte das derzeitige DRG-System zur Finanzierung der Krankenhausbetriebskosten verändert werden. Es hat sich gezeigt, dass das DRG-System die exogenen Schocks nicht adäquat abbilden kann. Die Folge ist eine Vielzahl von einzelnen Eingriffen, die weitere Auswirkungen nach sich ziehen. Ein neues System kann wieder Stabilität und somit Planbarkeit für die Zukunft bewirken. Dabei wird deutlich, dass ein Wechsel des Finanzierungssystems nicht von jetzt auf gleich geschehen kann. Es bedarf einer Übergangsphase, um den Krankenhäusern potenzielle Anpassungsprozesse zeitlich zu ermöglichen. Für diese Übergangsphase wird es wichtig sein, die Transformation der Krankenhausbranche mit finanziellen Mitteln zu unterstützen. Eine Konzentration von Krankenhausstandorten in Deutschland wird monetäre Mittel außerhalb der Betriebskostenfinanzierung benötigen. Neben der Neuausrichtung des Finanzierungssystems ist ebenfalls wichtig, eine landesbezogene Planung der Krankenhauslandschaft vorzunehmen. Hierbei müssen lokale Perspektiven gegen gesamtgesellschaftliche regionale Versorgungsperspektiven abgewägt werden. Die Neustrukturierung anhand der Krankenhausplanung wird ebenfalls nicht ohne zusätzliche Mittel strukturiert gelingen.

Ein offener und transparenter Einbezug der beteiligten Marktteilnehmern erscheint zwar auf den ersten Blick herausfordernd, kann allerdings eine breite Grundlage für die Beteiligung von Verantwortlichen schaffen, die später dann bei der Umsetzung unterstützend wirken. Ein ungesteuerter Prozess allein über die Wirtschaftlichkeit sollte vermieden werden. Denn es könnte zum Beispiel in bestimmten Konstellationen dazu kommen, dass wirtschaftlich überlegene Standorte trotzdem vom Markt verschwinden, weil bestimmte Krankenhäuser durch Subventionierung gegenüber anderen Standorten einen Vorteil haben. Somit könnte eine Struktur gefördert werden, die nicht dem angestrebten Ergebnis entspricht.

Die kommenden Jahre werden massive Veränderungen im Bereich der Fachkräfteverfügbarkeit mit sich bringen. Es kann damit gerechnet werden, dass mehr Erwerbstätige aus dem Berufsleben austreten als eintreten. Damit werden Veränderungsprozesse in den Krankenhäusern angetrieben, um die vorhandenen Ressourcen effizient und effektiv für die Gesundheitsversorgung einzusetzen. Digitalisierung, Robotik und neue Formen der Zusammenarbeit können Lösungsansätze sein, um diese Herausforderung zu bewältigen.

Es zeigt sich, dass Veränderungsprozesse im Krankenhaus hochkomplexe Vorgänge sind, die am besten über einen strukturierten Ansatz systematisch vorbereitet, gesteuert und durchgeführt werden können. Eine tiefergehende empirische Erforschung von Krankenhausneuausrichtungen in den kommenden Jahren vor dem Hintergrund der dargestellten und weiterer Faktoren könnte Ergebnisse liefern, die zum einen Auswirkungen der politischen Rahmenbedingungen spiegeln und zum anderen die Erfolgsfaktoren bei einer Neuausrichtung von Krankenhäusern benennen.

Literatur

Ärzteblatt (2023) Insolvenzwelle bei den Krankenhäusern. https://www.aerzteblatt.de/nachrichten/146549/Insolvenzwelle-bei-den-Krankenhaeusern. Zugegriffen: 1. Febr. 2024

Bode I (2021) Regulierungsperspektiven für die Gesundheitsversorgung in Deutschland, S 7–14

Boer O, Buck R, Guggenberger P, Simon P (2019) Wie der Wandel Wirklichkeit wird. McKinsey & Company

BMG – Bundesgesundheitsministerium (2020) Kabinett beschließt Entwürfe für Gesetzespakete zur Unterstützung des Gesundheitswesens bei der Bewältigung der Corona-Epidemie. https://www.bundesgesundheitsministerium.de/presse/pressemitteilungen/2020/1-quartal/gesetzespakete-corona-epidemie. Zugegriffen: 1. Febr. 2024

BMG – Bundesgesundheitsministerium (2023a) Eckpunktepapier – Krankenhausreform. https://www.bundesgesundheitsministerium.de/fileadmin/Dateien/3_Downloads/K/Krankenhausreform/Eckpunktepapier_Krankenhausreform_final.pdf. Zugegriffen: 1. Febr. 2024

BMG – Bundesministerium für Gesundheit (2023b) Krankenhausfinanzierung. https://www.bundesgesundheitsministerium.de/krankenhausfinanzierung. Zugegriffen: 1. Febr. 2024

Destatis (2023a) Bruttoinlandsprodukt von 1950 bis 2022 im Durchschnitt 3,1 % pro Jahr gewachsen. https://www.destatis.de/DE/Presse/Pressemitteilungen/2023/06/PD23_N032_81.html. Zugegriffen: 1. Febr. 2024

Destatis (2023b) Verbraucherpreisindizes. https://www.destatis.de/DE/Themen/Wirtschaft/Preise/Verbraucherpreisindex/Tabellen/Verbraucherpreise-12Kategorien.html. Zugegriffen: 1. Febr. 2024

Destatis (2023c) Verdienste, Reallöhne und Nominallöhne. https://www.destatis.de/DE/Themen/Arbeit/Verdienste/Realloehne-Nettoverdienste/_inhalt.html. Zugegriffen: 1. Febr. 2024

Destatis (2023d) Krankenhäuser, Einrichtungen und Betten. https://www.destatis.de/DE/Themen/Gesellschaft-Umwelt/Gesundheit/Krankenhaeuser/Tabellen/gd-krankenhaeuser-jahre.html. Zugegriffen: 1. Febr. 2024

Destatis (2023e) Veränderung der Zahl der Lebendgeborenen zum jeweiligen Vorjahr. https://www.destatis.de/DE/Themen/Gesellschaft-Umwelt/Bevoelkerung/Geburten/Tabellen/lebendgeborene-differenz.html. Zugegriffen: 1. Febr. 2024

Finanz-tools.de (2023) https://www.finanz-tools.de/inflation/inflationsraten-deutschland. Zugegriffen: 1. Febr. 2024

Fuchs M, Weyh A (2018) Demografischer Wandel und Arbeitsmarkt; Auswirkungen auf Arbeitsangebot und Arbeitsnachfrage. Blätter Wohlfahrtspfleg 165:50–53

Fuchs M, Weyh A (2023) Die Arbeitsmarktsituation in Krankenhäusern. In: Klauber J, Wasem J, Beivers A, Mostert C (Hrsg) Krankenhaus-Report 2023. Springer, Berlin, S 33–48

Gaß G (2023) Bis zu 80 Klinik-Insolvenzen in Deutschland im Jahr 2024. https://www.welt.de/wirtschaft/article248843284/Krankenhausgesellschaft-Bis-zu-80-Klinik-Insolvenzen-in-Deutschland-2024.html. Zugegriffen: 1. Febr. 2024

Hontschik B (2023) Die Revolution ist alternativlos. https://www.aerztezeitung.de/Wirtschaft/Die-Revolution-ist-alternativlos-438701.html. Zugegriffen: 1. Febr. 2024

Kaspras DC (2019) Die Krankenhausinsolvenz. Bucerius Law School, Hamburg

Knieps F (2020) Impulse für eine innovative Regulierung des Gesundheitswesens – Eckpunkte eines neuen SGB V. Springer, Berlin, S 317–334

Kotter JP (2011) Leading Change. C. H. Beck, München

Lauterbach K (2023a) Lauterbach: „Das System muss sich ändern.". https://www.bundesgesundheitsministerium.de/presse/interviews/interview/die-zeit-15-06-2023-krankenhausreform. Zugegriffen: 1. Febr. 2024

Lauterbach K (2023b) Lauterbach: „Die Immunität ist da, aber die Pandemie ist nicht für alle vorbei.". https://www.bundesgesundheitsministerium.de/presse/reden/rede/corona-bericht-kinder-jugendliche-bt-21-04-23.html. Zugegriffen: 1. Febr. 2024

Lohfert & Lohfert (2019) Gutachten – Krankenhauslandschaft in Nordrhein-Westfalen

MAGS – Ministerium für Arbeit, Gesundheit und Soziales des Landes Nordrhein-Westfalen (2023) Förderung zur Umsetzung der Krankenhausplanung 2022. https://www.mags.nrw/foerdergrundsaetze-umsetzung-der-neuen-krankenhausplanung. Zugegriffen: 1. Febr. 2024

MDR (2024) Mehr Krankenhauspleiten 2024 befürchtet. https://www.mdr.de/nachrichten/deutschland/wirtschaft/krankenhaeuser-insolvenzen-ostdeutschland-sachsen-anhalt-thueringen-100.html. Zugegriffen: 1. Febr. 2024

Mostert C, Hentschker C, Scheller-Kreinsen D, Günster C, Malzahn J, Klauber J (2021) Auswirkungen der Covid-19-Pandemie auf die Krankenhausleistungen im Jahr 2020. In: Klauber J, Wasem J, Beivers A, Mostert C (Hrsg) Krankenhaus-Report 2021. Springer, Berlin, S 277–306

OECD (2020a) Ein Drahtseilakt für die Weltwirtschaft – Wirtschaftsausblick Juni 2020. https://www.oecd.org/wirtschaftsausblick/juni-2020/#Global-outlook. Zugegriffen: 1. Febr. 2024

OECD (2020b) Damit aus Hoffnung Realität wird – OECD Wirtschaftsausblick, Dezember 2020. https://www.oecd.org/wirtschaftsausblick/dezember-2020/. Zugegriffen: 1. Febr. 2024

Ostwald DA, Ehrhard T, Bruntsch F, Schmidt H, Friedl C (2010) Fachkräftemangel – Stationärer und ambulanter Bereich bis zum Jahr 2023. PwC, Frankfurt am Main

Oswald J, Neumeyer H, Visarius M (2023) Rahmenbedingungen und Herausforderungen im Personalmanagement. In: Klauber J, Wasem J, Beivers A, Mostert C (Hrsg) Krankenhaus-Report 2023. Springer, Berlin, S 85–106

PwC (2022) Status quo: Der Fachkräftemangel gefährdet die Gesundheitsversorgung in Deutschland. PwC, Frankfurt am Main

Regierungskommission für eine moderne und bedarfsgerechte Krankenhausversorgung (2022) https://www.bundesgesundheitsministerium.de/fileadmin/Dateien/3_Downloads/K/Krankenhausreform/3te_Stellungnahme_Regierungskommission_Grundlegende_Reform_KH-Verguetung_6_Dez_2022_mit_Tab-anhang.pdf. Zugegriffen: 1. Febr. 2024

Roeder N, Kasper N (2022) Ihr Krankenhaus 2030 – sicher und stark für die Zukunft. Kohlhammer, Stuttgart

SVR – Sachverständigenrat zur Begutachtung der Entwicklung im Gesundheitswesen (2023) Resilienz im Gesundheitswesen

Schmedders M, Trewendt C, Egerer J (2023) Pflegepersonalvorgaben im Krankenhaus. In: Klauber J, Wasem J, Beivers A, Mostert C (Hrsg) Krankenhaus-Report 2023. Springer, Berlin, S 213–232

Open Access Dieses Buch wird unter der Creative Commons Namensnennung 4.0 International Lizenz (http://creativecommons.org/licenses/by/4.0/deed.de) veröffentlicht, welche die Nutzung, Vervielfältigung, Bearbeitung, Verbreitung und Wiedergabe in jeglichem Medium und Format erlaubt, sofern Sie den/die ursprünglichen Autor(en) und die Quelle ordnungsgemäß nennen, einen Link zur Creative Commons Lizenz beifügen und angeben, ob Änderungen vorgenommen wurden.

Die in diesem Buch enthaltenen Bilder und sonstiges Drittmaterial unterliegen ebenfalls der genannten Creative Commons Lizenz, sofern sich aus der Abbildungslegende nichts anderes ergibt. Sofern das betreffende Material nicht unter der genannten Creative Commons Lizenz steht und die betreffende Handlung nicht nach gesetzlichen Vorschriften erlaubt ist, ist für die oben aufgeführten Weiterverwendungen des Materials die Einwilligung des jeweiligen Rechteinhabers einzuholen.

Sektorenübergreifende Planung ambulanter und ambulant erbringbarer Leistungen

Theresa Hüer, Anke Walendzik, Adam Pilny, Florian Buchner, Lara Kleinschmidt, Boris Augurzky und Jürgen Wasem

Inhaltsverzeichnis

10.1   Problemstellung – 197

10.2   Überblick über das vorgeschlagene Modell – 198

10.3   Vorbereitungsphase – 199
10.3.1   Grundlegende Überlegungen – 199
10.3.2   Festlegung institutioneller Zuständigkeiten – 200
10.3.3   Umsetzung der Maßzahlen in der Vorbereitungsphase – 202

10.4   Phase 1: Sektorenübergreifendes Monitoring – 202

10.5   Phase 2: Sektorenübergreifende Versorgungsplanung – 204
10.5.1   Variante A: Erweiterung des Umfangs der ambulanten Bedarfsplanungs-Richtlinie – 204
10.5.2   Variante B: Ausschreibung von Leistungspaketen – 205
10.5.3   Variante Y: Kombination der Varianten A und B – 206

Die hier in Kurzform berichtete Studie wurde finanziell durch den Verband der Ersatzkassen (vdek) unterstützt und als wissenschaftlicher Debattenbeitrag unabhängig von den Positionen der Ersatzkassen erstellt. Die Studie ist erschienen als IBES Diskussionsbeitrag Nr. 238 der Wirtschaftswissenschaftlichen Fakultät der Universität Duisburg-Essen (Hüer et al. 2023).

© Der/die Autor(en) 2024
J. Klauber et al. (Hrsg.), *Krankenhaus-Report 2024*, https://doi.org/10.1007/978-3-662-68792-5_10

10.6   Schlussfolgerungen – 207

Literatur – 208

Kapitel 10 · Sektorenübergreifende Planung ambulanter Leistungen

■ ■ Zusammenfassung

Eine stärkere Ambulantisierung der Versorgung wird politisch angestrebt. In der Konsequenz werden Leistungsbereiche zukünftig zunehmend „sektorenübergreifend" sowohl von Krankenhäusern als auch von Vertragsärzten und medizinischen Versorgungszentren (MVZ) erbracht. Damit stellt sich die Frage nach der Notwendigkeit von Anpassungen der ambulanten vertragsärztlichen Bedarfsplanung und der Krankenhausplanung sowie nach einer möglichen eigenen „sektorenübergreifenden" Versorgungsplanung. Die Autoren dieses Beitrags schlagen dazu ein mehrschrittiges Modell vor. Eine Richtlinie des Gemeinsamen Bundesausschusses soll zunächst die Grundlage für die sektorenübergreifende Versorgungsplanung legen. Dazu sind unter anderem die bedarfsgerechte Gesamtmenge ambulant und stationär erbringbarer Leistungen sowie der angestrebte Ambulantisierungsgrad in zu definierenden Leistungssegmenten festzulegen. Der Vorschlag identifiziert zwei Varianten einer sektorenübergreifenden Versorgungsplanung: Eine Variante erweitert den Umfang der ambulanten Bedarfsplanung, indem Leistungen aus dem sektorenübergreifenden Leistungsbereich in das bisher mit der ambulanten Bedarfsplanung beplante Leistungsvolumen überführt werden. Die andere Variante ist ein Ausschreibungsmodell, bei dem die ermittelten Bedarfe in einer Region zu passenden Leistungspaketen gebündelt und zu festen Preisen ausgeschrieben werden. Dabei sind die beiden Varianten nicht gleichermaßen für alle Leistungsbereiche geeignet, sodass sie – in einer dritten Ausgestaltungsüberlegung – parallel in unterschiedlichen Leistungssegmenten zum Einsatz kommen sollten. Das vorgeschlagene Modell bedarf umfassender konzeptioneller Vorarbeiten.

Strengthening ambulatory care is politically intended in Germany. Therefore, hospitals as well as office-based physicians will increasingly perform cross-sectional care. This raises the question whether there is a need for adjustments to the current separate systems for planning outpatient and inpatient capacity and calls for a possible separate planning system for cross-sectional services. The authors propose a multi-step process, based on a directive by the Federal Joint Committee (G-BA). The demand-oriented quantity of total services as well as the degree of ambulantisation have to be determined. The authors propose two variants of cross-sectional planning: Including cross-sectional services into the present system of ambulatory planning or the tendering of packages of cross-sectional services. As these approaches are suitable for different types of services, they should be implemented in parallel. Conceptual work is necessary to operationalise the proposed model.

10.1 Problemstellung

Eine stärkere Ambulantisierung der Versorgung wird als ein wesentliches Mittel zu Steigerung von Effizienz und Patientenorientierung angesehen, und so zielen etwa vom Gesetzgeber geschaffene Instrumente (z. B. Hybrid-DRGs) darauf ab, die Substitution stationärer durch ambulante Leistungserbringung anzureizen. Ambulantisierung bislang stationär erbrachter Leistungen hat Auswirkungen auf die Nutzung der Kapazitäten von Krankenhäusern und Vertragsärzten. Damit stellt sich die Frage, welche Anpassungen in der Krankenhausplanung und der vertragsärztlichen Bedarfsplanung notwendig sind. Darüber hinaus ist zu fragen, ob es einer eigenen „sektorenübergreifenden" Versorgungsplanung für den Bereich der durch beide Sektoren erbringbaren Leistungen bedarf.

Ein zentrales Ziel von Planungssystemen im deutschen Gesundheitssystem ist, den Umfang der Leistungserbringung zu begrenzen, sei es über Kapazitätsbegrenzungen oder über eine Begrenzung erbringbarer Mengen, um nicht bedarfsgerechte Leistungsausweitungen (angebotsinduzierte Nachfrage) zu beschränken und Impulse zu einer bedarfsgerechten regionalen Verteilung des Leistungsangebots zu setzen. Des Weiteren geht es um die Sicherung von Qualitätsanforderungen. Die Entwicklung eines Planungssystems für den sektorenübergreifenden Leistungsbereich stößt insoweit – zumindest in der kurzen Frist – schnell an Grenzen, denn die versorgungspolitisch gewünschte Ambulantisierung im Sinne der Verlagerung von Leistungen aus der stationären in die ambulante Versorgung führt notwendigerweise zunächst dazu, dass Leistungen vermehrt ambulant erbracht werden. Eine frühzeitige explizite Begrenzung des Umfangs der Leistungserbringung in diesem Bereich durch Planungsansätze könnte diesen gewollten Prozess ausbremsen. Gleichwohl ist es im Ambulantisierungsprozess zu vermeiden, dass zwar zusätzliche Leistungen ambulant erbracht werden, aber die stationär erbrachten Leistungen in den entsprechenden Leistungsbereichen auf gleichem oder nur geringfügig niedrigerem Niveau bleiben. Insofern ist es unabdingbar, den Ambulantisierungsprozess bei der Krankenhausplanung in Gestalt einer entsprechenden Bereinigung um ambulantisierte Leistungen zu berücksichtigen.

10.2 Überblick über das vorgeschlagene Modell

Vor dem Hintergrund der genannten Herausforderungen schlagen die Autoren ein mehrschrittiges Modell vor. In einer konzeptionellen Vorbereitungsphase sind regulatorische Anpassungen und die Entwicklung einer G-BA-Richtlinie zur sektorenübergreifenden Versorgungsplanung vorgesehen. Daran schließt sich eine Phase des initialen sektorenübergreifenden Leistungsmonitorings an (Phase 1), in der das Augenmerk auf den Ambulantisierungsgrad sowie mögliche Anzeichen für angebotsinduzierte Nachfrage gelegt wird. Anschließend erfolgt (in Phase 2) die eigentliche sektorenübergreifende Planung. Hierfür werden drei Varianten (A, B und Y) vorgeschlagen: Variante A erweitert den Umfang der ambulanten Bedarfsplanungsrichtlinie. Variante B definiert konkrete Leistungspakete, auf die sich Leistungserbringer bewerben können. Die (von den Verfassern empfohlene) Variante Y berücksichtigt schließlich – je nach Art der Leistungen – die beiden zuvor genannten Ausgestaltungsvarian-

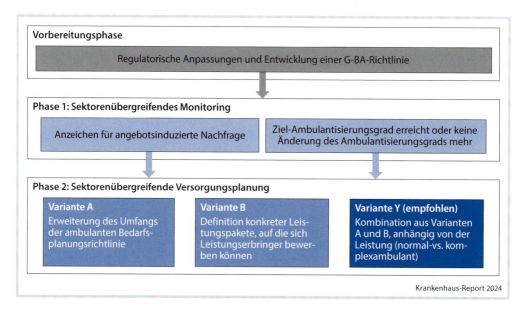

Abb. 10.1 Schematische Darstellung des vorgeschlagenen Modells. (Quelle: hcb, Lehrstuhl Prof. Wasem)

Kapitel 10 · Sektorenübergreifende Planung ambulanter Leistungen

ten parallel. ◘ Abb. 10.1 stellt die Phasen des vorgeschlagenen Modells schematisch dar.

10.3 Vorbereitungsphase

10.3.1 Grundlegende Überlegungen

Zum jetzigen Zeitpunkt ist es nicht praktikabel, alle bisher an der ambulant-stationären Schnittstelle erbrachten Leistungsbereiche in einen sektorenübergreifenden Planungsansatz einzuschließen. Vielmehr erscheint es sinnvoll, dass der Gesetzgeber fachärztlich ambulante und ambulant erbringbare Leistungen, die im Kollektivvertragssystem sowohl von Vertragsärzten als auch von Krankenhausärzten grundsätzlich erbracht werden dürfen, als Gegenstand einer sektorenübergreifenden Versorgungsplanung festlegt.

Voraussetzung für ein systematisches Leistungsmonitoring der sektorenübergreifenden Versorgung und eine daran anschließende Implementierung eines Planungssystems ist die Entwicklung von Soll-Maßzahlen für die angestrebten Leistungsmengen in den näher zu definierenden Leistungssegmenten. Die bedarfsgerechte Gesamtmenge ambulant und stationär erbrachter Leistungen sowie – über den angestrebten Ambulantisierungsgrad – die ambulante Sollmenge ist zu ermitteln. Außerdem ist eine umfassende Analyse des Status quo der erbrachten Leistungen in den für die sektorenübergreifende ambulante Leistungserbringung vorgesehenen Segmenten erforderlich, sodass sich Soll und Ist jeweils gegenüberstellen lassen. Dies ist zum einen auf Bundesebene festzulegen und muss zum anderen auf die regionalen Planungsebenen heruntergebrochen werden.

Zunächst müssen bedarfsgerechte Leistungsmengen unabhängig von ihrer Erbringungsform abgeschätzt werden, um damit (ggf. regionale) Überversorgung[1] messen zu

können. Die Differenzierung zwischen „echter" und „angebotsinduzierter" Nachfrage wird dabei eine zentrale Herausforderung sein. Dafür ist ein ausreichend detailliertes Konzept noch zu entwickeln, erste Arbeiten für Konzepte einer Ermittlung bedarfsgerechter Leistungsmengen sind allerdings verfügbar.[2] Außerdem sollten solche Analysen auf Konzepten leitliniengerechter Versorgung basieren. Dabei wird auch zu prüfen sein, welche regionalen Abgrenzungen sinnvoll und inwieweit regionale Vergleiche geeignet sind. Da aber die sorgfältige und insofern zeitaufwändige Entwicklung eines solchen Konzeptes zeitgleich zur Einführung der Vergütungsanreize zur Ambulantisierung wenig praktikabel scheint, sollte zunächst ein weniger komplexer Ansatz verwendet werden. Als lernendes System sollte er im Laufe der Zeit in das wissenschaftlich fundiertere Konzept übergehen. Wie ursprünglich in der ambulanten Bedarfsplanung mit Ist-Arztzahlen könnte hier analog mit den Ist-Leistungsmengen (alle Leistungen eines Leistungssegments, unabhängig vom Sektor, in dem diese erbracht werden) gestartet werden.

Die eingeschlossenen Leistungssegmente müssen Planungsregionen zugeordnet werden. Grundlage hierfür kann die regionale Zuordnung der führenden Arztgruppe für die jeweiligen Leistungssegmente in der ambulanten Bedarfsplanung sein. Abhängig von den Charakteristika des entsprechenden Leistungssegments kann der G-BA auch Planungsregionen festlegen, die von denen abweichen, die sich bei der Zuordnung nach der führenden Arztgruppe ergeben würden. Bei der Festlegung der Planungsregionen sollte eine Kompatibilität zu der Krankenhausplanung der Länder angestrebt werden. Dies würde eine Bereinigung der ambulantisierten Leistungen aus den Krankenhausplänen erleichtern und eine länderübergreifende Vergleichbarkeit gewährleisten.

---

1 Für die Adressierung regionaler Unterversorgung bspw. in ländlichen und/oder strukturschwachen Re-

gionen scheinen Vergütungsanreize geeigneter als die Instrumente in Planungssystemen, da diese primär auf Begrenzungsregelungen abstellen.

2 So könnte ggf. das Innovationsfonds-Projekt Pop-Group (G-BA o.J.) einen Anknüpfungspunkt bieten.

Weiterhin sind Vorgaben für die notwendigen Maßzahlen auf Bundesebene festzulegen, nämlich für

1. die Soll-Gesamtmenge der Leistungen des Leistungssegments (ambulant und stationär erbracht) (Maßzahl 1 Bundesebene) sowie für
2. die ambulante Soll-Menge (Maßzahl 2 Bundesebene).

Für die Festlegung der Soll-Gesamtmenge je Leistungssegment (Maßzahl 1 Bundesebene) sind zudem Regelungen zur Datenlieferung zum Zwecke der Ermittlung der Ist-Mengen in den einzelnen Leistungssegmenten zu treffen. Ausgangspunkt für Maßzahl 1 sind diese Ist-Leistungsmengen. Außerdem sind Kriterien für die Identifizierung eines begründeten Verdachts auf angebotsinduzierte Nachfrage bzw. einer Überversorgung in einzelnen Leistungssegmenten festzulegen. Grundlage dafür können sowohl internationale Vergleiche als auch die Analyse nationaler regionaler Unterschiede von Pro-Kopf-Leistungsmengen sein. Anschließend ist die Vorgehensweise zur Anpassung der Maßzahl 1 bei Verdacht auf angebotsinduzierte Nachfrage zu regeln. Zudem ist die Ermittlung des angestrebten optimalen Ambulantisierungsgrads je Leistungssegment zum Beispiel auf Grundlage internationaler Vergleiche zu beschreiben, um diesen auf Maßzahl 1 anzuwenden zu können, sodass sich daraus die ambulante Soll-Menge (Maßzahl 2 Bundesebene) ergibt.

Analog zur Regelungssystematik der Richtlinie zur ambulanten Bedarfsplanung sind Regelungen zum Herunterbrechen der Maßzahlen auf die regionale Ebene zu treffen – unter Berücksichtigung insbesondere der regionalen Demographie und Morbidität. So kann beispielsweise ein überdurchschnittlicher Anteil älterer Menschen in der Region sowohl die Soll-Gesamtmenge der Leistungen in einem Leistungssegment (Maßzahl 1 regional) erhöhen als auch die ambulante Soll-Menge (Maßzahl 2 regional) aufgrund der damit verbundenen Kontextfaktoren senken.

Außerdem ist festzulegen, in welchen Fällen Abweichungen auf der regionalen Ebene, etwa bei Besonderheiten der regionalen Versorgungsstrukturen, beschlossen werden könnten. Zu denken wäre hier z. B. an Abweichungen im anzustrebenden regionalen Ambulantisierungsgrad, wenn spezialisierte Klinikstandorte schwerere Fälle mit höherem stationärem Versorgungsbedarf innerhalb eines Leistungssegments überregional anziehen.

Schließlich sind Vorgaben zu machen, wann je Leistungssegment in den Planungsregionen der Übergang von Phase 1 (Leistungsmonitoring) in Phase 2 (Leistungsplanung) stattfinden soll. Ausgangspunkt ist hier zunächst die ambulante Soll-Menge (Maßzahl 2 regional) im Leistungssegment. Spätestens wenn diese erreicht ist, sollte die Phase 2 einsetzen. Da jedoch vermieden werden soll, dass sich Überversorgung etabliert und verfestigt, bietet es sich an, einen Prozentsatz der ambulanten Soll-Leistungsmenge der Maßzahl 2, z. B. 90 % oder 95 %, festzulegen, bei deren Erreichung das Leistungssegment bereits in Phase 2 – die sektorenübergreifende Versorgungsplanung – übergeht.

10.3.2 Festlegung institutioneller Zuständigkeiten

Neben dem grundsätzlichen Auftrag an den G-BA zur Erstellung einer Richtlinie zur sektorenübergreifenden Versorgungsplanung sind seitens des Gesetzgebers die zuständigen Akteure sowohl auf Bundes- als auch regionaler Ebene festzulegen. Im Rahmen seiner Richtlinien-Kompetenz erscheint der G-BA für die Bundesebene als der geeignete Akteur, die Maßzahlen 1 und 2 für die einzelnen Leistungssegmente auf Bundesebene festzulegen.

Das Herunterbrechen der Maßzahlen auf die regionale Ebene im Rahmen eines sektorenübergreifenden Versorgungsplans nach den Vorgaben der Richtlinie könnten auf KV-Ebene die KVen und die Landeskrankenhausgesellschaften im Einvernehmen mit den Landesverbänden der Krankenkassen sowie den

Ersatzkassen, analog zur Vorgehensweise in der ambulanten Bedarfsplanung, übernehmen. Wie für den Bedarfsplan nach § 99 SGB V vorgesehen, sollte auch hier die Verpflichtung zur Vorlage dieses sektorenübergreifenden Versorgungsplans bei der für die Sozialversicherung zuständigen obersten Landesbehörde bestehen. Diese hätte dann ein Beanstandungsrecht innerhalb einer Frist von zwei Monaten.

Kommt es zu keinem Einvernehmen zwischen KV, Landeskrankenhausgesellschaft und den Landesverbänden der Krankenkassen sowie den Ersatzkassen, wäre auch hier eine analoge Regelung zur Anrufung des Landesausschusses nach § 90 SGB V vorzusehen (vgl. dazu § 99 Abs. 2 SGB V). Diese Kompetenz sollte dem erweiterten Landesausschuss, der bspw. auch für die Wahrnehmung der Aufgaben im Rahmen der ambulanten spezialfachärztlichen Versorgung vorgesehen ist (§ 116b Abs. 3 SGB V), übertragen werden. Dabei handelt es sich um den Landesausschuss der Ärzte und Krankenkassen, der um Vertreter der Krankenhäuser, bestellt durch die Landeskrankenhausgesellschaft, erweitert wird, sodass eine G-BA-Parität mit einem unparteiischen Vorsitzenden und zwei weiteren unparteiischen Mitgliedern entsteht. Wie in § 90 Abs. 4 SGB V verankert, wirken die für die Sozialversicherung zuständigen obersten Landesbehörden beratend im erweiterten Landesausschuss mit.

Die durch die Richtlinie geregelten zusätzlichen Anpassungsmöglichkeiten der Maßzahlen durch die regionale Ebene könnten ebenfalls der Kompetenz des erweiterten Landes-

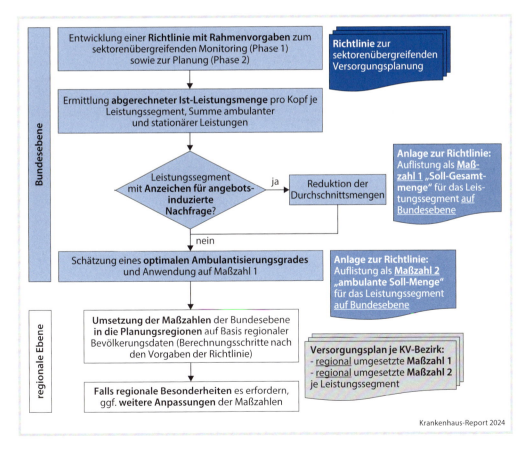

◘ Abb. 10.2 Prozess in der Vorbereitungsphase. (Quelle: hcb, Lehrstuhl Prof. Wasem)

ausschusses unterstellt werden. Für die Landesebene spricht hier z. B., dass sich Prozesse der regionalen Verteilung von leichten und schwereren Fällen aufgrund regionaler Spezialisierung beobachten und planerisch berücksichtigen lassen. Die erweiterten Landesausschüsse könnten auch das regionale Monitoring in Phase 1 und die Planung in Phase 2 wahrnehmen

10.3.3 Umsetzung der Maßzahlen in der Vorbereitungsphase

◼ Abb. 10.2 zeigt den mit dieser Studie empfohlenen und auf einer solchen Richtlinie aufbauenden Prozess der Ermittlung der Soll-Maßzahlen für das Monitoring ausgehend von den Ist-Mengen der Leistungserbringung. Entsprechend den Vorgaben der Richtlinie werden auf Bundesebene durch den G-BA die Ist-Leistungsmengen der einzelnen Leistungssegmente ermittelt und nach den festgelegten Kriterien auf Anhaltspunkte für Überversorgung überprüft und ggf. angepasst und so die Maßzahl 1 (Soll-Gesamtmenge) auf Bundesebene ermittelt. Ebenfalls entsprechend den Richtlinien-Kriterien wird auch die Maßzahl 2, die ambulante Soll-Menge, festgelegt.

Ergebnis des Berechnungsprozesses für die einzelnen Planungsregionen und Leistungssegmente sind also zwei regionale Maßzahlen, die die Grundlage für den Monitoring-Prozess bilden:

1. die regional angepasste Soll-Gesamtmenge der Leistungen des Leistungssegments (ambulant und stationär erbracht) (Maßzahl 1 regional) und
2. die ambulante Soll-Menge (Maßzahl 2 regional).

10.4 Phase 1: Sektorenübergreifendes Monitoring

Da der Gesetzgeber die Ambulantisierung, d. h. die Verlagerung von stationär zu ambulant, über Vergütungsanreize beschleunigen möchte, sollte eine Versorgungsplanung mit Mengenbegrenzungen grundsätzlich erst einsetzen, wenn der Ambulantisierungsprozess abgeschlossen ist. In der ersten Phase sollten daher Leistungserbringer, die die zugehörigen Voraussetzungen der Qualitätssicherung (vgl. z. B. §§ 135 Abs. 2, 116b Abs. 4 S. 4 SGB V) erfüllen, Leistungen grundsätzlich ohne Mengenbegrenzung erbringen können. Allein dadurch, dass definierte Qualitätsanforderungen für die Leistungserbringung erfüllt werden müssen, kann jedoch von einer mengenbegrenzenden Wirkung ausgegangen werden.

Allerdings ist zu erwarten, dass es bei einzelnen Leistungssegmenten ohne Mengenbegrenzung auch zu einer (regionalen) Überversorgung durch angebotsinduzierte Nachfrage kommen könnte und in der Konsequenz nicht gewollte Strukturen regionaler Überversorgung entstehen, die dann in der eigentlichen Planungsphase nicht mehr behoben werden könnten. Daher ist in Phase 1 ein differenziertes Monitoring der Leistungsentwicklung für die eingeschlossenen Leistungssegmente mit einer sich unmittelbar anschließenden Konsequenz für den Übergang in Phase 2 erforderlich.

Das Monitoring ist, neben dieser Kernfunktion für Phase 1, als Daueraufgabe in Phase 2 als Basis für einen regelmäßigen Soll-Ist-Abgleich im Planungsmodell notwendig. Das Monitoring findet kontinuierlich in Perioden statt; eine Periode kann z. B. ein Kalenderjahr umfassen. Das initiale Monitoring würde in der Startperiode stattfinden.

Das Monitoring selbst basiert auf den Ergebnissen der Vorbereitungsarbeiten. Ziel ist es, den Ambulantisierungsprozess zu begleiten und zu veranlassen, dass in seinem Verlauf schon bestehende Überversorgung (etwa

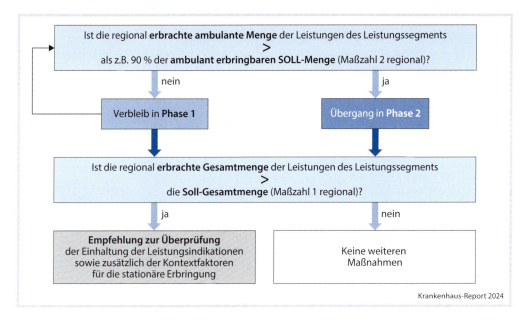

Abb. 10.3 Prozess im sektorenübergreifenden Monitoring. (Quelle: hcb, Lehrstuhl Prof. Wasem)

aufgrund angebotsorientierter Nachfrage) korrigiert und neu entstehende Überversorgung verhindert wird. Die regionalen Maßzahlen dienen hier als Maßstab und dazu, den Zeitpunkt für den Übergang in Phase 2 – die sektorenübergreifende Versorgungsplanung – zu bestimmen. Gleichzeitig sind sie Indikatoren dafür, Anpassungen z. B. in der Krankenhausplanung einzuleiten. Schon in der Startperiode und in jeder folgenden Periode sollte überprüft werden, inwieweit Anzeichen für regionale ambulante Überversorgung für ein Leistungssegment vorliegen. Kriterium hierfür ist das Überschreiten des festgelegten Anteils (z. B. 90 %) der ambulant zu erbringenden Soll-Menge eines Leistungssegments (Maßzahl 2 regional). Die ambulante Soll-Menge wird der tatsächlichen regionalen Menge der ambulant erbrachten Leistungen gegenübergestellt. Überschreitet die regional erbrachte ambulante Leistungsmenge diese Zielgröße, erfolgt unmittelbar in der entsprechenden Periode der Übergang des Leistungssegments in Phase 2, die sektorenübergreifende Versorgungsplanung. ◘ Abb. 10.3 zeigt einen exemplarischen Ablauf des Monitorings je Periode.

Besondere Schwierigkeiten können auftreten, wenn zwar die Maßzahl 2 nicht erreicht wird, jedoch Anzeichen für Überversorgung im gesamten Leistungssegment durch Überschreitung der Maßzahl 1 von vornherein vorliegen oder sich im Rahmen des angestrebten Ambulantisierungsprozesses einstellen. Das heißt, zwar wird die ambulant zu erbringende Soll-Menge (Maßzahl 2 regional) nicht erreicht, jedoch werden insgesamt mehr Leistungen eines Leistungssegments erbracht als die im Sinne der Bedarfsgerechtigkeit ermittelte Gesamtmenge (Maßzahl 1 regional). Die Menge der stationär erbrachten Leistungen ist also von vornherein zu hoch und/oder sinkt nicht entsprechend dem Anstieg der ambulant erbrachten Leistungen. Dies ist nicht mit den Instrumenten der Phase 2 adressierbar, da diese nur die ambulant erbrachten Leistungen betreffen. Eine vorzeitig einsetzende Planung wäre hier kein passendes Instrument; sie würde eine ggf. nicht-indikationsgerechte Leistungserbringung nicht adressieren können.

Zusätzlich würde eine frühzeitige Zuteilung von Arztsitzen (Variante A, vgl. Phase 2) oder ausgeschriebenen Leistungen (Variante B) den angestrebten durch die Vergütungsmechanismen ausgelösten Effizienzwettbewerb in der Ambulantisierungsphase verhindern. Eine durch das frühzeitige Einsetzen des Planungsprozesses angereizte frühzeitige Sicherung von Arztsitzen durch die Akteure in Variante A könnte außerdem dazu führen, dass mit den zusätzlichen Kapazitäten dann vorwiegend andere Leistungen als diejenigen des beplanten Leistungssegments erbracht würden.

Ansatzpunkte für den Fall der isolierten Überschreitung der regionalen Maßzahl 1 (Soll-Gesamtmenge regional) können hier also nur die Krankenhausplanung oder Prüfmechanismen bzgl. der Indikationsgerechtigkeit entsprechender Leistungen sein. Dabei sollte bei grundsätzlich bestehender Indikation für die Erbringung der Leistung im stationären Bereich auch geprüft werden, ob entsprechende Kontextfaktoren die stationäre Erbringung rechtfertigen. Ist dies nicht der Fall, ist von einer primären Fehlbelegung auszugehen, sodass entsprechende Maßnahmen durch den Medizinischen Dienst (MD) initiiert werden müssten.

10.5 Phase 2: Sektorenübergreifende Versorgungsplanung

Die in der ersten Phase identifizierten Leistungssegmente, bei denen der festgelegte Anteil der ambulanten Soll-Menge (Maßzahl 2 regional) erreicht wurde, gehen in der zweiten Phase in eine sektorenübergreifende Versorgungsplanung über. Dabei kann der Zeitpunkt des Übergangs, wie oben beschrieben, für unterschiedliche Leistungssegmente verschieden sein. Im Folgenden werden dafür drei Varianten vorgeschlagen. Für den Zeitpunkt des Übergangs von der Monitoring- in die Planungsphase könnte erwogen werden, dass schon während der Monitoringphase tätigen Leistungserbringern bei der Zulassung ein Vorrang eingeräumt wird.

10.5.1 Variante A: Erweiterung des Umfangs der ambulanten Bedarfsplanungs-Richtlinie

Ausgangspunkt der Variante A ist die ambulante Bedarfsplanung. Leistungen aus dem sektorenübergreifenden Leistungsbereich würden hierbei in das bisher mit der ambulanten Bedarfsplanung beplante Leistungsvolumen überführt werden. Vorteil dieser Variante ist, dass kein zusätzliches eigenständiges Planungssystem für die sektorenübergreifenden Leistungen konzipiert werden muss, sondern nur Anpassungen in der institutionellen Ausgestaltung vorgenommen werden müssen (Erweiterte Landesausschüsse). Ein eigenständiges Planungssystem birgt die Gefahr, ungewollt einen zusätzlichen dritten Sektor und damit mögliche zusätzliche Schnittstellenprobleme zu schaffen.

Bei dem in das ambulante Bedarfsplanungssystem überführten Leistungsvolumen kann es sich um bisher oder zukünftig von Krankenhäusern ambulant erbrachte Leistungen bzw. bisher unbeplante, durch Vertragsärzte oder Krankenhäuser erbrachte ambulante Leistungsarten handeln. Da in der ambulanten Bedarfsplanung allerdings keine Leistungen, sondern „Arztköpfe" durch den Hebel der Zulassung geplant werden, müssen in dieser Variante zunächst die überführten Leistungen in ärztliche Vollzeitäquivalente umgerechnet werden. Dies geschieht, indem die Zeiten für die Erbringung der entsprechenden Leistungsmenge in Arztstunden und -minuten und darauf aufbauend in ärztliche Vollzeitäquivalente umgerechnet werden. Die Bedarfsplanungsrichtlinie des G-BA muss dazu entsprechend modifiziert werden.

Grundsätzlich sind arztzentrierte Leistungen aus dem sektorenübergreifenden Bereich geeigneter für Variante A als bspw. stark teamorientierte Leistungen, an denen verschiedene Professionen mitwirken. Arztzentrierte Leis-

Kapitel 10 · Sektorenübergreifende Planung ambulanter Leistungen

tungen sind z. B. in der Regel AOP-Leistungen (§ 115b SGB V), ebenso vielfach Leistungen ausgewählter Krankenhausambulanzen (z. B. Hochschulambulanzen, § 117 SGB V), aber auch (ausgewählte) Leistungen der ambulanten spezialfachärztlichen Versorgung (§ 116b SGB V), die zwar teamorientiert, jedoch nicht professionsübergreifend konzipiert ist. Weniger geeignet für die Überführung in die ambulante Bedarfsplanung sind Leistungen in Medizinischen Behandlungszentren für Erwachsene mit geistiger Behinderung oder schweren Mehrfachbehinderungen (§ 119c SGB V) oder in Sozialpädiatrischen Zentren (§ 119 SGB V). Für diese Leistungen ist die professionsübergreifende Ausrichtung prägend. Eine stark arztzentrierte Planung könnte hier mit unerwünschten Effekten für die Versorgung einhergehen.

In Variante A würden zudem bestehende regionale Ungleichgewichte unter Berücksichtigung der ambulanten Versorgung durch Krankenhäuser deutlich und könnten mit entsprechenden Zulassungsbeschränkungen bzw. -erweiterungen adressiert werden. Um Ungleichgewichte innerhalb einzelner Facharztgruppen und Regionen durch die Hinzunahme neuer Leistungen nicht weiter zu verstärken, könnte zudem ein höherer Konkretisierungsgrad der Bedarfsplanung für die Leistungen dieses sektorenübergreifenden Versorgungsbereichs erwogen werden. Dies könnte auf zwei Weisen geschehen. Einerseits könnten die beplanten Arztgruppen stärker differenziert werden – hierfür könnte sich z. B. eine Aufteilung nach vorwiegend konservativ und vorwiegend operativ tätigen fachärztlichen Gruppen anbieten. Andererseits könnte analog zu dem schon in der Bedarfsplanung eingesetzten Element des qualifikationsbezogenen Sonderbedarfs eine Beplanung über konkrete Versorgungsaufträge bezogen auf den Leistungsbereich der facharztspezifischen ambulantisierbaren Leistungen, eingeführt werden.

Für beide Wege ist jedoch kritisch zu überprüfen, inwieweit sie zusätzliche Schnittstellenprobleme für Patienten generieren, z. B. Überweisungswege zwischen neu entstehenden „Facharzt-Untergruppen", und/oder zu hohen regulativen und bürokratischen Aufwand erzeugen, z. B. die Festlegung der Leistungsbereiche und Kontrolle der Einhaltung der Leistungsabgrenzung. Dabei ist zu erwägen, ob der möglichen Gefahr einer unerwünschten Verlagerung von Leistungsanteilen in den operativen Bereich nicht flexibler mit der Umgestaltung von Vergütungsanreizen, hier zugunsten des konservativen Bereichs, begegnet werden könnte. Auch ist vorstellbar, die Zulassungen für die in die Bedarfsplanung überführten Leistungen zeitlich zu befristen. Dazu wäre ein jeweils angemessener zeitlicher Rahmen vorzusehen, sodass Investitionen in die entsprechenden Leistungen von den Leistungserbringern als sinnvoll eingeschätzt werden.

Die in der sektorenübergreifenden Versorgung erbrachten Leistungen sind nicht nur bei der ambulanten Bedarfsplanung zu berücksichtigen. Vielmehr ist es auch notwendig, solche Leistungen, die nunmehr nicht mehr stationär, sondern ambulant erbracht werden, bei der Krankenhausplanung zu beachten. Hier sind die Leistungen entsprechend in nicht mehr notwendige Betten umzurechnen. Dies ist Aufgabe der jeweiligen Landesbehörden.

10.5.2 Variante B: Ausschreibung von Leistungspaketen

Aufbauend auf der Vorbereitungsphase werden in Variante B die ermittelten Bedarfe in einer Region zu passenden Leistungspaketen gebündelt und zu festen Preisen, die sich aus den bestehenden und mit diesem Reformvorschlag nicht adressierten Vergütungsregelungen ergeben, ausgeschrieben. Die Leistungsbündel dürfen nicht zu kleinteilig sein, sondern müssen eine Bewerbung für einen zusammenhängenden Kontext von Leistungen attraktiv machen. Auf die Ausschreibungen könnten sich alle Leistungserbringer bewerben, die zur Erbringung der Leistungen in der entsprechenden Region die notwendigen Voraussetzungen mitbringen.

Für die Zuschlagserteilung bedarf es konkreter Kriterien, unter anderem Wirtschaftlichkeitsaspekte. Für Leistungen, die spezifische Geräte erfordern, könnten Leistungserbringer in der Vergabe bevorzugt werden, die diese bereits angeschafft haben, um aus Gesamtsystem-Perspektive nicht notwendige Investitionen zu vermeiden und bestehende Ressourcen auszulasten. Auch Qualitätskriterien sollten einbezogen werden. So dürften Leistungserbringer, die bereits Erfahrungen in der Erbringung vergleichbarer Leistungen aufweisen können, ein höheres Qualitätsniveau erreichen. Auch die Vorhaltung eines professionsübergreifenden Teams kann für manche Leistungspakete eine sinnvolle Anforderung sein. Durch den in einem solchen Ausschreibungsmodell ausgelösten Wettbewerb sollte ein vorteilhaftes Kosten-Nutzen-Verhältnis in dem sektorenübergreifenden Leistungssegment erreicht werden. Die für die Entscheidung genutzten Kriterien müssen dabei bei der Ausschreibung transparent kommuniziert und mit einer festen Hierarchie untereinander versehen werden. Die Kriterien und ihre Hierarchie sollten bundeseinheitlich ausgestaltet werden, ihre konkrete Operationalisierung auf der Landesebene.

Ein weiterer Vorteil dieser Variante ist die Möglichkeit, dem zeitlich variablen Bedarf einzelner Leistungen gerecht zu werden. Anders als in der regulären ambulanten Bedarfsplanung sind auch befristete Ausschreibungen umsetzbar. Dies setzt an der oft diskutierten Problematik unbegrenzter, auch über ein Vertragsarztleben hinausgehender Zulassungen in der ambulanten Bedarfsplanung an. Diese Befristungen können zudem leistungsspezifisch variieren. Gerade für investitionsintensive Leistungen sind in der Regel längere Fristen notwendig.

Anders als in Variante A sind in dieser Variante auch solche Leistungen gut abbildbar, die professionsübergreifend konzipiert sind und für die eine Berücksichtigung in einem Planungssystem den regionalen Zugang zu diesen Leistungen verbessern könnte. Dies gilt etwa für Medizinische Behandlungszentren für Erwachsene mit geistiger Behinderung oder schweren Mehrfachbehinderungen (§ 119c SGB V), deren regionale Verteilung zurzeit nicht dem Kriterium der Versorgungsgerechtigkeit zu folgen scheint. Die Leistungsbeschreibungen der auszuschreibenden Leistungspakete könnten entsprechend formuliert werden.

Die bundesweite Definition der Kriterien und ihrer Ausgestaltung und Hierarchisierung sollte bereits in der Vorbereitungsphase durch den G-BA entwickelt und in der Richtlinie zur sektorenübergreifenden Versorgung verankert werden. Wie bereits für Variante A erläutert, könnte man für die Umsetzung der Ausschreibungen auf der Landesebene erweiterte Landesausschüsse nutzen. Alternativ könnten neue Gremien dafür geschaffen werden (z. B. „§ 90b-Gremien").

Die über Ausschreibungen vergebenen, in der sektorenübergreifenden Versorgung erbrachten Leistungen sind, soweit sie bislang in der vertragsärztlichen Versorgung erbracht wurden, in der ambulanten Bedarfsplanung von den Landesausschüssen bereinigend zu berücksichtigen. Auch müssen solche Leistungen, die nunmehr nicht mehr stationär, sondern ambulant erbracht werden, bei der Krankenhausplanung bereinigend berücksichtigt werden. Hier sind die Leistungen entsprechend von den zuständigen Landesbehörden in nicht mehr notwendige Betten umzurechnen.

10.5.3 Variante Y: Kombination der Varianten A und B

In den vorangegangenen beiden Abschnitten sind die beiden Varianten A und B als Alternativen dargestellt worden. Allerdings hatte die Analyse bereits gezeigt, dass beide Varianten nicht gleichermaßen für alle Leistungen geeignet sind. Alternative A ist eher für arztzentrierte, aber nicht professionsübergreifende Leistungen, die insbesondere kein interprofessionelles Team mit nichtärztlichen Leistungserbringern bei der Leistungserbringung benötigen, geeignet. Variante B kann zwar eben-

Kapitel 10 · Sektorenübergreifende Planung ambulanter Leistungen

falls solche Leistungen abbilden. Allerdings stellt sich die Frage, ob dafür ein umfassendes Ausschreibungsgeschehen für ein breites Leistungsspektrum angemessen ist.

Daher bietet es sich an, beide Varianten miteinander zu kombinieren. Die Erweiterung des Umfangs der ambulanten Bedarfsplanung würde für primär arztzentrierte Leistungen vorgesehen. Dagegen würden professionsübergreifende Leistungen im Rahmen eines Ausschreibungsverfahrens in die Versorgung einbezogen. Die genaue Abgrenzung bedürfte einer empirischen Untersuchung, die im Rahmen dieser Studie nicht geleistet werden konnte. Mit der Vergabe einer entsprechenden empirischen Untersuchung könnten GKV-SV, KBV und DKG oder der G-BA beauftragt werden.

10.6 Schlussfolgerungen

Eine stärkere Ambulantisierung der Versorgung gehört zu den Prioritäten in der deutschen Gesundheitspolitik. Der versorgungspolitisch gewollte Ausbau ambulanter Versorgung an der ambulant-stationären Schnittstelle wird über entsprechende Vergütungsanreize politisch forciert. Es stellt sich die Frage, wie der ausgebaute ambulant-stationäre Bereich in die bestehenden Systeme der Versorgungsplanung eingeordnet werden kann. Zur Verbindung von Steuerung über Vergütungsanreize und Planungsinstrumente schlagen die Verfasser ein mehrschrittiges Modell mit einer konzeptionellen und empirischen Vorbereitungsphase sowie einem Zwei-Phasen-Modell mit einem initialen sektorenübergreifenden Monitoring (Phase 1) und anschließend der eigentlichen sektorenübergreifenden Versorgungsplanung (Phase 2) vor. Dabei ist das Monitoring darauf angelegt festzustellen, ob es Anzeichen für angebotsinduzierte Nachfrage gibt sowie ob die ambulante Soll-Leistungsmenge erreicht ist. Bereiche, in denen sich das Leistungsangebot an der ambulant-stationären Schnittstelle konsolidiert hat, sowie solche mit einer (ggf. regionalen) Überver-

sorgung oder Tendenz zu angebotsinduzierter Nachfrage werden sodann sektorenübergreifend beplant.

Die Verfasser entwickeln drei Varianten für ein System sektorenübergreifender Versorgungsplanung. Die erste Variante erweitert den Umfang der ambulanten Bedarfsplanungs-Richtlinie, indem auch Krankenhäuser insoweit einbezogen werden, als sie an der ambulant-stationären Schnittstelle ambulante Leistungen erbringen. Herausfordernd ist hier, dass die Leistungen in die Planungseinheiten der ambulanten Bedarfsplanung (Arztzahlen) umgerechnet werden müssen. Soweit dadurch bisher stationär erbrachte Leistungen entfallen, sind zudem Anpassungen in der Krankenhausplanung erforderlich.

Die zweite Variante basiert auf einer umfassenden Bedarfsermittlung, um gebündelte Leistungspakete an der ambulant-stationären Schnittstelle auszuschreiben. Sowohl vertragsärztliche Leistungserbringer als auch Krankenhäuser können sich auf die Erbringung solcher Leistungspakete bewerben. Im Zuge der Vergabe der Leistungspakete sind in der ambulanten Bedarfsplanung sowie der Krankenhausplanung Bereinigungen vorzunehmen, weil die Leistungen nunmehr nicht mehr in diesen Systemen erbracht werden.

Während grundsätzlich beide skizzierten Varianten alternativ eingesetzt werden könnten, weisen sie jeweils Stärken und Schwächen auf, die für die einzelnen Leistungssegmente nicht gleich sind. So eignen sich insbesondere komplexe Leistungen, die ein interprofessionelles Team benötigen, weniger für den Einbezug in die ambulante Bedarfsplanung. Daher bietet es sich an, weniger komplexe und arztzentrierte Leistungen in die ambulante Bedarfsplanung einzubeziehen. Für komplexe und teamorientierte Leistungen, vor allem solche mit interprofessioneller Leistungserbringung, bietet sich die Ausschreibung von Leistungsbündeln an. Für eine sektorenübergreifende Versorgungsplanung ist daher die Implementierung von Variante Y zu empfehlen. Sie verbindet die Vorzüge der Varianten A und B, indem sie den unterschiedlichen Anforderungen und Eigenarten der Leistungserbringung gerecht wird.

Der Vorschlag etabliert keinen dritten Sektor, sondern greift wesentlich auf die bestehenden Planungssystematiken zurück. Diese werden im vorgestellten Modell zur sektorenübergreifenden Versorgungsplanung genutzt und bereinigt. Die hier vorgeschlagenen Konzepte bedürfen der detaillierten Operationalisierung, für die eine vertiefende empirische Grundlegung erforderlich ist.

Literatur

Gemeinsamer Bundesausschuss PopGroup – Entwicklung eines bevölkerungsbezogenen Klassifikationssystems zur sektorenübergreifenden Ermittlung des regionalen Versorgungsbedarfs. https://innovationsfonds.g-ba.de/projekte/versorgungsforschung/pop-group-entwicklung-eines-bevoelkerungsbezogenen-klassifikationssystems-zur-sektoruebergreifenden-ermittlung-des-regionalen-versorgungsbedarfs.407. Zugegriffen: 25. Mai 2023

Hüer T, Walendzik A, Pilny A, Buchner F, Kleinschmidt L, Wasem J, Augurzky B (2023) Sektorenübergreifende Planung ambulanter und ambulant erbringbarer Leistungen. IBES Diskussionsbeitrag Nr 238. Wirtschaftswissenschaftliche Fakultät der Universität Duisburg-Essen. https://www.wiwi.uni-due.de/fileadmin/fileupload/WIWI/Forschung/IBES_Diskussionbeitraege/IBES_Diskussionsbeitrag_Nr._238_FINAL_2023_12_05.pdf. Zugegriffen: 24. Jan. 2024

Open Access Dieses Buch wird unter der Creative Commons Namensnennung 4.0 International Lizenz (http://creativecommons.org/licenses/by/4.0/deed.de) veröffentlicht, welche die Nutzung, Vervielfältigung, Bearbeitung, Verbreitung und Wiedergabe in jeglichem Medium und Format erlaubt, sofern Sie den/die ursprünglichen Autor(en) und die Quelle ordnungsgemäß nennen, einen Link zur Creative Commons Lizenz beifügen und angeben, ob Änderungen vorgenommen wurden.

Die in diesem Buch enthaltenen Bilder und sonstiges Drittmaterial unterliegen ebenfalls der genannten Creative Commons Lizenz, sofern sich aus der Abbildungslegende nichts anderes ergibt. Sofern das betreffende Material nicht unter der genannten Creative Commons Lizenz steht und die betreffende Handlung nicht nach gesetzlichen Vorschriften erlaubt ist, ist für die oben aufgeführten Weiterverwendungen des Materials die Einwilligung des jeweiligen Rechteinhabers einzuholen.

Reform
der Notfallversorgung
und des Rettungswesens

Elke Berger, Hendrikje Rödiger und Reinhard Busse

Inhaltsverzeichnis

11.1 Status quo und Reformbedarf in der Notfallversorgung
und dem Rettungswesen in Deutschland – 210

11.2 Internationale Impulse – 213
11.2.1 Zugang und Steuerung – 213
11.2.2 Versorgungsoptionen innerhalb der Notfallstruktur – 213

11.3 Empfehlungen der Regierungskommission
und Entwicklungen in Deutschland – 215
11.3.1 Zugang und Steuerung – 216
11.3.2 Versorgungsoptionen innerhalb der Notfallstruktur – 217

11.4 Fazit und Ausblick – 220

Literatur – 220

© Der/die Autor(en) 2024
J. Klauber et al. (Hrsg.), *Krankenhaus-Report 2024*, https://doi.org/10.1007/978-3-662-68792-5_11

■■ Zusammenfassung

Entlang des Versorgungspfads gibt der Beitrag zunächst einen Überblick über den Reformbedarf in der Notfallversorgung und dem Rettungswesen. Darauf aufbauend werden internationale Entwicklungen und Studienergebnisse skizziert und aufgezeigt, welche Lösungen in anderen Ländern zum Einsatz kommen, um diesen Problemen zu begegnen. Anschließend werden die Kernelemente der Reformempfehlungen der Regierungskommission für eine moderne und bedarfsgerechte Krankenhausversorgung im Hinblick auf die Notfallversorgung dargestellt und im Kontext internationaler Impulse und projektbasierter Erfahrungen aus Deutschland diskutiert. Abschließend werden die Ergebnisse und Schlussfolgerungen vor dem Hintergrund des aktuellen Stands der Notfallreform zusammengefasst und diskutiert.

Along the care pathway, the chapter first provides an overview of the need for reform in emergency care and rescue services. Based on this, international developments and study results are outlined and the solutions used in other countries to address these problems are shown. The core elements of the Government Commission's reform recommendations for a modern and needs-based hospital care with regard to emergency care are then presented and discussed in the context of international impulses and project-based experiences from Germany. Finally, the results and conclusions are summarised in the context of the current status of the emergency care reform.

11.1 Status quo und Reformbedarf in der Notfallversorgung und dem Rettungswesen in Deutschland

Der Beitrag befasst sich mit einem Thema, das bereits länger im gesundheitspolitischen und -wissenschaftlichen Fokus ist und dem bereits seit Jahren ein Reformbedarf bescheinigt wird. Es existieren zahlreiche Gutachten, Studien und Stellungnahmen, die die Probleme „auf allen Ebenen der Versorgungskette" (Krafft et al. 2022) sowie Lösungsvorschläge aufzeigen. Dennoch ist eine wirkliche Neustrukturierung der Notfallversorgung bisher ausgeblieben. Das illustrieren u. a. zwei nicht weiter verfolgte Reformentwürfe des Bundesministeriums für Gesundheit aus der 19. Legislaturperiode (2017–2021; Krafft et al. 2022). Die Gründe für das bisherige Scheitern einer Notfallreform sind vielfältig und sind sicher auch der Komplexität des Themas geschuldet. Auch wenn der Reformbedarf der Notfallversorgung und des Rettungswesens bereits vielfach dargestellt worden ist, skizziert der Beitrag zunächst entlang des Versorgungspfads, wo Probleme und damit auch Stellschrauben für Verbesserungen liegen (siehe ◗ Abb. 11.1).

Wie ◗ Abb. 11.1 zu entnehmen ist, stellt sich zunächst die Frage danach, was eigentlich ein Notfall ist und ob es in Deutschland „zu viele" davon gibt.

Ein medizinischer Notfall liegt vor, wenn eine Patientin oder ein Patient „körperliche oder psychische Veränderungen im Gesundheitszustand aufweist, für die der Patient [oder die Patientin] selbst oder eine Drittperson unverzügliche medizinische und pflegerische Betreuung als notwendig erachtet" (Deutscher Bundestag – Wissenschaftliche Dienste 2022). Daneben können Notfallpatientinnen und -patienten definiert werden als „Personen, die sich infolge einer Erkrankung, Verletzung, Vergiftung oder aus sonstigen Gründen in unmittelbarer Lebensgefahr befinden oder bei denen diese zu erwarten ist oder bei denen schwere gesundheitliche Schäden zu befürchten sind, wenn keine schnellstmögliche notfallmedizinische Versorgung oder Überwachung und gegebenenfalls eine Beförderung zu weiterführenden diagnostischen oder therapeutischen Einrichtungen erfolgt" (Köster et al. 2016). Neben diesen beiden Definitionen, die sich vor allen Dingen im Hinblick auf das Steuerungspotenzial unterscheiden, gibt es zahlreiche weitere, u. a. auf Ebene der Bundesländer.

Mit einer Rate von 20 Fällen pro 100 Einwohner, die jährlich in den Krankenhaus-Notaufnahmen gesehen werden, bewegt sich

Kapitel 11 · Reform der Notfallversorgung und des Rettungswesens

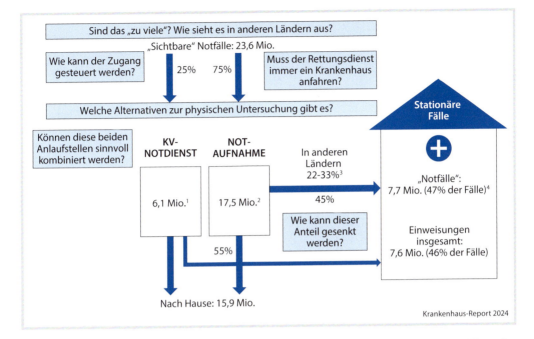

☐ **Abb. 11.1** Probleme innerhalb der Notfallversorgungskette in Deutschland (2021). (Quellen: *1* Zi 2023; *2* Eigene Berechnungen nach Statistisches Bundesamt 2022, InEK 2021; *3* Geissler et al. 2017; *4* Eigene Berechnungen nach InEK 2021. Anmerkung: Zahlen sind gerundet)

Deutschland unterhalb des OECD25-Schnitts (☐ Abb. 11.2; OECD 2023), sodass hier – selbst wenn die internationale Vergleichbarkeit eingeschränkt ist – nicht der Kern des Problems zu liegen scheint.

Der Zugang zur Notfallversorgung erfolgt in Deutschland entweder über den ärztlichen Bereitschaftsdienst der Kassenärztlichen Vereinigungen (KV-Notdienst, 25 % aller Notfälle) oder durch die Notaufnahmen der Krankenhäuser (75 % aller Notfälle). Dass in Deutschland nur ein Viertel der Bevölkerung weiß, dass sie sich im Falle einer akuten, aber nicht lebensbedrohlichen gesundheitlichen Lage an den KV-Notdienst wenden kann und sollte (Krafft et al. 2022), zeigt das Potenzial im Hinblick auf die Steuerung des Zugangs. Auch wenn die Studienlage hier nicht ganz eindeutig ist, so weisen doch einige Untersuchungen auf eine (zu) niedrigschwellige Inanspruchnahmemöglichkeit der Notfallversorgung und darüber hinaus darauf hin, dass die medizinische Dringlichkeit durch Hilfesuchende oder das Personal nicht selten überschätzt wird und eine KV-Notdienstpraxis möglicherweise geeigneter wäre, diese Fälle zu behandeln (Sachverständigenrat zur Begutachtung der Entwicklung im Gesundheitswesen 2018; Schuettig und Sundmacher 2019; Scherer et al. 2017). Diese fehlgeleitete – und zumindest bis zur Pandemie steigende – Inanspruchnahme der Notfallversorgung resultiert aus einer fehlenden Patientensteuerung. Das hat bereits der Sachverständigenrat zur Begutachtung und Entwicklung im Gesundheitswesen und der Pflege (SVR) in seinem Gutachten aus 2018 konstatiert und eine umfassende Reformierung gefordert (Sachverständigenrat zur Begutachtung der Entwicklung im Gesundheitswesen 2018). Weiterhin sollte generell kritisch betrachtet werden, inwiefern das System zweier Zugangswege überhaupt sinnvoll ist bzw. wie diese sinnvoll miteinander verknüpft werden könnten.

Darüber hinaus stellt sich die Frage, ob der Rettungsdienst tatsächlich immer ein Kran-

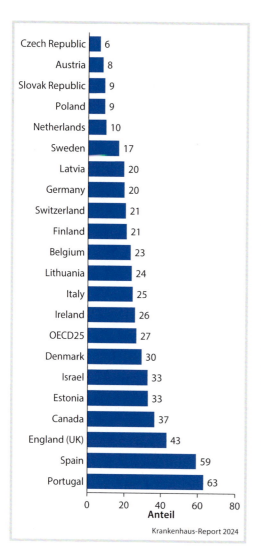

Abb. 11.2 Anzahl der Besuche in Notaufnahmen pro 100 Einwohner (2021). (Quelle: Eigene Darstellung nach OECD 2023)

kenhaus ansteuern muss oder ob auch andere Leistungsanbieter (z. B. Arztpraxen) in Frage kämen – die aktuellen Rettungsdienstgesetze der Länder ließen dies zumindest theoretisch zu (Loos und Azamati 2023). Zwar regelt § 133 SGB V die Versorgung mit Krankentransportleistungen, jedoch stellt der Rettungsdienst derzeit keinen eigenen Leistungstatbestand dar und wird als Fahrt(kosten) zum Krankenhaus gesehen. Daher zeigen sich bislang im klinischen Alltag kaum Handlungsalternativen (außer der Codierung als Leer- bzw. Fehlfahrt, die in den allermeisten Fällen auch nicht vergütet wird).

Vor dem Hintergrund einer zunehmenden Digitalisierung und den Erfahrungen aus der Covid-19-Pandemie lässt sich auch überlegen, ob tatsächlich immer physische Hilfsleistungen vonnöten sind oder für bestimmte Anliegen telemedizinische Angebote ausreichend bzw. besser geeignet wären. Bisher finden telemedizinische Interventionen in Deutschlands Notfallversorgung und Rettungswesen, wenn überhaupt und von ein paar Ausnahmen wie dem Telenotarzt (siehe ▶ Abschn. 11.3.2) abgesehen, jedoch meist nur auf Projektbasis statt.

Zudem wird fast die Hälfte der Hilfesuchenden auch stationär aufgenommen, was im internationalen Vergleich auffällig hoch (Geissler et al. 2017) ist. Entsprechendes Verbesserungspotenzial soll im Folgenden entlang der in ◘ Abb. 11.1 aufgeworfenen Fragen innerhalb der Versorgungskette aufgezeigt werden.

Das lässt darauf schließen, dass die durch Bettenkapazitäten und Vergütungsmechanismen ausgelösten Anreize z. T. fehlleitend sind. Vor dem Hintergrund diverser Fehlanreize bedarf es einer größeren Krankenhausversorgungsreform mit einer Reduktion der Bettenkapazitäten und einer Neujustierung der Vergütung weg von einer zu starken Fokussierung auf aufgenommene Fälle – hin zu einer Vorhaltungsorientierung. Ein dritter Baustein wäre eine sinnvolle Kombination der Anlaufstellen, um durch einen gemeinsamen Blick auf die Patientin oder den Patienten die Notwendigkeit einer stationären Aufnahme zu klären.

Insgesamt lassen sich die aufgeführten Probleme den Kategorien (1) Zugang und Steuerung sowie (2) Versorgungsoptionen innerhalb der Notfallstruktur zuordnen. Entlang dieser Kategorisierung sollen im folgenden Abschnitt internationale Erfahrungen bzw. Studienergebnisse vorgestellt werden, die als Impulsgeber für eine Neuordnung der Notfallstruktur dienen könnten.

Kapitel 11 · Reform der Notfallversorgung und des Rettungswesens

11.2 Internationale Impulse

11.2.1 Zugang und Steuerung

Im Hinblick auf den Zugang zur Versorgung und eine optimierte Patientensteuerung ist besonders das dänische Beispiel interessant, da der Zugang hier – ähnlich wie in Deutschland – über zwei Rufnummern erfolgt: die Medical Helpline (1813) und den Rettungsdienst (112). Dabei bietet die durch Fachleute aus dem Gesundheitswesen besetzte Medical Helpline der Bevölkerung akute Hilfe von 16 Uhr bis 8 Uhr sowie an Wochenenden und Feiertagen sowie eine koordinierte Ersteinschätzung. Ein wesentlicher Unterschied zu Deutschland ist, dass beide Rufnummern eine gemeinsame digitalisierte Leitstelle aufweisen und Anrufe von einer Stelle zur anderen weitergeleitet werden können. Im Zuge der Krankenhausreform wurde in Dänemark ein restriktiverer Zugang zu den Notfallaufnahmen eingeführt, indem jede Notfallpatientin und jeder Notfallpatient zunächst telefonisch Kontakt zur Notfallversorgung aufnehmen muss, um der geeigneten Versorgungsform zugeführt werden zu können. Die Einführung dieses Systems wurde durch eine öffentliche Kampagne begleitet, in deren Rahmen jeder Bürger ein Schreiben mit einer ausführlichen Erläuterung erhalten hat. Infolge der Umstellung ist die Anzahl der Notaufnahmebesuche in drei von fünf Regionen Dänemarks gesunken (zwischen 10 und 27 %; MoH, Danish Regions and the National Board of Health 2014).

Im Hinblick auf die Telefon-Triage selbst ist weiterhin bemerkenswert, dass bei dieser in Dänemark auch künstliche Intelligenz zum Einsatz kommt, zum Beispiel zur Erkennung von Herzstillständen. Einen anderen Ansatz haben Sax et al. (2018) in einer Studie untersucht und analysiert, ob sich die Ergebnisse einer Telefon-Triage je nach Art des Personals unterscheiden. Anrufe wurden aus einem Callcenter für Termine und Beratung – je nach aktueller Wartezeit – an ärztliche oder pflegerische Mitarbeitende weitergeleitet. So sollte insgesamt die Wartezeit verkürzt werden:

Wenn die Wartezeit auf ein Gespräch mit einer Ärztin oder einem Arzt mehr als eine Minute betrug, leiteten die Teledienstmitarbeiter die Anrufe bei Brustschmerzen an eine Pflegefachkraft weiter statt an einen Arzt. Der Vergleich von 11.315 ärztlich geleiteten Anrufen mit einer gleichen Anzahl von Anrufen unter der Leitung von Pflegefachkräften ergab, dass die von Ärzten geleiteten Anrufe kürzer waren, weniger Überweisungen in die Notaufnahme zur Folge hatten und dazu führten, dass sich die Hilfesuchenden stärker an die Empfehlung des Arztes für den Behandlungsort hielten. Die Sterblichkeitsrate nach sieben Tagen war sowohl bei ärztlich als auch bei pflegerisch geleiteten Anrufen mit jeweils 0,1 % niedrig. Ergebnis insgesamt ist, dass Telefon-Triage zur sicheren und effektiven Behandlung von Notfällen eingesetzt werden kann (Sax et al. 2018).

11.2.2 Versorgungsoptionen innerhalb der Notfallstruktur

Im dänischen Modell wird nach Kontaktaufnahme über eine der beiden Notrufnummern – je nach Situation der Hilfesuchenden – ein Krankenwagen geschickt, ein Termin bei einer Ärztin oder einem Arzt oder der Rettungsstelle gegeben oder eine Empfehlung ausgesprochen, zu Hause zu bleiben (Healthcare Denmark 2019). Dafür sind die Rettungsstellen in Dänemark interdisziplinär ausgerichtet und 24/7 entsprechende Fachärzte anzutreffen. In örtlich unmittelbarer Umgebung befinden sich jedoch auch Arztpraxen, in denen akute Fälle ohne Lebensgefahr behandelt werden. Auch in anderen Ländern wie den Niederlanden wurden ambulante Notdienstangebote und Notaufnahmen miteinander verzahnt, was insgesamt zu einer Entlastung der Notaufnahmen beigetragen hat (Geissler et al. 2017).

Hinsichtlich anderer als physischer Möglichkeiten, Patientinnen und Patienten in Akutsituationen zu versorgen, haben andere Länder Erfahrungen, die v. a. aus der Covid-19-

Pandemie resultierten und darauf abzielten, unnötige Krankenhausaufnahmen zu vermeiden. Hier ist insbesondere die Einrichtung von Videokonsultationen und Tele-Monitoring zu nennen. So haben etwa Kilduff et al. (2020) die Einrichtung eines virtuellen Teleophthalmologiedienstes in der Notaufnahme eines Krankenhauses im Vereinten Königreich untersucht. Durch diesen Dienst wurde die Behandlung von Patienten mit geringem Risiko ermöglicht, ohne dass diese in die Notaufnahme eines Krankenhauses müssen, Patienten mit höherem Risiko sind dagegen in der Notaufnahme behandelt worden. Insgesamt erwies sich die Intervention als (kosten-)effektiv (Kilduff et al. 2020). Daneben haben beispielsweise Nascimento et al. (2023) den Einfluss eines Covid-19-Telemedizinsystems in Brasilien untersucht. Dieses bestand aus (a) einer mobilen App, die bei Bedarf zu Telekonsultationen weiterleitet, (b) einem Telemonitoring-System mit regelmäßigen Telefonanrufen bei Covid-19-Verdachtsfällen zur Überwachung des Krankheitsverlaufs und (c) einem Notfallambulanzsystem mit telefonischer Triage und Beratung über das Internet. Die Internet-Telefonanrufe von Patienten werden von Telefonisten bearbeitet und an pflegerisches oder ärztliches Personal weitergeleitet, das bei Bedarf eine Beratung durchführt oder einen Krankenwagen anfordert. Am häufigsten wurde Telemonitoring in Anspruch genommen (69 %), gefolgt von Telekonsultation (55 %) und Notfallambulanz (3 %). Ins Krankenhaus wurden insgesamt 4,1 % der Patienten eingeliefert (Nascimento et al. 2023). Eine weitere Studie hat bei Patienten in der Notaufnahme eine Plattform (Cisco HealthPresence) getestet, die Video-, Audio- und Call-Center-Technologie mit medizinischen Informationen kombiniert. Die Plattform soll eine virtuelle Klinik schaffen (Heaney et al. 2009). Der methodische Ansatz bestand aus einer quantitativen Erhebung von Konsultationsdaten und einem Patientenfragebogen sowie aus semistrukturierten qualitativen Interviews mit Patienten und Ärzten. Das Ziel war es, viele Informationen über den Beratungsprozess bei einer kleinen Anzahl von Patienten zu erhalten. Sowohl die Patienten als auch die Ärzte berichten überwiegend positiv von der Plattform, da sie valide und zuverlässig war. Lediglich dass es nicht möglich war, physische Untersuchungen durchführen zu können, stellte ein Problem dar. Die Studie zeigte jedoch, dass sich die meisten HealthPresence-Konsultationen trotz einiger Einschränkungen als sicher und angemessen erwiesen. Insgesamt ist die Erfahrungs- und Studienlage im Hinblick auf Videokonsultationen in der Notfallversorgung jedoch noch nicht sehr umfangreich.

Ist die Anfahrt eines Krankenwagens erforderlich, zeigen sich auch hier telemedizinische Lösungen, die zur Prozessoptimierung und besseren Patientenversorgung beitragen können. So umfasst die systematische Übersichtsarbeit von Übersichtsarbeiten zum Einsatz telemedizinischer Interventionen in der Notfallversorgung (Sharifi Kia et al. 2022) u. a. Studien zu Lösungen, die (1) einen Austausch zwischen Spezialisten und Rettungssanitätern ermöglichen und so deren Handlungsspielraum erweitern oder (2) auch die Anbindung kleinerer Notaufnahmen an größere Einheiten, die als Hubs fungieren.

Zu (1) gibt es vielversprechende Ergebnisse, denn so zeigt die Untersuchung von Eder et al. (2018), dass bei einigen Studien telemedizinische Unterstützung über Echtzeit-Telemetriesysteme, die Video- und Audiokonferenzen zwischen Rettungsdiensten und Notärztinnen sowie Notärzten ermöglichen, zu einer höheren Behandlungsqualität und einer kürzeren Behandlungszeit bei invasiven Verfahren führen können. Dadurch, dass im Krankenhaus interne Vorbereitungen aufgrund von telemedizinischen Prähospitalbenachrichtigungen eingeleitet werden können, sind Informationsverluste geringer (Eder et al. 2018). Rogers et al. (2017) haben die Literatur systematisch gesichtet, um die Wirksamkeit und die Herausforderungen bei der Einführung von Telemedizinsystemen in Krankenwagen zu ermitteln. Insgesamt zeigt sich, dass Telemedizin machbar und gleichzeitig wirksam ist, bei der Verkürzung der Behandlungszeiten. Zudem ist die Diagnosegenauigkeit sehr hoch und die Raten positiver Aufgabenerfüllung sind in Ambulanzen mit telemedizinischer Ausstattung deutlich höher als in regulären Ambulanzen (Rogers et al. 2017). So wurden beispielsweise in einer Einzelstudie einige Aufgaben in der Telemedizin-Gruppe im Vergleich zur Kontrollgruppe zu einem höheren Prozentsatz durchgeführt (Rörtgen et al. 2013).

Auch in Dänemark sind Rettungswagen mit Tablets ausgestattet, die eine Datenübertragung an das anzufahrende Krankenhaus ermöglichen (Healthcare Denmark 2019), das sich dann optimal auf eintreffende Notfallpatientinnen und -patienten vorbereiten kann. Dazu werden hier – anders als in Deutschland (Busse und Berger 2018) – nur Krankenhäuser angefahren, die auch für die Behandlung geeignet sind und eine entsprechende personelle wie technische Ausstattung aufweisen. Culmer et al. (2019) haben die präklinische Datenübertragung in einer systematischen Übersichtsarbeit untersucht und sind zu dem Schluss gekommen, dass deren Einsatz (a) kostensenkend wirkt, (b) zu ähnlichen oder besseren Outcomes führt und (c) die Effizienz durch verringerte Anzahl und Zeit von Transporten erhöht wird (Culmer et al. 2019).

Zu (2) stand beim Review von du Toit et al. (2019) mit 15 Studien v. a. aus Australien, den USA und dem Vereinigten Königreich die Verbindung einer kleineren ländlichen Notaufnahme mit einem großen Notaufnahme-Zentrum im Fokus, um zu ermitteln, wie Telehealth bei der Behandlung von nicht kritischen Notfällen helfen kann. Die Telekonsultation war zwar mit einer höheren Verlegungsrate verbunden, jedoch konnten unnötige Verlegungen infolge einer gezielten Steuerung hin zum „richtigen" Krankenhaus reduziert werden. Die Inanspruchnahme von Telekonsultationssystemen schien tendenziell dort höher zu sein, wo pflegerisches nicht von ärztlichem Personal unterstützt wurde, wohingegen die Inanspruchnahme deutlich geringer war, wenn die Telekonsultation von einem Arzt eingeleitet wurde. Insgesamt fällt bei der Übersichtsarbeit von Sharifi Kia et al. (2022) hinsichtlich der Kommunikation zwischen den Beteiligten auf, dass mehrheitlich Studien untersucht wurden, in denen eine Doktor-zu-Doktor- oder Doktor-zu-Krankenpfleger-Rolle im Fokus stand und weniger die Patient-zu-Arzt-Kommunikation. Die Übersichtsarbeit zeigt insgesamt, dass der Einsatz von Telemedizin in Notfallsituationen viel Potenzial hat. Aufgrund der geringen Qualität der Studien kommen die meisten Studien jedoch zu dem Schluss, dass weitere Untersuchungen erforderlich sind (Du Toit et al. 2019; Sharifi Kia et al. 2022).

Die Mehrzahl der aufgeführten internationalen Impulse zielte darauf ab, die Patientensteuerung zu verbessern und unnötige Krankenhausaufnahmen zu vermeiden und birgt damit ein erhebliches Potenzial für Deutschland, um die bisher im internationalen Vergleich übermäßige Anzahl stationärer Behandlungen zu verringern. Insgesamt zeigen internationale Erfahrungen und Studienergebnisse Möglichkeiten auf, die bisher defizitäre Versorgungskette in Deutschland zu verbessern – und zwar im Hinblick auf Patientenergebnisse und Effizienz. Diese Impulse sollen im Folgenden im Kontext der Empfehlungen der im Mai 2022 einberufenen Regierungskommission für eine moderne und bedarfsgerechte Krankenhausversorgung (Bundesministerium für Gesundheit [BMG] 2023b) diskutiert und dabei auch laufende Entwicklungen in Deutschland aufgezeigt werden.

11.3 Empfehlungen der Regierungskommission und Entwicklungen in Deutschland

Die Regierungskommission für eine moderne und bedarfsgerechte Krankenhausversorgung wurde im Jahr 2022 mit dem Ziel einberufen, evidenzbasierte Empfehlungen für die Reformierung der Krankenhauslandschaft zu erarbeiten (Bundesministerium für Gesundheit [BMG] 2023b). In zwei ihrer neun Stellungnahmen hat die Regierungskommission den Fokus auf die Notfallversorgung und das Rettungswesen gelegt und Empfehlungen für deren Reformierung erarbeitet. So fordert die Regierungskommission in ihrer vierten Stellungnahme eine Reform der Notfall- und Akutversorgung, die das Gesamtsystem betrachtet und unter Berücksichtigung künftiger Entwicklungen neu denkt. Kernelemente der Stellungnahme sind die Einrichtung einer integrierten Leitstelle (ILS) sowie integrierter Notfallzentren (INZ).

11.3.1 Zugang und Steuerung

Der Stellungnahme zufolge sollen die beiden Notrufnummern 112 und 116117 erhalten bleiben, diese aber besser miteinander verknüpft und „integriert" werden (siehe ◘ Abb. 11.3). Dem dänischen Beispiel folgend soll eine Weiterleitung von Anrufen sowie Daten und damit eine besser abgestimmte Patientensteuerung stattfinden. Über die ILS sollen Hilfesuchende zunächst eine telefonische oder telemedizinische Ersteinschätzung erhalten, die anhand eines standardisierten, softwaregestützten Ersteinschätzungsinstruments vorgenommen wird. Mit dessen Hilfe sollen Patientinnen und Patienten von der Leitstelle der für sie am besten geeigneten Notfallstruktur zugeordnet werden.

Mit dem Thema der standardisierten Ersteinschätzung hat sich das Innovationsfondsprojekt „OPTINOFA – Optimierung der Notfallversorgung durch strukturierte Ersteinschätzung mittels intelligenter Assistenzdienste" befasst und die Einführung eines intelligenten Assistenzdienstes für die Ersteinschätzung untersucht (Nyoungui et al. 2021). Konkret hat das Konsortium auf Basis etablierter Triage-Systeme, Leitlinien sowie einer systematischen Literaturrecherche KI-gestützte Notfall-Algorithmen für die Ersteinschätzung der Behandlungsdringlichkeit und der Notfallversorgungsstufe entwickelt. Diese wurden digitalisiert und webbasiert, sodass sie als intelligenter Assistenzdienst auf mobilen Endgeräten genutzt werden können. Im Rahmen einer Pilotstudie wurden Nützlichkeit, Benutzerfreundlichkeit, Validität und Reliabilität so-

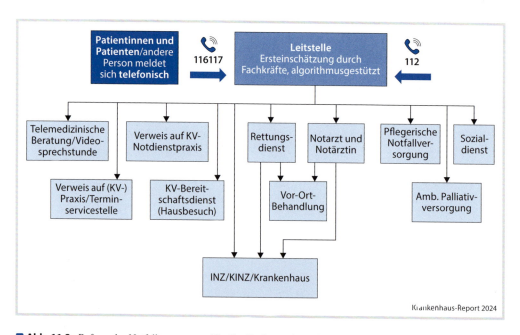

◘ **Abb. 11.3** Reform der Notfallversorgung. (Quelle: Regierungskommission für eine moderne und bedarfsgerechte Krankenhausversorgung 2023a)

wie Sicherheit des neuen Triage-Instruments untersucht. Erste Ergebnisse aus einer Interim-Studie haben gezeigt, dass die Notfall-Algorithmen für die häufigsten notfallmedizinischen Leitsymptome und -diagnosen bei der Entscheidungsfindung bezüglich Behandlungsdringlichkeit und erforderlichen Notfallversorgungsstufen halfen. Insgesamt zeigen die vorläufigen Ergebnisse der Studie, dass sich der Anteil ambulanter Notfallbehandlungen in der Notaufnahme deutlich reduziert hat und die Weiterleitungen in den ambulanten Sektor entsprechend gestiegen sind, bei einer mit etablierten Triage-Systemen vergleichbaren Validität. Auch wenn die finalen Ergebnisse noch abzuwarten bleiben, so können die Ergebnisse der Studie doch aufschlussreiche Erkenntnisse liefern – auch im Hinblick auf die Implementierung.

Auch die Ergebnisse eines weiteren Innovationsfondsprojekts „Implementierung einer standardisierten Ersteinschätzung als Basis eines DEMAND Managements in der ambulanten Notfallversorgung" (DEMAND) könnten hilfreiche Impulse für die Implementierung in Deutschland bieten. Das Projekt verfolgte das Ziel, durch eine standardisierte Ersteinschätzung bei der 116117 und an Gemeinsame-Tresen-Standorten den tatsächlichen Versorgungsbedarf der Patientinnen und Patienten zu ermitteln. Sie wurden nach der Ersteinschätzung einer bedarfsgerechten Versorgung zugewiesen, z. B. einer telefonischen ärztlichen Beratung, einer ambulanten Behandlung oder dem Rettungsdienst. Das Projekt untersuchte und bewertet die Effektivität der Zuteilung zu den unterschiedlichen Versorgungssettings anhand von Routinedaten der beteiligten Kassenärztlichen Vereinigungen und Krankenkassen sowie auf Grundlage von Patienten- und Mitarbeiterbefragungen. Der noch ausstehende Abschlussbericht soll Implementierungsbarrieren und Lösungswege (Best-Practice-Modelle) aufzeigen (Gemeinsamer Bundesausschuss [G-BA] 2023). Erste Ergebnisse zeigen, dass die Anzahl der Notfälle an Notaufnahmen über den Studienzeitraum sinkt (Zoch-Lesniak 2023). In diesem und anderen Projek-

ten wurde das digitale System „Strukturierte medizinische Ersteinschätzung in Deutschland (SmEd)" genutzt. Dabei handelt es sich um eine Software, die medizinisches Fachpersonal dabei unterstützt, den Versorgungsbedarf von Patienten schnell und präzise zu bewerten, sowohl vor Ort als auch am Telefon. Mithilfe gezielter und strukturierter Fragen wird hierbei eine Empfehlung bezüglich der Dringlichkeit der Behandlung und des geeigneten Behandlungsortes abzugeben. Diese Empfehlung dient den Anwendenden als Unterstützung bei der Entscheidung, welche Versorgungsmöglichkeit am besten für die Hilfesuchenden geeignet ist. Das System wird auch seit 2020 als Grundlage der telefonischen Ersteinschätzung unter der Rufnummer 116117 gemäß § 75 Abs. 1a Satz 3 Nr. 4 SGB V genutzt und bietet vielfältige Anwendungsmöglichkeiten für alle Akteure der Notfallversorgung (Zi 2024).

Für beide Notrufnummern soll der Regierungskommission zufolge eine kurze Wartezeit gewährleistet sein, d. h. ein Ansprechpartner soll sofort (112) oder innerhalb von maximal drei Minuten für mehr als 75 % bzw. maximal zehn Minuten für mehr als 95 % aller Anrufenden (116117) erreichbar sein. Durch diese – bei Nicht-Einhaltung möglichst mit Sanktionen verbundenen – Vorgaben sollen Anrufe bei der 112 vermieden werden, die „nur" Folge einer zu langen Wartezeit bei der 116117 sind. Möglicherweise könnte hier die oben beschriebene Untersuchung und der Einsatz von Pflegekräften zur Ersteinschätzung bei zu langen Wartezeiten auch Impulse liefern (Sax et al. 2018).

11.3.2 Versorgungsoptionen innerhalb der Notfallstruktur

Wie ▢ Abb. 11.3 zeigt, soll die Notfallstruktur künftig sowohl aufsuchende Angebote (KV-Bereitschaftsdienst, pflegerische Notfallversorgung, Krankentransport, Notfallrettung) als auch andere anschlussversorgende Optionen (reguläre KV-Praxis innerhalb der Öffnungszeiten, KV-Notdienstpraxis, INZ/ Notaufnahme) mit verbindlicher Terminvereinbarung umfassen (Regierungskommission für eine moderne und bedarfsgerechte Krankenhausversorgung 2023a).

Sowohl die verbindliche Terminvereinbarung als auch das Konzept der INZ knüpfen an internationale Erfahrungen, etwa aus Dänemark, an Geht es nach den Empfehlungen der Regierungskommission, so soll ein INZ aus der Notaufnahme des Krankenhauses, einer KV-Notdienstpraxis im oder direkt am Krankenhaus und einem „Tresen" als zentrale Ersteinschätzungsstelle bestehen. Die Einrichtung von INZ ist in allen Krankenhäusern der erweiterten und umfassenden Notfallversorgung, im Einzelfall und bei regionalem Erfordernis ggf. auch an Krankenhäusern der Basisnotfallversorgung vorgesehen (Regierungskommission für eine moderne und bedarfsgerechte Krankenhausversorgung 2023a).

Weiterhin sollen auch Notfallmedikamente verordnet werden und diese mit einem Botendienst für Arzneimittel kombiniert werden können. Darüber hinaus sollen für besonders vulnerable Hilfesuchende spezielle Angebote geschaffen bzw. genutzt werden, dazu zählen insbesondere die ambulante Palliativversorgung, ein Akutsozialdienst sowie ein psychosozialer Kriseninterventionsdienst. Dafür soll in Anlehnung an die spezialisierte ambulante Palliativversorgung (SAPV) eine spezialisierte ambulante Notfallversorgung (SANV) eingerichtet werden.

Geht es nach den Empfehlungen der Regierungskommission, so soll der Notfalltransport künftig als Transportleistung anzusehen sein, die getrennt von der Versorgung zu betrachten ist. Ein Transport soll dabei nicht nur in ein Krankenhaus, sondern in die für den individuellen Notfall am besten geeignete Gesundheitseinrichtung möglich sein, zum Beispiel auch in die Hausarztpraxis oder eine KV-Notdienstpraxis. Dies wurde innerhalb des Pilotprojekts „Sektorenübergreifende ambulante Notfallversorgung" (SaN) erprobt, das im Rahmen der geplanten Reformierung der Notfallversorgung in Hessen initiiert wurde (KV

Hessen 2023). Durch SaN sollten vermeidbare Einsätze des Rettungsdienstes reduziert und die Notaufnahmen in Krankenhäusern entlastet werden. Um das zu erreichen, wurden dem Rettungsdienst sowohl Krankenhäuser als auch Partnerpraxen zugeordnet, denen nicht stationär behandlungsbedürftige Patientinnen und Patienten zugewiesen werden können, insofern die Praxen die Kapazitäten dafür haben. Dafür wurden digitale Systeme wie SmED (siehe ▶ Abschn. 11.3.1) und Integrierter Versorgungsnachweis (IVENA) miteinander verzahnt und von allen an der Notfallversorgung beteiligten Akteuren (Leitstellen beider Notrufnummern, Krankenhäuser, Notaufnahmen, Arztpraxen, ärztlicher Bereitschaftsdienst sowie Rettungsdienste) genutzt.

Wie ▫ Abb. 11.4 illustriert, entspricht diese durchgehende digitalisierte Vernetzung der Akteure über die oben genannten und weitere Systeme wie das DIVI-Intensivregister auch den Vorstellungen der Regierungskommission. Insgesamt scheint es sich also um ein vielversprechendes Pilotprojekt zu handeln, dessen noch abzuwartende Ergebnisse (KV Hessen 2023) bei der Umsetzung der Reform hilfreich sein könnten.

Neben den o. g. Angeboten sollen auch rund um die Uhr verfügbare telemedizinische Beratungen Teil der Notfallversorgung werden, z. B. für Allgemein- und Kindermedizin sowie durch weitere spezialisierte Fächer wie Gynäkologie, Augen- und HNO-Heilkunde. Dies soll die niedrigeschwellige Identifikation möglicher „Nicht-Akutfälle" erleichtern und diese ohne Besuch der Notaufnahme der notwendigen Behandlung zuführen. Dabei sieht die Empfehlung vor, dass der Kontakt zur medizinischen Beratung schnell, persönlich und ohne großen technischen Aufwand hergestellt werden kann (Regierungskommission für eine moderne und bedarfsgerechte Krankenhausversorgung 2023a).

Wie im vorherigen Abschnitt aufgezeigt, gibt es auch hier bereits internationale Erfahrungen bzw. Studien (Kilduff et al. 2020; Nascimento et al. 2023; Heaney et al. 2009), die bei einer entsprechenden Implementie-

Kapitel 11 · Reform der Notfallversorgung und des Rettungswesens

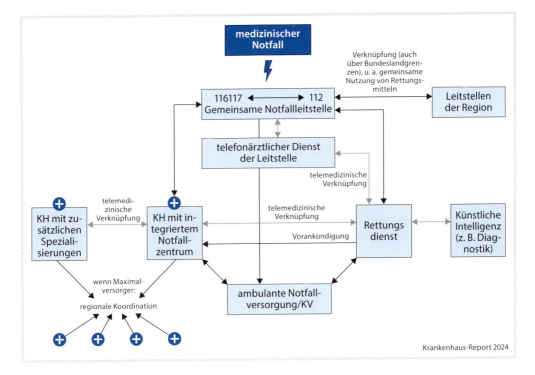

◨ **Abb. 11.4** Netzwerk und telemedizinische Verknüpfungen im Rettungswesen. (Quelle: Regierungskommission für eine moderne und bedarfsgerechte Krankenhausversorgung 2023b)

rung hilfreich sein könnten, wenngleich die Studienlage zum telemedizinischen Kontakt zwischen Behandelnden und Hilfesuchenden im Rahmen der Notfallversorgung auch noch nicht sehr ausgeprägt ist (Ward et al. 2015). Weiterhin legte die Regierungskommission in ihrer Stellungnahme Wert darauf, dass Kooperationen mit Online-Dolmetscherdiensten in den wichtigsten Sprachen sowie für Gebärdensprache auf- bzw. ausgebaut und sowohl im Rahmen der Ersteinschätzung auch als bei der telemedizinischen Beratung angeboten werden (Regierungskommission für eine moderne und bedarfsgerechte Krankenhausversorgung 2023b).

Telemedizinische Anwendungen sollen den Empfehlungen der Regierungskommission zufolge auch in der Kommunikation zwischen Rettungsdienst und Krankenhaus eingesetzt werden (Regierungskommission für eine moderne und bedarfsgerechte Kranken-

hausversorgung 2023b). Auch diesbezüglich gibt es bereits ein paar vielversprechende Ansätze. So beispielsweise in Aachen, wo die Versorgung während des Transports durch das System „Telenotarzt" gestützt wird. Hier erhalten Rettungskräfte durch die Telekonsultation mit einer Notfallmedizinerin oder einem Notfallmediziner ärztliche Beratung, Hilfe bei der Diagnose; auch die Delegation therapeutischer Maßnahmen im Rettungseinsatz ist möglich. Es erfolgt eine Live-Übertragung von Vitalparametern, Sprache und Bildmaterial. Nicht zuletzt weil es nach vielen erfolgreichen Projekten in den Regelrettungsdienst der Stadt Aachen implementiert worden ist, gehört der „Telenotarzt" zu den bekanntesten und etabliertesten Systemen in der telenotärztlichen Versorgung in Deutschland (Uniklinik RWTH Aachen: Klinik für Anästhesiologie 2023; umlaut telehealthcare GmbH 2023), das ggf. auch Potenzial für andere Regionen bietet.

Neben den hier vorgestellten Themen entlang des Versorgungspfads hat sich die Regierungskommission auch noch weiteren Querschnittsthemen und dabei vor allen deren Vereinheitlichung über die Bundesländer hinweg gewidmet, darunter etwa Qualität und Mindeststandards sowie Personal und Finanzierung (Regierungskommission für eine moderne und bedarfsgerechte Krankenhausversorgung 2023a, 2023b). Diese sollen hier jedoch nicht weiter ausgeführt werden.

11.4 Fazit und Ausblick

Angesichts des Reformbedarfs in der Notfallversorgung und im Rettungswesen war es wichtig und richtig, dass sich die Regierungskommission für eine moderne und bedarfsgerechte Krankenhausversorgung auch dieser Themen angenommen hat. Der Beitrag hat aufgezeigt, dass sich die Regierungskommission in ihren umfassenden Empfehlungen nicht nur der Defizite auf allen Ebenen der Versorgungskette angenommen, sondern auch wesentliche internationale Entwicklungen aufgegriffen hat. Diese können bei der erfolgreichen Umsetzung einer neugeordneten Notfallstruktur hilfreich sein, z. B. im Hinblick auf die Vernetzung der beiden Notrufnummern, wie sie in Dänemark bereits stattfindet. Doch nicht nur internationale Impulse, sondern auch zahlreiche – bisher projektbasierte – Erfahrungen innerhalb Deutschlands haben das Potenzial, einen wesentlichen Beitrag zur Reformierung von Notfallversorgung und Rettungswesen zu leisten. Schließlich wurden einige Vorschläge der Regierungskommission in zahlreichen Projekten bereits erprobt und untersucht und teilweise sogar bereits in die Regelversorgung übertragen. Die besagten Projekte, internationale Erfahrungen und auch die Stellungnahmen der Regierungskommission eint, dass telemedizinischen Interventionen ein besonders hoher Stellenwert zugesprochen wird. Diese haben international und auch in Deutschland besonders durch die Covid-19-Pandemie Aufschwung erfahren. Auch wenn das im Juli 2023 durch Bund und Länder abgestimmte Eckpunktepapier nicht auf Notfallversorgung und Rettungswesen eingeht (Bundesministerium für Gesundheit [BMG] 2023a), bleibt zu hoffen, dass nicht nur dieser Schwung, sondern auch die Vorschläge der Regierungskommission bald für die längst ausstehende Notfallreform genutzt werden.

Literatur

Bundesministerium für Gesundheit (BMG) (2023a) Eckpunktepapier. Krankenhausreform. https://www.bundesgesundheitsministerium.de/fileadmin/Dateien/3_Downloads/K/Krankenhausreform/Eckpunktepapier_Krankenhausreform.pdf. Zugegriffen: 22. Aug. 2023

Bundesministerium für Gesundheit (BMG) (2023b) Regierungskommission für eine moderne und bedarfsgerechte Krankenhausversorgung. https://www.bundesgesundheitsministerium.de/themen/gesundheitswesen/regierungskommission-krankenhausversorgung.html. Zugegriffen: 18. Aug. 2023

Busse R, Berger E (2018) Vom planerischen Bestandsschutz zum bedarfsorientierten Krankenhausangebot? In: Klauber J, Geraedts M, Friedrich J, Wasem J (Hrsg) Krankenhaus-Report 2018. Schwerpunkt Bedarf und Bedarfsgerechtigkeit. Schattauer, Stuttgart, S 149–170

Culmer N, Smith T, Stager C, Meyer H, Quick S, Grimm K (2019) Evaluation of the triple aim of medicine in prehospital telemedicine: A systematic literature review. J Telemed Telecare 26(10):571–580. https://doi.org/10.1177/1357633X19853461

Deutscher Bundestag – Wissenschaftliche Dienste (2022) Überblick über die Notfallversorgung in Deutschland. Institutionen, Organisation und Finanzierung

du Toit M, Malau-Aduli B, Vangaveti V, Sabesan S, Ray RA (2019) Use of telehealth in the management of non-critical emergencies in rural or remote emergency departments: A systematic review. J Telemed Telecare 25(1):3–16. https://doi.org/10.1177/1357633X17734239

Eder PA, Reime B, Wurmb T, Kippnich U, Shammas L, Rashid A (2018) Prehospital Telemedical Emergency Management of Severely Injured Trauma Patients. A Syst Rev 57(05):231–242. https://doi.org/10.1055/s-0039-1681089

Geissler A, Quentin W, Busse R (2017) Umgestaltung der Notfallversorgung: Internationale Erfahrungen und Potenziale für Deutschland. In: Klauber J, Geraedts M, Friedrich J, Wasem J (Hrsg) Krankenhaus-Report

2017. Zukunft gestalten. Schattauer, Stuttgart, S 41–59

Gemeinsamer Bundesausschuss (G-BA) (2023) DE-MAND – Implementierung einer standardisierten Ersteinschätzung als Basis eines Demand Managements in der ambulanten Notfallversorgung

Healthcare Denmark (2019) Emergency Medical Services. White Paper. https://whitepaper.healthcaredenmark.dk/media/6506/hcd-ems-white-paper-v10119.pdf. Zugegriffen: 1. Nov. 2023

Heaney D, Caldow J, McClusky C, King G, Webster K, Mair F, Ferguson J (2009) The introduction of a new consulting technology into the National Health Service (NHS) for Scotland. Telemedicine J E-health: Off J Am Telemedicine Assoc 15(6):546–551. https://doi.org/10.1089/tmj.2009.0017

InEK (2021) Datenbrowser. Unterjährige Datenlieferung DRG Januar bis Dezember 2021. Aufnahmegrund Notfall. https://datenbrowser.inek.org/. Zugegriffen: 14. Dez. 2023

Kilduff CL, Thomas AA, Dugdill J, Casswell EJ, Dabrowski M, Lovegrove C, Sim DA, Hay GR, Thomas PB (2020) Creating the Moorfields' virtual eye casualty: video consultations to provide emergency teleophthalmology care during and beyond the COVID-19 pandemic. BMJ Health Care Informatics. https://doi.org/10.1136/bmjhci-2020-100179

Köster C, Wrede S, Herrmann T, Meyer S, Willms G, Broge B, Szecsenyi J (2016) Ambulante Notfallversorgung. Analyse und Handlungsempfehlungen. aQua-Institut für angewandte Qualitätsförderung und Forschung im Gesundheitswesen GmbH, Göttingen

Krafft T, Neuerer M, Böbel S, Reuter-Oppermann M (2022) Notfallversorgung & Rettungsdienst in Deutschland. Partikularismus vs. Systemdenken. Bertelsmann Stiftung, Gütersloh

KV Hessen (2023) SaN-Projekt: ein Schnittstellenprojekt zur ambulanten Notfallversorgung. https://www.kvhessen.de/praxis-management/san-projekt. Zugegriffen: 11. Dez. 2023

Loos S, Azamati E (2023) Gestaltungs- und Steuerungsspielräume im Rettungsdienst. Analyse bundeslandrechtlicher Rahmenbedingungen des Einsatzes und der Vergütung von Rettungsdiensten. Berlin, Studienbericht für das Zentralinstitut der kassenärztlichen Versorgung in der Bundesrepublik Deutschland

MoH, Danish Regions and the National Board of Health (2014) Faglig gennemgang af akutmodtagelserne Technical review of the acute care wards. MoH, Kopenhagen

Nascimento BR, Brant LC, Castro ACT, Froes LEV, Ribeiro ALP, Cruz LV, Araújo CB, Souza CF, Froes ET, Souza SD (2023) Impact of a large-scale telemedicine network on emergency visits and hospital admissions during the coronavirus disease 2019 pandemic in Brazil: Data from the UNIMED-BH system.

J Telemed Telecare 29(2):103–110. https://doi.org/10.1177/1357633X20969529

Nyoungui E, Karg M, Wieckenberg M, Esslinger K, Pischek-Koch K, Wache S, Schmucker M, Haag M, Krefting D, Somasumdaram R, Dormann H, Blaschke S (2021) Multizentrische, kontrollierte Kohortenstudie zur strukturierten Ersteinschätzung in der Notaufnahme mittels intelligentem Assistenzdienst OPTINOFA – eine Interimsanalyse. 16. Jahrestagung Deutsche Gesellschaft Interdisziplinäre Notfall- und Akutmedizin (DGINA) e V.. (unveröffentlicht)

OECD (2023) Health at a Glance 2023

Regierungskommission für eine moderne und bedarfsgerechte Krankenhausversorgung (2023a) Vierte Stellungnahme und Empfehlung der Regierungskommission für eine moderne und bedarfsgerechte Krankenhausversorgung. Reform der Notfall- und Akutversorgung in Deutschland. Integrierte Notfallzentren und Integrierte Leitstellen, Berlin

Regierungskommission für eine moderne und bedarfsgerechte Krankenhausversorgung (2023b) Neunte Stellungnahme und Empfehlung der Regierungskommission für eine moderne und -bedarfsgerechte Krankenhausversorgung. Reform der Notfall- und Akutversorgung: Rettungsdienst und Finanzierung

Rogers H, Madathil KC, Agnisarman S, Narasimha S, Ashok A, Nair A, Welch BM, McElligott JT (2017) A Systematic Review of the Implementation Challenges of Telemedicine Systems in Ambulances. Telemedicine J E-health: Off J Am Telemedicine Assoc 23(9):707–717. https://doi.org/10.1089/tmj.2016.0248

Rörtgen D, Bergrath S, Rossaint R, Beckers SK, Fischermann H, Na I-S, Peters D, Fitzner C, Skorning M (2013) Comparison of physician staffed emergency teams with paramedic teams assisted by telemedicine – a randomized, controlled simulation study. Resuscitation 84(1):85–92. https://doi.org/10.1016/j.resuscitation.2012.06.012

Sachverständigenrat zur Begutachtung der Entwicklung im Gesundheitswesen (2018) Bedarfsgerechte Steuerung der Gesundheitsversorgung. Gutachten 2018, Bonn/Berlin

Sax DR, Vinson DR, Yamin CK, Huang J, Falck TM, Bhargava R, Amaral DJ, Reed ME (2018) Tele-Triage Outcomes For Patients With Chest Pain: Comparing Physicians And Registered Nurses. Health Aff 37(12):1997–2004. https://doi.org/10.1377/hlthaff.2018.05079

Scherer M, Lhmann D, Kazek A, Hansen H, Schfer I (2017) Patienten in Notfallambulanzen. Dtsch Arztebl Int 114(39):645–652. https://doi.org/10.3238/arztebl.2017.0645

Schuettig W, Sundmacher L (2019) Ambulatory care-sensitive emergency department cases: a mixed methods approach to systemize and analyze cases in Ger-

many. Eur J Public Health 29(6):1024–1030. https://doi.org/10.1093/eurpub/ckz081
Sharifi Kia A, Rafizadeh M, Shahmoradi L (2022) Telemedicine in the emergency department: an overview of systematic reviews. J Public Health (Berl). https://doi.org/10.1007/s10389-021-01684-x
Statistisches Bundesamt (2022) Grunddaten der Krankenhäuser. 2021. Fachserie 12 Reihe 6.1.1
umlaut telehealthcare GmbH (2023) Telenotarzt. https://www.telenotarzt.de/. Zugegriffen: 14. Dez. 2023
Uniklinik RWTH Aachen: Klinik für Anästhesiologie (2023) Telenotarztdienst im Rettungsdienst Stadt Aachen. https://www.ukaachen.de/kliniken-institute/klinik-fuer-anaesthesiologie/klinik/notfallmedizin/telenotarztdienst-im-rettungsdienst-stadt-aachen/. Zugegriffen: 14. Dez. 2023
Ward MM, Jaana M, Natafgi N (2015) Systematic review of telemedicine applications in emergency rooms. Med Inf 84(9):601–616. https://doi.org/10.1016/j.ijmedinf.2015.05.009
Zi (2023) Entwicklung der Fallzahlen im Ärztlichen Bereitschaftsdienst und in den Notaufnahmen der Kliniken 2009–2021. Zentralinstitut für die kassenärztliche Versorgung, Berlin
Zi (2024) SmED im Überblick. https://smed.zi.de/. Zugegriffen: 29. Jan. 2024
Zoch-Lesniak B (2023) Implementierung einer standardisierten Ersteinschätzung als Basis eines DEMAND Managements in der ambulanten Notfallversorgung. Innovationsfonds-Projekt 01VSF17019. Zi insights, Berlin

Open Access Dieses Buch wird unter der Creative Commons Namensnennung 4.0 International Lizenz (http://creativecommons.org/licenses/by/4.0/deed.de) veröffentlicht, welche die Nutzung, Vervielfältigung, Bearbeitung, Verbreitung und Wiedergabe in jeglichem Medium und Format erlaubt, sofern Sie den/die ursprünglichen Autor(en) und die Quelle ordnungsgemäß nennen, einen Link zur Creative Commons Lizenz beifügen und angeben, ob Änderungen vorgenommen wurden.

Die in diesem Buch enthaltenen Bilder und sonstiges Drittmaterial unterliegen ebenfalls der genannten Creative Commons Lizenz, sofern sich aus der Abbildungslegende nichts anderes ergibt. Sofern das betreffende Material nicht unter der genannten Creative Commons Lizenz steht und die betreffende Handlung nicht nach gesetzlichen Vorschriften erlaubt ist, ist für die oben aufgeführten Weiterverwendungen des Materials die Einwilligung des jeweiligen Rechteinhabers einzuholen.

Ambulantisierung

Inhaltsverzeichnis

Kapitel 12 Entwicklung der Ambulantisierung – 225
Hanna Tillmanns und Dörte Jäckel

Kapitel 13 Sektorengleiche Vergütungsmodelle zur
Ambulantisierung der Versorgung: Kritische
Analyse zur Umsetzung des § 115f SGB V – 269
*Silke Arnegger, Jana Hagenlocher, Ariane Herberg
und Burkhard Lembeck*

Kapitel 14 Tagesstationäre Behandlung: Innovation
oder Irrweg? – 285
Jürgen Malzahn und Lokiev Stoof

Kapitel 15 Operative Umsetzung der ambulanten,
stationsersetzenden Versorgung
in Krankenhäusern – 301
*Georg Spinner, Joanina Kaiss, Christina Hagemeier,
Monika Katholing und Carsten Schäfer*

Kapitel 16 Qualitätskriterien im Kontext
einer Ambulantisierung – 319
Max Geraedts

Entwicklung der Ambulantisierung

Hanna Tillmanns und Dörte Jäckel

Inhaltsverzeichnis

12.1 Einleitung – 226

12.2 Datengrundlage und Methodik – 230

12.3 Darstellung der Ergebnisse – 231

12.4 Fazit – 238

Anhang: Entwicklung der Ambulantisierungsgrade für ausgewählte OPS-4-Steller auf Bundesebene zwischen 2010 und 2022 – 239

Literatur – 268

© Der/die Autor(en) 2024
J. Klauber et al. (Hrsg.), *Krankenhaus-Report 2024*, https://doi.org/10.1007/978-3-662-68792-5_12

▪▪ Zusammenfassung

Ambulante Operationen können in Deutschland sowohl von Vertragsärztinnen und -ärzten als auch durch Krankenhäuser durchgeführt werden. Internationale Vergleiche zeigen, dass deutlich mehr Fälle ambulant erbracht werden können. Hinzu kommen die sinkenden personellen und finanziellen Ressourcen, die bedarfsgerecht eingesetzt werden müssen und so unnötige vollstationäre Behandlungen vermeiden. Gleichwohl haben sich die Fallzahlen im Bereich des ambulanten Operierens in über einem Jahrzehnt kaum verändert. Dieser Beitrag ermittelt auf Basis der Abrechnungsdaten von AOK-Versicherten, welche Leistungen ein Potenzial zur Ambulantisierung aufweisen und wie sich der Grad der Ambulantisierung über einen Zeitraum von zwölf Jahren verändert hat. Bei der Ermittlung ambulantisierbarer Fälle werden unterschiedliche, aktuell diskutierte Methoden angewandt. Die Ergebnisse werden sowohl regionalisiert als auch leistungsspezifisch diskutiert. Es zeigt sich ein geringfügiger Rückgang des Ambulantisierungsgrades auf Bundesebene, welcher auf weiteren gesetzlichen Handlungsbedarf zur Förderung der Ambulantisierung hinweist.

In Germany, outpatient operations can be performed both by office-based physicians and hospitals. International comparisons show that significantly more cases could be treated on an outpatient basis. Added to this are decreasing personnel and financial resources, which must be used in line with demand in order to avoid unnecessary inpatient treatment. Nevertheless, the number of cases in outpatient surgery has hardly changed over more than ten years. This paper uses billing data from AOK insurees to determine which services have a potential for outpatient treatment and how the degree of outpatient treatment has changed over a period of twelve years. Various currently discussed methods are used to determine which cases could be treated on an outpatient basis. The results are discussed both on a regionalised and service-specific basis. They show that there is a slight decline in the degree of outpatient care at the federal level, which indicates a need for further legal action to promote outpatient care.

12.1 Einleitung

Bereits seit 1993 ist das ambulante Operieren (AOP) an Krankenhäusern in Deutschland möglich. In diesem Jahr wurde die vertragliche Grundlage nach § 115b Abs. 1 SGB V (AOP-Vertrag) geschlossen. Ziel der Einführung des ambulanten Operierens mit dem Gesundheits-Strukturgesetz im Jahr 1992 war die Reduzierung vollstationärer Krankenhausbehandlungen (BT-Drucksache 12/3608). Seit inzwischen dreißig Jahren ist die Ambulantisierung stationärer Leistungen ein Dauerthema. Patientinnen und Patienten stationär zu versorgen, obwohl eine ambulante Behandlung medizinisch genauso gut möglich wäre, ist in Anbetracht der daraus resultierenden nicht bedarfsgerechten Bindung knapper Ressourcen schwer vertretbar. Außerdem besteht bei stationären Behandlungen ein höheres Infektionsrisiko mit hartnäckigen Krankenhauskeimen. Durch eine stärkere Ambulantisierung kann der Personalbedarf im Krankenhaus reduziert und das vorhandene Personal entlastet werden (soweit die freien Kapazitäten nicht durch andere Krankenhausfälle aufgefüllt werden). Zudem verbietet auch die dramatische Finanzlage der GKV eine nicht effiziente Patientenversorgung.

Der AOP-Vertrag, der von der Kassenärztlichen Bundesvereinigung (KBV), dem GKV-Spitzenverband und der Deutschen Krankenhausgesellschaft e. V. vereinbart wird, umfasst unter anderem einen Katalog der ambulanten Operationen (AOP-Katalog). Er legt fest, welche Leistungen aus dem ambulanten Bereich durch Krankenhäuser erbracht werden dürfen. Darüber hinaus umfasst er weitere Regelungen, die sowohl für Vertragsärztinnen und -ärzte als auch für Krankenhäuser gelten. Beispielhaft sollen hier die Regelungen für eine erhöhte Vergütung bei Reoperationen genannt werden. Krankenhäuser können

Kapitel 12 · Entwicklung der Ambulantisierung

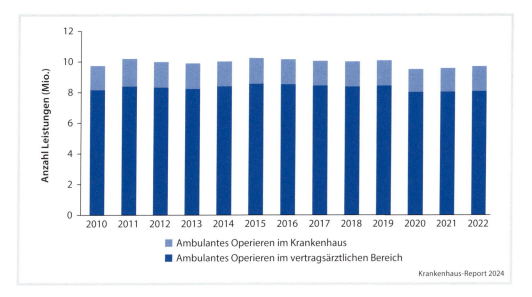

◘ **Abb. 12.1** Entwicklung der Fallzahlen des ambulanten Operierens in der GKV. (Quelle: AOK-Bundesverband auf Basis der KG2-Statistik sowie des Formblatts 3 aus dem Datenaustausch zwischen dem GKV-Spitzenverband und der Kassenärztlichen Bundesvereinigung)

die Teilnahme am AOP-Vertrag formlos für die Leistungsbereiche erklären, in denen sie die Leistungen grundsätzlich auch stationär erbringen sowie die vereinbarten Qualitätssicherungsmaßnahmen erfüllen. Vergütet werden ambulante Operationen nach dem Einheitlichen Bewertungsmaßstab (EBM). Mit der Gesundheitsreform im Jahr 2000 wurde der Katalog um stationsersetzende Leistungen ergänzt und die Leistungen wurden danach differenziert, ob sie „in der Regel ambulant erbracht werden" oder ob „sowohl eine ambulante als auch eine stationäre Durchführung" möglich ist. 2004 wurde im AOP-Katalog der gemäß § 39 Abs. 1 Satz 2 SGB V geltende Grundsatz „ambulant vor stationär" verankert. Seitdem ist für einen Teil der Leistungen eine Begründung erforderlich, wenn diese stationär erbracht werden sollen. Ab dem Jahr 2023 wurden sogenannte Kontextfaktoren eingeführt, die begründungsrelevante Tatbestände für eine stationäre Behandlung regelhaft ambulant erbringbarer Leistungen definieren. Dies soll eine klarere Abgrenzung ermöglichen. Der AOP-Vertrag selbst regelt keine Mengenbegrenzungen und auch keine gemeinsame Bedarfsplanung für Vertragsärztinnen und -ärzte und Krankenhäuser im Hinblick auf das ambulante Operieren.

Die Auswirkungen zeigen sich sowohl bei der Betrachtung der Veränderung der Fallzahlen im Bereich des ambulanten Operierens innerhalb von Deutschland als auch bei einem Vergleich der Ambulantisierung in Deutschland mit der in anderen Ländern.

◘ Abb. 12.1 zeigt die Veränderungen in den Fallzahlen des ambulanten Operierens auf GKV-Ebene. Von 2010 bis 2022 ergeben sich nur geringe Unterschiede, sowohl in Bezug auf die Gesamtzahl als auch die Fallzahlen differenziert nach der Leistungserbringung im Krankenhaus und im vertragsärztlichen Bereich. Während 2010 im vertragsärztlichen Bereich bei 8,16 Mio. Fällen und im Krankenhaus bei 1,5 Mio. Fällen ambulante Operationen durchgeführt wurden, liegen die Fallzahlen im Jahr 2022 im vertragsärztlichen Bereich mit 8,1 Mio. etwas niedriger und im Krankenhaus mit 1,6 Mio. etwas höher als zwölf Jahre zuvor. 2015 wurden insgesamt 10,2 Mio. Fälle und damit im betrachteten Zeitraum die meisten ambulanten Operationen erbracht. Diese

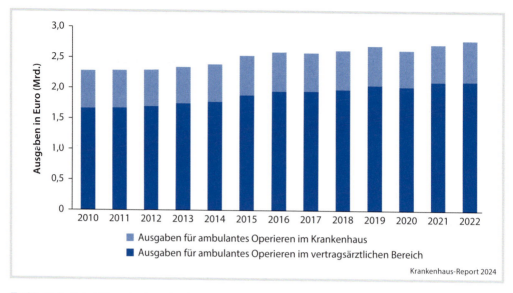

Abb. 12.2 Entwicklung der Ausgaben für ambulantes Operierens in der GKV. (Quelle: AOK-Bundesverband auf Basis der KJ1- und KG2-Statistik sowie des Formblatts 3 aus dem Datenaustausch zwischen dem GKV-Spitzenverband und der Kassenärztlichen Bundesvereinigung)

Zahl liegt damit um ca. 737.000 Fälle höher als im Jahr 2020, in dem wahrscheinlich beeinflusst durch die Covid-19-Pandemie mit 9,5 Mio. die wenigsten ambulanten Operationen erbracht wurden. Nach 2020 ist die Anzahl ambulanter Operationen bis 2022 wieder leicht gestiegen. Der Anteil ambulanter Operationen im Krankenhaus an der Gesamtzahl ambulanter Operationen hat sich über den betrachteten Zeitraum ebenfalls kaum verändert. Im Jahr 2015 mit der höchsten Gesamtzahl betrug der Anteil 16,5 %, im Jahr 2020 lag er bei 17,2 %.

Während sich die Fallzahlen insgesamt nur geringfügig verändert haben, sind die Ausgaben der GKV für die Vergütung des ambulanten Operierens deutlich gestiegen (s. Abb. 12.2). Die Ausgaben stiegen relativ konstant von 2,28 Mrd. € im Jahr 2010 auf 2,79 Mrd. € im Jahr 2022 an. Die geringeren Fallzahlen im Jahr 2020 spiegeln sich auch in den Kosten wider: Während die Ausgaben bis 2019 auf 2,70 Mrd. € gestiegen waren, sind sie 2020 auf 2,63 Mrd. € gesunken. Der Anteil für die Ausgaben für das ambulante Operieren im Krankenhaus an den Gesamtausgaben der GKV für das ambulante Operieren hat sich – wie auch im Hinblick auf die in Abb. 12.1 dargestellten Fallzahlen – kaum verändert. 2010 betrug der Anteil 37,6 % und im Jahr 2022 31,7 %. Die Steigerung der Gesamtausgaben ist, wie in Abb. 12.1 erkennbar, nicht durch ein entsprechendes Fallzahlwachstum, sondern durch eine Steigerung der Ausgaben je Fall verursacht. Betrachtet man anhand der KJ1-Statistik die Ausgabenentwicklung für ambulantes Operieren im gesamten vertragsärztlichen und stationären Bereich zusammen im Zeitraum 2010 bis 2022, so zeigt sich, dass der Anstieg der Ausgaben für das ambulante Operieren mit ca. 22 % gegenüber den Gesamtausgaben des ambulanten und stationären Bereichs mit ca. 50 % unterdurchschnittlich war.

Aus dem internationalen Vergleich ergibt sich, dass in Deutschland noch ein großes Ambulantisierungspotenzial besteht. In den Daten der OECD zeigt sich (s. Tab. 12.1), dass beispielsweise in Dänemark Hernienoperationen nur bei etwa 15 % der Patientinnen und Patienten stationär erbracht werden, während dies in Deutschland wiederum bei nahezu 100 % der Fall. Vergleicht man den Anteil vollstationärer

Kapitel 12 · Entwicklung der Ambulantisierung

☐ **Tab. 12.1** Gesamtzahl der Eingriffe pro 100.000 Einwohner und der Anteil vollstationär durchgeführter Eingriffe in ausgewählten OECD-Ländern (2021). (Quelle: OECD 2023)

Leistung	Cholezystektomie		Leistenhernie		Katarakt		Tonsillektomie	
	Fälle/ 100.000	Vollst. %	Fälle/ 100.000	Vollst. %	Fälle/ 100.000	Vollst. %	Fälle/ 100.000	Vollst. %
Belgien	228	88,8	207	47,8	1.237	3,0	160	24,5
Dänemark	139	55,0	154	14,7	842	0,9	57	41,8
Deutschland	**229**	**100,0**	**178**	**99,7**	**1.137**	**12,0**	**58**	**84,9**
Frankreich	191	57,1	215	27,6	1.417	2,8	66	54,6
Großbritannien	116	53,1	93	27,1	834	0,7	46	29,8
Norwegen	133	58,2	108	27,7	398	3,3	108	24,0
Österreich	192	99,3	253	91,6	1.340	8,5	46	99,3
Schweiz	217	95,6	249	60,9	452	10,4	70	86,7

Krankenhaus-Report 2024

Leistungserbringung bei Cholezystektomien, werden diese in Deutschland zu 100 % vollstationär erbracht, in Großbritannien hingegen zu 53 % und in Dänemark zu 55 %. Kataraktoperationen gelten in Deutschland als Leistungen mit einem niedrigen Anteil stationärer Operationen. Mit 12 % stationär erbrachter Fälle ist der Anteil im Verhältnis zu anderen Leistungen in Deutschland auch niedrig, allerdings ist er im internationalen Vergleich immer noch hoch, da zum Beispiel in Großbritannien und Dänemark nicht einmal 1 % der Leistungen stationär erbracht werden.

Werden hier die Daten der OECD für den internationalen Vergleich herangezogen, ist aber zu berücksichtigen, dass zumindest im Hinblick auf die Erbringung von Leistenhernien in Deutschland auch andere Ergebnisse zum Anteil vollstationärer Behandlungen veröffentlicht wurden. So ermittelten das Hamburg Center for Health Economics (HCHE), der BKK Dachverband e. V., das Deutsche Krankenhausinstitut (DKI), das Fachgebiet Management im Gesundheitswesen der TU Berlin (MiG) sowie das Zentralinstitut für die kassenärztliche Versorgung in der Bundesrepublik Deutschland (Zi) im Rahmen des Innovationsfondsprojektes „Einheitliche, Sektorengleiche Vergütung" auf Basis der BKK-Abrechnungsdaten, dass 82 % der Leistenhernien vollstationär, 6 % ambulant im Krankenhaus und 12 % im vertragsärztlichen Bereich erbracht werden (HCHE et al. 2022).

Von den mit Deutschland vergleichbaren europäischen Ländern ist die Ambulantisierung in Großbritannien und Dänemark am weitesten fortgeschritten. Der NHS in Großbritannien hat sich bei elektiven Operationen zum Ziel gesetzt, dass 75 % als Tagesoperationen – sprich ambulant – erfolgen sollten. Bei minimalinvasiven Eingriffen wird davon ausgegangen, dass eine höhere Zielmarke festgelegt werden könnte (IGES Institut 2022). Aus den internationalen Vergleichen und der geringen Entwicklung der Fallzahlen des ambulanten Operierens lässt sich schlussfolgern, dass die Ambulantisierungspotenziale in Deutschland aktuell bei weitem nicht ausgeschöpft werden.

Vor dem Hintergrund schlägt das Gutachten nach § 115b Abs. 1a SGB V des IGES-Instituts vom März 2022 eine deutliche Ausweitung des AOP-Katalogs um 2.500 Prozeduren vor (IGES Institut 2022). Die am

16.12.2022 auf der Selbstverwaltungsebene vereinbarte Ergänzung um 208 Prozeduren fiel jedoch deutlich geringer aus, obwohl die Ampelkoalition im Koalitionsvertrag weitere Maßnahmen für eine stärkere Ambulantisierung vorsieht:

» *„Um die Ambulantisierung bislang unnötig stationär erbrachter Leistungen zu fördern, setzen wir zügig für geeignete Leistungen eine sektorengleiche Vergütung durch sogenannte Hybrid-DRG um." (Koalitionsvertrag 2021–2025)*

Mit dem § 115f SGB V wurden die Vertragspartner des AOP-Vertrags beauftragt, eine spezielle sektorengleiche Vergütung sowie eine Auswahl von Leistungen des AOP-Katalogs zu vereinbaren, auf die die spezielle sektorengleiche Vergütung unabhängig davon angewendet wird, ob die Leistung ambulant oder mit einer Übernachtung stationär durchgeführt wird. Eine fristgerechte Vereinbarung ist jedoch nicht zustande gekommen. Nun legt das Bundesministerium für Gesundheit (BMG) die spezielle sektorengleiche Vergütung und die Auswahl von Leistungen, die diese betreffen soll, zwecks Rechtsverordnung fest. Ein erster Referentenentwurf für die Rechtsverordnung wurde am 21.09.2023 vorgelegt.

Während feststeht, dass die Ambulantisierungspotenziale noch nicht ausgeschöpft sind und gesetzliche Maßnahmen mit dem Ziel getroffen werden, eine Steigerung des Anteils ambulanter Leistungserbringung herbeizuführen, stellt sich die Frage, ob es in den letzten Jahren bereits zu Veränderungen im Hinblick auf eine stärkere Ambulantisierung gekommen ist. Allein die Fallzahlen des ambulanten Operierens auf der GKV-Ebene wie in ◘ Abb. 12.1 zu betrachten, ist hierzu nicht ausreichend. Zu berücksichtigen ist weiter, wie hoch der Anteil vollstationär versorgter Fälle ist, die das Potenzial zur Ambulantisierung haben.

Im Folgenden wird unter Berücksichtigung dieser Prämisse anhand der Daten von AOK-Versicherten untersucht, wie sich der Anteil ambulanter Operationen in den letzten zwölf Jahren verändert hat und wie sich die Ambulantisierung regional oder für einzelne Leistungen entwickelt hat.

12.2 Datengrundlage und Methodik

Grundlage der Auswertungen sind Abrechnungsdaten gemäß §§ 295 und 301 SGB V von AOK-Versicherten aus der vertragsärztlichen Versorgung, des ambulanten Operierens nach § 115b SGB V sowie vollstationäre Krankenhausfälle der Jahre 2010, 2016 sowie 2022. Es werden aus allen drei Leistungsbereichen jeweils die Fälle ausgewählt, in denen mindestens ein OPS-Kode aus dem für das jeweilige Jahr gültigen AOP-Vertrag Abschnitt 1 kodiert wurde. Es werden damit die Fälle betrachtet, bei denen sowohl bei der Abrechnung im Rahmen von § 115b SGB V als auch für die Abrechnung in der vertragsärztlichen Versorgung ein OPS-Kode angegeben werden muss. Darüber hinaus werden aus der vertragsärztlichen Versorgung nur Fälle betrachtet, in denen mindestens eine Operation aus Kapitel 31.2 des EBM abgerechnet wurde. Die vollstationären Fälle werden danach unterschieden, ob sie ambulantisierbar sind. Analog zu den Vorschlägen des Instituts für das Entgeltsystem im Krankenhaus (InEK) zur Umsetzung des § 115f SGB V werden alle stationären Fälle mit einem oder null Tagen Verweildauer als ambulantisierbar eingestuft.

Der Grad der Ambulantisierung wird aus der Summe der vertragsärztlichen und ambulanten Operationen am Krankenhaus dividiert durch diese Summe zuzüglich der ambulantisierbaren vollstationären Fälle im Krankenhaus berechnet. Der Grad der Ambulantisierung hängt damit unter anderem von der Definition der ambulantisierbaren vollstationären Fälle ab. In einem weiteren Abschnitt wird die hier gewählte Methode mit einer zweiten, in der aktuellen Diskussion verwendeten verglichen. Aufbauend auf dem Gutachten von Schreyögg und Milstein (2021) werden alle

Kapitel 12 · Entwicklung der Ambulantisierung

vollstationären Fälle als ambulantisierbar angenommen, für die keines der folgenden Kriterien zutrifft:

- Verweildauer von vier oder mehr Tagen,
- Dokumentation einer Komplexbehandlung[1],
- Dokumentation einer Pflegebedürftigkeit[2] oder
- Krebsdiagnose bei Kindern jünger als drei Jahren.

■ ■ Limitationen der Auswertungen

Der Beitrag beruht primär auf Daten von AOK-Versicherten aus den Jahren 2010, 2016 und 2022. Sollte es Unterschiede im Ambulantisierungsgrad zwischen den Kassenarten geben, so werden diese hier nicht abgebildet. Da der Marktanteil der AOK in dem betrachteten Zeitraum von 35 % auf 37 % gestiegen ist, können sich die Unterschiede in den Jahren verschieden auswirken. Der Beitrag berechnet Ambulantisierungsgrade innerhalb eines Jahres und vergleicht diese zwischen den Jahren.

Für den Vergleich des Ambulantisierungsgrades zwischen den einzelnen Jahren wird auf die Definition des InEK bezüglich der ambulantisierbaren Krankenhausfälle zurückgegriffen, da diese Definition (Verweildauer von einem Tag oder weniger) über die Jahre gleich operationalisierbar ist. Bei der Ermittlung der ambulantisierbaren stationären Fälle analog der Methodik nach Schreyögg und Milstein (2021) sind neben der Verweildauer weitere Parameter wie der Patient Clinical Complexity Level (Klinischer Komplexitätsgrad des Patienten, PCCL) und Pflegegerade relevant. Die Definition und Ausgestaltung dieser Parameter haben sich über die Jahre jedoch in verschiedenen Reformen verändert. Um die daraus resultierenden Effekte auszu-

schließen, wird auf die Methodik des InEK zurückgegriffen.

12.3 Darstellung der Ergebnisse

Betrachtet man alle in dem jeweiligen Jahr durch den AOP-Vertrag abgedeckten operativen Leistungen (s. ◘ Tab. 12.2), so fällt auf, dass der Anteil der ambulant erbrachten Fälle (Ambulantisierungsgrad) zwischen 2010 und 2022 um fast 4 Prozentpunkte zurückgegangen ist. Während die Zahl der ambulant erbringbaren Fälle insgesamt um 6 % von 2010 auf 2022 zurückgegangen ist (von 1,44 Mio. Fällen auf 1,35 Mio. Fälle) so ist währenddessen die Zahl der ambulantisierbaren Fälle in Krankenhäusern von 135 Mio. Fällen auf 179 Mio. Fälle gestiegen. Sowohl in der vertragsärztlichen Versorgung als auch in den Krankenhäusern ist die Zahl der ambulanten Operationen um 10 % gesunken: im vertragsärztlichen Bereich von 901 Mio. auf 813 Mio. Fälle und bei den Krankenhäusern (Versorgung nach § 115b SGB V) von 406 Mio. auf 364 Mio. Fälle.

Für einen besseren Überblick werden die folgenden Auswertungen auf Basis der 28 OPS-4-Steller vorgenommen, die im Jahr 2022 mehr als 15.000 ambulant erbringbare Fälle bei AOK-Versicherten aufwiesen. ◘ Tab. 12.2 zeigt weiter, dass diese Auswahl im Jahr 2022 77 % der ambulant erbringbaren Fälle umfasst, bei den ambulanten Operationen sind es 81 % im vertragsärztlichen Bereich und 76 % im Krankenhaus.

Den höchsten Anstieg des Ambulantisierungsgrades mit jeweils fast 10 Prozentpunkten zwischen 2010 und 2022 gab es beim OPS 1-472 „Biopsie ohne Inzision an der Cervix uteri" (von 82 % auf 92 %) und dem OPS 5-671 „Konisation der Cervix uteri" (von 83 % auf 93 %; s. Anhang). Bei beiden OPS-Kodes ist die Zahl der ambulantisierbaren Fälle in Krankenhäusern deutlich um 66 % bzw. 71 % gestiegen, der Anstieg im ambulanten Bereich war jeweils noch höher. Bei den „Biopsien ohne Inzision an der Cervix uteri" stieg die Zahl der ambulanten Eingriffe durch Vertrags-

---

1 Operationalisiert über die OPS-Kodes 8-980, 8-98f und 8-98d.

2 Die Pflegebedürftigkeit wird angenommen, wenn in dem Fall mindestens eines der folgenden Zusatzentgelte 76ZEG200, 76ZEG300, einer der OPS-Kodes 9-984.8, 9-984.9, 9-984a oder eine schwere Funktionsstörung (U50.4, U50.5) kodiert wurde oder der Versicherte einen Pflegegrad von mindestens 3 hat.

◻ Tab. 12.2 Entwicklung des Ambulantisierungsgrades zwischen 2010 und 2022. (Quelle: Abrechnungsdaten von AOK Versicherten gemäß §§ 295 und 301 SGB V)

Jahr	Name	Vollstationäre Krankenhausfälle	Ambulantisierbare Krankenhausfälle (InEK)	Ambulante Fälle nach § 115b SGB V	Vertragsärztliche Fälle	Ambulant erbringbare Fälle	Ambulantisierungsgrad in %
		Zahl der Fälle (in 1.000)					
[1]	[2]	[3]	[4]	[5]	[6]	$[7] = [4] + [5] + [6]$	$[8] = ([5] + [6])/[7]$
2010	Summe	839,1	135,2	405,9	901,4	1.442,5	90,6
2016	Summe	832,5	161,2	390,8	883,3	1.435,2	88,8
2022	Summe	722,7	178,5	364,2	813,2	1.355,9	86,8
2010	Auswahl	386,1	93,1	322,0	713,7	1.128,8	91,8
2016	Auswahl	357,3	103,3	308,5	703,8	1.115,6	90,7
2022	Auswahl	295,4	104,8	278,4	658,5	1.041,6	89,9

Krankenhaus-Report 2024

ärztinnen und -ärzte um 380 % und die durch Krankenhäuser um 260 % und bei der „Konisation der Cervix uteri" in beiden Bereichen um jeweils ca. 180 %.

Der stärkste Rückgang des Ambulantisierungsgrades mit über 26 Prozentpunkten von 64 % auf 37 % fand beim OPS-Kode 5-530 „Verschluss einer Hernia inguinalis" statt. Während die ambulantisierbaren stationären Fälle zwischen 2010 und 2022 um 150 % gestiegen sind, ist die Zahl der ambulanten Operationen durch Vertragsärztinnen und -ärzten um 11 % und die durch Krankenhäuser um 21 % gesunken. Bei dieser Leistung fällt auf, dass die Zahl der Operationen an Krankenhäusern insgesamt auch um 11 % gesunken ist, sodass der Rückgang des Ambulantisierungsgrades primär durch einen Anstieg der ambulantisierbaren Fällen durch eine verringerte Verweildauer im Krankenhaus ausgelöst wurde. Beim OPS-Kode 5-814 „Arthroskopische Refixation und Plastik am Kapselbandapparat des Schultergelenkes" sank der Ambulantisierungsgrad von 85 % auf 70 %. Auch hier kam es zu einem starken Anstieg der ambulantisierbaren Fälle (173 %), während die vollstatio-

näre Fallzahl insgesamt um 11 % zurückging. Im ambulanten Bereich stiegen die Operationen im vertragsärztlichen Bereich um 20 %, während die Zahl der ambulanten Operationen durch Krankenhäuser um 11 % zurückging.

Für die Auswertung regionaler Effekte des Ambulantisierungsgrades werden diese auf Grundlage der Wohnorte der Patienten und Patientinnen dargestellt. Betrachtet man die Verteilung des Ambulantisierungsgrades (für die ausgewählten OPS-Kodes) auf Ebene der Landkreise (◻ Abb. 12.3 und 12.4), so fällt der Rückgang des Anteils ambulanter Fälle zwischen 2010 und 2022 fast überall in Deutschland und vor allem im Süden auf. Im Norden und Osten gibt es einige Landkreise, bei denen der Ambulantisierungsgrad gestiegen ist. Den stärksten Anstieg des Ambulantisierungsgrades um 21 Prozentpunkte (von 70,5 % auf 92 %) verzeichnet der Landkreis Börde. In den Landkreisen Kiel, Plön, Cottbus und Potsdam ist der Ambulantisierungsgrad jeweils um ca. 12 bzw. 11 (Potsdam) Prozentpunkte gestiegen. Der stärkste Rückgang des Ambulantisierungsgrades zeigt sich in drei Landkreisen

Kapitel 12 · Entwicklung der Ambulantisierung

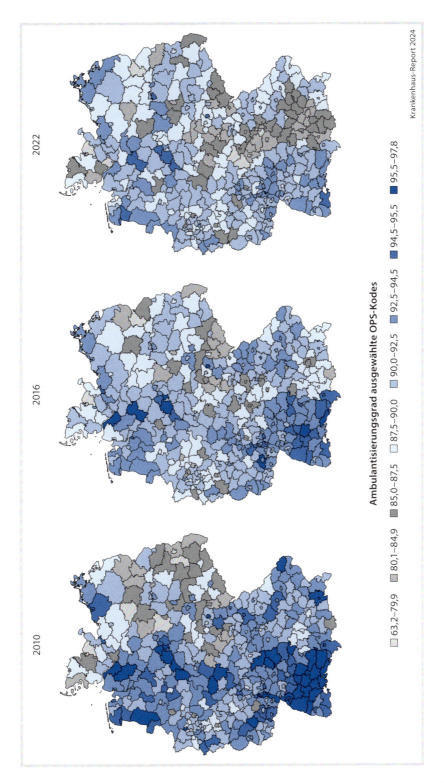

◘ **Abb. 12.3** Entwicklung des Ambulantisierungsgrades nach Landkreisen zwischen 2010 und 2022, in %. (Quelle: Abrechnungsdaten von AOK Versicherten gemäß §§ 295 und 301 SGB V; © GeoBasis-DE/BKG [2021])

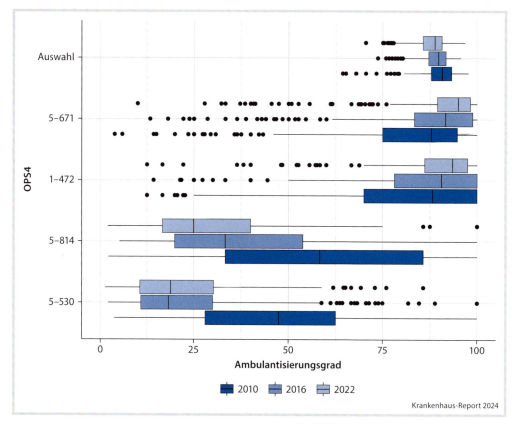

Abb. 12.4 Ambulantisierungsquote über die Landkreise im Vergleich zwischen 2010, 2016 und 2022 für ausgewählte OPS-Kodes. (Quelle: Abrechnungsdaten von AOK Versicherten gemäß §§ 295 und 301 SGB V)

in Bayern: In Kaufbeuren, Dachau und Ansbach ist der Ambulantisierungsgrad in den betrachteten 13 Jahren um 15, 16 und 17 Prozentpunkte zurückgegangen. Auch im Süden Baden-Württembergs lässt sich ein deutlicher Rückgang anhand der Karten erkennen. Betroffen ist hier die Region zwischen dem Ortenaukreis und Emmendingen und den Landkreisen Biberach und Ravensburg. So hat sich zum Beispiel im Landkreis Tuttlingen der Ambulantisierungsgrad um 5,5 Prozentpunkte, von 97 % auf 91,5 % verringert.

Betrachtet man die Entwicklung auf der aggregierteren Ebene der Boxplots (◘ Abb. 12.4), so fällt hier vor allem auf, dass im Jahr 2010 (dunkelblauer Balken) der Median zwar (wie oben beschrieben) höher als in den folgenden Jahren lag, allerdings das Minimum des Ambulantisierungsgrades auf Landkreisebene über alle drei betrachteten Jahre ebenfalls im Jahr 2010 lag. Auch die Spanne des Ambulantisierungsgrades hat sich von 26 Prozentpunkten (2010) auf 17 Prozentpunkte (2022) verringert.

Die vier im vorherigen Abschnitt genauer betrachteten OPS-Kodes sollen auch hier in den Fokus genommen werden. Bei allen vieren ist die Breite der Box, das heißt, die Werte, die zwischen dem unteren und oberen Quantil liegen, über die Jahre gesunken. Die Ambulantisierungsgrade zeigen über die Landkreise also weniger Unterschiede. Deutschlandweit hat der Ambulantisierungsgrad allerdings bei allen vier OPS-Kodes eine Spannbreite die von jeweils fast 0 % bis (fast) 100 % reicht. Insgesamt sieht man, dass der Ambulantisierungs-

Kapitel 12 · Entwicklung der Ambulantisierung

◻ **Tab. 12.3** Vergleich zwischen der auf Basis der InEK- und der Schreyögg-Methode ermittelten Ambulantisierungsgrade im Jahr 2022. (Quelle: Abrechnungsdaten von AOK-Versicherten gemäß §§ 295 und 301 SGB V)

Methodik	Name	Vollstationäre Krankenhausfälle	Ambulantisierbare Krankenhausfälle	Ambulante Fälle nach § 115b SGB V	Vertragsärztliche Fälle	Ambulant erbringbare Fälle	Ambulantisierungsgrad in %
		Zahl der Fälle (in 1.000)					
[1]	[2]	[3]	[4]	[5]	[6]	[7] = [4] + [5] + [6]	[8] = ([5] + [6])/[7]
InEK	Summe	722,7	178,5	364,2	813,2	1355,9	86,8
InEK	Auswahl	295,4	104,8	278,4	658,5	1041,6	89,9
Schreyögg	Summe	722,7	448,0	364,2	813,1	1625,3	72,4
Schreyögg	Auswahl	295,4	198,4	278,3	658,4	1135,2	82,5

Krankenhaus-Report 2024

grad – gerade auf Leistungsebene – zwischen den Regionen stark unterschiedlich ist.

Wie eingangs erwähnt hängt der Ambulantisierungsgrad stark von der Methode zur Bestimmung der ambulantisierbaren Krankenhausfälle ab. Um eine Vergleichbarkeit zwischen den Jahren herstellen zu können, wurden die bisherigen Auswertungen gemäß den Vorschlägen des InEK zur Umsetzung des § 115f SGB V (im Folgenden InEK-Methode) vorgenommen. In diesem Abschnitt soll nun für das Jahr 2022 verglichen werden, ob diese Methode systematisch andere Ergebnisse zeigt als die Methode nach Schreyögg und Milstein (2021; im Folgenden Schreyögg-Methode).

◻ Tab. 12.3 vergleicht die Ergebnisse zum Ambulantisierungsgrad zwischen der InEK- und der Schreyögg-Methode. Die beiden Methoden unterscheiden sich in der Auswahl der ambulantisierbaren Fälle (Spalte 4). Man sieht, dass die Zahl der ambulantisierbaren Fälle bei der Schreyögg-Methode mehr als doppelt so hoch ist als bei der InEK-Methode. Der Unterschied verringert sich, wenn man die ausgewählten OPS-Kodes betrachtet. Betrachtet man den Anteil der ambulantisierbaren Krankenhausfälle (Spalte 4 / Spalte 3), so fällt der Unterschied in der Methode nochmals

besonders deutlich auf. Über alle betrachteten OPS-Kodes liegt der Anteil bei 25 % bei der InEK-Methode und bei 62 % bei der Methode nach Schreyögg. Die höhere Zahl an ambulantisierbaren Fällen führt dazu, dass der Ambulantisierungsgrad sinkt: (Spalte 8) von 86,8 % auf 72,4 % über alle OPS-Kodes und von 89,9 % auf 82,5 % bei den ausgewählten OPS-Kodes.

Betrachtet man nun die Verteilung über die Landkreise (◻ Abb. 12.5), so sieht man hier, dass es bei der Schreyögg-Methode (hellblaue Balken) vor allem eine Linksverschiebung der Werte gegenüber der InEK-Methode gibt (dunkelblaue Balken). Bei den OPS-Kodes mit einem geringen Ambulantisierungsgrad sinkt die Spreizung über die Regionen. Insgesamt scheint es aber keine weiteren systematischen Unterschiede zu geben.

In dem im Oktober 2023 vom Bundesministerium für Gesundheit veröffentlichten Entwurf für eine Verordnung zur Vergütung nach § 115f SGB V werden fünf Leistungsbereiche genannt, die ab dem Jahr 2024 mit sektorenübergreifenden Hybrid-DRGs vergütet werden sollen. Der folgende Abschnitt betrachtet die Entwicklung des Ambulantisierungsgrades dieser Leistungsbereiche zwischen den Jahren

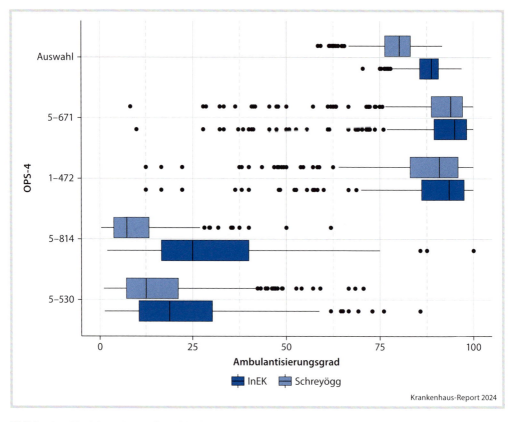

Abb. 12.5 Vergleich zwischen der auf Basis der InEK- und der Schreyögg-Methode ermittelten Ambulantisierungsgrade im Jahr 2022 für ausgewählte OPS-Kodes. (Quelle: Abrechnungsdaten von AOK-Versicherten gemäß §§ 295 und 301 SGB V)

2010 und 2022 auf Bundes- sowie auf regionaler Ebene.

Abb. 12.6 zeigt die Entwicklung des Ambulantisierungsgrades für die fünf Leistungsbereiche Ovariektomien, Exzision eines Sinus pilonidalis, Entfernung von Harnleitersteinen, bestimmte Hernieneingriffe und Arthrodesen der Zehengelenke. In keinem der Leistungsbereiche ist zwischen 2010 und 2022 der Ambulantisierungsgrad gestiegen, in einigen Leistungsbereichen – zum Beispiel Entfernung der Harnleitersteine – deutlich gesunken. Es zeigt sich auch, dass die fünf Bereiche sehr unterschiedliche Ambulantisierungsgrade haben. Während sich bei den Arthrodesen der Zehengelenke mit einem durchschnittlichen Ambulantisierungsgrad von 89 % (s. Tab. 12.4) ein – auch im Vergleich mit allen anderen Leistungen – hoher Grad zeigt, liegt der Wert bei der Entfernung von Harnleitersteinen bei 31 %. Außer bei den Arthrodesen lag der regionale minimale Wert im Jahr 2022 bei unter 10 %, der maximale Wert lag bei allen Leistungen über 90 %.

Betrachtet man die Entwicklung auf Bundesebene (Tab. 12.4), so fällt auf, dass bei allen Leistungen die Zahl der ambulantisierbaren Krankenhausfälle über die Jahre deutlich gestiegen ist. Die Zahl der ambulanten Fälle ist dagegen geringer gestiegen oder – wie bei der Entfernung der Harnleitersteine – zurückgegangen. Der Rückgang des Ambulantisierungsgrades beruht v. a. auf einer Zunahme der ambulantisierbaren Fälle.

■ **Tab. 12.4** Bundesweiter Ambulantisierungsgrad für die Hybrid-DRG-Leistungsbereiche in den Jahren 2010 und 2022. (Quelle: Abrechnungsdaten von AOK-Versicherten gemäß §§ 295 und 301 SGB V)

Jahr	Name	Vollstationäre Krankenhausfälle	Ambulantisierbare Krankenhausfälle	Ambulante Fälle nach § 115b SGB V	Vertragsärztliche Fälle	Ambulant erbringbare Fälle	Ambulantisierungsgrad in %
		Zahl der Fälle (in 1.000)					
[1]	[2]	[3]	[4]	[5]	[6]	[7] = [4] + [5] + [6]	[8] = ([5] + [6])/[7]
2010	Arthrodesen der Zehengelenke	10,1	0,6	1,1	6,1	7,8	91,8
2022	Arthrodesen der Zehengelenke	14,3	2,4	2,5	16,9	21,8	88,9
2010	Bestimmte Hernieneingriffe	37,4	8,1	7,1	7,1	22,3	63,5
2022	Bestimmte Hernieneingriffe	48,0	26,9	10,6	10,7	48,2	44,1
2010	Entfernung von Harnleitersteinen	25,5	1,6	0,7	4,3	6,7	75,6
2022	Entfernung von Harnleitersteinen	31,4	8,0	1,5	2,1	11,6	30,8
2010	Exzision eines Sinus pilonidalis	7,3	1,9	1,4	2,8	6,1	68,5
2022	Exzision eines Sinus pilonidalis	6,1	3,7	2,8	4,0	10,5	64,6
2010	Ovariektomien	52,6	4,6	6,2	3,5	14,3	67,8
2022	Ovariektomien	68,8	10,1	8,6	3,2	21,9	54,1

Krankenhaus-Report 2024

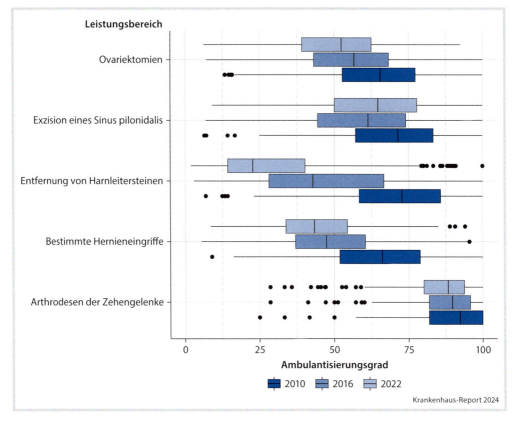

◘ **Abb. 12.6** Vergleich der Ambulantisierungsgrade über die Landkreise für die Hybrid-DRG-Leistungsbereiche in den Jahren 2010, 2016 und 2022. (Quelle: Abrechnungsdaten von AOK-Versicherten gemäß §§ 295 und 301 SGB V)

12.4 Fazit

Über den betrachteten Zeitraum ist festzustellen, dass der Ambulantisierungsgrad auf Bundesebene geringfügig zurückgegangen ist. Die Entwicklungen zeigen sich noch deutlicher, wenn man einzelne Regionen bzw. Leistungen betrachtet. Die Entwicklung beruht dabei meist auf einer Steigerung der ambulantisierbaren stationären Fälle, während es im ambulanten Bereich wenig Veränderung gibt. Bewertet man das Ambulantisierungspotenzial auf Basis der Kriterien nach Schreyögg und Milstein (2021), so sind 62 % aller vollstationären AOK-Fälle des Jahres 2022 ambulantisierbar.

In Anbetracht der auf allen Seiten knappen Ressourcen ist es gesundheitsökonomisch nicht rational, Patientinnen und Patienten stationär zu versorgen, obwohl eine ambulante Behandlung medizinisch möglich wäre. Vor diesem Hintergrund sieht der Gesetzgeber aktuell die Einführung der Hybrid-DRGs vor.

Der Verordnungsentwurf des BMG vom 21.09.2023 sieht einen ersten Katalog von OPS-Kodes vor, die über Hybrid-DRGs abgerechnet werden, sofern der zu verwendende Grouper diese ausweist. Betrachtet man die Entwicklung der ambulantisierbaren Fälle dieser Leistungen, so zeigt sich, dass diese stark gestiegen sind, ein Potenzial für eine stärkere Ambulantisierung bislang stationär erbrachter Leistungen dementsprechend also vorhanden ist. Bei der Bewertung der Frage, ob diese erreicht werden wird, ist zu berücksichtigen, dass die Vergütung für Hybrid-DRGs etwa

Kapitel 12 · Entwicklung der Ambulantisierung

ein Drittel unterhalb der vollstationären Vergütung angesiedelt ist. Krankenhäuser können die entsprechenden Eingriffe weiterhin stationär durchführen, wenn die Behandlung länger als einen Belegungstag dauert oder die Fallschwere eines Patient Clinical Complexity Level (PCCL) bei 3 oder höher liegt. Es ist daher eher zu befürchten, dass es zu einer Verlängerung der Krankenhausverweildauer kommt und die Leistungen weiterhin stationär erbracht werden. Dieser Entwicklung hätte man durch eine Verbreiterung der Definition ambulantisierbarer Fälle im Rahmen der Hybrid-DRGs, z. B. auf Fälle mit einer Verweildauer von drei Tagen, entgegenwirken können.

Neben dem Anstieg der ambulantisierbaren Fälle durch die Verweildauerverkürzungen im stationären Bereich haben die Auswertungen zudem gezeigt, dass eine ambulante Leistungserbringung grundsätzlich möglich ist. Über alle derzeit ambulant erbringbaren Leistungen liegt der Ambulantisierungsgrad bei 87 % (InEK-Methode) bzw. 72 % (Schreyögg-Methode). Auch die Verteilung der regionalen Ambulantisierungsgrade zeigt, dass strukturelle Voraussetzungen für die ambulante Erbringung der Leistungen im Allgemeinen vorhanden sind.

In Anbetracht der oben dargestellten Herausforderungen bei der vorgesehenen Einführung der Hybrid-DRGs ist abzuwarten, welchen Einfluss ihre Einführung auf die Entwicklung der Ambulantisierungsgrade haben wird. Hierzu bedarf es entsprechender Evaluationen in den folgenden Jahren. Gleichzeitig sollte über alternative oder ergänzende Maßnahmen (z. B. ein Ambulantisierungsbudget, das klare Zielvorgaben für Krankenhäuser in eine Mehrjahresentwicklung enthält) zur Steigerung der Ambulantisierung diskutiert werden und weiter müssen auch Wechselwirkungen mit anderen aktuellen Gesetzesvorhaben, wie zum Beispiel das anstehende Krankenhausversorgungsverbesserungsgesetz (KHVVG) und die dort vorgesehene Ausgestaltung sektorenübergreifender Versorgungseinrichtungen, im Blick behalten werden.

Anhang: Entwicklung der Ambulantisierungsgrade für ausgewählte OPS-4-Steller auf Bundesebene zwischen 2010 und 2022

Jahr	OPS-4-Steller	Name	Zahl der Fälle in 1.000					Ambulantisierungsgrad in %	Ausgewählter OPS-4-Steller
			Vollstationäre Krankenhausfälle	Ambulantisierbare Krankenhausfälle (InEK)	Ambulante Fälle nach § 115b SGB V	Vertragsärztliche Fälle	Ambulant erbringbare Fälle		
2010	1471	Biopsie ohne Inzision am Endometrium	14,9	6,3	21,6	3,5	31,4	79,8	1
2016	1471	Biopsie ohne Inzision am Endometrium	12,1	6,2	23,5	3,3	33,0	81,3	1
2022	1471	Biopsie ohne Inzision am Endometrium	9,2	5,1	22,9	2,8	30,3	83,5	1
2010	1472	Biopsie ohne Inzision an der Cervix uteri	1,8	0,9	3,1	1,2	5,2	81,9	1
2016	1472	Biopsie ohne Inzision an der Cervix uteri	2,3	1,3	5,5	2,5	9,3	86,5	1
2022	1472	Biopsie ohne Inzision an der Cervix uteri	2,5	1,6	11,2	5,9	18,6	91,6	1
2010	1502	Biopsie an Muskeln und Weichteilen durch Inzision	2,5	0,1	4,8	1,8	6,8	97,9	0
2016	1502	Biopsie an Muskeln und Weichteilen durch Inzision	2,0	0,2	5,8	1,7	7,6	97,6	0
2022	1502	Biopsie an Muskeln und Weichteilen durch Inzision	1,6	0,2	4,1	1,6	5,9	95,9	0
2010	1586	Biopsie an Lymphknoten durch Inzision	1,0	0,1	0,2	0,1	0,4	77,9	0
2016	1586	Biopsie an Lymphknoten durch Inzision	0,8	0,1	0,2	0,1	0,4	69,7	0
2022	1586	Biopsie an Lymphknoten durch Inzision	0,8	0,1	0,3	0,0	0,4	70,2	0
2010	1672	Diagnostische Hysteroskopie	19,2	8,1	32,2	17,5	57,8	86,0	1
2016	1672	Diagnostische Hysteroskopie	18,5	8,7	35,8	16,3	60,8	85,7	1
2022	1672	Diagnostische Hysteroskopie	15,1	7,6	35,6	14,0	57,1	86,8	1
2010	1694	Diagnostische Laparoskopie (Peritoneoskopie)	19,4	2,4	4,4	1,8	8,6	71,5	0
2016	1694	Diagnostische Laparoskopie (Peritoneoskopie)	19,3	2,9	4,8	1,2	8,8	67,2	0
2022	1694	Diagnostische Laparoskopie (Peritoneoskopie)	18,6	3,5	5,5	0,8	9,8	64,5	0

Kapitel 12 · Entwicklung der Ambulantisierung

Jahr	OPS-4-Steller	Name	Vollstationäre Krankenhausfälle	Ambulantisierbare Krankenhausfälle (InEK)	Ambulante Fälle nach § 115b SGB V	Vertragsärztliche Fälle	Ambulant erbringbare Fälle	Ambulantisierungsgrad in %	Ausgewählter OPS-4-Steller
			Zahl der Fälle in 1.000						
2010	1697	Diagnostische Arthroskopie	18,7	2,3	4,8	0,9	8,1	71,0	0
2016	1697	Diagnostische Arthroskopie	13,7	2,0	3,8	1,6	7,4	72,5	0
2022	1697	Diagnostische Arthroskopie	8,3	1,9	3,6	0,8	6,3	69,7	0
2010	5038	Operationen am spinalen Liquorsystem	1,4	0,0	0,1	0,1	0,2	91,6	0
2016	5038	Operationen am spinalen Liquorsystem	1,4	0,0	0,1	0,3	0,5	96,5	0
2022	5038	Operationen am spinalen Liquorsystem	0,6	0,0	0,1	0,3	0,5	95,6	0
2010	5039	Andere Operationen an Rückenmark und Rückenmarkstrukturen	0,6	0,0	0,2	0,2	0,4	91,0	0
2016	5039	Andere Operationen an Rückenmark und Rückenmarkstrukturen	1,5	0,1	0,1	0,2	0,4	77,4	0
2022	5039	Andere Operationen an Rückenmark und Rückenmarkstrukturen	1,7	0,5	0,2	0,5	1,1	58,4	0
2010	5041	Exzision und Destruktion von (erkranktem) Gewebe von Nerven	2,6	0,4	1,2	1,8	3,4	89,6	0
2016	5041	Exzision und Destruktion von (erkranktem) Gewebe von Nerven	2,3	0,4	1,6	3,7	5,7	92,9	0
2022	5041	Exzision und Destruktion von (erkranktem) Gewebe von Nerven	1,9	0,5	1,0	3,4	4,9	90,3	0
2010	5044	Epineurale Naht eines Nerven und Nervenplexus, primär	1,4	0,2	0,2	0,1	0,4	57,6	0
2016	5044	Epineurale Naht eines Nerven und Nervenplexus, primär	1,4	0,2	0,2	0,1	0,5	54,6	0
2022	5044	Epineurale Naht eines Nerven und Nervenplexus, primär	1,7	0,4	0,4	0,1	0,8	50,4	0

Jahr	OPS-4-Steller	Name	Vollstationäre Krankenhausfälle	Ambulantisierbare Krankenhausfälle (InEK)	Ambulante Fälle nach § 115b SGB V	Vertragsärztliche Fälle	Ambulant erbringbare Fälle	Ambulantisierungsgrad in %	Ausgewählter OPS-4-Steller
			Zahl der Fälle in 1.000						
2010	5056	Neurolyse und Dekompression eines Nerven	13,2	3,0	17,6	56,5	77,1	96,1	1
2016	5056	Neurolyse und Dekompression eines Nerven	13,5	3,2	16,2	46,1	65,5	95,1	1
2022	5056	Neurolyse und Dekompression eines Nerven	10,4	2,3	12,6	35,7	50,6	95,5	1
2010	5057	Neurolyse und Dekompression eines Nerven mit Transposition	0,6	0,1	0,4	1,1	1,7	91,7	0
2016	5057	Neurolyse und Dekompression eines Nerven mit Transposition	0,6	0,1	0,2	0,7	1,1	90,8	0
2022	5057	Neurolyse und Dekompression eines Nerven mit Transposition	0,4	0,1	0,2	0,4	0,7	87,4	0
2010	5091	Exzision und Destruktion von (erkranktem) Gewebe des Augenlides	2,6	0,5	5,5	9,4	15,4	96,8	1
2016	5091	Exzision und Destruktion von (erkranktem) Gewebe des Augenlides	2,8	0,6	6,4	12,0	19,0	96,8	1
2022	5091	Exzision und Destruktion von (erkranktem) Gewebe des Augenlides	2,6	0,6	5,7	11,9	18,1	96,7	1
2010	5092	Operationen an Kanthus und Epikanthus	0,9	0,2	0,2	0,2	0,5	69,6	0
2016	5092	Operationen an Kanthus und Epikanthus	0,9	0,2	0,3	0,4	0,8	77,3	0
2022	5092	Operationen an Kanthus und Epikanthus	0,8	0,2	0,2	0,2	0,6	67,3	0
2010	5093	Korrekturoperation bei Entropium und Ektropium	2,1	0,7	1,8	3,4	5,9	88,1	0
2016	5093	Korrekturoperation bei Entropium und Ektropium	2,0	0,8	1,8	2,8	5,4	85,3	0
2022	5093	Korrekturoperation bei Entropium und Ektropium	1,5	0,7	1,4	2,2	4,4	83,5	0

Kapitel 12 · Entwicklung der Ambulantisierung

Jahr	OPS-4-Steller	Name	Vollstationäre Krankenhausfälle	Ambulantisierbare Krankenhausfälle (InEK)	Ambulante Fälle nach § 115b SGB V	Vertragsärztliche Fälle	Ambulant erbringbare Fälle	Ambulantisierungsgrad in %	Ausgewählter OPS-4-Steller
			Zahl der Fälle in 1.000						
2010	5094	Korrekturoperation bei Blepharoptosis	0,9	0,3	0,3	0,5	1,2	72,6	0
2016	5094	Korrekturoperation bei Blepharoptosis	1,0	0,4	0,3	1,0	1,8	74,9	0
2022	5094	Korrekturoperation bei Blepharoptosis	0,7	0,4	0,3	1,0	1,7	76,3	0
2010	5095	Naht des Augenlides	0,4	0,1	0,1	0,1	0,3	69,8	0
2016	5095	Naht des Augenlides	0,5	0,1	0,1	0,1	0,4	72,9	0
2022	5095	Naht des Augenlides	0,5	0,1	0,2	0,2	0,4	75,2	0
2010	5096	Andere Rekonstruktion der Augenlider	0,8	0,1	0,1	0,3	0,6	84,1	0
2016	5096	Andere Rekonstruktion der Augenlider	0,9	0,1	0,2	0,2	0,5	77,4	0
2022	5096	Andere Rekonstruktion der Augenlider	0,8	0,1	0,3	0,3	0,7	81,0	0
2010	5097	Blepharoplastik	1,1	0,3	0,7	0,8	1,9	82,8	0
2016	5097	Blepharoplastik	1,3	0,6	1,0	1,1	2,7	78,2	0
2022	5097	Blepharoplastik	1,3	0,7	1,1	1,2	2,9	77,5	0
2010	510a	Verstärkende Eingriffe an einem geraden Augenmuskel	0,8	0,5	0,2	0,0	0,7	31,4	0
2016	510a	Verstärkende Eingriffe an einem geraden Augenmuskel	0,5	0,3	0,2	0,0	0,5	37,4	0
2022	510a	Verstärkende Eingriffe an einem geraden Augenmuskel	0,4	0,3	0,1	0,0	0,4	29,4	0
2010	510b	Schwächende Eingriffe an einem geraden Augenmuskel	0,9	0,5	0,2	0,1	0,8	36,2	0
2016	510b	Schwächende Eingriffe an einem geraden Augenmuskel	0,6	0,4	0,2	0,1	0,6	42,5	0
2022	510b	Schwächende Eingriffe an einem geraden Augenmuskel	0,5	0,3	0,1	0,0	0,5	33,8	0

Jahr	OPS-4-Steller	Name	Vollstationäre Krankenhausfälle	Ambulantisierbare Krankenhausfälle (InEK)	Ambulante Fälle nach § 115b SGB V	Vertragsärztliche Fälle	Ambulant erbringbare Fälle	Ambulantisierungsgrad in %	Ausgewählter OPS-4-Steller
			Zahl der Fälle in 1.000						
2010	510k	Kombinierte Operationen an den Augenmuskeln	1,7	0,8	0,4	0,3	1,4	44,3	0
2016	510k	Kombinierte Operationen an den Augenmuskeln	1,7	0,9	0,4	0,2	1,6	40,6	0
2022	510k	Kombinierte Operationen an den Augenmuskeln	1,4	0,9	0,5	0,3	1,7	44,4	0
2010	5112	Exzision und Destruktion von (erkranktem) Gewebe der Konjunktiva	0,3	0,1	0,6	0,8	1,5	96,2	0
2016	5112	Exzision und Destruktion von (erkranktem) Gewebe der Konjunktiva	0,3	0,1	0,6	0,6	1,3	92,1	0
2022	5112	Exzision und Destruktion von (erkranktem) Gewebe der Konjunktiva	0,3	0,1	0,5	0,6	1,3	89,3	0
2010	5123	Exzision und Destruktion von (erkranktem) Gewebe der Kornea	0,5	0,0	0,2	0,3	0,5	93,4	0
2016	5123	Exzision und Destruktion von (erkranktem) Gewebe der Kornea	0,8	0,1	0,2	0,3	0,6	85,9	0
2022	5123	Exzision und Destruktion von (erkranktem) Gewebe der Kornea	1,2	0,3	0,3	0,4	1,0	68,5	0
2010	5129	Andere Operationen an der Kornea	0,7	0,2	1,4	0,8	2,4	92,1	0
2016	5129	Andere Operationen an der Kornea	0,7	0,2	1,5	0,8	2,5	92,8	0
2022	5129	Andere Operationen an der Kornea	0,7	0,2	1,3	0,5	2,0	89,9	0
2010	5132	Senkung des Augeninnendruckes durch Operationen am Corpus ciliare	4,2	0,3	0,2	0,5	1,0	66,7	0
2016	5132	Senkung des Augeninnendruckes durch Operationen am Corpus ciliare	1,9	0,3	0,1	0,4	0,7	64,5	0
2022	5132	Senkung des Augeninnendruckes durch Operationen am Corpus ciliare	1,0	0,2	0,1	0,2	0,5	61,5	0

Kapitel 12 · Entwicklung der Ambulantisierung

Jahr	OPS-4-Steller	Name	Vollstationäre Krankenhausfälle	Ambulantisierbare Krankenhausfälle (InEK)	Ambulante Fälle nach § 115b SGB V	Vertragsärztliche Fälle	Ambulant erbringbare Fälle	Ambulantisierungsgrad in %	Ausgewählter OPS-4-Steller
			Zahl der Fälle in 1.000						
2010	5133	Senkung des Augeninnendruckes durch Verbesserung der Kammerwasserzirkulation	1,4	0,2	0,8	14,4	15,4	98,5	1
2016	5133	Senkung des Augeninnendruckes durch Verbesserung der Kammerwasserzirkulation	1,8	0,2	1,1	20,7	21,9	99,3	1
2022	5133	Senkung des Augeninnendruckes durch Verbesserung der Kammerwasserzirkulation	1,8	0,2	1,2	19,3	20,7	99,3	1
2010	5136	Andere Iridektomie und Iridotomie	0,5	0,0	0,4	3,0	3,5	99,4	0
2016	5136	Andere Iridektomie und Iridotomie	0,6	0,0	0,5	3,0	3,6	99,1	0
2022	5136	Andere Iridektomie und Iridotomie	0,7	0,0	0,5	2,8	3,3	98,9	0
2010	5137	Andere Operationen an der Iris	1,7	0,2	0,1	0,4	0,8	68,5	0
2016	5137	Andere Operationen an der Iris	1,4	0,3	0,1	0,4	0,8	68,4	0
2022	5137	Andere Operationen an der Iris	1,3	0,4	0,1	0,4	0,9	59,6	0
2010	5139	Andere Operationen an Sklera, vorderer Augenkammer, Iris und Corpus ciliare	6,8	1,2	1,1	0,4	2,7	54,5	0
2016	5139	Andere Operationen an Sklera, vorderer Augenkammer, Iris und Corpus ciliare	10,3	2,5	2,7	0,7	5,8	57,4	0
2022	5139	Andere Operationen an Sklera, vorderer Augenkammer, Iris und Corpus ciliare	13,0	3,5	4,4	0,9	8,8	60,1	0
2010	5142	Kapsulotomie der Linse	1,8	0,2	7,3	114,1	121,6	99,9	1
2016	5142	Kapsulotomie der Linse	2,0	0,3	7,9	136,5	144,7	99,8	1
2022	5142	Kapsulotomie der Linse	1,6	0,2	4,9	113,1	118,2	99,8	1

Jahr	OPS-4-Steller	Name	Vollsta-tionäre Kranken-hausfälle	Ambulan-tisierbare Krankenhaus-fälle (InEK)	Ambulante Fälle nach § 115b SGB V	Ver-trags-ärztliche Fälle	Ambulant erbring-bare Fälle	Ambu-lantisie-rungs-grad in %	Ausge-wählter OPS-4-Steller
			Zahl der Fälle in 1.000						
2010	5144	Extrakapsuläre Extraktion der Linse [ECCE]	47,2	18,0	58,6	126,7	203,3	91,2	1
2016	5144	Extrakapsuläre Extraktion der Linse [ECCE]	39,6	17,6	46,6	137,8	201,9	91,3	1
2022	5144	Extrakapsuläre Extraktion der Linse [ECCE]	30,2	14,6	36,5	170,7	221,7	93,4	1
2010	5146	(Sekundäre) Einführung und Wechsel einer alloplastischen Linse	0,7	0,1	0,0	0,3	0,5	78,6	0
2016	5146	(Sekundäre) Einführung und Wechsel einer alloplastischen Linse	1,2	0,2	0,0	0,4	0,7	73,2	0
2022	5146	(Sekundäre) Einführung und Wechsel einer alloplastischen Linse	1,4	0,3	0,0	0,3	0,6	57,1	0
2010	5149	Andere Operationen an der Linse	1,9	0,9	0,4	0,3	1,5	43,6	0
2016	5149	Andere Operationen an der Linse	1,7	0,8	0,3	0,4	1,5	46,0	0
2022	5149	Andere Operationen an der Linse	0,9	0,4	0,3	0,3	1,0	60,1	0
2010	5154	Andere Operationen zur Fixation der Netzhaut	8,4	0,3	1,7	6,8	8,8	96,7	0
2016	5154	Andere Operationen zur Fixation der Netzhaut	8,4	0,3	2,0	5,8	8,0	96,8	0
2022	5154	Andere Operationen zur Fixation der Netzhaut	9,4	0,6	2,5	4,2	7,3	91,5	0
2010	5155	Destruktion von erkranktem Gewebe an Retina und Choroidea	5,3	0,2	16,3	48,2	64,8	99,7	1
2016	5155	Destruktion von erkranktem Gewebe an Retina und Choroidea	5,2	0,3	13,8	28,7	42,8	99,3	1
2022	5155	Destruktion von erkranktem Gewebe an Retina und Choroidea	5,0	0,4	10,2	19,1	29,6	98,7	1

Kapitel 12 · Entwicklung der Ambulantisierung

Jahr	OPS-4-Steller	Name	Vollstationäre Krankenhausfälle	Ambulantisierbare Krankenhausfälle (InEK)	Ambulante Fälle nach § 115b SGB V	Vertragsärztliche Fälle	Ambulant erbringbare Fälle	Ambulantisierungsgrad in %	Ausgewählter OPS-4-Steller
			Zahl der Fälle in 1.000						
2010	5159	Vitrektomie über anderen Zugang und andere Operationen am Corpus vitreum	1,7	0,3	0,3	0,4	1,0	74,5	0
2016	5159	Vitrektomie über anderen Zugang und andere Operationen am Corpus vitreum	1,5	0,3	0,3	0,4	1,0	69,4	0
2022	5159	Vitrektomie über anderen Zugang und andere Operationen am Corpus vitreum	1,3	0,3	0,2	0,4	0,9	65,5	0
2010	5184	Plastische Korrektur abstehender Ohren	0,6	0,3	0,8	1,2	2,3	86,0	0
2016	5184	Plastische Korrektur abstehender Ohren	0,4	0,2	0,6	0,8	1,7	86,0	0
2022	5184	Plastische Korrektur abstehender Ohren	0,2	0,1	0,5	0,5	1,1	89,1	0
2010	5185	Konstruktion und Rekonstruktion des äußeren Gehörganges	2,8	0,1	0,2	0,3	0,6	77,2	0
2016	5185	Konstruktion und Rekonstruktion des äußeren Gehörganges	2,8	0,2	0,1	0,5	0,8	71,6	0
2022	5185	Konstruktion und Rekonstruktion des äußeren Gehörganges	2,3	0,3	0,1	0,5	0,9	66,4	0
2010	5194	Myringoplastik [Tympanoplastik Typ I]	1,5	0,2	0,5	1,6	2,2	92,8	0
2016	5194	Myringoplastik [Tympanoplastik Typ I]	2,5	0,3	0,4	1,7	2,4	88,2	0
2022	5194	Myringoplastik [Tympanoplastik Typ I]	1,7	0,4	0,3	1,2	1,8	79,7	0
2010	5202	Inzision an Warzenfortsatz und Mittelohr	0,7	0,1	0,9	4,3	5,3	98,1	0
2016	5202	Inzision an Warzenfortsatz und Mittelohr	0,5	0,1	0,5	4,5	5,1	98,2	0
2022	5202	Inzision an Warzenfortsatz und Mittelohr	0,4	0,1	0,3	3,1	3,5	97,4	0
2010	5211	Inzision der Nase	0,3	0,0	0,1	0,5	0,6	96,1	0
2016	5211	Inzision der Nase	0,5	0,0	0,1	0,7	0,8	95,1	0
2022	5211	Inzision der Nase	0,4	0,0	0,0	0,5	0,5	94,2	0

Jahr	OPS-4-Steller	Name	Vollstationäre Krankenhausfälle	Ambulantisierbare Krankenhausfälle (InEK)	Ambulante Fälle nach § 115b SGB V	Vertragsärztliche Fälle	Ambulant erbringbare Fälle	Ambulantisierungsgrad in %	Ausgewählter OPS-4-Steller
			Zahl der Fälle in 1.000						
2016	5212	Exzision und Destruktion von erkranktem Gewebe der Nase	2,8	0,2	0,4	4,2	4,7	96,7	0
2022	5212	Exzision und Destruktion von erkranktem Gewebe der Nase	2,7	0,3	0,5	4,4	5,1	94,4	0
2010	5214	Submuköse Resektion und plastische Rekonstruktion des Nasenseptums	29,7	1,4	1,1	4,6	7,1	80,5	0
2016	5214	Submuköse Resektion und plastische Rekonstruktion des Nasenseptums	32,5	2,5	0,9	6,6	10,0	74,7	0
2022	5214	Submuköse Resektion und plastische Rekonstruktion des Nasenseptums	23,8	3,5	0,7	6,2	10,4	66,3	0
2010	5215	Operationen an der unteren Nasenmuschel [Concha nasalis]	12,6	1,1	2,8	15,3	19,1	94,3	1
2016	5215	Operationen an der unteren Nasenmuschel [Concha nasalis]	15,7	2,0	2,6	20,5	25,0	92,0	1
2022	5215	Operationen an der unteren Nasenmuschel [Concha nasalis]	11,5	2,5	1,6	20,2	24,3	89,9	1
2010	5216	Reposition einer Nasenfraktur	0,6	0,1	0,6	1,0	1,7	95,6	0
2016	5216	Reposition einer Nasenfraktur	0,4	0,1	0,4	0,8	1,2	94,6	0
2022	5216	Reposition einer Nasenfraktur	0,3	0,0	0,3	0,6	0,9	96,5	0
2010	5221	Operationen an der Kieferhöhle	4,3	0,2	0,2	0,6	1,0	79,3	0
2016	5221	Operationen an der Kieferhöhle	6,7	0,3	0,1	1,3	1,7	80,2	0
2022	5221	Operationen an der Kieferhöhle	4,5	0,4	0,1	0,6	1,1	66,5	0
2010	5222	Operation am Siebbein und an der Keilbeinhöhle	3,0	0,1	0,2	0,5	0,8	84,1	0
2016	5222	Operation am Siebbein und an der Keilbeinhöhle	3,5	0,1	0,1	0,4	0,6	81,0	0
2022	5222	Operation am Siebbein und an der Keilbeinhöhle	2,5	0,2	0,1	0,3	0,6	59,4	0

Kapitel 12 · Entwicklung der Ambulantisierung

Jahr	OPS-4-Steller	Name	Vollstationäre Krankenhausfälle	Ambulantisierbare Krankenhausfälle (InEK)	Ambulante Fälle nach § 115b SGB V	Vertragsärztliche Fälle	Ambulant erbringbare Fälle	Ambulantisierungsgrad in %	Ausgewählter OPS-4-Steller
			Zahl der Fälle in 1.000						
2010	5225	Plastische Rekonstruktion der Nasennebenhöhlen	0,4	0,1	0,2	1,5	1,8	95,5	0
2016	5225	Plastische Rekonstruktion der Nasennebenhöhlen	0,3	0,0	0,1	3,4	3,5	99,0	0
2022	5225	Plastische Rekonstruktion der Nasennebenhöhlen	0,1	0,0	0,1	3,1	3,3	99,5	0
2010	5231	Operative Zahnentfernung (durch Osteotomie)	4,8	1,0	3,2	15,4	19,6	95,1	0
2016	5231	Operative Zahnentfernung (durch Osteotomie)	5,2	1,2	2,9	20,1	24,1	95,2	0
2022	5231	Operative Zahnentfernung (durch Osteotomie)	3,9	0,9	2,0	10,0	12,9	93,1	0
2010	5240	Inzision des Zahnfleisches und Osteotomie des Alveolarkammes	0,8	0,2	0,1	0,9	1,2	85,7	0
2016	5240	Inzision des Zahnfleisches und Osteotomie des Alveolarkammes	0,8	0,1	0,1	1,1	1,3	91,1	0
2022	5240	Inzision des Zahnfleisches und Osteotomie des Alveolarkammes	0,3	0,0	0,1	0,9	1,0	95,3	0
2010	5241	Gingivaplastik	2,1	0,3	0,5	1,7	2,6	88,6	0
2016	5241	Gingivaplastik	3,5	0,5	0,8	3,5	4,8	90,5	0
2022	5241	Gingivaplastik	2,3	0,3	0,7	3,5	4,5	92,9	0
2010	5242	Andere Operationen am Zahnfleisch	0,0	0,0	0,1	0,4	0,4	98,9	0
2016	5242	Andere Operationen am Zahnfleisch	0,0	0,0	0,0	0,3	0,3	97,6	0
2022	5242	Andere Operationen am Zahnfleisch	0,0	0,0	0,0	0,2	0,2	97,0	0

Jahr	OPS-4-Steller	Name	Vollstationäre Krankenhausfälle	Ambulantisierbare Krankenhausfälle (InEK)	Ambulante Fälle nach § 115b SGB V	Vertragsärztliche Fälle	Ambulant erbringbare Fälle	Ambulantisierungsgrad in %	Ausgewählter OPS-4-Steller
			Zahl der Fälle in 1.000						
2010	5243	Exzision einer odontogenen pathologischen Veränderung des Kiefers	0,6	0,1	0,2	4,2	4,5	97,8	0
2016	5243	Exzision einer odontogenen pathologischen Veränderung des Kiefers	0,8	0,2	0,2	6,1	6,5	97,4	0
2022	5243	Exzision einer odontogenen pathologischen Veränderung des Kiefers	0,7	0,2	0,2	5,4	5,7	97,3	0
2010	5244	Alveolarkammplastik und Vestibulumplastik	1,0	0,1	0,1	1,4	1,6	94,4	0
2016	5244	Alveolarkammplastik und Vestibulumplastik	1,1	0,1	0,1	2,5	2,7	96,9	0
2022	5244	Alveolarkammplastik und Vestibulumplastik	0,8	0,1	0,1	3,3	3,6	97,4	0
2010	5245	Zahnfreilegung	0,1	0,0	0,1	0,4	0,5	96,9	0
2016	5245	Zahnfreilegung	0,1	0,0	0,1	0,5	0,6	97,4	0
2022	5245	Zahnfreilegung	0,1	0,0	0,1	0,5	0,6	97,3	0
2010	5259	Andere Operationen an der Zunge	0,1	0,0	0,1	0,8	0,9	97,4	0
2016	5259	Andere Operationen an der Zunge	0,1	0,0	0,1	0,9	1,1	97,0	0
2022	5259	Andere Operationen an der Zunge	0,1	0,0	0,1	1,6	1,7	98,3	0
2010	5260	Inzision und Schlitzung einer Speicheldrüse und eines Speicheldrüsenausführungsganges	0,1	0,0	0,1	0,3	0,5	96,0	0
2016	5260	Inzision und Schlitzung einer Speicheldrüse und eines Speicheldrüsenausführungsganges	0,1	0,0	0,1	0,4	0,5	96,6	0
2022	5260	Inzision und Schlitzung einer Speicheldrüse und eines Speicheldrüsenausführungsganges	0,1	0,0	0,1	0,2	0,3	95,7	0

Jahr	OPS-4-Steller	Name	Vollstationäre Krankenhausfälle	Ambulantisierbare Krankenhausfälle (InEK)	Ambulante Fälle nach § 115b SGB V	Vertragsärztliche Fälle	Ambulant erbringbare Fälle	Ambulantisierungsgrad in %	Ausgewählter OPS-4-Steller
			Zahl der Fälle in 1.000						
2022	5281	Tonsillektomie (ohne Adenotomie)	6,7	2,4	0,8	1,7	4,9	49,8	0
2022	5282	Tonsillektomie mit Adenotomie	0,1	0,0	0,7	2,7	3,4	99,0	0
2010	5285	Adenotomie (ohne Tonsillektomie)	11,9	5,9	20,0	30,2	56,1	89,5	1
2016	5285	Adenotomie (ohne Tonsillektomie)	13,2	6,7	14,9	21,2	42,8	84,4	1
2022	5285	Adenotomie (ohne Tonsillektomie)	11,6	6,6	11,8	14,4	32,8	79,8	1
2010	5300	Exzision und Destruktion von erkranktem Gewebe des Larynx	7,7	2,3	1,8	1,9	6,0	61,6	0
2016	5300	Exzision und Destruktion von erkranktem Gewebe des Larynx	7,2	2,8	1,3	1,8	5,9	52,3	0
2022	5300	Exzision und Destruktion von erkranktem Gewebe des Larynx	5,5	2,8	0,7	1,2	4,7	40,4	0
2010	5377	Implantation eines Herzschrittmachers, Defibrillators und Ereignis-Rekorders	25,8	0,7	0,3	0,6	1,5	56,7	0
2016	5377	Implantation eines Herzschrittmachers, Defibrillators und Ereignis-Rekorders	23,3	1,1	0,3	0,4	1,7	37,0	0
2022	5377	Implantation eines Herzschrittmachers, Defibrillators und Ereignis-Rekorders	19,2	1,7	0,3	0,3	2,3	25,7	0
2010	5378	Entfernung, Wechsel und Korrektur eines Herzschrittmachers und Defibrillators	10,5	1,5	1,4	0,9	3,8	59,6	0
2016	5378	Entfernung, Wechsel und Korrektur eines Herzschrittmachers und Defibrillators	9,9	2,4	1,7	0,8	4,8	51,2	0
2022	5378	Entfernung, Wechsel und Korrektur eines Herzschrittmachers und Defibrillators	6,9	2,6	2,4	0,6	5,6	53,7	0

Jahr	OPS-4-Steller	Name	Vollstationäre Krankenhausfälle	Ambulantisierbare Krankenhausfälle (InEK)	Ambulante Fälle nach § 115b SGB V	Vertragsärztliche Fälle	Ambulant erbringbare Fälle	Ambulantisierungsgrad in %	Ausgewählter OPS-4-Steller
			Zahl der Fälle in 1.000						
2010	5385	Unterbindung, Exzision und Stripping von Varizen	24,4	7,8	11,4	32,7	51,9	84,9	1
2016	5385	Unterbindung, Exzision und Stripping von Varizen	20,3	9,2	12,1	27,0	48,3	80,9	1
2022	5385	Unterbindung, Exzision und Stripping von Varizen	9,3	6,7	9,1	18,4	34,3	80,4	1
2010	5392	Anlegen eines arteriovenösen Shuntes	9,5	1,2	1,4	0,4	3,0	61,7	0
2016	5392	Anlegen eines arteriovenösen Shuntes	6,4	1,3	0,9	0,2	2,4	47,8	0
2022	5392	Anlegen eines arteriovenösen Shuntes	6,0	1,7	1,0	0,2	2,9	40,7	0
2010	5399	Andere Operationen an Blutgefäßen	36,6	3,4	22,2	5,2	30,8	89,0	1
2016	5399	Andere Operationen an Blutgefäßen	42,5	3,9	25,1	4,9	33,9	88,5	1
2022	5399	Andere Operationen an Blutgefäßen	37,6	4,1	24,4	6,1	34,5	88,2	1
2010	5401	Exzision einzelner Lymphknoten und Lymphgefäße	21,2	0,6	1,1	0,9	2,6	77,3	0
2016	5401	Exzision einzelner Lymphknoten und Lymphgefäße	21,1	1,0	1,2	0,5	2,7	63,5	0
2022	5401	Exzision einzelner Lymphknoten und Lymphgefäße	21,4	1,2	1,1	0,3	2,6	52,4	0
2010	5469	Andere Operationen am Darm	25,8	1,3	0,9	0,6	2,7	54,0	0
2016	5469	Andere Operationen am Darm	31,0	2,3	1,0	0,7	4,0	43,1	0
2022	5469	Andere Operationen am Darm	26,1	2,7	1,1	1,0	4,8	44,7	0
2010	5482	Peranale lokale Exzision und Destruktion von erkranktem Gewebe des Rektums	0,9	0,1	0,2	0,4	0,7	87,3	0
2016	5482	Peranale lokale Exzision und Destruktion von erkranktem Gewebe des Rektums	0,7	0,1	0,2	0,7	1,0	86,6	0
2022	5482	Peranale lokale Exzision und Destruktion von erkranktem Gewebe des Rektums	0,5	0,2	0,2	1,0	1,5	85,4	0

Jahr	OPS-4 Steller	Name	Vollstationäre Krankenhausfälle	Ambulantisierbare Krankenhausfälle (InEK)	Ambulante Fälle nach § 115b SGB V	Vertragsärztliche Fälle	Ambulant erbringbare Fälle	Ambulantisierungsgrad in %	Ausgewählter OPS-4 Steller
			Zahl der Fälle in 1.000						
2010	5491	Operative Behandlung von Analfisteln	1,2	0,2	0,5	0,7	1,4	85,7	0
2016	5491	Operative Behandlung von Analfisteln	3,0	0,7	0,4	1,2	2,4	69,2	0
2022	5491	Operative Behandlung von Analfisteln	2,8	1,3	0,8	1,6	3,7	65,0	0
2010	5492	Exzision und Destruktion von erkranktem Gewebe des Analkanals	2,1	0,5	2,1	5,2	7,7	93,9	0
2016	5492	Exzision und Destruktion von erkranktem Gewebe des Analkanals	2,4	0,9	2,3	6,3	9,5	90,6	0
2022	5492	Exzision und Destruktion von erkranktem Gewebe des Analkanals	1,8	1,0	2,7	6,7	10,5	90,3	0
2010	5493	Operative Behandlung von Hämorrhoiden	8,1	1,5	1,3	7,4	10,2	85,1	0
2016	5493	Operative Behandlung von Hämorrhoiden	7,4	2,4	1,1	7,3	10,8	77,9	0
2022	5493	Operative Behandlung von Hämorrhoiden	4,2	2,1	1,3	3,9	7,3	71,6	0
2010	5494	Durchtrennung des Sphincter ani [Sphinkterotomie]	0,1	0,0	0,0	0,6	0,7	96,6	0
2016	5494	Durchtrennung des Sphincter ani [Sphinkterotomie]	0,0	0,0	0,0	0,4	0,5	96,5	0
2022	5494	Durchtrennung des Sphincter ani [Sphinkterotomie]	0,0	0,0	0,0	0,4	0,4	98,3	0
2010	5530	Verschluss einer Hernia inguinalis	50,5	10,5	8,6	9,8	28,9	63,7	1
2016	5530	Verschluss einer Hernia inguinalis	33,1	14,2	3,5	4,9	22,6	37,0	1
2022	5530	Verschluss einer Hernia inguinalis	44,8	26,0	6,8	8,7	41,5	37,3	1
2010	5531	Verschluss einer Hernia femoralis	2,2	0,2	0,2	0,2	0,6	64,2	0
2016	5531	Verschluss einer Hernia femoralis	1,5	0,4	0,1	0,1	0,6	36,6	0
2022	5531	Verschluss einer Hernia femoralis	1,8	0,7	0,1	0,1	0,9	27,6	0

Jahr	OPS-4-Steller	Name	Vollstationäre Krankenhausfälle	Ambulantisierbare Krankenhausfälle (InEK)	Ambulante Fälle nach § 115b SGB V	Vertragsärztliche Fälle	Ambulant erbringbare Fälle	Ambulantisierungsgrad in %	Ausgewählter OPS-4-Steller
			Zahl der Fälle in 1.000						
2010	5534	Verschluss einer Hernia umbilicalis	10,2	1,4	3,0	2,9	7,3	80,5	0
2016	5534	Verschluss einer Hernia umbilicalis	8,1	2,0	3,2	1,8	7,0	71,5	0
2022	5534	Verschluss einer Hernia umbilicalis	4,2	1,6	3,8	1,7	7,0	77,1	0
2010	5535	Verschluss einer Hernia epigastrica	1,7	0,3	0,5	1,0	1,7	84,7	0
2016	5535	Verschluss einer Hernia epigastrica	1,4	0,4	0,5	1,2	2,2	81,1	0
2022	5535	Verschluss einer Hernia epigastrica	1,0	0,4	0,7	1,1	2,1	81,3	0
2010	5536	Verschluss einer Narbenhernie	5,5	0,2	0,3	0,4	0,9	73,3	0
2016	5536	Verschluss einer Narbenhernie	3,8	0,3	0,2	0,2	0,8	58,1	0
2022	5536	Verschluss einer Narbenhernie	3,0	0,4	0,3	0,2	0,9	53,1	0
2010	5562	Ureterotomie, perkutan-transrenale und transurethrale Steinbehandlung	14,5	1,2	0,3	0,3	1,8	31,6	0
2016	5562	Ureterotomie, perkutan-transrenale und transurethrale Steinbehandlung	21,9	3,5	0,3	0,3	4,1	15,2	0
2022	5562	Ureterotomie, perkutan-transrenale und transurethrale Steinbehandlung	23,8	6,8	1,0	0,3	8,1	16,0	0
2010	5570	Endoskopische Entfernung von Steinen, Fremdkörpern und Tamponaden der Harnblase	2,4	0,1	0,0	0,8	0,9	91,6	0
2016	5570	Endoskopische Entfernung von Steinen, Fremdkörpern und Tamponaden der Harnblase	2,4	0,1	0,0	0,9	1,1	88,3	0
2022	5570	Endoskopische Entfernung von Steinen, Fremdkörpern und Tamponaden der Harnblase	2,6	0,4	0,1	0,7	1,1	66,8	0

Kapitel 12 · Entwicklung der Ambulantisierung

Jahr	OPS-4-Steller	Name	Vollstationäre Krankenhausfälle	Ambulantisierbare Krankenhausfälle (InEK)	Ambulante Fälle nach § 115b SGB V	Vertragsärztliche Fälle	Ambulant erbringbare Fälle	Ambulantisierungsgrad in %	Ausgewählter OPS-4-Steller
			Zahl der Fälle in 1.000						
2010	5573	Transurethrale Inzision, Exzision, Destruktion und Resektion von (erkranktem) Gewebe der Harnblase	1,6	0,0	0,1	1,7	1,8	98,8	0
2016	5573	Transurethrale Inzision, Exzision, Destruktion und Resektion von (erkranktem) Gewebe der Harnblase	1,4	0,1	0,1	1,7	1,9	92,8	0
2022	5573	Transurethrale Inzision, Exzision, Destruktion und Resektion von (erkranktem) Gewebe der Harnblase	1,4	0,1	0,1	1,0	1,2	92,0	0
2010	5582	Exzision, Destruktion und Resektion von (erkranktem) Gewebe der Urethra	1,7	0,1	0,1	0,9	1,2	88,2	0
2016	5582	Exzision, Destruktion und Resektion von (erkranktem) Gewebe der Urethra	1,6	0,2	0,2	0,8	1,2	82,6	0
2022	5582	Exzision, Destruktion und Resektion von (erkranktem) Gewebe der Urethra	1,2	0,3	0,1	0,5	0,9	70,1	0
2010	5585	Transurethrale Inzision von (erkranktem) Gewebe der Urethra	7,9	0,3	0,4	3,1	3,7	91,7	0
2016	5585	Transurethrale Inzision von (erkranktem) Gewebe der Urethra	6,1	0,4	0,3	2,0	2,7	84,5	0
2022	5585	Transurethrale Inzision von (erkranktem) Gewebe der Urethra	4,4	0,8	0,3	1,1	2,2	64,8	0
2010	5611	Operation einer Hydrocele testis	3,6	0,5	0,8	0,8	2,1	78,0	0
2016	5611	Operation einer Hydrocele testis	3,2	0,7	0,8	0,9	2,4	70,3	0
2022	5611	Operation einer Hydrocele testis	2,6	1,0	1,3	0,8	3,1	67,2	0
2010	5612	Exzision und Destruktion von erkranktem Skrotumgewebe	0,6	0,1	0,1	0,4	0,6	89,2	0
2016	5612	Exzision und Destruktion von erkranktem Skrotumgewebe	0,8	0,1	0,2	0,6	1,0	88,6	0
2022	5612	Exzision und Destruktion von erkranktem Skrotumgewebe	0,6	0,1	0,3	0,6	1,0	88,0	0

Jahr	OPS-4-Steller	Name	Vollstationäre Krankenhausfälle	Ambulantisierbare Krankenhausfälle (InEK)	Ambulante Fälle nach § 115b SGB V	Vertragsärztliche Fälle	Ambulant erbringbare Fälle	Ambulantisierungsgrad in %	Ausgewählter OPS-4-Steller
			Zahl der Fälle in 1.000						
2010	5624	Orchidopexie	3,8	1,5	1,3	2,0	4,8	68,9	0
2016	5624	Orchidopexie	4,1	2,1	1,4	1,8	5,2	60,6	0
2022	5624	Orchidopexie	3,8	2,5	1,8	1,8	6,1	58,6	0
2010	5630	Operative Behandlung einer Varikozele und einer Hydrocele funiculi spermatici	0,7	0,2	0,5	0,5	1,2	83,7	0
2016	5630	Operative Behandlung einer Varikozele und einer Hydrocele funiculi spermatici	0,6	0,2	0,4	0,4	1,1	78,6	0
2022	5630	Operative Behandlung einer Varikozele und einer Hydrocele funiculi spermatici	0,4	0,3	0,4	0,4	1,1	75,5	0
2010	5631	Exzision im Bereich der Epididymis	2,6	0,8	0,5	0,5	1,8	55,0	0
2016	5631	Exzision im Bereich der Epididymis	3,0	1,2	0,7	0,6	2,5	52,7	0
2022	5631	Exzision im Bereich der Epididymis	2,8	1,7	1,0	0,7	3,4	50,0	0
2010	5640	Operationen am Präputium	5,3	1,6	13,4	28,3	43,2	96,4	1
2016	5640	Operationen am Präputium	5,3	1,8	14,0	25,8	41,6	95,8	1
2022	5640	Operationen am Präputium	4,0	1,5	13,6	20,7	35,7	95,8	1
2010	5651	Lokale Exzision und Destruktion von Ovarialgewebe	13,1	1,5	1,7	1,2	4,4	65,7	0
2016	5651	Lokale Exzision und Destruktion von Ovarialgewebe	14,5	2,2	1,7	1,1	5,0	56,3	0
2022	5651	Lokale Exzision und Destruktion von Ovarialgewebe	13,7	3,0	2,0	0,8	5,8	48,6	0
2016	5653	Salpingoovariektomie	9,0	0,9	0,4	0,1	1,3	33,8	0
2022	5653	Salpingoovariektomie	8,5	1,6	0,7	0,1	2,4	33,1	0

Jahr	OPS-4-Steller	Name	Vollstationäre Krankenhausfälle	Ambulantisierbare Krankenhausfälle (InEK)	Ambulante Fälle nach § 115b SGB V	Vertragsärztliche Fälle	Ambulant erbringbare Fälle	Ambulantisierungsgrad in %	Ausgewählter OPS-4-Steller
			Zahl der Fälle in 1.000						
2016	5657	Adhäsiolyse an Ovar und Tuba uterina ohne mikrochirurgische Versorgung	10,4	1,3	0,8	1,0	3,2	59,0	0
2022	5657	Adhäsiolyse an Ovar und Tuba uterina ohne mikrochirurgische Versorgung	9,1	1,6	0,9	1,0	3,4	53,8	0
2016	5661	Salpingektomie	8,2	0,3	0,2	0,1	0,6	43,7	0
2022	5661	Salpingektomie	11,7	0,7	0,4	0,1	1,2	40,4	0
2010	5671	Konisation der Cervix uteri	3,0	1,7	5,6	2,8	10,1	83,3	1
2016	5671	Konisation der Cervix uteri	1,9	1,4	6,5	3,6	11,4	88,2	1
2022	5671	Konisation der Cervix uteri	1,5	1,2	10,1	4,9	16,2	92,6	1
2010	5681	Exzision und Destruktion von erkranktem Gewebe des Uterus	1,9	1,0	2,6	9,5	13,1	92,5	1
2016	5681	Exzision und Destruktion von erkranktem Gewebe des Uterus	3,5	1,5	3,2	9,4	14,1	89,6	1
2022	5681	Exzision und Destruktion von erkranktem Gewebe des Uterus	3,3	1,4	3,9	10,3	15,7	91,1	1
2010	5690	Therapeutische Kürettage [Abrasio uteri]	19,9	10,4	29,6	18,4	58,3	82,2	1
2016	5690	Therapeutische Kürettage [Abrasio uteri]	17,8	9,8	34,1	14,4	58,2	83,2	1
2022	5690	Therapeutische Kürettage [Abrasio uteri]	13,5	8,0	31,2	11,7	50,9	84,3	1
2010	5691	Entfernung eines intrauterinen Fremdkörpers	1,2	0,3	1,4	1,2	2,9	90,9	0
2016	5691	Entfernung eines intrauterinen Fremdkörpers	1,3	0,3	1,7	1,4	3,3	91,3	0
2022	5691	Entfernung eines intrauterinen Fremdkörpers	1,2	0,3	2,0	1,7	4,0	92,2	0

Jahr	OPS-4-Steller	Name	Vollstationäre Krankenhausfälle	Ambulantisierbare Fälle (InEK)	Ambulante Fälle nach § 115b SGB V	Vertragsärztliche Fälle	Ambulant erbringbare Fälle	Ambulantisierungsgrad in %	Ausgewählter OPS-4-Steller
			Zahl der Fälle in 1.000						
2016	5702	Lokale Exzision und Destruktion von erkranktem Gewebe der Vagina und des Douglasraumes	4,2	0,8	1,1	0,2	2,1	62,9	0
2022	5702	Lokale Exzision und Destruktion von erkranktem Gewebe der Vagina und des Douglasraumes	5,7	1,3	1,7	0,2	3,2	59,1	0
2010	5711	Operationen an der Bartholin-Drüse (Zyste)	0,9	0,5	2,4	2,2	5,2	90,1	0
2016	5711	Operationen an der Bartholin-Drüse (Zyste)	0,9	0,6	2,7	1,8	5,1	88,2	0
2022	5711	Operationen an der Bartholin-Drüse (Zyste)	0,8	0,6	2,5	1,2	4,4	85,8	0
2010	5758	Rekonstruktion weiblicher Geschlechtsorgane nach Ruptur, post partum [Dammriss]	57,8	3,4	0,1	0,1	3,5	4,4	0
2016	5758	Rekonstruktion weiblicher Geschlechtsorgane nach Ruptur, post partum [Dammriss]	85,1	4,3	0,1	0,0	4,5	3,7	0
2022	5758	Rekonstruktion weiblicher Genitalorgane nach Ruptur, post partum [Dammriss]	98,2	7,1	0,2	0,0	7,4	3,1	0
2010	5769	Andere Operationen bei Gesichtsschädelfrakturen	0,2	0,0	0,1	0,2	0,2	97,9	0
2016	5769	Andere Operationen bei Gesichtsschädelfrakturen	0,2	0,0	0,1	0,2	0,3	99,1	0
2022	5769	Andere Operationen bei Gesichtsschädelfrakturen	0,2	0,0	0,1	0,4	0,5	98,9	0
2010	5770	Inzision (Osteotomie), lokale Exzision und Destruktion (von erkranktem Gewebe) eines Gesichtsschädelknochens	0,8	0,0	0,2	1,6	1,8	98,8	0
2016	5770	Inzision (Osteotomie), lokale Exzision und Destruktion (von erkranktem Gewebe) eines Gesichtsschädelknochens	0,9	0,0	0,2	4,2	4,2	99,4	0
2022	5770	Inzision (Osteotomie), lokale Exzision und Destruktion (von erkranktem Gewebe) eines Gesichtsschädelknochens	0,7	0,0	0,1	6,1	6,2	99,6	0

Jahr	OPS-4-Steller	Name	Vollstationäre Krankenhausfälle	Ambulantisierbare Krankenhausfälle (InEK)	Ambulante Fälle nach § 115b SGB V	Vertragsärztliche Fälle	Ambulant erbringbare Fälle	Ambulantisierungsgrad in %	Ausgewählter OPS-4-Steller
			Zahl der Fälle in 1.000						
2010	5779	Andere Operationen an Kiefergelenk und Gesichtsschädelknochen	2,4	0,4	0,4	0,4	1,2	67,6	0
2016	5779	Andere Operationen an Kiefergelenk und Gesichtsschädelknochen	2,5	0,6	0,4	0,5	1,4	61,6	0
2022	5779	Andere Operationen an Kiefergelenk und Gesichtsschädelknochen	1,9	0,5	0,5	0,5	1,6	66,3	0
2010	5780	Inzision am Knochen, septisch und aseptisch	2,9	0,1	0,5	7,5	8,1	98,8	1
2016	5780	Inzision am Knochen, septisch und aseptisch	4,1	0,2	0,7	13,2	14,0	98,8	1
2022	5780	Inzision am Knochen, septisch und aseptisch	3,6	0,3	0,8	14,8	15,8	98,2	1
2010	5782	Exzision und Resektion von erkranktem Knochengewebe	6,4	0,3	0,8	2,6	3,7	90,5	0
2016	5782	Exzision und Resektion von erkranktem Knochengewebe	2,2	0,2	0,5	1,8	2,4	91,3	0
2022	5782	Exzision und Resektion von erkranktem Knochengewebe	3,4	0,6	0,6	1,8	2,9	79,6	0
2010	5783	Entnahme eines Knochentransplantates	17,9	0,2	0,1	0,2	0,4	65,2	0
2016	5783	Entnahme eines Knochentransplantates	8,6	0,2	0,1	0,2	0,5	63,7	0
2022	5783	Entnahme eines Knochentransplantates	5,5	0,4	0,1	0,2	0,7	46,9	0
2010	5787	Entfernung von Osteosynthesematerial	28,6	4,5	26,0	16,8	47,4	90,5	1
2016	5787	Entfernung von Osteosynthesematerial	27,1	5,3	27,6	14,8	47,7	88,8	1
2022	5787	Entfernung von Osteosynthesematerial	21,5	4,8	24,3	12,6	41,8	88,4	1
2010	5788	Operationen an Metatarsale und Phalangen des Fußes	16,4	1,1	2,1	13,1	16,3	93,6	0
2016	5788	Operationen an Metatarsale und Phalangen des Fußes	14,3	1,5	1,7	8,0	11,2	86,4	0
2022	5788	Operationen an Metatarsale und Phalangen des Fußes	10,3	1,7	1,6	5,9	9,2	81,7	0

Jahr	OPS-4-Steller	Name	Vollstationäre Krankenhausfälle	Ambulantisierbare Krankenhausfälle (InEK)	Ambulante Fälle nach § 115b SGB V	Vertragsärztliche Fälle	Ambulant erbringbare Fälle	Ambulantisierungsgrad in %	Ausgewählter OPS-4-Steller
			Zahl der Fälle in 1.000						
2010	5790	Geschlossene Reposition einer Fraktur oder Epiphysenlösung mit Osteosynthese	9,6	2,6	6,0	0,6	9,2	71,4	0
2016	5790	Geschlossene Reposition einer Fraktur oder Epiphysenlösung mit Osteosynthese	9,1	2,9	6,5	0,4	9,7	70,5	0
2022	5790	Geschlossene Reposition einer Fraktur oder Epiphysenlösung mit Osteosynthese	8,7	3,8	7,6	0,3	11,7	67,4	0
2010	5793	Offene Reposition einer einfachen Fraktur im Gelenkbereich eines langen Röhrenknochens	3,6	0,1	0,2	0,0	0,4	62,9	0
2016	5793	Offene Reposition einer einfachen Fraktur im Gelenkbereich eines langen Röhrenknochens	4,4	0,2	0,1	0,0	0,3	42,8	0
2022	5793	Offene Reposition einer einfachen Fraktur im Gelenkbereich eines langen Röhrenknochens	0,8	0,2	0,2	0,0	0,4	44,1	0
2010	5794	Offene Reposition einer Mehrfragment-Fraktur im Gelenkbereich eines langen Röhrenknochens	2,3	0,1	0,1	0,0	0,2	65,7	0
2016	5794	Offene Reposition einer Mehrfragment-Fraktur im Gelenkbereich eines langen Röhrenknochens	2,5	0,1	0,1	0,0	0,2	42,3	0
2022	5794	Offene Reposition einer Mehrfragment-Fraktur im Gelenkbereich eines langen Röhrenknochens	2,6	0,4	0,1	0,0	0,6	29,6	0
2010	5795	Offene Reposition einer einfachen Fraktur an kleinen Knochen	3,5	0,7	2,7	0,3	3,7	81,4	0
2016	5795	Offene Reposition einer einfachen Fraktur an kleinen Knochen	3,1	0,8	3,0	0,2	4,1	81,0	0
2022	5795	Offene Reposition einer einfachen Fraktur an kleinen Knochen	2,3	0,8	3,0	0,2	3,9	80,5	0

Kapitel 12 · Entwicklung der Ambulantisierung

Jahr	OPS-4-Steller	Name	Vollstationäre Krankenhausfälle	Ambulantisierbare Krankenhausfälle (InEK)	Ambulante Fälle nach § 115b SGB V	Vertragsärztliche Fälle	Ambulant erbringbare Fälle	Ambulantisierungsgrad in %	Ausgewählter OPS-4-Steller
			Zahl der Fälle in 1.000						
2010	5796	Offene Reposition einer Mehrfragment-Fraktur an kleinen Knochen	2,8	0,4	1,4	0,3	2,1	80,1	0
2016	5796	Offene Reposition einer Mehrfragment-Fraktur an kleinen Knochen	3,3	0,6	1,7	0,2	2,6	75,5	0
2022	5796	Offene Reposition einer Mehrfragment-Fraktur an kleinen Knochen	3,2	0,9	2,2	0,2	3,3	74,5	0
2010	5800	Offen chirurgische Operation eines Gelenkes	4,6	0,2	0,5	2,0	2,8	91,4	0
2016	5800	Offen chirurgische Operation eines Gelenkes	5,6	0,5	0,7	1,9	3,2	83,5	0
2022	5800	Offen chirurgische Operation eines Gelenkes	4,0	0,6	0,7	1,6	2,8	79,6	0
2010	5806	Offen chirurgische Refixation und Plastik am Kapselbandapparat des Sprunggelenkes	3,8	0,1	0,1	0,4	0,6	86,8	0
2016	5806	Offen chirurgische Refixation und Plastik am Kapselbandapparat des Sprunggelenkes	2,9	0,1	0,1	0,3	0,5	76,0	0
2022	5806	Offen chirurgische Refixation und Plastik am Kapselbandapparat des Sprunggelenkes	2,8	0,3	0,1	0,2	0,6	56,9	0
2010	5808	Arthrodese	3,7	0,2	0,3	0,3	0,7	78,5	0
2016	5808	Arthrodese	5,0	0,4	0,5	0,6	1,5	71,9	0
2022	5808	Offen chirurgische Arthrodese	3,5	0,5	0,5	0,6	1,7	69,5	0
2010	5810	Arthroskopische Gelenkoperation	32,1	5,2	7,9	13,7	26,8	80,6	1
2016	5810	Arthroskopische Gelenkoperation	26,5	5,3	5,7	14,2	25,2	78,9	1
2022	5810	Arthroskopische Gelenkoperation	18,6	5,0	5,7	13,1	23,8	78,9	1

Jahr	OPS-4-Steller	Name	Vollsta-tionäre Kranken-hausfälle	Ambulan-tisierbare Krankenhaus-fälle (InEK)	Ambulante Fälle nach § 115b SGB V	Ver-trags-ärztliche Fälle	Ambulant erbring-bare Fälle	Ambu-lantisie-rungs-grad in %	Ausge-wählter OPS-4-Steller
			Zahl der Fälle in 1.000						
2010	5811	Arthroskopische Operation an der Synovialis	35,7	6,3	9,3	6,1	21,7	71,2	1
2016	5811	Arthroskopische Operation an der Synovialis	36,3	7,8	8,8	8,4	25,1	68,9	1
2022	5811	Arthroskopische Operation an der Synovialis	27,5	7,7	10,1	8,0	25,8	70,2	1
2010	5812	Arthroskopische Operation am Gelenkknorpel und an den Menisken	47,8	12,9	25,1	50,0	88,0	85,3	1
2016	5812	Arthroskopische Operation am Gelenkknorpel und an den Menisken	37,1	12,4	21,5	41,9	75,8	83,6	1
2022	5812	Arthroskopische Operation am Gelenkknorpel und an den Menisken	25,1	9,5	20,7	33,9	64,0	85,2	1
2010	5813	Arthroskopische Refixation und Plastik am Kapselband-apparat des Kniegelenkes	10,5	0,5	0,8	5,2	6,4	92,4	0
2016	5813	Arthroskopische Refixation und Plastik am Kapselband-apparat des Kniegelenkes	9,9	0,5	0,5	4,4	5,4	90,5	0
2022	5813	Arthroskopische Refixation und Plastik am Kapselband-apparat des Kniegelenkes	9,4	1,1	0,5	4,3	5,9	80,7	0
2010	5814	Arthroskopische Refixation und Plastik am Kapselband-apparat des Schultergelenkes	26,9	1,8	1,6	8,2	11,6	84,6	1
2016	5814	Arthroskopische Refixation und Plastik am Kapselband-apparat des Schultergelenkes	29,3	2,9	1,2	11,1	15,3	80,8	1
2022	5814	Arthroskopische Refixation und Plastik am Kapselband-apparat des Schultergelenkes	22,3	4,9	1,5	9,9	16,2	69,9	1
2010	5819	Andere arthroskopische Operationen	1,2	0,0	0,0	0,3	0,4	88,2	0
2016	5819	Andere arthroskopische Operationen	0,7	0,1	0,0	0,2	0,3	80,4	0
2022	5819	Andere arthroskopische Operationen	0,6	0,1	0,0	0,2	0,3	68,6	0

Kapitel 12 · Entwicklung der Ambulantisierung

Jahr	OPS-4-Steller	Name	Vollstationäre Krankenhausfälle	Ambulantisierbare Krankenhausfälle (InEK) in 1.000	Ambulante Fälle nach § 115b SGB V	Vertragsärztliche Fälle	Ambulant erbringbare Fälle	Ambulantisierungsgrad in %	Ausgewählter OPS-4-Steller
			Zahl der Fälle in 1.000						
2010	5830	Inzision von erkranktem Knochen- und Gelenkgewebe der Wirbelsäule	4,6	0,1	2,9	11,7	14,7	99,1	0
2016	5830	Inzision von erkranktem Knochen- und Gelenkgewebe der Wirbelsäule	0,1	0,0	0,0	0,0	0,0	–	0
2022	5830	Inzision von erkranktem Knochen- und Gelenkgewebe der Wirbelsäule	0,0	0,0	0,0	0,0	0,0	–	0
2010	5840	Operationen an Sehnen der Hand	7,7	1,2	7,2	34,9	43,4	97,2	1
2016	5840	Operationen an Sehnen der Hand	8,9	1,6	8,0	35,6	45,2	96,5	1
2022	5840	Operationen an Sehnen der Hand	7,6	1,7	7,0	30,3	38,9	95,7	1
2010	5841	Operationen an Bändern der Hand	4,3	1,1	9,0	5,2	15,3	92,9	1
2016	5841	Operationen an Bändern der Hand	4,1	1,3	9,9	7,5	18,7	93,1	1
2022	5841	Operationen an Bändern der Hand	2,8	1,0	8,3	9,2	18,5	94,6	1
2010	5842	Operationen an Faszien der Hohlhand und der Finger	2,0	0,4	1,7	6,5	8,6	95,9	0
2016	5842	Operationen an Faszien der Hohlhand und der Finger	1,8	0,4	1,7	5,7	7,8	94,6	0
2022	5842	Operationen an Faszien der Hohlhand und der Finger	1,0	0,3	1,5	4,7	6,6	94,8	0
2010	5843	Operationen an Muskeln der Hand	0,3	0,0	0,1	0,3	0,4	89,9	0
2016	5843	Operationen an Muskeln der Hand	0,4	0,0	0,1	0,2	0,4	87,1	0
2022	5843	Operationen an Muskeln der Hand	0,4	0,1	0,1	0,2	0,4	82,9	0
2010	5844	Operation an Gelenken der Hand	1,7	0,2	0,5	1,8	2,5	94,0	0
2016	5844	Operation an Gelenken der Hand	2,4	0,3	0,7	1,6	2,6	89,0	0
2022	5844	Operation an Gelenken der Hand	1,9	0,3	0,7	1,3	2,4	86,0	0

Jahr	OPS-4-Steller	Name	Vollstationäre Krankenhausfälle	Ambulantisierbare Krankenhausfälle (InEK)	Ambulante Fälle nach § 115b SGB V	Vertragsärztliche Fälle	Ambulant erbringbare Fälle	Ambulantisierungsgrad in %	Ausgewählter OPS-4-Steller
			Zahl der Fälle in 1.000						
2010	5845	Synovialektomie an der Hand	2,5	0,4	2,2	5,9	8,5	95,3	0
2016	5845	Synovialektomie an der Hand	2,9	0,6	2,7	7,4	10,7	94,8	0
2022	5845	Synovialektomie an der Hand	2,1	0,5	2,3	7,3	10,1	95,2	0
2010	5846	Arthrodese an Gelenken der Hand	1,3	0,2	0,5	0,3	1,0	85,2	0
2016	5846	Arthrodese an Gelenken der Hand	1,1	0,2	0,5	0,3	1,1	82,8	0
2022	5846	Arthrodese an Gelenken der Hand	0,8	0,2	0,6	0,3	1,1	81,8	0
2010	5847	Resektionsarthroplastik an Gelenken der Hand	2,6	0,2	0,3	0,8	1,3	84,0	0
2016	5847	Resektionsarthroplastik an Gelenken der Hand	2,5	0,4	0,4	0,9	1,7	76,7	0
2022	5847	Resektionsarthroplastik an Gelenken der Hand	1,7	0,5	0,6	1,0	2,1	74,4	0
2010	5849	Andere Operationen an der Hand	2,3	0,4	4,6	21,1	26,1	98,4	1
2016	5849	Andere Operationen an der Hand	2,7	0,6	5,3	19,3	25,2	97,5	1
2022	5849	Andere Operationen an der Hand	2,0	0,5	4,2	15,2	20,0	97,3	1
2010	5850	Inzision an Muskel, Sehne und Faszie	5,0	0,3	1,9	15,3	17,4	98,5	0
2016	5850	Inzision an Muskel, Sehne und Faszie	4,6	0,3	1,9	13,1	15,3	98,2	0
2022	5850	Inzision an Muskel, Sehne und Faszie	4,0	0,3	1,8	10,5	12,6	97,4	0
2010	5851	Durchtrennung von Muskel, Sehne und Faszie	2,0	0,2	1,3	2,8	4,3	94,7	0
2016	5851	Durchtrennung von Muskel, Sehne und Faszie	2,7	0,3	1,0	2,5	3,8	92,2	0
2022	5851	Durchtrennung von Muskel, Sehne und Faszie	2,1	0,3	0,6	1,4	2,2	85,7	0

Jahr	OPS-4-Steller	Name	Vollstationäre Krankenhausfälle	Ambulantisierbare Krankenhausfälle (InEK)	Ambulante Fälle nach § 115b SGB V	Vertragsärztliche Fälle	Ambulant erbringbare Fälle	Ambulantisierungsgrad in %	Ausgewählter OPS-4-Steller
			Zahl der Fälle in 1.000						
2010	5852	Exzision an Muskel, Sehne und Faszie	3,5	0,1	1,1	6,4	7,7	98,4	0
2016	5852	Exzision an Muskel, Sehne und Faszie	5,1	0,4	1,4	8,4	10,2	96,4	0
2022	5852	Exzision an Muskel, Sehne und Faszie	4,9	0,5	1,5	9,6	11,7	95,4	0
2010	5853	Rekonstruktion von Muskeln	1,1	0,1	0,1	0,5	0,6	86,7	0
2016	5853	Rekonstruktion von Muskeln	1,5	0,1	0,1	0,3	0,5	79,9	0
2022	5853	Rekonstruktion von Muskeln	1,4	0,2	0,1	0,4	0,6	72,6	0
2010	5854	Rekonstruktion von Sehnen	2,6	0,1	0,1	0,2	0,5	74,9	0
2016	5854	Rekonstruktion von Sehnen	3,7	0,3	0,2	0,6	1,1	74,0	0
2022	5854	Rekonstruktion von Sehnen	2,7	0,2	0,2	0,7	1,1	79,3	0
2010	5855	Naht und andere Operationen an Sehnen und Sehnenscheide	2,1	0,2	0,3	1,4	1,9	90,7	0
2016	5855	Naht und andere Operationen an Sehnen und Sehnenscheide	2,9	0,3	0,4	1,6	2,4	86,1	0
2022	5855	Naht und andere Operationen an Sehnen und Sehnenscheide	2,9	0,4	0,5	1,7	2,7	84,4	0
2010	5856	Rekonstruktion von Faszien	0,6	0,0	0,1	0,5	0,6	94,9	0
2016	5856	Rekonstruktion von Faszien	0,7	0,1	0,2	0,5	0,7	88,7	0
2022	5856	Rekonstruktion von Faszien	0,7	0,1	0,2	0,3	0,7	82,8	0
2010	5859	Andere Operationen an Muskeln, Sehnen, Faszien und Schleimbeuteln	9,6	0,6	2,4	7,2	10,2	94,5	0
2016	5859	Andere Operationen an Muskeln, Sehnen, Faszien und Schleimbeuteln	10,4	0,8	2,3	5,9	9,0	90,8	0
2022	5859	Andere Operationen an Muskeln, Sehnen, Faszien und Schleimbeuteln	8,3	0,9	2,1	4,4	7,4	87,5	0

Jahr	OPS-4-Steller	Name	Vollstationäre Krankenhausfälle	Ambulantisierbare Krankenhausfälle (InEK)	Ambulante Fälle nach § 115b SGB V	Vertragsärztliche Fälle	Ambulant erbringbare Fälle	Ambulantisierungsgrad in %	Ausgewählter OPS-4-Steller
			Zahl der Fälle in 1.000						
2010	5863	Amputation und Exartikulation Hand	1,6	0,1	0,3	0,2	0,6	80,3	0
2016	5863	Amputation und Exartikulation Hand	1,6	0,1	0,3	0,1	0,5	74,2	0
2022	5863	Amputation und Exartikulation Hand	1,5	0,2	0,3	0,1	0,6	69,3	0
2010	5865	Amputation und Exartikulation Fuß	11,5	0,0	0,1	0,3	0,4	90,2	0
2016	5865	Amputation und Exartikulation Fuß	12,0	0,1	0,1	0,2	0,3	80,2	0
2022	5865	Amputation und Exartikulation Fuß	11,6	0,1	0,1	0,2	0,4	74,5	0
2010	5870	Partielle (brusterhaltende) Exzision der Mamma und Destruktion von Mammagewebe	19,3	2,0	4,7	2,4	9,1	77,8	0
2016	5870	Partielle (brusterhaltende) Exzision der Mamma und Destruktion von Mammagewebe	5,1	1,1	3,6	0,9	5,6	80,0	0
2022	5870	Partielle (brusterhaltende) Exzision der Mamma und Destruktion von Mammagewebe	3,8	1,2	3,4	0,6	5,2	77,4	0
2010	5881	Inzision der Mamma	2,0	0,2	0,4	0,3	0,8	79,5	0
2016	5881	Inzision der Mamma	2,6	0,3	0,5	0,3	1,0	71,8	0
2022	5881	Inzision der Mamma	2,6	0,4	0,6	0,2	1,2	66,1	0
2010	5897	Exzision und Rekonstruktion eines Sinus pilonidalis	8,3	2,0	1,5	4,0	7,5	73,0	0
2016	5897	Exzision und Rekonstruktion eines Sinus pilonidalis	10,5	4,1	2,5	4,6	11,1	63,1	0
2022	5897	Exzision und Rekonstruktion eines Sinus pilonidalis	6,1	3,7	2,8	4,0	10,5	64,6	0
2010	5898	Operationen am Nagelorgan	0,0	0,0	0,2	0,7	0,9	99,9	0
2016	5898	Operationen am Nagelorgan	0,0	0,0	0,2	0,8	1,0	99,8	0
2022	5898	Operationen am Nagelorgan	0,0	0,0	0,1	0,7	0,9	99,9	0

Kapitel 12 · Entwicklung der Ambulantisierung

Jahr	OPS-4-Steller	Name	Vollstationäre Krankenhausfälle	Ambulantisierbare Krankenhausfälle (InEK)	Ambulante Fälle nach § 115b SGB V	Vertragsärztliche Fälle	Ambulant erbringbare Fälle	Ambulantisierungsgrad in %	Ausgewählter OPS-4-Steller
			Zahl der Fälle in 1.000						
2010	5902	Freie Hauttransplantation, Empfängerstelle	16,3	0,2	0,6	1,8	2,6	93,7	0
2016	5902	Freie Hauttransplantation, Empfängerstelle	16,5	0,3	0,5	1,6	2,4	88,9	0
2022	5902	Freie Hauttransplantation, Empfängerstelle	13,6	0,4	0,5	1,3	2,2	80,5	0
2010	5903	Lokale Lappenplastik an Haut und Unterhaut	10,8	0,5	3,5	29,8	33,8	98,6	1
2016	5903	Lokale Lappenplastik an Haut und Unterhaut	13,1	0,7	3,7	34,4	38,8	98,2	1
2022	5903	Lokale Lappenplastik an Haut und Unterhaut	11,8	0,9	3,1	34,1	38,1	97,6	1
2010	5905	Lappenplastik an Haut und Unterhaut, Empfängerstelle	1,1	0,0	0,0	0,5	0,5	93,4	0
2016	5905	Lappenplastik an Haut und Unterhaut, Empfängerstelle	1,2	0,0	0,0	0,3	0,4	92,6	0
2022	5905	Lappenplastik an Haut und Unterhaut, Empfängerstelle	1,0	0,0	0,0	0,3	0,3	90,5	0
2010	5906	Kombinierte plastische Eingriffe an Haut und Unterhaut	0,7	0,0	0,0	1,9	2,0	98,9	0
2016	5906	Kombinierte plastische Eingriffe an Haut und Unterhaut	0,9	0,1	0,1	3,8	3,9	98,5	0
2022	5906	Kombinierte plastische Eingriffe an Haut und Unterhaut	0,8	0,0	0,1	5,4	5,5	99,2	0
2010	9998	Summer ausgewählte OPS-4	386,1	93,1	322,0	713,7	1128,8	91,8	0
2016	9998	Summer ausgewählte OPS-4	357,3	103,3	308,5	703,8	1115,6	90,7	0
2022	9998	Summer ausgewählte OPS-4	295,4	104,8	278,4	658,5	1041,6	89,9	0
2010	9999	Summe	839,1	135,2	405,9	901,4	1442,5	90,6	0
2016	9999	Summe	832,5	161,2	390,8	883,3	1435,2	88,8	0
2022	9999	Summe	722,7	178,5	364,2	813,2	1355,9	86,8	0

Quelle: Abrechnungsdaten von AOK-Versicherten gemäß §§ 295 und 301 SGB V
Krankenhaus-Report 2024

Literatur

BT-Drucksache 12/3608. https://dserver.bundestag.de/btd/12/036/1203608.pdf. Zugegriffen: 4. Okt. 2023

Hamburg Center for Health Economics (HCHE), BKK Dachverband e V, Deutsches Krankenhausinstitut (DKI), Fachgebiet Management im Gesundheitswesen der TU Berlin (MiG), Zentralinstitut für die kassenärztliche Versorgung in der Bundesrepublik Deutschland (Zi) (2022) Ein sektorengleiches Vergütungssystem. https://www.zi.de/fileadmin/Migration/MI_ESV-Tagung_2022-09-20_Expertise.pdf. Zugegriffen: 3. Nov. 2023

IGES-Institut (2022) Gutachten nach § 115b Abs. 1a (SGB V. IGES_AOP_Gutachten_032022_ger.pdf. Zugegriffen: 29. Sep. 2023)

Koalitionsvertrag 2021–2025 zwischen der Sozialdemokratischen Partei Deutschlands (SPD), Bündnis 90/Die Grünen und den Freien Demokraten (FDP). https://www.spd.de/fileadmin/Dokumente/Koalitionsvertrag/Koalitionsvertrag_2021-2025.pdf. Zugegriffen: 25. Aug. 2023

OECD (2023) Health care utilisation. Surgical Procedures. https://stats.oecd.org/Index.aspx?DataSetCode=HEALTH_PROC. Zugegriffen: 15. Sept. 2023

Schreyögg J, Milstein R (2021) Identifizierung einer initialen Auswahl von Leistungsbereichen für eine sektorengleiche Vergütung im Auftrag des Bundesministeriums für Gesundheit. https://www.bundesgesundheitsministerium.de/fileadmin/Dateien/5_Publikationen/Gesundheit/Berichte/Expertise_sektorengleiche_Verguetung.pdf. Zugegriffen: 25. Aug. 2023

Open Access Dieses Buch wird unter der Creative Commons Namensnennung 4.0 International Lizenz (http://creativecommons.org/licenses/by/4.0/deed.de) veröffentlicht, welche die Nutzung, Vervielfältigung, Bearbeitung, Verbreitung und Wiedergabe in jeglichem Medium und Format erlaubt, sofern Sie den/die ursprünglichen Autor(en) und die Quelle ordnungsgemäß nennen, einen Link zur Creative Commons Lizenz beifügen und angeben, ob Änderungen vorgenommen wurden.

Die in diesem Buch enthaltenen Bilder und sonstiges Drittmaterial unterliegen ebenfalls der genannten Creative Commons Lizenz, sofern sich aus der Abbildungslegende nichts anderes ergibt. Sofern das betreffende Material nicht unter der genannten Creative Commons Lizenz steht und die betreffende Handlung nicht nach gesetzlichen Vorschriften erlaubt ist, ist für die oben aufgeführten Weiterverwendungen des Materials die Einwilligung des jeweiligen Rechteinhabers einzuholen.

Sektorengleiche Vergütungsmodelle zur Ambulantisierung der Versorgung: Kritische Analyse zur Umsetzung des § 115f SGB V

Silke Arnegger, Jana Hagenlocher, Ariane Herberg und Burkhard Lembeck

Inhaltsverzeichnis

13.1 Entwicklung einer sektorengleichen Versorgungspauschale am Beispiel Orthopädie und Unfallchirurgie – 270

13.2 Das Wiesbadener Modell zur speziellen sektorengleichen Versorgung und Vergütung – 271
13.2.1 Kalkulation einer sektorengleichen Versorgungspauschale (SV-Pauschale) – 271
13.2.2 Simulation einer sektorengleichen Vergütung am Beispiel hessischer Krankenhäuser – 275
13.2.3 Ergebnisse der Hessen-Simulation – 276

13.3 Vergleich des Wiesbadener Modells mit dem Referentenentwurf – 279

13.4 Perspektiven der sektorengleichen Versorgung in Deutschland – 281

Literatur – 282

© Der/die Autor(en) 2024
J. Klauber et al. (Hrsg.), *Krankenhaus-Report 2024*, https://doi.org/10.1007/978-3-662-68792-5_13

■■ Zusammenfassung

Die sektorengleiche Versorgung in Deutschland hat trotz langjähriger Diskussionen und Gutachten zur Erweiterung des ambulanten Operierens sowie Krankenhausreformen keine substantielle Veränderung erfahren. Dies steht im Widerspruch zu den international vergleichbaren medizinischen Möglichkeiten, verwehrt Patientinnen und Patienten eine Behandlungsqualität nach Status Quo und verstößt gegen das Wirtschaftlichkeitsgebot des SGB V. In den Jahren 2022 und 2023 hat die Thematik wieder verstärkte Aufmerksamkeit der politischen Akteure und Entscheidungsträger im Gesundheitssektor erlangt, insbesondere im Zusammenhang mit der anvisierten Umsetzung einer sektorengleichen Pauschale gemäß § 115f SGB V sowie der Ausarbeitung eines Referentenentwurfs zu jenem Anliegen. Dennoch bleibt die Frage nach den potenziellen Auswirkungen und Veränderungen, die sich aus diesen Maßnahmen ergeben könnten, weiterhin Gegenstand der Diskussion. Das in diesem Beitrag thematisierte Wiesbadener Modell *zur sektorengleichen Versorgung und Vergütung zeigt auf, wie eine umfassende Veränderung implementiert werden könnte, welche Leistungen sich initial hierfür eignen und welche konkreten Versorgungspotenziale sich daraus ergeben.*

Despite many years of discussions and expert opinions on the expansion of outpatient surgery and hospital reforms, sector-specific care in Germany has not undergone any substantial change. This is at odds with internationally comparable medical options, denies patients treatment quality according to the status quo and violates the economic efficiency requirement of SGB V. In 2022 and 2023, the issue has once again attracted increased attention from political players and decision-makers in the healthcare sector, particularly in connection with the planned implementation of a sector-specific flat rate payment in accordance with Section 115f SGB V and the preparation of a draft bill on this matter. Nevertheless, the question of the potential effects

and changes that could result from these measures is still widely discussed. The Wiesbaden model for sector-equivalent health care and remuneration discussed in this article shows how a comprehensive reform could be implemented, which services are initially suitable in this regard and which specific health care potentials would result from such a reform.

13.1 Entwicklung einer sektorengleichen Versorgungspauschale am Beispiel Orthopädie und Unfallchirurgie

In Deutschland hat sich die sektorengleiche Versorgungslandschaft auch weit über ein Jahr nach der Veröffentlichung umfangreicher Gutachten zur Erweiterung des ambulanten Operierens nicht substanziell verändert. Das Land zementiert die Zahlen entsprechend OECD (Organisation für wirtschaftliche Zusammenarbeit und Entwicklung) und bleibt damit zunehmend hinter den medizinischen Möglichkeiten zurück (OECD 2018). Obwohl das Potenzial für eine sektorengleiche Leistungserbringung bereits Anfang der 90er-Jahre erkannt und im Rahmen des ambulanten Operierens mit der Einführung des § 115b SGB V gesetzlich verankert wurde, hat der Ausbau dieses Bereichs in den letzten Jahren deutlich stagniert (Schreyögg und Milstein 2021; Gesundheitsberichterstattung des Bundes 2022). Die Entscheidungsträger vergeben damit weiterhin ein nennenswertes Ambulantisierungspotenzial, verwehren den Patientinnen und Patienten eine bedarfsgerechte Versorgung und verstoßen nicht zuletzt gegen das Wirtschaftlichkeitsgebot gemäß § 12 SGB V.

Bestrebungen innerhalb der Krankenhausreform sowie die fortschreitende Verankerung einer speziellen sektorengleichen Vergütung (Hybrid-DRG) gemäß § 115f SGB V können als Signale der Ampel-Koalition im Kontext der Fortentwicklung der ambulanten und sektorengleichen Versorgung gedeutet werden.

Kapitel 13 · Sektorengleiche Vergütungsmodelle

Die vergebliche Konsenssuche der Selbstverwaltung nach einer zukunftsweisenden Regelung zu den Hybrid-DRGs Anfang 2023 führte allerdings zunächst dazu, dass das Bundesministerium für Gesundheit (BMG) sowie das von dort beauftragte Institut für das Entgeltsystem im Krankenhaus (InEK) selbst in Gestalt einer Rechtsverordnung als Ersatzvornahme tätig wurden. Schließlich unterbreitete das BMG Ende September 2023 einen Vorschlag für eine erste Rechtsverordnung zur Einführung einer sektorengleichen Vergütung ab dem Jahr 2024 (BMG 2023). Der dort aufgeführte Startkatalog der Hybrid-DRGs erweist sich in seiner Substanz zunächst jedoch als wenig umfangreich, die Bemessung der Pauschalen kann nicht eindeutig nachvollzogen und als zweifelhaft für einen tatsächlichen Verlagerungsansatz betrachtet werden. Ob und insbesondere in welchem Umfang angestrebte Veränderungen tatsächlich eintreten werden, bleibt entsprechend einstweilen offen.

Das in diesem Beitrag thematisierte *Wiesbadener Modell* zur sektorengleichen Versorgung und Vergütung zeigt am Beispiel des großen Bereichs der Orthopädie und Unfallchirurgie (OuU) auf, wie eine substanzielle Veränderung implementiert werden könnte, welche Leistungen sich zunächst für eine sektorengleiche Leistungserbringung eignen, in welcher Höhe entsprechende Pauschalen angesetzt werden sollten und nicht zuletzt welche erheblichen Versorgungspotenziale sich daraus ergeben (Arnegger et al. 2023a; Arnegger et al. 2023b). Zur Entwicklung des Modells und zur Berechnung der sektorengleichen Pauschale wurden umfangreiche Datensätze, die auf den bundesweiten Fallmengen aus dem Bereich OuU basieren, sowie aktuelle Vergütungssätze aus dem stationären und niedergelassenen Bereich herangezogen.

Ziel dieser Ausarbeitung ist zudem die erstmalige Analyse konkreter monetärer Effekte einer etablierten sektorengleichen Versorgung und Vergütung mit einer einheitlichen sektorengleichen Vergütungspauschale (SV-Pauschale). Dabei wird zunächst die Herangehensweise einer substanziellen Verankerung sek-

torengleicher Operationen und Eingriffe initial primär für den Bereich OuU aufgezeigt. Der konkrete Anwendungsfall simuliert darauf aufbauend die finanziellen Auswirkungen einer konsequenten Einführung einer SV-Pauschale für hessische Krankenhäuser und leitet daraus gesundheitspolitische Empfehlungen ab. Für diese Analyse wurden konkrete Leistungsdaten sowohl aus dem stationären Sektor, basierend auf den InEK-Abrechnungsdaten, als auch zum ambulanten Operieren aller Kliniken in Hessen verwendet. Dadurch war es erstmals möglich zu simulieren, wie die Einführung einer SV-Pauschale die Entwicklung der Vergütungssituationen dieser Einrichtungen beeinflussen könnte.

13.2 Das Wiesbadener Modell zur speziellen sektorengleichen Versorgung und Vergütung

13.2.1 Kalkulation einer sektorengleichen Versorgungspauschale (SV-Pauschale)

In Zusammenarbeit mit ärztlichen und gesundheitsökonomischen Expertinnen und Experten sowie unter Berücksichtigung der Entwicklung des § 115f SGB V wurde im Rahmen der Ausarbeitung ein umfassendes sektorengleiches Vergütungsmodell entwickelt. Initial für den Bereich OuU sowie im Laufe des Prozesses erweitert um den Bereich der Hernien-Operationen wurden Operationen und Eingriffe aus 13 Diagnosis Related Groups (DRG; vgl. ◘ Tab. 13.1) ausgewählt, die als prinzipiell für eine Ambulantisierung geeignet angesehen werden. Die im Folgenden beschriebene Methodik ist grundsätzlich auch für weitere operative Versorgungsbereiche anwendbar und bietet das Potenzial, perspektivisch gesamte Behandlungsschwerpunkte aus der stationären Abrechenbarkeit herauszulösen.

Auf Basis der Vorgaben des § 115f SGB V wurden im Rahmen der Modellentwicklung

Tab. 13.1 Ambulantisierbare Behandlungsschwerpunkte aus Orthopädie und Unfallchirurgie/Hernien

DRG	Beschreibung
I16C	Andere Eingriffe an der Schulter
I18A	Wenig komplexe Eingriffe an Kniegelenk, Ellenbogengelenk und Unterarm, Alter < 16 Jahre oder mit mäßig komplexem Eingriff oder mit beidseitigem Eingriff am Kniegelenk
I18B	Wenig komplexe Eingriffe an Kniegelenk, Ellenbogengelenk und Unterarm, Alter > 15 Jahre, ohne mäßig komplexen Eingriff, ohne beidseitigen Eingriff am Kniegelenk
I20F	Eingriffe am Fuß ohne komplexe Eingriffe oder komplizierende Faktoren, Alter > 15 Jahre
I23B	Andere kleine Eingriffe an Knochen und Weichteilen mit bestimmten kleinen Eingriffen an Knochen und Weichteilen, Alter > 17 Jahre oder ohne äußerst schwere oder schwere CC
I23C	Andere kleine Eingriffe an Knochen und Weichteilen ohne bestimmte kleine Eingriffe an Knochen und Weichteilen, (Entfernung Osteosynthesematerial)
I24B	Arthroskopie oder andere Eingriffe an den Extremitäten oder Eingriffe am Weichteilgewebe ohne komplexen Eingriff, Alter > 15 Jahre
I29B	Komplexe Eingriffe am Schultergelenk oder best. Osteosynthesen an der Klavikula ohne kompliz. Diagnose, ohne Eingriff an mehreren Lokalisationen oder sonst. arthroskopische Rekonstruktion der Rotatorenmanschette mit bestimmten Eingriffen an der Schulter
I29C	Sonstige arthroskopische Rekonstruktion der Rotatorenmanschette ohne bestimmte Eingriffe an der Schulter
I30B	Arthroskopischer Eingriff am Hüftgelenk, Alter > 15 Jahre oder bestimmte komplexe Eingriffe am Kniegelenk, Alter > 17 Jahre oder ohne äußerst schwere oder schwere CC
I30C	Komplexe Eingriffe am Kniegelenk ohne bestimmte komplexe Eingriffe am Kniegelenk, Alter > 17 Jahre oder ohne äußerst schwere oder schwere CC oder bestimmte arthroskopische Eingriffe am Hüftgelenk, Alter > 15 Jahre
G24B	Eingriffe bei Hernien ohne plastische Rekonstruktion der Bauchwand, mit beidseitigem oder komplexem Eingriff oder Alter < 14 Jahre mit äußerst schweren oder schweren CC
G24C	Eingriffe bei Hernien ohne plastische Rekonstruktion der Bauchwand, ohne beidseitigen Eingriff, ohne komplexen Eingriff, Alter > 13 Jahre oder ohne äußerst schwere oder schwere CC

Krankenhaus-Report 2024

Leistungen ausgewählt, die die folgenden Merkmale erfüllen: hohes stationäres Fallvolumen, geringer medizinischer Schweregrad und kurze vollstationäre Verweildauer im Krankenhaus. Hierdurch konnten die folgenden 13 Leistungsbereiche für OuU (aus MDC08[1]) und Hernien (aus MDC06) identifiziert werden (vgl. Tab. 13.1).

Für diese DRGs wurden die entsprechenden Operationen-Prozeduren-Schlüssel (OPS) verifiziert. Initial wurde aus einzelnen DRGs der höheren Stufe, z. B. I18A, I23B oder I29B, zunächst eine Teilmenge bestimmter Operationen und Eingriffe ausgewählt. Es ergab sich eine OPS-Liste von rund 700 ambulantisierbaren Leistungen.[2]

---

1 MDC steht für die Hauptdiagnosegruppe – die sogenannte Major Diagnostic Category, z. B. MDC08 oder MDC06.

2 Die Gesamtliste der entsprechend *Wiesbadener Modell* ambulantisierbarer Leistungen kann beim Wiesbaden Institut for Healthcare Economics and Patient Safety (WiHelP) abgerufen werden. In diese Liste

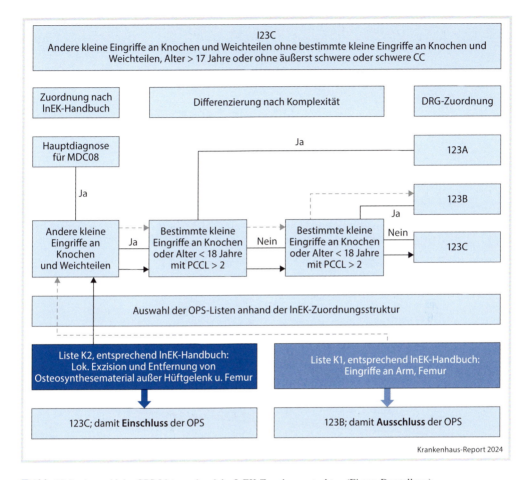

Abb. 13.1 Auswahl der OPS-Listen anhand der InEK-Zuordnungsstruktur. (Eigene Darstellung)

Die Ermittlung der DRG-zugehörigen OPS erfolgte auf Basis eines DRG-Webgroupers[3] sowie der Handbücher des InEK. Die dem-entsprechend den DRG direkt zuordenbaren OPS wurden mit dem Grouper und einer für die MDC08 relevanten Hauptdiagnose (z. B. M20.1 – Hallux valgus) einzeln überprüft. Auf diese Weise konnte die Liste der die DRG auslösenden OPS entsprechend ◘ Abb. 13.1 validiert werden. Da Operationen oder Eingriffe häufig auch mit anderen OPS, ICD oder Kontextfaktoren einhergehen (z. B. höherer Patient Clinical Complexity Level, PCCL), zeigt die Grouper-Herangehensweise eine Auswahl sektorengleicher Versorgung und Vergütung innerhalb der DRG möglichst verlässlich auf. Sie steuert abhängig von Zusatzfaktoren ggf. höhere Komplexitätsebenen der DRG-Systematik an (vgl. ◘ Abb. 13.1). Eine solche

---

sind zum Stand der Auswertung weitestgehend OPS Ziffern eingebunden, die im EBM-Anhang 2 (2023) sowie im AOP-Katalog (2023) enthalten sind. Abhängig von der gewünschten OPS-Vielfalt und entsprechenden Anpassungen der Selbstverwaltung ist diese Liste agil.

3 Webgrouper der DRG-Research-Group (dieser Webgrouper nutzt die Grouping Engine GetDRG der Gesellschaft für den Einsatz offener Systeme mbH, GE-OS). Der DRG-Grouper ist die grundsätzlich durch das InEK eingesetzte EDV-Software zur Berechnung der DRG unter der Eingabe der relevanten Rahmenparameter. Die InEK-Handbücher erläutern den grundsätzlichen Aufbau des Groupers.

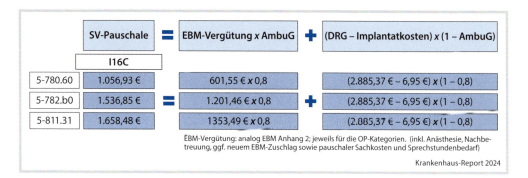

Abb. 13.2 Beispielhafte Berechnung einer SV-Pauschale. (Eigene Darstellung)

OPS würde sodann nicht Teil der OPS-Liste für ambulante Eingriffe und Operationen werden.

Der aktuelle Ambulantisierungsgrad wurde anhand der bundesweiten Fallmengen im stationären und ambulanten Bereich inklusive der ambulanten Operationen im Krankenhaus ermittelt. Die stationären Fallzahlen (Datenjahr 2019) sowie die Vergütung für das jeweils aktuellste Jahr wurden über das InEK[4] erfasst. Im Bereich des ambulanten Operierens (AOP) wurden die Fallmengen im Krankenhaus (Datenjahr 2019) für eine initiale Auswahl an OPS (exkl. Hernien sowie eines vereinzelt weiterentwickelten OPS-Listenumfangs[5]) bei der AOK Baden-Württemberg (mit ca. 4,5 Mio. Versicherten und einem beständigen Patientenklientel) angefragt und auf die Gesamtbevölkerung kalkuliert. Für den ambulanten Sektor wurden Falldaten des Zentralinstituts für die kassenärztliche Versorgung (Zi; Datenjahr 2019) herangezogen. Das Abrechnungsvolumen konnte in beiden Bereichen über den Einheitlichen Bewertungsmaßstab (EBM) Anhang 2 (jeweils aktuelle Fassung) berechnet werden. Die Honorarwerte wurden gestaffelt nach den im EBM-Anhang 2[6] (2023) vorgesehenen OP-Kategorien differenziert.

Um zu ermitteln, inwieweit die gewählten Leistungen bereits derzeit in einem ambulanten Setting erbracht werden, wurden die EBM- und AOP-Fälle in Relation zu der Gesamtzahl der Abrechnungsfälle gesetzt. Die Ermittlung dieses Grades ambulanter Eingriffe kann grundsätzlich auf verschiedenen Ebenen erfolgen. Eine möglichst präzise Zuordnung ermöglicht eine Betrachtung nach individuellen OPS-Ziffern. Hierfür wurden in der vorliegenden Arbeit möglichst die Fallmengen der TOP-20-OPS einer DRG einzeln oder gebündelt nach OP-Kategorien im EBM betrachtet. Letztlich wurde auf die ärztliche Experteneinschätzung zurückgegriffen und analog zum Referentenentwurf (BMG 2023) eine Bemessung auf DRG-Ebene gewählt. Eine Differenzierung auf OPS-Ebene wurde zwar als präziser erachtet, ausreichend Substanz konnte jedoch nur über die Durchschnittswerte auf DRG-Ebene abgebildet werden.

Der entsprechend ermittelte Ambulantisierungsgrad bildet die Grundlage für die Gewichtung der originären SV-Pauschale. Basis dieser Berechnung bilden die Vergütungen im niedergelassenen und stationären Sektor. Für

---

4 Visualisiert über die Onlineplattform ▶ app.reimbursement.info.

5 Die AOK Baden-Württemberg hat Stand 01.08.2022 mit rund 4,5 Mio. Versicherten einen Anteil von rund 6 % an den bundesweit gesetzlich versicherten Personen (AOK Baden-Württemberg 2024).

6 Inkl. aller Vergütungsbestandteile: Leistungsziffer, Überwachungskomplex, Behandlungskomplex Überweisung, Behandlungskomplex Operateur, Anästhesie, ggf. Zuschlag (2023).

Kapitel 13 · Sektorengleiche Vergütungsmodelle

die DRG wurde die Vergütung bei durchschnittlicher Verweildauer abzüglich der Kosten für Implantate gemäß InEK-Sachkosten im Datenjahr 2023 herangezogen. Die EBM-Vergütung bezieht sich auf den EBM-Grundpreis gemäß EBM-Anhang 2 (2023) und beinhaltet einen pauschalen Sachkostenzuschlag im Bereich der Arthroskopie sowie eine geschätzte Berücksichtigung des Sprechstundenbedarfs.[7] Zur Ermittlung der SV-Pauschale wurde der jeweilige EBM-Vergütungssatz mit dem Ambulatisierungsgrad, die DRG-Vergütung mit dem Kehrwert des Ambulantisierungsgrades (Grad der stationären Behandlung) multipliziert (vgl. ◘ Abb. 13.2). Die Summe beider Werte bildet eine SV-Pauschale, die analog der jeweiligen EBM-Vergütung nach der OP-Kategorie differenziert ist. Diese Differenzierung ist ein wichtiger Bestandteil der Berechnung, da somit effektiv die Komplexität eines Eingriffs abgebildet werden kann.

13.2.2 Simulation einer sektorengleichen Vergütung am Beispiel hessischer Krankenhäuser

Um das mögliche sektorengleiche Leistungsgeschehen und die vorhandenen Ambulantisierungspotenziale genauer zu bestimmen, wurde anhand der ermittelten sektorengleichen Vergütung der konkrete Anwendungsfall für alle Krankenhäuser in Hessen simuliert. Dieser demonstriert die Auswirkungen einer konsequenten Umsetzung einer sektorengleichen Pauschale am Beispiel OuU sowie Hernien-Operationen. Für diese Simulation wurden Daten aus den strukturierten Qualitätsberichten der gemäß § 136b Abs. 1 Satz 1 Nr. 3 SGB V zur Abgabe verpflichteten Kranken-

häuser (Basis von 2019[8]) – aufbereitet durch die Onlineplattform reimbursement.INFO[9] – herangezogen. Diese Daten weisen bezüglich Vollständigkeit und Zeitversatz, aber auch Dokumentations- und Kodierqualität Limitationen auf. Darauf soll bei grundsätzlicher Eignung des Datensatzes für diesen Forschungszweck hingewiesen sein. Sämtliche OPS-Ziffern (N = 672) der Liste ambulantisierbarer Leistungen wurden für die Analyse herangezogen. Die resultierende Rohdatenliste ermöglichte eine umfassende Identifikation derjenigen Krankenhäuser in Hessen, die die ausgewählten medizinischen Verfahren im Erhebungszeitraum abrechneten.

Es ist zu beachten, dass die Rohdaten zwar einerseits (Mehrfach-)Nennungen der OPS-Codes enthalten, jedoch andererseits keine klaren Angaben zur zugrunde liegenden Fallzahl. Dieser Effekt wurde durch den Vergleich von OPS-Einfach- zu OPS-Mehrfachnennungen aus den Patientenfalldaten des Statistischen Bundesamtes (InEK Datensatz) auf Bundesebene getestet. War diese Differenz erheblich, wurde die auf Landesebene erhobene Anzahl der Prozeduren (Nennungen) prozentual nach unten korrigiert, um sich auf diesem Wege der DRG-Fallmengen anzunähern. Diese Bereinigung stützte sich auf eine Methode, bei der die Abweichung zwischen Einzel- und Mehrfachkodierungen in der *Patientenanalyse*[10] als signifikant erachtet wurde, sobald die Differenz mehr als 5 % betrug. Im Weiteren wird das auf Bundesebene evaluierte Verhältnis von Einfach- zu Mehrfachnennungen als für Hessen äquivalent angenommen. Eine vollständige Bereinigung konnte durch diese Methode nicht erreicht werden. Die auf Fallzahlen basierende Kalkulation beruht daher

---

7 Zuschlag von 135 € für Sprechstundenbedarf, geschätzt auf Basis der Vereinbarung über die ärztliche Verordnung von Sprechstundenbedarf der KV Nordrhein.

8 Es wurden Vor-Corona-Fallzahlen gewählt, um das aktuelle Leistungsgeschehen möglichst unverzerrt abbilden zu können.

9 Die Anwendung wird vom Reimbursement Institute, einer Einrichtung der RI Innovation GmbH, zur Verfügung gestellt.

10 Tool der Plattform reimbursement.INFO.

auch auf einem Rest nicht-bereinigungsfähiger OPS-Mehrfachnennungen.

Für die Analyse wurden die hessischen Krankenhäuser ferner in die Kategorien „Land", „Stadt" und „Einzugsgebiet Stadt" normativ eingeteilt.[11] Zusätzlich wurden die Krankenhäuser nach der Anzahl der Betten (weniger als 50 Betten, 50–99 Betten, 100–149 Betten, 150–199 Betten, 200–399 Betten, 400–599 Betten, mehr als 600 Betten) kategorisiert. Diese Kategorisierung ermöglichte einen klaren Vergleich des stationären und ambulanten Leistungsgeschehens in Krankenhäusern unterschiedlicher Größenordnungen.

Im letzten Schritt der Datenerhebung, der dem Vergleich des Leistungsvolumens des ambulantisierbaren Anteils am Gesamtvolumen der Leistungen im Bereich OuU dient, wurden die Fallzahlen und die Erlöse für alle DRGs innerhalb der MDC08 ermittelt.

13.2.3 Ergebnisse der Hessen-Simulation

Im Datenjahr 2019 wurden die im Rahmen des *Wiesbadener Modell*s ausgewählten Prozeduren aus OuU insgesamt rund 60.000 mal in stationären Einrichtungen hessischer Krankenhäuser durchgeführt. Das entspricht einem Volumen von 4 % der Zahl der erbrachten stationären Fälle im Gesamtbereich OuU (MDC08). Damit bleibt der Anspruch erfüllt, initial einen angemessenen, aber eher überschaubaren Leistungsumfang umzusteuern.

Differenziert auf die einzelnen Häuserkategorien lassen sich hierbei erhebliche Unterschiede verorten. In Einrichtungen mit einer Kapazität von weniger als 50 Betten liegt der Anteil der potenziell ambulantisierbaren Fälle bei über 10 % aller erbrachten Leistungen aus dem Bereich MDC08. Mit zunehmender

Größe der Einrichtung nimmt der Anteil der Fälle, die den Vorgaben des *Wiesbadener Modell*s entsprechen, ab (vgl. ☐ Abb. 13.3). Dies könnte einerseits auf ein insgesamt größeres Fallvolumen sowie die Erbringung komplexerer Fälle in größeren Kliniken – insbesondere in Universitätskliniken – zurückzuführen sein. Andererseits finden sich den Analysen entsprechend unter den eher kleinen Häusern auch Fachkliniken mit höherer Falldichte.

Das Gesamtvolumen der stationären Erlöse in hessischen Kliniken aus den OuU-Leistungen des *Wiesbadener Modell*s summiert sich auf rund 180 Mio. €. Es eröffnet sich damit ein nennenswertes Verlagerungspotenzial, auch bei initial begrenzter Anzahl ambulantisierbarer Leistungen. Im Bereich des ambulanten Operierens (OuU) wurden im Jahr 2019 in Hessen rund 14.000 Prozeduren mit einem Gesamtvolumen von etwa zehn Millionen Euro verzeichnet.

Um die Notwendigkeit der Einführung einer sektorengleichen Pauschale in angemessener Höhe zunächst zu verdeutlichen, wurden sowohl die stationären Fallzahlen als auch die AOP-Fallzahlen aus OuU mit den jeweiligen EBM-Vergütungssätzen der entsprechenden OPS-Codes berechnet (gemäß § 115b SGB V bzw. EBM-Anhang 2 [2023]). In diesem Fall ergibt sich ein Gesamterlösvolumen von etwa 70 Mio. € (vgl. ☐ Abb. 13.4). Dies entspricht ca. 37 % des Erlösvolumens, das die Kliniken durch DRG- und AOP-Vergütung im Status quo erhalten. Dieses hypothetische Szenario soll nochmals anhand des Gesamterlösvolumens herausstellen, dass neue Vergütungsstrukturen dringend notwendig sind. Das ambulante Operieren zum jetzigen Stand bietet für Kliniken aus finanzieller Sicht faktisch kaum Anreize, Fälle aus der stationären Leistungserbringung in den ambulanten Bereich auszulagern. Ein nachhaltiger Strukturwandel kann folglich nur dann eintreten, wenn eine substanzielle Zunahme ambulanten Operierens über adäquate finanzielle Anreize im Rahmen einer sektorengleichen Vergütung gefördert wird.

---

11 Als Städte wurden Darmstadt, Frankfurt, Fulda, Gießen, Hanau, Kassel, Marburg, Offenbach, Rüsselsheim, Wetzlar und Wiesbaden genannt. Alle weiteren Klinikstandorte wurden entweder der Kategorie „Land" oder „Einzugsgebiet" zugeordnet.

Kapitel 13 · Sektorengleiche Vergütungsmodelle

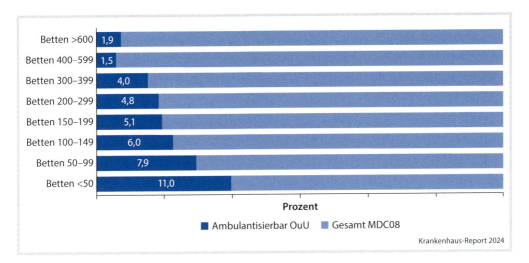

◘ Abb. 13.3 Anteil ambulantisierbarer Fälle aus OuU an MDC08 (eigene Darstellung)

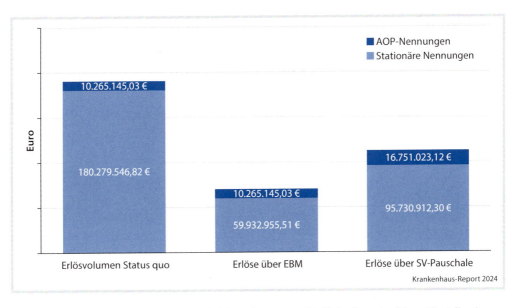

◘ Abb. 13.4 Entwicklung des Erlösvolumens bei Betrachtung unterschiedlicher Szenarien (eigene Darstellung)

Dem gegenüber kann durch die Einführung und konsequente Umsetzung einer SV-Pauschale in Hessen im Leistungsbereich OuU ein Erlösvolumen von über 112 Mio. € erzielt werden (vgl. ◘ Tab. 13.2). Über alle Häuserkategorien hinweg verbleibt bei einer Vergütung der Leistungen über die SV-Pauschale somit gegenüber den Krankenhausvergütungen im Status quo ein Volumen von rund 60 %. Dies bedeutet für stationäre Einrichtungen zwar zunächst deutlich verringerte Erlöse, aber ein durchaus konsensfähiges Ergebnis im Kontext einer voranschreitenden ambulanten Versorgung. Das *Wiesbadener Modell* sieht ferner eine Ausgliederung der Kosten für Implantate vor, sodass ein kalkulatorischer Wert hierfür noch hinzugerechnet werden muss. Es könnte so zu Beginn der Einführung einer SV-

◘ Tab. 13.2 Übersicht des Erlösvolumens im Bereich Orthopädie und Unfallchirurgie nach aktuellen Vergütungsmöglichkeiten und nach Einführung der SV-Pauschale

Status quo	Stationäre Nennungen (2019)	60.806
	DRG-Erlösvolumen	180.279.546,82 €
	AOP-Nennungen (2019)	14.243
	AOP-Erlösvolumen	10.265.145,03 €
	Gesamtvolumen	**190.544.691,85 €**
Ohne konsequente Umsetzung der SV-Pauschale	**Vergütung gem. § 115 b SGB V (EBM)**	**70.198.100,53 €** *
Bereinigung mit SV-Pauschale	**Erlösvolumen SV-Pauschale**	**112.481.935,42 €** *

* Verrechnung der stationären Fälle und AOP-Fälle 2019
Krankenhaus-Report 2024

Pauschale bei hessischen Kliniken ein sogar weit höheres Restvolumen von mehr als 60 % erwartet werden. Das Modell eröffnet mit dieser Herangehensweise die Möglichkeit, diesen Sachkostenbereich perspektivisch adäquat sektorübergreifend kalkulieren zu können. So könnte es vorzugsweise durch die Abrechnung und initiale Direktvergütung der Ist-Kosten der Implantate über einen begrenzten Zeithorizont ermöglicht werden, die tatsächlichen Kosten transparent zu erfassen. Dies kann ein Ansatz sein, das Leistungsgeschehen effizienter zu koordinieren und perspektivisch wieder zu pauschalieren.

Noch deutlicher in Bezug auf den Abstand zwischen EBM- und DRG-Vergütung wird der Effekt der Berücksichtigung des Ambulantisierungsgrades beim Blick auf das Ergebnis weiterer Leistungsbereiche. Bei Betrachtung der Hernien-Operationen (MDC06), einem bisher kaum ambulantisierten Bereich, verbleibt bei den Kliniken im Durchschnitt ein Volumen von über 80 % im Vergleich zum Status quo. Eine aufgrund des niedrigen Ambulantisierungsgrades initial relativ hoch anzusetzende SV-Pauschale beeinflusst das Erlösvolumen im Bereich sektorengleicher Versorgung demnach erheblich. Auf diese Weise können initial auch mögliche finanzielle Einbußen im stationären Sektor so austariert werden, dass unter Gegenrechnung von eher klassischen Leistungen aus dem Bereich OuU zwischen 60 und 70 % der ursprünglichen Vergütung resultieren. Zudem wird ein finanzieller Anreiz für Kliniken geschaffen, bisher vollstationär durchgeführte Eingriffe in einem weniger personal- und ressourcenintensiven Umfeld ambulant zu realisieren und entsprechend in Umstrukturierung zu investieren.

Im Leistungsbereich OuU wird durch die Analyse der einzelnen Häuserkategorien verdeutlicht, dass ein erheblicher Anteil der potenziell ambulantisierbaren Leistungen insbesondere in kleineren Kliniken erbracht wird. Hierzu gehören häufig auch Häuser auf dem Land, die den Analysen zufolge rund 35 % der ambulantisierbaren Prozeduren in OuU (N = 60.806) erbringen.

Bei Häusern mit einer Kapazität von weniger als 200 Betten in Hessen sind mehr als 40 % aller potenziell ambulantisierbaren Leistungen lokalisiert. Das verdeutlicht – auch mit Blick auf die angestrebte sektorenübergreifende Versorgungsebene der vorgesehenen Krankenhausreform – das erhebliche Potenzial kleinerer Kliniken im Prozess der Ambulantisierung in Deutschland. Die nachhaltige Neuausrichtung entsprechender Kliniken und die Etablierung konkreter finanzieller Anreize im Kontext der Implementierung einer sektorengleichen Vergütung sind in diesem Prozess unumgänglich.

13.3 Vergleich des Wiesbadener Modells mit dem Referentenentwurf

Nachdem die gemeinsame Selbstverwaltung fristgerecht keine Einigung über eine Auswahl von Leistungen und die Festlegung einer sektorengleichen Vergütung (Hybrid-DRG) nach § 115f SGB V erzielen konnte, hat das BMG im September 2023 einen Entwurf für eine Rechtsverordnung als Ersatzmaßnahme vorgelegt. Dieser Entwurf spiegelt weitgehend die in § 115f SGB V festgelegten Inhalte und Vorgaben wider. Die Hybrid-DRGs werden grundsätzlich nach der Systematik des dafür beauftragten InEK kalkuliert.

Insgesamt sieht der Referentenentwurf einen Leistungskatalog von 242 OPS-Codes (Anlage 1 des Referentenentwurfs) aus fünf verschiedenen Leistungsbereichen (Hernieneingriffe, Entfernung Harnleitersteine, Ovariektomien, Arthrodesen der Zehengelenke, Exzision Sinus pilonidalis) vor. Auf die in diesem Beitrag thematisierten Bereiche entfallen 48 OPS-Codes auf die Hernieneingriffe und 66 Codes auf die Arthrodesen der Zehengelenke (OuU). Im Gegensatz dazu definiert das *Wiesbadener Modell* einen anfänglichen Leistungskatalog für OuU und Hernieneingriffe, der 672 OPS-Codes umfasst und damit deutlich umfangreicher ist. Basierend auf den entsprechenden auslösenden OPS-Codes wurden in der Konzeption des InEK spezifische Hybrid-DRGs anhand der Grouper-Systematik festgelegt. Dieser Ansatz ähnelt im Wesentlichen dem des diskutierten *Wiesbadener Modells*, das sich ebenfalls auf die DRG-Gruppierungslogik stützt.

Die InEK-Systematik orientiert sich bei der Ermittlung der Vergütungshöhe an den aktuellen Vergütungshöhen aus dem ambulanten und stationären Bereich sowie einem entsprechenden Ambulantisierungsgrad, dessen Höhe jedoch weder im Referentenentwurf noch aus veröffentlichten Unterlagen des InEK ersichtlich wird. Analog zum *Wiesbadener Modell* berechnet sich die Höhe der Vergütung durch die Multiplikation der DRG-Vergütung (exkl. Sach- und Laborkosten) und dem EBM-Erlös mit dem jeweiligen Ambulantisierungsgrad der Leistung. Der daraus resultierende Mischpreis bestimmt gemeinsam mit den Sach- und Laborkosten die Gesamtvergütung der Hybrid-DRG. Der wesentliche Unterschied zwischen beiden Modellen liegt jedoch in der individuellen Gewichtung der Pauschale. Obwohl beide Systematiken den Ambulantisierungsgrad der Leistung berücksichtigen, vernachlässigt die Systematik des InEK unterschiedliche Komplexitätsgrade der Eingriffe. Im *Wiesbadener Modell* werden diese Komplexitätsgrade über die unterschiedlichen EBM-Erlöse nach OP-Kategorie abgebildet, während sich die InEK-Systematik auf den Durchschnittspreis der EBM-Vergütung stützt. Dies führt dazu, dass insbesondere komplexere Eingriffe nach der InEK-Systematik eher unterbewertet werden, während für weniger komplexe Leistungen eine zu hohe Pauschale angesetzt wird. Eine SV-Pauschale muss jedoch in der Lage sein, die Komplexität eines Eingriffs angemessen abzubilden, insbesondere um mögliche Ausweichreaktionen in andere Vergütungsmodalitäten zu verhindern. Die Konzeption des InEK ist dann, wenn die Spreizung der Eingriffskategorien einbezogen wird, für eine initiale SV-Pauschale grundsätzlich methodisch geeignet.

Aufgrund der konzeptionellen Überschneidungen zwischen der Systematik des InEK und derjenigen des *Wiesbadener Modells* war es in der vorliegenden Analyse von besonderem Interesse, die ermittelten Vergütungshöhen beider Modelle miteinander sowie mit den Vergütungen nach dem Referentenentwurf zu vergleichen (vgl. ◻ Tab. 13.3).

Bei der Berechnung nach der InEK-Systematik unter Verwendung der aktuellen Vergütungssätze aus dem ambulanten und stationären Sektor ergeben sich weitgehend analoge Werte zum *Wiesbadener Modell*. Sie differieren aber erheblich von den im Referentenentwurf veröffentlichten Werten. Besonders deutliche Unterschiede in der Vergütungshöhe sind im Leistungsbereich der Hernien zu veror-

◘ Tab. 13.3 Vergleich und Berechnung der Vergütungshöhen gem. InEK-Systematik, Wiesbadener Modell und Referentenentwurf des BMG (Stand 21.09.2023)

OPS Ziffer	EBM Kosten (exkl. SK) (€)	AmbuG*	DRG Kosten (exkl. Pflege/Sachkosten) (€)	AmbuG	Sach-kosten InEK (€)	Hybrid DRG	INEK-Syste-matik (€)	WI-Mo-dell	Vorschlag Refe-rentenentwurf (€)
HERNIEN G24C									
5-534.1	477,70	0,2	2.344,94	0,8	425,95	G24N2	2.397,44	2.704,41	1.653,41
5-535.1	852,67	0,2	2.344,94	0,8	425,95	G24N4	2.472,44	2.779,41	1.653,41
VORFUß I20F									
5-788.0a	342,91	0,8	2.178,98	0,2	362,44	I20N1	1.072,56	962,56	909,25
5-788.51	756,14	0,8	2.178,98	0,2	362,44	I20N3	1.403,15	1.293,14	909,25
VORFUß I20E									
5-808.b0	466,55	0,7	2.553,39	0,3	553,60	I20M2	1.646,21	1.384,86	1.072,95

*AmbuG = Ambulantisierungsgrad
Kommentar: Die Bezeichnung der Hybrid-DRG N/M 1–4 entspricht der Spreizung analog der Operationstechnik im EBM.
Krankenhaus-Report 2024

Kapitel 13 · Sektorengleiche Vergütungsmodelle

ten. Dieser bisher noch wenig ambulantisierte Leistungsbereich würde sowohl nach der InEK Systematik als auch nach der des Wiesbadener Modells einer initial eindeutig höheren Vergütung entsprechen. Die teilweise erhebliche Differenz ist auch nach genauer Sichtung des Referentenentwurfs nicht eindeutig nachvollziehbar.

13.4 Perspektiven der sektorengleichen Versorgung in Deutschland

Deutschlands Ambulantisierungsprozess stockt seit Jahren (Gesundheitsberichterstattung des Bundes 2022) – es kann lediglich im Bereich der Kurzlieger ein verstärktes Leistungsgeschehen wahrgenommen werden (Friedrich und Tillmanns 2016). Ein zentrales Augenmerk deutscher Gesundheitspolitik sollte darauf gerichtet sein, den aufgestauten Rückstand zum internationalen Standard im Feld sektorenunabhängiger Leistungserbringung abzubauen. Nachbarländer bieten hierzu ordnungspolitische Ideen und erfolgsversprechende Anreizsystematiken. Mit der initialen Definition einer Teilsumme an möglichen Operationen bzw. Eingriffen sind viele internationale Ambulantisierungsstrategien gleichgerichtet vorgegangen (OECD 2018). Für einen solchen gezielt definierten Bereich OuU definiert das *Wiesbadener Modell* einen Leistungskatalog, für den einheitliche SV-Pauschalen kalkuliert sind. Diese sollen unabhängig davon zur Anwendung kommen, ob die Leistung im Weiteren ambulant, kurzstationär oder stationär erbracht wird. Eine kurze stationäre Aufnahme ist hierbei durchaus denkbar und wird in Summe über die Vergütung abgegolten. Ausgehend von der DRG wurden Behandlungsschwerpunkte mit geringster Komplexität entsprechend DRG-Kategorie eruiert. Daher wurden auch konservative Methoden zunächst aus einer Ambulantisierungsinitiative ausgeschlossen, wenngleich auch für diese Leistungen perspektivisch entschieden Relevanz besteht.

Es ist im Hinblick auf ein wirtschaftlich nachhaltiges Vorgehen unabdingbar, eine neu anvisierte einheitliche Pauschale nach der Komplexität der Eingriffe zu untergliedern. Dabei können die OP-Kategorien der ambulanten Abrechnungssystematik als Richtmaß gelten. Andernfalls sind relativ einfache Eingriffe zu hoch bewertet, während komplexere Operationen im Status quo vorteilhafter erscheinen. Da der erste Referentenentwurf vorsieht, Leistungen alternativ über die Systematik des EBM abzurechnen, sind Ausweichreaktionen hin zu den ursprünglichen Vergütungs- und Abrechnungsmodalitäten nicht nur möglich, sondern auch insbesondere dann zu erwarten, wenn der mittlere EBM-Erlös für einen Leistungsbereich (z. B. der Arthrodesen) nur bei erster Betrachtung unter der vorgesehenen Hybrid-DRG liegt. Dann dürfte von Leistungserbringern zunächst vermutet werden, dass ein Anreiz zur Verlagerung hin zur Hybrid-DRG besteht. Konkret werden aber bei zu starker Pauschalierung die wenig komplexen Operationstechniken überbewertet, während hauptsächlich in höheren OP-Kategorien weiterhin eine Abrechnung über EBM attraktiver bleibt. Einzelne der hier betrachteten OPS-Codes liegen bei Vergleich mit dem Rechtsverordnungsentwurf sogar weiterhin bereits ohne Einbeziehung von Verbrauchsmaterialien oder Sprechstundenbedarf über dem Niveau der Hybrid-DRG.[12] Kostenträger würden in der Folge zukünftig vergleichsweise hohe Preise für kleine Eingriffe erstatten, während relevante Versorgungsbereiche im Status quo verharren.

Das *Wiesbadener Modell* kalkuliert dagegen eine adäquate SV-Pauschale, die gleichzeitig einer kompletten Bereinigung der Abrechnungsmodalitäten unterliegt, sodass keine adversen Ausweichmöglichkeiten angereizt werden. Ferner sieht das Konzept vor, die Kal-

---

12 Vgl. OPS-Ziffer 7-788.44 (Operationen an Metatarsale und Phalangen des Fußes: Weichteilkorrektur: In Höhe der 2. bis 5. Zehenstrahles, 4 Zehenstrahlen): Vergütung EBM 2023 – 950,46 € (ohne Berücksichtigung SSB und Verbrauchskosten), Vergütung Hybrid-DRG – 909,25 €.

kulation von Verbrauchsmaterialien neu zu regeln. Es ist dennoch anzuerkennen, dass bei einer einheitlichen Pauschale im Sinne einer Mischkalkulation durchaus das Risiko besteht, dass einzelne Leistungserbringer sich bewusst selektiv verhalten. Darauf sei an dieser Stelle hingewiesen und es könnten klare, aber bürokratieärmere Grenzen für selektives Verhalten bedacht werden.

Die erstmalige Analyse der potenziellen Auswirkungen einer SV-Pauschale anhand hessischer Kliniken veranschaulicht den erheblichen Umfang von Leistungen in der stationären Versorgung, die bereits heute grundsätzlich ambulant erbracht werden könnten und hebt entsprechend hervor, welche erheblichen Vergütungsvolumina sich hinter diesen Leistungen verbergen. Die Untersuchung konnte zudem zeigen, dass diese Leistungen besonders in kleineren Krankenhäusern lokalisiert sind. Ein Augenmerk sollte im Rahmen einer Feinjustierung der Rechtsverordnung demnach durchaus auf die kleineren Häuser gelegt werden, insbesondere da diese auch im Rahmen der Krankenhausreform zu intersektoralen Versorgern umgewandelt werden sollen.

Unausweichlich müssen Investitionen der Krankenhäuser für eine prozessuale Umstellung hin zu einer umfassenden sektorengleichen Versorgung eingebracht werden. Angesichts der zuletzt finanziell angespannten Lage deutscher Krankenhäuser und der Debatte um ein unstrukturiertes Kliniksterben bedarf es eines zeitlichen Korridors, der den stationären Einrichtungen ermöglicht, notwendige Umstrukturierungen vorzunehmen. Dies sollte in einer Übergangszeit mit festem Enddatum geschehen; immerhin gibt es zahlreiche Praxiskliniken und OP-Zentren im niedergelassenen Bereich, die bereits etablierte effiziente Strukturen aufweisen. Für die erforderlichen Investitionen in die Infrastruktur könnten Mittel durch eine Erweiterung und zeitliche Streckung im Rahmen des Krankenhaus-Strukturfonds (§ 12a KHG) dienlich sein.

Letztlich ist kritisch anzuerkennen, dass den vorliegenden Empfehlungen und Analysen

oder auch den Befragungen der unterschiedlichen Akteure eines gemein ist: Sie betrachten die Sachlage aus der Sicht der Leistungserbringer. Effiziente Prozesse innerhalb der Ambulantisierungsinitiative in Deutschland sollten um einen konsequenten patientenzentrierten Blickwinkel erweitert werden. Hier ist noch Handlungsbedarf zu konstatieren. Eine sektorengleiche Versorgung und Pauschale kommt nicht umhin, patientenzentriert sowohl die Bedürfnisse als auch die erwartbaren Verhaltensweisen der Patientinnen und Patienten zu evaluieren.

Ausreichender politischer Wille vorausgesetzt – und hierbei sind auch die Selbstverwaltungspartner angesprochen –, sind die systemischen Herausforderungen einer möglichst weitreichenden sektorengleichen Versorgung und Vergütung anspruchsvoll, aber lösbar. Das Ziel, einen im internationalen Vergleich längst überfälligen Prozess weg von vollstationärer Leistungserbringung auch in Deutschland nachhaltig zu verankern, rechtfertigt den entsprechenden Einsatz aller Beteiligten allemal.

Literatur

AOK Baden-Württemberg (2024) Das gab die AOK Baden-Württemberg im Jahr 2022 für Ihre Gesundheit aus. https://www.aok.de/pk/struktur-verwaltung/jahresrechnungsabschluss/ Zugegriffen: 02. Feb. 2024

Arnegger S, Lembeck B, Herberg A (2023a) Ambulantisierung: SV-Pauschale folgt auf DRG. f&w 2(23):122

Arnegger S, Hagenlocher J, Herberg A, Lembeck B (2023b) Die Zukunft sektorenübergreifender Versorgung: Das Potenzial der Krankenhausreform für ambulante Operationen und Eingriffe. Monit Versorgungsforsch 05(23):57–62. https://doi.org/10.24945/MVF.05.23.18660533.2547

BMG – Bundesministerium für Gesundheit (2023) Verordnung zu einer speziellen sektorengleichen Vergütung (Hybrid-DRG-V). https://www.bundesgesundheitsministerium.de/service/gesetze-und-verordnungen/detail/hybrid-drg-v.html. Zugegriffen: 19. Dez. 2023

Friedrich J, Tillmanns H (2016) Ambulante Operationen im Krankenhaus. In: Klauber J, Geraedts M, Friedrich J, Wasem J (Hrsg) Krankenhaus-Report 2016. Ambulant im Krankenhaus. Schattauer, Stuttgart, S 127–147

Gesundheitsberichterstattung des Bundes (2022) Ambulante Operationen nach § 115b SGB V. https://www.gbe-bund.de. Zugegriffen: 5. Nov. 2023

OECD, European Union (2018) Health at Glance: Europe 2018. State of Health in the EU Cycle. OECD Publishing, Paris/European Union, Brussels. https://doi.org/10.1787/health_glance_eur-2018-en. Zugegriffen: 5. Nov. 2023

Schreyögg J, Milstein R (2021) Identifizierung einer initialen Auswahl von Leistungsbereichen für eine sektorengleiche Vergütung. Gutachten im Auftrag des Bundesministeriums für Gesundheit. Bonn: Bundesministerium für Gesundheit. https://www.bundesgesundheitsministerium.de/service/publikationen/details/identifizierung-einer-initialen-auswahl-von-leistungsbereichen-fuer-eine-sektorengleiche-verguetung.html. Zugegriffen: 15. Juli 2023

Open Access Dieses Buch wird unter der Creative Commons Namensnennung 4.0 International Lizenz (http://creativecommons.org/licenses/by/4.0/deed.de) veröffentlicht, welche die Nutzung, Vervielfältigung, Bearbeitung, Verbreitung und Wiedergabe in jeglichem Medium und Format erlaubt, sofern Sie den/die ursprünglichen Autor(en) und die Quelle ordnungsgemäß nennen, einen Link zur Creative Commons Lizenz beifügen und angeben, ob Änderungen vorgenommen wurden.

Die in diesem Buch enthaltenen Bilder und sonstiges Drittmaterial unterliegen ebenfalls der genannten Creative Commons Lizenz, sofern sich aus der Abbildungslegende nichts anderes ergibt. Sofern das betreffende Material nicht unter der genannten Creative Commons Lizenz steht und die betreffende Handlung nicht nach gesetzlichen Vorschriften erlaubt ist, ist für die oben aufgeführten Weiterverwendungen des Materials die Einwilligung des jeweiligen Rechteinhabers einzuholen.

Tagesstationäre Behandlung: Innovation oder Irrweg?

Jürgen Malzahn und Lokiev Stoof

Inhaltsverzeichnis

14.1 Einführung – 287

14.2 Bestehende Formen der Leistungserbringung im Krankenhaus ohne Übernachtung – 288

14.3 Abgrenzung von anderen Formen der Leistungserbringung im Krankenhaus – 288
14.3.1 Vollstationär/tagesstationär – 288
14.3.2 Teilstationär/tagesstationär – 290
14.3.3 Vor- und nachstationär/tagesstationär – 290
14.3.4 Andere nicht vollstationäre Behandlungsformen/ tagesstationär – 290
14.3.5 Zusammenfassung – 290

14.4 Hemmnisse bei Umsetzung der tagesstationären Behandlung – 291
14.4.1 Auswirkungen auf Krankenhäuser – 291
14.4.2 Auswirkungen für Patientinnen und Patienten – 292
14.4.3 Auswirkungen für Krankenkassen – 292

14.5 Zwischenfazit – 293

© Der/die Autor(en) 2024
J. Klauber et al. (Hrsg.), *Krankenhaus-Report 2024*, https://doi.org/10.1007/978-3-662-68792-5_14

14.6 **Fortentwicklung der tagesstationären Behandlung – 293**

14.6.1 Kurzfristige Perspektiven für die tagesstationäre Behandlung – 293

14.6.2 Mittelfristige Perspektive für die Vergütung ambulanter Krankenhausbehandlungen – 294

14.6.3 Leistungsorte: Wo soll zukünftig die Tagesbehandlung erbracht werden? – 295

14.7 **Fazit und Ausblick – 296**

Anhang – 298

Kapitel 14 · Tagesstationäre Behandlung: Innovation oder Irrweg?

▪▪ Zusammenfassung

Der Beitrag befasst sich mit der im Zuge des Krankenhauspflegeentlastungsgesetzes Ende 2022 eingeführten tagesstationären Behandlung, die sich einreiht in eine bereits bestehende Vielzahl an Behandlungsmöglichkeiten im Krankenhaus, die keiner Übernachtung der Patienten und Patientinnen bedürfen. Es wird ein Überblick über die formalen Voraussetzungen, die Vergütung, medizinische und klinische Aspekte sowie die Patientenperspektive gegeben und eine rechtliche Abgrenzung zu anderen im Krankenhaus möglichen Behandlungsformen erörtert, die neben der tagesstationären Behandlung bestehen und ebenfalls keine Übernachtung erfordern. Das Zwischenfazit kommt zu dem Ergebnis, dass die tagesstationäre Behandlung in ihrer bestehenden Form nicht die mit ihr verbundenen Ziele erreichen kann und deswegen einer Weiterentwicklung bedarf. Im Folgenden werden Entwicklungsperspektiven dargestellt, die eine Komplexitätsreduzierung im Bereich der Vergütung ambulant im Krankenhaus erbrachter Leistungen sowie einen effizienteren Einsatz pflegerischer und auch apparativer Ressourcen zum Nutzen der Patienten und Patientinnen mit sich bringen. Dabei wird auch eine Möglichkeit beschrieben, die tagesstationäre Behandlung für den vertragsärztlichen Sektor zu öffnen, um eine sektorenunabhängige Versorgung von Patientinnen und Patienten auf Grundlage gleicher Vergütungsstrukturen bei sektorenübergreifender Versorgungsplanung zu ermöglichen.

This article deals with the day-clinic treatment introduced as part of the Hospital Care Relief Act at the end of 2022, which is one of a large number of existing treatment options in hospitals that do not require patients to stay overnight. The authors provide an overview of the formal requirements, remuneration, medical and clinical aspects as well as the patient perspective and make a legal differentiation from other forms of outpatient treatment in hospitals which exist alongside day-clinic treatment and also do not require an overnight stay. The interim conclusion is that day-clinic treatment in its existing form cannot achieve the objectives associated with it and therefore requires further development. Subsequently, the authors describe development perspectives which entail a reduced complexity of the remuneration for outpatient hospital services as well as a more efficient use of nursing and equipment resources for the benefit of patients. They also describe the option of opening up day-clinic treatment to SHI-accredited office-based physicians in order to allow sector-independent medical care on the basis of equal remuneration structures with cross-sectoral health care planning.

14.1 Einführung

Zum Jahresende 2022 wurde das Krankenhauspflegeentlastungsgesetz (KHPflEG) im Deutschen Bundestag verabschiedet.[1] Dieses Gesetz nahm auch den in der „Zweiten Stellungnahme und Empfehlung der Regierungskommission für eine moderne und bedarfsgerechte Krankenhausversorgung" formulierten Vorschlag einer „Tagesbehandlung im Krankenhaus"[2] auf, die letztlich als tagesstationäre Behandlung in den §§ 39 und 115e SGB V ihren Eingang fand.

Im Kern soll die neue Behandlungsform eine vollstationäre Behandlung einer somatischen Erkrankung darstellen, bei der lediglich auf die Übernachtung im Krankenhaus verzichtet wird, sofern es medizinisch vertretbar ist, den Patienten oder die Patientin mit dessen bzw. deren Einverständnis für die Nacht nach Hause gehen zu lassen. Das Krankenhaus muss lediglich einen Abschlag von 0,04 Bewertungsrelationen je entfallende Übernachtung hinnehmen (im Jahr 2023 ca. 160 €), höchstens jedoch 30 % des Gesamtabrechnungsbe-

---

1 Bundesgesetzblatt, ausgegeben am 28.12.2022.
2 Bundesgesundheitsministerium, online veröffentlicht am 22.09.2022, ▶ https://www.bundesgesundheitsministerium.de/themen/gesundheitswesen/regierungskommission-krankenhausversorgung.html#c26226.

trags, und Vorkehrungen für eine ungeplante Rückkehr treffen.

Ziel der Einführung der tagesstationären Behandlung war gemäß „Beschlussempfehlung und Bericht des Ausschusses für Gesundheit" insbesondere die Entlastung des Krankenhauspersonals, „ohne Leistungen für Patienten und Patientinnen einzuschränken".[3] Dies sollte kostenneutral umgesetzt werden, im besten Fall sogar Einsparungen erzielen. Das Interesse der Patientinnen und Patienten an dieser neuen Leistungsform wurde in der fortdauernden Verbundenheit mit dem häuslichen Umfeld, der insbesondere für ältere Menschen oftmals problematischen Eingewöhnung, aber auch in einer verringerten Ansteckungsgefahr im Krankenhaus gesehen.[4]

14.2 Bestehende Formen der Leistungserbringung im Krankenhaus ohne Übernachtung

Behandlung ohne Übernachtung im Krankenhaus ist keineswegs ein Novum. Es gibt bereits eine Vielzahl von Behandlungsformen, die ohne die Übernachtung der Patientin oder des Patienten durchgeführt werden (◘ Tab. 14.1). Vielmehr eröffnet die tagesstationäre Behandlung den somatischen Krankenhäusern bei der vollstationären Behandlung im Einzelfall lediglich die Möglichkeit, von der Übernachtung der Patientin oder des Patienten im Krankenhaus abzusehen. Die bestehenden Formen der Leistungserbringung im Krankenhaus ohne Übernachtung sind historisch gewachsen und unterscheiden sich hinsichtlich ihrer Vergütung und der Frage der Budgetierung erheblich voneinander, führten aber auch schon vor der Einführung der tagesstationären Behandlung dazu, dass Krankenhäuser für identische Leistungen unterschiedliche Vergütun-

gen zur Abrechnung bringen konnten. Wirtschaftlich motiviert neigen die Kliniken dazu, den höchstmöglichen Betrag abzurechnen, die Krankenkassen hingegen haben den gegenteiligen Anreiz. Diese Konstellation führt zwangsläufig zu Konflikten, obgleich die strittigen Beträge im Einzelfall vergleichsweise gering sind.

14.3 Abgrenzung von anderen Formen der Leistungserbringung im Krankenhaus

Wie in ▶ Abschn. 14.2 dargestellt, gibt es eine Vielzahl von Behandlungsformen im Krankenhaus, für die keine Übernachtung notwendig und deshalb auch nicht vorgesehen ist. Die Unterschiede zwischen den Behandlungsformen mögen zwar rechtlich definiert sein, im Klinikalltag und medizinisch sind die Grenzen jedoch nicht so klar auszumachen.

14.3.1 Vollstationär/tagesstationär

Hinsichtlich der Flexibilität und Komplexität wird die tagesstationäre der vollstationären Behandlung gleichgestellt (§ 39 Abs. 1 Satz 5 SGB V); zudem ist sie ebenso wie die vollstationäre Behandlung auch nachrangig zur teil-, vor- und nachstationären sowie ambulanten Behandlung (§ 39 Abs. 1 Satz 2 SGB V). Auch die Vergütung basiert auf den bekannten aDRG-Fallpauschalen – jedoch mit dem Unterschied, dass je fehlende Übernachtung im Krankenhaus 0,04 Bewertungsrelationen, maximal jedoch 30 % des Abrechnungsbetrags vom Krankenhaus als Abschlag zu berechnen sind. Es ist jedoch davon auszugehen, dass innerhalb einer Krankenhausbehandlung nicht sämtliche Übernachtungen außerhalb des Krankenhauses stattfinden. In der Folge werden in der Abrechnungsrealität vermutlich auch Mischungen zwischen tages- und vollstationären Behandlungsepisoden zu beobachten sein.

---

3 Beschlussempfehlung und Bericht des Ausschusses für Gesundheit (14. Ausschuss). Deutscher Bundestag, Drucksache 20/4708 vom 30.11.2022.

4 Ebd.

◻ Tab. 14.1 Übersicht der Behandlungsmöglichkeiten im Krankenhaus ohne Übernachtung

	Vergütungsgrundlage (Vereinbarungsebene)	Anmerkungen zur Budgetierung
Teilstationäre Behandlung (§ 39 Abs. Satz 1 SGB V)	Vereinbarung (Ortsebene)	Budgetiert, § 4 KHEntgG
Vor- und nachstationäre Behandlung (§ 115a SGB V)	Gemeinsame Empfehlung (Bundesebene)	Nicht budgetiert
AOP (§ 115b SGB V)	EBM (Bundesebene)	Nicht budgetiert
Stationsäquivalente psychiatrische Behandlung (§ 115d SGB V)	Vereinbarung (Ortsebene)	Nicht budgetiert
Tagesstationäre Behandlung (§ 115e SGB V)	*aDRG-Fallpauschale (Bundesebene)*	*Budgetiert, § 4 KHEntgG*
Spezielle sektorengleiche Vergütung (§ 115f SGB V)	Vereinbarung (Bundesebene)	Nicht budgetiert
Ambulante Behandlung durch Krankenhausärzte (§ 116 SGB V)	EBM (jeweilig zuständige Kassenärztliche Vereinigung)	Abhängig vom Leistungsinhalt (morbiditätsorientierte bzw. extrabudgetäre Gesamtvergütung – mGV/eGV)
Ambulante Behandlung durch Krankenhäuser bei Unterversorgung (§ 116a SGB V)	EBM (zuständige KV)	Abhängig vom Leistungsinhalt, mGV/eGV
Ambulante spezialfachärztliche Versorgung (§ 116b SGB V)	EBM, GOÄ (zuständige KV)	Nicht budgetiert (eGV)
Hochschulambulanzen (§ 117 SGB V)	Vereinbarung (Landesebene)	Grds nicht budgetiert, jedoch ggf. auf Landesebene vereinbarte Instrumente (z. B. Abstaffelung)
Psychiatrische Institutsambulanzen (§ 118 SGB V)	Vereinbarung (Landesebene)	Grds. nicht budgetiert, jedoch ggf. auf Landesebene vereinbarte Instrumente (z. B. Abstaffelung)
Geriatrische Institutsambulanzen (§ 118a SGB V)	EBM, GOÄ (Bundesebene)	mGV/eGV
Sozialpädiatrische Zentren (§ 119 SGB V)	Pauschalen (Landesebene)	Grds nicht budgetiert, jedoch ggf. auf Landesebene vereinbarte Instrumente (z. B. Abstaffelung)
Amb. Notfallbehandlung im Krankenhaus (§§ 75, 39 SGB V)	EMB + Vereinbarung (zuständige KV)	Budgetiert, aber Vollvergütung im Zuge des Vorwegabzugs von der mGV
Medizinische Behandlungszentren (§ 119c SGB V)	Pauschalen (Landesebene)	Grds nicht budgetiert, jedoch ggf. auf Landesebene vereinbarte Instrumente (z. B. Abstaffelung)

14.3.2 Teilstationär/tagesstationär

Inhaltlich am schwierigsten abzugrenzen ist vermutlich die teil- von der tagesstationären Behandlung. In beiden Fällen wird auf eine Übernachtung verzichtet, in beiden Fällen befindet sich die Patientin oder der Patient nur für einen kürzeren Zeitraum als 24 Stunden zur Behandlung im Krankenhaus. Das Zustandekommen der Vergütung hingegen könnte nicht unterschiedlicher sein: Auf der einen Seite Vereinbarungen auf Ortsebene, auf der anderen Seite Anlehnung an die aDRG-Fallpauschale mit den Übernachtungsabschlägen.

Aber auch mit Blick auf die Übernahme von Fahrkosten durch die Krankenkasse gibt es Unterschiede. Den Versicherten steht im Rahmen der tagesstationären Behandlung grundsätzlich kein Anspruch auf Kostenübernahme für die Fahrten zur Übernachtung außerhalb des Krankenhauses zu (§ 115e Abs. 2 Satz 1 SGB V). Diese Einschränkung gibt es bei einer teilstationären Serienbehandlung nicht. Bei der Frage der Zuzahlung sind die Versicherten bei teil- und tagesstationärer Behandlung wiederum gleichgestellt: Es fällt im Gegensatz zur vollstationären Behandlung keine kalendertägliche Zuzahlung an.

14.3.3 Vor- und nachstationär/ tagesstationär

Trotz der rechtlich geregelten Nachrangigkeit der tagesstationären Behandlung gegenüber der vor- und nachstationären sind inhaltlich durchaus Parallelen zu beobachten. Der für die Erbringung der tagesstationären Behandlung notwendige mindestens sechsstündige Aufenthalt im Krankenhaus, währenddessen überwiegend ärztliche und pflegerische Leistungen erbracht werden müssen, kann der Sache nach auch im Rahmen einer vorstationären Behandlung gegeben sein, sofern am Folgetag die voll- oder auch tagesstationäre Weiterbehandlung erfolgt. Ein sechsstündiger Aufenthalt zur vorstationären Untersuchung, währenddessen beispielsweise eine aufwendige Bildgebung, Anamnese- und Aufklärungsgespräche sowie Labordiagnostik durchgeführt werden, erfüllt bis auf den Aspekt der Notwendigkeit einer vollstationären Aufnahme alle Kriterien der tagesstationären Behandlung. Insoweit sind Abgrenzungsprobleme vorprogrammiert. Angesichts der seit Jahrzehnten stagnierenden Vergütungspauschalen in diesem Bereich wird den Krankenhäusern ein durchaus interessantes Abrechnungsmodell eröffnet, das einen tagesstationären Behandlungstag zu Beginn der vollstationären Behandlung vorsieht, der im Vergleich zum vorstationären Behandlungstag jedoch deutlich höher vergütet wird.

14.3.4 Andere nicht vollstationäre Behandlungsformen/ tagesstationär

Auch die anderen nicht vollstationären Behandlungsformen wie die ambulante spezialfachärztliche Versorgung nach § 116b SGB V oder die Hochschulambulanzen nach § 117 SGB V haben in der Realität das Potenzial, eine Abrechnungsalternative zur tagesstationären Behandlung zu sein. Denn es ist für die Krankenkassen aus den Abrechnungsdaten nicht ersichtlich, wie oder auch wo eine erbracht bzw. auf welche personellen und sächlichen Ressourcen zurückgegriffen worden ist. Insofern ist es zumindest vorstellbar, wenn nicht sogar wahrscheinlich, dass ein effektives Medizincontrolling eine Erlösmaximierung betreibt, sofern die für die Kassen kaum kontrollierbare Sechsstundengrenze durch eine entsprechende Anzahl von OPS-Kodes plausibel überschritten werden kann.

14.3.5 Zusammenfassung

Die Einführung der teilstationären Behandlung ist in einem Gesundheitswesen, in dem alle Akteure, Leistungserbringer und Kostenträger

Kapitel 14 · Tagesstationäre Behandlung: Innovation oder Irrweg?

primär das Ziel einer effizienten Mittelverwendung haben, eine mögliche Option. Da jedoch für die Kliniken keine Anreize dafür bestehen und es vielmehr im Interesse der Klinikbetreiber ist, einen hohen Deckungsbeitrag, wenn nicht gar einen Überschuss zu erzielen, erscheint die Einführung der tagesstationären Behandlung risikoreich. Denn die Erweiterung der Erlösoptimierungsoptionen ist offensichtlich, auch wenn diese bei der Regierungskommission mutmaßlich nicht handlungsleitend gewesen sind.

14.4 Hemmnisse bei Umsetzung der tagesstationären Behandlung

Wie in der Einführung erwähnt, wurde die neue Behandlungsform vornehmlich mit dem Ziel eingeführt, das Krankenhauspersonal zu entlasten. Die Abrechenbarkeit der neuen Leistung ist erst seit dem 01.08.2023 gegeben, sodass naturgemäß zum Zeitpunkt der Erstellung dieses Beitrags nur sehr wenige belastbare Daten vorliegen.[5]

Ende November 2023 lagen AOK-weit 55 abgerechnete tagesstationäre Krankenhausbehandlungen aus insgesamt sechs Krankenhäusern vor. Bei einem Viertel der Fälle kam es innerhalb von 30 Tagen danach zu einem weiteren vollstationären Fall. Die Verweildauer betrug im Mittel 1,7 Tage, dieser Wert wird jedoch durch einen Fall mit 21 Tagen Verweildauer etwas verzerrt. Schließt man diesen Fall aus, wird ein Mittelwert von 1,3 Tagen erreicht (◘ Tab. 14.2).

Die vorliegende Fallzahl ist zu gering, um Aussagen über mögliche Auswirkungen der neuen Versorgungsform treffen zu können. Aufgrund der verschiedenen Möglichkeiten der Kombination von unterschiedlichen Abrechnungskomponenten, die im zweiten Abschnitt dieses Beitrags vorgestellt worden sind, wird es jedoch perspektivisch von Interesse

◘ **Tab. 14.2** Verweildauern der AOK-weit abgerechneten tagesstationären Behandlungen (Aufnahmedatum 01.01.2023 bis Abrechnungsdatum 30.11.2023)

VWD	Anzahl	Anteil in %
1	42	76,4
2	9	16,4
3–4	3	5,4
21	1	1,8
Summe	**55**	**100,0**

sein zu bewerten, ob sich in bestimmten Behandlungssegmenten die tagesstationäre Behandlung etabliert und welche ökonomischen und qualitativen Ergebnisse sie hervorbringen wird.

Da aber die Datenlage entsprechende Auswertungen derzeit noch nicht ermöglicht, konzentriert sich der Beitrag im Weiteren auf den vom Gesetzgeber erwünschten Patientennutzen und nimmt die anderen Voraussetzungen in den Blick, die das Krankenhaus erfüllen muss, um tatsächlich wie vom Gesetzgeber intendiert zu profitieren.

14.4.1 Auswirkungen auf Krankenhäuser

Für eine Patientin oder einen Patienten, die oder der die Station am Nachmittag verlässt, muss bis zu ihrer oder seiner morgendlichen Wiederkehr kein ärztliches oder pflegerisches Personal vorgehalten werden. Nur fällt dieser personalressourcenschonende Aspekt auf Stationsebene nicht merklich ins Gewicht, sofern nur wenige Patientinnen und Patienten das Krankenhaus für eine Übernachtung außerhalb davon verlassen.

Um eine tatsächliche Personalentlastung zu erzielen, ist also eine organisatorische Neuaufstellung der Fachabteilungen bzw. Stationen vorzunehmen. Minderschwere Fälle müssten – gegebenenfalls fachabteilungsübergrei-

---

5   Datenaustausch gemäß § 301 SGB V, Anlage 2: Schlüsselverzeichnis, anzuwenden ab 01.08.2023.

fend – auf einer Station tagesstationär behandelt und untergebracht werden, damit diese dann für die Nacht „geschlossen" werden kann. Auf der anderen Seite muss das Krankenhaus jederzeit in der Lage sein, die aus unterschiedlichen Gründen vorzeitig zurückkehrenden Patienten oder Patientinnen wieder vollstationär aufzunehmen. Dazu bedarf es neben den vorzuhaltenden Betten aber auch einer ärztlichen und pflegerischen Mindestabdeckung, die im Bedarfsfall auch für Nachdienste aktiviert werden kann.

Und nicht zuletzt sind die für eine Behandlung im Krankenhaus obligaten Behandlungsverträge derart anzupassen, dass sie die patientenbezogenen und haftungsrechtlichen Aspekte im Sinne einer wirksamen Patientenaufklärung rechtssicher abdecken, denn aus der Gesetzesbegründung zur Einführung des § 115e SGB V ist zu entnehmen, dass das Krankenhaus in gleicher Weise für Patientenschäden bei der Erbringung von tagesstationärer Behandlung haftet wie wenn es die Behandlung ambulant oder stationär erbringt. Die sich im Streitfall gegebenenfalls ergebende gerichtliche Klärung wird nicht zuletzt auf der Ebene Arzt/Ärztin und Patient/Patientin ausgefochten; somit ist auch anzunehmen, dass dies die ärztlich vorzunehmende Beurteilung der medizinischen Eignung zur Übernachtung außerhalb des Krankenhauses beeinflusst.

Summarisch steht den oben dargestellten organisatorischen und rechtlichen Herausforderungen eine bis zu 30 % geringere Vergütung gegenüber, zumindest aber ein Erlösrückgang von 160 € pro Übernachtung außerhalb des Krankenhauses.

14.4.2 Auswirkungen für Patientinnen und Patienten

Da die Unterstützung der Patientinnen und Patienten während der tagesstationären Behandlung mit der Häuslichen Krankenpflege (§ 37 SGB V) ausgeschlossen ist, erfordert die Übernachtung ein häusliches Umfeld, das geeignet ist, die vermutlich geringen pflegerischen Auf-

gaben wahrzunehmen. Aus dieser Perspektive betrachtet kommen für die tagesstationäre Behandlung somit alleinstehende Patientinnen und Patienten nicht in Frage. Übrig bleibt ein Patientenklientel, das sich aus Personen zusammensetzt, die bei vergleichsweise geringer gesundheitlicher Einschränkung, die aber grundsätzlich die Notwendigkeit einer vollstationären Behandlung auslöst, in einer Beziehung oder Umgebung leben, die zumindest mit der vorübergehenden Pflege belastbar ist. Bei Kindern und Jugendlichen, für die grundsätzlich auch die tagesstationäre Behandlung offensteht, könnte die Betreuung von einem Elternteil übernommen werden.

Angesichts der oben beschriebenen Limitierungen sowie der Tatsache, dass die Kosten für die Fahrten zur Übernachtung außerhalb und wieder zurück ins Krankenhaus von den Versicherten selbst zu tragen sind, erscheint die tagesstationäre Behandlung auch aus Patientensicht nicht sonderlich attraktiv.

14.4.3 Auswirkungen für Krankenkassen

Die mit der Einführung der tagesstationären Behandlung verbundenen Ziele sind aus Kassensicht durchaus zu begrüßen. Dies gilt etwa für die Entlastung insbesondere des pflegerischen Personals, die sich in der Folge positiv auf die pflegerische Behandlungsqualität, aber auch auf den Verbleib des Pflegepersonals im Beruf auswirken kann (z. B. durch Reduzierung von Nachtschichten). Die Steigerung der Attraktivität des Pflegeberufs ist mit Blick auf den Fachkräftemangel aus Kassenperspektive versorgungspolitisch wichtig. Die mit der Übernachtung zu Hause einhergehende Verringerung der Gefahr der Ansteckung mit Krankenhauskeimen ist aus Sicht der Krankenkassen ebenso zu begrüßen, da damit eine Reduzierung der Kosten für die Behandlung nosokomialer Behandlungen einhergeht. Auf der anderen Seite stellt sich die Frage, ob eine de facto ambulantisierte Behandlung bei nahezu vollstationärer Vergütung gesundheitsökonomisch sach-

Kapitel 14 · Tagesstationäre Behandlung: Innovation oder Irrweg?

gerecht ist und nicht vielmehr neue Begehrlichkeiten bei vertragsärztlich tätigen Ärztinnen und Ärzten auslöst. Aus Sicht der Kassen stellt sich durchaus die Frage, ob die Beitragsgelder an dieser Stelle sinnvoll verwendet werden. Zudem entstehen durch weitere neue Abrechnungsarten neue bürokratische Aufwände, die die Pflegesatzverhandlungen und die Abrechnungsregeln weiter verkomplizieren.

Wären die oben dargestellten Hemmnisse nicht so gravierend, könnte aus Sicht der Krankenkassen die Einsicht zum Tragen kommen, dass die Versicherten eine Behandlung erhalten, die mit der vollstationären vergleichbar, aber mit geringeren Leistungsausgaben verbunden ist. Die tagesstationäre Behandlung könnte sich sogar mit Blick auf deren formale Voraussetzungen vorteilhafter als die vollstationäre erweisen, denn die in § 115e SGB V vorgeschriebene ärztliche und pflegerische Mindestbehandlungsdauer von drei Stunden je Tag wird bei minderschweren Fällen, die bislang vollstationär versorgt wurden, nicht allzu oft erreicht, insbesondere nicht an Wochenenden.

Trotzdem bleibt aus medizinischer und leistungsrechtlicher Sicht die Frage offen, welche Patientinnen und Patienten einerseits vollstationär behandlungsbedürftig sind und anderseits über Nacht aller Wahrscheinlichkeit nach nicht der Versorgung durch ein Krankenhaus bedürfen. Denn organisatorische Umstände wie beispielsweise mehrere Untersuchungen aus unterschiedlichen medizinischen Fachgebieten rechtfertigen eine vollstationäre Behandlung leistungsrechtlich nicht. Diese Untersuchungen können auch in einem gut kooperierenden Ärztehaus oder einem MVZ mit verschiedenen Fachdisziplinen vorgenommen werden, wären dann aber nach den Grundsätzen der vertragsärztlichen Versorgung zu vergüten.

14.5 Zwischenfazit

Die aktuelle gesetzliche Regelung der tagesstationären Behandlung im Krankenhaus ist unter den oben geschilderten Voraussetzungen und Einflüssen für keine der involvierten Parteien (Krankenhäuser, Versicherte, Kassen) ein Gewinn. Die organisatorischen Aufwände sind bei abgesenkter Vergütung hoch, für nur wenige Patientengruppen erscheint sie attraktiv, die haftungsrechtlichen Bedenken schränken zusätzlich ein. Eine spürbare Personalentlastung ist unter diesen Voraussetzungen somit nicht zu erwarten.

14.6 Fortentwicklung der tagesstationären Behandlung

Mit der tagesstationären Behandlung gehen jedoch auch sinnvolle Aspekte einher, die für die zukünftige Versorgungsgestaltung genutzt werden sollten. Dafür bedarf sie jedoch einer Fortentwicklung.

14.6.1 Kurzfristige Perspektiven für die tagesstationäre Behandlung

Die Ziele der tagesstationären Behandlung weisen einen Weg, um die Effizienz der Krankenversorgung zu erhöhen. Denn die Ambulantisierung von bislang stationär erbrachten internistischen Behandlungen kann zur Entlastung des Gesundheitswesens beitragen, weil damit insbesondere pflegerische Ressourcen geschont werden könnten. Aber auch eine komprimierte ambulante Diagnostik an Krankenhäusern ist vorstellbar. Dies würde die in der vertragsärztlichen Versorgung bekannten Probleme der wenig patientenfreundlichen Wartezeiten und Terminschwierigkeiten lösen helfen.

Wenig hilfreich ist jedoch der jetzt gewählte Ansatz, der wegen der zugrunde liegenden Vergütungssystematik eigentlich ambulante Leistungen als stationäre Leistungen definiert und dadurch Probleme wie die Definition und Abgrenzung der Leistungen, organisatorische Herausforderungen und Haftungsfragen auf den Plan ruft. Denn im Kern handelt es sich bei teilstationären, tagesstationären sowie vor- und nachstationären Behandlungen um eine ambulante Leistungserbringung. Für bestimmte normierte Bereiche können Krankenhäuser bereits jetzt ambulant tätig werden. Schafft man hier jedoch neue Möglichkeiten des Gamings im Sinne einer erlösoptimierenden Auswahl der Vergütungsform, indem die Möglichkeit einer erhöhten Vergütung speziell für ambulante Behandlungen durch Krankenhäuser etabliert wird, entstehen zunächst einmal ökonomische Probleme. Es kommt hinzu, dass entsprechende Leistungen, die dann durch Kliniken erbracht werden, nicht bei der ambulanten Bedarfsplanung berücksichtigt werden. Beide Effekte sollten vermieden werden.

Eine sinnvolle Weiterentwicklungsperspektive liegt deswegen darin, die Sektorengrenzen beginnend am Beispiel der genannten Bereiche aufzulösen und eine einheitliche Vergütung nach EBM für die ambulante Leistungserbringung umzusetzen. Denn grundsätzlich könnte der ganz überwiegende Teil dieser Leistungen auch durch die Vertragsärzteschaft erbracht werden, denn zumindest für den Großteil der Leistungen sind EBM-Ziffern definiert und die Mittel eines Krankenhauses sind für diese Leistungen nicht zwingend erforderlich. Sollte es in Ausnahmefällen doch entsprechende Leistungen geben, könnten diese für einen Übergang teilstationär vergütet werden; die Leistungen wären aber innerhalb eines zu definierenden Zeitraums im EBM abzubilden.

Seitens vieler Krankenhausvertreter wird die EBM-Vergütung jedoch als nicht auskömmlich dargestellt, was unter den aktuellen strukturellen Rahmenbedingungen der Krankenhäuser, den Regelungen des EBM und des Bundesmantelvertrags auch teilweise nachvollziehbar erscheinen mag. Denn in der Regel haben Krankenhäuser keine eigenständigen Strukturen für die Erbringung ambulanter Leistungen am Standort – viele Krankenhaus-MVZs sind räumlich und organisatorisch von den Klinikstandorten getrennt. Wenn die Fachärztinnen und Fachärzte temporär ambulant tätig werden, eine ausreichende Ausstattung mit räumlichen und personellen Ressourcen, die auf ambulante Versorgung gerichtet sind, aber nicht vorliegt, ist die EBM-Vergütung nicht kostendeckend (siehe die ◘ Tab. 14.4, 14.5, 14.6 und 14.7 im Anhang).

14.6.2 Mittelfristige Perspektive für die Vergütung ambulanter Krankenhausbehandlungen

Wie in ▶ Abschn. 14.2 gezeigt, gibt es für Krankenhäuser eine Vielzahl von Vergütungsalternativen, sofern die Patientinnen und Patienten nicht vollstationär, sondern de facto ambulant im Krankenhaus versorgt werden. Diese Vielzahl der Möglichkeiten erschwert die Verhandlungen und Abrechnung von Leistungen auf der Ortsebene und geht mit erheblichen bürokratischen Aufwänden einher. Um die Komplexität grundlegend zu vermindern, ist es geboten, die Abrechnungsmöglichkeiten von Leistungen in großem Umfang zu reduzieren. Ziel sollte es demnach sein, für die ambulante und vollstationäre Behandlung nur

Kapitel 14 · Tagesstationäre Behandlung: Innovation oder Irrweg?

zwei bewährte Abrechnungssysteme bereitzustellen: für alle ambulanten Leistungen eine Vergütung auf Basis des Einheitlichen Bewertungsmaßstabs und für vollstationäre Leistungen das DRG- und PEPP-System bzw. Modelle nach § 64b SGB V.

Eine entsprechende Umstellung ist jedoch an Voraussetzungen geknüpft. Die Entwicklung des EBM sowie des Bundesmantelvertrags wird überwiegend gemäß § 87 Abs. 1 SGB V zwischen der Kassenärztlichen Bundesvereinigung und dem Spitzenverband der gesetzlichen Krankenversicherung verhandelt, für die ambulante spezialärztliche Versorgung (ASV) nach § 116b SGB V wurde der erweiterte Bewertungsausschuss geschaffen.[6] Im erweiterten Bewertungsausschuss nach § 87 Abs. 5a SGB V ist auch die Deutsche Krankenhausgesellschaft vertreten, sodass dreiseitig verhandelt wird. Aus der Perspektive der GKV ist es jedoch für die Zukunft geboten, dass sie bei diesen Verhandlungen die Hälf-

te der Stimmen erhält. Gleiches gilt auch für das nachgelagerte Schiedsamt, denn für eine Beachtung des Wirtschaftlichkeitsgebots ist es erforderlich, dass die GKV bei Verhandlungen über Vergütungen von den Leistungserbringern nicht überstimmt werden kann. Nachdem entsprechende gesetzliche Anpassungen vorgenommen worden sind, ist auch die Weiterentwicklung des EBM für die speziellen Belange der tagesstationären Behandlung vorstellbar.

14.6.3 Leistungsorte: Wo soll zukünftig die Tagesbehandlung erbracht werden?

Die Tagesbehandlung kann perspektivisch in allen Einrichtungen erbracht werden, die die oftmals komplexen Leistungen der jetzt noch tagesstationären Behandlung in festzulegenden Zeitkorridoren durchführen können. Zum heutigen Zeitpunkt sind tagesstationäre Leistungsinhalte jedoch nicht ausreichend konkretisiert. Es ist aber davon auszugehen, dass neben Krankenhäusern auch große MVZ die tagesstationären Behandlungsleistungen erbringen könnten, sofern es ihnen rechtlich ermöglicht würde. Aus den wenigen Daten, die der AOK-Gemeinschaft vorliegen, lassen sich derzeit keine klaren Eingrenzungen auf bestimmte Teilgebiete der Medizin vornehmen; es lassen sich bislang die in ◘ Tab. 14.3 dargestellten aDRG-basierte Cluster feststellen.

---

6 Zur ambulanten Behandlung von Patientinnen und Patienten mit seltenen Erkrankungen bzw. mit Krankheiten mit besonderen Krankheitsverläufen, bei denen sektorenübergreifend Vertragsärztinnen und Vertragsärzte mit Krankenhäusern in Teams zusammenarbeiten, wurde im Jahr 2012 die spezialfachärztliche Versorgung (ASV) eingeführt. Zur Vergütung nutzt die ASV übergangsweise den Einheitlichen Bewertungsmaßstab (EBM). Um dazu notwendige Anpassungen des EBM beschließen zu können, wird der von GKV-Spitzenverband (GKV-SV) und Kassenärztlicher Bundesvereinigung (KBV) getragene Bewertungsausschuss um die Deutsche Krankenhausgesellschaft (DKG) ergänzt. Im ergänzten Bewertungsausschuss verfügen KBV, DKG und GKV-SV jeweils über drei Stimmen. Gesetzliche Grundlage für den ergänzten Bewertungsausschuss als ein Gremium der Selbstverwaltung des Gesundheitswesens ist § 87 Abs. 5a SGB V. Über die durch § 116b SGB V definierte ASV hinaus sind dem ergänzten Bewertungsausschuss mittlerweile weitere Themen zugewiesen worden, wie z. B. die Differenzierung von Schwergraden für die Vergütung in der Notfallversorgung.

◘ Tab. 14.3 Häufigste AOK-weit abgerechnete aDRGs (Aufnahmedatum 01.01.2023 bis Abrechnungsdatum 30.11.2023), durchschnittliche Verweildauer

aDRG	Bezeichnung	Anzahl	Anteil in %	Durchschn. VWD
F71B	Nicht schwere kardiale Arrhythmie und Erregungsleitungsstörungen ohne äußerst schwere CC oder ein Belegungstag, ohne kathetergestützte elektrophysiologische Untersuchung des Herzens, ohne bestimmte hochaufwendige Behandlung	8	14,5	1,0
I68FA	Nicht operativ behandelte Erkrankungen und Verletzungen im Wirbelsäulenbereich, ein Belegungstag oder Prellung am Oberschenkel	8	14,5	1,0
G67C	Ösophagitis, Gastroenteritis, gastrointestinale Blutung, Ulkuserkrankung und verschiedene Erkrankungen der Verdauungsorgane ohne bestimmte oder andere komplizierende Faktoren, ohne äußerst schwere CC	7	12,7	1,0
U60B	Psychiatrische Behandlung, ein Belegungstag, Alter > 15 Jahre	7	12,7	2,0
E71D	Neubildungen der Atmungsorgane, ein Belegungstag od. ohne äußerst schwere CC, ohne Ösophagusproth., ohne Stufenbiopsie, ohne Chemoth. od. ohne endoskop. Biop. am Respir.-Trakt, ohne Bronchoskopie mit starrem Instr., ohne perkut. Biopsie am Respir.-Trakt	3	5,5	2,0
G67A	Ösophagitis, Gastroenteritis, gastrointestinale Blutung, Ulkuserkrankung und verschiedene Erkrankungen der Verdauungsorgane oder Obstruktion des Verdauungstraktes mit bestimmten komplizierenden Faktoren	3	5,5	1,0
	Übrige aDRGs (nur ein- oder zweimal abgerechnet)	19	34,5	1,7
Summe		**55**		

14.7 Fazit und Ausblick

Die aktuelle Fassung des § 115e SGB V folgt der klassischen Methodik, Krankenhäusern eine Partizipationsmöglichkeit an der ambulanten Behandlung einzuräumen, ohne dass diese neue ambulante Behandlungsform mit der ambulanten Bedarfsplanung verknüpft wird. Ebenso typisch ist es, dass die neue Behandlungsform eine eigenständige Vergütungsform enthält, die sich in diesem Fall lediglich wegen des Übernachtungsabschlags von der stationären Fallpauschale unterscheidet.

Auch wenn sich Regierungskommission und Gesetzgeber darauf festgelegt haben, tagesstationäre Behandlung sei vollstationäre Behandlung ohne Übernachtung, spricht doch vieles dafür, dass ein erheblicher Teil dieser Behandlungen im Grunde auch ambulant erbringbar wäre – entweder in ambulanten Strukturen im Krankenhaus oder im Rahmen der ambulanten vertragsärztlichen Versorgung. Ein konkretes Beispiel dafür ist die komprimierte Abfolge verschiedener diagnostischer Verfahren, die an einem Tag und einem Leistungsort von mehreren Fachdisziplinen erbracht werden. Dies ist derzeit in Einzelpraxen innerhalb eines Tages zumeist nicht möglich, trotzdem handelt es sich deswegen nicht zwingend um stationäre Leistungen, sondern um ein Strukturdefizit bei der ambulanten Leistungserbringung, das von Krankenhäusern aufgefangen werden kann. Da sich die vertragsärztliche Versorgung im Wesentlichen aus der

Perspektive von Einzelpraxen, maximal aus der Perspektive mehrerer Ärztinnen und Ärzte einer Fachrichtung entwickelt hat, ist es auch wenig erstaunlich, dass das bestehende ambulante Vergütungssystem für diese Versorgungsform Anpassungsbedarfe hat. Ökonomisch betrachtet ist es aber nicht sinnvoll, wenn man für diese Variante der faktischen Ambulantisierung von Krankenhausleistungen die nahezu vollstationäre Vergütungshöhe beibehält. Neben der Tatsache, dass dies zur Wiederholung alter Fehler wie der Ermöglichung des Gamings und Nichtberücksichtigung der vertragsärztlichen Versorgung bei der Bedarfsplanung führt, wird der Anreiz für zukünftige vertragsärztliche Niederlassungen vermindert, da die Erlöse für die ambulante Leistungserbringung nahe an diejenige für die stationäre herangeführt worden sind.

Auch aus Gründen des Bürokratieabbaus ist es angezeigt, die Anzahl vieler paralleler Vergütungssysteme für gleiche ambulante Leistungen zu reduzieren. Es ist schon seit Langem belegt, dass gleichzeitig bestehende, jedoch unterschiedlich ausgestattete Vergütungssysteme in einem Gesundheitswesen mit freier Arzt- und Krankenhauswahl zwangsläufig dazu führen, dass die Leistungserbringung auch nach Erlösmöglichkeiten gesteuert wird. Es ist jedoch genauso einsichtig, dass diese Systematik unnötig Ressourcen verbraucht und schon deswegen zu beenden ist. Noch relevanter ist jedoch das seit vielen Jahren zu beobachtende Phänomen, dass Deutschland insgesamt hohe Pro-Kopf-Ausgaben im Gesundheitswesen ausweist, in wichtigen Qualitätsparametern jedoch nur mittelmäßige Ergebnisse erreicht. Um hier bessere Ergebnisse zu erzielen, müssen Anreiz- und Planungsinstrumentarien so ausgerichtet werden, dass die Schaffung effizienter Strukturen gefördert und hohe Ergebnisqualität belohnt wird. Gerade im ambulant-stationären Grenzbereich gibt es dafür ein großes Potenzial und gleichzeitig hohen Handlungsdruck. Eine tagesstationäre Behandlung im Krankenhaus, die nach den in diesem Beitrag beschriebenen Grundzügen weiterzuentwickeln wäre, und eine Öffnung für die vertragsärztliche Leistungserbringung bei sektorenunabhängiger, einheitlicher EBM-basierter Vergütung könnten einen wichtigen Beitrag dazu liefern.

Anhang

Tab. 14.4 Abrechnung eines tagesstationären Behandlungsfalls mittels Fallpauschale. Aus Gründen der Übersichtlichkeit wird auf die Darstellungen der Zu- und Abschläge sowie etwaiger Zusatzentgelte verzichtet

Tagesstationäre Abrechnung (Fallpauschale), Aufnahme im Jahr 2023

G67C – Ösophagitis, Gastroenteritis, gastrointestinale Blutung, Ulkuserkrankung und verschiedene Erkrankungen der Verdauungsorgane ohne bestimmte oder andere komplizierende Faktoren, ohne äußerst schwere CC

Verweildauer:	1 Tag	Eine Übernachtung außerhalb des Krankenhauses
Hauptdiagnose:	K29.6	Sonstige Gastritis
Nebendiagnosen:	B98.0!	Helicobacter pylori [H. pylori] als Ursache von Krankheiten, die in anderen Kapiteln klassifiziert sind
	U50.00	Barthel-Index: 100 Punkte
	Z03.1	Beobachtung bei Verdacht auf bösartige Neubildung
OPS:	1-440.a	1 bis 5 Biopsien am oberen Verdauungstrakt
	1-632.0	Diagnostische Ösophagogastroduodenoskopie; bei normalem Situs
Bundesbasisfallwert:	4.000,71 €	
Bewertungsrelation aDRG:	0,389	Entspricht 1.556,28 €
Pflegeentgeltwert:	230,00 €	
Pflege-Bewertungsrelation	0,7608	Entspricht 174,98 €
UGVD-Abschlag/BWR	(1 ×) 0,191	Entspricht −764,14 €
Abschlag tagesstationär	(1 ×) 0,04	Entspricht −160,03 €
Gesamterlös:	**807,10 €**	

Tab. 14.5 Abrechnungsmöglichkeit nach EBM (2023) der obigen tagesstationären Behandlung

GOP	Beschreibung	Punkte	Betrag
13392	Grundpauschale ab Beginn des 60. Lebensjahres	196	22,52 €
13400	Zusatzpauschale Ösophago-Gastroduodenoskopie	878	100,90 €
13401	Zusätzliche Leistungen in Zusammenhang mit der GOP 13400	465	53,44 €
13402	Polypektomien im Zusammenhang mit der GOP 13400	265	30,45 €
13424	Laservaporisationen und/oder Argon-Plasma-Koagulationen in Zusammenhang mit den GOP 13400 [...]	523	60,10 €
19310	Histologische oder zytologische eines Materials	83	9,54 €
19312	Zuschlag zu den GOP 19310 [...] unter Anwendung von Sonderverfahren	Je 51 5 × abgerechnet	(5,86 €) 29,30 €
Gesamterlös:			**306,25 €**

Kapitel 14 · Tagesstationäre Behandlung: Innovation oder Irrweg?

▣ Tab. 14.6 Abrechnung eines tagesstationären Behandlungsfalls mittels Fallpauschale. Aus Gründen der Übersichtlichkeit wird auf die Darstellungen der Zu- und Abschläge sowie etwaiger Zusatzentgelte verzichtet

G60B – Bösartige Neubildung der Verdauungsorgane, ein Belegungstag oder ohne äußerst schwere CC, ohne bestimmte hochaufwendige Behandlung		
Verweildauer:	1 Tag	Eine Übernachtung außerhalb des Krankenhauses
Hauptdiagnose:	C21.0	Bösartige Neubildung des Anus, nicht näher bezeichnet
Nebendiagnosen:	K29.1	Sonstige akute Gastritis
	K29.8	Duodenitis
	R93.2	Abnorme Befunde bei der bildgebenden Diagnostik der Leber und der Gallenwege
	K76.0	Fettleber [fettige Degeneration], andernorts nicht klassifiziert
OPS:	1-440.9	Stufenbiopsie am oberen Verdauungstrakt
	1-632.0	Diagnostische Ösophagogastroduodenoskopie; bei normalem Situs
	1-650.2	Diagnostische Koloskopie; Total, mit Ileoskopie
	3-058	Endosonographie des Rektums
	3-222	Computertomographie des Thorax mit Kontrastmittel
	3-225	Computertomographie des Abdomens mit Kontrastmittel
	3-805	Native Magnetresonanztomographie des Beckens
	3-82a	Magnetresonanztomographie des Beckens mit Kontrastmittel
	3-990	Computergestützte Bilddatenanalyse mit 3D-Auswertung
Bundesbasisfallwert:	4.000,71 €	
Bewertungsrelation aDRG:	0,403	Entspricht 1.612,29 €
Pflegeentgeltwert:	230,00 €	
Pflege-Bewertungsrelation	0,8391	Entspricht 192,99 €
UGVD-Abschlag/BWR	(1 ×) 0,163	Entspricht −652,12 €
Abschlag tagesstationär	(1 ×) 0,04	Entspricht −160,03 €
Gesamterlös:		**993,14 €**

◻ **Tab. 14.7** Abrechnungsmöglichkeit nach EBM (2023) der obigen tagesstationären Behandlung

GOP	Beschreibung	Punkte	Betrag
13392	Grundpauschale ab Beginn des 60. Lebensjahres	196	22,52 €
13400	Zusatzpauschale Ösophago-Gastroduodenoskopie	878	100,90 €
13401	Zusätzliche Leistungen in Zusammenhang mit der GOP 13400	465	53,44 €
13402	Polypektomien im Zusammenhang mit der GOP 13400	265	30,45 €
13424	Laservaporisationen und/oder Argon-Plasma-Koagulationen in Zusammenhang mit den GOP 13400 […]	523	60,10 €
13421	Zusatzpauschale Koloskopie	1600	183,86 €
19310	Histologische oder zytologische eines Materials	83	9,54 €
19312	Zuschlag zu den GOP 19310 […] unter Anwendung von Sonderverfahren	Je 51 5 × abgerechnet	(5,86 €) 29,30 €
33042	Sonographische Untersuchung des Abdomens oder dessen Organe und/oder des Retroperitoneums oder dessen Organe einschl. der Nieren mittels B-Mode-Verfahren	143	16,43 €
33090	Zuschlag zu den GOP […] 33042 […] bei transkavitärer Untersuchung	57	6,55 €
34341	CT-Untersuchungen des gesamten Abdomens	724	83,20 €
34343	Zuschlag zu den GOP […] 34341 […] für ergänzende zweite Serie mit Kontrastmitteln	431	49,53 €
34442	MRT-Untersuchung des Beckens	1053	121,01 €
Gesamterlös:			**766,83 €**

Open Access Dieses Buch wird unter der Creative Commons Namensnennung 4.0 International Lizenz (http://creativecommons.org/licenses/by/4.0/deed.de) veröffentlicht, welche die Nutzung, Vervielfältigung, Bearbeitung, Verbreitung und Wiedergabe in jeglichem Medium und Format erlaubt, sofern Sie den/die ursprünglichen Autor(en) und die Quelle ordnungsgemäß nennen, einen Link zur Creative Commons Lizenz beifügen und angeben, ob Änderungen vorgenommen wurden.

Die in diesem Buch enthaltenen Bilder und sonstiges Drittmaterial unterliegen ebenfalls der genannten Creative Commons Lizenz, sofern sich aus der Abbildungslegende nichts anderes ergibt. Sofern das betreffende Material nicht unter der genannten Creative Commons Lizenz steht und die betreffende Handlung nicht nach gesetzlichen Vorschriften erlaubt ist, ist für die oben aufgeführten Weiterverwendungen des Materials die Einwilligung des jeweiligen Rechteinhabers einzuholen.

Operative Umsetzung der ambulanten, stationsersetzenden Versorgung in Krankenhäusern

Georg Spinner, Joanina Kaiss, Christina Hagemeier, Monika Katholing und Carsten Schäfer

Inhaltsverzeichnis

15.1 Einleitung: Relevanz des Themas und methodisches Vorgehen – 303

15.1.1 In Deutschland besteht ein erheblicher Nachholbedarf bei der Ambulantisierung – 303

15.1.2 Ambulanzkostenrechnung und semistrukturierte Interviews – 304

15.2 Ergebnisse der Bestandsaufnahme und Handlungsempfehlungen im Überblick – 305

15.2.1 Für die ambulante Leistungserbringung existieren derzeit kaum passende Strukturen und Prozesse – 305

15.2.2 Grundlegende Überarbeitung der Art und Weise der ambulanten Leistungserbringung – 306

15.3 Ergebnisse der Bestandsaufnahme und Handlungsempfehlungen im Einzelnen – 306

15.3.1 Systematisches Controlling der ambulanten Leistungen – 306

15.3.2 Entwicklung eines strategisch orientierten ambulanten Portfolios – 309

15.3.3 Effizienzsteigerung durch Prozessstandardisierung und Schnittstellenmanagement – 310

© Der/die Autor(en) 2024
J. Klauber et al. (Hrsg.), *Krankenhaus-Report 2024*, https://doi.org/10.1007/978-3-662-68792-5_15

15.3.4   Digitale Prozessunterstützung durch vernetzte Konzepte und innovative Technologien – 311
15.3.5   Entwicklung strategischer Raum- und Funktionskonzepte – Investitionen in eine passende Infrastruktur – 312
15.3.6   Angepasste Personaleinsatzkonzepte, spezialisiertes Personal, ambulantes „Mindset" – 313

15.4   Fazit: vom Nebenher zum echten zweiten Standbein – 316

Literatur – 316

Kapitel 15 · Umsetzung der ambulanten Versorgung in Krankenhäusern

▪▪ Zusammenfassung

Im Rahmen einer Studie im Auftrag der Rhön Stiftung Eugen und Ingeborg Münch wurde untersucht, wie sich die ambulante Versorgung in Krankenhäusern derzeit darstellt und wie sich Krankenhäuser in Zukunft aufstellen müssen, um die ambulante Leistungserbringung kostendeckend zu gestalten und die Ambulantisierung voranzutreiben. Die zentralen Ergebnisse sind in diesem Beitrag zusammengefasst. Dabei sollen Antworten auf die Frage geliefert werden, wie die operative Umsetzung der ambulanten, stationsersetzenden Versorgung in Krankenhäusern in Bezug auf Infrastruktur, Organisation, Prozesse sowie Personaleinsatz gelingen kann, basierend auf der Annahme, dass für die ambulante Leistungserbringung derzeit kaum passende Strukturen und Prozesse existieren. Zur Beantwortung dieser Frage wurde anhand von zwei Beispielhäusern eine Ambulanzkostenrechnung auf Basis einer Vollkostenrechnung durchgeführt und die Auswirkungen der Umsetzung des ambulanten Potenzials auf die Deckungsbeiträge definierter Fachabteilungen analysiert. Die Ergebnisse wurden in Expertengesprächen validiert und ergänzt. Die Studie identifiziert sechs Handlungsfelder und zeigt die Schrittfolge für die Umsetzung der Ambulantisierung auf. Die Ergebnisse der Studie verdeutlichen, dass, neben Änderungen in der Vergütung eine grundlegende Überarbeitung des ambulanten Geschäftsmodells in Krankenhäusern unerlässlich ist, um die ambulante stationsersetzende Versorgung erfolgreich voranzubringen.

In a study commissioned by the Rhön Foundation Eugen and Ingeborg Münch, the authors investigated how outpatient services are currently provided by hospitals in Germany and how they will have to position themselves in future in order to cover the costs of providing outpatient services and promote outpatient treatment. The central results are summarised in this article. The aim is to provide answers to the question of how the operational implementation of outpatient care in hospitals can succeed in terms of infrastructure, organisa- *tion, processes and staff deployment, based on the assumption that currently there are hardly any suitable structures and processes for outpatient service provision. To answer this question, an outpatient cost calculation was carried out on the basis of two sample hospitals and the effects of implementing the outpatient potential were analysed. The results were validated and supplemented in expert interviews. The study identifies six fields of action and shows the sequence of steps for the implementation of outpatient care. The results of the study illustrate that, in addition to changes in remuneration, a fundamental revision of the outpatient business model in hospitals is essential to successfully advance outpatient care of hospitals.*

15.1 Einleitung: Relevanz des Themas und methodisches Vorgehen

15.1.1 In Deutschland besteht ein erheblicher Nachholbedarf bei der Ambulantisierung

Die Unterscheidung zwischen ambulanter und stationärer medizinischer Versorgung und die Organisation dieser beiden Versorgungsformen in ihrem jeweiligen Sektor mit gesondertem Budget ist ein wesentliches konstituierendes Merkmal des deutschen Gesundheitssystems und im internationalen Vergleich der Gesundheitssysteme ein Alleinstellungsmerkmal. Die damit einhergehende Konkurrenz um Budgetanteile erschwert im Versorgungsalltag die Kooperation innerhalb und vor allem zwischen den Sektoren und führt im Ergebnis zu einer Fragmentierung der Versorgung (Struckmann et al. 2021).

Die je nach Sektor unterschiedlichen Vergütungsarten und -höhen – DRGs für die stationäre und EBM und GOÄ für die ambulante Versorgung – wirken darüber hinaus systemisch auf die Entscheidung, ob Patientinnen und Patienten stationär, teilstationär oder ambulant versorgt werden, denn der Refinanzierungsdruck durch die im Vergleich höheren Kosten setzt für die Krankenhäuser einen eindeutigen Anreiz für eine stationäre Versorgung ihrer Patienten.

Alle Bemühungen der letzten Jahre, die ambulante Versorgung durch Krankenhäuser zu intensivieren und so stationäre Kapazitäten zu reduzieren, konnten keinen durchschlagenden Erfolg haben, da den möglichen Vorteilen einer ambulanten Behandlung die negativen wirtschaftlichen Auswirkungen für die Krankenhäuser entgegenstanden.

Zuletzt im Jahr 2022 attestierte die IGES-Studie daher dem deutschen Versorgungssystem einen erheblichen Nachholbedarf bei der Ambulantisierung von stationären Krankenhausleistungen (Albrecht et al. 2022).

Neben den unvorteilhaften Vergütungsstrukturen stehen einer wirtschaftlichen ambulanten Leistungserbringung durch die Krankenhäuser aber auch die auf die stationäre Versorgung zugeschnittenen Gebäude, Strukturen, Prozesse und Personalkonzepte im Wege, da die (Vorhalte-)Kosten für die stationäre Infrastruktur und den stationären Personaleinsatz nicht zur ambulanten Vergütung passen.

Im Rahmen einer Studie im Auftrag der Rhön Stiftung Eugen und Ingeborg Münch (Rhön Stiftung Eugen und Ingeborg Münch 2023) wurde untersucht, wie sich Krankenhäuser bzgl. ihrer Infrastruktur, Organisation, Prozesse sowie ihres Personaleinsatzes für die Zukunft aufstellen müssten, um die ambulante Leistungserbringung effizient zu gestalten und die Ambulantisierung voranzutreiben.

15.1.2 Ambulanzkostenrechnung und semistrukturierte Interviews

Die Studie umfasst eine Bestandsaufnahme zur Art und Weise, wie die ambulanten Leistungen in zwei Beispielhäusern (ein Krankenhaus der Grund- und Regelversorgung mit 130 Betten im ländlichen Raum in Bayern und ein Krankenhaus der Maximalversorgung mit 1.000 Betten in einer Großstadt in Hessen) organisiert sind. Dabei wurde eine rechnerische Analyse zu den Ambulanzkosten und zu den Auswirkungen der Umsetzung des ambulanten Potenzials durchgeführt.

Die Ambulanzkostenrechnung basiert auf einer Vollkostenrechnung und berücksichtigt damit sämtliche direkten und indirekten Kosten im Zusammenhang mit der ambulanten Leistungserbringung (Oswald und da Silva Leal 2018). Die innerbetriebliche Leistungsverrechnung wird dabei anhand von Verteilungsschlüsseln vorgenommen, die dem Prinzip der Kostenverursachung folgen und sich am InEK-Kalkulationshandbuch orientieren. Die Kosten des medizinischen Personals wurden auf Basis einer leistungsbezogenen Personalbedarfsermittlung verteilt.

Die gewonnenen Erkenntnisse wurden in Expertengesprächen mit zehn weiteren Krankenhäusern aller Größenklassen, Versorgungsstufen und Trägertypen in sieben Bundesländern in urbanen und in ländlichen Regionen mittels semistrukturierter Interviews überprüft, validiert und ergänzt. Sie münden in konkrete Handlungsempfehlungen für eine Überarbeitung der ambulanten Leistungserbringung, die im Folgenden dargestellt werden.

Zwar ist die Studie damit nicht repräsentativ im wissenschaftlichen Sinn, gleichwohl bildet sie die Vielfalt deutscher Krankenhäuser ab und bietet einen tiefergehenden Einblick in die aktuelle Situation der ambulanten Leistungserbringung sowie in die Veränderungsanforderungen in den Krankenhäusern.

Für die Darstellung der Auswirkungen zunehmender Ambulantisierung durch die im IGES-Gutachten festgelegten zukünftig ambulant zu erbringenden Leistungen wurden vereinfachte Annahmen getroffen:

- Die Ambulantisierung führt nicht zu einer Verlagerung der ambulanten Leistungen in den niedergelassenen Bereich. Das bedeutet, dass alle Fälle, die laut dem IGES-Gutachten ambulant behandelt werden können, durch das Krankenhaus erbracht werden.

Kapitel 15 · Umsetzung der ambulanten Versorgung in Krankenhäusern

- Die freiwerdenden stationären Kapazitäten füllen sich nicht anderweitig.
- Die künftigen ambulanten Erlöse entsprechen den durchschnittlichen Erlösen aus der bisherigen ambulanten Leistungserbringung im Status quo der jeweiligen Fachabteilung.
- Die künftigen Kosten der ambulanten Leistungserbringung entsprechen den Kosten für die ambulante Leistungserbringung der jeweiligen Fachabteilung im Status quo.
- Die Kosten der stationären Behandlung entsprechen der InEK-Kalkulationsmatrix.

15.2 Ergebnisse der Bestandsaufnahme und Handlungsempfehlungen im Überblick

15.2.1 Für die ambulante Leistungserbringung existieren derzeit kaum passende Strukturen und Prozesse

Die Erkenntnisse der Bestandsaufnahme zeigen, dass derzeit kaum bzw. nur in Ausnahmefällen optimale Strukturen und Prozesse für die ambulante Leistungserbringung in Krankenhäusern existieren. Diese Aussage stützt sich auf die durchgeführten Ambulanzkostenrechnungen.

Unter den eingangs dargestellten Planungsprämissen treten keine Skaleneffekte durch eine Zunahme der ambulanten Fallzahl auf. Bei unveränderten Kosten- und Erlösstrukturen verschlechtert sich der Deckungsbeitrag in der überwiegenden Anzahl der Fachabteilungen. Bei zusätzlicher Berücksichtigung des ambulanten Erlösverlustes, unter Einbeziehung der entfallenden variablen Kosten, ergeben sich in der Gesamtbetrachtung (ambulant und stationär) in allen untersuchten Fachabteilungen sowohl bei Maximal- als auch bei Grund- und Regelversorgern negative Auswirkungen auf das Gesamtergebnis der Fachabteilungen.

Für den Status quo zeigt die Ambulanzkostenrechnung am Beispiel der Fachabteilung Hals-, Nasen-, Ohrenheilkunde des Maximalversorgers auf Basis von 4.960 Ambulanzfällen ein negatives Ergebnis in Höhe von 432 T€. Das ambulante Potenzial liegt bei 700 Fällen, wobei es sich prozentual betrachtet um keine wesentliche Steigerung handelt. Werden diese Fälle bei gleichbleibenden Kosten und Erlösen erbracht, verschlechtert sich das Ergebnis um weitere 43 T€. Hinzu kommt, dass durch die Ambulantisierung der 700 Fälle weitere 788 T€ an stationären Erlösen unter Berücksichtigung der entsprechenden Kosteneinsparung verlorengehen. Die negativen Gesamtauswirkungen für die Hals-, Nasen-, Ohrenheilkunde summieren sich somit auf rund 831 T€. Pro Fall ergibt sich ein durchschnittlicher Verlust von rd. 1 T€ pro ambulantisierten Fall (■ Abb. 15.1).

Diese strukturelle Unterdeckung bei der ambulanten Leistungserbringung fand Bestätigung in sämtlichen Expertengesprächen. Die Unterdeckung wird dabei auch auf die zu geringe Vergütung der ambulanten Leistungen zurückgeführt, die selbst unter besten Bedingungen nicht zu einer wirtschaftlichen Leistungserbringung führen könne. Diese Aussage wurde auch von den beiden Krankenhäusern unserer Auswahl bestätigt, die bereits seit mehreren Jahren eine erfolgreiche Ambulantisierungsstrategie umgesetzt haben. Beide bestätigen, dass die ambulante Leistungserbringung wirtschaftlich noch von den stationären Erlösen subventioniert wird. Das Vergütungsniveau für ambulante Leistungen am Krankenhaus gilt daher auch als Hemmnis für die Investition in passende Strukturen und Prozesse und somit für die Ambulantisierung an sich. In Summe hat sich in den Expertengesprächen gezeigt, dass die ambulante Leistungserbringung durch Krankenhäuser bislang eher unstrukturiert erfolgt ist, als dass sie einen eigenen strategischen Schwerpunkt ausbilden konnte.

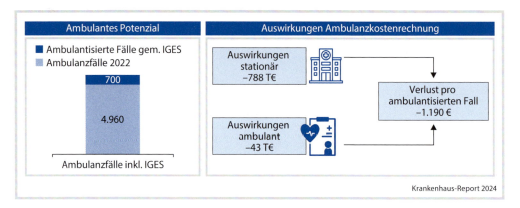

Abb. 15.1 Auswirkung Ambulanzkostenrechnung HNO-Abteilung Maximalversorger

15.2.2 Grundlegende Überarbeitung der Art und Weise der ambulanten Leistungserbringung

Das Gesamtbild, das sich aus der Bestandsaufnahme ergibt, legt nahe, dass die überwiegende Zahl der Krankenhäuser ihr ambulantes „Geschäftsmodell" grundsätzlich überarbeiten müssen. In der vielfältigen Krankenhauslandschaft hat sich aber auch gezeigt, dass es hierfür kein Patentrezept geben kann, das auf jedes Krankenhaus übertragbar wäre. Dennoch weisen bereits realisierte Praxisbeispiele aus unseren Expertengesprächen einige Gemeinsamkeiten auf:

- Ausgangspunkt ist eine Versorgungsstrategie des Krankenhauses, die auf dem Bedarf und dem Leistungsangebot in der Region basiert – unabhängig von Trägerschaft und Sektorengrenzen.
- Ambulantisierung am Krankenhaus wird ganzheitlich betrachtet – die ambulante Leistungserbringung ist Bestandteil einer Gesamtstrategie und eng verknüpft mit den Entwicklungen der stationären Versorgung.
- Erfolgreiche Beispiele verfügen über tragfähige Netzwerke mit anderen Leistungserbringern und verbinden damit die Sektoren.
- Wer es „richtig" machen möchte, investiert in sinnvolle Strukturen und Prozesse.

Auf Basis der durchgeführten Recherchen können grundsätzliche Handlungsimpulse sowie die Schrittfolge der Aktivitäten für die Überarbeitung des ambulanten Geschäftsmodells definiert werden (◘ Abb. 15.2).

15.3 Ergebnisse der Bestandsaufnahme und Handlungsempfehlungen im Einzelnen

15.3.1 Systematisches Controlling der ambulanten Leistungen

Die derzeit mehrheitlich unstrukturierte ambulante Leistungsentwicklung zeigte sich in Gesprächen mit Verantwortlichen im Krankenhausmanagement u. a. dadurch, dass kein umfassender Überblick vermittelt werden konnte, welche ambulanten Leistungen in den Krankenhäusern konkret erbracht werden. Alle an der Studie beteiligten untersuchten Krankenhäuser konnten nur Ausschnitte aus dem Leistungsportfolio beschreiben, beispielsweise die Anzahl ambulanter OP-Säle oder eine grobe Bezifferung der erteilten Ermächtigungen. Dies mag zum einen an der Komplexität des Themas liegen, zeigt aber auch, dass die ambulante Leistungserbringung – inklusive Dokumentation des tatsächlichen ambulanten Leis-

Kapitel 15 · Umsetzung der ambulanten Versorgung in Krankenhäusern

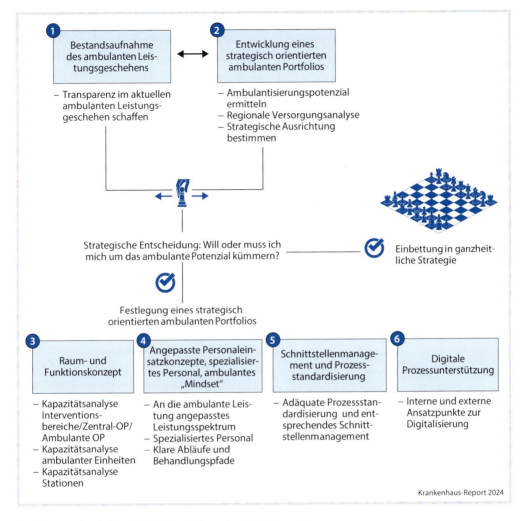

Abb. 15.2 Schrittfolge bei der Überarbeitung des Geschäftsmodells

tungsgeschehens neben abrechnungsbezogenen Sachverhalten, Einsatz von spezialisiertem Personal und Evaluation der ambulanten Leistungserbringung – bislang tatsächlich nicht im Fokus lag.

Ein Überblick über die aktuellen Möglichkeiten der ambulanten Leistungserbringung sowie deren rechtliche Grundlagen findet sich in ◘ Abb. 15.3 (Walendzik und Wasem 2019).

Für ein klares Bild zur derzeitigen Situation in der ambulanten Leistungserbringung ist es erforderlich, eine gründliche Bestandsaufnahme durchzuführen. Diese bezieht sich auf die Art der ambulanten Leistungen selbst, aber auch auf den Personaleinsatz, die zeitliche Bindung, den Raumbedarf, die Qualität der Dokumentation, die Möglichkeiten und die Qualität der Abrechnung sowie auf die Erlöse. Die Ambulanzkostenrechnung ist ein wichtiger Teilbereich der Bestandsaufnahme.

Die relevanten Informationen zum Bestand ermöglichen es dann, die für die Zukunft richtigen Weichenstellungen und Anpassungen vorzunehmen und ein Konzept zu erarbeiten, das eindeutige, strategische und bewusst gewählte Antworten auf die wichtigsten Fra-

Versorgungsform	Rechtsgrundlage
Ambulante Behandlung durch Krankenhausärzte	§ 116 SGB V
Ambulante Behandlung durch Krankenhäuser bei Unterversorgung	§ 116a SGB V
Ambulante Behandlung in Einrichtungen der Behindertenhilfe	§ 119a SGB V
Ambulante Behandlung in stationären Pflegeeinrichtungen	§ 119b SGB V
Ambulante spezialfachärztliche Versorgung	§ 116b SGB V
Ambulantes Operieren	§ 115b SGB V
Disease-Management-Programme (DMP)	§ 137f SGB V
Geriatrische Institutsambulanzen	§ 118a SGB V
Hochschulambulanzen	§ 117 SGB V
Notfallambulanzen/Portalpraxen	§ 75 Abs. 1b SGB V
Psychiatrische Institutsambulanzen	§ 118 SGB V
Sozialpädiatrische Zentren	§ 119 SGB V
Stationsäquivalente psychiatrische Behandlung	§ 115d SGB V
Tagesstationäre Behandlung	§ 115e SGB V
Teilstationäre Behandlung	§ 39 SGB V
Vor- und nachstationäre Behandlung im Krankenhaus	§ 115a SGB V

Krankenhaus-Report 2024

Abb. 15.3 Möglichkeiten der ambulanten Leistungserbringung am Krankenhaus (Walendzik und Wasem 2019 – tagesstationäre Behandlung ergänzt)

gestellungen bzgl. der ambulanten Leistungserbringung geben kann.

Die Zusammenführung aller erforderlichen Informationen mündet in einem ambulanten Business-Case im Status quo. Die hierfür zusammengestellten Daten gehen deutlich über die Informationen hinaus, die bislang in der Regel zu den ambulanten Leistungen vorliegen. Je nachdem, wie und in welchem Umfang bislang dokumentiert wurde, müssen ggf. erst Wege gesucht werden, wie diese Informationen generiert und so aufbereitet werden können, dass auf ihrer Basis fundierte Entscheidungen möglich sind.

Ausgehend von diesem einmaligen Aufwand ist es notwendig, ein Ambulanzcontrolling aufzubauen. Damit verbunden ist auch die Entwicklung eines Reporting-Systems, das den Entscheidungsträgern regelmäßig Informationen zum ambulanten Leistungs-, Kosten- und Erlösgeschehen bereitstellt. Dieses ermöglicht auf längere Sicht auch die systematische Evaluation der Qualität der ambulanten Leistungserbringung. Das Reporting zum ambulanten Leistungsgeschehen wird idealerweise durch geeignete Softwareprodukte ermöglicht und unterstützt. Die Softwarelösungen müssen dabei in der Lage sein, eine Vielzahl unterschiedlicher Formen ambulanter Leistungserbringung an unterschiedlichen Orten mit unterschiedlichen Strukturen zu administrieren.

Kapitel 15 · Umsetzung der ambulanten Versorgung in Krankenhäusern

Eines der teilnehmenden Häuser berichtet, dass es im Zuge der Datengenerierung eine Projektmanagementstruktur etabliert hat. Das Projektmanagement wird zentral gesteuert und umfasst alle Fachabteilungen. Im Rahmen der Projekte werden die Daten kritisch gewürdigt und es werden Workshops und Gespräche durchgeführt, an denen die verantwortlichen Mitarbeitenden aus den Fachabteilungen, Funktionsbereichen und aus dem Management beteiligt sind. In der beschriebenen Projektstruktur wird es u. a. möglich, die abteilungsspezifisch benötigten Ressourcen zu erheben und überall, wo machbar, zu poolen. Dies betrifft sowohl personelle als auch investive und bauliche Ressourcen. Durch die zentrale Steuerung eines solchen Projektes kann sichergestellt werden, dass alle Informationen in nutzbaren Formaten vorliegen und zentral ausgewertet werden. Im Gesamtbild wird dann deutlich, an welchen Stellen Synergien entstehen und Skaleneffekte genutzt werden können.

15.3.2 Entwicklung eines strategisch orientierten ambulanten Portfolios

Auf die Frage, für wen das Krankenhaus seine ambulanten Leistungen anbietet, antworten die teilnehmenden Krankenhäuser, die noch kein Konzept zur Ambulantisierung (umgesetzt) haben, pragmatisch: Das ambulante Leistungsangebot richtet sich an Patientinnen und Patienten, die zum bisherigen stationären Leistungsportfolio passen und damit potenziell stationär aufgenommen werden könnten. Dies bezieht sich in erster Linie auf Patientinnen und Patienten aus der Region, aber auch auf solche, die aus anderen Regionen stammen, wenn das Haus durch Spezialisierungen überregional bekannt ist. Zielsetzung ist somit die Generierung stationärer Fälle. Allerdings verfügen die teilnehmenden Häuser in der Regel über keine Informationen, die belegen, dass sich die Patientinnen und Patienten nur aufgrund einer vorangegangenen ambulan-

ten Behandlung für das jeweilige Krankenhaus entschieden haben. Darüber hinaus werden ambulante Leistungen erbracht, wenn Patientinnen und Patienten kein passendes Angebot im niedergelassenen Bereich finden bzw. zu lange darauf warten müssten oder wenn einzelne Ärztinnen und Ärzte Angebote in ihrem Spezialgebiet machen.

Nach der Analyse des aktuellen Geschehens findet sich im Folgenden eine Auseinandersetzung mit der Frage, wie das ambulante Portfolio der Zukunft aussehen kann und soll. Grundlage hierfür ist eine Analyse des Ambulantisierungspotenzials im aktuellen stationären Leistungsportfolio, um diejenigen Leistungen zu identifizieren, die in Zukunft ambulant erbracht werden können. Zusätzlich werden veränderte gesundheitspolitische Rahmenbedingungen und neue Möglichkeiten zur ambulanten Leistungserbringung berücksichtigt. In einer wie oben beschriebenen Projektmanagementstruktur wird darauf aufbauend das potenzielle ambulante Portfolio definiert. Im nächsten Schritt muss dann entschieden und festgelegt werden, welche der bestehenden und der potenziell ambulant zu erbringenden Leistungen das Krankenhaus selbst erbringen kann und will.

Im Anschluss an diese strategische Entscheidung richtet sich der Blick auf die Versorgungsregion mit der Frage „Wie sieht die aktuelle Versorgungssituation in der Region aus und welche relevanten Partnerinnen und Partner stehen zur Verfügung?". Hierbei geht es zum einen um die Identifikation der bestehenden Akteurinnen und Akteure in der jeweiligen Versorgungsregion, zum anderen aber auch um die Erhebung des Bedarfs in der Region. Für den Fall, dass sich das eigene ambulante Leistungsspektrum aufgrund der strategischen Ausrichtung verändert, stellt sich die Frage, inwieweit es möglich ist, Kooperationen mit anderen Akteurinnen und Akteuren einzugehen, um das notwendige Leistungsangebot in der Region sicherzustellen. Um die regionale Versorgungsqualität aufrechtzuerhalten, kann es ratsam sein, die Kostenträger in den Entwicklungsprozess einzubinden.

15.3.3 Effizienzsteigerung durch Prozessstandardisierung und Schnittstellenmanagement

In keinem der teilnehmenden Krankenhäuser existiert ein krankenhauseinheitlicher Standard im Sinne von Behandlungspfaden für die ambulante Leistungserbringung. So sind z. B. Inhalte und Tiefe und damit auch die Versorgungsqualität nicht einheitlich definiert. Vielmehr wurde berichtet, dass sich die ambulante Behandlung im Krankenhaus eher an stationären Standards orientiert und daher deutlich umfangreicher ist als in einer Arztpraxis. Darüber hinaus organisiert sich jede ambulante Einheit in ihrer Insellösung. Dies beginnt schon bei der Frage, wie die Terminvereinbarung erfolgt. Die Spannbreite reicht von einer telefonischen Vereinbarung mit dem Bereich, der diesen Termin wiederum händisch in ein Terminbuch einträgt, bis hin zur Möglichkeit für Patientinnen und Patienten, Termine selbst online zu vereinbaren.

Die erhebliche Zunahme der Zahl ambulanter Patientinnen und Patienten in Krankenhäusern sowie die empfohlene Zentralisierung der ambulanten Leistungen bergen das Risiko von Flaschenhalssituationen. Diese werden typischerweise sichtbar durch lange Wartezeiten und überfüllte Wartezonen. Um dem entgegenzuwirken, werden neben ausreichenden Räumlichkeiten und Funktionsleistungen gut geplante, standardisierte Prozesse benötigt.

Diese zeichnen sich durch eine klare Definition des Prozessziels und eine Festlegung der Arbeitsinhalte und der dafür erforderlichen Prozessschritte aus. Idealerweise werden die Ziele, Inhalte und die Reihenfolge der Arbeitsschritte sowie die beteiligten Leistungserbringenden ebenso wie im stationären Setting anhand von Behandlungspfaden definiert. Alle Patientinnen und Patienten mit gleichgelagerten Anforderungen können dann entlang des spezifischen Behandlungspfades durch ihren Aufenthalt „geschleust" werden.

Aus dem Behandlungspfad ergibt sich die zeitliche Bindung in Räumen und Funktionsstellen sowie von Leistungserbringenden. Aus den zeitlichen Bindungen gilt es dann den zeitlichen Takt zu ermitteln, in dem die Patientinnen und Patienten von einer Behandlungsstation zur nächsten wandern (z. B. Aufnahme, Arztgespräch, Diagnostik, Arztgespräch). Die Betrachtung der zeitlichen Bindung in Räumen und von Personal zusammen mit der Taktung kann die Anforderung nach sich ziehen, dass einzelne Prozessschritte mehrfach, das heißt parallel, organisiert werden müssen, um Flaschenhälse zu vermeiden. So reicht beispielsweise ein Empfangstresen für eine Vielzahl von Patientinnen und Patienten aus, aber es werden nachgelagert mehrere personell besetzte Behandlungsräume benötigt, um einen guten Patientenfluss ohne Wartezeiten zu gewährleisten.

Vor allem dann, wenn im Behandlungsverlauf Funktionsleistungen benötigt werden, ist eine gute Terminierung aller erforderlichen Prozessschritte unabdingbar. Diese Funktion wird im Krankenhaus üblicherweise durch das Belegungsmanagement ausgeübt. Das Belegungsmanagement ist dabei auf die Informationen aus dem jeweiligen Behandlungspfad sowie auf einen vollständigen Zugriff auf die Terminkalender aller am Behandlungsprozess beteiligten Einheiten angewiesen. Damit die notwendigen Informationen vollständig und rechtzeitig zur Verfügung stehen, müssen eventuell bestehende Schnittstellenprobleme bearbeitet werden. Mittlerweile kann vielerorts beobachtet werden, dass diese Schnittstellen- und Kommunikationsdefizite für einen stationären Aufenthalt bereits optimiert wurden. Der Anschluss der ambulanten Behandlungsplanung an zentrale IT-Systeme bleibt allerdings eine Aufgabe. Gleiches gilt für die Dokumentation und den Zugriff auf die Patientenakte. Auch hier ist es für adäquate Durchlaufzeiten unerlässlich, dass die Dokumentation der Befunde und Behandlungsleistungen unmittelbar und an allen Behandlungsstationen stattfindet bzw. eingesehen werden kann.

15.3.4 Digitale Prozessunterstützung durch vernetzte Konzepte und innovative Technologien

Eine Bewältigung der Herausforderung Ambulantisierung ist ohne Digitalisierung aus Expertensicht schlichtweg unmöglich (McKinsey & Company 2018). Erfolgreiche Konzepte verfügen daher über tragfähige digitale Netzwerke mit anderen Leistungserbringenden und sind nicht nur untereinander verbunden, sondern verbinden damit die Sektoren.

In der Regel werden diese für spezifische Krankheitsbilder in Forschungsprojekten entwickelt und evaluiert. Beispiele hierfür sind unter anderem Projekte wie „SPIZ – Sektorenübergreifende Versorgung von Patient:innen mit hämatologischen Erkrankungen nach innovativer Zelltherapie" (Gemeinsamer Bundesausschuss 2023) oder „telaskoop" (Universitätsklinikum Freiburg 2023).

Bei SPIZ handelt es sich um ein Nachsorgekonzept für Patientinnen und Patienten, bei denen die Betreuung durch niedergelassene Fachärztinnen und -ärzte und Fachpflegekräfte aus den Kliniken stattfindet. Die einzelnen Komponenten der Nachsorge werden durch ein Case-Management der Kliniken koordiniert, die therapeutisches Personal einbinden und Telesprechstunden sowie eine Nachsorge-App nutzen (Universitätsklinikum Carl Gustav Carus Dresden 2023).

Das Projekt „telaskoop" der Uniklinik Freiburg (telemedizin.allgemeinmedizin.schmerzmedizin.in kooperation) optimiert die Versorgung von Patientinnen und Patienten mit chronischen Schmerzen durch eine Vernetzung von niedergelassenen Haus- und Fachärztinnen und -ärzten sowie dem Team des Interdisziplinären Schmerzzentrums der Uniklinik Freiburg. Dafür werden eine digitale Anmeldung der Patientinnen und Patienten im Interdisziplinären Schmerzzentrum durch die Praxen und in der Folge Online-Fallbesprechungen zwischen dem behandelnden ärztlichen Personal beider Sektoren sowie den Patientinnen und Patienten ermöglicht (Universitätsklinikum Freiburg 2023).

Außerdem werden Ansätze zur Anbindung und Weiterentwicklung der Systeme in einzelnen Krankenhäusern oder Verbünden verfolgt. Sie dienen dazu, Prozesse zu optimieren, aber auch Behandlungsangebote neu und unabhängig vom Aufenthaltsort der Patientinnen und Patienten zu denken und innovative Anwendungen in die vorhandenen Systeme zu integrieren. Die Vision dabei lautet: „digital vor ambulant vor stationär". Das Robert-Bosch-Krankenhaus bietet zum Beispiel eine spezielle telemedizinische Nachsorge bei Herzinsuffizienz an, bei der die Betroffenen (nach stationären Aufenthalten inklusive Schulungen und Beratungsgesprächen) täglich ihre Vitalwerte und Symptome digital erfassen und über eine Plattform an das Telemedizinische Zentrum übermitteln. Diese Daten werden von den Mitarbeitenden der Telemedizin überwacht. Bei Veränderungen des Gesundheitszustands erfolgt eine telefonische Kontaktaufnahme (Robert-Bosch-Krankenhaus 2023).

Die Auswahl der spezifischen Ansätze orientiert sich idealerweise an der zu Beginn definierten Ambulantisierungsstrategie. Entscheidet sich ein Krankenhaus, einzelne ambulante Leistungen nicht mehr anzubieten, sollte der Fokus zum Beispiel auf Kooperation und Vernetzung mit Leistungserbringenden in der Region gelegt werden, die diese Leistungen bereits in ihrem Portfolio anbieten oder neu aufnehmen. Dadurch wird es möglich, eine gezielte Steuerung der Patientinnen und Patienten zu den alternativen Angeboten kooperierender Einrichtungen vorzunehmen.

Die Umsetzung dieser digitalen Ansätze wird oft durch die finanzielle Lage in den einzelnen Krankenhäusern erschwert (Deloitte 2018). Gleichzeitig werden viele Pilotprojekte durch öffentliche Fördermittel unterstützt, zum Beispiel die Entwicklung von Plattformen zum Datenaustausch oder Projekte zur Telemedizin (Deutsches Ärzteblatt 2022). Gegebenenfalls lohnt es sich, eine derartige Finanzierung in Betracht zu ziehen.

Unabhängig von den Investitionsmöglichkeiten ist auch die personelle Ausstattung in der IT ein limitierender Faktor. Projekte verzögern sich, weil die IT-Abteilungen nicht über ausreichende personelle Ressourcen verfügen oder spezifisches Know-how nicht verfügbar ist, um die Vielzahl an Projekten parallel zu koordinieren und umzusetzen (Vogel 2022). Ein Lösungsansatz, der in den Expertengesprächen benannt wurde, ist es, Interessierte aus anderen Berufsgruppen nach entsprechender Qualifizierung mit der Projektleitungsrolle zu betrauen. Als Digitalmanagerinnen und -manager koordinieren sie mit entsprechenden Stellenanteilen die eigene IT-Abteilung, externe Software-Anbieter und die späteren Anwenderinnen und Anwender.

15.3.5 Entwicklung strategischer Raum- und Funktionskonzepte – Investitionen in eine passende Infrastruktur

Je nachdem, um welche ambulanten Leistungen es sich handelt, werden diese in den Fachabteilungen des Krankenhauses oder über MVZ-Sitze erbracht, die zum Teil dezentral in der Region angesiedelt sind. Die regionale Verteilung ist dabei eher historisch gewachsen, als dass sie versorgungsstrategischen oder wirtschaftlichen Planungen folgt. In den meisten teilnehmenden Krankenhäusern gibt es daher das Bestreben, die ambulante Leistungserbringung zu konzentrieren, beispielsweise durch die Zentralisierung der MVZ-Sitze oder durch die Etablierung einer Poliklinik. Vielerorts steht die Umsetzung dieser Schritte noch bevor und wird durch fehlende Mittel für die notwendigen Investitionen erschwert.

Die Verlagerung bisher stationär erbrachter und damit komplexerer Leistungen in den ambulanten Sektor erfordert einen Transformationsprozess der baulich-funktionellen Strukturen. Ziel sind wirtschaftliche Struktureinheiten mit Grundrissen, die ambulante Prozesse und einen zielgerichteten Personaleinsatz op-timal unterstützen. Ermöglicht wird dies über eine Vermeidung von Mehrfachvorhaltungen (Räume, Geräte und Personal) mit sinnvoller Zentralisierung von Leistungen und Räumen sowie einer optimalen Auslastung der Ressourcen. Um Fehlinvestitionen zu verhindern, sollte ein strukturelles Entwicklungskonzept die Grundlage aller weiterer Planungen darstellen. Dieses berücksichtigt die Medizinstrategie, die prognostizierten Leistungsmengen und die baulich-funktionelle IST-Situation und orientiert sich am Weg der ambulanten Patientinnen und Patienten durch die Untersuchungs- und Behandlungseinheiten.

Konkret bedeutet dies, dass Häuser, die noch keine konsequente prästationäre Aufnahme aller elektiven Fälle in interdisziplinären Ambulanzzentren durchführen, zusätzliche Ambulanzkapazitäten zur Verfügung stellen und interdisziplinäre Ambulanzzentren einrichten müssen. Darüber hinaus werden mit der Ambulantisierung zunehmend komplexere Leistungen insbesondere in den invasiv-diagnostischen, operativen und interventionell-therapeutischen Funktionsstellen erbracht, die baulich-funktionelle Anpassungen in der ambulanten Infrastruktur erforderlich machen. Einige Funktionsstellen (zum Beispiel nichtinvasive Bildgebung, Funktionsdiagnostik) können aber auch bei zunehmender Ambulantisierung unverändert weiterbetrieben werden, denn eine Mehrfachvorhaltung ist aus wirtschaftlicher und personeller Sicht häufig nicht sinnvoll. Allerdings müssen, ausgehend von der prognostizierten Leistungsmenge, unter Umständen Wartezonen angepasst werden. Da weitere Optimierungspotenziale oftmals in der Wegeführung und in der Erschließungssituation liegen, gilt es diese ebenfalls auf den Prüfstand zu stellen.

Aufgrund der oftmals deutlich geringeren Vergütung für ambulant erbrachte Leistungen wurden bereits an einigen Krankenhäusern separate, ambulante Raumstrukturen eingerichtet. Bekanntestes Beispiel ist der solitäre Ambulanz-OP, eine bzgl. Personaleinsatz und Infrastruktur „abgespeckte" Variante des stationären Zentral-OPs. Hier stellt sich im-

Kapitel 15 · Umsetzung der ambulanten Versorgung in Krankenhäusern

mer wieder die Frage, ob der Betrieb solitärer Funktionsstellen für die nicht-vollstationäre Versorgung überhaupt sinnvoll ist. Diese Frage ist nicht mit einem „ja" oder „nein" zu beantworten. Übergeordnetes Ziel jeder bedarfsgerechten Flächen- und Raumplanung ist, neben der Verbesserung der Patienten- und Mitarbeiterzufriedenheit, die Steigerung der Leistungsfähigkeit, der Wirtschaftlichkeit und vor allem der medizinischen Versorgungsqualität. Angesichts des Fachkräftemangels ist es nicht sinnvoll, nach Abrechnungsart getrennte postinterventionelle Überwachungsbereiche, zum Beispiel bei Endoskopien oder Herzkatheteruntersuchungen, mit eigenem Personal vorzuhalten, wenn die Überwachungseinheiten unwirtschaftliche Größen haben und damit auch die entsprechenden Fachkräfte nicht optimal eingesetzt werden können. Zielführender ist die gemeinsame Nutzung eines gut dimensionierten zentralen Überwachungsbereichs mit wirtschaftlichem Einsatz von kompetentem Personal. Nach der ersten Überwachungsphase werden die Patientenströme getrennt: Stationäre Patientinnen und Patienten werden auf die Stationen, ambulante Patientinnen und Patienten in eine ambulante Einheit zur Nachsorge verlegt.

Die qualitative und quantitative Entwicklung in der ambulanten Leistungserbringung ist ein fortlaufender Prozess und in ihren langfristigen Auswirkungen nur schwer abzuschätzen. Die gewählten Raumstrukturen sind so zu konzipieren, dass die gewünschten Effekte einer flexiblen Raum- und Bereichsnutzung im laufenden Krankenhausbetrieb unkompliziert und weitgehend ohne massive Eingriffe in die Bausubstanz realisierbar sind. Erreicht wird dies über Standardisierung von Räumen, multifunktionelle Grundrisse und Modularität. So ermöglicht ein entsprechend geplanter Zentralbereich aus Eingriffs- und Endoskopieräumen maximale Nutzungsflexibilität.

Mehr ambulante und weniger stationäre Fälle bedeutet auch, dass der Bettenbedarf in den einzelnen Abteilungen sinkt. Daher ist die Kapazitätsplanung für die Stationen ebenfalls Teil eines strukturellen Entwicklungs-

konzepts. Durch sinnvolle Zusammenlegungen und die Schaffung von interdisziplinären Stationen, unterstützt durch ein funktionales Raumkonzept, lassen sich Ressourcen poolen und freiwerdende Kapazitäten sinnvoll nutzen.

15.3.6 Angepasste Personaleinsatzkonzepte, spezialisiertes Personal, ambulantes „Mindset"

Für die ambulante Leistungserbringung selbst, aber auch für die Leitung und das Management dieser Bereiche gibt es – bezogen auf die Krankenhäuser, die noch kein Konzept umgesetzt haben – in der Regel kein eigenes Personal. Diejenigen, die daran mitwirken, tun dies in der Regel neben ihren stationären Aufgaben und sind geprägt vom Kontext einer stationären Versorgung. Neben dem ärztlichen Dienst erbringen auch die anderen Dienstarten im Krankenhaus die ambulanten Leistungen neben ihren stationären Aufgaben. Nur vereinzelt werden medizinische Fachangestellte eingesetzt, die ausschließlich für die Ambulanzen tätig sind. Ebenso ist in Verwaltung und Management überwiegend kein Personal vorhanden, das auf den ambulanten Bereich spezialisiert ist. So gibt es beispielsweise kein ambulantes Medizincontrolling, kein ambulantes OP-Management und die kaufmännische Leitung der MVZs wird in vielen Fällen durch die Geschäftsführung des Krankenhauses wahrgenommen. Im Gegensatz dazu wurde in den Expertengesprächen übereinstimmend von allen Interviewpartnern geäußert, dass das stationär geprägte Denken für die Leistungserbringung und Steuerung im ambulanten Bereich nicht förderlich ist. Mit Blick in die Zukunft und die zunehmende ambulante Leistungserbringung sei es vielmehr notwendig, auch im Krankenhaus ein „ambulantes Mindset" zu entwickeln.

Da das ambulante Arbeiten am Krankenhaus bislang durch die stationären Strukturen und Prozesse – durch ein stationäres Setting – geprägt ist, ist es ohne weitergehende strukturierende Rahmenbedingungen nur schwer möglich, ein für das ambulante Arbeiten adäquates Mindset zu entwickeln. Dieses beinhaltet ein für die ambulante Leistung und Vergütung angepasstes Leistungsspektrum sowie eine entsprechende Bearbeitungs- bzw. Behandlungstiefe. Für die Entwicklung dieses Mindsets wären räumlich vom stationären Betrieb abgegrenzte Bereiche unterstützend, die über eigenes, auf die ambulante Versorgung spezialisiertes Personal verfügen. Dies würde aber zumindest in den Funktionsbereichen unweigerlich zu Doppelvorhaltungen führen, die bzgl. des Personaleinsatzes und des Raumbedarfs aus Gesamtsicht kaum wirtschaftlich betrieben werden können.

Für die ambulanten Leistungen, bei denen auf Funktionsstellen zurückgegriffen werden muss, ist es daher für das ambulante Mindset unterstützend, wenn klare Abläufe und Behandlungsstandards den Leistungsumfang und die Leistungstiefe prägen. Spezifische Behandlungspfade bieten für die behandelnden Personen klare Leitplanken, die eine hohe Taktzahl und das Tempo für das ambulante Arbeiten ermöglichen. Wo immer möglich, stellen dennoch auch passende Räumlichkeiten und spezialisiertes Personal eine weitere gute Grundlage dar, um spezifische, für das ambulante Arbeiten am Krankenhaus passende Prozesse zu etablieren. So zeigen erfolgreiche Praxisbeispiele, bezogen auf die Räumlichkeiten, dass eine Clusterung der Behandlung nach medizinischen Kriterien und eine möglichst weitgehende räumliche Zusammenfassung der Leistungserbringung entlang der Cluster deutliche Vorteile bzgl. des Personaleinsatzes und der Prozesse mit sich bringen. Insbesondere für ambulante Leistungen, die keine aufwändigen Funktionsleistungen beinhalten, folgen die Konzepte der Organisationslogik von Polikliniken oder Gemeinschaftspraxen.

Die Zentralisierung der ambulanten Leistungserbringung macht Spezialisierungs- und Skaleneffekte beim Personaleinsatz möglich. So werden weniger administrative Kräfte benötigt, um zahlreiche Ambulanzen und Sprechstunden gemeinsam zu organisieren. Von der Terminvergabe über die Anmeldung

bis zur Abrechnung könnten Leistungen von weniger spezialisierten Personen erbracht werden, als das in den bisher üblichen Insellösungen möglich wäre. Die nicht-ärztlichen, patientennahen Tätigkeiten könnten medizinische Fachangestellte übernehmen, die ebenfalls ausschließlich in diesen ambulanten Settings arbeiten. In den Funktionsstellen zeigt sich, dass erfolgreiche Praxisbeispiele keine Trennung zwischen ambulant und stationär in den Funktionen an sich vornehmen, sondern lediglich in den vor- und nachgelagerten Prozessen. Das Funktionspersonal ist daher nicht ausschließlich entweder für ambulante oder für stationäre Behandlungen und Eingriffe eingesetzt.

Im ärztlichen Dienst sind verschiedene Entwicklungen zu beobachten – je nachdem, ob es sich um Sprechstunden oder Eingriffe handelt. Für die Sprechstunden buchen sich die Fachabteilungen und das ärztliche Personal in den zentralisierten ambulanten Bereichen ein und nutzen das dort tätige, auf das ambulante Arbeiten spezialisierte Personal. Die Dienstleistungen, beispielsweise einer zentralisierten Poliklinik, für die Fachabteilung und die Ärztinnen und Ärzte am Krankenhaus, reichen dann von Terminierung und Aufnahme über Assistenz und Abrechnung bis zur Bereitstellung von Räumen. Das ambulante Setting setzt so auch den Rahmen für das ambulante Arbeiten des ansonsten stationär geprägten ärztlichen Dienstes.

Ähnlich sieht es bei der Verortung von Funktionsstellen, wie z. B. bei ambulanten OPs, aus. Während größere Häuser oft über gesonderte Räumlichkeiten verfügen, in denen ambulante Operationen durchgeführt werden, finden diese an kleineren Häusern häufiger auch im ZOP statt. Bezogen auf das ambulante Mindset und das ambulante Arbeiten bei OPs sind eigene Bereiche für das ambulante Operieren vorteilhaft. Für den Personaleinsatz zeigen sich auch hier erfolgreiche Rahmenbedingungen: Funktionspersonal (z. B. operationstechnische Assistenz) und Anästhesie sind spezialisiert auf ambulante Operationen und bieten den Operierenden so das richti-

Kapitel 15 · Umsetzung der ambulanten Versorgung in Krankenhäusern

	Bisherige Praxis	Künftige Anforderung	Handlungsimpuls
Was?	Es gibt keinen vollständigen Überblick, was alles an ambulanten Leistungen erbracht wird	Vollständige Transparenz über die aktuellen Leistungen plus Veränderungen durch z.B. IGES	Herstellung von Transparenz bzgl. der aktuellen und künftigen amb. Leistungen
Wie?	Jeder organisiert sich in einer Insellösung. Es gibt keine Standards	Zentrale Infrastruktur und standardisierte Dienstleistung (Prozessstandards) für die Abteilungen	Entwicklung von Prozessstandards
In welchem Umfang?	Nach stationären Standards	Nach ambulanten Standards: notwendige Leistungen in höherer zeitlicher Taktung	Klare Definition der Behandlungspfade
Wo?	Die Leistungserbringung erfolgt in den Fachabteilungen über das Krankenhaus und ggf. MVZ-Sitze verstreut	Die Leistungen sind nach Art der Tätigkeit geclustert und entlang der Cluster räumlich zentralisiert	Trennung von Patientenströmen – örtliche und räumliche Konzentration der amb. Leistungserbringung
Warum?	Die Bandbreite amb. Leistungen ist nicht strategisch, sondern eher neigungs- und angebotsinduziert	Strategische Entscheidung: Was machen wir (besser), was machen andere (besser)?	Strategische Portfolio-Entwicklung bzgl. der amb. Leistungen des KH
Für wen?	Patientinnen und Patienten, die zum bisherigen amb. Leistungsportfolio passen – die stationär werden könnten	Ambulantisierte Fälle und Patientinnen und Patienten, die in der Region kein adäquates amb. Versorgungsangebot finden	Strategische Portfolio-Entwicklung bzgl. der amb. Leistungen des KH – Abstimmung mit Leistungserbringenden in der Region
Wer?	Alle Mitarbeitenden, die mit amb. Leistungen zu tun haben, machen das in der Regel neben den stationären Anforderungen	Durch alle Berufsgruppen gibt es (ggf. temporär) Personen, die sich auf amb. Arbeiten konzentrieren	Eigene Leitung und feste Zuordnung von Personal, mit Fokus auf amb. Leistungen (Entwicklung amb. „Mindset")

Krankenhaus-Report 2024

◻ **Abb. 15.4** Überblick: Handlungsimpulse zur operativen Umsetzung der ambulanten stationsersetzenden Behandlung am Krankenhaus

ge Setting und die entsprechende Struktur für das ambulante Arbeiten und die entsprechende Taktung auch im OP. Für den effizienten Einsatz der Operateure ist es hilfreich, wenn sie nicht an einem Tag zwischen den Bereichen wechseln müssen, sondern wenn sie sich ganze Tage oder vielleicht sogar über längere Zeiträume auf das ambulante Arbeiten konzentrieren können.

Das dezidiert ambulante Arbeiten in solitären Settings bietet den Vorteil, dass dafür auch eine Dienstplangestaltung geschaffen werden kann, die ohne Überstunden und Bereitschaftsdienste auskommt. Krankenhäuser werden so in die Lage versetzt, Mitarbeitenden, die dies wünschen und geeignet sind, Alternativen zu den stationären Dienstplanmodellen mit Schicht- und/oder Bereitschaftsdiensten anzubieten. Mitarbeitende, die das stationäre Arbeiten hinter sich lassen wollen, weil die Arbeitszeiten nicht verlässlich sind oder weil die Dienstplangestaltung nicht zur Lebensphase passt, finden Auswahlmöglichkeiten, ohne den Arbeitsort Krankenhaus oder den langjährigen Betrieb zu wechseln.

Eine erfolgreiche Umsetzung ambulanter Geschäftsmodelle erfordert auch eine Professionalisierung der mit dem ambulanten Geschehen befassten administrativen Bereiche. Beispielhaft wäre die Funktion eines Medizincontrollings zum ambulanten Leistungsgeschehen zu nennen. Darüber hinaus benötigen die ambulanten Leistungsbereiche funktionierende Leitungs- und Managementstrukturen, die idealerweise auch in den Geschäftsführungen der Krankenhäuser repräsentiert sind (◘ Abb. 15.4).

15.4 Fazit: vom Nebenher zum echten zweiten Standbein

Künftige Entwicklungen in den Fokus zu nehmen und das eigene Handeln im Sinne von Schwerpunktsetzungen daran auszurichten, ist das Wesen von Strategieentwicklung. Die Herausforderungen und Vielzahl der Themen, mit denen Krankenhäuser in den letzten Jahren allein im stationären Bereich konfrontiert waren, waren bestimmend für den Fokus und die Schwerpunktsetzung. Die ambulante Leistungserbringung war daher für die Strategieentwicklung nicht zentral, sie wurde eher als Instrument für die Generierung stationärer Fälle betrachtet.

In den nächsten Jahren wird sich nun aber das Verhältnis von stationären und ambulanten Fallzahlen deutlich in Richtung ambulant verschieben. Diese Entwicklung verläuft zwar angesichts der bekannten Rahmenbedingungen

zu langsam, aber sie ist medizinisch sinnvoll und nicht aufzuhalten oder umkehrbar. Die ambulante Leistungserbringung erhält damit für Krankenhäuser eine eigenständige strategische Bedeutung und wird angesichts des ambulanten Versorgungsbedarfs auch wachsende wirtschaftliche Bedeutung für die Krankenhäuser gewinnen.

Die Versorgungsrelevanz und wünschenswerterweise auch die Erlösrelevanz der ambulanten Leistungen werden dazu führen, dass sich die ambulanten Leistungen eines Krankenhauses zu einem echten zweiten Standbein neben der stationären Versorgung entwickeln werden. Noch ist zwar nicht in Gänze abzusehen, wie entsprechende förderliche, ambulante bzw. hybride Vergütungsmodelle aussehen werden, dennoch sind die Krankenhäuser gut beraten, wenn sie rechtzeitig und proaktiv die Weichen stellen und die passenden Rahmenbedingungen für die ambulante Leistungserbringung schaffen.

Literatur

Albrecht M et al (2022) Gutachten nach § 115b Abs. 1a SGB V Berlin, S 184 (Gutachten der IGES Institut GmbH für die Kassenärztliche Bundesvereinigung, den GKV-Spitzenverband und die Deutsche Krankenhausgesellschaft)

Deloitte (2018) IT im Krankenhaus. Zwischen neuen Herausforderungen und Chancen. https://www2.deloitte.com/de/de/pages/life-sciences-and-healthcare/articles/cio-survey-it-im-krankenhaus.html. Zugegriffen: 5. Okt. 2023

Deutsches Ärzteblatt (2022) Telemedizin. Pilotprojekt für teleintensivmedizinische Visiten wird auf ganz Bayern ausgeweitet. Dtsch Ärztebl 38:1598

Gemeinsamer Bundesausschuss (2023) SPIZ – Sektorenübergreifende Versorgung von Patient:innen mit hämatologischen Erkrankungen nach innovativer Zelltherapie. https://innovationsfonds.g-ba.de/projekte/neue-versorgungsformen/spiz-sektorenuebergreifende-versorgung-von-patient-innen-mit-haematologischen-erkrankungen-nach-innovativer-zelltherapie.568. Zugegriffen: 7. Okt. 2023

McKinsey & Company (2018) Digitalisierung in deutschen Krankenhäusern. Eine Chance mit Milliardenpotenzial für das Gesundheitssystem. https://www.mckinsey.de/~/media/

mckinsey/locations/europe%20and%20middle%20east/deutschland/publikationen/digitalisierung%20chance%20mit%20milliardenpotenzial/update_digitalisierung%20im%20krankenhaus_mckinsey_update%20september%202018.ashx. Zugegriffen: 12. Okt. 2023

Oswald J, da Silva LE (2018) Medizinische Versorgungszentren – Erlösmöglichkeiten für Krankenhäuser. In: Hartweg HR, Proff M, Elsner C, Kaestner R, Agor Beivers KA (Hrsg) Aktuelle Managementstrategien zur Erweiterung der Erlösbasis von Krankenhäusern. Springer Gabler, Wiesbaden, S 17–38

Rhön Stiftung Eugen und Ingeborg Münch (2023) Operative Umsetzung der ambulanten stationsersetzenden Versorgung in Krankenhäusern (aktuell im Prozess der Veröffentlichung)

Robert-Bosch-Krankenhaus (2023) Telemedizin Herzinsuffizienzberatung. https://www.rbk.de/disziplinen/interdisziplinaere-zentren/telemedizin/telemedizin-herzinsuffizienzberatung.html. Zugegriffen: 7. Okt. 2023

Struckmann V, Winkelmann J, Busse R et al (2021) Versorgungsprozesse und das Zusammenspiel der Sektoren im internationalen Vergleich. In: Klauber Mostert Wasem BAJCJ (Hrsg) Krankenhaus-Report 2021. Versorgungsketten – Der Patient im Mittelpunkt. Springer, Berlin, S 3–34

Universitätsklinikum Carl Gustav Carus Dresden (2023) SPIZ – Sektorenübergreifende Versorgung von Patient*innen mit hämatologischen Erkrankungen nach innovativer Zelltherapie. https://www.uniklinikum-dresden.de/de/das-klinikum/universitaetscentren/zentrum-fuer-medizinische-informatik/spiz-sektorenuebergreifende-versorgung-von-patient-innen-mit-haematologischen-erkrankungen-nach-innovativer-zelltherapie. Zugegriffen: 7. Okt. 2023

Universitätsklinikum Freiburg (2023) telaskoop. Schmerztherapie in Kooperation. https://www.uniklinik-freiburg.de/allgemeinmedizin/telaskoop.html. Zugegriffen: 7. Okt. 2023

Vogel T (2022) IT entlastet das Krankenhaus-Personal und schafft Freiräume für die intensivere Betreuung von Patienten. https://www.krankenhaus-it.de/item.1201/it_entlastet_das_krankenhaus_personal_und_schafft_freir%C3%A4ume_f%C3%BCr_die_intensivere_betreuung_von_patienten.html. Zugegriffen: 12. Okt. 2023

Walendzik A, Wasem J (2019) Vergütung ambulanter und ambulant erbringbarer Leistungen Gesundheitspolitisch zielgerechte Integrationsmodelle über sektorale Leistungsträger und Finanzierungssysteme. Bertelsmann, Gütersloh

Open Access Dieses Buch wird unter der Creative Commons Namensnennung 4.0 International Lizenz (http://creativecommons.org/licenses/by/4.0/deed.de) veröffentlicht, welche die Nutzung, Vervielfältigung, Bearbeitung, Verbreitung und Wiedergabe in jeglichem Medium und Format erlaubt, sofern Sie den/die ursprünglichen Autor(en) und die Quelle ordnungsgemäß nennen, einen Link zur Creative Commons Lizenz beifügen und angeben, ob Änderungen vorgenommen wurden.

Die in diesem Buch enthaltenen Bilder und sonstiges Drittmaterial unterliegen ebenfalls der genannten Creative Commons Lizenz, sofern sich aus der Abbildungslegende nichts anderes ergibt. Sofern das betreffende Material nicht unter der genannten Creative Commons Lizenz steht und die betreffende Handlung nicht nach gesetzlichen Vorschriften erlaubt ist, ist für die oben aufgeführten Weiterverwendungen des Materials die Einwilligung des jeweiligen Rechteinhabers einzuholen.

Qualitätskriterien im Kontext einer Ambulantisierung

Max Geraedts

Inhaltsverzeichnis

16.1 Einleitung – 320

16.2 Vergleiche der Qualität ambulanter und stationärer Versorgung – 322

16.3 Qualität der Gesundheitsversorgung – 322

16.4 Verfügbare Qualitätsindikatoren – 324

16.5 Qualitätskriterien und -indikatoren einer ambulantisierten Versorgung – 326

16.6 Fazit – 328

Literatur – 329

© Der/die Autor(en) 2024
J. Klauber et al. (Hrsg.), *Krankenhaus-Report 2024*, https://doi.org/10.1007/978-3-662-68792-5_16

■■ Zusammenfassung

Bei einer Ambulantisierung vormals stationär erbrachter Leistungen rechnet man vor allem mit einer Kostenreduktion. Diese Reduktion sollte jedoch nicht mit einer Qualitätsminderung bis hin zur Gefährdung der Patientensicherheit einhergehen. Deshalb muss die Qualität der ambulantisierten Versorgung kontinuierlich überwacht werden. Dazu dient ein Qualitätsmonitoring, das auf Qualitätsindikatoren beruht, die wiederum wesentliche Qualitätskriterien operationalisieren. Diese Kriterien berücksichtigen typischerweise die Effektivität, Patientenzentrierung, Sicherheit und Gerechtigkeit der Versorgung. Qualitätsindikatoren, die den Erfüllungsgrad der Kriterien bewerten, können aus der Literatur abgeleitet oder de novo formuliert werden. Letztlich muss damit bewertet werden, ob die zur Durchführung der ambulantisierten Behandlung essenziellen personellen und sachlichen Strukturen vorgehalten werden, die Behandlung selbst fachgerecht indiziert und durchgeführt wird und die klinischen sowie von Patientinnen und Patienten berichteten Ergebnisse und Behandlungserfahrungen positiv und ohne Sicherheitsgefährdung ausfallen.

Providing services on an outpatient basis that were previously provided on an inpatient basis is primarily expected to reduce costs. However, this reduction should not be accompanied by a reduction in quality or even jeopardise patient safety. The quality of outpatient care must therefore be continuously monitored. Quality monitoring based on quality indicators, which in turn operationalise key quality criteria, serves this purpose. These criteria typically consider the effectiveness, patient-centeredness, safety and equity of care. Quality indicators that evaluate the degree of fulfillment of the criteria can be derived from the literature or formulated de novo. Ultimately, it must be assessed whether the essential personnel and material structures for the provision of outpatient treatment are available, whether the treatment itself is properly indicated and carried out and whether the clinical and patient-reported outcomes and treatment experiences are positive and do not pose a safety risk.

16.1 Einleitung

Internationale Vergleiche der stationären Inanspruchnahme verdeutlichen, dass in Deutschland viele Patientinnen und Patienten stationär behandelt werden, die in anderen Ländern ambulant versorgt werden. Das „Ambulantisierungs-Potenzial" besteht also zum einen darin, vormals stationär erbrachte Leistungen wenn möglich ambulant zu erbringen. Zum anderen sollten Krankenhausaufenthalte durch eine optimale ambulante Versorgung möglichst vermieden werden. Bei diesen „ambulant-sensitiven Krankenhausfällen" scheint das Potenzial in Deutschland groß zu sein: Geschätzt gelten rund 20 % dieser Fälle durch eine optimale ambulante Versorgung als vermeidbar (Sundmacher et al. 2015). Zum Teil wird das Ambulantisierungs-Potenzial in Deutschland bei ambulanten Operationen ausgeschöpft, während Programme zur Verhinderung von Krankenhauseinweisungen bei akuter Verschlechterung chronischer Krankheiten wenig oder die schon seit Ende der 70er Jahre beispielsweise in Großbritannien, Kanada, Australien und Israel etablierten „hospital at home"-Programme in Deutschland nicht zu finden sind (Patel und West 2021).

Mit der Ambulantisierung, also der Verlagerung vormals stationärer Leistungen in den ambulanten Bereich, wird hauptsächlich eine Kostenreduktion erwartet und vielfach auch realisiert (Friedlander et al. 2021). Theoretisch dürfte es sich dabei nur um die Verlagerung der Kosten für die Unterbringung handeln. Denn die für die Erbringung diagnostischer oder therapeutischer Leistungen notwendigen Kosten für Personal sowie Sachmittel müssten eigentlich in beiden Sektoren in etwa gleich hoch sein, wenn man von Skaleneffekten absieht.

Kapitel 16 · Qualitätskriterien im Kontext einer Ambulantisierung

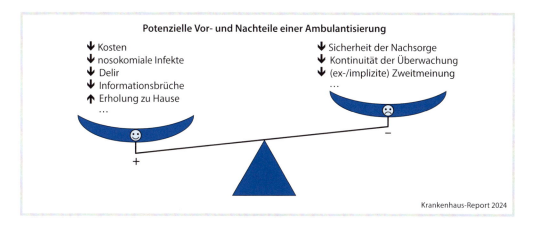

● **Abb. 16.1** Einige potenzielle Vor- und Nachteile einer Ambulantisierung

In der Realität unterscheiden sich jedoch die Kosten und die Vergütung gleicher Leistungen im ambulanten und stationären Bereich, wobei oftmals höhere Vorhaltekosten als ursächlich genannt werden. Schenk et al. (2023) lieferten kürzlich Hinweise dafür, dass organisatorische Mängel für höhere Kosten bei stationärer Behandlung ursächlich sein könnten.

Neben der Kostenreduktion als Hauptziel der Ambulantisierung sind potenziell andere positive Effekte zu erwarten. Darunter ist zunächst die Vermeidung nosokomialer Infektionen zu nennen, deren Inzidenz mit der Länge eines Krankenhausaufenthaltes zunimmt (Loke et al. 2019). Weiterhin lässt sich bei ambulanter Behandlung gerade bei älteren Patientinnen und Patienten eher ein Delirium vermeiden (Whittington et al. 2023). Darüber hinaus kann eine ambulante Behandlung mit positiven Erfahrungen derjenigen Patienten einhergehen, die sich lieber in Ruhe zu Hause als in einer hektischen Krankenhausumgebung mit Mehrbettzimmern erholen wollen. Zudem wird ein potenzieller Informationsbruch vermieden, wenn in nur einem Versorgungssektor die Diagnostik, Therapie und Nachsorge stattfindet.

Die positiven Erwartungen einer Ambulantisierung müssen jedoch gegen die potenziell negativen Effekte abgewogen werden (vgl. ● Abb. 16.1). Hierbei dominiert die Gefährdung der Patientensicherheit durch eine im Vergleich zur stationären Behandlung weniger kontinuierliche Überwachung der Patienten durch Fachpersonal. Das Erkennen akuter Verschlechterungen des Gesundheitszustands und deren fachgerechte Behandlung, die regelmäßige Prüfung wesentlicher Überwachungsparameter, eine korrekte Medikamenteneinnahme, das richtige Ausmaß einer (Wieder-)Belastung oder Mobilisierung lassen sich unter optimalen stationären Bedingungen zumindest theoretisch leichter garantieren. Für ambulante Operationseinheiten liegen Vorschläge dazu vor, wie Patientengefährdungen vermieden werden können (Karlsson und Jakobsson 2021). Beivers und Kramer (2022) betonen hierbei die wichtige Rolle eines funktionierenden Entlass- und Casemanagements. Daneben sollte beachtet werden, dass bei der Behandlung in nur einem Sektor wie auch bei belegärztlicher Tätigkeit die implizite Zweitmeinung entfällt, die bei der Indikationsstellung für eine Prozedur im ambulanten Sektor, anschließender Einweisung zur stationären Behandlung und dort regelhaft notwendiger Überprüfung der Indikationsstellung vor der Durchführung einer Prozedur etabliert ist.

16.2 Vergleiche der Qualität ambulanter und stationärer Versorgung

Auf der Basis einer selektiven Literaturrecherche, die nur aktuelle (ab 2020) Metaanalysen oder systematische Reviews umfasst, die eine ambulante mit stationärer Versorgung verglichen haben, lassen sich Belege sowohl für Vor- als auch für Nachteile einer ambulantisierten Versorgung finden.

Martin et al. stellten beispielweise geringere Komplikations- und auch Krankenhaus-Wiederaufnahme-Raten bei ambulanten im Vergleich zu stationären Lippenspaltenoperationen fest (Martin et al. 2023). Li et al. (2022) verglichen Komplikationsraten bei Patienten, die ambulant oder stationär eine roboterassistierte radikale Prostatektomie erhielten und fanden niedrigere Komplikationsraten bei den ambulant Behandelten. Puzzitiello et al. (2022) fassten Studien zusammen, die ambulante versus stationäre arthroskopische Eingriffe an der Schulter verglichen hatten, wobei keine Unterschiede bei den Komplikationen auffielen. Shahjouei et al. (2022) berichteten, dass das Risiko, nach einer transitorisch ischämischen Attacke innerhalb von bis zu 90 Tagen einen Schlaganfall zu erleiden, bei einer Abklärung in speziellen TIA-Ambulanzen nicht größer war als bei einer stationären neurologischen Abklärung.

Dagegen konstatierten sowohl Bordoni et al. (2020) und auch Mai et al. (2021) mehr Komplikationen bei ambulanter im Vergleich zu stationärer Kniegelenksendoprothetik. Mai et al. hatten dabei ein kombiniertes Outcome aus schweren unerwünschten Ereignissen wie Tod, Sepsis, Herzstillstand, Herzinfarkt, Hirninfarkt, Nierenversagen, Thrombosen, Wundinfektionen und ungeplanten Krankenhaus(wieder-)aufnahmen betrachtet.

Die benannten aktuellen Literaturzusammenstellungen konzentrieren sich vor allem auf ambulante Operationen – mit der Ausnahme der TIA-Studie. Allen Studien gemeinsam ist, dass die Autoren fast durchgehend ein großes Bias-Risiko und eine eher niedrige Evidenz konstatieren. Nur Mai et al. (2021) nutzten ein Propensity Matching, um die beiden Gruppen – ambulant versus stationär Behandelte – möglichst vergleichbar zu machen.

Wenn nun also vor diesem Hintergrund auch in Deutschland vermehrt Behandlungen ambulant durchgeführt werden – sei es vollständig im ambulanten Sektor oder aber in Ambulanzen an Kliniken mit einer ambulanten Nachsorge –, dann sollte durch ein kontinuierliches Monitoring der Qualität der Versorgung anhand vorab festgelegter Qualitätskriterien garantiert werden, dass Patienten vergleichbar gut, gewissenhaft indiziert behandelt und vor allem Patientengefährdungen so weit wie möglich vermieden werden. Dem Aufgabenspektrum des Instituts für Qualitätssicherung und Transparenz im Gesundheitswesen (IQTIG) und der Maßgabe des Gemeinsamen Bundesausschusses einer möglichst sektorübergreifenden Qualitätssicherung entsprechend, müsste diese Aufgabe beim IQTIG angesiedelt werden. Dazu könnte ein zusätzlicher Leistungsbereich „ambulantisierte Prozeduren" eingerichtet werden, der sich zum Teil aus bereits eingeführten Leistungsbereichen speist (s. u.).

Um Qualitätskriterien für ein kontinuierliches Monitoring abzuleiten, wird im Folgenden zunächst der Rahmen für die Ableitung von Qualitätskriterien im Kontext einer Ambulantisierung skizziert. Anschließend werden eingeführte Qualitätsindikatoren/-systeme aus dem ambulanten Bereich benannt und darauf aufbauend Vorschläge für ein Monitoring der Versorgungsqualität einer ambulantisierten Versorgung in Deutschland gemacht.

16.3 Qualität der Gesundheitsversorgung

Die Ableitung von Qualitätskriterien muss in die Diskussion um die Qualität der Versorgung und deren Bewertung eingeordnet werden. Dabei wird hier der Begriff „Kriterium" in Anlehnung an Avedis Donabedian sehr allgemein

Kapitel 16 · Qualitätskriterien im Kontext einer Ambulantisierung

verstanden als „Komponente oder Aspekt der Struktur eines Gesundheitssystems oder der Prozesse oder Ergebnisse der Gesundheitsversorgung, die eine Bedeutung für die Qualität der Versorgung haben" (Donabedian 1986). Was aber versteht man unter „Qualität der Versorgung"? Sens et al. definieren Qualität in Anlehnung an die entsprechende DIN-Norm als „Grad, in dem Qualitätsmerkmale einer Betrachtungseinheit die Qualitätsanforderungen erfüllen" (Sens et al. 2018). Beispielsweise könnte für ein ambulantes Operationszentrum als Betrachtungseinheit die Rate ungeplanter stationärer Aufnahmen ein typisches Qualitätsmerkmal darstellen, wobei deren möglichst weitgehende Verhinderung als Qualitätsanforderung gelten könnte.

Qualitätsmerkmale in der Gesundheitsversorgung werden oftmals der Einteilung von Avedis Donabedian folgend in Merkmale der Qualitätsdimensionen Struktur-, Prozess- und Ergebnisqualität unterteilt (Donabedian 2005). Dabei zählen die für die Versorgung notwendigen Sachmittel und das Personal zu den Strukturen, die an den Patientinnen und Patienten erbrachten diagnostischen und therapeutischen Prozeduren sowie deren zeitliche Koordination zu den Prozessen und die an Patienten „ablesbaren" oder von diesen berichteten positiven wie negativen Gesundheitsergebnisse zu den Ergebnissen. Konkret wird im Allgemeinen von Institutionen und den Behandelnden in der Gesundheitsversorgung erwartet, dass sie die Behandlung am Bedarf und den Präferenzen der Patienten ausrichten, also patientenorientiert und zudem effektiv und sicher behandeln. Um diese Qualitätsmerkmale zu erfüllen, müssen zunächst die für eine optimale Behandlung notwendigen Versorgungsstrukturen vorhanden sein – vor allem qualifiziertes und motiviertes Personal sowie Sachmittel unter anderem aus dem Bereich der Medizintechnik. Zur ambulantisierten operativen Behandlung von Patienten mit einer Leistenhernie sollte beispielsweise das Fachpersonal für die Operation, die Anästhesie und die Überwachung nach dem Eingriff vor Ort und das dazu notwendige Material vorhanden

sein. Gerade bei ambulanten Eingriffen mit Vollnarkose wird es wichtig sein, ein eingespieltes Team vorzuhalten, das Narkosezwischenfälle fachgerecht behandeln kann und die erforderlichen Interventionsmöglichkeiten beherrscht.

Mit diesen Strukturen können dann potenziell effektive und sichere Versorgungsprozesse gestaltet werden, wobei sich der Stand des Wissens oftmals in evidenzbasierten fachspezifischen Leitlinien zusammengefasst findet, sodass eine leitlinienkonforme Behandlung ein typisches Qualitätsmerkmal darstellt. Darüber hinaus spielt als Merkmal der Patientenorientierung der Behandlung die gemeinsame Entscheidungsfindung mit den Patienten („Shared Decision Making") heute eine zunehmend anerkannte Rolle (Hahlweg et al. 2022).

Ob die eingesetzten Strukturen und Prozesse tatsächlich die Qualitätsmerkmale einer effektiven und sicheren Behandlung erzielt haben, wird mithilfe von Indikatoren gemessen, die die Versorgungsergebnisse fokussieren. Dazu zählen zum einen objektiv gemessene Parameter wie Komplikationsraten, das Überleben oder die Funktionalität im Alltag sowie einzelne Ergebnisse der Prozesseinhaltung (z. B. der fachgerechten Reinigung von Endoskopen). Zum anderen sind Parameter relevant, die nur von den Patienten selbst berichtet werden können: a) die von Patienten berichteten Ergebnisse (Patient Reported Outcomes, PRO) zum Beispiel aus dem Bereich der Lebensqualität oder aber b) die von Patienten berichteten Erfahrungen mit der Gesundheitsversorgung (Patient Reported Experiences, PRE) etwa aus dem Bereich der Kontinuität oder Koordination der Versorgung über Versorgungsgrenzen hinweg.

Zusammengefasst müssten für das Qualitätsmonitoring einer ambulantisierten medizinischen Versorgung also Qualitätskriterien formuliert werden, mit deren Hilfe bewertet werden kann, ob

a) die zur Behandlung notwendigen Strukturen im Bereich des Personals und der Sachmittel in der ambulanten Versorgung vorhanden sind,

b) die Behandlung selbst nach dem Stand des Wissens (wo vorhanden leitlinienkonform) erfolgt, an den Präferenzen der Patienten ausgerichtet ist und auch nur diejenigen Patienten behandelt werden, bei denen eine eindeutige Indikation besteht,

c) die Behandlungsergebnisse positiv ausfallen – sowohl die klinisch gemessenen als auch die von Patienten berichteten Ergebnisse und Erfahrungen (PRO, PRE).

Einem erweiterten Verständnis der Qualität der Versorgung zufolge sollten heute noch zusätzliche Qualitätskriterien berücksichtigt werden. Breit anerkannt sind die als *triple aim* einer qualitativ hochwertigen Gesundheitsversorgung benannten Kriterien „population health, experiences of care, per capita cost" (Berwick et al. 2008). Später kam als *quadruple aim* „care team well-being" (Bodenheimer und Sinsky 2014) und zuletzt als *quintuple aim* „health equity" hinzu (Nundy et al. 2022). Demnach sollte bei der Auswahl von Qualitätskriterien im Rahmen der Ambulantisierung diskutiert werden, inwieweit ein Qualitätsmonitoring auch eine regionale, populationsbezogene Perspektive einnehmen sollte und die Kosten der Versorgung, das Wohlbefinden der Behandelnden und Gerechtigkeitsfragen erfassen sollte, wie beispielsweise die im Zuge einer Ambulantisierung drohende Gefahr der Diskriminierung vulnerabler Gruppen beim Zugang zur individuell optimalen, entweder ambulanten oder stationären Behandlung.

Die Operationalisierung der Qualitätskriterien bzw. Merkmale erfolgt im Allgemeinen in Form von Qualitätsindikatoren, die vom IQTIG als „quantitative Größe, die Aussagen über die Erfüllung konkreter Qualitätsanforderungen mittels eines Messverfahrens und eines Bewertungskonzepts ermöglicht" definiert werden (IQTIG 2022). Dabei wird bei der Formulierung von Qualitätsindikatoren (QI) typischerweise auf bereits vorliegende Indikatorensets rekurriert, auf die im Folgenden eingegangen wird.

16.4 Verfügbare Qualitätsindikatoren

In Deutschland zu nennen wären zunächst die Indikatoren des IQTIG, die in deren Qualitätsindikatorendatenbank (QIDB) jeweils aktualisiert vorgehalten werden (IQTIG 2023a). Für die Ambulantisierung besonders interessant sind sicher diejenigen Indikatoren, die für solche Prozeduren entwickelt wurden, die sowohl ambulant als auch stationär erbracht werden können und bereits heute einer sektorgleichen Qualitätssicherung unterliegen, beispielsweise die Indikatoren zu Koronarangiographien. Darüber hinaus sind aber auch die für die stationäre Leistungserbringung vorgesehenen Indikatoren des IQTIG im Hinblick auf ihre Eignung bei ambulanter Leistungserbringung zu prüfen (IQTIG 2023a). Ein typisches Beispiel wären die Indikatoren zur ambulant erworbenen Pneumonie, die bei einer Ambulantisierung dieser Versorgung auch für das ambulante Qualitätsmonitoring geeignet sein könnten (IQTIG 2023a).

› **Indikatorbeispiel:**
„Frühe erste Blutgasanalyse oder Pulsoxymetrie" (QS-CAP; ID 2006; IQTIG 2023b)

Eine weitere wesentliche Quelle für Indikatoren stellen Leitlinien dar. Die AWMF fordert im Manual für Leitlinienautoren explizit dazu auf, aus den Empfehlungen jeweils Indikatoren abzuleiten, womit der Erfüllungsgrad der Empfehlungen in der Routineversorgung überprüft werden könnte (Geraedts 2023). Für die Ableitung von Qualitätsindikatoren aus Leitlinien liegt ein aufwändig entwickelter methodischer Standard vor, dessen Anwendung jedoch noch zu wünschen übrig lässt (Deckert et al. 2021; Geraedts 2023).

› **Beispiel einer Leitlinenempfehlung:**
Patientinnen und Patienten mit akuten schweren depressiven Episoden soll eine Kombinationsbehandlung mit medikamentöser Therapie und Psychotherapie empfohlen werden (NVL unipolare Depression)

Abgeleiteter Indikator:

„Anteil Patienten mit akuten schweren depressiven Episoden und sowohl medikamentöser antidepressiver Behandlung als auch Psychotherapie"

Unter den internationalen Datenbanken für Indikatoren, aus denen einzelne Indikatoren zur Qualitätsbewertung im Rahmen einer Ambulantisierung herangezogen werden könnten, sollen hier nur die Hauptbeispiele aus den USA und Großbritannien genannt werden. Die QI-Liste der Centers for Medicare and Medicaid Services (CMS) umfasst aktuell 537 Indikatoren aus allen Bereichen der Versorgung (CMS 2023), wohingegen die Agency for Healthcare Research and Quality (AHRQ) derzeit nur 33 Indikatoren aus den Bereich Prävention, Pädiatrie, Patientensicherheit und Krankenhausbehandlung auflistet (AHRQ 2023).

Indikatorbeispiel:

„Facility 7-Day Risk-Standardized Hospital Visit Rate after Outpatient Colonoscopy" (▶ https://cmit.cms.gov/cmit/#/ MeasureView/?variantId=1352& sectionNumber=1; CMS, ID 00253-01-C-ASCQR)

Vormals betrieb die AHRQ seit 1998 das „National Quality Measures Clearinghouse (NQMC)" mit einer umfassenden Liste aller vor allem in den USA genutzten Indikatoren. Dem NQMC wurde jedoch 2018 unter Donald Trump die Finanzierung entzogen. Als dritte Sammlung von Indikatoren ist das Healthcare Effectiveness Data and Information Set (HEDIS) sehr verbreitet, zu dem die Kostenträger von fast zwei Drittel aller US-Bürger Daten beitragen. HEDIS umfasst derzeit 90 Indikatoren vor allem aus den Bereichen Effektivität, Zugang und Inanspruchnahme (NCQA 2023).

Aus Großbritannien zu nennen wären die Indikatoren des NHS Outcomes Framework, die vor allem die Ergebnisse einzelner Leistungsbereiche in Regionen fokussieren, und hier insbesondere die Sterblichkeit an verschiedenen Krankheiten sowie die Patientenerfahrungen mit der Versorgung (NHS 2023).

Indikatorbeispiel:

„Unplanned hospitalisation for chronic ambulatory care sensitive conditions" (NHS Outcomes Framework Indicators – March 2022 release)

Während die genannten internationalen Beispiele eher eine sektorübergreifende Perspektive einnehmen, herrscht in Deutschland noch eine sektorbezogene Formulierung von Indikatoren vor; eine Ausnahme bilden die genannten IQTIG-Indikatoren, aber auch die SEVer-Liste des Aktionsbündnis Patientensicherheit e. V. (SEVer-Liste – **S**chwerwiegende **E**reignisse, die wir sicher **ver**hindern wollen; APS 2021), die ebenfalls sowohl im stationären als auch ambulanten Sektor zur Anwendung kommen kann.

Indikatorbeispiel:

„Überdosierung von Methotrexat für die nicht-onkologische Patientenversorgung (z. B. tägliche statt wöchentlicher Gabe)" (APS SEVer-Liste)

Als Indikatorenquelle sind auch die bislang nur für den ambulanten Sektor formulierten Indikatoren zu betrachten, da diese auch Leistungen umfassen, die zum Teil stationär erbracht werden oder aber die Hospitalisierungsraten ambulant behandelbarer Krankheiten messen. Die verfügbaren QI-Sets aus dem ambulanten Sektor werden oder wurden zur Qualitätssicherung, Qualitätsforschung oder Qualitätsförderung eingesetzt, wobei die Daten typischerweise jedoch noch nicht bundesweit erfasst werden. Darunter befindet sich beispielsweise das QI-Set der Kassenärztlichen Bundesvereinigung „AQUIK" (Ambulante Qualitätsindikatoren und Kennzahlen), das 48 fachgruppenspezifische und -übergreifende sowie patientenorientierte und qualitätsmanagementbezogene Qualitätsindikatoren umfasst, mit denen einzelne Praxen bewertet, nicht jedoch ein regionales Qualitätsmonitoring durchgeführt werden kann (Kleudgen et al. 2011). Zudem setzt die Berechnung vieler Indikatoren eine elektronische Patientenakte mit Analysefunktionen voraus, die laut AQUIK-Projekt der KBV in den meisten Praxen fehlen. Darüber hinaus schätzen Ärzte den Erhebungsaufwand für die AQUIK-QI als zu hoch ein (de Cruppé et al. 2015).

Das umfangreichste Indikatorenset QISA (Qualitätsindikatorensystem für die ambulante Versorgung) hat das Institut für angewandte Qualitätsförderung und Forschung im Gesundheitswesen GmbH (aQua-Institut) im Auftrag des AOK-Bundesverbandes entwickelt (AOK 2023). Dieses Indikatorenset fokussiert vor allem die hausärztliche Versorgung. Einige Indikatoren sind auf der Basis von Routinedaten berechenbar, andere benötigen Daten aus Praxismanagementsystemen. Viele der ursprünglich zwischen 2009 und 2012 publizierten Indikatoren wurden inzwischen aktualisiert. Das QI-Set bildet die Basis des Qualitätsmonitorings von Arztnetzen der AOK, das unter dem Namen QuATRo (Qualität in Arztnetzen – Transparenz mit Routinedaten) fungiert. Arztnetze, die bei Indikatoren zur leitliniengerechten Versorgung, Prävention und Patientensicherheit besonders gut abschneiden, werden ausgezeichnet.

Ebenfalls zur Qualitätsbewertung von Arztnetzen hat die BARMER ein QI-Set unter dem Namen BrAVo (Benchmarking regionale Arztnetz-Versorgung) vorgelegt (Laag et al. 2013). Dieses QI-Set beruht ausschließlich auf Routinedaten und umfasst beispielsweise das für die Ambulantisierung wichtige Qualitätskriterium der Hospitalisierungsquoten.

Speziell zur Evaluation des integrierten Versorgungsmodells „Gesundes Kinzigtal" wurde ein viele Bereiche der ambulanten Versorgung umfassendes QI-Set entwickelt, das zur Indikatorberechnung auch ausschließlich Routinedaten nutzt (Geraedts et al. 2020). Darüber hinaus liegen für verschiedenste Fachdisziplinen QI-Sets zum Qualitätsmonitoring der ambulanten Versorgung vor, die nicht schon Teil des QISA-Sets sind und deren Eignung im Rahmen einer Ambulantisierung zu

prüfen wäre, so zum Beispiel QI-Sets in der Pädiatrie (Skrundz et al. 2015; Ewald et al. 2018) oder der ambulanten onkologischen Versorgung (Hermes et al. 2013).

16.5 Qualitätskriterien und -indikatoren einer ambulantisierten Versorgung

In Anbetracht der Fülle an Qualitätsindikatoren, die für das Monitoring einer ambulantisierten Versorgung zur Verfügung stehen, könnte ein pragmatisches Vorgehen so gestaltet sein, dass zunächst die grundsätzlich zu erfassenden Qualitätskriterien ausgewählt werden und anschließend die erwähnten Quellen im Hinblick auf validierte Indikatoren untersucht werden. Damit entfiele der aufwändige Weg einer De-novo-Entwicklung von Indikatoren. Sollten keine Indikatoren den Bedarf decken, müssen die folgenden zehn Prozessschritte der Indikatorenentwicklung durchlaufen werden (Geraedts 2023):

1. Kriterienbasierte Auswahl von Qualitätsaspekten
2. Prozessanalyse: Analyse des Versorgungspfads und der am Versorgungsprozess Beteiligten (Qualitäts-/Wirkmodell)
3. Reflektion bedeutsamer Qualitätsdimensionen
4. Evidenzsuche für Anforderungen an einzelne Prozessschritte/Qualitätsdimensionen
5. Ableitung von Qualitätszielen und Qualitätsmerkmalen
6. Formulierung von Qualitätsindikatoren und Referenzbereichen
7. Reflektion der nicht von Leistungserbringern zu beeinflussenden Einflussgrößen auf die Zielerreichung und Festlegung der zur Risikoadjustierung notwendigen Faktoren
8. Operationalisierung der Datenerhebung und -analyse (Datenquellen, Datenfelder, Berechnungsverfahren)
9. Machbarkeitstestung des Verfahrens
10. Methodische Gütetestung der Indikatoren

Kapitel 16 · Qualitätskriterien im Kontext einer Ambulantisierung

Unabhängig davon, ob Qualitätsindikatoren übernommen oder neu entwickelt werden müssen, lassen sich die grundsätzlichen Qualitätskriterien aus der oben genannten Operationalisierung des Konstrukts „Qualität der Gesundheitsversorgung" ableiten. Demnach muss bewertet werden, ob die ambulantisierte Behandlung die bereits oben genannten Kriterien erfüllt:

▪▪ **a) Die zur Behandlung notwendigen Strukturen im Bereich des Personals und der Sachmittel sind vorhanden.**

Beispiele für die mindestens notwendigen strukturellen Voraussetzungen bei schon heute ambulantisierten Behandlungen finden sich in den Vereinbarungen von Qualitätssicherungsmaßnahmen nach § 135 Abs. 2 SGB V des GKV-Spitzenverbands und der Kassenärztlichen Bundesvereinigung, u. a. zum ambulanten Operieren oder zur invasiven Kardiologie, zur Schmerztherapie oder Koloskopien. Da aus Studien fast nie ableitbare Evidenz für bestimmte Strukturen vorliegen, müssten diese für alle ambulantisierbaren Behandlungen im Konsens der Beteiligten und Patientenvertreter abgestimmt werden. In diesen Bereich fallen auch Mindestmengen, die im Rahmen der Aus- und Weiterbildung nachgewiesen und/oder kontinuierlich erfüllt werden müssen.

▪▪ **b) Die Behandlung erfolgt auf der Basis der jeweils effektivsten Methoden.**

Liegen Leitlinien vor, die diagnostische oder therapeutische Prozesse empfehlen, die mit den wahrscheinlich besten Versorgungsergebnissen einhergehen, dann sollte die Behandlung dementsprechend erfolgen, wenn nicht patientenindividuelle Gründe dagegen sprechen. Im Allgemeinen wird also der Anteil leitlinienkonform behandelter Patientinnen und Patienten berechnet.

▪▪ **c) Die Behandlung erfolgt patientenzentriert.**

Die Präferenzen der Patientinnen und Patienten für oder gegen bestimmte diagnostische oder therapeutische Verfahren müssen in einem gemeinsamen Entscheidungsfindungsprozess erörtert werden, sodass die Behandlung entsprechend erfolgen kann. Eventuell präferieren die Patienten auch trotz ambulanter Behandlungsoption eine stationäre Behandlung. Alle Patientengruppen sollten gleiche Zugangsmöglichkeiten zu beiden Behandlungsoptionen haben, womit ein Teilaspekt der Gerechtigkeit der gesundheitlichen Versorgung erfasst wird. Ist eine Überwachung nach einer ambulantisierten Behandlung nicht gesichert, muss stationär behandelt werden. Die Bewertung dieses Kriteriums erfolgt typischerweise anhand von Erfahrungsbefragungen. Beispielhaft sei hier die bereits etablierte IQTIG-Befragung von Patienten nach Koronarangiographien/perkutanen Koronarinterventionen erwähnt, die diese Aspekte berücksichtigt.

▪▪ **d) Nur eindeutig indizierte Prozeduren werden durchgeführt.**

Wie bei jeder neuen Versorgungsform muss hinterfragt werden, ob Vergütungsanreize bei ambulantisierten Behandlungen dazu führen können, dass die Indikation breiter gestellt wird als unbedingt notwendig. Beispiele für eingeführte Indikatoren erfassen fehlende eindeutige Befunde in der Bildgebung oder (Funktions-/Labor-)Diagnostik, eine fehlende von Patienten berichtete eindeutige Symptomatik oder postoperativ fehlende histopathologische Korrelate.

▪▪ **e) Die Behandlungsergebnisse fallen positiv aus.**

Hierunter sind zunächst sowohl die klinischen Ergebnisse (z. B. Heilung, Wiederherstellung) als auch die von den Patienten berichteten Ergebnisse (PRO) zu fassen. Gerade die typischerweise nicht über Routinedaten erfasste Funktionalität nach einer angemessenen postprozeduralen Beobachtungszeit (z. B. Gehstrecke sechs Monate nach Gelenkersatz oder Stent-Implantation) spielt dabei eine wesentliche Rolle. Das International Consortium for Health Outcomes Measurement (ICHOM) hat inzwischen knapp 50 Sets für die Outcome-

Bewertung verschiedener Erkrankungen zusammengestellt, auf die zurückgegriffen werden kann. Je nach Verwendungszweck der Ergebnismessung – zwischen der Initiierung interner Qualitätsverbesserungsaktivitäten über Benchmarking bis hin zur Steuerung z. B. über erfolgsabhängige Vergütungen – wird es notwendig sein, eine mehr oder weniger gute Risikoadjustierung zu implementieren, um Fehlinterpretationen der Indikatorausprägungen zu vermeiden. Dabei werden diejenigen Faktoren statistisch möglichst weitgehend eliminiert, die die Indikatorausprägung beeinflussen, jedoch nicht von den Leistungserbringenden kontrolliert werden können.

Des Weiteren sind im Bereich der Ergebnismessung auch die Patientenerfahrungen (PRE) zu bewerten. Das IQTIG hat für verschiedene Leistungsbereiche Befragungsinstrumente entwickelt, von denen jedoch bisher nur die Befragung nach perkutaner Koronarintervention im Regelbetrieb läuft. Zudem liegen generische Befragungsinstrumente sowohl für den stationären (PEQ = Patient Experience Questionnaire) als auch den ambulanten Sektor (ZAP = Zufriedenheit in der ambulanten Versorgung – Qualität aus Patientenperspektive, „Frag mich!") vor. Deren Eignung für ambulantisierte Behandlungen müsste in jedem Einzelfall geprüft werden.

▪▪ f) Die Patientensicherheit ist gewährleistet.

Beim Blick in die Literatur zu den Gefahren der Ambulantisierung spielt die Aufrechterhaltung einer der stationären Versorgung zumindest vergleichbaren Patientensicherheit eine Hauptrolle. Qualitätsindikatoren erfassen zu diesem Qualitätskriterium bzw. -merkmal die Komplikationsraten, Sterblichkeit, ungeplante Hospitalisierungen und vor allem auch das Versagen bei der Bewältigung von Notfallsituationen bzw. lebensbedrohlichen Komplikationen („failure to rescue", Silber et al. 1992). Dabei sollten die in der Literatur berichteten, oftmals niedrigen Komplikationsraten bei ambulantisierten Behandlungen unbedingt auf ihre Übertragbarkeit auf die deutsche Versorgungssituation hinterfragt werden, da „ambulante Behandlung" in den meisten Ländern eine Behandlung in Krankenhaus-Ambulanzen meint und nicht die bei der so genannten „doppelten Facharztschiene" in Deutschland eher anzutreffende Behandlung in Arztpraxen. In den unter a) genannten Vereinbarungen der KBV mit dem GKV-Spitzenverband wird den Vorkehrungen für Notfallsituationen daher auch bereits eine besondere Aufmerksamkeit gewidmet. Eine bedeutsame Quelle für Indikatoren aus diesem Bereich ist die 2021 publizierte SEVer-Liste der „schwerwiegenden Ereignisse, die wir sicher verhindern wollen" des Aktionsbündnis Patientensicherheit e. V. (APS 2021).

▪▪ g) Kosteneffektivität und Bevölkerungsgesundheit

Neben diesen unter a) bis f) aufgeführten vordringlichen Qualitätskriterien einer ambulantisierten Versorgung wäre zu überlegen, inwieweit auch die Kriterien der Kosteneffektivität und der regionalen Bevölkerungsgesundheit in Zukunft bei einer Qualitätsbewertung aus der Systemperspektive einbezogen werden. Dafür spricht, dass die Auswirkungen einer Versorgung, die Patienten potenziell einer größeren Gefahr aussetzt, längerfristig und umfassender evaluiert und die dazu notwendigen Evaluationsparameter von vornherein miterfasst werden sollten.

16.6 Fazit

Die Ambulantisierung vormals stationär erbrachter Leistungen kann Vor-, aber auch Nachteile für die Patientinnen und Patienten bedeuten. Um etwaige Qualitätsminderungen oder Gefährdungen der Patientensicherheit erfassen zu können, müssen Qualitätsindikatoren auf der Basis der für die Ambulantisierung relevanten Qualitätskriterien konsentiert werden, die ein kontinuierliches Qualitätsmonitoring erlauben. Diese müssen nicht unbedingt neu entwickelt werden, sondern könnten größtenteils aus der Literatur abgeleitet werden. Das

Kapitel 16 · Qualitätskriterien im Kontext einer Ambulantisierung

Monitoring, für das in Deutschland das IQ-TIG zuständig sein müsste, sollte gleichförmig für Arztpraxen, Ambulanzen an Kliniken, aber auch bei stationärer Behandlung ambulantisierbarer Prozeduren gelten und einen längerfristigen Zeitraum der Qualitätsbeobachtung nach der Behandlung aus Patienten-, Behandler- und regionaler Perspektive umfassen. So ließen sich Auswirkungen einer Ambulantisierung hinreichend evaluieren und eventuelle Fehlentwicklungen frühzeitig rückgängig machen.

Literatur

AHRQ – AHRQ Quality indicators. https:// qualityindicators.ahrq.gov/. Zugegriffen: 1. Dez. 2023

AOK QiSA – Das Qualitätsindikatorensystem für die ambulante Versorgung. https://www.aok.de/gp/aerzte-psychotherapeuten/versorgungsqualitaet-aerzte/qisa. Zugegriffen: 1. Dez. 2023

APS – Aktionsbündnis Patientensicherheit e V (2021) Schützt vor Schaden: Die APS SEVer-Liste – Schwerwiegende Ereignisse, die wir sicher verhindern wollen. APS – Aktionsbündnis Patientensicherheit e V, Berlin https://doi.org/10.21960/202103

Beivers A, Kramer U (2022) Schnellschüsse vermeiden: Ambulantisierung ohne ein funktionierendes Entlass- und Casemanagement kann zum Nullsummenspiel werden. Führen Wirtschaften 10:890–892

Berwick DM, Nolan TW, Whittington J (2008) The Triple Aim: Care, health, and cost. Health Aff 27(3):759–769

Bodenheimer T, Sinsky C (2014) From triple to quadruple aim: care of the patient requires care of the provider. Ann Fam Med 12(6):573–576. https://doi.org/10.1370/afm.1713

Bordoni V, Poggi A, Zaffagnini S, Previtali D, Filardo G, Candrian C (2020) Outpatient total knee arthroplasty leads to a higher number of complications: a meta-analysis. J Orthop Surg Res 15(1):408. https://doi.org/10.1186/s13018-020-01925-x

CMS Centers for Medicare & Medicaid Services Measures Inventory Tool. https://cmit.cms.gov/cmit/#/MeasureInventory. Zugegriffen: 1. Dez. 2023

de Cruppé W, Kleudgen S, Diel F, Burgdorf F, Geraedts M (2015) Feasibility of 48 quality indicators in ambulatory care in Germany: a cross-sectional observational study. Z Evid Fortbild Qual Gesundhwes 109:682–694. https://doi.org/10.1016/j.zefq.2015.02.015

Deckert S, Arnold K, Becker M, Geraedts M, Brombach M, Breuing J, Bolster M, Assione C, Birkner N, Buchholz E, Carli E-G, Diel F, Döbler K, Follmann M,

Harfst T, Klinkhammer-Schalke M, Kopp I, Lebert B, Lühmann D, Meiling C, Niehues T, Petzold T, Schorr S, Tholen R, Wesselmann S, Voigt K, Willms G, Neugebauer E, Pieper D, Nothacker M, Schmitt J (2021) Methodischer Standard für die Entwicklung von Qualitätsindikatoren im Rahmen von S3-Leitlinien – Ergebnisse einer strukturierten Konsensfindung. Z Evid Fortbild Qual Gesundhwes 160:21–33. https://doi.org/10.1016/j.zefq.2020.11.008

Donabedian A (1986) Criteria and standards for quality assessment and monitoring. QRB Qual Rev Bull 12(3):99–108. https://doi.org/10.1016/s0097-5990(16)30021-5

Donabedian A (2005) Evaluating the quality of medical care. Milbank Q 83(4):691–729. https://doi.org/10.1111/j.1468-0009.2005.00397.x

Ewald D, Huss G, Auras S, Ruiz-Canela J, Hadjipanayis A, Geraedts M (2018) Development of a core set of quality indicators for paediatric primary care practices in Europe, COSI-PPC-EU. Eur J Pediatrics 177:921–933. https://doi.org/10.1007/s00431-018-3140-z

Friedlander DF, Krimphove MJ, Cole AP, Marchese M, Lipsitz SR, Weissman JS, Schoenfeld AJ, Ortega G, Trinh QD (2021) Where Is the Value in Ambulatory Versus Inpatient Surgery? Ann Surg 273(5):909–916. https://doi.org/10.1097/SLA.0000000000003578

Geraedts M (2023) Leitlinienevaluation: Konzepte zur Definition und Messung von Leitlinienumsetzung und -adhärenz. In: Günster C, Klauber J, Klemperer D, Nothacker M, Robra B-P, Schmuker C (Hrsg) Versorgungs-Report. Leitlinien – Evidenz für die Praxis. Medizinisch Wissenschaftliche Verlagsgesellschaft, Berlin, S 45–56 https://doi.org/10.32745/9783954668007-4

Geraedts M, Mehl C, Schmitz J, Siegel A, Graf E, Stelzer D, Farin-Glattacker E, Ihle P, Köster I, Dröge P, Günster C, Haas N, Gröne O, Schubert I (2020) Entwicklung eines Indikatorensets zur Evaluation der Integrierten Versorgung Gesundes Kinzigtal. Z Evid Fortbild Qual Gesundhwes 150–152:54–64

Hahlweg P, Bieber C, Brütt LA, Dierks ML, Dirmaier J, Donner-Banzhoff N, Eich W, Geiger F, Klemperer D, Koch K, Körner M, Müller H, Scholl I, Härter M (2022) Moving towards patient-centered care and shared decision-making in Germany. Z Evid Fortbild Qual Gesundhwes 171:49–57. https://doi.org/10.1016/j.zefq.2022.04.001

Hermes K, Buschmann-Maiworm RE, Klein G, Baumann W, Otremba B, Lebahn H, Steinmetz T, Geraedts M, Kleeberg UR, Schmitz S (2013) WINHO-Qualitätsindikatoren für die ambulante onkologische Versorgung in Deutschland. Z Evid Fortbild Qual Gesundhwes 107:548–559

IQTIG (2022) Methodische Grundlagen. Version 2.0. https://iqtig.org/downloads/berichte-2/meg/IQTIG_Methodische-Grundlagen_Version-2.0_2022-04-27_barrierefrei.pdf. Zugegriffen: 29. Nov. 2023

IQTIG (2023a) Qualitätsindikatorendatenbank (QIDB). https://iqtig.org/veroeffentlichungen/qidb/. Zugegriffen: 29. Nov. 2023

IQTIG (2023b) Ambulant erworbene Pneumonie – Beschreibung der Qualitätsindikatoren und Kennzahlen nach DeQS-RL (Prospektive Rechenregeln). DeQS_CAP_2023_QIDB-RR-P-V01_2022-02-18.pdf. https://iqtig.org/veroeffentlichungen/qidb/. Zugegriffen: 29. Nov. 2023

Karlsson E, Jakobsson JG (2021) Emergencies in freestanding ambulatory surgery centre. Curr Opin Anaesthesiol 34(6):690–694. https://doi.org/10.1097/ACO.0000000000001058

Kleudgen S, Diel F, Burgdorf F, Quasdorf I, de Cruppé W, Geraedts M (2011) KBV entwickelt Starter-Set ambulanter Qualitätsindikatoren – AQUIK®-Set. Z Evid Fortbild Qual Gesundhwes 105:54–63. https://doi.org/10.1016/j.zefq.2010.12.005

Laag S, Ullrich W, von Maydell B et al (2013) Zwischen Kollektivsystem und Pay-for-Performance. Das BrAVo-Kennzahlensystem der BARMER GEK für Arztnetze. Gesundheitswes Aktuell 2013:222–247

Li J, Li Y, Cao D, Xia Z, Meng C, Peng L, Wei Q (2022) Outpatient vs inpatient robot-assisted radical prostatectomy: an evidence-based analysis of comparative outcomes. J Endourol 36(4):468–476. https://doi.org/10.1089/end.2021.0643

Loke HY, Kyaw WM, Chen MIC, Lim JW, Ang B, Chow A (2019) Length of stay and odds of MRSA acquisition: a dose-response relationship? Epidemiol Infect 147:e223. https://doi.org/10.1017/S0950268819001110

Mai HT, Mukhdomi T, Croxford D, Apruzzese P, Kendall MC, De Oliveira GS (2021) Safety and outcomes of outpatient compared to inpatient total knee arthroplasty: a national retrospective cohort study. Reg Anesth Pain Med 46(1):13–17. https://doi.org/10.1136/rapm-2020-101686

Martin SV, Reed B, Fallico N (2023) Patient safety and suitability for primary cleft lip repair as day case surgery – A systematic review and meta-analysis. Cleft Palate Craniofac J. https://doi.org/10.1177/10556656231199643

NCQA (National Committee for Quality Assurance) HEDIS (Healthcare Effectiveness Data and Information Set). https://www.ncqa.org/hedis/. Zugegriffen: 1. Dez. 2023

NHS (National Health Service) NHS Outcomes Framework (NHS OF). https://digital.nhs.uk/data-and-information/publications/statistical/nhs-outcomes-framework. Zugegriffen: 1. Dez. 2023

Nundy S, Cooper LA, Mate KS (2022) The quintuple aim for health care improvement: a new imperative to advance health equity. JAMA 327(6):521–522. https://doi.org/10.1001/jama.2021.25181

Patel HY, West DJ (2021) Hospital at home: an evolving model for comprehensive healthcare. Glob J Qual Saf Healthc 4:141–146. https://doi.org/10.36401/JQSH-21-4

Puzzitiello RN, Moverman MA, Pagani NR, Menendez ME, Salzler MJ (2022) Current status regarding the safety of inpatient versus outpatient total shoulder arthroplasty: a systematic review. HSS J 18(3):428–438. https://doi.org/10.1177/15563316211019398

Schenk M, Neumann J, Adler N, Trommer T, Theopold J, Neumuth T, Hepp P (2023) A comparison between a maximum care university hospital and an outpatient clinic – potential for optimization in arthroscopic workflows? BMC Health Serv Res 23:1313. https://doi.org/10.1186/s12913-023-10259-3

Sens B, Pietsch B, Fischer, Hart D, Kahla-Witzsch HA, von Friedrichs V et al (2018) Begriffe und Konzepte des Qualitätsmanagements – 4. Auflage. GMS Med Inform Biom Epidemiol 14(1):Doc4. https://doi.org/10.3205/MIBE000182

Shahjouei S, Li J, Koza E, Abedi V, Sadr AV, Chen Q, Mowla A, Griffin P, Ranta A, Zand R (2022) Risk of subsequent stroke among patients receiving outpatient vs inpatient care for transient Ischemic attack: a systematic review and meta-analysis. JAMA Netw Open 5(1):e2136644. https://doi.org/10.1001/jamanetworkopen.2021.36644

Silber JH, Williams SV, Krakauer H, Schwartz JS (1992) Hospital and patient characteristics associated with death after surgery. A study of adverse occurrence and failure to rescue. Med Care 30:615–629

Skrundz M, Hameister K, Borusiak P, Geraedts M (2015) Entwicklung von Qualitätsindikatoren für die Diagnostik und Behandlung von ADHS in der Sozialpädiatrie. Gesundheitswesen 77(12):908–915

Sundmacher L, Fischbach D, Schuettig W, Naumann C, Augustin U, Faisst C (2015) Which hospitalisations are ambulatory care-sensitive, to what degree, and how could the rates be reduced? Results of a group consensus study in Germany. Health Policy 119(11):1415–1423. https://doi.org/10.1016/j.healthpol.2015.08.007

Whittington C, Skains RM, Zhang Y, Osborne JD, O'Leary T, Freeman HB, Martin RC, Vickers JK, Flood KL, Markland AD, Buford TW, Brown CJ, Kennedy RE (2023) Delirium due to potentially avoidable hospitalizations among older adults. J Gerontol A Biol Sci Med Sci Series A. https://doi.org/10.1093/gerona/glad256

Open Access Dieses Buch wird unter der Creative Commons Namensnennung 4.0 International Lizenz (http://creativecommons.org/licenses/by/4.0/deed.de) veröffentlicht, welche die Nutzung, Vervielfältigung, Bearbeitung, Verbreitung und Wiedergabe in jeglichem Medium und Format erlaubt, sofern Sie den/die ursprünglichen Autor(en) und die Quelle ordnungsgemäß nennen, einen Link zur Creative Commons Lizenz beifügen und angeben, ob Änderungen vorgenommen wurden.

Die in diesem Buch enthaltenen Bilder und sonstiges Drittmaterial unterliegen ebenfalls der genannten Creative Commons Lizenz, sofern sich aus der Abbildungslegende nichts anderes ergibt. Sofern das betreffende Material nicht unter der genannten Creative Commons Lizenz steht und die betreffende Handlung nicht nach gesetzlichen Vorschriften erlaubt ist, ist für die oben aufgeführten Weiterverwendungen des Materials die Einwilligung des jeweiligen Rechteinhabers einzuholen.

Nachhaltigkeit

Inhaltsverzeichnis

Kapitel 17 **Umweltauswirkungen des Gesundheitssektors – 335**
Claudia Quitmann, Mattis Keil, Alina Herrmann, Robert Schulz und Peter-Paul Pichler

Kapitel 18 **Ökologische Nachhaltigkeit als Herausforderung für die Krankenhäuser – 363**
Julia Oswald und Nikola Blase

Kapitel 19 **Klimaschutz in Kliniken: Praxisbeispiele für Nachhaltigkeit im Gesundheitswesen – 387**
Annegret Dickhoff und Christian Dreißigacker

Umweltauswirkungen des Gesundheitssektors

Claudia Quitmann, Mattis Keil, Alina Herrmann, Robert Schulz und Peter-Paul Pichler

Inhaltsverzeichnis

17.1 Einleitung – 337

17.2 Umweltindikatoren für nachhaltige Gesundheitsversorgung – 339
17.2.1 Treibhausgasemissionen – 339
17.2.2 Feinstaub (particulate matter, PM) – 340
17.2.3 Luftschadstoffe (Stickoxide und Schwefeldioxid) – 341
17.2.4 Reaktiver Stickstoff im Wasser – 341
17.2.5 Verbrauch von knappem Wasser – 341
17.2.6 Arzneimittelrückstände im Wasser – 342

17.3 Treibhausgasemissionen durch den Gesundheitssektor – 342
17.3.1 Geographische und zeitliche Perspektive – 342
17.3.2 Treibhausgasemissionen durch verschiedene Ebenen des Gesundheitssektors – 345

17.4 Weitere Umweltauswirkungen durch den Gesundheitssektor – 353
17.4.1 Global – 353
17.4.2 Deutschland – 355

17.5 Initiativen für die Untersuchung von Umweltauswirkungen des Gesundheitssektors – 355

© Der/die Autor(en) 2024
J. Klauber et al. (Hrsg.), *Krankenhaus-Report 2024*, https://doi.org/10.1007/978-3-662-68792-5_17

17.6 Diskussion – 357

17.6.1 Erkenntnisse zu Umweltauswirkungen – 357

17.6.2 Zielgruppenspezifische Betrachtungsebenen und eingeschränkte Vergleichbarkeit von Studien – 357

17.6.3 Rolle von Wissenschaft, Industrie und Politik bei der Erfassung von Umweltauswirkungen – 358

17.6.4 Handeln unter Unsicherheit nötig und möglich – 358

17.6.5 Der Weg zu einem umweltfreundlichen Gesundheitssektor – 358

Literatur – 359

Kapitel 17 · Umweltauswirkungen des Gesundheitssektors

▪▪ Zusammenfassung

Die Gesundheit der Umwelt und der Menschheit sind untrennbar miteinander verknüpft. Klimawandel und Umweltverschmutzungen wirken sich negativ auf Gesundheit aus und der Gesundheitssektor hat die Aufgabe, dies abzufangen. Gleichzeitig hat der Gesundheitssektor selbst diverse Auswirkungen auf die Umwelt. Dazu zählen unter anderem die Freisetzung von Treibhausgasemissionen, Feinstaub und Luftschadstoffen, aber auch reaktiver Stickstoff und Arzneimittelrückstände im Wasser sowie der Verbrauch knappen Wassers. Diese Umweltauswirkungen entstehen einerseits direkt durch die Aktivitäten von Krankenhäusern und anderen Gesundheitseinrichtungen oder durch deren Abfälle. Andererseits entstehen sie indirekt entlang internationaler Lieferketten von z. B. Medizinprodukten und Medikamenten. Während die Wissensbasis zu Treibhausgasemissionen durch den Gesundheitssektor langsam wächst, ist zu anderen Umweltauswirkungen immer noch sehr wenig bekannt. Dieser Beitrag gibt einen Überblick über den aktuellen Wissensstand und diskutiert deren Auswirkungen für die medizinische Versorgung.

Environmental and human health are inextricably linked. Climate change and environmental pollution have negative effects on health and the health sector is responsible for addressing these effects. At the same time, the health sector itself has diverse impacts on the environment. These include the emission of greenhouse gases, particulate matter and air pollutants as well as reactive nitrogen and pharmaceutical residues in water and the consumption of scarce water. On the one hand, these environmental impacts arise directly from the activities of hospitals and other healthcare facilities or from their waste. On the other hand, they occur indirectly along international supply chains of, for example, medical devices and pharmaceuticals. While the knowledge base on greenhouse gas emissions from the healthcare sector is slowly growing, very little is still known about other envi-

ronmental impacts. This chapter provides an overview of the current state of knowledge and discusses their implications for healthcare.

17.1 Einleitung

„Wir Menschen sind als Lebewesen untrennbarer Teil der Natur und trotz aller technischen Errungenschaften letztlich von ihr abhängig", so formuliert es der „Wissenschaftliche Beirat der Bundesregierung für Globale Umweltveränderungen" (2021). Um dieser Tatsache Rechnung zu tragen, wurde 2015 das Konzept der „planetaren Gesundheit" (planetary health) formuliert (Whitmee et al. 2015). Es handelt sich um ein transdisziplinäres Konzept, das die Gesundheit der Menschen in enger Verknüpfung mit der Gesundheit der Erde sieht.

In der heutigen geochronologischen Epoche, dem Anthropozän, werden biologische, geologische und atmosphärische Systeme der Erde entscheidend durch die Menschheit beeinflusst (Whitmee et al. 2015). Diese Einflüsse tragen dazu bei, dass planetare Grenzen – oder auch Belastungsgrenzen der Erde – ausgereizt und überschritten werden. Ein Überschreiten dieser Grenzen gefährdet die Stabilität der Ökosysteme der Erde und dadurch die Menschheit. Zu den neun definierten planetaren Grenzen zählen beispielsweise die Landnutzung (veränderte Landschaften durch Siedlungsbau und Landwirtschaft), neue Substanzen (Einbringung neuer Substanzen in die Umwelt, z. B. Flammschutzmittel, Plastik), Zustand der Biosphäre (Arten und genetische Vielfalt; Ökosystem-Funktionen) und der Klimawandel.

Sechs der neun planetaren Grenzen gelten aktuell als überschritten, dazu zählen auch die zuvor genannten planetaren Grenzen. Die drei weiteren planetaren Grenzen wurden bis jetzt noch nicht überschritten, jedoch zeichnet sich eine Tendenz in diese Richtung ab (Richardson et al. 2023).

Das Überschreiten planetarer Grenzen, insbesondere mit Hinblick auf den Klimawandel, hat enorme Auswirkungen auf die menschliche Gesundheit. Diese Auswirkungen zeigen sich einerseits auf Ebene der individuellen Gesundheit (z. B. hitzebedingte Todesfälle, Infektionen mit klimasensiblen Erkrankungen wie dem West-Nile-Fieber), was wiederum die Vulnerabilität der betroffenen Person erhöht; andererseits zeigen sich die Auswirkungen auf Systemebene, z. B. durch eine gesteigerte Inanspruchnahme des Gesundheitssystems und damit verbundene Herausforderungen (Romanello et al. 2022).

Die enge Verknüpfung des Klimawandels und anderer Umweltveränderungen mit der menschlichen Gesundheit unterstreicht die Notwendigkeit, ambitionierte Klima- und Umweltschutzziele zu setzen und diese einzuhalten. Als globales Ziel wurde 2015 im Rahmen des Abkommens von Paris eine Beschränkung der Erderwärmung im Vergleich zum vorindustriellen Zeitalter auf „deutlich unter 2 °C", mit Anstrengungen für eine Beschränkung auf 1,5 °C beschlossen. Auf europäischer Ebene wird eine Klimaneutralität bis 2050 (European Commission 2023) verfolgt, während sich Deutschland ein noch ambitionierteres Ziel steckt: Klimaneutralität bis 2045 (Bundesregierung 2023). Auch für andere Umweltschutzziele, wie den Erhalt von Biodiversität, gibt es wichtige internationale Abkommen, z. B. das Übereinkommen über die biologische Vielfalt (Convention on Biological Diversity, CBD). 2022 wurde durch den „Globalen Rahmen für Biodiversität" ein Fahrplan für die gemeinsame Umsetzung der Konvention bis 2030 festgelegt (BMZ 2023).

Der Gesundheitssektor spielt eine wichtige Rolle für die Erreichung dieser Ziele. Die Aktivitäten des Gesundheitssektors wirken sich direkt auf die Umwelt aus, z. B. durch Emissionen von Krankenhäusern und anderen Gesundheitseinrichtungen oder durch die von ihm erzeugten Abfälle. Noch wichtiger sind jedoch die indirekten Umweltauswirkungen, die entlang der komplexen internationalen Lieferketten für die Beschaffung von z. B. medizinischen Geräten, Verbrauchsmaterialien und Medikamenten entstehen. Etwa 5 % der weltweiten Treibhausgasemissionen (Romanello et al.

2022) und einen ähnlichen Anteil an toxischen Luftschadstoffen (Lenzen et al. 2020) verantwortet der Gesundheitssektor. Das medizinische Gebot des „Nicht-Schadens" („primum non nocere") verpflichtet den Gesundheitssektor in besonderer Weise, die Erde als Lebensgrundlage der Menschheit zu schützen. Für nicht mehr abwendbare Folgen gilt es die von Umweltveränderungen betroffenen Bevölkerungsgruppen bei der Anpassung zu unterstützen (Romanello et al. 2022). Deutschland hat sich gemeinsam mit ca. 70 anderen Ländern (Stand: 18.07.2023) im Rahmen der 26. Weltklimakonferenz mit dem Beitritt zum „COP26 Health Programm" zu dem Ziel eines klimaresilienten sowie nachhaltigen und klimafreundlichen Gesundheitssystems bekannt (Alliance for Transformative Action on Climate and Health, ATACH; WHO 2023).

Die Verpflichtung zur Erreichung dieser Ziele wird auch durch diverse Vertretungen von Angehörigen der Gesundheitsberufe betont (European Doctors 2023; Global Climate and Health Forum 2018). Dr. Klaus Reinhardt, Präsident der Bundesärztekammer, beschreibt es wie folgt: „Gesundheit und Wohlergehen der Menschen hängen ganz wesentlich vom Erhalt der natürlichen Lebensgrundlagen ab. Klimaschutz ist deshalb immer auch Gesundheitsschutz. Es ist unsere ärztliche Pflicht, auf diese Zusammenhänge aufmerksam zu machen und uns für die Einhaltung der Pariser Klimaschutzziele einzusetzen." (Reinhardt o. J.).

Um die Umweltauswirkungen des Gesundheitssektors zu reduzieren und somit zum Erreichen nationaler und internationaler Ziele beizutragen, ist es wichtig, die Auswirkungen zu kennen. Folglich werden in diesem Beitrag unterschiedliche Umweltauswirkungen des Gesundheitssektors beschrieben, wobei der Schwerpunkt auf Treibhausgasemissionen liegt. Dies rührt daher, dass dies die am besten untersuchte Umweltauswirkung ist. Zusätzlich werden Initiativen vorgestellt, die sich für die Untersuchung der Umweltauswirkungen engagieren. Abschließend wird diskutiert, was die präsentierten Daten für den Gesundheitssektor jetzt und in Zukunft bedeuten.

17.2 Umweltindikatoren für nachhaltige Gesundheitsversorgung

Die Umweltauswirkungen des Gesundheitssektors gehen über den direkten Betrieb in den Einrichtungen hinaus. Viele der mit dem Gesundheitssektor verbundenen Umweltauswirkungen sind indirekter Natur und entstehen in internationalen Versorgungsketten, die die Produktion, den Transport und die Entsorgung von medizinischen Gütern und Dienstleistungen umfassen. Um die Umweltauswirkungen des Sektors umfassend zu bewerten, stützen sich Wissenschaft und Politik zunehmend auf verbrauchsbasierte Indikatoren, bei denen die Umweltauswirkungen dem wirtschaftlichen Endkonsum zugerechnet werden, wie z. B. verschiedene Umweltfußabdrücke (environmental footprints) (Pichler 2023). Diese Indikatoren messen das gesamte Ausmaß der Umweltauswirkungen des Konsums im Gesundheitssektor und berücksichtigen den gesamten Lebenszyklus von Produkten und Dienstleistungen. Umweltfußabdrücke (darunter auch der Treibhausgas-Fußabdruck) sind gewichtsbasierte Indikatoren, bei denen die Umweltauswirkungen in t/kg angegeben werden (z. B. t CO_2-Äquivalente; Lenzen et al. 2020). Im Gegensatz dazu ist der ökologische Fußabdruck ein flächenbasierter Indikator, bei dem der Ressourcenverbrauch oder die Abfallproduktion pro Flächeneinheit (z. B. Hektar) angegeben wird (Hammond 2007). Durch die Anwendung eines verbrauchsbasierten Ansatzes ist es möglich, die umfassenderen Umweltauswirkungen der Gesundheitsversorgung zu ermitteln und anzugehen und gleichzeitig nachhaltige und umweltbewusste Praktiken zu fördern.

Die derzeit einzige Möglichkeit, vollständige und konsistente sektorale Umweltfußabdrücke zu schätzen, ist die Verwendung sogenannter umwelterweiterter (environmentally-extended) multiregionaler Input-Output-Modelle (EE-MRIO). Input-Output-Modelle sind spezielle Arten von ökonomischen Modellen, die die Ströme von Gütern und Dienstleistungen zwischen verschiedenen Sektoren innerhalb einer Volkswirtschaft oder über den internationalen Handel zwischen verschiedenen Volkswirtschaften verfolgen. EE-MRIO-Modelle erweitern Input-Output-Modelle um Umweltdaten. Dadurch können sie die Umweltauswirkungen der Produktion und des Konsums von Gütern und Dienstleistungen berechnen. Sowohl die ökonomischen Input-Output-Daten als auch die Umweltdaten basieren auf den jeweiligen nationalen Statistiken. Hieraus ergibt sich in der Praxis auch die größte Einschränkung für die Genauigkeit der Schätzung. Die sektorale Auflösung der Datenquellen ist in den meisten Ländern sehr begrenzt und in einigen Ländern sind überhaupt keine Daten verfügbar und müssen aus anderen Quellen geschätzt werden.

Im Folgenden werden einige Umweltindikatoren vorgestellt, für die in der wissenschaftlichen Literatur Ergebnisse aus nationalen und internationalen Gesundheitssystemen vorliegen. Die Beschreibung umfasst jeweils die Relevanz des Indikators für die Umwelt und für die menschliche Gesundheit. In den darauffolgenden zwei Kapiteln werden erst Studienergebnisse für den Indikator „Treibhausgasemissionen" und anschließend für die weiteren Indikatoren dargestellt.

17.2.1 Treibhausgasemissionen

Umweltrelevanz: Zu den Treibhausgasen (THG) gehören nach dem Kyoto-Protokoll Kohlendioxid (CO_2), Methan (CH_4), Distickstoffoxid (N_2O), Fluorchlorkohlenwasserstoffe (FCKW), Schwefelhexafluorid (SF_6), Perfluorkohlenstoffe (PFC) und Stickstofftrifluorid (NF_3). Diese Gase haben weitreichende Auswirkungen auf die globale Erwärmung, da sie Wärme in der Atmosphäre zurückhalten und so zur Erwärmung beitragen (Umweltbundesamt 2021). Um freigesetzte Mengen und Konzentrationen verschiedener Treibhausgase in der Atmosphäre hinsichtlich ihrer Auswirkungen auf die Temperatur an der Erdoberfläche zu vergleichen, wird das Konzept der „CO_2-Äquivalente" (CO_2e) angewandt. Dabei wird die Menge eines Treibhausgases in die entsprechende CO_2-Menge umgerechnet, die in einem bestimmten Zeitraum die gleiche Erwärmung verursacht. Der Gesundheitssektor trägt zu diesen Emissionen nicht nur durch den Energieverbrauch in den Einrichtungen bei, sondern auch durch indirekte Emissionen aus der gesamten Versorgungskette, einschließlich Produktion, Transport und Abfallwirtschaft (Health Care Without Harm 2019; Pichler et al. 2019).

Auswirkungen auf die Gesundheit: Erhöhte THG-Emissionen führen zu klimabedingten Gesundheitsrisiken wie extremen Wetterereignissen, Hitzewellen und Luftverschmutzung. Zu den gesundheitlichen Auswirkungen zählen hitzebedingte Erkrankungen, Atemwegsprobleme, Herz-Kreislauf-Erkrankungen und die Ausbreitung von Infektionskrankheiten aufgrund veränderter Klimamuster und erhöhter Luftschadstoffe. Diese Ereignisse können auch indirekte negative Auswirkungen auf die Gesundheit haben, wenn sie die Infrastruktur beschädigen, die Nahrungsmittelproduktion unterbrechen, Menschen zur Flucht zwingen oder die sozialen Determinanten von Gesundheit durch wachsende wirtschaftliche Ungleichheit verschlechtern (Romanello et al. 2022).

In der Regel wird bei der Bilanzierung von Umweltfußabdrücken nur zwischen direkten und indirekten Effekten unterschieden. Erstere umfassen alle Auswirkungen, die direkt im bilanzierten System entstehen (z. B. Verbrennung von Brennstoffen im Krankenhaus), letztere jene, die außerhalb des Systems entlang wirtschaftlicher Vorleistungsketten entstehen (z. B. bei der Produktion medizinischer Güter). Insbesondere bei der Bilanzierung von THG-Emissionen hat sich jedoch eine weitere Unterteilung der indirekten Emissionen durchgesetzt, bei der die indirekten Emissionen aus der Erzeugung der eingekauften Energie gesondert betrachtet werden. Diese Klassifizierung nach drei Scopes gemäß dem Greenhouse Gas (GHG) Protocol wird häufig zur Berechnung

der THG-Emissionen von Organisation oder Sektoren verwendet (World Business Council for Sustainable Development & World Resource Institute 2015).

- Scope-1-Emissionen sind direkte Emissionen aus eigenen oder von der Organisation kontrollierten Quellen. Beispielsweise würden Emissionen aus der Verbrennung von Brennstoffen im Heizkessel eines Krankenhauses oder von krankenhauseigenen Fahrzeugen als Scope-1-Emissionen gelten.
- Scope-2-Emissionen sind indirekte Emissionen aus der Erzeugung von gekauftem oder bezogenem Strom, Wärme oder Dampf. Bezieht ein Krankenhaus beispielsweise Strom von einem Energieversorger, werden die Emissionen aus den Kraftwerken des Energieversorgers als Scope-2-Emissionen betrachtet.
- Scope-3-Emissionen sind alle anderen indirekten Emissionen, die in der Lieferkette einer Organisation entstehen. Beispielsweise würden Emissionen aus dem Transport von Gütern und Dienstleistungen zu oder von einem Krankenhaus oder Emissionen aus der Entsorgung des vom Krankenhaus erzeugten Abfalls als Scope-3-Emissionen gelten. Besonders in Dienstleistungssektoren wie dem Gesundheitssektor machen Scope-3-Emissionen den größten Anteil aus.

Die Unterscheidung nach Scopes ermöglicht Organisationen eine bessere Überwachung ihrer THG-Emissionen und erleichtert die Identifizierung und Priorisierung von Möglichkeiten zur Emissionsreduzierung.

17.2.2 Feinstaub (particulate matter, PM)

Umweltrelevanz: Während des Lebenszyklus von Gesundheitsprodukten und -dienstleistungen wird Feinstaub freigesetzt, z. B. durch Transporte, bei Produktionsprozessen oder Verbrennungsprozessen zur Energieerzeugung

Kapitel 17 · Umweltauswirkungen des Gesundheitssektors

zum Betrieb der Industrieanlagen oder bei der Verbrennung ungenutzter Materialien bzw. Abfälle (Manisalidis et al. 2020). Feinstaub beeinflusst die Luftqualität sowohl auf lokaler als auch auf globaler Ebene.

Auswirkungen auf die Gesundheit: Unter den umweltbedingten Risikofaktoren ist Feinstaub für die höchste Krankheitslast verantwortlich und steht an siebter Stelle aller Risikofaktoren (Murray et al. 2020). Unterschieden werden Feinstaubpartikel nach ihrem Durchmesser, wobei Partikel mit einem Durchmesser von weniger als 2,5 µm (PM2.5) die größten Auswirkungen auf die Gesundheit haben (Manisalidis et al. 2020). Schätzungen des Lancet Countdown zufolge war PM2.5 im Jahr 2020 weltweit an 4,2 Mio. Todesfällen beteiligt, wovon 1,2 Mio. Todesfälle direkt in Verbindung mit der Verbrennung fossiler Brennstoffe standen (Romanello et al. 2022). Feinstaub kann u. a. Lungen- und Herz-Kreislauf-Erkrankungen (z. B. Asthma bronchiale) verursachen und bereits bestehende chronische Erkrankungen verschlimmern. Darüber hinaus wird eine erhöhte Feinstaubexposition mit einer geringeren Lebenserwartung und einer vorzeitigen Sterblichkeit in Verbindung gebracht. Besonders betroffen von den negativen Auswirkungen sind schutzbedürftige Bevölkerungsgruppen, z. B. Ungeborene, Kinder und chronisch kranke Menschen (Manisalidis et al. 2020).

17.2.3 Luftschadstoffe (Stickoxide und Schwefeldioxid)

Umweltrelevanz: Der Betrieb von Gesundheitseinrichtungen sowie die Versorgungskette des Gesundheitssektors tragen zur Freisetzung von Stickoxiden (NO_x) und Schwefeldioxid (SO_2) bei, insbesondere bei der Energieerzeugung und im Verkehr. Auf regionaler und globaler Ebene beeinflussen diese Schadstoffe die Luftqualität und das Klima sowie die Bildung von saurem Regen (Manisalidis et al. 2020).

Auswirkungen auf die Gesundheit: Das Einatmen von NO_x und SO_2 kann zu Reizungen der Atemwege führen, Atemwegserkrankungen auslösen bzw. verschlimmern und den Zustand bei bestehenden Herz-Kreislauf-Erkrankungen verschlechtern, was zu Gesundheitsproblemen beiträgt und die Gesundheitssysteme zusätzlich belastet (Manisalidis et al. 2020).

17.2.4 Reaktiver Stickstoff im Wasser

Umweltrelevanz: Hauptsächlich indirekte Stickstoff-Emissionen aus der Versorgungskette des Gesundheitssektors tragen zum Eintrag von reaktivem Stickstoff in Gewässer bei und verursachen Eutrophierung, Sauerstoffmangel und Schädigung aquatischer Ökosysteme. Ein hoher Anteil der Wasserverschmutzung durch reaktiven Stickstoff ist auf die Landwirtschaft zurückzuführen, z. B. durch Abflüsse von Düngemitteln, Erosion nährstoffreicher Sedimente oder Abwassereinleitungen in die Umwelt (Erisman et al. 2013; Manisalidis et al. 2020).

Auswirkungen auf die Gesundheit: Wasserquellen mit einer hohen Konzentration an reaktivem Stickstoff können zu durch Wasser übertragenen Krankheiten, Magen-Darm-Erkrankungen und anderen Gesundheitsproblemen führen, die sich auf die öffentliche Gesundheit auswirken und Gesundheitsressourcen beanspruchen (Erisman et al. 2013).

17.2.5 Verbrauch von knappem Wasser

Umweltrelevanz: Die Produktion von Gütern für den Gesundheitssektor braucht Wasser. Wasserknappheit verringert die Artenvielfalt, beeinträchtigt Lebensräume, schädigt Wasserlebewesen und schwächt die Widerstandsfähigkeit von Ökosystemen, was den Klimawandel und die Bodendegradation verschärft.

Auswirkungen auf die Gesundheit: Bedingt durch die globale Erwärmung werden Dürren häufiger, die mit Wasserknappheit einhergehen. Dies beeinträchtigt die menschliche Gesundheit durch eine verminderte Ernährungssicherheit, niedrigere Trinkwasserzufuhr, schlechtere hygienische Bedingungen, erhöhte Gefahr für Waldbrände, höhere Übertragungsraten von Infektionskrankheiten sowie psychische Probleme. Besonders betroffen sind marginalisierte und vulnerable Bevölkerungsgruppen (Romanello et al. 2022).

17.2.6 Arzneimittelrückstände im Wasser

Umweltrelevanz: Rückstände von Arzneimittelwirkstoffen, ihren Metaboliten sowie Transformationsprodukten gelangen insbesondere über städtische Abwässer, aber auch über Krankenhäuser, Tierzucht und Arzneimittelproduktionsstätten in Gewässer. Dadurch kommt es zu einer Beeinträchtigung von Lebensräumen und Lebewesen. Das Schmerzmittel Diclofenac führt beispielsweise bei Fischen zu einer Schädigung von Leber und Nieren (aus der Beek et al. 2015).

Auswirkungen auf die Gesundheit: Aktuell werden die Arzneimittelrückstände im Wasser nicht als gesundheitsgefährdend eingestuft (aus der Beek et al. 2015). Aufgrund der zunehmenden Alterung der Bevölkerung ist jedoch von einem steigenden Verbrauch an Arzneimitteln auszugehen und damit verbunden auch mit einer steigenden Umweltbelastung. Folglich kann es in Zukunft zu einer veränderten Bewertung gesundheitlicher Auswirkungen kommen (Umweltbundesamt 2022).

17.3 Treibhausgasemissionen durch den Gesundheitssektor

17.3.1 Geographische und zeitliche Perspektive

Global

Verschiedene Studien schätzen den Anteil des Gesundheitssektors an den globalen THG-Emissionen auf etwa 5 % (Health Care Without Harm 2019; Lenzen et al. 2020; Pichler et al. 2019; Romanello et al. 2022). Dieser Anteil ist in der Vergangenheit kontinuierlich gestiegen, wie die Ergebnisse des Lancet Countdown (Romanello et al. 2022) zeigen, der jährlich aktualisierte Schätzungen auf globaler und nationaler Ebene veröffentlicht. Absolut gesehen lagen die THG-Emissionen des Gesundheitssektors 2019 global bei 2,7 Gt CO_2e. Das ist etwa doppelt so viel wie die THG-Emissionen des gesamten Luftverkehrs (Ritchie et al. 2020). Die Höhe der gesundheitsbezogenen THG-Emissionen ist jedoch von Land zu Land sowohl in absoluten als auch in relativen Zahlen sehr unterschiedlich. Etwa die Hälfte (53 %) des absoluten globalen THG-Fußabdrucks des Gesundheitssektors 2019 entfällt auf die beiden größten Emittenten: China und die Vereinigten Staaten. Die zehn größten Emittenten sind für knapp drei Viertel (73 %) des globalen THG-Fußabdrucks des Gesundheitssektors verantwortlich (Romanello et al. 2022). Die Pro-Kopf-THG-Emissionen des Gesundheitssektors unterscheiden sich deutlich zwischen verschiedenen Ländern (siehe ◘ Abb. 17.1). Im Jahr 2019 war der Gesundheitssektor der Vereinigten Staaten der größte Pro-Kopf-Emittent und verursachte ca. 51-mal mehr Emissionen pro Kopf als der Gesundheitssektor in Indien (Romanello et al. 2022).

Direkte Emissionen aus Gesundheitseinrichtungen und eigenen Fahrzeugen machen 17 % des Gesamtfußabdrucks des Sektors aus (Scope 1), während indirekte Emissionen aus eingekauften Energiequellen wie Strom,

Kapitel 17 · Umweltauswirkungen des Gesundheitssektors

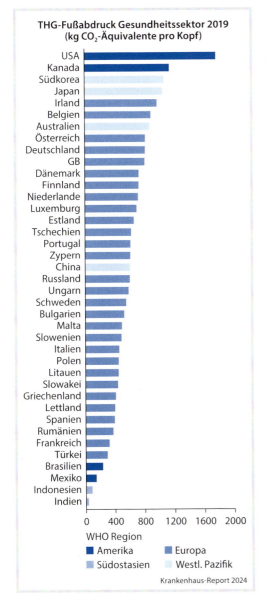

◘ **Abb. 17.1** Ländervergleich der THG-Emissionen pro Kopf im Gesundheitssektor. (Quelle: Romanello et al. 2022)

ben, die die Produktion, den Transport und die Entsorgung von Gütern und Dienstleistungen umfasst, darunter Arzneimittel, Chemikalien, Lebensmittel, landwirtschaftliche Produkte, medizinische Geräte, Instrumente sowie Krankenhausausrüstung (Health Care Without Harm 2019). International entstehen durchschnittlich zwischen 50 und 75 % der Emissionen des Gesundheitssektors, einschließlich der Emissionen aus der Lieferkette, im Inland und der Rest außerhalb des Landes, in dem das Gesundheitsprodukt letztendlich verbraucht wird. Der Verbrauch fossiler Brennstoffe, insbesondere deren Verbrennung, macht weit mehr als die Hälfte des THG-Fußabdrucks des Gesundheitssektors aus, wenn dieser über alle drei Scopes gemessen wird (Health Care Without Harm 2019; Pichler et al. 2019).

Deutschland

Ein sektorales Monitoring der THG-Emissionen oder anderer Umweltwirkungen des Gesundheitssektors existiert in Deutschland nicht (Quitmann et al. 2021). Systematische Berechnungen auf Basis nationaler statistischer Daten liegen lediglich für die THG-Emissionen aus einem Projekt im Auftrag des Bundesministeriums für Gesundheit (Pichler et al. 2023) sowie für den Ressourcenverbrauch aus einer Studie im Auftrag des Umweltbundesamtes vor (siehe ▶ Abschn. 17.4.2 Deutschland; Ostertag et al. 2021).

Die THG-Emissionen des deutschen Gesundheitssektors beliefen sich 2019 auf 68 Mio. t CO_2e, was etwa 6 % des gesamten deutschen THG-Fußabdrucks oder etwa 0,8 t CO_2e pro Kopf entspricht. Die Gesundheitsausgaben stiegen zwischen 2008 und 2019 mit durchschnittlich 5 % pro Jahr deutlich schneller als das BIP (3,3 %). Die Emissionen des Gesundheitssektors stiegen im gleichen Zeitraum von rund 65 Mio. t CO_2e auf 68 Mio. t CO_2e. Die Klassifikation der Emissionen kann nach Entstehungsort (direkt, indirekt) oder Scopes gemäß des GHG-Protocols erfolgen (siehe ▶ Abschn. 17.2.1 Treibhausgasemissionen). Bei der Betrachtung der Emissionen

Dampf, Kühlung und Heizung 12 % ausmachen (Scope 2). Der größte Teil der Emissionen, nämlich 71 %, wird der Lieferkette des Gesundheitssektors (Scope 3) zugeschrie-

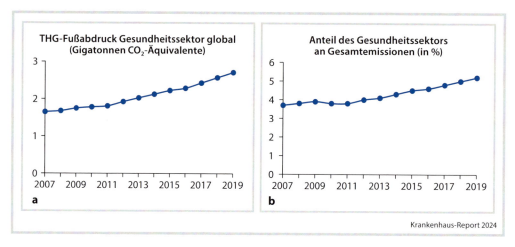

Abb. 17.2 Zeitliche Entwicklung der absoluten THG-Emissionen (**a**) des globalen Gesundheitssektors und seines Anteils an den gesamten globalen THG-Emissionen (**b**) zwischen 2007 und 2019. (Quelle: Romanello et al. 2022)

nach Entstehungsort lag der Anteil der direkten Emissionen (Scope 1) 2019 bei rund 9 % (rund 6 Mio. t CO_2e). Die deutsche Vorkette mit rund 26 Mio. t CO_2e und die ausländische Vorkette mit rund 36 Mio. t CO_2e waren für mehr als die Hälfte des THG-Fußabdrucks des deutschen Gesundheitssektors verantwortlich. Nach den Scopes des GHG Protocols stammen etwa 10 % der Gesamtemissionen aus dem Einkauf von Energie (Scope 2) und etwas mehr als 80 % aus dem Einkauf anderer Waren und Dienstleistungen (z. B. Arzneimittel und medizinische Geräte). Die Scope-1-Emissionen sind identisch mit den direkten Emissionen der Klassifikation nach Entstehungsort (Pichler et al. 2023).

Zeitliche Entwicklung

Die globalen THG-Emissionen aus dem Gesundheitssektor steigen: Allein zwischen 2007 und 2019 sind die globalen THG-Emissionen des Gesundheitssektors um fast 70 % von 1,6 auf 2,7 Gt CO_2e gestiegen. Somit war der Gesundheitssektor im Jahr 2019 für ca. 5,2 % der globalen THG-Emissionen verantwortlich (siehe ◘ Abb. 17.2; Romanello et al. 2022). Nichtsdestotrotz gibt es einige Länder, in denen die Emissionen aus dem Gesundheitssektor trotz steigender Ausgaben sinken (Pichler et al. 2019). Diese sogenannte absolute Entkopplung von Gesundheitsausgaben und Emissionen ist notwendig, um Netto-Null-Ziele im Gesundheitssektor zu erreichen. Bisher ist dies nur in Ländern der Fall, die ausgehend von einem relativ hohen Emissionsniveau ihre Emissionen durch verbesserte Energie- und Treibhausgaseffizienz etwas reduzieren konnten. Im Allgemeinen sind diese Reduktionen nicht auf Klimaschutzmaßnahmen im Gesundheitssektor selbst zurückzuführen, sondern auf Maßnahmen in der Volkswirtschaft insgesamt, insbesondere auf die fortschreitende Dekarbonisierung des Energiesystems. Etwa die Hälfte der THG-Emissionen eines nationalen Gesundheitssektors hängt außer von der Höhe der Gesundheitsausgaben maßgeblich von der Energieeffizienz der Volkswirtschaft und der THG-Intensität des nationalen Energiesektors ab. Diese beiden Faktoren bestimmen nicht nur die Höhe der direkten (Scope 1) und energiebezogenen (Scope 2) Emissionen des Gesundheitssektors, sondern auch einen großen Teil der Scope-3-Emissionen, da die heimische Vorleistungskette im Durchschnitt einen Großteil dieser Emissionen ausmacht (Health Care Without Harm 2019; Pichler et al. 2019).

Kapitel 17 · Umweltauswirkungen des Gesundheitssektors

17.3.2 Treibhausgasemissionen durch verschiedene Ebenen des Gesundheitssektors

Im vorherigen Abschnitt wurden Treibhausgasemissionen des Gesundheitssektors allgemein auf globaler und deutscher Ebene adressiert (siehe ▶ Abschn. 17.3 Treibhausgasemissionen durch den Gesundheitssektor). Der folgende Abschnitt legt den Fokus auf THG-Emissionen durch verschiedene Ebenen der Gesundheitsversorgung, zu denen bereits detailliertere Daten vorliegen. Zu Beginn werden unterschiedliche Gesundheitseinrichtungen in den Blick genommen: Krankenhäuser, ambulante Pflegedienste und Arztpraxen. Anschließend werden THG-Emissionen entlang von Behandlungspfaden betrachtet und auf die Gruppe der Medizinprodukte und Arzneimittel geblickt.

Gesundheitseinrichtungen

Detaillierte Kenntnisse darüber, wo wie viele THG-Emissionen entstehen, sind essentiell für die Durchführung effektiver Klimaschutzmaßnahmen im Gesundheitssektor. Angehörige der Gesundheitsberufe scheinen jedoch nur eingeschränkt über die Umweltauswirkungen des Gesundheitssektors Bescheid zu wissen, wie Studien nahelegen (Quitmann et al. 2023; Ryan et al. 2020). Das EU-geförderte Projekt „CLIRE – Climate friendly health and care" formulierte vier Schritte, um die Klimaauswirkungen von Gesundheitseinrichtungen zu reduzieren (siehe ◘ Abb. 17.3): Zu Beginn steht die Erfassung der Klimaauswirkungen einer Gesundheitseinrichtung (1), gefolgt von der genauen Untersuchung der Ergebnisse und der Identifikation von Hotspots (2), also der Bereiche oder Prozesse mit besonders starken Klimaauswirkungen. Unter Berücksichtigung der Ergebnisse gilt es Klimaschutzmaßnahmen umzusetzen (3), die anschließend evaluiert werden sollten (4) (CLIRE 2016). Bei

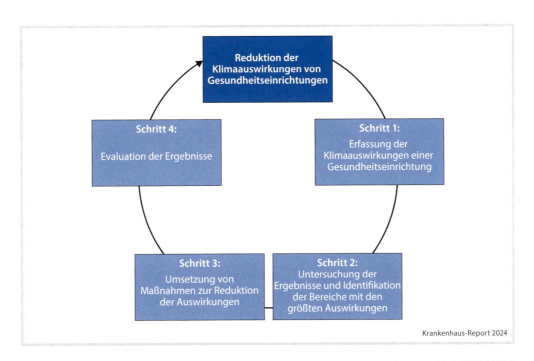

◘ **Abb. 17.3** Vier Schritte zur Reduktion der Klimaauswirkungen von Gesundheitseinrichtungen. (Nach CLIRE 2016)

Schritt 1 und 2 sollten sich die Systemgrenzen der Bilanz bewusst gemacht werden, also die Frage, welche möglichen THG-Emissionsquellen (nicht) eingeschlossen wurden.

Krankenhäuser

Krankenhäuser spielen eine zentrale Rolle im deutschen Gesundheitssystem: Über 16 Mio. Fälle wurden 2021 in Krankenhäusern behandelt (Destatis 2022) und 24 % der deutschen Gesundheitsausgaben fließen an Krankenhäusern (Destatis 2023). Der folgende Abschnitt gibt einen Einblick in THG-Bilanzen von Krankenhäusern und in welchen Bereichen entlang der drei Scopes des GHG Protocols (siehe ▶ Abschn. 17.2.1 Treibhausgasemissionen) THG-Hotspots liegen.

Die Datenverfügbarkeit zu THG-Emissionen durch deutsche Krankenhäuser ist gering und methodisch heterogen. Nur wenige Krankenhäuser erstellen und veröffentlichen freiwillig THG-Bilanzen. 2020 konnten vier relevante Lücken hinsichtlich der THG-Bilanzen deutscher Krankenhäuser in einer systematischen Übersichtsarbeit identifiziert werden (Quitmann et al. 2021):

(1) Lediglich ein geringer Teil der Krankenhäuser (12 % der Krankenhäuser [n = 232]) veröffentlichte bis Juli 2020 eine THG-Bilanz. Die Bilanzen von 62 Krankenhäusern erfüllten die Einschlusskriterien der Untersuchung und wurden genauer analysiert, wobei folgende weitere Lücken identifiziert werden konnten: (2) Die THG-Bilanzen der Krankenhäuser schlossen Emissionen aus Scope 1 und 2 nur unvollständig ein. Während Strom von 90 % eingeschlossen wurde, wurden z. B. Erdgasverbrauch (77 %) oder Anästhesiegase (2 %) seltener berücksichtigt. (3) Scope 3 wurde von keiner der Bilanzen eingeschlossen, obwohl es für den überwiegenden Anteil der THG-Emissionen verantwortlich ist, wie am Beispiel des Heidelberger Universitätsklinikums erläutert wird. (4) Häufig wurde lediglich CO_2 in der THG-Bilanz berücksichtigt und andere Treibhausgase gemäß dem Kyoto-Protokoll, wie zum Beispiel Methan (CH_4), ausgeschlossen. Diese Lücken führen dazu, dass selbst die existierenden THG-Bilanzen von Krankenhäusern nur ein sehr unvollständiges Bild abgeben.

Ökologische Nachhaltigkeit und Klimaschutz in Krankenhäusern ist jedoch ein Feld, das in den letzten Jahren an Fahrt aufgenommen hat. Mittlerweile liegen erste THG-Bilanzen von deutschen Krankenhäusern vor, die Scope 3 berücksichtigen. Seit Juli 2023 bietet der KliMeG-Rechner eine kostenfreie und anwendungsfreundliche Möglichkeit, THG-Bilanzen für Gesundheitseinrichtungen zu berechnen (s. ▶ Abschn. 17.5). Im Folgenden werden Daten zu THG-Emissionen für das Uniklinikum Heidelberg (Fallstudie 1) und für schweizerische Krankenhäuser (Fallstudie 2) vorgestellt. Anhand der beiden Fallstudien soll demonstriert werden, wie die Auswahl der Systemgrenzen bei THG-Bilanzen deren Vergleichbarkeit einschränken kann. Im Kapitel 19 „Klimaschutz in Kliniken: Praxisbeispiele für Nachhaltigkeit im Gesundheitswesen" im vorliegenden Krankenhaus-Report 2024 werden Möglichkeiten für Klimaschutzmaßnahmen für Krankenhäuser präsentiert und diskutiert.

■ ■ Fallstudie 1: Uniklinikum Heidelberg

Im Rahmen des Forschungsprojekts KliOL (Klimaschutz in Kliniken durch Optimierung der Lieferketten), das von der „Nationalen Klimaschutz Initiative" des Bundesministeriums für Wirtschaft und Klimaschutz gefördert wird, wurde eine umfangreiche THG-Bilanz für das Uniklinikum Heidelberg (UKHD) erstellt (Heidelberg Institute of Global Health & Institut für Energie- und Umweltforschung (ifeu) 2023). Das UKHD ist mit knapp 2.600 Betten und über 14.000 Mitarbeitenden eines der größten Krankenhäuser Deutschlands (Universitätsklinikum Heidelberg 2023). Neben der klinischen Versorgung ist das UKHD auch im Bereich der Forschung und Lehre aktiv.

Insgesamt emittierte das UKHD im Jahr 2019 ca. 230.000 t CO_2e (siehe ◻ Abb. 17.4). Während Scope 1 (Anästhesiegase und direkte Energiebezogene Emissionen durch Heizöl, Erdgas und Diesel) und Scope 2 (Strom, Fern-

Kapitel 17 · Umweltauswirkungen des Gesundheitssektors

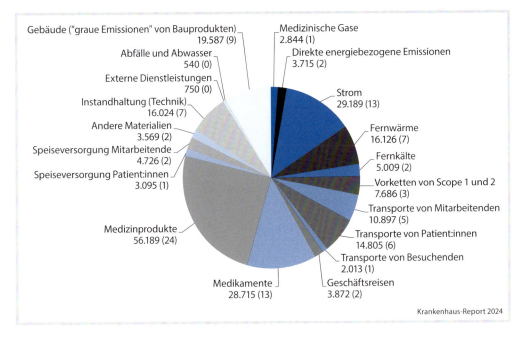

☐ **Abb. 17.4** Treibhausgasbilanz des Uniklinikum Heidelbergs (UKHD) für 2019; die angegebenen Werte sind in t CO_2e, Zahlen in Klammern in %

wärme, Fernkälte) lediglich ein Viertel der Emissionen verantworten, entstand der große Anteil in Scope 3, also durch vor- und nachgelagerte Prozesse (Franke et al. 2022).

In Scope 3 spielten insbesondere Medizinprodukte (24 %; jeweils bezogen auf die Gesamtemissionen), Medikamente (13 %) und Mobilität (Transporte der Mitarbeitenden, Patientinnen und Patientinnen, Besuchenden sowie Geschäftsreisen; 13 %) eine große Rolle. Des Weiteren entstanden Emissionen durch den Gebäudebestand („graue Emissionen") und die Instandhaltung von Technik. Der Einkauf von Lebensmitteln für Mitarbeitende und Patientinnen und Patienten, von anderen Materialien (z. B. Bürobedarf) und von externen Dienstleistungen trug ebenfalls zu den THG-Emissionen bei. Weitere Posten, die in der Bilanz berücksichtigt wurden, waren Abfälle und Abwasser sowie die Vorketten von Energieträgern aus Scope 1 und 2, also Emissionen, die durch die Förderung und den Transport von Energieträgern entstehen. Gemäß dem GHG Protocol werden bei Abfällen für die Berechnung der THG-Emissionen einerseits die Emissionen aus Transporten zum Ort der Verwertung, andererseits die direkten Emissionen aus der Verbrennung von Abfällen ohne eine energetische Nutzung berücksichtigt. Emissionen aus der Entsorgung anderer Abfälle werden nicht dem Krankenhaus zugeschrieben.

Methodisch handelt es sich um eine sogenannte Hybridbilanz. Ein Teil der Emissionen wurde über einen finanzbasierten Ansatz berechnet (z. B. Medizinprodukte und Medikamente), ein anderer Teil über einen verbrauchsbasierten Ansatz (z. B. Anästhesiegase, Strom). Grundsätzlich werden für die THG-Bilanzierung jeweils Aktivitätsdaten (in der Bezugseinheit z. B. €, kg, L) mit Emissionsfaktoren (CO_2e pro Bezugseinheit) multipliziert. Beim finanzbasierten Ansatz werden Aktivitätsdaten in Euro ausgewählt, wohingegen beim verbrauchsbasierten Ansatz auf Verbräuche (z. B. in kg oder L) zurückgegriffen wird.

Fallstudie 2: Schweizer Krankenhäuser der Akutversorgung

Für 33 Schweizer Krankenhäuser der Akutversorgung wurden Lebenszyklusanalysen durchgeführt, die u. a. auch die THG-Emissionen umfassten. In dieser Studie waren die Hotspots das Heizen (26 %; jeweils bezogen auf die Gesamtemissionen), gefolgt von der Speiseversorgung (17 %), der Gebäudeinfrastruktur (15 %) und Medikamenten (12 %). Medizinische und hauswirtschaftliche Produkte verantworteten hingegen lediglich 7 % der Gesamtemissionen (Keller et al. 2021). Weitere Posten, die in der Studie berücksichtigt wurden, waren Strom (9 %), Abfall und Abwasser (5 %), elektronische Geräte (3 %), Wäscherei und Wasserverbrauch (2 %), Textilien (2 %), Papierverbrauch und Drucken (2 %) sowie große medizinische Ausrüstung (1 %).

Eingeschränkte Vergleichbarkeit von THG-Bilanzen

Beispiel Uniklinikum Heidelberg – Schweizer Krankenhäuser: Vergleicht man die zuvor präsentierten THG-Bilanzen des Uniklinikums Heidelberg (UKHD) und schweizerischen Krankenhäusern, fällt insbesondere bei den Medizinprodukten ein großer Unterschied auf. Während am UKHD Medizinprodukte knapp ein Viertel der THG-Emissionen ausmachen, sind medizinische und hauswirtschaftliche Produkte bei den untersuchten schweizerischen Krankenhäusern lediglich für 5 % der THG-Emissionen verantwortlich. Ein Aspekt, der diese Differenz erklären kann, ist die Wahl der Systemgrenzen bei den jeweiligen Studien, also die Entscheidung, welche Emissionsquellen (nicht) berücksichtigt werden. Für die Bilanz des UKHDs wurden jegliche Medizinprodukte über einen finanzbasierten Ansatz eingeschlossen (Ausgaben für Medizinprodukte in Euro), wohingegen in der schweizerischen Studie lediglich ausgewählte Medizinprodukte (z. B. Schuhüberzieher, Verbände, chirurgische Einweginstrumente aus Metall) berücksichtigt wurden. Des Weiteren kann dieser Unterschied in den Bilanzen durch unterschiedliche Methodiken (finanz- vs. verbrauchsbasierter Ansatz) erklärt werden. Auch können eventuell tatsächliche Differenzen in der THG-Intensität der eingekauften Medizinprodukte oder Differenzen in der Menge der verbrauchten Medizinprodukte zu den unterschiedlichen Ergebnissen beigetragen haben. Inwieweit diese beiden Aspekte den Unterschied erklären, kann bei den vorliegenden Studien aufgrund unterschiedlicher Berechnungsmethodiken nicht beurteilt werden. Um die Vergleichbarkeit von THG-Bilanzen verschiedener Krankenhäuser zu erleichtern, sollten die gewählten Systemgrenzen kenntlich gemacht und idealerweise einheitlich gezogen werden.

Ambulante Pflegedienste

Fünf Millionen pflegebedürftige Menschen leben in Deutschland, davon wird gute eine Million durch ambulante Pflege- und Betreuungsdienste zu Hause versorgt (Destatis 2021). Dies ist also ein wichtiger Teil des deutschen Gesundheitssektors. Ein niedersächsischer mittelgroßer ambulanter Pflegedienst mit 132 Patientinnen und Patienten wurde hinsichtlich seiner THG-Emissionen untersucht (Keil und Grün 2022). Dabei wird der gesamte Ausstoß auf 282 kg CO_2e pro pflegebedürftige Person und Jahr berechnet. Die größte THG-Emissionsquelle für den Pflegedienst ist das Benzin für die Autos. 69 % der Gesamtemissionen entstehen durch das Verbrennen des Kraftstoffs und weitere 18 % durch die Produktion des Benzins. Hingegen ist der Stromverbrauch der Verwaltung nur mit 3 % und die Wärmeversorgung der Verwaltungsgebäude durch Gas mit 9 % der Gesamtemissionen zu benennen.

Die Mobilität ist folglich mit über 85 % der Gesamtemissionen der THG-Emissionshotspot und bietet sich für Reduktionsmaßnahmen an. Durch die Umstellung der Flotte von Benzin auf Dieselmotoren würden die THG-Emissionen bereits um 7 % der Gesamtemissionen sinken, was ca. 20 kg CO_2e pro pflegebedürftige Person und Jahr entspricht. Ein deutlich höheres Einsparpotenzial entstünde wenn die Verbrennermotoren durch Elektroautos ersetzt würden. Hier könnten zwischen

Kapitel 17 · Umweltauswirkungen des Gesundheitssektors

26 und 30 % der Gesamtemissionen eingespart werden. Allerdings wird bei der Umstellung der Flotte die Relevanz einer ganzheitlichen Lebenszyklusbetrachtung deutlich. Da Elektroautos einen vergleichsweise hohen THG-Ausstoß in der Produktion haben, würde das Weglassen dieses Prozesses das Ergebnis verzerren und ein Reduktionpotenzial von ca. 50 % angeben, sodass die tatsächlichen Reduktionsmöglichkeiten überschätzt würden.

In die Berechnung wurden alle Produkte einbezogen, die von dem ambulanten Pflegedienst selbst erworben wurden, d. h. beispielsweise wurden von den Pflegebedürftigen beschaffte Medikamente nicht dem Pflegedienst zugeschrieben. Laut einer englischen Studie machen diese allerdings 10 % der THG-Emissionen der ambulanten Pflege und 60 % der Primärversorgung aus (Tennison et al. 2021). Bei der Nutzung von Daten der präsentierten Studie sollte diese Auswahl der Systemgrenzen als Einschränkung der Ergebnisse mitbedacht werden.

Arztpraxen

Für die ambulante medizinische Versorgung in Deutschland spielen die knapp 65.000 Arztpraxen eine Schlüsselrolle (Statista 2021). Zehn schweizerische Praxen wurden in einer Studie untersucht; aus diesen Daten wurden Ergebnisse für eine Durchschnittspraxis erstellt (Nicolet et al. 2022). Pro Behandlung wurden dabei 4,8 kg CO_2e ausgestoßen, davon 55,5 % durch die Mobilität von Angestellten, Patientinnen und Patienten sowie Kurierdiensten. Weitere relevante THG-Emissionsquellen waren die Wärmeversorgung (30 %) sowie medizinische (5,5 %) und nicht-medizinische (4 %) Produkte (Nicolet et al. 2022). Ähnlich wie bei der Studie des ambulanten Pflegedienstes wurden die Systemgrenzen so gewählt, dass verschriebene Medikamente aus der Analyse ausgeschlossen und die THG-Emissionen durch die Medikamente den Patientinnen und Patienten zugeschrieben wurden. In einer Studie von Tennison et al. (2021) für England wurden sowohl andere Systemgrenzen als auch ein anderer methodischer Ansatz

gewählt. Diese Studie kam zu dem Ergebnis, dass ein Besuch in einer hausärztlichen Praxis durchschnittlich 66 kg CO_2e verursacht. Auch dieses Beispiel zeigt erneut die eingeschränkte Vergleichbarkeit verschiedener Studien.

Prozesse und Produkte in Gesundheitseinrichtungen

THG-Emissionen durch ausgewählte Behandlungspfade/Prozeduren

Nachdem in ▶ Abschn. 17.3.2 bereits auf die THG-Emissionen eines gesamten Krankenhauses eingegangen wurde, sollen nun die Vielzahl verschiedener Prozesse, die in einem Krankenhaus stattfinden, beleuchtet werden. Diese reichen von den medizinischen Untersuchungen, Behandlungen und Operationen über die Versorgung während des Aufenthalts bis zur Reinigung und Verwaltung der Gebäude. Die Betrachtung der Prozessebene ermöglicht einen Einblick in die Krankenhausstruktur und die Identifikation von Verbesserungspotenzialen in der Qualität und der ökologischen Nachhaltigkeit. So können Prozessalternativen wie zum Beispiel unterschiedliche Behandlungsmethoden miteinander verglichen werden. Es können auch einzelne Prozesse im Detail analysiert werden, um Reduktionspotenziale oder den Wirkungsgrad von möglichen THG-Einsparmaßnahmen zu identifizieren.

Der Vergleich einzelner Behandlungen mit ihren Alternativen kann zwar THG-Emissionsreduktion verdeutlichen, z.B. kann eine Echokardiografie im Vergleich zu einem MRT die THG-Emissionen bei der Diagnose von Erkrankungen der Herzkranzgefäße um einen Faktor von 84 reduzieren (Marwick und Buonocore 2011) oder die Nutzung roboterassistierter Laparoskopie die THG-Emission um 40 % steigern (Thiel et al. 2015; Woods et al. 2015). Allerdings ist diese Nutzung von vergleichenden Daten von Behandlungsprozessen stark limitiert, da die Auswahl der Behandlung immer auf Basis der medizinischen Ausgangslage geschehen sollte und Umweltdaten erst bei medizinisch gleichwertigen Eingriffen relevant werden. Zudem kommt es gerade bei

Großgeräten wie CT und MRT auch auf die Anzahl der Geräte und deren Auslastung an, da die Produktion und der Betrieb der Geräte bereits viele THG-Emissionen bzw. viel Strom verbrauchen. Insofern ist es gerade für MRTs umweltschonend, wenige Geräte mit hoher Auslastung zu betreiben und eher weniger sinnvoll, viele Geräte vorzuhalten, die dann nur wenig ausgelastet sind (Woolen et al. 2022).

Daher gewinnt die zweite Möglichkeit bei der Prozessbetrachtung an Relevanz: Die Analyse einzelner Prozesse, die Darstellung der THG-Emissionsquellen und die Identifikation von einzelnen Einsparmaßnahmen. Eine Übersichtsarbeit aus dem Jahr 2020 identifiziert als die drei größten THG-Emissionsquellen bei Operationen den Energieverbrauch, die Beschaffung aller genutzter Produkte, und die Anfahrt für Patientinnen und Patienten und Mitarbeitende (Rizan et al. 2020). Die untersuchten Studien zeigen allerdings auch die unterschiedliche Relevanz verschiedener Produktgruppen: Bei einer Hysterektomie (laparoskopisch oder robotergestützt) machen chirurgische Einweginstrumente ungefähr 80–90 % der THG-Emissionen durch die Produktion der genutzten Güter aus (Thiel et al. 2015). Bei einer Kataraktoperation machen die Medizinprodukte 60 % und Pharmazeutika weitere 30 % der Emissionen durch die Beschaffung aus (Morris et al. 2013). Betrachtet man nur die Emissionen durch die Produktion und Entsorgung der genutzten Produkte, machen hier ca. 23 % der Produkte über 80 % der THG-Emissionen aus (Rizan et al. 2023). Es würde sich also lohnen, für diese Produkte nachhaltigere Lösungen zu entwickeln. Ein weiteres Ergebnis dieser Studie ist, dass Einwegprodukte rund zwei Drittel der THG-Emissionen verursachen. Auch hier legt die Analyse auf Prozessebene Reduktionsmöglichkeiten offen, z. B. indem ökologisch nachhaltigere Mehrwegprodukte (siehe ▶ Abschn. 17.3.2 THG-Emissionen durch verschiedene Ebenen des Gesundheitssektors – Medizinprodukte) genutzt werden. Die Vergleichbarkeit zwischen den einzelnen Studien ist allerdings aufgrund von methodischen Unterschieden stark eingeschränkt und nicht zu empfehlen. Eine wichtige Limitation ist auch hier die unterschiedliche Wahl der Systemgrenzen, das heißt, der Kriterien, nach denen Unterprozesse und Produkte in die Analyse einbezogen werden. Dies trifft beispielsweise auf die Mobilität der Mitarbeitenden und Patientinnen und Patienten und auf Kapitalgüter zu (größere Maschinen, die mit einer mehrjährigen Investition verbunden sind), da diese nicht in alle zitierten Studien einbezogen wurden.

In Deutschland bieten sich zur Analyse auf Prozessebene die Behandlungspfade anhand der diagnosebezogenen Gruppen („Diagnosis-related groups", DRG) an, die Patientinnen und Patienten mittels der Diagnose in Gruppen einteilen. Mit Berechnungen der THG-Emissionen dieser standardisierten Einteilungen könnten, neben der individuellen Analyse des Prozesses, auch Best-Practice-Beispiele aus anderen Krankenhäusern identifiziert werden, die für den gleichen Behandlungspfad einen geringeren THG-Emissionsausstoß vorweisen können. Zudem könnten, ähnlich der Vergütungsrechnung nach DRGs, durchschnittliche THG-Emissionen für jede DRG durch Referenzkrankenhäuser berechnet werden, die für einen Vergleich herangezogen werden. Da die Referenzkrankenhäuser detailliert die Kosten für jede aufgetretene DRG erfassen, könnten diese genutzt werden, um Datenlücken zu schließen. Dies erhöht zwar die Datenunsicherheit, ermöglicht aber eine umfassende Analyse der THG-Emissionen. Zhang et al. (2022) haben dieses Verfahren zur Erfassung von THG-Emissionen durch die Behandlung von akuter dekompensierter Herzinsuffizienz genutzt. Die Ergebnisse zeigen, dass ein Großteil der THG-Emissionen (74 %) auf der Normalstation entstehen. Als Hauptemissionsquelle (87 %) wird die Strom- und Wärmeerzeugung genannt. Auch bei diesem Ergebnis müssen die Systemgrenzen beachtet werden, da die Mobilität der Mitarbeitenden und der Patientinnen und Patienten nicht berücksichtigt worden sind. Hier könnte sich also weiteres Reduktionspotenzial ergeben.

Kapitel 17 · Umweltauswirkungen des Gesundheitssektors

Leider gibt es noch keine umfassende Analyse der Prozessebene der Behandlungspfade, doch die Analyse kleinerer Prozesse, vor allem von Operationen, zeigt, dass die Mobilität, die genutzte Energie und Einwegprodukte einen Schwerpunkt der THG-Emissionen ausmachen. Dies unterscheidet sich leicht von den Ergebnissen auf Organisationsebene (siehe ▶ Abschn. 17.3.2 Krankenhäuser), da Medikamente einen sehr großen Anteil der Emissionen ausmachen. Dies lässt sich damit begründen, dass viele Medikamente zu Therapiezwecken vor oder nach einer OP eingesetzt werden. Damit machen sie nur einen vergleichsweise geringeren Anteil am Materialeinsatz im OP-Saal aus. Lebenszyklusanalysen von DRGs sind eine Möglichkeit, standardisierte Pfade und Prozesse zu analysieren. Es müssten allerdings standardisierte Berechnungsmethoden entwickelt werden bzw. es müsste sich auf solche geeinigt werden, wie z. B. die Einbeziehung der Mobilität und von Kapitalgütern in die Berechnung.

Medizinprodukte

Medizinprodukte tragen relevant zu den THG-Emissionen des Gesundheitssektors bei (Tennison et al. 2021). Folglich können Entscheidungen auf der Produktebene einen wichtigen Baustein der Gesamtstrategie darstellen, um Gesundheitseinrichtungen ökologisch nachhaltiger aufzustellen. Dabei können Produkte und ihre Alternativen auf Nachhaltigkeitsaspekte geprüft und diese Informationen in die Entscheidungsfindung einbezogen werden. Eine Informationsquelle über die Nachhaltigkeit von Produkten sind Lebenszyklusanalysen (englisch Life-Cycle Assessments, LCA). Die Betrachtung über den Lebenszyklus ist ganzheitlich und umfasst sowohl die Produktion des untersuchten Produkts und aller Vorprodukte als auch die Nutzung und die Entsorgung. Als Endpunkte einer Lebenszyklusanalyse gelten Umweltauswirkungen (z. B. Auswirkung auf die Klimaerwärmung durch THG-Emissionen oder Wasserverbrauch). Die produktspezifischen Daten können zu verschiedenen Zwecken genutzt werden. Zwei dieser

Zwecke sind die Produkt(weiter-)entwicklung z. B. unter Nachhaltigkeitsaspekten sowie der Vergleich von alternativen Produkten in der Beschaffung.

Durch die Identifikation möglicher Hotspots können Alternativen mit geringeren Klima- und Umweltauswirkungen identifiziert werden. Bei medizinischen Geräten sind Optimierungspotenziale vor allem in der Nutzung umweltfreundlicher Materialien, der Reduktion der Maße und Volumen, der Optimierung der Lebensdauer und des Recyclingpotenzials sowie der Energieeffizienz in der Nutzung relevant (Sousa et al. 2021). Ein weiterer wichtiger Faktor für medizinische Geräte und pharmazeutische Produkte ist die Weiterentwicklung und Nutzung von nachhaltigen, energiearmen Produktionstechniken. Allerdings haben Krankenhäuser oft wenig Mitspracherecht oder Einfluss auf die (Weiter-)Entwicklung der von ihnen genutzten Güter.

Deswegen ist die Einbeziehung von umweltrelevanten Daten – sofern diese vorliegen – in die Entscheidungsfindung zwischen zwei Produkten beim Einkauf eine Möglichkeit für ein Krankenhaus, ökologisch nachhaltig zu handeln. Eine typische Möglichkeit ist die Entscheidung, Mehrwegprodukte anstelle von Einwegprodukten zu verwenden. Der ökologische Vorteil von Mehrwegprodukten ist ein oftmals geringerer Material-, Produktions- und Transportbedarf und damit verbunden reduzierte Umweltauswirkungen. In der Gesundheitsversorgung gelten allerdings strenge Hygieneregeln für wiederverwendbare Produkte, um Kontaminationen auszuschließen. Das Sterilisieren von Produkten durch Autoklavieren ist jedoch sehr energieintensiv, da Verunreinigungen durch stark erhitzten Wasserdampf entfernt werden. Um evidenzbasiert die Entscheidung zwischen medizinischen Einweg- und Mehrwegprodukten zu unterstützen, sollten also Lebenszyklusanalysen genutzt werden. Insbesondere mit fortschreitender Energiewende und bei Eigenproduktion von Strom aus erneuerbaren Quellen durch die aufbereitende Stelle ist die Umweltbilanz für Mehrwegprodukte meist besser als für Einwegprodukte (McGain et al. 2017; Umweltbundesamt 2023).

Bei wiederverwendbaren Produkten reduziert sich der Treibhausgasausstoß eines Produktes durchschnittlich um 38 bis 64 %, wobei die genaue Reduktion je nach Produktgruppe variiert. Mit einer Reduktion von 64 % des Treibhausgasausstoßes haben nicht-invasive Produkte wie z. B. Behälter für Scharfabfälle oder Blutdruckmanschetten das größte relative Potenzial. Danach folgen invasive Medizinprodukte mit einem relativen Einsparpotenzial von 47 % und Schutzbekleidung mit einem relativen Potential von 39 % (Keil et al. 2022). Aber auch bei der Benutzung von wiederverwendbaren Produkten gibt es Faktoren, die das Einsparpotenzial beeinflussen. Wenn der Autoklav zur Sterilisierung voll beladen wird statt nur teilweise, wie in den Ausgangsfällen angenommen, verteilt sich der Energieaufwand auf mehrere Produkte und sinkt pro Produkt. Ein weiterer Weg, die THG-Emissionen zu senken, ist es, die wiederverwendbaren Produkte so oft wie zulässig zu verwenden. Werden z. B. Vaginalspekula 50-mal statt 20-mal verwendet, werden 3 % mehr Treibhausgase eingespart (insgesamt werden in diesem Fall 70 % der THG-Emissionen gegenüber dem Einwegprodukt eingespart; Donahue et al. 2020). Bei Larynxmasken wird ein ähnlicher Effekt berichtet: Wenn sie 100-mal statt 40-mal verwendet werden, verstärkt sich die Reduktion um ein Fünftel (Eckelman et al. 2012). Hier sollte allerdings darauf hingewiesen werden, dass die Häufigkeit der Anwendungen nur nach einer eingehenden Prüfung erhöht darf, um Qualitätsverluste zu verhindern. Berücksichtigt man weitere Umweltauswirkungen wie zum Beispiel den verursachten Landverbrauch, die Toxizität oder die Abfallmenge, bestätigt sich hier die Tendenz, die schon bei den Treibhausgasemissionen zu erkennen war (Keil et al. 2022). Mit wiederverwendbaren Produkten werden die Umweltauswirkungen reduziert. Nur der Wasserbedarf steigt bei der Nutzung von wiederverwendbaren Produkten gegenüber Einwegprodukten aufgrund der

Wiederaufbereitung an. Eine weitere Möglichkeit, falls die Nutzung von Mehrwegprodukten nicht möglich ist, ist die Prüfung von Einwegprodukten aus unterschiedlichen Materialien. Zum Beispiel kann sich bei Vaginalspekula der Treibhausgasausstoß abhängig von der Stahlsorte um 12 % verringern (Donahue et al. 2020).

Bei der Nutzung von veröffentlichten LCA-Daten gibt es allerdings einige Limitationen. Die vorgestellten Zahlen und viele weitere veröffentlichte Studien stammen meist aus Studien, die sich nicht auf Deutschland beziehen. Deshalb sollten diese Studien nur mit Vorsicht genutzt werden. Ein Beispiel für diesen Fall ist die Studie von McGain et al. (2017). Dort werden die finanziellen und ökologischen Auswirkungen von Einweg- und Mehrweg-Anästhesieequipment berichtet. Als geographischer Bezug wird Australien genutzt und für den Treibhausgasausstoß ein Anstieg von 9 % bei der Nutzung wiederverwendbarer Produkte berichtet. Werden allerdings entweder die USA oder Europa als Bezugspunkte ausgewählt, ändert sich die Empfehlung, da die Option mit wiederverwendbaren Produkten nun eine Reduktion von 48 % bzw. 84 % bedeutet. Die Änderungen sind auf den unterschiedlichen Strommix (die Zusammenstellung der Energiequellen zur Stromproduktion) zwischen den Regionen zurückzuführen. Des Weiteren gibt es einige methodische Entscheidungen in der Erstellung eines LCA, die Einfluss auf die Ergebnisse und deren Vergleichbarkeit haben können. Hierunter fallen neben der Auswahl der Systemgrenzen der Umgang mit recyclebaren Materialien oder die Art der Datenerfassung. Entscheidungen auf der Produktebene, oft im Einkauf getroffen, sollten einen Anteil an einer Nachhaltigkeitsstrategie im Krankenhaus haben. Vor allem zur Nutzung von Mehrwegprodukten gibt es überzeugende Evidenz, aber auch bei der weiteren Materialauswahl und den Nutzungs- und Reinigungsvorgängen der Produkte können Reduktionspotenziale realisiert werden. Die veröffentlichten Daten sollten allerdings immer kritisch auf

Qualität und Passung für die Entscheidung geprüft werden, bevor sie als Grundlage genutzt werden.

Medikamente

Nach der Analyse des Nationalen Gesundheitsdiensts (NHS) in England tragen Medikamente und Chemikalien mit ca. 32 % zu den Treibhausgasemissionen des NHS bei (Tennison et al. 2021). Belkhir und Elmeligi (2019) analysierten Berichte von 15 großen Pharmaunternehmen über deren THG-Emissionen (in CO_2e) aus Scope 1 und 2. Diese Pharmaunternehmen repräsentierten ca. 60 % des Umsatzes des gesamten globalen Pharmasektors. Basierend auf diesen Daten schätzen die Autoren, dass die Pharmaindustrie im Jahr 2015 ca. 52 Mio. t CO_2e verursachte, mehr als die THG-Emissionen der Automobilindustrie im gleichen Jahr. Es wurde erkennbar, dass sich zwischen den Unternehmen große Unterschiede bezüglich ihrer THG-Intensität zeigten, die als THG-Emissionen pro Millionen Euro Umsatz errechnet wurde. Bei einigen Unternehmen lag diese bereits im Zielbereich der Anforderungen, die zum Erreichen der US-amerikanischen Klimaziele bis 2025 notwendig sind, während andere diese noch bei weitem nicht erreichten (Belkhir und Elmeligi 2019). Ungeachtet verschiedener Produktpaletten lässt dies darauf schließen, dass deutliche Einsparungen bei der Produktionsseite von Medikamenten möglich sind. Weitere Einsparungen sollten zudem auf der Verbrauchsseite stattfinden: Die Nachfrage nach Medikamenten kann durch die Vorbeugung von Erkrankungen, die Erhöhung der Medikamentenadhärenz sowie die leitliniengerechte Verschreibungspraxis, die Über- und Unterversorgung vermeidet und auch gleichwertige nicht-medikamentöse Therapieoptionen miteinbezieht, begrenzt werden (MacNeill et al. 2021). Bei Anwendung dieser Maßnahmen sind auch weitere Co-Benefits möglich, wie die Reduktion unerwünschter Arzneimittelwirkungen durch Absetzten nicht-indizierter Medikamente (Deprescribing; Reeve et al. 2014).

Eine Sonderrolle in der Treibhausgaswirksamkeit von Arzneimitteln nehmen inhalative Medikamente ein. Diese werden je nach Bilanzierung als Scope-1-Emissionen des Gesundheitssektors gesehen, da die in Dosieraerosolen verwendeten Trägergase (Hydrofluoralkane) zum Transport in die Lunge stark treibhauswirksam sind. So ist das häufig verwendete Norfluran 1.300-mal so stark treibhauswirksam wie CO_2 (Pritchard 2020). Dies erklärt, dass inhalative Medikamente im englischen NHS ca. 3,5 % der THG-Emissionen ausmachen (Starup-Hansen et al. 2020). Als Alternative zu Dosieraerosolen können Trockenpulverinhalatoren verschrieben werden, die den gleichen Wirkstoff ohne Trägergas in die Lunge bringen (Starup-Hansen et al. 2020). Jedoch sind diese aufgrund bestimmter Anwendungsvoraussetzungen nicht für alle Patientengruppen geeignet. Hier ist ein leitliniengerechtes Handeln der Ärzteschaft gefragt, um eine medizinisch sichere und klimabewusste Therapieentscheidung bei der Neueinstellung und Umstellung von Patientinnen und Patienten mit Lungenerkrankungen zu treffen (DEGAM 2022). Gleichzeitig sind auch Trägergase in Entwicklung, die den Einsatz von Dosieraerosolen mit deutlich reduzierter Treibhausgaswirksamkeit ermöglichen sollen (Pernigotti et al. 2021). Hier ist es wichtig, dass die neuen Trägergase nach Zulassung schnell und flächendeckend den Markt durchdringen, um auch die Treibhausgaswirksamkeit der verbliebenen Dosieraerosol-Verschreibungen zu reduzieren.

17.4 Weitere Umweltauswirkungen durch den Gesundheitssektor

17.4.1 Global

Bisher gibt es abgesehen von THG-Emissionen nur wenig Evidenz zu Umweltauswirkungen des globalen Gesundheitssektors (Lenzen et al. 2020). Lenzen et al. untersuchten die

Tab. 17.1 Ausgewählte Indikatoren für die Umweltauswirkungen des globalen Gesundheitssektors im Jahr 2015. (Quelle: Lenzen et al. 2020)

Indikator	Einheit	Gesundheitssektor global	Anteil an Gesamt (%)
Feinstaub (PM)	Megatonnen	3,4	2,8
Stickoxide (NO_x)	Megatonnen	5,5	3,4
Schwefeldioxid (SO_2)	Megatonnen	6,1	3,6
Reaktiver Stickstoff im Wasser	Megatonnen	1,4	1,8
Verbrauch knappen Wassers	Billionen Liter	7,3	1,5

Krankenhaus-Report 2024

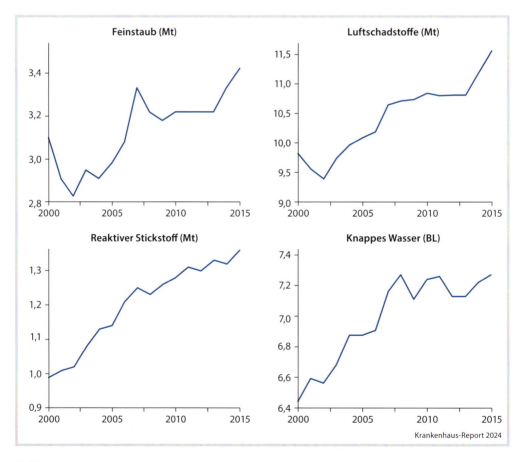

Abb. 17.5 Entwicklung der Umweltauswirkungen des globalen Gesundheitssektors zwischen 2000 und 2015. (Quelle: Lenzen et al. 2020)

Kapitel 17 · Umweltauswirkungen des Gesundheitssektors

in ▶ Abschn. 17.2 beschriebenen Umweltindikatoren. Relativ gesehen waren im Jahr 2015 die Anteile des Gesundheitssektors an den globalen Emissionen für Feinstaub (2,8 %), an den Luftschadstoffen Stickoxide (3,4 %) und Schwefeldioxid (3,6 %) sowie an reaktivem Stickstoff im Wasser (1,8 %) und am Verbrauch knappen Wassers (1,5 %) geringer als bei den THG-Emissionen. ◘ Tab. 17.1 fasst die beschriebenen Umweltindikatoren zusammen. Es ist jedoch zu berücksichtigen, dass viele dieser Auswirkungen viel stärker regional konzentriert sind, meist in wirtschaftlich schwachen Regionen, und lokal erhebliche Auswirkungen auf die Umwelt und die menschliche Gesundheit haben können.

Betrachtet man die Entwicklung der verschiedenen Umweltauswirkungen des globalen Gesundheitssektors für den Zeitraum 2000 bis 2015, zeigt sich für alle Indikatoren ein Anstieg, wie ◘ Abb. 17.5 zeigt.

Ein weiterer Umweltindikator, den wir in diesem Kapitel beleuchten möchten, sind Arzneimittelrückstände im Wasser. Um diese global zu untersuchten, wurde 2016 eine Literaturübersichtsarbeit im Auftrag des Umweltbundesamtes durchgeführt. 16 Wirkstoffe wurden über alle Weltregionen hinweg im Oberflächen-, Grund- und Trinkwasser nachgewiesen. Besonders häufig war das Schmerzmittel Diclofenac zu finden, wobei es sich oft um ökotoxikologisch relevante Konzentrationen handelte. Umweltproben wurden insgesamt auf 713 verschiedene Wirkstoffe untersucht, von denen 631 nachweisbar waren (aus der Beek et al. 2015).

17.4.2 Deutschland

Für Deutschland liegen keine Untersuchungen der in ▶ Abschn. 17.2 beschriebenen Umweltindikatoren vor. Im Rahmen einer Studie im Auftrag des Umweltbundesamtes wurde jedoch der Rohstoffverbrauch des deutschen Gesundheitssektors untersucht. 2016 lag er bei 107 Mio. t, was einer Steigerung von 80 % gegenüber 1995 entspricht. Fol-

gende Rohstoffe wurden berücksichtigt: Biomasse (30 Megatonnen), fossile Energieträger (25 Megatonnen), Metallerze (5 Megatonnen) und nichtmetallische Mineralien (47 Megatonnen). Rund 5 % des gesamten Rohstoffverbrauchs in Deutschland entfallen damit direkt oder indirekt auf Dienstleistungen des Gesundheitssektors. Etwa ein Drittel der eingesetzten Rohstoffe stammt aus Deutschland, zwei Drittel werden importiert (Ostertag et al. 2021).

17.5 Initiativen für die Untersuchung von Umweltauswirkungen des Gesundheitssektors

Neben nationalen und internationalen wissenschaftlichen Studien gibt es mehrere Initiativen zur internationalen Harmonisierung und Systematisierung der Umweltberichterstattung im Gesundheitssektor. Diese Initiativen adressieren meist nicht nur die Entwicklung von Indikatoren, sondern auch Aspekte des Capacity Building, um Länder bei der Umweltberichterstattung im Gesundheitssektor zu unterstützen.

Der „Lancet Countdown" verfolgt die Auswirkungen des Gesundheitswesens auf die Umwelt anhand folgender Indikatoren: Treibhausgasemissionen, Nutzung erneuerbarer Energien, Abfallrecycling und Umweltberichterstattung. Die Arbeit von „The Lancet Countdown" trägt dazu bei, das Bewusstsein für die Umweltauswirkungen des Gesundheitssektors zu schärfen und Möglichkeiten zur Reduzierung von Emissionen zu identifizieren. Des Weiteren werden auch wertvolle Informationen für Personen mit politischer Entscheidungsbefugnis, Gesundheitsdienstleistende und andere Interessengruppen geliefert, die sich für eine ökologisch nachhaltigere Gestaltung des Gesundheitssektors einsetzen (Lancet Countdown 2019).

Die „Lancet Commission on Sustainable Health Care (LCSH)" ist eine Expertengruppe, die daran arbeitet, das globale Gesundheitssystem nachhaltiger zu gestalten. Die Ziele der

LCSH sind die Sicherstellung des Zugangs zu qualitativ hochwertiger, bezahlbarer und nachhaltiger Gesundheitsversorgung für alle Menschen, der Schutz der Umwelt, die Eindämmung des Klimawandels sowie die Förderung von Gleichheit und sozialer Gerechtigkeit. Zu den Aktivitäten des LCSH gehören Forschung, insbesondere die Entwicklung von Umweltindikatoren, politische Lobbyarbeit, Bildung und der Aufbau von Partnerschaften (Yale School of Public Health 2023).

Die ATACH-Gruppe (Alliance for Transformative Action on Climate Change and Health) der Weltgesundheitsorganisation (WHO) ist eine Allianz, deren Ziel es ist, die Umsetzung der gesundheitspolitischen Verpflichtungen der 26. UN-Klimakonferenz (COP26) zu klimaresistenten und nachhaltigen Gesundheitssystemen zu beschleunigen. Die Gruppe bringt WHO-Mitgliedstaaten, andere Stakeholder und Fachorganisationen zusammen, um Wissen auszutauschen, Kapazitäten aufzubauen und Instrumente und Ressourcen zu entwickeln, die die Länder beim Aufbau klimaresistenter und nachhaltiger Gesundheitssysteme unterstützen. Zu den Zielen der Gruppe gehören die Förderung der Integration von Klimawandel und Gesundheit in nationale, regionale und globale Pläne, die Unterstützung von Ländern bei der Entwicklung und Umsetzung klimaresistenter und nachhaltiger Gesundheitssysteme, der Aufbau von Kapazitäten für Maßnahmen im Bereich Klimawandel und Gesundheit, der Austausch von Wissen und bewährten Verfahren sowie die Mobilisierung von Ressourcen (World Health Organization 2023).

Die „OECD Working Group on Climate Change and Health Indicators" (CCH) ist eine sich im Aufbau befindende Gruppe von Fachleuten aus OECD-Mitgliedsländern, die gemeinsam an der Entwicklung und Anwendung von Indikatoren zur Messung der gesundheitlichen Auswirkungen des Klimawandels arbeiten werden. Ziel der CCH ist es, das Bewusstsein für die gesundheitlichen Auswirkungen des Klimawandels zu schärfen, politische Entscheidungen zu unterstützen und die

Forschung zu den gesundheitlichen Auswirkungen des Klimawandels zu fördern (Organisation for Economic Cooperation and Development 2021).

Die Nicht-Regierungsorganisation „Health Care Without Harm" (HCWH) unterstützt Gesundheitseinrichtungen dabei, ihre THG-Emissionen zu reduzieren und bis 2050 klimaneutral zu werden. 2019 veröffentlichte HCWH einen umfassenden Bericht, in dem die THG-Emissionen des globalen Gesundheitssektors untersucht wurden (Health Care Without Harm 2019). Das „Global Green and Healthy Hospitals Network" bildet als Teil von HCWH ein Netzwerk für Gesundheitseinrichtungen, die versuchen ihre Umweltauswirkungen zu reduzieren. Der „Climate Impact Checkup" ist ein THG-Rechner, der die Einrichtungen dabei unterstützt, ihre THG-Emissionen zu erfassen. Außerdem stellt das Netzwerk seinen Mitgliedern Ressourcen und Unterstützung zur Verfügung und setzt sich für eine Politik ein, die eine ökologisch nachhaltige Gesundheitsversorgung fördert (Health Care Without Harm 2023).

„HealthcareLCA" ist eine zentrale, öffentlich zugängliche Datenbank für Umweltverträglichkeitsprüfungen innerhalb des Gesundheitssektors, die fortlaufend erweitert wird. Aktuell enthält die Datenbank Umweltverträglichkeitsprüfungen für mehr als 1.500 Produkte oder Prozesse des Gesundheitssektors aus über 200 Datenquellen (Stand: August 2023). Die Fallstudien stammen aus über 80 Ländern, wobei Großbritannien, die USA und Australien den größten Anteil haben. Es liegen insbesondere Fallstudien zu den Fachgebieten Anästhesie, Intensiv- und Notfallmedizin sowie Infektiologie und Pulmologie vor (HealthcareLCA 2023).

Das „Kompetenznetzwerk für klimaresiliente Medizin und Gesundheitseinrichtungen" (KliMeG) ist eine Allianz von Gesundheitseinrichtungen, die gemeinsam ökologisch nachhaltige und klimaresiliente Gesundheitsversorgung sowie eine gesamtgesellschaftliche Transformation vorantreiben will. Um zur innerdeutschen Harmonisierung von THG-Bi-

Kapitel 17 · Umweltauswirkungen des Gesundheitssektors

lanzen von Krankenhäusern beizutragen, wird seit Juli 2023 ein kostenfreier THG-Rechner für Gesundheitseinrichtungen zur Verfügung gestellt. Dieser „KliMeG-Rechner" funktioniert über *ecocockpit*[1], ein webbasiertes Programm, das von der Effizienz-Agentur NRW entwickelt wurde. Ein begleitendes Handbuch (PDF) führt Anwenderinnen und Anwender durch die Bilanzierung und eine Excel-Datei unterstützt komplexere Nebenrechnungen, die für die Bilanzierung notwendig sind. Methodisch handelt es sich um einen für Deutschland angepassten Hybridrechner. Das bedeutet, dass die THG-Emissionen zum Teil über einen finanzbasierten und zum Teil über einen verbrauchsbasierten Ansatz berechnet werden. Der KliMeG-Rechner wurde durch die Forschungsprojekte CAFOGES und KliOL entwickelt (Universität Freiburg 2023; Heidelberg Institute of Global Health & Institut für Energie- und Umweltforschung (ifeu) 2023).

17.6 Diskussion

17.6.1 Erkenntnisse zu Umweltauswirkungen

In den letzten Jahren hat sich die Studienlage zu den Umweltauswirkungen der internationalen Gesundheitsversorgung deutlich verbessert, wobei der Schwerpunkt bisher vor allem auf den THG-Emissionen lag (Health Care Without Harm 2019; Pichler et al. 2019; Romanello et al. 2022). Neuere Studien decken jedoch zunehmend ein breiteres Spektrum von Umweltauswirkungen ab, die wiederum Auswirkungen auf die menschliche Gesundheit haben (Eckelman et al. 2018; Ostertag et al. 2021; Lenzen et al. 2020; Malik et al. 2021; Steenmeijer et al. 2022). Auch bezogen auf Deutschland nehmen die Erkenntnisse hinsichtlich der Umweltauswirkungen zu, allerdings ist aktuell noch wenig bekannt. Insgesamt zeigt sich jedoch, dass der Gesundheitssektor negative Umweltaus-

wirkungen und dadurch Gesundheitsauswirkungen hat (z. B. durch Treibhausgasemissionen, Feinstaub oder Luftschadstoffe).

17.6.2 Zielgruppenspezifische Betrachtungsebenen und eingeschränkte Vergleichbarkeit von Studien

Neben der übergeordneten Ebene des gesamten Gesundheitssektors können dessen Umweltauswirkungen auf verschiedenen Ebenen gemessen werden, wie dieser Beitrag zeigt. Hierbei liegen aktuell insbesondere Daten zu THG-Emissionen vor. Die Betrachtungsweisen auf verschiedenen Ebenen sind nicht trennscharf voneinander abzugrenzen. So bilden die Studien zu Gesundheitseinrichtungen wie Krankenhäusern, Arztpraxen und ambulanten Pflegediensten jeweils in sich geschlossene Betrachtungsweisen ab. Diese überschneiden sich jedoch mit anderen Betrachtungsweisen, z. B. der Betrachtung einzelner Prozesse in einem Krankenhaus oder der Betrachtung von Medikamenten und Medizinprodukten, die in allen Einrichtungen und bei vielen Prozessen verwendet werden. Es ist sehr wichtig, die Methodik und Systemgrenzen der jeweiligen Studien zu kennen und zu beachten, wie in ▶ Abschn. 17.3.2 verdeutlicht wurde.

Grundsätzlich haben die verschiedenen Betrachtungsweisen ihre Berechtigung. Wichtig ist es, die Daten zielgruppenspezifisch aufzubereiten. Für die Gesundheitspolitik ist sicher eine umfassende Betrachtung des Gesundheitssektors insgesamt wichtig, um Prioritäten zu setzen. Für eine chirurgische Chefärztin ist eine prozessbasierte Darstellung der Emissionen verschiedener OP-Verfahren vermutlich am nützlichsten, während die Leitung einer Gesundheitseinrichtung von einrichtungsbasierten Daten profitiert. In der Kommunikation der Daten sollte jedoch immer auf die Systemgrenzen sowie auf Stärken und Schwächen der verwendeten Methodik verwiesen werden.

---

1 ▶ https://klimeg.de/rechner-co2-bilanzierung/.

17.6.3 Rolle von Wissenschaft, Industrie und Politik bei der Erfassung von Umweltauswirkungen

Obwohl die Anzahl der Studien zu den Umweltauswirkungen des Gesundheitssektors zunimmt, bestehen weiterhin relevante Datenlücken (McAlister et al. 2022). Beispielsweise ist es für die Leitung von Gesundheitseinrichtungen im Bereich der Medikamente und Medizinprodukte aktuell schwierig bis unmöglich, verlässliche Daten zu Umweltauswirkungen einzelner Produkte zu erhalten und sich für nachhaltigere Alternativen zu entscheiden. Die Wissenschaft kann unterstützen, Methoden zur Erfassung der Umweltauswirkungen weiterzuentwickeln und zu vereinheitlichen. Sie kann die dies aufgrund der Vielzahl an Prozessen und Produkten im Gesundheitssektor jedoch nicht allein leisten. Vielmehr bräuchte es gesetzliche Rahmenbedingungen, die die Industrie zur Erfassung und Minimierung von Treibhausgasemissionen und anderen Umweltauswirkungen ihrer Produkte verpflichten. Außerdem könnten Lebenszyklusanalysen als verpflichtender Teil in Health Technology Assessments (HTA) integriert werden (McAlister et al. 2022). Um das Problem der Arzneimittelrückstände im Wasser zu adressieren, könnten unter anderem zulassungsrelevante Umweltrisikoprüfungen sowie technologische Maßnahmen in Kläranlagen zur Erhöhung der Eliminationsraten helfen (aus der Beek et al. 2015; Baltruks et al. 2023). Neben den Umweltauswirkungen müssen natürlich stets die Auswirkungen auf die Patientenversorgung berücksichtigt werden, beispielsweise wenn verschiedene Operationsverfahren verglichen werden. In der Kommunikation zu Klimaschutzmaßnahmen im Gesundheitsbereich sollte stets auf die Auswirkungen der Maßnahmen auf die Umwelt und die Patientenversorgung eingegangen werden, da Krankenhaus-Stakeholder in einer Interviewstudie die Sorge betonten, Klimaschutzmaßnahmen könnten das Wohl der Patientinnen und Patienten gefährden (Quitmann et al. 2023).

17.6.4 Handeln unter Unsicherheit nötig und möglich

Auch wenn die Datenlange in vielen Bereichen noch begrenzt ist, bietet der aktuelle Wissensstand genug Möglichkeiten, um unverzüglich mit der Reduktion der Umweltauswirkungen des Gesundheitssektors zu beginnen (McAlister et al. 2022). Die Dringlichkeit der Klimakrise und anderer Umweltprobleme sowie deren Risiken für die Gesundheit der Menschen weltweit rechtfertigt ein Handeln auch unter Restunsicherheiten. Ein Beispiel: Auch wenn in der Wissenschaft noch um die genaue Methodik und vergleichbare Systemgrenzen bei der THG-Bilanzierung von Gesundheitseinrichtung gerungen wird, zeichnen sich einige Hotspots in der Gesundheitsversorgung deutlich ab, so z. B. die THG-Emissionen durch Medikamente, Medizinprodukte, Energie-bezogene Emissionen sowie Mobilität (Franke et al. 2022; Tennison et al. 2021; Weisz et al. 2020). Auch die Speisenversorgung ist trotz ihres eher geringen Anteils im Gesundheitssektor relevant, weil mit einer ökologisch nachhaltigen Speisenversorgung gesundheitliche Co-Benefits für Patientinnen und Patienten und Mitarbeitende einhergehen und Gesundheitseinrichtungen eine Vorbildfunktion einnehmen. Als gesundheitliche Co-Benefits bezeichnet man positive Effekte für die individuelle oder allgemeine Gesundheit, die durch Klimaschutzmaßnahmen entstehen (Herrmann et al. 2019).

17.6.5 Der Weg zu einem umweltfreundlichen Gesundheitssektor

Bei der Dekarbonisierung des Gesundheitssektors ist die Energiewende ein wichtiger Faktor (s. ▶ Abschn. 17.3.1). Gerade in Ländern mit hohen Emissionen pro Kilowattstunde Strom, wie in Deutschland aufgrund des hohen Anteils an Kohleverstromung, wird eine Dekarbonisierung des Energiesystems zur Emissionsreduktion im Gesundheitssektor beitragen. Dies Reduktion reicht jedoch nicht aus.

Der Gesundheitsektor selbst kann vor allem auf drei Ebenen eine Reduktion der Umweltauswirkungen erreichen (MacNeill et al. 2021): Erstens sollte der Bedarf für Gesundheitsdienstleistungen reduziert werden. Eine sehr wichtige Rolle dabei spielt dabei die Gesundheitsförderung und Prävention inklusive einer guten Versorgung chronisch kranker Patientinnen und Patienten, um Ressourcen- und THG-intensive Hospitalisierung zu vermeiden. Zwar ist die Förderung und der Erhalt von Gesundheit auch jetzt schon ein Baustein der Versorgung, es fehlen jedoch einerseits der Regelungsrahmen, der Anreize setzt, und andererseits zum Teil auch die Institutionen, um Prävention verstärkt umzusetzen (Bödeker und Moebus 2020). Zweitens sollten Unter- und Überversorgung vermieden werden, um keine unnötigen Ressourcen zu verbrauchen und Patientinnen und Patienten bestmöglich zu behandeln. Drittens müssen dann die Umweltauswirkungen der verbleibenden, notwendigen Gesundheitsdienstleistungen minimiert werden. Dies kann beispielsweise durch eine gute Vernetzung und Organisation, Dekarbonisierung des Transports, Einsatz von Telemedizin, neuen Filtertechniken in der Anästhesie sowie einer Kreislaufwirtschaft bei Medizinprodukten erfolgen (▶ Kap. 19).

Es gilt also Gesundheit und Gesundheitsversorgung neu zu denken. Das Prinzip des „Nicht-Schadens" sollte nicht nur direkt auf Patientinnen und Patienten im Gesundheitssystem, sondern auch auf die Erde als Ganzes angewendet werden, damit die Grundlagen für ein gesundes Leben auf der Erde erhalten bleiben (Baltruks et al. 2022).

Literatur

Baltruks D, Gepp S, van de Pas R, Voss M, Wabnitz K (2022) Gesundheit innerhalb planetarer Grenzen – Offene Fragen an Politik, Wissenschaft und Gesundheitsakteure https://doi.org/10.5281/zenodo.6642685

Baltruks D, Sowa M, Voss M (2023) Nachhaltigkeit im Arzneimittelwesen stärken https://doi.org/10.5281/zenodo.7503601

aus der Beek T, Weber A, Bergmann A, Gruttner G, Carius A (2015) Pharmaceuticals in the environment: Global occurrence and potential cooperative action under the Strategic Approach to International Chemicals Management (SAICM). IWW Rheinisch-Westfälisches Institut für Wasser

Belkhir L, Elmeligi A (2019) Carbon footprint of the global pharmaceutical industry and relative impact of its major players. J Clean Prod 214:185–194. https://doi.org/10.1016/j.jclepro.2018.11.204

BMZ – Bundesministerium für wirtschaftliche Zusammenarbeit und Entwicklung (2023) Neue Biodiversitätsziele bis 2030. https://www.bmz.de/de/themen/biodiversitaet/hintergrund/neue-biodiversitaetsziele-66242. Zugegriffen: 16. Aug. 2023

Bödeker W, Moebus S (2020) Ausgaben der gesetzlichen Krankenversicherung für Gesundheitsförderung und Prävention 2012–2017: Positive Effekte durch das Präventionsgesetz? Gesundheitswesen 82(03):282–287

Bundesregierung (2023) Klimaschutzgesetz und Klimaschutzprogramm: Ein Plan fürs Klima. https://www.bundesregierung.de/breg-de/aktuelles/klimaschutzgesetz-2197410. Zugegriffen: 16. Aug. 2023

CLIRE (2016) Simple steps to reduce the climate impact of healthcare. https://webgate.ec.europa.eu/life/publicWebsite/project/details/3159. Zugegriffen: 16. Aug. 2023

DEGAM (2022) DEGAM S1-Handlungsempfehlung: Klimabewusste Verordnung von inhalativen Arzneimitteln. Deutsche Gesellschaft für Allgemeinmedizin und Familienmedizin (DEGAM), Köln

Destatis (2021) Pflegebedürftige nach Versorgungsart, Geschlecht und Pflegegrade 2021. https://www.destatis.de/DE/Themen/Gesellschaft-Umwelt/Gesundheit/Pflege/Tabellen/pflegebeduerftige-pflegestufe.html. Zugegriffen: 16. Aug. 2023

Destatis (2022) Einrichtungen, Betten und Patientenbewegung. https://www.destatis.de/DE/Themen/Gesellschaft-Umwelt/Gesundheit/Krankenhaeuser/Tabellen/gd-krankenhaeuser-jahre.html. Zugegriffen: 16. Aug. 2023

Destatis (2023) Gesundheitsausgaben nach Einrichtungen. https://www.destatis.de/DE/Themen/Gesellschaft-Umwelt/Gesundheit/Gesundheitsausgaben/Tabellen/einrichtungen.html. Zugegriffen: 16. Aug. 2023

Donahue LM, Hilton S, Bell SG, Williams BC, Keolian GA (2020) A comparative carbon footprint analysis of disposable and reusable vaginal specula. Am J Obstet Gynecol 223(2):225.e221–225.e227. https://doi.org/10.1016/j.ajog.2020.02.007

Eckelman M, Mosher M, Gonzalez A, Sherman J (2012) Comparative life cycle assessment of disposable and reusable laryngeal mask airways. Anesth Analg 114(5):1067–1072. https://doi.org/10.1213/ANE.0b013e31824f6959

Eckelman MJ, Sherman JD, MacNeill AJ (2018) Life cycle environmental emissions and health damages from the Canadian healthcare system: An economic-environmental-epidemiological analysis. PLoS Med 15(7):e1002623. https://doi.org/10.1371/journal.pmed.1002623

Erisman JW, Galloway JN, Seitzinger S, Bleeker A, Dise NB, Petrescu AR, de Vries W et al (2013) Consequences of human modification of the global nitrogen cycle. Philos Trans R Soc Lond B Biol Sci 368(1621):20130116

European Commission (2023) A European Green Deal – Striving to be the first climate-neutral continent. https://commission.europa.eu/strategy-and-policy/priorities-2019-2024/european-green-deal_en. Zugegriffen: 16. Aug. 2023

European Doctors (2023) Policy on climate change and health – Healthcare sector's action has become a necessary and immediate priority. https://d3ngex8q79bk55.cloudfront.net/evo-uploads/user/40863/post/new/CPME_AD_25032023_070%282022%29.FINAL.Policy.on.Climate.Change.pdf. Zugegriffen: 16. Aug. 2023

Franke B, Zeitz C, Quitmann C (2022) Treibhausgasbilanzierung am Beispiel des Universitätsklinikums Heidelberg. https://www.klinikum.uni-heidelberg.de/fileadmin/KliOL/KliOL-ifeu_-_Treibhausgasbilanzierung_am_Beispiel_des_Universitaetsklinikums_Heidelberg_-_klik_green_Netzwerktreffen_-_21_Nov_2022.pdf. Zugegriffen: 16. Aug. 2023

Global Climate and Health Forum (2018) A call to action on climate and health. https://www.klimawandel-gesundheit.de/wp-content/uploads/2019/08/call-to-action-2018-EN.pdf. Zugegriffen: 16. Aug. 2023

Hammond G (2007) Time to give due weight to the ‚carbon footprint' issue. Nature 445(7125):256–256

Health Care Without Harm (2019) Health care's climate footprint – how the health sector contributes to the global climate crisis and opportunities for action. https://noharm-global.org/documents/health-care-climate-footprint-report. Zugegriffen: 16. Aug. 2023

Health Care Without Harm (2023) Health care climate challenge. https://healthcareclimateaction.org/challenge. Zugegriffen: 16. Aug. 2023

Healthcare LC (2023) HealthcareLCA – Database summary. https://healthcarelca.com/. Zugegriffen: 16. Aug. 2023

Heidelberg Institute of Global Health & Institut für Energie- und Umweltforschung (ifeu) (2023) Klimaschutz in Kliniken durch Optimierung der Lieferketten (KliOL). https://www.klinikum.uni-heidelberg.de/klimaschutz-in-kliniken-durch-optimierung-der-lieferketten-kliol. Zugegriffen: 16. Aug. 2023

Herrmann A, de Jong L, Kowalski C, Sauerborn R (2019) Health Co-benefits of climate change mitigation measures – how households and policy makers can benefit. Bundesgesundheitsblatt Gesundheitsforschung Gesundheitsschutz 62(5):556–564. https://doi.org/10.1007/s00103-019-02929-7

Keil M, Grün L (2022) Greenhouse gas emissions of an outpatient care service: a cost-based approach. Z Evidenz Fortbild Qual Im Gesundheitswes 175:90–95. https://doi.org/10.1016/j.zefq.2022.09.005

Keil M, Viere T, Helms K, Rogowski W (2022) The impact of switching from single-use to reusable healthcare products: a transparency checklist and systematic review of life-cycle assessments. Eur J Public Health 33(1):56–63. https://doi.org/10.1093/eurpub/ckac174

Keller RL, Muir K, Roth F, Jattke M, Stucki M (2021) From bandages to buildings: Identifying the environmental hotspots of hospitals. J Clean Prod 319:128479. https://doi.org/10.1016/j.jclepro.2021.128479

Krautwig T, Krieger A (2022) Planetare Grenzen: Neun Leitplanken für die Zukunft. https://www.helmholtz-klima.de/planetare-belastungs-grenzen. Zugegriffen: 16. Aug. 2023

Lancet Countdown (2019) About us. https://www.lancetcountdown.org/about-us/. Zugegriffen: 16. Aug. 2023

Lenzen M, Malik A, Li M, Fry J, Weisz H, Pichler P-P, Pencheon D et al (2020) The environmental footprint of health care: a global assessment. Lancet Planet Health 4(7):e271–e279. https://doi.org/10.1016/s2542-5196(20)30121-2

MacNeill AJ, McGain F, Sherman JD (2021) Planetary health care: a framework for sustainable health systems. Lancet Planet Health 5(2):e66–e68. https://doi.org/10.1016/s2542-5196(21)00005-x

Malik A, Padget M, Carter S, Wakiyama T, Maitland-Scott I, Vyas A, Lenzen M et al (2021) Environmental impacts of Australia's largest health system. Resour Conserv Recycl 169:105556

Manisalidis I, Stavropoulou E, Stavropoulos A, Bezirtzoglou E (2020) Environmental and health impacts of air pollution: a review. Front Public Health 8:14

Marwick TH, Buonocore J (2011) Environmental impact of cardiac imaging tests for the diagnosis of coronary artery disease. Heart 97(14):1128. https://doi.org/10.1136/hrt.2011.227884

McAlister S, Morton RL, Barratt A (2022) Incorporating carbon into health care: adding carbon emissions to health technology assessments. Lancet Planet Health 6(12):e993–e999

McGain F, Story D, Lim T, McAlister S (2017) Financial and environmental costs of reusable and single-use anaesthetic equipment. Br J Anaesth 118(6):862–869. https://doi.org/10.1093/bja/aex098

Morris DS, Wright T, Somner JEA, Connor A (2013) The carbon footprint of cataract surgery. Eye 27(4):495–501. https://doi.org/10.1038/eye.2013.9

Kapitel 17 · Umweltauswirkungen des Gesundheitssektors

Murray CJ, Aravkin AY, Zheng P, Abbafati C, Abbas KM, Abbasi-Kangevari M et al (2020) Global burden of 87 risk factors in 204 countries and territories, 1990–2019: a systematic analysis for the Global Burden of Disease Study 2019. The Lancet 396(10258):1223–1249

Nicolet J, Mueller Y, Paruta P, Boucher J, Senn N (2022) What is the carbon footprint of primary care practices? A retrospective life-cycle analysis in Switzerland. Environ Health. https://doi.org/10.1186/s12940-021-00814-y

Organisation for Economic Cooperation and Development (2021) Data for climate action. https://www.oecd.org/environment/data-for-climate-action.htm. Zugegriffen: 16. Aug. 2023

Ostertag K, Bratan T, Gandenberger C, Hüsing B, Pfaff M (2021) Ressourcenschonung im Gesundheitssektor – Erschließung von Synergien zwischen den Politikfeldern Ressourcenschonung und Gesundheit. https://www.umweltbundesamt.de/publikationen/ressourcenschonung-im-gesundheitssektor. Zugegriffen: 16. Aug. 2023

Pernigotti D, Stonham C, Panigone S, Sandri F, Ferri R, Unal Y, Roche N (2021) Reducing carbon footprint of inhalers: analysis of climate and clinical implications of different scenarios in five European countries. BMJ Open Respir Res 8:e1071. https://doi.org/10.1136/bmjresp-2021-001071

Pichler PP, Jaccard IS, Weisz U, Weisz H (2019) International comparison of health care carbon footprints. Environ Res Lett 14(6):e64004. https://doi.org/10.1088/1748-9326/ab19e1

Pichler PP, Jaccard IS, Hanewinkel L, Weisz H (2023) Evidenzbasis Treibhausgasemissionen des deutschen Gesundheitswesens – „GermanHealthCFP". https://www.bundesgesundheitsministerium.de/service/publikationen/details/evidenzbasis-treibhausgasemissionen-des-deutschen-gesundheitswesens-germanhealthcfp.html

Pritchard JN (2020) The climate is changing for metered-dose inhalers and action is needed. Drug Des Dev Ther 14:3043–3055

Quitmann C, Sauerborn R, Herrmann A (2021) Gaps in reporting greenhouse gas emissions by German hospitals – A systematic grey literature review. Sustainability 13(3):1430 (https://www.mdpi.com/2071-1050/13/3/1430)

Quitmann C, Sauerborn R, Danquah I, Herrmann A (2023) Climate change mitigation is a hot topic, but not when it comes to hospitals: a qualitative study on hospital stakeholders' perception and sense of responsibility for greenhouse gas emissions. J Med Ethics 49(3):204–210. https://doi.org/10.1136/medethics-2021-107971

Reeve E, Shakib S, Hendrix I, Roberts MS, Wiese MD (2014) Review of deprescribing processes and development of an evidence-based, patient-centred deprescribing process. Brit J Clinical Pharma 78(4):738–747

Reinhardt K Klimawandel und Gesundheit. https://www.bundesaerztekammer.de/themen/aerzte/klimawandel-und-gesundheit. Zugegriffen: 16. Aug. 2023

Richardson K, Steffen W, Lucht W, Bendtsen J, Cornell SE, Donges JF et al (2023) Earth beyond six of nine planetary boundaries. Science Advances. https://doi.org/10.1126/sciadv.adh2458

Ritchie H, Roser M, Rosado P (2020) CO_2 and Greenhouse gas emissions. https://ourworldindata.org/emissions-by-sector#by-country-greenhouse-gas-emissions-by-sector. Zugegriffen: 16. Aug. 2023

Rizan C, Steinbach I, Nicholson R, Lillywhite R, Reed M, Bhutta MF (2020) The carbon footprint of surgical operations: a systematic review. Annals of Surgery 272(6). https://journals.lww.com/annalsofsurgery/Fulltext/2020/12000/The_Carbon_Footprint_of_Surgical_Operations__A.21.aspx. Zugegriffen: 16. Aug. 2023

Rizan C, Lillywhite R, Reed M, Bhutta MF (2023) The carbon footprint of products used in five common surgical operations: identifying contributing products and processes. J R Soc Med. https://doi.org/10.1177/01410768231166135

Romanello M, Di Napoli C, Drummond P, Green C, Kennard H, Lampard P, Ford LB et al (2022) The 2022 report of the Lancet Countdown on health and climate change: health at the mercy of fossil fuels. Lancet 400(10363):1619–1654

Ryan EC, Dubrow R, Sherman JD (2020) Medical, nursing, and physician assistant student knowledge and attitudes toward climate change, pollution, and resource conservation in health care. BMC Med Educ 20(1):200. https://doi.org/10.1186/s12909-020-02099-0

Sousa AC, Veiga A, Maurício AC, Lopes MA, Santos JD, Neto B (2021) Assessment of the environmental impacts of medical devices: a review. Environ Dev Sustain 23(7):9641–9666. https://doi.org/10.1007/s10668-020-01086-1

Starup-Hansen J, Dunne H, Sadler J, Jones A, Okorie M (2020) Climate change in healthcare: exploring the potential role of inhaler prescribing. Pharmacology Res & Perspec 8(6):e675

Statista (2021) Anzahl der Arztpraxen in Deutschland nach Facharztbezeichnung in den Jahren 2011 bis 2019. Statista. https://de.statista.com/statistik/daten/studie/281526/umfrage/anzahl-der-arztpraxen-in-deutschland-nach-facharztbezeichnung/. Zugegriffen: 16. Aug. 2023

Steenmeijer MA, Rodrigues JF, Zijp MC, Waaijers-van der Loop SL (2022) The environmental impact of the Dutch health-care sector beyond climate change: an input–output analysis. Lancet Planet Health 6(12):e949–e957

Steffen W, Richardson K, Rockström J, Cornell SE, Fetzer I, Bennett EM, De Wit CA et al (2015) Planetary boundaries: Guiding human development on a changing planet. Science 347(6223):1259855

Tennison I, Roschnik S, Ashby B, Boyd R, Hamilton I, Oreszczyn T, Eckelman MJ et al (2021) Health care's response to climate change: a carbon footprint assessment of the NHS in England. Lancet Planet Health 5(2):e84–e92. https://doi.org/10.1016/s2542-5196(20)30271-0

Thiel CL, Eckelman M, Guido R, Huddleston M, Landis AE, Sherman J, Bilec MM et al (2015) Environmental impacts of surgical procedures: life cycle assessment of hysterectomy in the United States. Environ Sci Technol 49(3):1779–1786. https://doi.org/10.1021/es504719g

Umweltbundesamt (2021) Wie funktioniert der Treibhauseffekt? https://www.umweltbundesamt.de/service/uba-fragen/wie-funktioniert-der-treibhauseffekt. Zugegriffen: 16. Aug. 2023

Umweltbundesamt (2022) Arzneimittelrückstände in der Umwelt. https://www.umweltbundesamt.de/daten/chemikalien/arzneimittelrueckstaende-in-der-umwelt#zahl-der-wirkstoffe-in-human-und-tierarzneimitteln. Zugegriffen: 16. Aug. 2023

Umweltbundesamt (2023) Entwicklung des CO_2-Emissionsfaktors für den Strommix in Deutschland in den Jahren 1990 bis 2022 (in Gramm pro Kilowattstunde). https://de.statista.com/statistik/daten/studie/38897/umfrage/co2-emissionsfaktor-fuer-den-strommix-in-deutschland-seit-1990/. Zugegriffen: 16. Aug. 2023

Universität Freiburg (2023) CAFOGES – Fallstudiengestützte Carbon Footprint Bewertung nach GHG Protocol und Potenzialanalyse von Klimaschutzmaßnahmen im Klinikbetrieb. https://www.uniklinik-freiburg.de/allgemeinmedizin/cafoges.html. Zugegriffen: 16. Aug. 2023

Universitätsklinikum Heidelberg (2023) UKHD Jahresbericht 2021. https://bericht.ukhd-mfhd.de/2021/kennzahlen/interaktiver-kennzahlenvergleich/index.html. Zugegriffen: 16. Aug. 2023

Weisz U, Pichler P-P, Jaccard IS, Haas W, Matej S, Bachner F, Weisz H et al (2020) Carbon emission trends and sustainability options in Austrian health care. Resour Conserv Recycl. https://doi.org/10.1016/j.resconrec.2020.104862

Whitmee S, Haines A, Beyrer C, Boltz F, Capon AG, de Souza Dias BF, Head P et al (2015) Safeguarding human health in the Anthropocene epoch: report of The Rockefeller Foundation – Lancet Commission on planetary health. Lancet 386(10007):1973–2028

WHO – World Health Organization (2023) Alliance for transformative action on climate and health (ATACH). https://www.who.int/initiatives/alliance-for-transformative-action-on-climate-and-health/country-commitments. Zugegriffen: 16. Aug. 2023

Wissenschaftlicher Beirat der Bundesregierung (2021) Planetare Gesundheit: Worüber wir jetzt reden müssen. WBGU Wissenschaftlicher Beirat der Bundesregierung Globale Umweltveränderungen

Woods DL, McAndrew T, Nevadunsky N, Hou JY, Goldberg G, Yi-Shin Kuo D, Isani S (2015) Carbon footprint of robotically-assisted laparoscopy, laparoscopy and laparotomy: a comparison. Robotics Computer Surgery 11(4):406–412. https://doi.org/10.1002/rcs.1640

Woolen SA, Kim CJ, Hernandez AM, Becker A, Martin AJ, Kuoy E, Tutton S et al (2022) Radiology environmental impact: what is known and how can we improve? Acad Radiol 30(4):625–630

World Business Council for Sustainable Development & World Resource Institute (2015) The Greenhouse gas protocol. https://ghgprotocol.org/sites/default/files/standards/ghg-protocol-revised.pdf. Zugegriffen: 16. Aug. 2023

Yale School of Public Health (2023) Lancet Commission on Sustainability in Healthcare (LCSH). https://ysph.yale.edu/yale-center-on-climate-change-and-health/healthcare-sustainability-and-public-health/lancet-commission-on-sustainable-health-care/. Zugegriffen: 16. Aug. 2023

Zhang X, Albrecht K, Herget-Rosenthal S, Rogowski WH (2022) Carbon footprinting for hospital care pathways based on routine diagnosis-related group (DRG) accounting data in Germany: An application to acute decompensated heart failure. J of Industrial Ecology 26(4):1528–1542. https://doi.org/10.1111/jiec.13294

Open Access Dieses Buch wird unter der Creative Commons Namensnennung 4.0 International Lizenz (http://creativecommons.org/licenses/by/4.0/deed.de) veröffentlicht, welche die Nutzung, Vervielfältigung, Bearbeitung, Verbreitung und Wiedergabe in jeglichem Medium und Format erlaubt, sofern Sie den/die ursprünglichen Autor(en) und die Quelle ordnungsgemäß nennen, einen Link zur Creative Commons Lizenz beifügen und angeben, ob Änderungen vorgenommen wurden.

Die in diesem Buch enthaltenen Bilder und sonstiges Drittmaterial unterliegen ebenfalls der genannten Creative Commons Lizenz, sofern sich aus der Abbildungslegende nichts anderes ergibt. Sofern das betreffende Material nicht unter der genannten Creative Commons Lizenz steht und die betreffende Handlung nicht nach gesetzlichen Vorschriften erlaubt ist, ist für die oben aufgeführten Weiterverwendungen des Materials die Einwilligung des jeweiligen Rechteinhabers einzuholen.

Ökologische Nachhaltigkeit als Herausforderung für die Krankenhäuser

Julia Oswald und Nikola Blase

Inhaltsverzeichnis

18.1 Einleitung – 364

18.2 Adaptation: Die Auswirkungen des Klimawandels auf die Krankenhausversorgung – 365
18.2.1 Erderwärmung und die Auswirkung auf allergische Erkrankungen sowie Vektor-assoziierte Infektionskrankheiten – 366
18.2.2 Gesundheitliche Auswirkungen von Extremwetterereignissen – 367
18.2.3 Strukturelle Anpassungen der Krankenhäuser an den Klimawandel – 368

18.3 Mitigation: Handlungsfelder für mehr ökologische Nachhaltigkeit im Krankenhaus – 369

18.4 Anforderungen an ein nachhaltigkeitsorientiertes Management – 373

18.5 Fazit – 380

Literatur – 381

© Der/die Autor(en) 2024
J. Klauber et al. (Hrsg.), *Krankenhaus-Report 2024*, https://doi.org/10.1007/978-3-662-68792-5_18

▪▪ Zusammenfassung

Der anthropogene Klimawandel tangiert die Krankenhäuser in besonderer Weise. Einerseits ist von einer erhöhten Krankenheitslast nahezu aller Fachdisziplinen der Medizin auszugehen. Andererseits müssen Kliniken auch unter herausfordernden Wetterereignissen in Folge der globalen Erwärmung die medizinische Versorgung sicherstellen. Sie hinterlassen rund um die Prozesse der Leistungserbringung jedoch selber einen beachtlichen CO_2-Fußabdruck, so dass eine umweltverträgliche Ausrichtung zur Erreichung der Klimaschutzziele zunehmend an Bedeutung gewinnen wird. Dabei stellt die Umsetzung von Maßnahmen hin zu mehr (ökologischer) Nachhaltigkeit die Krankenhäuser vor große Herausforderungen. Der Beitrag beleuchtet einerseits die sich ändernden Rahmenbedingungen, auf die sich die Krankenhäuser in Folge des Klimawandels einstellen müssen. Andererseits werden mögliche Handlungsfelder für mehr Umweltverträglichkeit der Krankenhäuser aufgezeigt und entsprechende Anforderungen an ein nachhaltigkeitsorientiertes Management ausgeführt, mit dem Ziel, durch mehr ökologische Nachhaltigkeit die klimatischen Entwicklungen abzuschwächen.

Anthropogenic climate change affects hospitals in a special way. On the one hand, an increased burden of disease can be assumed for almost all medical disciplines. On the other hand, hospitals must ensure medical care even under challenging weather events as a result of global warming. However, they leave a considerable CO_2 footprint in the process of service provision, so that an environmentally compatible orientation will become increasingly important in order to reach the climate protection goals. In this context, the implementation of measures towards more (ecological) sustainability poses great challenges for hospitals. On the one hand, the authors highlight the changing framework conditions to which hospitals must adapt as a result of climate change. On the other hand, they point out possible fields of action for more environmental com-patibility of hospitals and specify corresponding requirements for a sustainability-oriented management with the goal of mitigating climatic developments.

18.1 Einleitung

Der Klimawandel mit einer globalen Erwärmung ist anthropogen, d. h. auf den Menschen zurückzuführen. Ursächlich wird dafür der seit dem Jahr 1850 beobachtete Anstieg der Treibhausgase gemacht. Die Auswirkungen des globalen Klimawandels sind bereits jetzt insbesondere in Form unterschiedlicher Wetterextreme in allen Regionen der Welt zu spüren. Beispielhaft sind hierbei Hitzewellen, Starkregen, Dürren und tropische Wirbelstürme zu nennen (IPCC 2021). Insgesamt wird der Klimawandel als größte Bedrohung für die Gesundheit der Menschen eingeschätzt (Costello et al. 2009; WHO 2021), denn durch die Klimakrise sind viele Fortschritte der letzten 50 Jahre im Kontext der globalen Gesundheit bedroht. Die Konsequenzen der Destabilisierung des Klimas üben dabei einen direkten Einfluss auf das Gesundheitswesen aus.

Auf der anderen Seite ist der ökologische Fußabdruck der Gesundheitsbranche selbst beachtlich: Sie wird weltweit für 4,4 % der CO_2-Emissionen verantwortlich gemacht und liegt damit noch vor dem Flugverkehr und der Schifffahrt. Der Beitrag des deutschen Gesundheitswesens wird mit 5,2–6,7 % der bundesweiten Treibhausgase als noch bedeutender angenommen (Healthcare Without Harm 2019). Vor diesem Hintergrund sind Krankenhäuser als ressourcenintensive Großverbraucher anzusehen (Dikken 2021).

Mit dem Ziel, eine langfristig tragfähige, umweltschonende Perspektive aufzuzeigen, wurde im Jahr 1987 ein Leitbild für eine nachhaltige Entwicklung durch die Weltkommission für Umwelt und Entwicklung der Vereinten Nationen veröffentlicht. Dabei wird unter Nachhaltigkeit verstanden, dass die Bedürfnisse der Gegenwart so zu erfüllen sind, dass sie nicht die Fähigkeit künftiger Genera-

Kapitel 18 · Ökologische Nachhaltigkeit als Herausforderung für die Krankenhäuser

tionen gefährden, ihre eigenen Bedürfnisse zu befriedigen (Brundtland-Bericht 1987). Die Betrachtung beschränkt sich dabei nicht nur auf ökologische Aspekte, sondern inkludiert darüber hinaus noch eine ökonomische sowie eine soziale Dimension.

Mit Fokus auf das Gesundheitswesen können hinsichtlich der drei Dimensionen zu einer nachhaltigen Entwicklung folgende Schwerpunkt zusammengefasst werden:

- Im Zentrum der *ökonomischen* Betrachtung stehen die Bezahlbarkeit sowie Effektivität der Gesundheitsversorgung.
- Ein gleichberechtigter Zugang zu medizinischer Versorgung unabhängig von Alter, Einkommen, Geschlecht, Herkunft oder Gesundheitszustand beschreibt die *sozialen* Bedürfnisse.
- Mit Fokus auf die *ökologische* Dimension wird zum einen die Anpassungsfähigkeit an sich ändernde Umweltbedingungen sowie sich daraus ergebende, neuartige Gesundheitsgefahren verstanden (Adaptation). Zum anderen liegt ein weiterer Akzent auf bewusstem, ressourcensparendem Handeln von Gesundheitseinrichtungen, das auf die Vermeidung von Umweltbelastungen abzielt (Mitigation).

Im Jahr 2015 wurde im Lancet das Konzept der planetaren Gesundheit (Planetary Health) vorgestellt, das zusammen mit der Rockefeller Foundation weiterentwickelt wurde (Whitmee et al. 2015). In der Canmore-Erklärung wird ein untrennbarer Zusammenhang der menschlichen Gesundheit sowie der Gesundheit planetarer Ökosysteme geäußert (Prescott et al. 2018). Zentrales Element stellt dabei die Analyse von Wechselwirkungen und Abhängigkeiten der Ökosysteme und die gesundheitlichen Auswirkungen von resultierenden Krisen auf die Menschen dar. Dabei können sich die planetaren Krisen gegenseitig verstärken, Lösungsansätze auf der anderen Seite aber auch mehrere Probleme gleichzeitig adressieren (Co-Benefit-Lösungen). Mitigationsmaßnahmen kommen insofern zumeist sowohl dem Schutz der Lebensgrundlage als auch dem Gesundheitsschutz zugute (Voss und Schulz 2023).

Dieser Beitrag wirft ein Schlaglicht auf die Herausforderungen, die sich mit einer Entwicklung hin zu mehr ökologischer Nachhaltigkeit(-sentwicklung) für die Krankenhäuser verbunden sind und berücksichtigt dabei die beiden genannten Aspekte – die Adapation sowie Mitigation. Zunächst werden einige Folgen des Klimawandels und seiner assoziierten Phänomene auf den Menschen ausgeführt, da sich hieraus Implikationen für die medizinische Versorgung u. a. in den Krankenhäusern ergeben. Zum anderen befinden sich im Krankenhaus – als Ort der medizinischen Leistungserbringung – besonders viele vulnerable Menschen. Dabei ist die medizinische Versorgung auch unter den veränderten Klima- und Wetterbedingungen sicherzustellen, was ebenfalls besondere Anforderungen an die Kliniken nach sich zieht. Des Weiteren werden die für Krankenhäuser ökologisch relevanten Handlungsfelder abgegrenzt und erläutert. Damit die Maßnahmen aus den unterschiedlichen Handlungsfeldern in der Praxis auch zur Umsetzung gelangen können, d. h. ökologische Themen zielgerichtet gesteuert werden, müssen Wesentlichkeits- und Wirtschaftlichkeitsüberlegungen stattfinden sowie entsprechende Entscheidungs-, Informations- und Motivationsstrukturen in den Krankenhäusern etabliert werden.

18.2 Adaptation: Die Auswirkungen des Klimawandels auf die Krankenhausversorgung

Die Auswirkungen der Erderwärmung und damit assoziierter Wetterereignisse auf die menschliche Gesundheit sind manigfaltig – kaum ein medizinisches Fachgebiet lässt sich davon ausklammern (s. ◘ Abb. 18.1). Im Folgenden werden ausgewählte Aspekte des Klimawandels und ihre potenziellen Auswirkungen auf die menschliche Gesundheit dargestellt, die wiederum einen Einfluss auf die me-

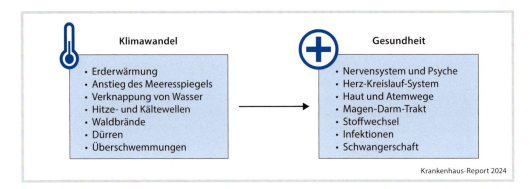

◘ **Abb. 18.1** Klimawandel und die Auswirkungen auf die menschliche Gesundheit

dizinische Leistungserbringung besitzen können.

18.2.1 Erderwärmung und die Auswirkung auf allergische Erkrankungen sowie Vektor-assoziierte Infektionskrankheiten

Die Erderwärmung findet nicht gleichmäßig über alle Regionen der Welt statt, sie differiert zum Teil erheblich. Europa hat sich am stärksten von allen WMO-Regionen[1] erwärmt. Die Temperaturerhöhung seit den 1980er Jahren ist dabei doppelt so stark wie der globale Durchschnitt. In vielen Ländern West- und Südwesteuropas war das Jahr 2022 das wärmste Jahr seit Beginn der Aufzeichnung (WMO 2023), der Sommer 2023 hat erneut die Vorjahreswerte übertroffen (Copernicus 2023).

Infolge der klimatischen Veränderung auf die Pflanzenentwicklung sind Veränderungen in Bezug auf die Pollenexposition für die Menschen zu erwarten. Diese können sowohl den Zeitraum der Exposition (mit einer Verlängerung der Pollensaison), die Pollenkonzentration (Erhöhung infolge steigender CO_2-Konzentrationen), das Pollenspektrum (z. B. durch eine Aus- und Verbreitung von allergieauslösenden Neophyten) sowie die Allergenität der Pollen insbesondere in Kombination mit anderen Luftschadstoffen betreffen (Bergmann et al. 2023). Vor dem Hintergrund ist insbesondere mit einer Zunahme von allergischen Erkrankungen wie Heuschnupfen oder allergischem Asthma zu rechnen (D'Amato et al. 2019). Ein besonderes Phänomen im Formenkreis allergischer Erkrankungen stellt das Gewitterasthma dar. Bei Menschen mit Heuschnupfen und allergischem Asthma kann es während des Wetterereignisses aufgrund noch nicht vollständig erforschter Mechanismen zu schweren Symptomen wie einem akutem Asthmaanfall und entsprechend zu einer erhöhten Inanspruchnahme der Notfallversorgung kommen (Bergmann et al. 2023). Da bereits jetzt die medizinische Versorgung von Allergieerkrankten als unzureichend postuliert wird, ist eine Intensivierung der Maßnahmen rund um Forschung, Prävention und Therapie zu fordern, um die immense Herausforderung zu bewältigen (Ludwig et al. 2021).

Durch den Anstieg der Temperatur, Veränderungen des Niederschlagsmusters sowie die Globalisierung sind des Weiteren Veränderungen in der Epidemiologie von Vektor-assoziierten Infektionskrankheiten zu erwarten, die mit einer hohen Morbidität und Mortalität assoziiert sein können. Beispielhaft sei hier die Asiatische Tigermücke erwähnt, die

---

1 World Meteorological Organization (WMO)-Regionen: Hierbei handelt es sich um Africa (I), Asien (II), Südamerika (III), Nord- und Zentralamerika und Karibik (IV), Süd-West-Pazifik (V), Europa (VI).

Kapitel 18 · Ökologische Nachhaltigkeit als Herausforderung für die Krankenhäuser

weltweit invasivste und wärmeliebende Stechmückenart, die als hocheffizienter Vektor zahlreicher Krankheitserreger (u. a. das Dengue-Virus) gilt. Diese Mückenart konnte bereits einige Populationen v. a. im wärmegünstigen Oberrheintal aufbauen. Milde Winter und warme Frühlinge führen auch zu günstigen Bedingungen für Zecken. Diese Spinnentiere gelten als Überträger des Frühsommer-Meningoenzephalitis (FSME)-Virus, deren Infektionen in ca. 70–95 % asymptomatisch verlaufen. In seltenen Fällen kann es allerdings zu einer schweren Manifestation der FSME mit zentralnervösen Symptomen bis zum Tod kommen. Die mit Abstand häufigste Vektor-übertragene Infektionskrankheit in Deutschland stellt die Lyme-Borreliose dar. Diese bakterielle Erkrankung kann klinische Manifestationen der Haut, des Nervensystems, der Gelenke sowie des Herzens verursachen. Auch wenn die Einflussfaktoren auf die Inzidenz der Lyme-Borreliose als komplex gelten, ist dennoch perspektivisch mit einem Anstieg der Infektions- und Erkrankungsinzidenz in bestimmten Regionen hierzulande zu rechnen (Beermann et al. 2023).

18.2.2 Gesundheitliche Auswirkungen von Extremwetterereignissen

Der Klimawandel führt nicht nur zu veränderten Mittelwerten von Temperatur, Niederschlag und Wind. Auch die Häufigkeit von Extremwetterereignissen wie Hitze- und Kältewellen, Dürren, Überschwemmungen, Waldbrände sowie Stürme nehmen zu (Diffenbaugh 2020). Für die Bevölkerung stellen diese, obwohl die Kausalität der einzelnen Ereignisse noch nicht abschließend erklärt ist, dennoch die fassbarste Auswirkung des Klimawandels dar (Butsch et al. 2023).

■■ Hitze
In den letzten Jahren ist eine Zunahme an heißen Tagen (Temperatur > 30 °C) zu beobachten, die sich über alle Regionen Deutschlands mit den höchsten Werten im Südwesten und Osten erstreckt (Butsch et al. 2023). Hitze hat gravierende Auswirkungen auf den menschlichen Körper und damit auf die Gesundheit insbesondere vulnerabler Gruppen (Kinder, Ältere, im Freien arbeitende Menschen sowie Personen mit finanziell eingeschränkten Möglichkeiten). Im Rahmen von Hitze(-ereignissen) kommt es daher zu einer Übersterblichkeit (RKI 2022), einer Zunahme der Krankheitslast (Morbidität) und nachfolgend zu vermehrten Krankenhausaufnahmen (Karlsson und Ziebarth 2018).

Als direkte hitzebedingte Gesundheitsstörungen sind die Dehydrierung, Hitzekrampf, -kollaps, -erschöpfung und -schlag zu nennen. Es kann jedoch auch in Folge der Hitze zu einer Verschlechterung bestehender Erkrankungen des Herz-Kreislauf-Systems (z. B. Herzinfarkt oder Schlaganfall), der Atemwege (z. B. Lungenödem, akutes Atemnotsyndrom) oder Nieren (wie Nierenfibrose), des Stoffwechsels (z. B. Diabetes mellitus) oder der Psyche kommen, die bis zum Tod führen können. Zudem kann es unter hoher Wärmeeinwirkung bei einer Reihe von Medikamenten zu gefährlichen Nebenwirkungen kommen, die bei Vorerkrankten besonders berücksichtigt werden müssen.

So ist beispielsweise an bei steigenden Temperaturen sowie an den Tagen danach eine erhöhte Anzahl an stationären Krankenhausaufnahmen mit Herzinfarkten zu verzeichnen (Sun et al. 2018). Die größte Anzahl hitzebedingter Sterbefälle ist in der Altersgruppe > 75 Jahren zu verzeichnen (Winklmayr et al. 2023). Bereits jetzt ist fast ein Viertel der Deutschen älter als 65 Jahre und aufgrund des demographischen Wandels ist hier weiterhin mit einer Zunahme dieser vulnerablen Gruppe zu rechnen. Individuelle Faktoren, wie mit einem zusätzlichen Dehydrationsrisiko assoziierte Begleiterkrankungen (z. B. Demenz), üben dabei ebenso wie geographische Besonderheiten (z. B. ländliche Regionen mit vermehrter Altersarmut und einer geringeren ambulanten oder stationären Versorgung von Pflegebedürftigen) einen (negativen) Einfluss auf die Hospitalisierung aus (Klauber und Koch 2023). Zudem ist davon auszugehen, dass sich die Wahrscheinlichkeit für das Auftreten von heißen Tagen und Hitzewellen in den nächsten Jahren weiter erhöht.

▪▪ (Weitere) Extremwetterereignisse

Die aktuelle Datenlage deutet darauf hin, dass Überschwemmungen, Starkregen sowie Sturm (-fluten) und Dürren in Zukunft an Häufigkeit und Ausmaß zunehmen könnten. Als unmittelbare gesundheitliche Folgen dieser Extremwetterereignisse sind Verletzungen und Todesfälle anzusehen. Eine besondere Rolle nimmt die Beeinträchtigung der psychischen Gesundheit ein, die sich in posttraumatischen Belastungsstörungen, Angststörungen und Depressionen bis zur Suizidalität äußern kann und auch noch lange nach dem Ereignis anhält. Exemplarisch als weitere, mittelbare Folge erwähnt sei ein beobachteter Anstieg von Herz-Kreislauf-Beschwerden nach Überschwemmungsereignissen, wobei unklar bleibt, ob dies auf den psychischen Stress oder einen Ausfall von medizinischer Grundversorgung zurückzuführen ist (Butsch et al. 2023).

18.2.3 Strukturelle Anpassungen der Krankenhäuser an den Klimawandel

Die direkten oder indirekten gesundheitlichen Folgen des Klimawandels können zu einer veränderten medizinischen Inanspruchnahme (z. B. vermehrte Vorstellungen bei Extremwetterlagen) führen. Eine entsprechende Adaptation der medizinischen Leistungserbringung bzw. ihrer Versorgungsprozesse ist von der Anpassung der (medizinischen) Infrastruktur der Krankenhäuser an die veränderten Rahmenbedingungen abzugrenzen. Eine besondere Herausforderung besteht für die Kliniken durch die Versorgung vulnerabler Gruppen, die auch während der (ambulanten oder stationären) Aufenthalte vor äußeren Einflüssen

wie Hitze oder andere Extremwetterereignissen geschützt werden müssen.

Zudem gilt es auch unter diesen besonderen Umständen die Leistungsfähigkeit der Kliniken sicherzustellen. Da die Mitarbeitenden in den Krankenhäusern besonders von den klimawandelbedingten Risikofaktoren (v. a. Hitze und andere Extremwetterereignisse) betroffen sind (Bühn und Voss 2023), sollte ihr Schutz zur Aufrechterhaltung der Funktionsfähigkeit des Gesundheitssystems explizit Berücksichtigung finden (SVR 2023).

▪▪ Hitzeschutz in Krankenhäusern

Bereits 2008 hat die WHO ein Leitfaden veröffentlicht, der Empfehlungen für einen funktionierenden Hitzeschutz beinhaltet (WHO 2008). Für Deutschland wurde dieser Leitfaden mit den „Handlungsempfehlungen für die Erstellung von Hitzeaktionsplänen zum Schutz der menschlichen Gesundheit" im Jahr 2017 angepasst (BMUV 2017), die sich an Länder und Kommunen richten. Sechs Jahre später wurde im Hitzeschutzplan für Gesundheit des Bundesgesundheitsministeriums eine Empfehlung für eine institutionelle Verankerung des Hitzeschutzes auf Bundesebene festgeschrieben (BMG 2023).

Von der integrierten Betrachtung von Klimaschutz und Klimaanpassungsmaßnahmen sowie der Zusammenarbeit weiterer Bereiche (z. B. Stadt- und Sozialplanung, Verkehrssektor oder Katastrophenschutz) sind institutionelle Maßnahmen abzugrenzen. Um diese in den Krankenhäusern zu koordinieren, können einrichtungsbezogene Hitzeschutzpläne geeignete Instrumente darstellen. Entsprechende Musterhitzeschutzpläne werden beispielsweise vom Aktionsbündnis Hitzeschutz Berlin (▶ https://hitzeschutz-berlin.de/hitzeschutzplaene/) zur Verfügung gestellt. Sie enthalten ein (eskalierendes) Spektrum an Maßnahmen, die sowohl organisatorische, strukturelle als auch prozedurale Aspekte beinhalten. Immerhin 59 % der Krankenhäuser geben an, dass sie Klimafolgenanpassungen strategisch (z. B. durch Hitzeaktionspläne) berücksichtigen. Dabei werden einfache bauliche Maßnahmen wie Verschattung zur Verhinderung von Hitze bzw. Sonneneinstrahlung vergleichsweise häufig (ca. 80 %) in den Krankenhäusern umgesetzt (DKI 2022). Insbesondere die Maßnahmen zur mittel- und langfristigen Anpassung wie z. B. Wand- und Dachisolierungen als Wärmeschutz dürften jedoch angesichts der Bausubstanz vieler Krankenhäuser eine besondere Herausforderung darstellen und die entsprechenden Forderungen nach Investitionen in den Hitzeschutz plausibilisieren (DKG 2023).

▪ ▪ Schutz vor Überschwemmungen

Neben der Hitze können auch andere Extremwetterereignisse eine Herkulesaufgabe für die Aufrechterhaltung der medizinischen Versorgung darstellen. So hat beispielsweise die Flutkatastrophe im Juli 2021 mehrere Krankenhäuser im Westen Deutschlands (z. B. Klinikum Leverkusen oder Eschweiler) so schwer beeinträchtigt, dass sie evakuiert werden mussten.

Auch hier bestehen differenzierte kurz-, mittel- und langfristige Anpassungsmaßnahmen. Die Berücksichtigung von Starkregen- oder Überflutungsereignissen in bestehenden oder eine Erstellung eigener Notfallpläne könnte dem zunehmenden Risiko Rechnung tragen. Rund ein Drittel der Krankenhäuser geben immerhin an, diese Extremwetterereignisse in Notfallplänen bereits zu berücksichtigen (Starkregen 33 %, Überflutungen 27 %) (DKI 2022). Bauliche Vorkehrungen könnten beispielsweise die Entsiegelung verschlossener Flächen oder die Etablierung der Notstromversorgung auf dem Dach (statt im Kellergeschoss) darstellen. Angemessene Anpassungsmaßnahmen sollen nach einer Prüfung des individuellen Risikos der Krankenhausstandorte bei Neu- oder Umbaumaßnahmen Berücksichtigung finden (Osterloh 2021). Die Herausforderungen für die Kliniken hinsichtlich der nötigen Investitionen dürften in diesem Kontext nicht von denen der Hitzeschutzmaßnahmen differieren.

18.3 Mitigation: Handlungsfelder für mehr ökologische Nachhaltigkeit im Krankenhaus

Krankenhäuser müssen als energieintensive, hochtechnologisierte Einrichtungen einen wesentlichen Beitrag zum Umweltschutz leisten und ihr Unternehmensgeschehen klimaverträglich ausrichten. Bei der Versorgung der jährlich rd. 17 Mio. Patientinnen und Patienten durch ca. 1,4 Mio. Beschäftigte in den 1.887 deutschen Krankenhäusern (Destatis 2022) werden durch den hohen Energieverbrauch, durch Narkosegase, durch Transporte und andere Aktivitäten entlang der Wertschöpfungskette besonders viele Emissionen freigesetzt (Dikken 2021). Krankenhäuser verbrauchen überdurchschnittlich viel Rohstoffe, Materialien und Wasser (siehe ▶ Kap. 17 „Umweltauswirkungen des Gesundheitssektors" in diesem Band).

▪ ▪ Ökologische Schwerpunkte

Ausgehend von den ökologischen Herausforderungen lassen sich – angelehnt an internationale und nationale Regelungen und Standards wie Klimaschutzgesetz, European Sustainability Reporting Standards (CSRD 2022) und EU-Taxonomie (2023) – die folgenden interdependenten Handlungsfelder für Krankenhäuser abgrenzen (◘ Abb. 18.2):

- **Klima:** Der Corporate Carbon Footprint (CCF) beschreibt die Gesamtmenge an Treibhausgasemissionen (Kohlendioxid, Methan, Lachgas und andere Emissionsarten), die direkt oder indirekt durch das Unternehmensgeschehen entstehen. Die mit dem CCF in Verbindung stehenden Emissionen werden nach dem internationalen Standard des Greenhouse Gas Protocol (GHG 2014) drei Bereichen (Scopes) zugeordnet: Für den Gesundheitssektor in Deutschland treibhausrelevant sind mit 16 % die direkt von den Krankenhäusern ausgehenden Emissionen wie selbst erzeugte Energie, Fuhrpark, Narko-

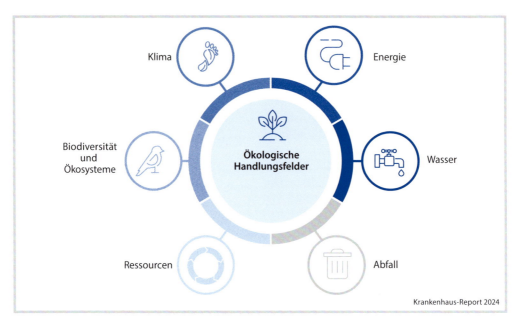

☐ **Abb. 18.2** Handlungsfelder der ökologischen Nachhaltigkeit

segase, eigene Kälte-, Dampf- und Wärmeerzeugung (Scope 1) und mit 18 % die indirekten Emissionen aus bezogenen Energiequellen wie eingekauftem Strom, Fernwärme und -kälte (Scope 2). Bei den übrigen indirekten Emissionen innerhalb der Wertschöpfungskette (Scope 3, Anteil rd. 66 %) handelt es sich um Emissionen, die aus vor- und nachgelagerten Unternehmenstätigkeiten resultieren. Sie stehen in Verbindung mit der Produktion und Entsorgung der von den Krankenhäusern eingekauften Waren und Dienstleistungen, mit der Mobilität der Mitarbeitenden und Patienten und weiteren Aktivitäten (Health Care Climate Action 2014). Die indirekten Emissionen sind durch Unternehmen nicht unmittelbar steuerbar und auch schwerer erfassbar (insbesondere Scope 3), sollten aber für eine ganzheitliche Klimaschutzstrategie bekannt sein und bilanziert werden (Treibhausgasbilanz oder CO_2-Bilanz). Ansatzpunkte für ein klimaneutrales Management für die Krankenhauspraxis beschreibt z. B. das Gutachten des Wuppertal Instituts Klima, Umwelt und Energie von 2022. Das Gutachten beinhaltet eine Strategie für Krankenhäuser und zehn konkrete Klimaschutzmaßen nebst Umsetzungsschritten (Wagner et al. 2022).

▬ **Energie:** Die Verbesserung der Energieeffizienz bezieht sich auf die Strom-, Wärme- und Kälteversorgung im Krankenhaus. Handlungsbereiche im Bereich Strom betreffen die Anpassung des Primärenergiemixes – Ausstieg aus fossilen Energieträgern und Ausbau von erneuerbaren Energien – sowie Maßnahmen zum Stromsparen mittels technischer Anpassungen (z. B. Erzeugung von Eigenstrom, energiesparende Lichtkonzepte) (DKI 2022). Die Wärmeversorgung betrifft den Raumwärme-, Warmwasser- und Dampfbedarf. Handlungsfelder mit großem Optimierungspotenzial in diesem Bereich sind die Auslastung von Wärmemaschinen/technischen Anlagen, die Wärmerückgewinnung, das Management der Raumwärme und die Art des Energieträgers (DKI 2022; Viamedica 2009). Der Verbrauch von Energie zur

Kälteerzeugung ergibt sich aus der notwendigen Lüftung und Klimatisierung der Krankenhausbereiche (Funktionsbereiche, Patientenzimmer, sonstige Bereiche) sowie der technischen Geräte, die Abwärme erzeugen. Dabei gilt es vor allen im OP, auf den Intensivstationen, im Kreissaal und auf den Säuglingsstationen sicherzustellen, dass die Kontamination der Raumluft auf ein Minimum reduziert wird und strenge Richtlinien eingehalten werden (Viamedica 2009). Maßnahmen zur Energiereduzierung können bei der Anpassung des primären Energieträgers und den Möglichkeiten alternativer Kühlung ansetzen und/oder sich auf die Optimierung der genutzten Anlagetechnik und der eingesetzten Kältemittel beziehen (DKI 2022). Der Anteil der Krankenhäuser, die zur Verbesserung der Energieeffizienz bereits Maßnahmen umgesetzt haben, liegt im Bereich Strom bei 37 %, im Bereich Wärme bei 44 % und im Bereich Kälte bei 50 % (DKI 2022).

- **Wasser:** Um im Sinne der nationalen Wasserstrategie einen Beitrag für eine sichere Wasserversorgung für Patienten, Mitarbeitende und für die Umwelt zu leisten (BMUV 2023a), sind im Krankenhaus Maßnahmen unter Berücksichtigung rechtlicher Vorgaben (z. B. Wasserrahmenrichtlinie (WRRL), Hygienevorschriften) in den Bereichen Wasserverbrauch, Wassernutzung und Abwasserbeseitigung relevant (Dickhoff et al. 2021). Dementsprechend werden in der Praxis gezielte Wassersparmaßnahmen über technische Optimierungsmöglichkeiten umgesetzt und ggf. alternative Wasserbezugsquellen genutzt (DKI 2022; Viamedica 2023). Der Abwasserbelastung wird bisher eher durch niederschwellige Maßnahmen begegnet, wie z. B. dem Einsatz von biologisch abbaubarem Reinigungsmittel (DKI 2022). Zur Reduzierung von Arzneimittelrückständen und anderen Gefahrstoffen wie Röntgenkontrastmittel im Abwasser von Krankenhäusern werden derzeit verschiedene Technologien und Abwassermanagementkonzep-

te diskutiert und erprobt (z. B. Verbundprojekt Sauber+ ▶ https://sauberplus.de/; Strohm 2023; Ahting et al. 2018)

- **Abfall:** Die von Krankenhäusern erzeugte Abfallmenge besteht neben konventionellem, ungefährlichem Hausmüll aus infektiösen Abfällen (Spritzen, Verbrauchsmaterial), Gefahrenstoffen (Chemikalien, Zytostatika) und ethischen Abfällen (Körperteile, Organstoffe). Die Anforderungen an ein Abfallmanagement sind entsprechend hoch. Neben ökologischen Aspekten spielt der Infektions- und Arbeitsschutz bei der Abfallversorgung eine besondere Rolle. Die Mitteilung 18 der Bund-/Länder-Arbeitsgemeinschaft Abfall (LAGA) beschreibt die rechtlichen Rahmenbedingungen, die beim Umgang mit Abfall in medizinischen Einrichtungen zu beachten sind (LAGA 2021). Maßnahmen zur Vermeidung und Bewirtschaftung von Abfällen erstrecken sich mit absteigender Priorität auf 1. die Vermeidung, 2. die Vorbereitung zur Wiederverwendung, 3. das Recycling, 4. die sonstige Verwertung und 5. die Beseitigung (§ 6 Abs. 1 Kreislaufwirtschaftsgesetz (KrWG)). Die damit verbundene ganzheitliche Betrachtung der Beschaffungs- und Logistikprozesse im Krankenhaus betrifft Maßnahmen wie die Beschaffung von verpackungsarmen Produkten, Verzicht auf unnötige Produkte, Einsatz von Mehrweg- statt Einwegprodukten sowie von Recyclingprodukten, die Reduzierung von Lebensmittelabfällen, die Abfalltrennung, die umweltverträgliche und schadlose Entsorgung u. a. (Dickhoff et al. 2021). In der Krankenhauspraxis besteht hier noch unterschiedlich großer Handlungsbedarf (DKI 2022).

- **Ressourcen:** Das Frauenhofer-Institut hat auf der Grundlage einer Analyse des Rohstoffkonsums und unter Berücksichtigung von Kostenaspekten zentrale Stellschrauben identifiziert, an denen Maßnahmen zur Effizienzsteigerung der Rohstoffinanspruchnahme im Gesundheitswesen und zur Stärkung der Kreislaufwirtschaft im

Sinne des „Circular-Economy"-Ansatzes der EU (EU-Parlament 2023) und der Bundesregierung (s. Entwurf der Kreislaufwirtschaftsstrategie (NKWS) BMUV 2023b) ansetzen sollten. Die wichtigsten Handlungsfelder für die Förderung von Ressourcenschonung im Gesundheitssektor sind danach die Bereiche Arzneimittel (Produktion und Nutzung), Medizinprodukte, Bauen, Lebensmittel- und Getränkeversorgung, Energie und Kraftstoffe. Neben den handlungsfeldspezifischen Ansatzpunkten wurden übergreifende, strategische Handlungsfelder wie das Agenda Setting, die Information, die Vernetzung und Qualifizierung sowie die Förderung der Implementierung festgestellt (Ostertag et al. 2021). Diese sind notwendig, um den zirkulären Wirtschaftsansatz auch in der Praxis umsetzen zu können. Bisher stehen der Steigerung der Ressourceneffizienz noch zu viele Hemmnisse entgegen. Neben zu hohen Kosten, Hygienevorschriften und Fachkräftemangel betrifft dies insbesondere eine fehlende Bündelung der vorliegenden Informationen zum Thema sowie eine unzureichende Rahmensetzung durch die Politik (Ostertag et al. 2021). Mit der Förderinitiative „CirculAid – Kreislaufwirtschaft im Gesundheitswesen" sucht die Deutsche Bundesstiftung Umwelt (DBU) gegenwärtig nach konkreten Lösungsansätzen für einen verantwortungsvollen und sparsamen Umgang mit Ressourcen im Gesundheitswesen. Die Initiative richtet sich u. a. auch an Krankenhäuser (DBU 2023).

- **Biodiversität und Ökosysteme:** Gezielte Maßnahmen von Krankenhäusern zur Erhaltung und Förderung der Vielfalt der Pflanzen- und Tierarten sowie zum Schutz der Lebensräume werden von der Green Hospital Initiative Bayern beschrieben. Dabei handelt es sich um die Entsiegelung von Flächen, den Ersatz versiegelter Parkflächen durch Rasengittersteine, eine Fassadengestaltung mit biozidfreien Materialien, die Begrünung von Dächern und/oder Fassaden, den Erhalt/die Schaffung von Nist-

plätzen für Gebäudebrüter, die Anpflanzung von Bäumen, das Anlegen gering bewirtschafteter Grünflächen (z. B. Magerrasen auf Abschachtungen) (Green Hospital Initiative Bayern 2022). Bei der Auswahl und Umsetzung der Maßnahmen muss jedes Krankenhauses – wie auch bei den anderen Handlungsfeldern – die individuellen Rahmenbedingungen und Strukturen berücksichtigen. Immer mehr Krankenhausberichte oder Blogbeiträge über „grüne" Initiativen in diesem Handlungsfeld weisen auf die zunehmende Praxisrelevanz hin (z. B. Dach- und Fassadenbegrünung, Blumenwiese, Insektenhotel, Trockenmauern).

▪▪ Umsetzung in der Praxis

Das internationale Netzwerk Global Green and Healthy Hospitals (GGHH), ein Programm der internationalen Gesundheitsorganisation Health Care Without Harm (HCWH), unterstützt weltweit Gesundheitseinrichtungen bei der Umsetzung von ökologischer Nachhaltigkeit. Die Grundlage bildet ein Rahmenwerk als Orientierung für die Kliniken (s. z. B. Universitätsklinikum Essen 2022), das zehn miteinander verbundene Ziele beschreibt. Diese betreffen die Bereiche Führung, Chemikalien, Abfall, Energie, Wasser, Mobilität, Ernährung, Pharmazeutika, Gebäude und Beschaffung (GGHH 2023; Karliner und Guenther 2011; siehe auch ◘ Abb. 19.1).

1. **Führung:** Priorisierung von Klimaschutz
2. **Chemikalien:** Ersetzen von schädlichen Chemikalien durch sicherere Alternativen
3. **Abfall:** Reduktion, Recycling und sichere Entsorgung von Klinikabfall
4. **Energie:** Umsetzung von Energieeffizienz und Erzeugung von sauberer, erneuerbarer Energie
5. **Wasser:** Senkung des Wasserverbrauchs und Sicherung der Trinkwasserversorgung
6. **Mobilität:** Optimierung der Transportwege für Patienten und Personal
7. **Ernährung:** Speiseversorgung mit nachhaltig angebauten, gesunden Lebensmitteln
8. **Pharmazeutika:** Sicherer Umgang mit und Entsorgung von Arzneimitteln

Kapitel 18 · Ökologische Nachhaltigkeit als Herausforderung für die Krankenhäuser

9. **Gebäude:** Umweltfreundliche und gesunde Krankenhausbauten
10. **Beschaffung:** Einkauf von sicheren und nachhaltigen Produkten und Materialien

Die Bereitschaft von Krankenhäusern, sich in zunehmendem Umfang mit diesen ökologischen Themen auseinanderzusetzen, ist gestiegen. Das zeigt die steigende Anzahl der im Laufe der Zeit veröffentlichten internationalen und nationalen Studien (Schmidt und Bohnet-Joschko 2022; DKI 2022 u. a.). In Deutschland gibt es einen Mix an Einzel- und Leuchtturmprojekten (s. umgesetzte Maßnahmen lt. KLIK-Datenbank, ▶ https://www.klik-krankenhaus.de/klik-datenbank/suche-nach-massnahmen), immer mehr Zertifizierungsbestrebungen (z. B. Eco-Management and Audit Scheme (EMAS)-Zertifizierung, ▶ https://emas.de), Auszeichnungen (z. B. Gütesiegel „Energie sparendes Krankenhaus", ▶ https://energiesparendes-krankenhaus.de/), übergreifende Arbeitsgruppen (z. B. Arbeitskreise der Landeskrankenhausgesellschaften) sowie nationale und internationale Projekte und Initiativen zur Förderung von Ökologie im Krankenhaus (z. B. KLIK green+-Projekt (▶ https://www.klik-krankenhaus.de), HC-WH-Kampagne #PlasticFreeHealthcare, ▶ https://noharm-europe.org/issues/europe/plasticfreehealthcare). Ungeachtet dessen werden ökologische Maßnahmen in der Praxis bisher noch zu zögerlich umgesetzt. Empirische Untersuchungen gehen von einem großen Verbesserungspotenzial in den Krankenhäusern aus (Garcia Borrega et al. 2023; Burkhart et al. 2023; DKI 2022; Sherman und Singh 2023; Viamedica 2023; Ostertag et al. 2021). Ursächlich dafür sind unternehmensintern- und extern bedingte Hemmnisse. Ein grundlegendes Problem ist die fehlende oder unzureichende Verankerung von Ökologie im Management vieler Krankenhäuser (Baltruks et al. 2022; DKI 2022; Schmidt und Bohnet-Joschko 2022; Viamedica 2023). Auch in der Krankenhauscontrolling-Praxis hat das Thema Nachhaltigkeit bei Weitem nicht den Stellenwert, der für eine gezielte In-

formationsversorgung zur Unterstützung der Führungskräfte notwendig wäre (Crasselt et al. 2023; Eisl et al. 2023; Petersen et al. 2021; Schäffer und Weber 2021). Hinzu kommt der Investitionsstau sowie die fehlende Finanzierung von gezielten Klimaschutzmaßnahmen (DKG 2023). Insbesondere Maßnahmen zur Erreichung einer größeren Einsparung von Treibhausgasemissionen wie Baumaßnahmen oder die Erneuerung technischer Anlagen erfordern umfangreiche Investitionen (Augurzky und Lueke 2022; DKI 2022). Eine unzureichende Unterstützung seitens der Politik, der Selbstverwaltung und der Fachgesellschaften sowie Personalengpässe und fehlendes Wissen bzw. Fachkunde von Mitarbeitenden sind weitere Gründe für die zu geringe Verbreitung ökologischer Themen im Unternehmensgeschehen von Krankenhäusern (Baltruks et al. 2022; DKI 2022; Ostertag et al. 2021; Viamedica 2023; Wagner et al. 2022).

18.4 Anforderungen an ein nachhaltigkeitsorientiertes Management

Bisher fehlt es in vielen Krankenhäusern an den notwendigen Strukturen, die ökologisch-nachhaltigen Belange in allen Bereichen des Krankenhauses zu berücksichtigen, mithin die Umweltrelevanz neben den Kernelementen Ökonomie und Soziales als Teil des unternehmerischen Nachhaltigkeitsmanagements[2] bei allen betrieblichen Entscheidungen zu beachten. Diese internen Strukturdefizite haben Auswirkungen auf das ökologische Mitarbeiterverhalten und sind ein wesentlicher Grund dafür, dass die Möglichkeiten in der Praxis, einen Beitrag zum Umweltschutz zu leisten, bei Weitem noch nicht ausgeschöpft sind.

---

2 Der Managementbegriff bezeichnet die Funktion (Entscheidungsprozess/sachbezogen sowie personenbezogen (= Führung)) und die Institution (Entscheidungsträger/Gesamtheit der Führungskräfte) (Oswald und Schmidt-Rettig 2023).

Ausgehend von der Einordnung der ökologischen Nachhaltigkeitsziele in das Zielsystem des Unternehmens und der Definition des Managementproblems wird im Folgenden der Fokus auf die Managementstrukturen der ökologischen Dimension der Nachhaltigkeit gelegt.

▪▪ Ökologische Unternehmensziele

In der praxisnahen, funktional-ökologischen Betriebswirtschaftslehre ist die Ökologie, wie auch die Qualität, ein Element im betriebswirtschaftlichen Zielsystem (Wöhe und Döring 2023). Das bedeutet, dass ökologische Belange bewusst als Entscheidungsparameter bei der Zielformulierung und Strategieentwicklung des Unternehmens berücksichtigt werden müssen. Dabei sind ökologische Ziele wie die Stärkung des Umweltschutzes aus Sicht eines Unternehmens und damit auch aus Sicht von Krankenhäusern als kollektive Ziele zu charakterisieren. Kollektive Ziele sind Ziele, die von außen über gesellschaftliche und politische Erwartungen gesetzt werden und zunächst nicht unternehmensindividuell und ggf. auch nicht mitarbeiterindividuell sind. Eine Individualisierung wird durch die Einbindung ökologischer Ziele in das betriebliche Zielsystem erreicht (z. B. Energiesparmaßnahmen reduzieren die Kosten und steigern das Image des Krankenhauses = krankenhausindividuelles Ziel). Hinsichtlich der Rangordnung im Zielsystem sind ökologische Ziele Nebenziele. Nebenziele werden parallel zum Hauptziel angestrebt. Das Hauptziel eines Krankenhauses ist die Existenzsicherung auf dem Weg der Deckung des regionaladäquaten Bedarfs der Bevölkerung an voll- und teilstationärer sowie krankenhausspezifischer ambulanter Versorgung. Die Konkretisierung der Haupt- und Nebenziele erfolgt über Ober-, Zwischen- und Unterziele. Die Ziele können sich ergänzen (z. B. eine Reduktion des Energieverbrauchs und des Materialeinsatzes führt zu einer Kostenreduktion (Ökoeffizienz)), sich zielindifferent verhalten (z. B. die Erreichung einer nachhaltigeren Verpflegung hat keinen Einfluss auf die angestrebten Kostensenkungsmaßnahmen im OP) oder sich widersprechen (z. B. hohe Investitionen in den Umweltschutz führen kurzfristig nicht zu erhöhten Patientenzahlen). Widersprüche zwischen ökologischen, ökonomischen und/oder sozialen Zielen (vor allem bei kurzfristiger Perspektive) ergeben sich aus der Priorisierung der Formal-, Sach- und Sozialziele des Krankenhauses. Die Priorisierung wird davon bestimmt, wie existenzgefährdet das Krankenhausunternehmen ist. Externe Rahmenbedingungen wirken darauf ein (z. B. Krankenhausfinanzierung, Arbeitsmarktlage).

▪▪ Managementproblematik

Für das Management bedeutet das, zum einen die kollektiven ökologischen Ziele als Nebenziele über eine Priorisierung in das krankenhausindividuelle Zielsystem und folglich in die Unternehmensstrategie zu integrieren und zum anderen sicherzustellen, dass diese Ziele unter Berücksichtigung der Erwartungen der Führungskräfte und Mitarbeitenden auch umgesetzt werden können. Hierzu müssen die ökologischen Ziele auf der Ebene des Gesamtunternehmens als strategische ökologische Ziele und auf der Bereichsebene (Fachabteilungen/Zentren, medizinische Institutionen, Versorgungs-/Verwaltungsbereiche) als dispositive und operative Ziele etabliert werden (Oswald und Schmidt-Rettig 2023). Zur Umsetzung der Ziele sind Regeln festzulegen, die von den Mitarbeitenden akzeptiert werden können und praxisrelevant sind. Inhaltlich beziehen sich diese vom Gesamtkonzept des Krankenhauses abgeleiteten ökologischen Teilkonzepte auf sämtliche betriebswirtschaftlichen Funktionen, d. h. die Leistungserstellung (Patientenversorgung), das Personalmanagement, das Finanz- und Investitionsmanagement, den Einkauf und die Logistik, das Facility-Management, das Marketing und als Querschnittsfunktion die Qualität, die Organisation und die Digitalisierung (Ernst et al. 2021; Werner et al. 2022). Bei der Umsetzung der Ziele sind die sich daraus ergebenen informellen Reaktionen der Mitarbeitenden zu beobachten (z. B. Übertragung des Mülltrennungsverhaltens im privaten Bereich auf den beruflichen Bereich)

Kapitel 18 · Ökologische Nachhaltigkeit als Herausforderung für die Krankenhäuser

und nach Bedarf über geeignete Anreizformen zu fördern (z. B. Aufklärung, Kompetenzförderung, Vorschlags-, Beteiligungs- oder Entscheidungsrechte in Bezug auf ökologische Fragestellungen). Den Führungskräften obliegt die Aufgabe, über das eigene umweltorientierte Handeln die anzustrebenden ökologischen Werte, Normen und Ziele des Krankenhauses zu vermitteln (Vorbildfunktion). Die Grundlage für das Führungsverhalten bildet eine Führungskonzeption, in der das Prinzip der Nachhaltigkeit ein elementarer Bestandteil ist (Brabandt 2019).

■ ■ Schritte zur Verankerung von Ökologie in die Managementstrukturen

Im Detail sind folgende Fragestellungen krankenhausindividuell zu beantworten:

- Identifikation und Festlegung wesentlicher Nachhaltigkeitsthemen und Klärung der Beeinflussbarkeit (Art, Umfang und Ort): Welche Handlungsfelder sind mit welcher Priorität für das einzelne Krankenhaus relevant/weniger relevant und in welchem Umfang und an welchem Ort kann der Verbrauch im Rahmen der (heterogenen) Leistungserstellung gesteuert werden?
- Identifikation der Entscheidungsspielräume: Welche Steuerungsmöglichkeiten und -grenzen bestehen?
- Festlegung der Entscheidungsträger (Aufgabe, Kompetenz, Verantwortung): Welcher Entscheidungsträger im Krankenhaus ist für die Umsetzung welcher Maßnahmen verantwortlich?
- Festlegung der Informationsstrukturen: Welche (quantitativen und qualitativen) Informationen sind adressatenspezifisch zur Steuerung von Nachhaltigkeit bzw. Ökologie notwendig? Welche externen Berichtspflichten sind zu erfüllen?
- Mitarbeitermotivation zur Verfolgung von Nachhaltigkeitszielen: Wie können Mitarbeitende mit ihren persönlichen Vorstellungen zum Umweltschutz zur Erfüllung der ökologischen Unternehmensziele einbezogen und mitgenommen werden? Wie kann die Unternehmenskultur (indirekt) gestal-

tet werden, damit sie die Identifikation des Krankenhauspersonals mit den ökologischen Zielen des Unternehmens unterstützen kann?

■ ■ Identifikation und Festlegung wesentlicher Nachhaltigkeitsthemen und Klärung der Beeinflussbarkeit

Um das unternehmensindividuelle Entwicklungspotenzial abschätzen zu können, ist eine Reifegradprüfung sinnvoll. Es gibt verschiedene Modelle, die die Ausprägung des Nachhaltigkeitsmanagements im Krankenhaus einordnen (Glanze et al. 2021). Die Identifikation und Priorisierung von ökologischen Nachhaltigkeitszielen erfordert eine strukturierte Wesentlichkeitsanalyse (Sidki und Ackenhausen 2023), die zudem nach der neusten EU-Verordnung über die Anforderungen an die Nachhaltigkeitsberichterstattung von Unternehmen (Corporate Sustainability Reporting Directive – CSRD-Richtlinie) für Krankenhäuser ab 2025 verpflichtend sein wird, die dieser Berichtspflicht unterliegen (werden). Das betrifft vor allem größere Krankenhäuser. Die CSRD-Richtlinie, die die Nachhaltigkeitsberichterstattung auf eine Stufe mit der Finanzberichterstattung stellt, ist eine Weiterentwicklung der NFRD-Richtlinie (Non-Financial Reporting Directive). Sie erweitert den Anwendungskreis und vergrößert die inhaltlichen Anforderungen an eine Nachhaltigkeitsberichterstattung. Der Berichtspflicht unterliegen alle kapitalmarktorientierten Unternehmen (Ausnahme Kleinstunternehmen) sowie alle großen haftungsbeschränkten Unternehmen in der EU. Als groß gelten hierbei alle Unternehmen, die zwei dieser drei Kriterien erfüllen: Bilanzsumme > 20 Mio. €, Netto-Umsatz > 40 Mio. € und/oder > 250 Mitarbeitende. Die Veröffentlichung erfolgt im Lagebericht des Geschäftsberichts und wird extern geprüft. Konkretisiert werden die anzugebenden Informationen in Artikel 19a Absatz 2 CSRD. Es werden vergangenheits- und zukunftsbezogene sowie qualitative und quantitative Informationen verlangt (Angaben zum Geschäftsmodell und zur Strategie, Beschreibung der Nachhaltigkeitsziele, Angaben zu den wichtigsten tatsächlichen oder potenziellen Nachhaltigkeitsrisiken entlang der Wertschöpfungskette u. a.). Europäische Berichtsstandards (European Sustainability Reporting Standards – ESRS) definieren die genauen Inhalte, die berichtet werden müssen. Unterschieden werden sektorenübergreifende und branchenspezifische Standards. Am 31. Juli 2023 hat die EU-Kommission sektorenübergreifende Standards veröffentlicht (Set 1). Sie wurden von der European Financial Reporting Advisory Group (EFRAG) im Auftrag der EU erarbeitet. Parallel dazu erarbeitet die EFRAG gegenwärtig Leitlinien, die die Unternehmen bei der Anwendung der Standards unterstützen sollen. Im August 2023 wurden erste Entwürfe zum Thema „Wesentlichkeitsanalyse" und „Wertschöpfungskette" veröffentlicht (EFRAG 2023a, 2023b). Die Erweiterung um branchenspezifische Kriterien und Kennzahlen soll im Jahr 2024 umgesetzt werden. Für die Gesundheitseinrichtungen in Deutschland hat der DVKC ein entsprechendes Projekt initiiert (Maier und Sidki 2022). Deutlich werden soll durch den Bericht, wie sich das Handeln der einzelnen Unternehmen auf den Umweltschutz und auf soziale Aspekte auswirkt („Inside-out"-Perspektive) und umgekehrt („Outside-in"-Perspektive) (= Grundsatz der doppelten Wesentlichkeit). Der Bericht unterstützt damit zum einen bei der unternehmensinternen Steuerung von Nachhaltigkeit und zum anderen informiert er alle Stakeholder und kann dadurch dazu beitragen, dass diese ihren eigenen Nachhaltigkeitsanforderungen besser gerecht werden können. Außerdem wird davon ausgegangen, dass Unternehmen darüber einen besseren Zugang zu Finanzkapitel erlangen können.

Die Ergebnisse von Reifegradprüfung und Wesentlichkeitsanalyse bilden die Grundlage für die Ableitung von konkreten Zielen und Maßnahmen für die identifizierten Handlungsfelder im jeweiligen Nachhaltigkeitsbereich. Im Bereich der Ökologie werden in der Praxis als wesentliche Themen die Verringerung der CO_2-Emissionen, die Verbesserung der Energieeffizienz, die Reduzierung von Abfall und die Senkung des Wasserbrauchs angesehen (z. B. Asklepios 2022; Fresenius 2022).

Zum Zwecke der internen Steuerung sollten die ökologischen Entscheidungen auch hinsichtlich ihrer direkten Beeinflussbarkeit analysiert werden (s. ◻ Tab. 18.1). Dazu ist eine Unterscheidung der Steuerungsgrößen und -ebenen notwendig. Steuerungsgrößen betreffen

- Art (z. B. Strom, pflegerischer Sachbedarf) und
- Umfang (z. B. Verbrauch von Strom, Einsatz von pflegerischem Sachbedarf).

Die Steuerungsebenen legen fest, wo die Steuerungsgrößen am ehesten beeinflusst werden können:

- auf der Unternehmensebene (z. B. Entscheidung zur Umstellung auf Ökostrom, Beschaffung nachhaltiger Materialen für die Pflege, Etablierung von Produktstandardisierungen zur Reduzierung des Verpackungsmaterials)
- auf der Bereichsebene (z. B. Verbrauch von Strom und Einsatz von pflegerischem Sachbedarf in den Fachabteilungen)

▪ ▪ Identifikation der Entscheidungsspielräume

Das Ausmaß der Beeinflussung von Nachhaltigkeit wird bestimmt von Entscheidungsspielräumen. Zu prüfen sind daher Möglichkeiten und Begrenzungen ökologischer Entscheidungen auf der Unternehmens- und Bereichsebene.

Die Entscheidungsmöglichkeiten sind vielfältig (s. Maßnahmen in DKI-Studie 2022; Ostertag et al. 2021; Handlungsempfehlungen von medizinischen Fachgesellschaften), z. B. in Bezug auf die pflegerische Leistungserbringung u. a.

- auf der Unternehmensebene: Festlegung durch die Pflegedirektion, im Bereich des pflegerischen Sachbedarfs die Nutzung von nachhaltigeren Produkte auszuweiten
- auf der Bereichsebene: zunehmender Einsatz von Mehrwegprodukten durch die

Tab. 18.1 Beispiel einer Struktur zur Identifikation von Art, Umfang und Ort der Beeinflussbarkeit ökologischer Handlungsfelder auf der Bereichsebene unter Berücksichtigung der zehn GGHH-Schwerpunkte

	Ort	Art									
		Leader-ship	Chemi-kalien	Abfall	Energie	Wasser	Trans-port	Lebens-mittel	Arznei-mittel	Gebäude	Einkauf
Primär	**Fachabteilung/Zentrum**	XXX	X (?)	XX	XX	XX	X (Patienten intern)	XX	XX	./.	X
Sekundär	**OP**	XXX	XX	XXX	XXX	XX	./.	./.	XXX	./.	
	… Kreissaal, Labor, Radiologie usw.	…	…	…	…	…	…	…	…	…	…
Tertiär	**Speiseversorgung**	XXX	./.	XXX	XX	XX	X	XXX	./.	./.	X
	… Technik, Verwaltung u. a.	…	…	…	…	…	…	…	…	…	…

Umfang: X = gering, XX = mittel, XXX = stark

Krankenhaus-Report 2024

Pflegekräfte im Rahmen der pflegerischen Versorgung der Patienten

z. B. in Bezug auf die medizinische Leistungserbringung u. a.
- auf der Unternehmensebene: Abgabe von Empfehlungen zum Umgang mit Arzneimitteln seitens der Ärztlichen Direktion
- auf der Bereichsebene: Beeinflussung des Arzneimitteleinsatzes durch die Verordnung ressourcenschonender und umweltverträglicher Wirkstoffe sowie therapiegerechter Mengen

Eingeschränkt werden ökologische Entscheidungen insbesondere
- durch rechtliche Bestimmungen (z. B. Regelungen zum Umgang mit Abfall),
- durch medizinische oder pflegerische Vorgaben (z. B. Hygienevorschriften, Verwendung von Lachgas bei dringender medizinischer Notwendigkeit),
- durch den Einsatz von Produkten oder Materialien, die (noch) nicht veränder- oder austauschbar sind (z. B. OP-Masken, Desinfektionsmittel, wasserundurchlässiges, pflegerisches Verbrauchsmaterial).

Diese sachlich begründeten Entscheidungsspielräume können bei der Umsetzung durch externe Rahmenbedingungen (z. B. Produkt ist am Markt nicht verfügbar) und innerbetriebliche Einschränkungen (z. B. Ressourcenknappheit, ungeeignete bauliche Strukturen, generelle Entscheidungsspielräume der Diagnostik und Therapie bei der Behandlung der Patienten) eingeengt werden.

▪▪ Festlegung der Entscheidungsträger
Ausgehend von den Festlegungen der steuerungsrelevanten Sachverhalte interessieren die institutionalen Konsequenzen im Sinne einer Zuordnung der Teilaufgaben und Kompetenzen zu den Entscheidungsträgern in den zentralen und dezentralen Krankenhausbereichen (s. ◨ Tab. 18.2). Auch wenn eine erfolgreiche Umsetzung von (ökologischer) Nachhaltigkeit

nur gelingt, wenn sich alle Führungskräfte und Mitarbeitenden engagieren, ist es notwendig, ausdrücklich Verantwortliche für die steuerungsrelevanten Nachhaltigkeitsaufgaben zu benennen. Das betrifft die Führungskräfte auf allen Managementebenen (Krankenhausträger/Eigentümer, ggf. die Leitung Verbund, ggf. Regionalleitung, die Krankenhausleitung, Fachabteilungs-/Zentrumsleitung, Leitung der übrigen Krankenhausbereiche). Außerdem ist zu klären, wer sich mit wem abzustimmen hat und wer wen informieren muss. Mit der Institutionalisierung von Nachhaltigkeit ist darüber hinaus die organisatorische Verankerung innerhalb der Unternehmensorganisation verbunden (z. B. Etablierung einer zentralen Abteilung Nachhaltigkeitsmanagement) sowie eine Verankerung weiterer Organisationseinheiten (z. B. Nachhaltigkeitsboard, fachbezogene Arbeitsgruppen) (z. B. Asklepios 2022). Hier ist die Sicherstellung der inhaltlichen und formalen Voraussetzungen anzusiedeln.

▪▪ Festlegung der Informationsstrukturen
Damit ökologische Nachhaltigkeitsaspekte in die Entscheidungsfindung des Managements einbezogen werden können, sind Informationen vom Controlling zu beschaffen, aufzubereiten und bereitzustellen (z. B. Verbrauchs- und Kosteninformationen Energie, Wasser, Abfall insgesamt und differenziert nach Bereich und pro Patient, Ökoeffizienzinformationen in Bezug auf Produkte, die in großen Mengen eingesetzt werden, CO_2-Fußabdruck des Krankenhauses). Das „Green-Controlling"[3] stellt keinen neuen oder eigenen Controllingansatz dar (Klein und Kämmler-Burrak 2021; Sailer 2020), sondern ist als Querschnittsbereich des Krankenhauscontrollings spiegelbildlich zu den Managementstrukturen im Sinne eines integrierten Ansatzes zu entwickeln (Oswald und Schmidt-Rettig 2023). Aufgabe des Controllings ist es, die Wirksamkeit

---

3 Betrifft auch das „Social-Controlling" sowie das „CSR- bzw. Nachhaltigkeits-Controlling" (Hilbert 2019).

◻ **Tab. 18.2** Beispiel einer Struktur zur Festlegung der Entscheidungsträger mit ausgewählten Beispielen

Bereichs-ebene	Bereichsart	Zielsetzung (Beispiele; es sind alle Handlungs-felder in den Bereichen relevant)	Steuerungsebene U = Unternehmensebene B = Bereichsebene		Entscheidungsträger (Beispiele)
Primär	Fachabteilung/Zentren	Nachhaltigerer Einsatz von pflegerischem Sachbedarf	U	Umstellung der Materialen im Bereich Pflege	Pflegedirektion, ggf. ESG-Board
			B	Mengeneinsatz pflegerischer Sachbedarf	Bereichsleistung Pflege
Sekundär	OP	Reduzierung der Narkosegase	U	Narkosegas-Umstellung (Vermeidung von volatilen Anästhetika)	Ärztliche Direktion, ggf. Arzneimittelkommission
			B	Mengenverbrauch Narkosegas im OP	Leitung Anästhesie
	Weitere Bereiche wie: Kreissaal, Labor, Radiologie, Steri u. a.	Vermeidung von Abfall, konkretisiert nach Bereich	U	Abfallkonzept	Ärztliche Direktion
			B	Mülltrennung und sichere Entsorgung	Leitung jeweiliger Bereich
Tertiär	Speiseversorgung	Einsatz von regionalen Lebensmitteln, Verringerung Wasserverbrauch	U	Umstellung Lebensmittelkonzept, Wasserkonzept	Krankenhausleitung
			B	Art und Menge des Lebensmitteleinsatzes, Verbrauch von Wasser	Leitung Speiseversorgung
	Weitere Bereiche wie: Verwaltung, Technik u. a.	Reduzierung Energieverbrauch, konkretisiert nach Bereich	U	Umstellung Energietechnik	Krankenhausleitung
			B	Zentrale Koordination der Energiespar-maßnahmen	Leitung jeweiliger Bereich

Krankenhaus-Report 2024

18

und Wirtschaftlichkeit ökologischer Strategien und Maßnahmen zur Priorisierung der Projekte aufzuzeigen, ihre Umsetzung zu begleiten und ihre Zielerreichung zu monitoren. Dazu ist es notwendig, die bestehenden Planungs- und Kontrollsysteme weiterzuentwickeln (z. B. Integration ökologischer Aspekte in die strategische Planung (Wunder 2020)). Da die ökologischen Entscheidungsprobleme häufig besonders komplex sind (z. B. Berücksichtigung der Abhängigkeiten der Nachhaltigkeitsdimensionen) und/oder Daten nicht oder nur teilweise vorliegen (z. B. zur Ermittlung der CO_2-Bilanz), entsprechen die relevanten Controllingaufgaben dieser Managementkomplexität (Schulze et al. 2023; Sailer 2020). Auch die Controlling-Methoden und -Instrumente sind in unterschiedlichem Ausmaß zu erweitern (z. B. ökologieorientiertes Rechnungswesen, Sustainability Balanced Scorecard), ggf. sind neue Ansätze zu etablieren (z. B. Sustainable Value Added, MIPS-Konzept, BRIX (Business Resource Intensity Index) (Sailer 2020)). Die Green-Controlling-Studie des Internationalen Controllervereins (Schulze et al. 2023) zeigt, dass in der Praxis am stärksten Kennzahlen und Kennzahlensysteme, die Bewertungen von Investitionen und strategische Instrumente wie die BSC um nachhaltige Inhalte erweitert werden (Schulze et al. 2023). In Bezug auf Kennzahlen trifft das auch auf Krankenhäuser zu (Crasselt et al. 2023). Ziel sollte es sein, die relevanten quantitativen und qualitativen Informationen in einen ganzheitlichen Unternehmensberichterstattungsansatz aufzunehmen (Mock 2020). Dieser muss sowohl eine betriebswirtschaftliche interne Steuerung ermöglichen als auch rechtlichen Anforderungen genügen. Aufgrund der starken Abhängigkeit von Management und Controlling setzt die Steuerungswirkkraft neben einem geeigneten Instrumentarium und fachlichen Kompetenzen der Beteiligten eine stabile, partnerschaftliche Zusammenarbeit von Manager und Controller voraus (Oswald und Schmidt-Rettig 2023; Petersen et al. 2021). Diese verhaltensbezogene Anforderung gilt unabhängig vom Controllingschwerpunkt.

▪ ▪ Mitarbeitermotivation zur Verfolgung von Nachhaltigkeitszielen

Die Implementierung und Umsetzung von ökologischen Maßnahmen verlangt die Veränderungsfähigkeit und -bereitschaft aller Krankenhausmitarbeitenden. Sie kommt in der Unternehmenskultur zum Ausdruck, d. h. in der Art und Weise, wie die ökologischen Werte, Normen und Ziele im täglichen Leistungsgeschehen des Krankenhauses gelebt werden. Aufgabe der Führungskräfte ist es, das Personal mit seinen unterschiedlichen Vorstellungen zum Umweltschutz im Veränderungsprozess mitzunehmen (Grothe und Teller 2020). Einige Mitarbeitende unterstützen die Umweltschutzziele des Krankenhauses und verhalten sich persönlich entsprechend, insbesondere, wenn sie auch in ihrem Privatleben danach handeln. Andere halten Umweltschutz für unwichtig oder bekunden zwar die Wichtigkeit, handeln aber nicht danach (BMUV 2023c). Um das Engagement der Mitarbeiten zielgerichtet zu fördern, muss das Führungskonzept ergänzt werden (Brabandt 2019). Festzulegen sind die Erwartungen an das ökologische Verhalten der Mitarbeitenden sowie die Motivationsinstrumente. Diese Vorgehensweise entspricht generell der Synchronisation des Führungskonzepts mit dem Zielsystem und zeigt sich im Sinne eines gesamtintegralen Managementkonzeptes (Oswald und Schmidt-Rettig 2023; Butzer-Strothmann und Ahlers 2020).

18.5 Fazit

Der anthropogene Klimawandel ist im vollen Gange und verläuft dabei schneller sowie folgenschwerer als bisher angenommen. Bereits jetzt sind seine Auswirkungen in Deutschland vielerorts spürbar. Dabei handelt es sich aktuell vor allem um Wetterextreme wie Hitzewellen oder Starkregenereignisse, die eine Vorahnung auf das geben, was auf uns zukommen könnte. Von den Konsequenzen sind insbesondere vulnerable Gruppen wie Ältere, Kinder, Vorerkrankte und sozial Benachteiligte betroffen.

Auch Krankenhäuser tangieren die Veränderungen in Folge des Klimawandels in besonderer Weise. Zum einen, da nahezu alle Fachdisziplinen in der Medizin mit einer Erhöhung der Krankheitslast rechnen müssen. Zum anderen, weil durch die Kliniken auch unter Extrembedingungen eine adäquate Gesundheitsversorgung sicherzustellen ist. Eine frühzeitige und ernsthafte Auseinandersetzung mit ökologischen Fragestellungen – in diesem Kontext Adaptationsstrategien – ist anzuraten, seien es Maßnahmen wie Hitzeschutzpläne, an Extremwetterlagen angepasste Notfallpläne oder strategische Überlegungen zur Sicherstellung der medizinischen Versorgung an die sich verändernden (gesundheitlichen) Rahmenbedingungen.

Auf der anderen Seite ist der ökologische Fußabdruck der Krankenhäuser beachtlich. Mit der Intention, die vereinbarten Klimaschutzziele zu erreichen, wird eine umweltverträgliche Ausrichtung der Leistungserbringung an Bedeutung gewinnen. Die Aufnahme ökologischer Fragestellungen in das Krankenhausgeschehen bedarf, ebenso wie die komplexen Qualitätsanforderungen an die Patientenversorgung – beides sind Querschnittsfunktionen über sämtliche funktionalen Unternehmensschwerpunkte – einer Integration innerhalb eines bestehenden integrativen Management- und Führungskonzepts.

Die ökologischen Handlungsfelder von Krankenhäusern – Klima, Energie, Wasser, Abfall, Ressourcen, Biodiversität und Ökosysteme – betreffen alle Input- und Outputfaktoren sowie den Leistungserstellungsprozess der Einrichtungen einschließlich der vor- und nachgelagerten Prozesse der Wertschöpfung. Der Umstand, dass ökologische Ziele aus betriebswirtschaftlicher Sicht als Kollektivziele zu charakterisieren sind und die gegenwärtigen externen und internen Rahmenbedingungen die Verankerung von Ökologie im Unternehmensgeschehen von Krankenhäusern noch unzureichend fördern, hat zur Folge, dass das Thema in der Praxis bisher eine eher untergeordnete Rolle spielt.

Um das Verständnis für die Handlungsnotwendigkeiten bei den Führungskräften und Mitarbeitenden in den Einrichtungen weiter zu vertiefen und die ökologischen Themen breiter und tiefer in die Umsetzung zu bringen, sind durch das Management über einen integrierten Ansatz geeignete strukturelle und kulturelle Voraussetzungen zu schaffen. Geeignet sind die Strukturen dann, wenn die Umweltanforderungen von Politik und Gesellschaft in das unternehmenspolitische Zielsystem aufgenommen und Strategien für wesentliche ökologische Aufgaben abgeleitet, implementiert und bewertet werden können. Ferner, wenn ökologische Entscheidungen am Ort ihrer Beeinflussbarkeit mit Hilfe relevanter Informationen getroffen werden können und wenn ein ökologieorientiertes Verhalten beim Krankenhauspersonal im Sinne der Unternehmensziele erreicht werden kann.

Literatur

Ahting M, Brauer F, Duffek A, Ebert I, Eckhardt A, Hassold E, Helmecke M, Kirst I, Krause B, Lepom P, Leuthold S, Mathan C, Mohaupt V, Moltmann JF, Müller A, Nöh I, Pickl C, Pirntke U, Pohl K, Rechenberg J, Suhr M, Thierbach C, Tietjen L, Von der Ohe P, Winde C (2018) Empfehlungen zur Reduzierung von Mikroverunreinigungen in den Gewässern. Deutsches Bundesumweltamt, Dessau-Roßlau

Asklepios (2022) Corporate Responsibility Report. https://www.asklepios.com/konzern/unternehmen/investors/nachhaltigkeitsbericht/. Zugegriffen: 15. Sept. 2023

Augurzky B, Lueke S (2022) Das klimaneutrale Krankenhaus. Finanzierungsmöglichkeiten von Umsetzungsmaßnahmen. Gutachten im Auftrag der Krankenhausgesellschaft Nordrhein-Westfalen e V (KGNW). Institute for Health Care Business GmbH. https://www.kgnw.de/download/hcb-gutachten-finanzierungsmoeglichkeiten-umsetzung-klimaneutrales-krankenhaus-2022-03-30. Zugegriffen: 15. Sept. 2023

Baltruks D, Mezger NCS, Schulz CM, Voss M (2022) Umsetzung von Klimaschutz und Nachhaltigkeit unter Ärzt:innen und Führungskräften im Gesundheitswesen braucht Unterstützung. https://cphp-berlin.de/umsetzung-von-klimaschutz-und-nachhaltigkeit-unter-aerztinnen-und-fuehrungskraeften-im-gesundheitswesen-braucht-unterstuetzung/. Zugegriffen: 15. Sept. 2023 (Auswertung einer Umfrage der Stiftung Gesundheit im Auftrag der Deutschen Allianz Klimawandel und Gesundheit e. V. und dem Centre for Planetary Health Policy)

Beermann S, Dobler G, Faber M, Frank C, Habedank B, Hagedorn P, Kampen H, Kuhn C, Nygren T, Schmidt-Chanasit J, Schmolz E, Stark K, Ulrich RG, Weiss S, Wilking H (2023) Auswirkungen von Klimaveränderungen auf Vektor- und Nagetier-assoziierte Infektionskrankheiten. J Health Monit 8:3. https://doi.org/10.25646/11392

Bergmann KC, Brehler R, Endler C, Höflich C, Kespohl S, Plaza M, Raulf M, Standl M, Thamm R, Traidl-Hoffmann C, Werchan B (2023) Auswirkungen des Klimawandels auf allergische Erkrankungen in Deutschland. J Health Monit 8:4. https://doi.org/10.25646/11648

BMG – Bundesministerium für Gesundheit (2023) Hitzeschutzplan für Gesundheit des BMG. https://www.bundesgesundheitsministerium.de/fileadmin/Dateien/3_Downloads/H/Hitzeschutzplan/230727_BMG_Hitzeschutzplan.pdf. Zugegriffen: 15. Sept. 2023

BMUV – Bundesministerium für Umwelt, Naturschutz, Bau und Reaktorsicherheit (2017) Handlungsempfehlungen für die Erstellung von Hitzeaktionsplänen zum Schutz der menschlichen Gesundheit. https://www.bmuv.de/fileadmin/Daten_BMU/Download_PDF/Klimaschutz/hap_handlungsempfehlungen_bf.pdf. Zugegriffen: 15. Sept. 2023

BMUV – Bundesministerium für Umwelt, Naturschutz, nukleare Sicherheit und Verbraucherschutz (2023a) Nationale Wasserstrategie. https://www.bmuv.de/wasserstrategie. Zugegriffen: 15. Sept. 2023

BMUV – Bundesministerium für Umwelt, Naturschutz, nukleare Sicherheit und Verbraucherschutz (2023b) Nationale Kreislaufwirtschaftsstrategie (NKWS). https://www.bmuv.de/download/die-nationale-kreislaufwirtschaftsstrategie-nkws. Zugegriffen: 15. Sept. 2023

BMUV – Bundesministerium für Umwelt, Naturschutz, nukleare Sicherheit und Verbraucherschutz (2023c) Umweltbewusstsein in Deutschland. Ergebnisse einer repräsentativen Bevölkerungsumfrage. https://www.umweltbundesamt.de/publikationen/umweltbewusstsein-in-deutschland-2022. Zugegriffen: 15. Sept. 2023

Brabandt N (2019) Die Lösung der Leadership-Problematik: Entwicklung eines wirksamen und nachhaltigen Führungsmodells auf Grundlage der Erfahrungen der Management- und Leadership-Vordenker, 2. Aufl. BoD – Books on Demand, Norderstedt

Brundtland-Bericht – United Nations (1987) Report of the world commission on environment and development: our common future. http://www.un-documents.net/wced-ocf.htm. Zugegriffen: 15. Sept. 2023

Bühn S, Voss M (2023) Klimawandel und Gesundheit – Auswirkungen auf die Arbeitswelt. https://www.arbeit-sicher-und-gesund.de/fileadmin/PDFs/klug-gutachten-klimawandel-und-gesundheit-auswirkungen-auf-die-arbeitswelt_stand-feb-2023.pdf. Zugegriffen: 15. Sept. 2023

Burkhart M, Schülke F, Kleinhand J (2023) Warum sich Nachhaltigkeit auch für Krankenhäuser lohnt. Impulspapier mit Praxisbeispielen und Handlungsempfehlungen. https://www.pwc.de/de/gesundheitswesen-und-pharma/krankenhaeuser/warum-sich-nachhaltigkeit-auch-fuer-krankenhaeuser-lohnt.html. Zugegriffen: 15. Sept. 2023

Butsch C, Beckers LM, Nilson E, Frassl M, Brennholt N, Kwiatkowski R, Söder M (2023) Gesundheitliche Auswirkungen von Extremwetterereignissen – Risikokaskade im anthropogenen Klimawandel. J Health Monit 8:4. https://doi.org/10.25646/11646

Butzer-Strothmann K, Ahlers F (2020) Integrierte Unternehmensführung und Nachhaltige Unternehmensführung: Synergetisches Potenzial einer Konzeptzusammenführung. In: Butzer-Strothmann K, Ahlers F (Hrsg) Integrierte nachhaltige Unternehmensführung. Konzepte – Praxisbeispiele – Perspektiven. Springer Gabler, Berlin, S 13–23

Copernicus (2023) Summer 2023: the hottest on record. https://climate.copernicus.eu/summer-2023-hottest-record. Zugegriffen: 15. Sept. 2023

Costello A, Abbas M, Allen A, Ball S, Bell S, Bellamy R, Patterson C (2009) Managing the health effects of climate change. Lancet 373(9676):1693–1733. https://doi.org/10.1016/S0140-6736(09)60935-1

Crasselt N, Heitmann C, Maier B (2023) Controlling im deutschen Krankenhaussektor. Aktueller Stand und Entwicklungstendenzen. Studie 2022/2023. https://www.curacon.de/studien/krankenhauscontrollingstudie-2022/23. Zugegriffen: 15. Sept. 2023

CSRD – Corporate Sustainability Reporting Directive (2022) Richtlinie (EU) 2022/2464 des Europäischen Parlaments und des Rates vom 14. Dezember 2022 zur Änderung der Verordnung (EU) Nr. 537/2014 und der Richtlinien 2004/109/EG, 2006/43/EG und 2013/34/EU hinsichtlich der Nachhaltigkeitsberichterstattung von Unternehmen. https://eur-lex.europa.eu/legal-content/DE/TXT/?uri=uriserv%3AOJ.L_.2022.322.01.0015.01.DEU&toc=OJ%3AL%3A2022%3A322%3ATOC . Zugegriffen: 15. September 2023

D'Amato G, Annesi-Maesano I, Cecchi L, D'Amato M (2019) Latest news on relationship between thunderstorms and respiratory allergy, servere asthma, and deaths of asthma. Allergy 74(1):9–11. https://doi.org/10.1111/all.13616

DBU – Deutsche Bundesstiftung Umwelt (2023) Förderinitiative „CirculAid" – Kreislaufwirtschaft im Gesundheitswesen. https://www.dbu.de/themen/

Kapitel 18 · Ökologische Nachhaltigkeit als Herausforderung für die Krankenhäuser

foerderinitiativen/circulaid/. Zugegriffen: 15. Sept. 2023

Destatis – Statistisches Bundesamt (2022) Grunddaten der Krankenhäuser. Fachserie 12, Reihe 6.1.1. https://www.destatis.de/DE/Themen/Gesellschaft-Umwelt/Gesundheit/Krankenhaeuser/Publikationen/Downloads-Krankenhaeuser/grunddaten-krankenhaeuser-2120611207004.pdf?__blob=publicationFile. Zugegriffen: 15. Sept. 2023

Dickhoff A, Grah C, Schulz C, Weimann E (2021) Klimagerechte Gesundheitseinrichtungen. Rahmenwerk, Version 1.0. Deutsche Allianz Klimawandel und Gesundheit. https://zenodo.org/record/5024577/files/Klimagerechte%20Gesundheitseinrichtungen%20-%20Rahmenwerk.pdf?download=1. Zugegriffen: 15. Sept. 2023

Diffenbaugh NS (2020) Verification of extreme event attribution: using out-of-sample observations to assess changes in probabilities of unprecedented events. Sci Adv. https://doi.org/10.1126/sciadv.aay2368

Dikken B (2021) Nachhaltigkeit im Gesundheitswesen. ProCare 26:8–9. https://doi.org/10.1007/s00735-021-1296-7

DKG – Deutsche Krankenhausgesellschaft (2023) Klimaschutz im Krankenhaus. Positionen der Deutschen Krankenhausgesellschaft zur Nachhaltigkeit. https://www.dkgev.de/fileadmin/default/Mediapool/1_DKG/1.7_Presse/1.7.1_Pressemitteilungen/2023/2023-07-28_Anlage_DKG_Klimaschutz_und_Nachhaltigkeit.pdf. Zugegriffen: 15. Sept. 2023

DKI – Deutsches Krankenhausinstitut (2022) Klimaschutz in deutschen Krankenhäusern: Status quo, Maßnahmen und Investitionskosten. Auswertung klima- und energierelevanter Daten deutscher Krankenhäuser. https://www.dkgev.de/fileadmin/default/Mediapool/1_DKG/1.7_Presse/1.7.1_Pressemitteilungen/2022/2022-07-19_DKI-Gutachten_Klimaschutz_in_deutschen_Krankenha__usern.pdf. Zugegriffen: 15. Sept. 2023

EFRAG – European Financial Reporting Advisory Group (2023a) Leitlinienentwurf „Wesentlichkeitsanalyse". https://www.efrag.org/Assets/Download?assetUrl=%2Fsites%2Fwebpublishing%2FMeeting%20Documents%2F2307280747599961%2F06-02%20Materiality%20Assessment%20SRB%20230823.pdf. Zugegriffen: 12. Okt. 2023

EFRAG – European Financial Reporting Advisory Group (2023b) Leitlinienentwurf „Wertschöpfungskette". https://www.efrag.org/Assets/Download?assetUrl=%2Fsites%2Fwebpublishing%2FMeeting%20Documents%2F2307280747599961%2F05-02%20VCIG%20SRB%20230823.pdf. Zugegriffen: 12. Okt. 2023

Eisl C, Rockenschaub T, Mitterlehner D (2023) Die Top-Zukunftsthemen des Controllings. Control Manag Rev 67:42–47

Ernst D, Sailer U, Gabriel R (Hrsg) (2021) Nachhaltige Betriebswirtschaft, 2. Aufl. UVK, München

Europäisches Parlament (2023) Kreislaufwirtschaft: Definition und Vorteile. https://www.europarl.europa.eu/news/de/headlines/economy/20151201STO05603/kreislaufwirtschaft-definition-und-vorteile. Zugegriffen: 15. Sept. 2023

EU-Taxonomie (2023) EU Taxonomie Grundlagen. https://eu-taxonomy.info/de/info/eu-taxonomy-grundlagen. Zugegriffen: 15. Sept. 2023

Fresenius (2022) Nachhaltigkeitsbericht. https://geschaeftsbericht.fresenius.de/2022/nachhaltigkeitsbericht/umwelt/. Zugegriffen: 15. Sept. 2023

Garcia Borrega JG, Hermes C, König V, Kitz V, Möller S, Stark D, Janssens U, Mager D, Kochanek M (2023) Nachhaltigkeit in der Intensiv- und Notfallversorgung. Eine bundesweite Umfrage von der Deutschen Gesellschaft für Internistische Intensivmedizin und Notfallmedizin. Med Klin Intensivmed Notfmed. https://doi.org/10.1007/s00063-023-01039-2

GGHH – Global Green and Healthy Hospitals (2023) Sustainability Agenda. https://greenhospitals.org/goals. Zugegriffen: 15. Sept. 2023

Glanze E, Nüttgens M, Ritzrau W (2021) Unternehmenserfolg durch Nachhaltigkeit – Reifegrad- und Vorgehensmodell zum Aufbau eines datenbasierten Nachhaltigkeitsmanagements. HMD 58:155–166

Green Hospital Initiative Bayern (2022) Maßnahmenkatalog Green Hospital PLUS Initiative. Voraussetzungen für die Auszeichnungen als Green Hospital PLUS und Best-Practice-Krankenhaus. Informationen zu Beratungs- und Förderangeboten. Stand Juni 2022. https://www.stmgp.bayern.de/wp-content/uploads/2022/07/massnahmenkatalog_green_hospital_plus_20220704.pdf. Zugegriffen: 15. Sept. 2023

GHG – Greenhouse Gas Protocol (2014) Global protocol for community-scale greenhouse gas emission inventories. An accounting and reporting standard for cities. https://ghgprotocol.org/sites/default/files/ghgp/standards/GHGP_GPC_0.pdf. Zugegriffen: 15. Sept. 2023

Grothe A, Teller M (2020) Gelebte Nachhaltigkeitskultur durch integrale Unternehmensführung. In: Butzer-Strothmann K, Ahlers F (Hrsg) Integrierte nachhaltige Unternehmensführung. Springer Gabler, Berlin Heidelberg, S 69–88

Health Care Climate Action (2014) Germany. Health sector emissions fact sheet. https://healthcareclimateaction.org/fact-sheets/en/English%20-%20Germany. Zugegriffen: 15. Sept. 2023

Healthcare Without Harm (2019) Health care's climate footprint. How the health sector contributes to the global climate crisis and opportunities for action. https://noharm-global.org/sites/default/files/documents-files/5961/HealthCaresClimateFootprint_092319.pdf. Zugegriffen: 15. Sept. 2023

Hilbert S (2019) Nachhaltigkeitscontrolling. In: Englert M, Ternès A (Hrsg) Nachhaltiges Management. Nachhaltigkeit als exzellenten Managementansatz entwickeln. Springer Gabler, Berlin, S 521–550

IPCC – Intergovernmental Panel on Climate Change (2021) Climate change 2021: the physical science basis. Contribution of working group I to the sixth assessment report of the intergovernmental panel on climate change. https://report.ipcc.ch/ar6/wg1/IPCC_AR6_WGI_FullReport.pdf. Zugegriffen: 15. Sept. 2023

Karliner J, Guenther R (2011) A comprehensive environmental health agenda for hospitals and health systems around the world. https://climateandhealthalliance.org/wp-content/uploads/2018/02/Global-Green-and-Healthy-Hospitals.pdf. Zugegriffen: 15. Sept. 2023

Karlsson M, Ziebarth NR (2018) Population health effects and health-related costs of extreme temperatures: comprehensive evidence from Germany. J Environ Econ Manage 91:93–117. https://doi.org/10.1016/j.jeem.2018.06.004

Klauber H, Koch N (2023) Determinants of heat risk in an aging population: a machine learning approach. IZA Discussion Papers No. 15996. Institute of Labor Economics (IZA), Bonn

Klein A, Kämmler-Burrak A (Hrsg) (2021) Nachhaltigkeit in der Unternehmenssteuerung: Neue Standardaufgabe für das Controlling. Grundlagen, Instrumente, Praxisbeispiele. Haufe, Freiburg München Stuttgart

Koch S, Pecher S (2020) Neue Herausforderungen für die Anästhesie durch den Klimawandel. Anaesthesist 69(7):453–462

LAGA (2021) Mitteilung der Bund/Länder-Arbeitsgemeinschaft Abfall (LAGA) 18. Vollzugshilfe zur Entsorgung von Abfällen aus Einrichtungen des Gesundheitsdienstes. https://www.laga-online.de/documents/laga-m-18_stand_2021-06-23_1626849905.pdf. Zugegriffen: 15. Sept. 2023

Ludwig A, Bayr D, Pawlitzki M, Traidl-Hoffmann C (2021) Der Einfluss des Klimawandels auf die Allergenexposition: Herausforderungen für die Versorgung von allergischen Erkrankungen. In: Günster C, Klauber J, Robra BP, Schmuker C, Schneider A (Hrsg) Versorgungs-Report Klima und Gesundheit. MWV Medizinisch Wissenschaftliche Verlagsgesellschaft, Berlin, S 133–143

Maier B, Sidki M (2022) Pflicht zum Nachhaltigkeitsreporting – Chance und Herausforderung für Krankenhäuser. Krankenhaus 3:186–187

Mock M (2020) Integrated Reporting Bedeutung und Nutzenpotenziale einer nachhaltigen, wertschöpfungsbezogenen Berichterstattung im Rahmen eines integrierten Unternehmensführungskonzepts. In: Butzer-Strothmann K, Ahlers F (Hrsg) Integrierte nachhaltige Unternehmensführung. Springer Gabler, Berlin Heidelberg, S 271–286

Osterloh F (2021) Hochwasserkatastrophe: Hilfe für betroffene Krankenhäuser. Deutsches Ärzteblatt. 118(31–32). https://www.aerzteblatt.de/archiv/220725/Hochwasserkatastrophe-Hilfe-fuer-betroffene-Krankenhaeuser. Zugegriffen: 15. Sept. 2023

Ostertag K, Bratan T, Gandenberger C, Hüsing B, Pfaff M (2021) Ressourcenschonung im Gesundheitssektor – Erschließung von Synergien zwischen den Politikfeldern Ressourcenschonung und Gesundheit. https://www.umweltbundesamt.de/sites/default/files/medien/5750/publikationen/2021-01-25_texte_15-2021_ressourcenschonung_gesundheitssektor.pdf. Zugegriffen: 15. Sept. 2023

Oswald J, Schmidt-Rettig B (2023) Management und Controlling im Krankenhaus. Gestaltungsperspektiven und Beziehungsdynamik – Ansätze eines integrierten Konzepts. Kohlhammer, Stuttgart

Petersen H, Lühn M, Nuzum AK, Schaltegger S, Wenzig J (2021) Controller als Partner im Nachhaltigkeits-Management. Control Manag Rev 65:8–15

Prescott SL, Logan AC, Albrecht G, Campbell DE, Crane J, Cunsolo A, Holloway JW, Kozyrskyj AL, Lowry CA, Penders J, Redvers N, Renz H, Stokholm J, Svanes C, Wegienka G (2018) The Canmore declaration: statement of principles for planetary health. Challenges 9(2):31. https://doi.org/10.3390/challe9020031

RKI – Robert Koch Institut (2022) Hitzebedingte Mortalität in Deutschland 2022. Epidemiologisches Bulletin (42). https://www.rki.de/DE/Content/Infekt/EpidBull/Archiv/2022/Ausgaben/42_22.pdf?__blob=publicationFile. Zugegriffen: 15. Sept. 2023

Sailer U (2020) Nachhaltigkeitscontrolling. Was Controller und Manager über die Steuerung der Nachhaltigkeit wissen sollten, 3. Aufl. UVK, München

Schäffer U, Weber J (2021) Die Digitalisierung steht weiter im Mittelpunkt. Die Veränderung des Controllings im Spiegel der vierten WHU-Zukunftsstudie. Controlling 33:50–57 (https://www.beck-elibrary.de/10.15358/0935-0381-2021-1-50.pdf?download_full_pdf=1&page=1. Zugegriffen: 15. September 2023)

Schmidt L, Bohnet-Joschko S (2022) Planetary health and hospitals' contribution – A scoping review. IJERPH 19(20):13536. https://doi.org/10.3390/ijerph192013536

Schulze M, Kämmler-Burrak A, Möhrer M (2023) Nachhaltigkeit als strategische und funktionsübergreifende Aufgabe. Einblicke in ausgewählte Ergebnisse der dritten Green Controlling-Studie des ICV. Controller-Magazin 48(2):32–36

Sherman JD, Singh H (2023) Bringing environmental Sustainability into the quality agenda: time to act on reducing health care pollution and waste. Joint Comm J Qual Patient Saf 49:336–339

Sidki M, Ackenhausen F (2023) Nachhaltigkeit. An einem Strang ziehen. f&w 40(5):442–444

Strohm M (2023) Arzneimittel im Wasser. Rheinisches Ärztebl 77(1):16–19

Sun Z, Chen C, Xu D, Li T (2018) Effects of ambient temperature on myocardial infarction: a systematic review and meta-analysis. Environ Pollut 241:1106–1114. https://doi.org/10.1016/j.envpol.2018.06.045

SVR – Sachverständigenrat zur Begutachtung der Entwicklung im Gesundheitswesen (2023) Resilienz im Gesundheitswesen. https://www.svr-gesundheit.de/fileadmin/Gutachten/Gutachten_2023/Gesamtgutachten_ePDF_Final.pdf. Zugegriffen: 15. Sept. 2023

Universitätsklinikum Essen (2022) Gemeinsam für mehr Nachhaltigkeit in der Universitätsmedizin Essen. Unser Verständnis: Klimaschutz bedeutet Gesundheitsschutz. https://nachhaltigkeit.ume.de/wp-content/uploads/2022/11/Profilbildung-UME_Nachhaltigkeitsmanagement.pdf. Zugegriffen: 15. Sept. 2023

Viamedica (2009) Erneuerbare Energien und Energieeffizienz in deutschen Kliniken. https://www.viamedica-stiftung.de/fileadmin/user_upload/Materialien/klinergie2020_prospekt10_final.pdf. Zugegriffen: 15. Sept. 2023

Viamedica (2023) Sachstandsbericht zum Projekt: Ressourceneffizienz, Klimaschutz und ökologische Nachhaltigkeit im Gesundheitswesen – Eine Bestandsaufnahme. ReKlimaMed. https://www.bundesgesundheitsministerium.de/fileadmin/Dateien/5_Publikationen/Gesundheit/Berichte/A1_ReKlimaMed_Abschlussbericht_final_barrierefrei.pdf. Zugegriffen: 15. Sept. 2023

Viamedica Klinergie Check. Einsparpotenziale für Kliniken identifizieren. https://www.viamedica-stiftung.de/klinergie/klinergiecheck. Zugegriffen: 15. Sept. 2023

Voss M, Schulz CM (2023) Planetary Health – Resiliente Gesundheitssteme. In: Graalmann J, von Hirschhausen E, Blum K (Hrsg) Jetzt oder nie: Nachhaltigkeit im Gesundheitswesen, 1. Aufl. MWV Medizinisch Wissenschaftliche Verlagsgesellschaft, Berlin, S 23–31

Wagner O, Jansen U, Tholen L, Bierwirth A (2022) Zielbild: „Klimaneutrales Krankenhaus" Fachliche Begleitung und Erstellung eines Gutachtens. https://www.kgnw.de/positionen/klimaneutrales-krankenhaus. Zugegriffen: 15. Sept. 2023

Werner JA, Kaatze T, Schmidt-Rumposch A (Hrsg) (2022) Green Hospital. Nachhaltigkeit und Ressourcenschonung im Krankenhaus. Medizinisch Wissenschaftliche Verlagsgesellschaft, Berlin

Whitmee S, Haines A, Beyrer C, Boltz F, Capon AG, Ferreira de Souza DB et al (2015) Safeguarding human health in the Anthropocene epoch: report of The Rockefeller Foundation – Lancet Commission on planetary health. Lancet 386(10007):1973–2028

WHO – World Health Organisation (2008) Heat – Health Action Plans. https://www.who.int/publications/i/item/9789289071918. Zugegriffen: 15. Sept. 2023

WHO – World Health Organisation (2021) Climate change and health. https://www.who.int/news-room/fact-sheets/detail/climate-change-and-health. Zugegriffen: 15. Sept. 2023

Winklmayr C, Matthies-Wiesler F, Muthers S, Buchien S, Kuch B, an der Heiden M, Mücke HG (2023) Hitze in Deutschland: Gesundheitliche Risiken und Maßnahmen zur Prävention. J Health Monit 8:4. https://doi.org/10.25646/11645

WMO – World Meteorological Organization (2023) State of the Climate in Europe 2022. https://public.wmo.int/en/our-mandate/climate/wmo-statement-state-of-global-climate/Europe-2022. Zugegriffen: 15. Sept. 2023

Wöhe G, Döring U (2023) Einführung in die allgemeine Betriebswirtschaftslehre, 28. Aufl. Vahlen, München

Wunder T (2020) Nachhaltige Strategiearbeit 2.0. Die strategische Transformation gestalten und managen. ZfO 89:110–113

Open Access Dieses Buch wird unter der Creative Commons Namensnennung 4.0 International Lizenz (http://creativecommons.org/licenses/by/4.0/deed.de) veröffentlicht, welche die Nutzung, Vervielfältigung, Bearbeitung, Verbreitung und Wiedergabe in jeglichem Medium und Format erlaubt, sofern Sie den/die ursprünglichen Autor(en) und die Quelle ordnungsgemäß nennen, einen Link zur Creative Commons Lizenz beifügen und angeben, ob Änderungen vorgenommen wurden.

Die in diesem Buch enthaltenen Bilder und sonstiges Drittmaterial unterliegen ebenfalls der genannten Creative Commons Lizenz, sofern sich aus der Abbildungslegende nichts anderes ergibt. Sofern das betreffende Material nicht unter der genannten Creative Commons Lizenz steht und die betreffende Handlung nicht nach gesetzlichen Vorschriften erlaubt ist, ist für die oben aufgeführten Weiterverwendungen des Materials die Einwilligung des jeweiligen Rechteinhabers einzuholen.

Klimaschutz in Kliniken: Praxisbeispiele für Nachhaltigkeit im Gesundheitswesen

Annegret Dickhoff und Christian Dreißigacker

Inhaltsverzeichnis

19.1   Einführung – 388

19.2   Klinikspezifische Strategien und Initiativen zu Klimaschutz in Kliniken – 390

19.3   Handlungsfelder nach dem Green-Hospital-Konzept in ausgewählten Praxisbeispielen – 391
19.3.1   Handlungsfeld Führung – 391
19.3.2   Handlungsfeld Abfall – 392
19.3.3   Handlungsfeld Energie – 393
19.3.4   Handlungsfeld Wasser – 396
19.3.5   Handlungsfeld Mobilität – 396
19.3.6   Handlungsfeld Ernährung – 397
19.3.7   Handlungsfeld Beschaffung – 397

19.4   Nachhaltige Ansätze in Deutschland und international – 397

19.5   Fazit – 401

Literatur – 402

© Der/die Autor(en) 2024
J. Klauber et al. (Hrsg.), *Krankenhaus-Report 2024*, https://doi.org/10.1007/978-3-662-68792-5_19

Zusammenfassung

Wie gelingt es deutschen Kliniken, sich zu Green Hospitals umzugestalten? Welche Strategien sind hierbei nötig und wie werden Klimaschutzmaßnahmen geplant und umgesetzt, um die hohen Treibhausgas (THG)-Emissionen der Gesundheitseinrichtungen zu senken? Antworten zu diesen Fragen finden sich in verschiedenen Projekten und Initiativen. Die bereits existierenden Praxisbeispiele zeigen, wo Gesundheitseinrichtungen gering-investiv bzw. investiv agieren können oder müssen und wo low-hanging fruit zu finden sind. Zudem wird beschrieben, wie hilfreich der Austausch und die Kommunikation für den Erfolg von nachhaltigen Maßnahmen sein können.

Einrichtungen erhalten einen Überblick zur Vorgehensweise auf dem Weg zu einem Green Hospital. Sie können mithilfe verschiedener Handlungsfelder erste Ideen entwickeln sowie die eigene Planung und Umsetzung weiter ausbauen. Die Beschreibung der Nachhaltigkeitsstrategie der BG Kliniken gGmbH ergänzt die Darstellung von Maßnahmen. Schließlich wird erläutert, welcher Bedarf zur Realisierung von Green Hospitals in Deutschland weiterhin besteht.

How are German clinics succeeding in transforming themselves into green hospitals? What strategies are needed and how are climate protection measures planned and implemented in order to reduce the high greenhouse gas (GHG) emissions of healthcare facilities? Answers to these questions can be found in various projects and initiatives. The existing practical examples show where healthcare facilities can or must take low-investment or investment measures and where low-hanging fruit can be found. The authors also describe how exchange and communication can be helpful in establishing successful sustainable measures. Facilities are given an overview of the procedure for becoming a green hospital. They can use various fields of action to develop initial ideas and further expand their own planning and implementation. The description of the sustainability strategy of BG Kliniken gGmbH complements the presentation of possible measures. Finally, the authors explain the necessity for the implementation of Green Hospitals in Germany.

19.1 Einführung

Dieser Beitrag stellt das Engagement für Klimaschutz in Kliniken an praktischen Beispielen vor und zeigt auf, wie die von den Vereinten Nationen im Jahr 2015 verabschiedeten Ziele der Agenda 2030 im Gesundheitssektor übernommen und Maßnahmen entwickelt werden können. Ein Teil der globalen Klimakrise wird durch Gesundheitseinrichtungen verursacht. Krankenhäuser sind zum einen verantwortlich für hohe THG-Emissionen, denn 4,4 % der globalen klimaschädlichen Gase wie CO_2, Methan oder Stickoxiden werden in dieser Branche erzeugt. In Deutschland liegt der Wert sogar bei 6 % (PIK 2023). Die klinikinternen Emissionen werden vor allem durch die Wärme- und Kälteversorgung, den Strombedarf sowie die Verwendung von klimaschädlichen Narkosegasen hervorgerufen.

Auf der anderen Seite spüren Kliniken immer mehr die Folgen des Klimawandels: Die Art und Häufigkeit bestimmter Krankheiten ändern sich. So nimmt die Anzahl von hitzebedingten Herz-Kreislauf-Problemen gerade bei älteren Patientinnen und Patienten zu. Außerdem gefährden Extremwetterlagen mit Sturm, Starkregen oder Hochwasser immer öfter die Versorgungssicherheit von Krankenhäusern.

Um ein Krankenhaus nachhaltig zu betreiben, sind in der Regel Investitionen erforderlich. Auf den ersten Blick scheint das in vielen Fällen kaum zu bewerkstelligen sein, schließlich erwartet die Deutsche Krankenhausgesellschaft für 2023 ein strukturelles Defizit von rund 15 Mrd. €. Dazu kommen, so haben es die Klinikbetreiber prognostiziert, über 10 Mrd. € jährlicher Investitionsbedarf. Ein Betrag, der mehr als 50 % über der Investitionssumme im Jahr 2021 liegt (DKI 2022). Gleichzeitig steigt in den Kliniken der Handlungsdruck, weil sich die finanzielle Situation aufgrund von hohen

Kapitel 19 · Klimaschutz in Kliniken

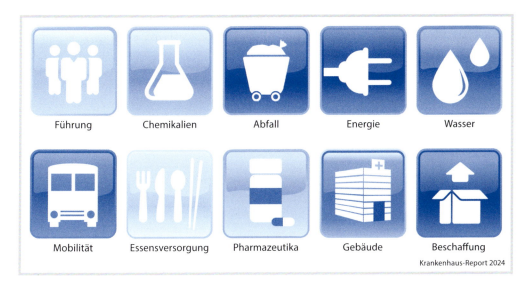

◘ **Abb. 19.1** Handlungsfelder nach GGHH. (Copyright Global Green and Healthy Hospitals)

Energiekosten verschärft und die aktuellen gesetzlichen Rahmenbedingungen nachhaltiges Wirtschaften einfordern. So haben Kliniken beispielsweise die von der EU-Kommission vorgeschlagenen Änderungen der nicht finanziellen Berichterstattung (Non-financial Reporting Directive) zu beachten. Genaues regelt die von den EU-Institutionen vorgesehene Richtlinie über die Nachhaltigkeitsberichterstattung von Unternehmen. Die Gesundheitseinrichtungen müssen schnelle Interventionen mit Kostenersparnis und gleichzeitig langfristige nachhaltige Maßnahmen realisieren. Das entlastet die Branche finanziell und verhindert gleichzeitig zusätzliche hohe volkswirtschaftliche Kosten durch Schäden, die klimabedingte Ereignisse verursachen. Das Umweltbundesamt stellt mögliche Szenarien dazu dar (Bünger und Matthey 2020).

Ergänzend setzen sich weitere Akteure aus dem Gesundheitswesen sowie die Zivilgesellschaft für das Thema Nachhaltigkeit ein. Ausgelöst durch die Initiative Fridays for Future haben sich seit 2018 verschiedene Berufsgruppen wie Pflegekräfte sowie Ärztinnen und Ärzte (Health for Future), Psychologinnen und Psychologen (Psychologists/Psychotherapists for Future) oder Angehörige pharmakologischer Berufe (Pharmalogists for Future) zusammengefunden. Berufsverbände wie der Deutsche Berufsverband für Pflegeberufe mit einem Positionspapier zu Nachhaltigkeit in der Pflege oder etwa die Ärztekammer Berlin mit dem Aktionsbündnis Hitzeschutz Berlin äußern sich hier. Der Deutsche Ärztetag beispielsweise forderte 2021, dass das Gesundheitswesen bis 2030 klimaneutral sein solle (Bundesärztekammer 2021).

Einen konzeptionellen Rahmen zum Klimaschutz in Kliniken bietet zunächst die Internationale Nichtregierungsorganisation Health Care Without Harm (HCWH). Mit ihrer Initiative „Global Green and Healthy Hospitals", kurz GGHH, hat sie die in ◘ Abb. 19.1 dargestellten zehn Handlungsfelder identifiziert, die bei der Entwicklung einer Nachhaltigkeitsstrategie von grundsätzlicher Bedeutung und beim Wandel von einem Krankenhaus in ein Green Hospital zu vollziehen sind (HCWH 2023).

Dieser konzeptionelle Rahmen findet sich im Projekt „KLIK green – Krankenhaus trifft Klimaschutz" und bei der Klimaschutzstrategie der BG Kliniken wieder. Diese und andere relevante Initiativen werden im folgenden Abschnitt vorgestellt und anschließend Praxisbeispiele für einzelne Handlungsfelder genannt.

19.2 Klinikspezifische Strategien und Initiativen zu Klimaschutz in Kliniken

Das Konzept des Green Hospitals hat laut HCWH zum Ziel, grüne und gesunde Kliniken zu betreiben und die Gesundheit der Bevölkerung zu fördern, indem die von den Gesundheitseinrichtungen verursachten Umweltbelastungen kontinuierlich reduziert und negative Belastungen eliminiert werden.

Die BG Kliniken gGmbH als medizinische Einrichtung der gesetzlichen Unfallversicherung zur Versorgung von Menschen nach Arbeitsunfällen oder mit Berufskrankheiten hat für sich definiert, zukünftig einem strategischen Leitfaden im Sinne der Nachhaltigkeit folgen zu wollen. Mit der 2022 eingerichteten Stabsstelle Nachhaltigkeit und Prozesse beim Vorsitzenden der Geschäftsführung werden die dreizehn Standorte der BG Kliniken beim Thema Klimaschutz begleitet und unterstützt. Drei Kernaufgaben stehen dabei im Vordergrund: So wird für alle BG Kliniken eine gültige Klimaschutzstrategie entwickelt und es werden die dafür definierten Ziele für alle Standorte erarbeitet. Außerdem wird die Nachhaltigkeitsberichtspflicht für das Jahr 2025 im Konzern erfüllt. Zur Etablierung der Klimaschutzstrategie gehören folgende Schritte:

- Realisierung organisatorischer Maßnahmen und Aufbau von Verhaltensänderungen,
- kurzfristiges Investieren zur Verbesserung des Klimaschutzes,
- langfristige Berücksichtigung von Nachhaltigkeitskriterien bei Investitionen,
- Entwicklung einrichtungsbezogener jährlicher Zielplanungen zum Klimaschutz,
- Abstimmung der Vorgehensweise und der konzernweiten Nomenklatur,
- zentrale Koordination und Steuerung, die Raum für dezentrale Eigenmotivation lassen.

Um den Klimaschutz im Gesundheitswesen in einer großen Anzahl an Kliniken und auf allen Handlungsebenen voranzubringen, hat der BUND Berlin als Landesverband des Bund für Umwelt und Naturschutz Deutschland e. V. das Projekt „KLIK green" initiiert. Ein Ziel war es, Beschäftigte zu Klimamanagerinnen und -managern zu qualifizieren, die daraufhin klinikintern ein Klimateam bildeten, um Maßnahmen in den Einrichtungen zu planen und umzusetzen. Dazu musste die jeweilige Geschäftsführung in einer Vereinbarung die Teilnahme am Projekt bestätigen. Jede Klinik benannte eine am Thema Klimaschutz interessierte und innerhalb der Klinik gut vernetzte Person und musste diese mit Kompetenzen wie der Gründung eines Klimateams ausstatten. Es fanden bei „KLIK green" Veranstaltungen zu fachspezifischen Themen und zum Austausch statt. Insgesamt sollten die beteiligten Kliniken Maßnahmen anstoßen und realisieren, um insgesamt 250.000 t THG-Emissionen zu vermeiden.

Mit der Deutschen Allianz Klimawandel und Gesundheit e. V. (KLUG) entstand quasi zeitgleich ein Netzwerk mit Beschäftigten aus Gesundheitsberufen sowie Einzelpersonen von Organisationen und Verbänden. Es wurde gegründet, um sich für ein nachhaltiges Gesundheitswesen einzusetzen. Auf regionaler Ebene sind die Mitglieder in „Health for Future"-Ortgruppen organisiert, wobei sie sich politisch und praktisch in den Gesundheitseinrichtungen wie Kliniken oder Arztpraxen oder in der universitären Lehre engagieren. Die in der KLUG aufgebaute Planetary Health Academy richtet sich mit ihren Weiterbildungsangeboten an verschiedene Berufsgruppen im Gesundheitswesen (KLUG 2017).

Seit 2023 besteht das Kompetenzzentrum für klimaresiliente Medizin und Gesundheitseinrichtungen, KliMeG, das Mitglieder wie die BG Kliniken aufnimmt. Es vernetzt und unterstützt Krankenhäuser, die sich zu klimafreundlichen Einrichtungen umgestalten wollen. Hier soll ein einfacher thematischer Einstieg mit vielen Materialien und praktischen Beispielen die ersten Schritte zur Klimatransformation erleichtern. Ein Kernbereich dabei ist die Bereitstellung eines kostenlos zugänglichen Treibhausgas-Rechners (KliMeG 2023). Die-

Kapitel 19 · Klimaschutz in Kliniken

ser Rechner zur CO_2-Bilanzierung speziell für Kliniken ist das Ergebnis einer Kooperation zwischen den zwei deutschen Wissenschaftsprojekten KliOL und CAFOGES. Beteiligt an KliOL – Klimaschutz in Kliniken durch Optimierung der Lieferketten waren das Heidelberger Institut für Globale Gesundheit sowie das ifeu – Institut für Energie- und Umweltforschung. CAFOGES steht für Carbon Footprint im Gesundheitswesen. Hier hat das Universitätsklinikum Freiburg anhand einer Fallanalyse eine THG-Bilanz nach dem sogenannten Greenhouse Gas Protocol erstellt.

Auf internationaler Ebene bildet die 1996 gegründete Nichtregierungsorganisation HCWH das größte globale Netzwerk zur Verringerung der THG-Emissionen und für Nachhaltigkeit im Gesundheitswesen. Allein in der europäischen Sektion engagieren sich Tausende Krankenhäuser, Führungskräfte aus der Gesundheitsbranche und Angehörige medizinischer Berufe. Sie stößt Projekte zu verschiedenen Themen wie Ernährung, Chemikalien, Medikamente oder CO_2-Bilanzierung an. Die Initiative GGHH ist Teil dieses Netzwerks und besteht weltweit aus mehr als 1.600 Mitgliedern in über 70 Ländern. Sie vertritt die Interessen von über 60.000 Krankenhäusern und Gesundheitszentren – darunter auch Standorte der BG Kliniken. Die Mitgliedschaft im Netzwerk ist kostenlos.

19.3 Handlungsfelder nach dem Green-Hospital-Konzept in ausgewählten Praxisbeispielen

Durch die Aktivitäten in den verschiedenen Netzwerken existieren bereits eine Vielzahl an Praxisbeispielen, von denen wir eine Auswahl vorstellen. Anfangs müssen vorrangig Entscheidungen im Handlungsfeld **Führung** getroffen werden, weil ohne sie keine Klimaschutzstrategie umsetzbar ist und es in den Kliniken lediglich bei Einzelmaßnahmen bleibt. In den Bereichen **Energie**, **Mobilität** und **Essensversorgung** sind Veränderungen teilwei-

se besonders einfach umzusetzen, häufig sogar gering-investiv. Im Ergebnis können hier zudem deutliche Einsparungen erzielt werden. Die Handlungsfelder **Wasser** und **Beschaffung** werden sicherlich in den nächsten Jahren besonders relevant, weil die Ressourcen knapper werden und gleichzeitig ihre Wirkung auf die Umwelt signifikant ist.

19.3.1 Handlungsfeld Führung

Aus unseren Erfahrungen bei Projekten zum Klimaschutz in Kliniken lässt sich ableiten, dass im ersten Schritt eine aktive Managemententscheidung nötig ist, um sich auf den Weg zu einem Green Hospital zu begeben. Nachhaltigkeit muss als übergeordnetes Leitmotiv verankert werden. Es ist eine Führungsaufgabe, ein Bewusstsein für nachhaltiges Arbeiten im jeweiligen Tätigkeitsumfeld bei nachgeordneten Führungskräften und Mitarbeitenden zu schaffen und gezielt auszubauen. Dabei hilft, dass viele Beschäftigte durchaus die Umwelt- und Klimabelastungen wahrnehmen, die durch die eigene Arbeit erzeugt werden, und von sich aus mehr für Klimaschutz tun wollen.

Die BG Kliniken haben dies erkannt und wollen eine strukturelle Verankerung von Klimaschutz im Unternehmen erreichen. Die Motivation dazu beruht auf folgenden Prämissen:

- Etwaige Umweltbelastungen durch die klinische Arbeit in den Standorten der BG Kliniken in Anlehnung an den Hippokratischen Eid zu vermeiden,
- als Klinikträger eine Vorreiterrolle einzunehmen und gesetzliche Vorgaben zu antizipieren,
- Standards für die Standorte zu setzen,
- Beschäftige zu qualifizieren und die Bedeutung aufzugreifen, die viele dem Thema beimessen,
- wirtschaftliche Vorteile wie Kostensenkungspotenziale zu nutzen und zukünftige Mehrkosten mittels CO_2-Reduzierung zu vermeiden.

Konzernübergreifende Ziele sind, eine Klimaschutzstrategie zu entwickeln und klar definierte Ziele für alle zu erarbeiten. Gleichzeitig kommt das Nachhaltigkeitsreporting für die BG Kliniken für das Jahr 2025 zum Tragen. Hintergrund ist, dass laut Corporate Sustainability Reporting Directive (CSRD) Unternehmen berichtspflichtig sind, wenn sie zwei der drei folgenden Kriterien erfüllen: die Bilanzsumme beträgt mindestens 25 Mio. €, die Nettoumsatzerlöse betragen mindestens 50 Mio. € und die durchschnittliche Anzahl der Beschäftigten im Geschäftsjahr liegt bei 250 und mehr. Der Konzern wird in seinem Lagebericht nach § 289 Handelsgesetzbuch Nachhaltigkeitsinformationen publizieren.

Die strategische Planung und Umsetzung erfolgt zum einen auf Konzernebene, also von der Geschäftsführung der Holding, und zum anderen klinikspezifisch in den einzelnen Standorten über die jeweiligen Klinikleitungen. Es wird über konzernweite Klimaschutzziele entschieden. Die einzelnen Kliniken legen ihre jährlichen Klimaschutzziele fest und planen ihre Projekte entsprechend.

Die neu eingerichtete Stabsstelle Nachhaltigkeit ist mit drei wesentlichen Aufgaben betraut. Sie entwickelt die Klimaschutzstrategie und koordiniert sowie steuert die Prozesse zentral. Außerdem baut sie ein internes Netzwerk auf. Schließlich stellt sie den Nachhaltigkeitsbericht mit den Teilen Environment, Social sowie Governance zusammen, die sowohl von der Holding als auch von den Standorten vorbereitet werden.

In ihrer Position unterstützt sie die dezentralen Klimaschutzaktivitäten in den dreizehn Standorten und den Ressorts der Holding der BG Kliniken wie etwa den Einkauf. Gleichzeitig wird Klimaschutz in den Strukturen des Klinikträgers verankert. Es sind Aktivitäten in allen Bereichen und Ebenen möglich und erwünscht. Nachhaltigkeit ist somit Teil der Gesamtunternehmensstrategie geworden.

Im Netzwerk moderiert die Stabsstelle Nachhaltigkeit den fachlichen Austausch in der konzernübergreifenden Arbeitsgruppe Klima (AG Klima). In diesem Gremium ist jeder Standort mit einer Ansprechperson vertreten und hier werden Vorschläge zur Entscheidung auf Ebene der Geschäftsführung erarbeitet.

In den Kliniken Berlin, Halle, Murnau, Bochum und Tübingen haben einzelne Beschäftigte einen Stellenanteil für das Thema Nachhaltigkeit, damit in den jeweiligen Standorten eine detaillierte Planung und Umsetzung von Klimaschutzmaßnahmen erfolgen können. Unsere Einrichtungen bilden jeweils ein eigenes Klimateam, das Impulse aufgreift, Ideen weiterentwickelt und an Projekten mitwirkt. Ihre Mitglieder kommen aus unterschiedlichen Berufsgruppen, sind klinikintern gut vernetzt und haben Interesse am Thema Klimaschutz. Die gegründeten Klimateams setzen sich unter anderem für einen geringeren Ressourcenverbrauch ein. Dazu gehört die Vermeidung des besonders klimawirksamen Narkosegases Desfluran in den BG Kliniken. Eine Pflegekraft aus dem Berliner Klimateam erstellte einen Hitzeaktionsplan für den Standort, der als Grundlage für andere BG Kliniken dient.

19.3.2 Handlungsfeld Abfall

Die Zahlen sind beeindruckend: Jeder Krankenhauspatient verursacht nach Angaben der Berufsgenossenschaft für Gesundheitsdienst und Wohlfahrtspflege (BGW) täglich durchschnittlich 6 kg an Abfall. Dagegen liegt die durchschnittliche Müllmenge eines Bundesbürgers oder einer Bürgerin bei 1,3 kg am Tag. 280.000 m^3 Abfall fallen jährlich allein durch Dialyse an (Abfallmanager Medizin 2023a). Das Universitätsklinikum Leipzig beispielsweise verbrauchte 97.000 Pakete Einmalhandschuhe im Jahr 2022.

Der Umgang mit Abfall ist bereits seit Jahrzehnten eine wichtige Aufgabe für Gesundheitseinrichtungen, auch wenn die Abfallmengen vor allem durch den Anstieg von Einwegprodukten während der Covid-19-Pandemie besonders ins Auge fiel.

Die beste Methode zur Vermeidung von Abfällen ist ganz einfach: Produkte werden nicht oder nur in dem Umfang verwendet, in dem sie tatsächlich benötigt werden. Dieses Denken verbreitet sich in den Kliniken weiter, nicht zuletzt durch ein wachsendes Umweltbewusstsein der Klinikbeschäftigten. Gleichzeitig besteht in vielen Einrichtungen weiterhin erhebliches Potenzial zur Abfall- und Wertstofftrennung. Begonnen werden kann bei der getrennten Sammlung von Leichtverpackungen oder der intensivierten Erfassung von Papier/Kartonage.

Im Kreislaufwirtschaftsgesetz (KrWG) hat die Vermeidung von Abfällen höchste Priorität. Sie kann zum Beispiel durch die Wiederverwendung eines Produkts, die Nutzung von Mehrwegverpackungen oder durch die Verlängerung der Lebensdauer eines Erzeugnisses erreicht werden. Alle Arten von Verbrauchsmaterialien sollten deshalb möglichst häufig und lange verwendet werden. Einige können sogar selbst unter hygienischen Gesichtspunkten gemieden werden. So ist der Verzicht zum Tragen von Einmalhandschuhe häufig viel gesünder als von den Nutzerinnen sowie Nutzern erwartet und senkt die Abfallmengen deutlich. Nur bei Kontakt mit möglicherweise infektiösem, ätzendem oder toxischem Material ist das Überziehen angebracht.

Weitaus schwieriger ist die Vermeidung und Reduzierung von Abfällen im Zusammenhang mit anderen Medizinprodukten. Es werden im europäischen Markt circa 500.000 verschiedene Arten solcher Produkte zur Diagnostik, Therapie, Überwachung und zu weiteren Zwecken genutzt. Demgegenüber werden kontinuierlich weniger Medizinprodukte hergestellt, die für eine Mehrfachnutzung ausgelegt sind. Einwegmaterial wird selten separat gesammelt, um das Produkt oder einzelne Wertstoffe zu recyceln.

Doch erste Pilotprojekte sind auf dem Weg: So hat der Geschäftsbereich eines internationalen Medizinprodukteherstellers eine Recyclingmethode für OP-Einwegprodukte zur sortenreinen Wiederverwertung entwickelt. Mit einem Abfallentsorgungsbetrieb und einem Startup-Unternehmen wurde ein digital unterstütztes Rücknahmesystem z. B. für Klammernahtmaterial gestartet. In Deutschland partizi-

pieren bisher mindestens sechs Krankenhäuser an dieser Wertstoffsammlung (Klinik Einkauf 2021).

Ein weiteres Pilotprojekt startete zum Recycling von Produktverpackungen. Sterilverpackungen von resorbierbarem chirurgischem Nahtmaterial sind besonders recyclingwürdig. 80 % des Materials besteht aus hochwertigem Aluminium. Für das Recycling müssen nur 5 % der Energie aufgewendet werden, die zur Herstellung von Neu-Aluminium benötigt werden (Unger und Schmitz 2023).

Ein Beispiel für das Teilrecycling von Medizinprodukten bietet ein anderer Hersteller mit seinem Spülsystem zum Einsatz in der Orthopädie und Unfallchirurgie an. Dabei enthält das Handstück aus Kunststoffen keine elektronischen Bauteile und wird nach der Nutzung als Einwegprodukt entsorgt. Die separate Antriebseinheit ist bis zu 150-mal wiederverwendbar und kann anschließend an den Hersteller für einen Recyclingprozess zurückgegeben werden. Somit werden erhebliche Mengen Sondermüll vermieden (MedicalFellows 2023). Die betriebswirtschaftliche Bewertung muss der Betreiber jeweils im Einzelfall vornehmen.

19.3.3 Handlungsfeld Energie

Als eine bundesweit bekannte Initiative in diesem Handlungsfeld gilt das Projekt des BUND Berlin zur Auszeichnung von energieeffizienten Kliniken. Mit dem BUND-Gütesiegel „Energie sparendes Krankenhaus" unterstützte der Umweltverband die nachhaltigen Bestrebungen von Gesundheitseinrichtungen seit der Jahrtausendwende und wies Kliniken bis 2022 als Leuchttürme aus. Das Label tragen Krankenhäusern und Reha-Kliniken, wenn sie umfassende Maßnahmen zur THG-Emissionsreduzierung umgesetzt haben. Vier Kriterien fanden Anwendung, etwa die Vorgaben, dass die beantragende Einrichtung innerhalb von fünf Jahren ihre CO_2-Emissionen um 25 % gesenkt hat und ein Energiecontrolling umgesetzt wird. Die Kliniken nutzten die freiwillige

Zertifizierung für ihr Marketing und zum Controlling, da externe Gutachter die klinikeigene Energiebilanzierung überprüften. Das Gütesiegel gilt fünf Jahre und wurde bisher 88-mal vergeben. Aktuell wird der Bereich Klimaschutz in Kliniken beim BUND Berlin neu aufgestellt.

Das dreijährige Pilotprojekt „KLIK – Klinikmanager für Kliniken" wurde 2014 unter Federführung des BUND Berlin initiiert. Neben der Qualifizierung von Beschäftigten aus den technischen Abteilungen und der Verwaltung standen die Vernetzung und Weitergabe von Wissen im Vordergrund. Mit dem Online-Leitfaden „Klimaschutz in Kliniken verankern" wurden Praxisbeispiele aus 50 Einrichtungen zusammengefasst. Damit entstand eine Handreichung für Entscheiderinnen und Entscheider in Gesundheitseinrichtungen zum Thema Energie (Dickhoff und Protze 2016).

In dem anschließend ausgerollten Projekt „KLIK green – Krankenhaus trifft Klimaschutz" beteiligten sich 250 Krankenhäuser und Rehakliniken und planten während des Projektzeitraum von 2019 bis 2022 in verschiedenen Bereichen Aktivitäten. Die zu Klimamanagerinnen und -managern qualifizierten Beschäftigten setzten die meisten Maßnahmen im Handlungsfeld Energie um.

Kliniken waren bislang verpflichtet, ein Energieaudit im Sinne von § 8a des Gesetzes über Energiedienstleistungen und andere Energieeffizienzmaßnahmen (EDL-G) und dabei insbesondere Anforderungen nach DIN EN 16247 zu erfüllen. Alternativ mussten sie ein Energiemanagementsystem (EMS) nach der DIN EN ISO 50001 aufbauen. Die seit November 2023 geltende Novellierung des Energieeffizienzgesetzes (EnEfG) soll nun dazu beitragen, deutlich mehr Energie in den Betrieben einzusparen. Für Unternehmen mit einem durchschnittlichen Gesamtenergieverbrauch von mehr als 7,5 Gigawattstunden (GWh) pro Jahr entfällt die Energieaudit-Pflicht. Stattdessen müssen sie nach heutigem Stand bis 18. Juli 2025 ein EMS oder ein Umweltmanagementsystem nach EMAS (Eco-Management and Audit Scheme) einrich-

ten und anwenden. Bundesweit sind von dieser rechtlichen Neuerung rund 12.400 Unternehmen – darunter zahlreiche Krankenhäuser – betroffen.

Grundsätzlich besteht eine Herausforderung für Kliniken darin, den Energieverbrauch bei den unterschiedlichen Verbrauchsarten zu messen und anschließend Einsparziele festzulegen. Dafür sind Strukturen wie Unterzähler und andere entsprechende technische Voraussetzungen nötig.

Eine der am schnellsten umsetzbaren und gleichzeitig nachhaltigen Maßnahmen, um den CO_2-Fußabdruck zu verkleinern, bietet der Bereich Beleuchtung. Die Umstellung auf LED-Leuchtmittel ist energieeffizient und kann sukzessive mit gering-investiven Mitteln erfolgen. Bei der Gebäudetechnik bieten raumlufttechnische (RLT-)Anlagen ein großes Einsparpotenzial, oft auch mit gering-investivem Einsatz. Hierfür ist im ersten Schritt eine genaue Überprüfung von Belüftung und Klimatisierung erforderlich. Eine dem Bedarf angepasste Steuerung der Lüftungsanlagen reduziert den Stromverbrauch und vermeidet Wärmeverluste. Dazu gehören weitere Schritte wie

- eine bedarfsgesteuerte Luftvolumenstromregelung, die sich sowohl zeitlich als auch aufgrund der Raumfunktion unterscheiden kann. Ein Saal für Operationen (OP) benötigt ein höheres Luftwechselvolumen als beispielsweise ein Lagerraum,
- die Anpassung der Betriebszeiten etwa in OP- und Funktionsbereichen,
- der Austausch veralteter RLT-Anlagen,
- der Einbau hocheffizienter Wärmerückgewinnungsanlagen.

Die Installation von Photovoltaik-Anlagen und der Einkauf von Ökostrom gehören zu den primären Themen in Krankenhäusern, wenn es um Erneuerbare Energien (EE) geht. Keine große Rolle spielten lange Geothermie und die Nutzung von Biomethan statt Erdgas. Durch die in der Vergangenheit stark gestiegenen Preise für fossile Energieträger und eine geänderte Gesetzgebung (Gebäudeenergiegesetz u. a.) rückt der Einsatz von EE deutlich mehr in den Fokus der Kliniken. Das Einsparpotenzial ist hier gewaltig: So wurden im Jahr 2022 in Deutschland über 230 Mio. t CO_2-Äquivalente durch EE vermieden, 180 Mio. t davon bei der Stromerzeugung (UBA 2023).

Ökostrom wird seit einigen Jahren verstärkt von Krankenhäusern genutzt. In vielen Fällen kaufen die Kliniken allerdings keinen von Umweltverbänden zertifizierten, tatsächlich nachhaltig erzeugten Strom wie beim „Grünen Stromlabel", sondern lediglich am Markt gehandelten Strom. Damit zahlen sie einen höheren Strompreis, reduzieren allerdings effektiv nicht die THG-Emissionen.

Blockheizkraftwerke (BHKW) erzeugen meist auf der Basis von fossilen Energieträgern wie Erdgas Strom und nutzen die Abwärme zur Wärmeversorgung. Die Installation und der Betrieb von BHKW wurde in den vergangenen Jahrzehnten vom Staat finanziell gefördert, obwohl sie schon seit längerer Zeit als Anlagen einer Brückentechnologie gelten. Jedoch lassen sich hier durchaus im Betrieb Einsparungen erzielen, etwa durch die Laufzeitoptimierung, damit das BHKW entweder kontinuierlich oder gar nicht in Betrieb ist, statt mehrmals täglich anzufahren und sich auszuschalten. Der Einbau von Wärmerückgewinnungstechnik erhöht den Effizienzgrad, indem beispielsweise die Wärme der heißen Abluft des BHKW auch zur Erhitzung des Warmwassers genutzt wird.

Die Dampfversorgung geht kontinuierlich zurück, weil immer weniger Krankenhäuser Dampf als Energieträger etwa für die Klinikküche nutzen oder eine eigene Zentralsterilisation sowie Wäscherei betreiben. Beim Einsatz dieser Energiequelle spielen vermehrt dezentrale Lösungen in unmittelbarer Nähe des Verbrauchs eine Rolle, statt zentral über lange Leitungsnetze Dampf zu verteilen.

Energieeffiziente Anlagen und Geräte kommen meist erst dann zum Einsatz, wenn ein Austausch regelhaft erforderlich ist, obwohl sich sehr hohe Einsparungen durch Optimierung und manchmal zeitlich vorgezogenen Austausch erzielen lassen. Das gilt für medizinische Großgeräte ebenso wie für energie-

intensive Küchen- oder Wäschereigroßgeräte. Ähnlich verhält es sich beispielsweise für Patientenfernseher/-monitore oder Kleingeräte in der Verwaltung. Begründet wird der Verzicht auf vorzeitigen Wechsel meistens mit fehlenden Investitionsmitteln, ist aber ebenso ökologisch relevant. Auf jeden Fall sollten Kriterien wie die Verbrauchswerte im Standby und Betrieb untersucht und die Geräte miteinander verglichen werden.

Der Kostenfaktor spielt zudem bei der Betriebsoptimierung von Großgeräten eine Rolle: Es sind oft zeitaufwendige Maßnahmen, verbunden mit Kosten für externe Fachleute, die Hemmnisse bei der Umsetzung darstellen. Außerdem werden funktionierende Systeme ungern verändert. Meist müssen Nutzerinnen und Nutzer geschult werden, was ebenfalls zeit- und kostenintensiv ist. Zumindest im administrativen Bereich setzen einige Kliniken Maßnahmen um:

- Ausweitung der Standby-Zeiten bei Bürogeräten,
- Abschaltung von Computern außerhalb der Nutzungszeit,
- Nutzung von Energiespareinstellungen bei Computern,
- auf Konzernebene verlängern die BG Kliniken seit letztem Jahr den Beschaffungszyklus für digitale Endgeräte.

Für die Warmwasser- und Wärmeversorgung in Krankenhäusern werden erhebliche Mengen Energie benötigt. Eine Modernisierung der Heizungsanlage inklusive der Mess- und Steuerungstechnik sorgt zwar für Energieeffizienz, verursacht aber erst einmal hohe Investitionskosten. Es existieren aber auch geringinvestive Möglichkeiten: Durch einen nutzerangepassten Betrieb können verschiedene Fördermitteltöpfe in Betracht kommen. Im Jahr 2023 standen den Kliniken Gelder im Rahmen eines Förderprogramms für energieeffiziente Gebäude zur Verfügung. mit Maßnahmen wie

- Austausch von veralteten Pumpen durch hocheffiziente Pumpen und
- hydraulische Optimierung des Wärmeverteilernetzes (hydraulischer Abgleich).

Flankierend gibt es seit 2022 ein flächendeckendes Angebot zur Rücknahme von Altpumpen in Deutschland. Über Handwerksunternehmen oder Großhändler werden die Pumpen kostenlos herstellerunabhängig mit dem vorrangigen Ziel zurückgenommen, die enthaltenen Seltenen Erden zu recyceln (Wilo 2023).

19.3.4 Handlungsfeld Wasser

Die Ressource Wasser ist längst nicht nur für die Agrarwirtschaft zum Thema geworden. Ausdauernde Trockenperioden lassen den Grundwasserspiegel sinken, was letztendlich Auswirkungen auf die Wasserversorgung von Haushalten und Betrieben hat. Es ist deshalb immer sinnvoll, Wasser sparsam oder als Brauchwasser erneut zu verwenden. In Gesundheitseinrichtungen geht es bei der Nutzung von Wasser eher um Aspekte wie Hygiene oder Medikamentenrückstände. Dabei ist der Verbrauch von Trinkwasser in Krankenhäusern mit 6801 pro Patient und Tag um ein Vielfaches höher als im häuslichen Umfeld (Management & Krankenhaus 2011).

Wasser muss ressourcenschonender als bisher verwendet werden. So bevorratet das Evangelische Krankenhaus Hubertus in Berlin Regenwasser in einem umgebauten Öltank und wässert damit den Klinikpark. Die Ruppiner Kliniken im Brandenburgischen Neuruppin setzen es für die Toilettenspülung ein. Technisch und unter Hygienegesichtspunkten ist die Nutzung von Regenwasser oder Grauwasser, also fäkalienfreies, gering verschmutztes Abwasser, möglich. Vor allem bei Neubauvorhaben ist eine frühzeitige Berücksichtigung solcher Konzepte sinnvoll, um die Infrastruktur entsprechend zu planen.

Leider finden sich im Wasser immer häufiger hormonaktive Substanzen, die unter anderem in vielen Medikamenten enthalten sind. Diese Wirkstoffe gelangen durch die Einnahme von Arzneimitteln oder deren direkte Entsorgung über die Toilette in den Wasserkreislauf. Die Stoffe gefährden Mensch und Natur und haben ökotoxikologisch fatale Folgen, weil sie z. B. das Geschlechterverhältnis bei Fischen ändern können. Deshalb ist es wichtig, Wasser zu schützen, indem möglichst wenige Medikamente bestellt bzw. genutzt werden und nicht verwendete Medikamente korrekt entsorgt werden. In den meisten deutschen Kommunen gehören Medikamente in den Hausmüll, der anschließend verbrannt wird.

19.3.5 Handlungsfeld Mobilität

Im Bereich Mobilität werden vor allem indirekte Emissionen verursacht, die bei der Nutzung von Gütern wie Fahrzeuge entstehen. Sie entstehen durch:

- Logistik durch den klinikeigenen Fuhrpark
- Transport von Patientinnen und Patienten
- Fahrten von Besucherinnen und Besuchern
- Pendeln des Personals
- Dienstreisen

Diese Quellen sind die Ursache für hohe Mengen an schädlichen Treibhausgasen und sie bergen gleichzeitig ein großes Einsparpotenzial. Allerdings wird das Handlungsfeld Mobilität bislang wenig bilanziert, weil es relativ aufwendig ist, die entsprechenden Daten zu erheben. Immer mehr Kliniken setzen jedoch inzwischen Projekte zur Emissionsminderung bei der Mobilität um. Dazu gehören

- Umstellung des eigenen Fuhrparks von Autos mit Verbrennermotor auf Elektro-Fahrzeuge, wobei derzeit kaum Alternativen für Lkw zur Verfügung stehen,
- Einsatz von Lastenrädern,
- Angebote für Beschäftigte, um etwa bei Kurzstrecken auf das Fahrrad umzusteigen oder bei Langstrecken Vergünstigungen im Fern- und Nahverkehr zu gewähren wie Geschäfts-BahnCard, Deutschlandticket,
- Erstattung von Dienstreisen bei Bahnfahrten und Ausschluss innerdeutscher Flugreisen,
- Beauftragung von (externen) Fahrrad-Kurieren für den Transport von Materialien, etwa für Laborproben.

Kapitel 19 · Klimaschutz in Kliniken

Für viele Bereiche in diesem Handlungsfeld gibt es bislang keine überzeugenden Lösungen. Es fehlen klimaneutrale Krankentransporte oder Taxis sowie flächendeckende nachhaltige Materialtransporte. Es mangelt an Konzepten bzw. an der Umsetzung von Maßnahmen, um den ÖPNV besser in die Rahmenbedingungen der Kliniken zu integrieren, wie die Anbindung an die Standorte oder die Taktung der Fahrten. Kooperationen zwischen Verkehrsverbünden (Kommunen) und dem DB-Regionalverkehr (Bundesländer) gibt es sowohl auf politischer als auch auf operativer Ebene zu wenig.

Die auf dem Markt vorhandenen Mobilitätskonzepte und -Apps externer Dienstleister oder Eigenentwicklungen von Kliniken werden wenig von den Beschäftigten genutzt. Die Ursachen sind vielfältig, haben allerdings nicht selten mit der gesamtgesellschaftlichen Einstellung und einem Lebensgefühl von vermeintlicher Freiheit durch Individualverkehr zu tun.

19.3.6 Handlungsfeld Ernährung

Das Ernährungsangebot wirkt sich mehrfach auf unsere Gesundheit und das Ökosystem aus. In Europa ist die Ernährung für ein Drittel aller vorzeitigen Todesfälle verantwortlich (Global Nutrition Report 2021). Zum anderen verursacht unser Ernährungssystem global gesehen rund 30 % aller menschengemachten THG-Emissionen (Poore und Nemecek 2018) und beschleunigt somit das Fortschreiten der Klimakrise.

Für Krankenhäuser bedeutet das, bei der Speisenversorgung mehr auf Nachhaltigkeit zu achten und dazu beispielsweise im Rahmen des Betrieblichen Gesundheitsmanagements aufzuklären (Bühn und Schulz 2023). Doch nur 13 % der deutschen Klinikküchen berücksichtigen vollständig die Empfehlungen der Deutschen Gesellschaft für Ernährung (DGE) bei der Zubereitung von Speisen (DKI und KuP Consult 2022). Anfallende Speisercs-

te in Kliniken werden noch nicht einmal in jeder vierten Großküche regelmäßig erfasst, um Schlussfolgerungen für den Einkauf und die Portionierung zu treffen (Abfallmanager Medizin 2023b). Die Verbraucherzentrale NRW gibt das Potenzial von nicht verschwendeten Lebensmitteln mit 4,- Euro pro Kilogramm an.

19.3.7 Handlungsfeld Beschaffung

Eine besondere Herausforderung stellt die nachhaltige Beschaffung für Kliniken dar. Rechtliche Vorgaben etwa beim Vergaberecht und zur Verhinderung von Wettbewerbsbeschränkungen müssen eingehalten werden. Gleichzeitig fehlen häufig wesentliche Informationen zur Bewertung von Produkten im Sinne der Nachhaltigkeit. Dies schränkt die Handlungsmöglichkeiten bei der Auswahl der angebotenen Waren ebenso ein wie etwa Kriterien in Einkaufsgemeinschaften, die bindend für ihre Mitglieder sind.

Im Jahr 2017 schlossen sich in diesem Feld Akteure zusammen, um sich für eine digitale und nachhaltige Beschaffung in Einrichtungen des Gesundheitswesens stark zu machen. Daraus entstand die Initiative „Zukunft Krankenhaus-Einkauf" (ZUKE), die unter ZUKE Green und ZUKE Digital Konzepte entwickelt, Studien erstellt und Fachkongresse veranstaltet. Über Nachhaltigkeitsbotschafterinnen und -botschafter tauschen sich interessierte Beschäftigte der Branche aus (ZUKE 2023).

19.4 Nachhaltige Ansätze in Deutschland und international

Hier werden nun die Wirkung der Maßnahmen in einigen der zuvor genannten Handlungsfelder aufgezeigt und Ableitungen aus den vorgestellten Projekten und Initiativen generiert.

Die Initiativen und Projekt zeigen, dass zahlreiche Aktivitäten zum Klimaschutz mit geringen monetären Mitteln realisierbar sind,

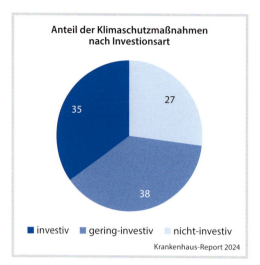

Abb. 19.2 Anteil der Klimaschutzmaßnahmen nach Investitionsart. (Quelle: KLIK green 2022)

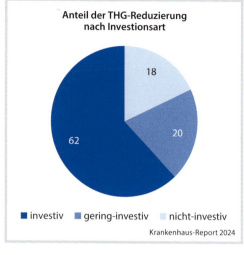

Abb. 19.3 Anteil der THG-Reduzierung nach Investitionsart. (Quelle: KLIK green 2022)

auch wenn diese Erkenntnis vielen Entscheiderinnen und Entscheidern in Gesundheitseinrichtungen noch kaum bekannt ist. Beispielsweise sind zwei Drittel der über 1.600 Einzelmaßnahmen im Projekt „KLIK green" mit nicht- oder gering-investiven Mitteln umgesetzt worden, siehe ◘ Abb. 19.2. Dadurch sanken die klimaschädlichen Emissionen in den Kliniken zwar nicht so stark wie bei Maßnahmen mit hoher Finanzierung, jedoch immerhin deutlich. ◘ Abb. 19.3 zeigt, dass allein durch nicht- sowie gering-investive Maßnahmen mehr als ein Drittel der THG-Emissionen vermeidbar waren.

Einen Überblick über die Bereiche, in denen Maßnahmen im Projekt „KLIK green" geplant sowie umgesetzt wurden, zeigt ◘ Abb. 19.4. Hier sticht – wie oben beschrieben – der Bereich Energie besonders hervor. ◘ Abb. 19.5 stellt schließlich die Senkung der THG-Emissionen dar. Die Einsparungen im Handlungsfeld Energie heben sich deutlich von den anderen Bereichen ab.

Zusammenfassend zeigt die ◘ Abb. 19.6 die Maßnahmen im Bereich Energie, die Kliniken im Projekt „KLIK green" realisiert haben, und die damit einhergehende Höhe der THG-Reduzierung.

Wie beschrieben hat das Handlungsfeld **Führung** eine Schlüsselfunktion inne, um die Transformation zum Green Hospital zu realisieren. Kliniken, die dies erkannt haben und beispielsweise ein Zeitbudget für das Thema und Entscheidungsbefugnisse eingeräumt haben, waren im Projekt „KLIK green" besonders erfolgreich. Klimateams konnten viele Maßnahmen bzw. hohe Einsparungen bei den THG-Emissionen realisieren, vorausgesetzt, sie wurden von der Geschäftsführung unterstützt. Wenn sich Beschäftigte außerhalb ihrer Arbeitszeit, quasi ehrenamtlich für Klimaschutz in der Einrichtung einsetzten, konnten sie seltener Maßnahmen umsetzen.

Im Handlungsfeld **Abfall** gibt es diverse nachhaltige Ansätze in Kliniken und das Potenzial ist weiterhin groß. Leider gibt es aus verschiedenen Gründen unterschiedlich aussagekräftige Daten zur Vermeidung von Abfällen ebenso wie zum Recycling beispielsweise von Medizinprodukten. Das vorgestellte Gemeinschaftsprojekt zur sortenreinen Sammlung von OP-Einwegprodukten veröffentlichte Zahlen, wonach 7,5 Mio. Einweginstrumente im Jahr 2022 in Europa gesammelt wurden (Klinik Einkauf 2021). Dies wird mit einer THG-Reduzierung von 18,5 t CO_2-Äquivalenten beziffert.

Kapitel 19 · Klimaschutz in Kliniken

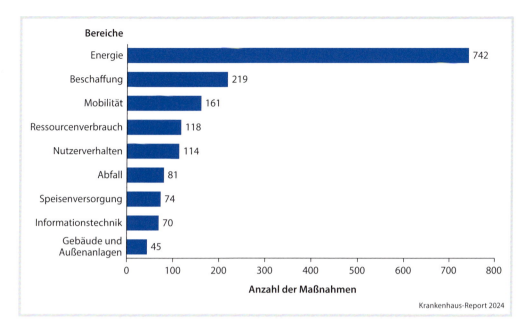

○ **Abb. 19.4** Anzahl der Klimaschutzmaßnahmen nach Bereichen. (Quelle: KLIK green 2022)

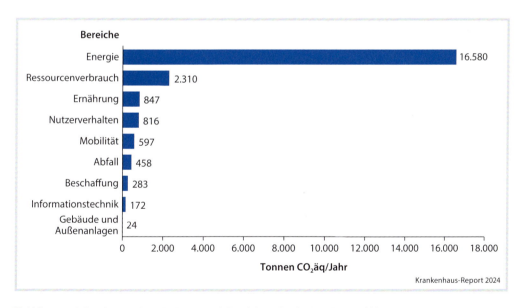

○ **Abb. 19.5** Bilanzierte THG-Reduzierung nach Bereichen. (Quelle: KLIK green 2022)

Das Handlungsfeld **Energie** umfasst eine große Bandbreite an umsetzbaren Maßnahmen. Hervorzuheben ist die Sanierung der Beleuchtung, die sich in Kliniken in der Regel in kurzer Zeit amortisiert. Dies nutzten viele Einrichtungen im Projekt „KLIK green". Durch über 150 Maßnahmen, bei denen LED-Leuchtmittel eingebaut wurden, sin-

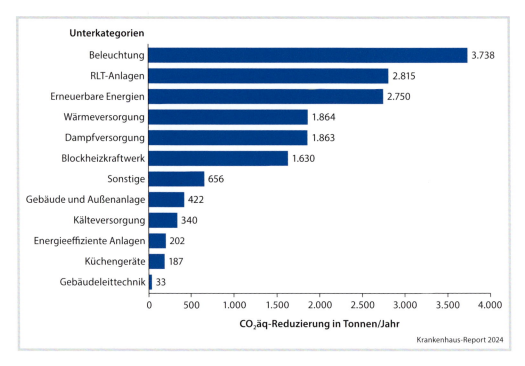

◘ Abb. 19.6 Bilanzierte THG-Reduzierung innerhalb des Handlungsfeldes Energie. (Quelle: KLIK green 2022)

ken in den kommenden Jahren die THG-Emissionen um insgesamt mehr als 3.700 t CO_2-Äquivalente.

Mit geringen Investitionsmitteln lässt sich der Betrieb von RLT-Anlagen in Gesundheitseinrichtungen ebenfalls nachhaltig gestalten. Das zeigen die Ergebnisse im Projekt „KLIK green". Die mehr als 100 Maßnahmen führten hier zu einer Reduktion von über 2.800 t CO_2-Äquivalente.

Schon im Piloten „KLIK – Klimamanager für Kliniken" konnten die THG-Emissionen vorrangig durch Energiesparmaßnahmen um 34.500 t deutlich reduziert werden. Gleichzeitig sanken die Energiekosten der beteiligten 50 Einrichtungen um insgesamt 9 Mio. €. Darüber hinaus verringerten die 47 deutschen Kliniken mit dem BUND-Gütesiegel „Energie sparendes Krankenhaus" ihren jährlichen CO_2-Ausstoß um 79.000 t. Das Budget dieser ausgezeichneten Kliniken wurde dadurch um bis zu 2,1 Mio. € jährlich entlastet.

Im Handlungsfeld **Mobilität** äußern Beschäftigte den Wunsch nach klimaneutralen Lösungen, weil sie direkt einen individuellen Vorteil erkennen. Aktivitäten in den Einrichtungen werden vom Personal häufig besonders positiv bewertet.

Das Fahrrad-Leasing wurde bei den BG Kliniken sowie im Projekt „KLIK green" über Dienstrad-Leasing, BusinessBike oder etwa JobRad eingeführt. Das Angebot soll möglichst viele Autofahrten vermeiden, zum Betrieblichen Gesundheitsmanagement beitragen und Flexibilität beim Pendeln schaffen.

Insgesamt haben die Einrichtungen bei „KLIK green" 161 Maßnahmen in diesem Handlungsfeld geplant und umgesetzt. Neben der monetären Unterstützung beim Erwerb von Fahrrädern sind diebstahlsichere Fahrradstellplätze bei Beschäftigten ebenso beliebt wie Möglichkeiten zum Duschen sowie zusätzliche Kleiderspinde. Ergänzend runden Ladestationen für E-Bikes und Schulungen zum Gesundheitsmanagement die Vielzahl an Angeboten ab.

Das Handlungsfeld **Essensversorgung** wurde im Projekt „KLIK green" ebenfalls häufig aufgegriffen. So konnten über 70 Maßnahmen zur Vermeidung von Speiseabfällen und die Bereitstellung von Mahlzeiten mit geringem ökologischem Fußabdruck initiiert werden. Diese bezogen sich beispielsweise auf

- Anpassung des Kochverhaltens und der Speisenproduktion,
- Überarbeitung der Rezeptdatenbank zur Steuerung der Portionsgrößen,
- Ausschreibung der Lebensmittel nach Regionalität und CO_2-Aspekten, z. B. durch Alternativen bei der Lebensmittelbeschaffung (Fisch statt Fleisch),
- Fleischreduktion beim Patientenessen und in der Kantine bei gleichzeitiger Information/Sensibilisierung der Beschäftigten,
- Einführung eines oder mehrerer vegetarischer Tage in der Cafeteria.

Weitere Beispiele mit Angaben zur Wirkung von Klimaschutzmaßnahmen sind in der KLIK-Datenbank hinterlegt, die bereits im Projekt „KLIK" erstellt und dann weiter ausgebaut wurde. Interessierte finden mittlerweile mehr als 300 Praxisbeispiele zu nachhaltigen Maßnahmen in Gesundheitseinrichtungen und können selbst Referenzbeispiele einstellen. Der Online-Zugriff ist kostenlos sowie frei zugänglich und enthält Anregungen sowie Ideen zu Themen wie Energieeffizienz, ökologisches Bauen, Küche oder Mobilität. Die Maßnahmen sind kategorisiert und über eine Suchfunktion abrufbar. Das Besondere bei einer Suchanfrage besteht in der Möglichkeit, Einsparprojekte nach Größe und Art der Einrichtung sowie nach Investitionsvolumen zu filtern und somit optimale Vorbilder für die eigene Umsetzung zu finden. Darüber hinaus nennt die Datenbank die Ansprechpersonen der Referenzbeispiele (BUND 2022).

Um den Erfolg für umgesetzten Maßnahmen darzulegen, ist eine CO_2-Bilanzierung zu empfehlen. Dazu eignet sich – wie eingangs erwähnt – der kostenlos zugängliche THG-Rech-

ner, der speziell für Kliniken entwickelt wurde und aus einer Kooperation zwischen den zwei deutschen Wissenschaftsprojekten KliOL und CAFOGES entstand (KliMeG 2023).

19.5 Fazit

Die Zahl der Krankenhäuser und Kliniken, die sich an Klimaschutzmaßnahmen beteiligen, wächst kontinuierlich. Trotzdem beschäftigen sich bisher wenige Gesundheitseinrichtungen vertiefend mit diesem wirtschaftlich und ökologisch relevanten Gebiet. Gleichzeitig ist bisher keine deutliche, obwohl notwendige THG-Emissionsreduzierung in dieser Branche gelungen. Die Zurückhaltung vieler Krankenhausträger entspringt den Sorgen vor hohen Transformationskosten bei einer ohnehin äußerst angespannten Finanzlage, vor zusätzlichen strategisch-planerischen und zugleich personellen Anforderungen. Sie fußt auf Unklarheit, welche Maßnahmen prioritär angegangen werden sollten oder etwa auf Unkenntnis über die Fördermittellandschaft. Dies sind nur einige der Gründe dafür, dass sich Verantwortliche beim Thema Nachhaltigkeit zurückhalten.

Dabei sind die Netzwerke inzwischen dicht geknüpft. Auf vielen Ebenen und für alle Ansprüche gibt es Anlaufstellen, Best-Practice-Beispiele und weiterführende Informationen. Zahlreiche wirkungsvolle Maßnahmen zum Klimaschutz lassen sich tatsächlich mit nicht- oder gering-investivem Einsatz bewerkstelligen. Dennoch bedarf es weiterhin finanzieller Anreize, um Nachhaltigkeitsprozesse anzustoßen und auch entsprechendes Personal wie Klimaschutzmanager und fachliche Ansprechpersonen in den verschiedenen Bereichen.

Durch das gesetzlich verordnete Nachhaltigkeitsreporting inklusive externer Prüfungspflicht sind viele Einrichtungen zukünftig gezwungen, auf diesem Feld aktiv zu werden. Gelingen wird das umso mehr, wenn in den kommenden Jahren Fördermittel gesichert zur Verfügung stehen und der von den Ländern verursachte Investitionsstau abgebaut wird.

Innerhalb der Einrichtungen dürfte das Klimaschutzengagement vieler Beschäftigter hilfreich sein, die sich oft freiwillig bei Kampagnen und für Maßnahmen einsetzen. Gestärkt wird dies, wenn der eigene Nutzen zum Beispiel bei der nachhaltigen Mobilität sichtbar wird.

Agiert das Gesundheitsunternehmen strategisch und setzt tatsächlich klimarelevante Maßnahmen um, so dürfte es in den meisten Fällen viele Menschen überzeugen können. Um das zu erreichen, sollten die Prozesse transparent gestaltet werden. Außerdem ist für den Erfolg aller Maßnahmen grundsätzlich die Bereitschaft des Managements erforderlich, Klimaschutz aktiv anzugehen. Nachhaltigkeit ist eine Führungsaufgabe, sie muss gelebt und unterstützt werden. Nur so lässt sich die Motivation bei Mitarbeitenden fördern, auch mal unbequeme Maßnahmen mitzutragen. Nicht ohne Grund ist Führung das erste Sustainability Goal. So zeigt sich seit der Schaffung der zentralen Stabsstelle Nachhaltigkeit im Jahr 2022 bei den BG Kliniken eine positive Dynamik für Klimaschutz. Getragen werden die Strategie und die Maßnahmen von den Geschäftsführungen, koordiniert in den Klimateams und engagiert umgesetzt mit den Beschäftigten in den Standorten. Diese konzernübergreifende Struktur ermöglicht es, Recherchearbeit zu reduzieren, Wissen direkt weiterzugeben und effizient zu handeln.

Eines muss allen Beteiligten klar sein: Klimaschutz ist nicht nur ein Trend. Es reicht kaum, einmal einige wenige Veränderungen anzustoßen und sich dann wieder anderen Themen zu widmen. Es ist eine permanente Aufgabe in allen Handlungsfeldern. Die BG Kliniken haben deshalb Nachhaltigkeit als unternehmensübergreifendes Thema festgelegt, sodass Klimaschutz in jedem Ressort relevant ist und fachlich berücksichtigt wird. Nur so können erreichte Ziele Ansporn sein, neue Ziele zu definieren und diese ebenfalls zu erfüllen. Letztendlich ist es ganz einfach: Nachhaltigkeit ist nur erfolgreich, wenn sie nachhaltig ist.

Literatur

Abfallmanager Medizin (2023a) Abfälle aus der Dialyse entsorgen. https://www.abfallmanager-medizin.de/abfall-abc/abfaelle-aus-der-dialyse-entsorgen/. Zugegriffen: 25. Juli 2023

Abfallmanager Medizin (2023b) Zahl des Monats. https://www.abfallmanager-medizin.de/zahl-des-monats/23-prozent-der-krankenhaeuser-messen-anfallende-speisereste-zur-abfallreduktion/. Zugegriffen: 25. Juli 2023

Bühn S, Schulz C (2023) Planetary Health im betrieblichen Setting – Auswirkungen der planetaren Krisen auf die Gesundheit von Beschäftigten und Chancen durch ein klimasensibles betriebliches Gesundheitsmanagement. https://www.klimawandel-gesundheit.de/wp-content/uploads/2023/06/20230524_Ergebnisbericht_Planetary_Health_im_betrieblichen_Setting.pdf. Zugegriffen: 25. Juli 2023

BUND Berlin – Bund für Umwelt und Naturschutz Deutschland, Landesverband Berlin e V (2022) https://www.klik-krankenhaus.de/klik-datenbank/suche-nach-massnahmen. Zugegriffen: 25. Juli 2023

Bundesärztekammer (2021) Ärztetag für Klimaneutralität des Gesundheitswesens bis 2030. https://www.bundesaerztekammer.de/presse/aktuelles/detail/aerztetag-fuer-klimaneutralitaet-des-gesundheitswesens-bis-2030. Zugegriffen: 25. Juli 2023

Bünger B, Matthey A (2020) Methodenkonvention 3.1 zur Ermittlung von Umweltkosten. https://www.umweltbundesamt.de/publikationen/methodenkonvention-umweltkosten. Zugegriffen: 25. Juli 2023

Dickhoff A, Protze N (2016) Leitfaden Klimaschutz in Kliniken verankern. https://www.klik-krankenhaus.de/das-projekt/klik-leitfaden. Zugegriffen: 25. Juli 2023

DKI – Deutsches Krankenhausinstitut (2022) Krankenhaus Barometer – Umfrage 2022, S 38. https://www.dki.de/sites/default/files/2022-12/Krankenhaus-Barometer%202022%20final.pdf. Zugegriffen: 25. Juli 2023

DKI – Deutsches Krankenhausinstitut und KuP Consult (2022) 6. Care-Studie „Verpflegungsleistungen im Krankenhaus". https://www.kup-consult.de/wp-content/uploads/2023/01/Verpflegungsmanagement-im-Krankenhaus-Blick-zurueck-nach-vorn.pdf. Zugegriffen: 25. Juli 2023

Global Nutrition Report (2021) https://globalnutritionreport.org/reports/2021-global-nutrition-report/. Zugegriffen: 25. Juli 2023

HCWH – Health Care Without Harm (2023) Sustainability Agenda. https://greenhospitals.org/goals. Zugegriffen: 25. Juli 2023

KLIK green – Krankenhaus trifft Klimaschutz (2022) Ergebnispräsentation KLIK – Klimamanager für Kliniken: KLIK green Abschlusspressetermin online verfügbar (klik-krankenhaus.de). https://www.klik-krankenhaus.de/termine-aktuelles/aktuelles/einzel?tx_ttnews%5Btt_news%5D=150&cHash=e5de0ee53396097f70383087d91460bb. Zugegriffen: 25. Juli 2023

KliMeG (2023) Die Treibhausgasbilanz für Krankenhäuser berechnen. https://klimeg.de/rechner-co2-bilanzierung/. Zugegriffen: 15. Aug. 2023

Klinik Einkauf (2021) Projektbeispiel: Recycling von OP-Einweginstrumenten. 3: Februar 2021

KLUG – Deutsche Allianz Klimawandel und Gesundheit e V (2017) Planetary health academy. https://www.klimawandel-gesundheit.de/institutionen-und-initiativen/planetary-health-academy/. Zugegriffen: 25. Juli 2023

Management & Krankenhaus (2011) Trinkwasserhygiene – Für Krankenhäuser eine Herausforderung. https://www.management-krankenhaus.de/topstories/hygiene/trinkwasserhygiene-fuer-krankenhaeuser-eine-herausforderung. Zugegriffen: 25. Juli 2023

MedicalFellows (2023) BlueLavage. https://medicalfellows.de/bluelavage-spuelsystem/. Zugegriffen: 25. Juli 2023

PIK (2023) Evidenzbasis Treibhausgasemissionen des deutschen Gesundheitswesens – GermanHealthCFP. https://www.bundesgesundheitsministerium.de/fileadmin/Dateien/5_Publikationen/Gesundheit/Berichte/GermanHealthCFP_Sachbericht.pdf. Zugegriffen: 06. Februar 2024

Poore J, Nemecek T (2018) Reducing food's environmental impacts through producers and consumers. Science 360(6392):987–992 (https://science.sciencemag.org/content/360/6392/987)

UBA – Umweltbundesamt (2023) Emissionsbilanz erneuerbarer Energieträger. https://www.umweltbundesamt.de/sites/default/files/medien/384/bilder/dateien/3_abb_vermied-thg-emi-ee-2022_2023-03-17.pdf. Zugegriffen: 25. Juli 2023

Unger D, Schmitz M (2023) Universitätsklinikum Bonn und ETHICON/Johnson & Johnson Medtech starten weiteres Recyclingprogramm. https://www.bdc.de/universitaetsklinikum-bonn-und-ethicon-johnson-johnson-medtech-starten-weiteres-recyclingprogramm/. Zugegriffen: 25. Juli 2023

Wilo (2023) Pumpenrecycling. https://wilo.com/de/de/Fachhandwerker/Kontakt-Services/Pumpenrecycling/. Zugegriffen: 25. Juli 2023

ZUKE – Zukunft Krankenhaus Einkauf (2023) Nachhaltigkeitsbotschafter:innen. https://www.zukunft-krankenhaus-einkauf.de/zuke-green/botschafter/. Zugegriffen: 25. Juli 2023

Open Access Dieses Buch wird unter der Creative Commons Namensnennung 4.0 International Lizenz (http://creativecommons.org/licenses/by/4.0/deed.de) veröffentlicht, welche die Nutzung, Vervielfältigung, Bearbeitung, Verbreitung und Wiedergabe in jeglichem Medium und Format erlaubt, sofern Sie den/die ursprünglichen Autor(en) und die Quelle ordnungsgemäß nennen, einen Link zur Creative Commons Lizenz beifügen und angeben, ob Änderungen vorgenommen wurden.

Die in diesem Buch enthaltenen Bilder und sonstiges Drittmaterial unterliegen ebenfalls der genannten Creative Commons Lizenz, sofern sich aus der Abbildungslegende nichts anderes ergibt. Sofern das betreffende Material nicht unter der genannten Creative Commons Lizenz steht und die betreffende Handlung nicht nach gesetzlichen Vorschriften erlaubt ist, ist für die oben aufgeführten Weiterverwendungen des Materials die Einwilligung des jeweiligen Rechteinhabers einzuholen.

Krankenhauspolitische Chronik

Inhaltsverzeichnis

Kapitel 20 **Krankenhauspolitische Chronik – 407**
Dirk Bürger und Martina Purwins

Krankenhauspolitische Chronik

Dirk Bürger und Martina Purwins

Ergänzende Information Die elektronische Version dieses Kapitels enthält Zusatzmaterial, auf das über folgenden Link zugegriffen werden kann https://doi.org/10.1007/978-3-662-68792-5_20.

© Der/die Autor(en) 2024
J. Klauber et al. (Hrsg.), *Krankenhaus-Report 2024*, https://doi.org/10.1007/978-3-662-68792-5_20

▪▪ Zusammenfassung

Der Deutsche Bundestag, dessen Abgeordnete im Ausschuss für Gesundheit, das Bundesgesundheitsministerium, die Landesgesundheitsminister und der Bundesrat setzen jährlich neben den gesundheits- auch die krankenhauspolitischen Rahmenbedingungen. Benannte Expertenbeiräte der Bundesregierung, die Gesundheitsexperten der Parteien, diverse Verbände, die (Sozial-)Gerichtsbarkeit und Bundesbehörden sowie politiknahe und wissenschaftliche Institute prägen dabei die öffentliche Diskussion um diese Regelungen. Die Selbstverwaltungspartner auf Bundesebene nutzen die ihnen übertragenen Aufgaben zur vertraglichen Gestaltung, um die medizinische und pflegerische Versorgung in den Krankenhäusern anhand der aktuellen Anforderungen weiterzuentwickeln. Die „Krankenhauspolitische Chronik" liefert eine Übersicht über alle wesentlichen Entscheidungen der Akteure der deutschen Gesundheits- und Krankenhauspolitik und informiert über die Aktivitäten in den vergangenen zwölf Monaten.

Each year, the Deutsche Bundestag, its members in the Committee on Health, the Federal Ministry of Health, the state health ministers and the Bundesrat set the framework of health policy as well as hospital policy. Appointed expert advisory boards of the federal government, the health experts of the political parties, various associations, the (social) judiciary and federal authorities as well as policy-related and scientific institutes shape the public discussion about these regulations. The self-governing partners at the federal level use the tasks assigned to them for contractual design to further develop medical and nursing care in hospitals on the basis of current requirements. The "Hospital Policy Chronicle" provides an overview of all the key decisions made by the players in German healthcare and hospital policy and provides information on activities over the past twelve months.

Auch wenn vielleicht der Eindruck entstand, dass im Jahr 2023 gesundheitspolitisch nicht viel auf den Weg gebracht worden ist, so wurde doch im Bundesgesundheitsministerium (BMG) und im Deutschen Bundestag aktiv die Gesundheitspolitik gestaltet. Die gesundheitspolitische Bilanz 2023 des BMGs listet hierzu auf, dass sieben Gesetze beschlossen und 20 Verordnungen erlassen wurden. Darüber hinaus wurden durch das BMG 93 mündliche und 468 schriftliche sowie 94 kleine Anfragen aus den Reihen der Abgeordneten des Deutschen Bundestags beantwortet. Auf dem ersten Blick keine schlechte Bilanzierung!

Im Deutschen Bundestag beschlossen und den „Segen" des Bundesrats erhalten haben aber nur sechs dieser Gesetzesinitiativen, wie zum Beispiel das Digitalgesetz (DigiG), das durch klare und transparente Anforderungen an die Leistungserbringenden und Krankenkassen zu mehr Cybersicherheit im Gesundheits- und Pflegewesen beitragen soll. Oder auch das Pflegestudiumstärkungsgesetz (PflStudStG), mit dem unter anderem die Attraktivität der Pflegeberufe durch eine moderne hochschulische Pflegeausbildung gesteigert werden soll sowie ausländischen Pflegefachkräfte schneller für den Arbeitsmarkt gewonnen werden sollen.

Ohne Erfolg verlief hingegen das wichtigste Vorhaben für eine Gesetzesinitiative zur geplanten Krankenhausreform. Zu dieser hatten im Vorfeld die berufenen Expertinnen und Experten der Regierungskommission für eine moderne und bedarfsgerechte Krankenhausversorgung mit großem Engagement umfangreiche Lösungsvorschläge ausgearbeitet. Obwohl die Kommission noch im Jahr 2023 konkrete Empfehlungen präsentierte – wie die „Reform der Notfall- und Akutversorgung in Deutschland – Integrierte Notfallzentren und Integrierte Leitstellen" als vierte Stellungnahme bis hin zur neunten Stellungnahme zur „Reform der Notfall- und Akutversorgung: Rettungsdienst und Finanzierung" –, kann sie mit der Wirkung bzw. Umsetzung nicht wirklich glücklich sein. Denn ihr droht das gleiche Schicksal wie vielen anderen wissenschaftli-

Kapitel 20 · Krankenhauspolitische Chronik

chen Expertenkommissionen: Die Mühlen der Tagespolitik und der oft kurzfristige Blick der politischen Entscheidungsträger auf die nächste Wahl zermahlen ihre intensiven Bemühungen.

Die Empfehlungen der Regierungskommission flossen zwar auch in das „Eckpunktepapier Krankenhausreform" vom 10. Juli 2023, in dem sich Bund und Länder auf viele Inhalte verständigt hatten, sowie in den Entwurf zum Krankenhaustransparenzgesetz (KHTG) ein. Vereinbart wurde in diesem Zusammenhang, dass Bund und Länder den Gesetzentwurf für eine Krankenhausreform gemeinsam erstellen – ein Novum in der Politik, denn bisher legte immer die Bundesregierung entsprechende Gesetze vor. Das „gemeinsame" Arbeiten wurde mit dem Ziel begründet, die Krankenhausreform bereits Anfang 2024 in Kraft treten zu lassen. Zur Beschleunigung und besseren Koordination wurde sogar eine „Redaktionsgruppe" eingerichtet, an der die Gesundheitsministerien Baden-Württemberg, Hamburg, Mecklenburg-Vorpommern und Nordrhein-Westfalen mitwirken konnten. Allerdings war diese Unternehmung – bisher – weder erfolgreich noch „friedensstiftend". Denn trotz vereinbarter Eckpunkte traten die Widersprüche, große Unsicherheiten und landesindividuelle Interessen immer deutlicher in den Vordergrund und konnten, trotz vielfältigem Austausch auf höchster politischer Ebene, nicht gelöst werden.

Unter diesen Voraussetzungen stand auch die Gesetzesinitiative zum Krankenhaustransparenzgesetz (KHTG) unter keinem guten Stern. Trotz kurzfristiger zusätzlicher finanzieller Zusagen des Bundesgesundheitsministers Prof. Dr. Karl Lauterbach – in der Nacht vom 23. auf den 24. November 2023 – vor der Bundesratsabstimmung zum KHTG verweigerte die Länderkammer ihre Zustimmung und rief den Vermittlungsausschuss an. Dies ist vor allem deshalb ein bemerkenswerter Vorgang, weil zum einen das KHTG kein zustimmungspflichtiges Gesetz ist. Zum anderen war die Anrufung des Vermittlungsausschusses auch nur deshalb erfolgreich, weil auch SPD-geführte Bundesländer mit den unionsgeführten Ländern gegen dieses Gesetz stimmten. Seitdem „ruht" das KHTG.

Im Weiteren blieb das Vorhaben zum Krankenhausversorgungsverbesserungsgesetz (KHVVG) bisher ebenso ohne Erfolg. Am 19. September 2023 sickerte der erste Arbeitsentwurf zu dem Gesetz durch. Dieser Arbeitsentwurf wurde dann schon wenige Tage später nachgebessert und dabei auch um den „Begründungsteil" ergänzt. Nur einige Wochen später – mit Datum vom 13. November 2023 – gab es bereits das nächste Update. Doch all diese Überarbeitungen haben nicht dazu geführt, einen geeinten Gesetzesentwurf zu produzieren. Das Ziel eines Starts Anfang 2024 wurde nicht erreicht und der Beginn des dringend erforderlichen Umbaus der Krankenhausstrukturen ist in die Ferne gerückt. Wenn Bundesminister Lauterbach dieses Gesetz – halbwegs – erfolgreich über die Ziellinie bringen will, so muss er bis zum 24. April 2024 einen Beschluss des Bundeskabinetts hierzu erreicht haben, um es ab 2025 tatsächlich umsetzen zu können.

Ein Paukenschlag, der sowohl die Bundesregierung als auch die Ampelfraktionen offenbar völlig unvorbereitet traf, war das Urteil des Bundesverfassungsgerichts (BVerfG) vom 15. November 2023. Das BVerfG hatte auf Antrag der CDU/CSU-Bundestagsfraktion entschieden, den zweiten Nachtragshaushalt 2021 für verfassungswidrig zu befinden und somit dessen Nichtigkeit erklärt. Mit dieser höchstrichterlichen Entscheidung fehlten den politischen Entscheidungsträgern in der Bundesregierung und in der „Ampel-Fraktion" plötzlich und unerwartet 60 Mrd. €. 60.000.000.000 €, die sie für zahlreiche Klimaschutzprojekte – etwa für die Sanierung von Gebäuden oder die Elektromobilität – fest eingeplant hatten. Auch in der Gesundheitspolitik standen somit Haushaltssperren und Einsparungen im Mittelpunkt des politischen Tagesgeschäfts.

Das Urteil des BVerfG hat aber nicht nur Auswirkungen auf Projekte der Ampel-Koalition im Bereich Klimaschutz und umweltverträgliche Transformation der deutschen Wirtschaft im Allgemeinen, sondern auch auf die Gesundheitspolitik – hierbei insbesondere auf die Finanzierung der Transformationskosten bei der Modernisierung der deutschen Krankenhausstrukturen. Auf eine entsprechende Finanzierung der Transformationskosten hatten sich Bund und Länder bereits im Juli 2023 – im „Eckpunktepapier Krankenhausreform" – nach einem sechsmonatigen Verhandlungsmarathon verständigt.

Mit Blick auf eine zukunftsweisende Perspektive für die Beschäftigten der Krankenhäuser, die Patientinnen und Patienten, aber auch die Beitragszahlenden war das Jahr 2023 wohl ein verlorenes Jahr. Verloren, weil keine Modernisierung der Krankenhauslandschaft beschlossen und gestartet werden konnte und somit keine zukunftssicheren Arbeitsplätze sowie die Versorgung verbessernde Strukturen geschaffen werden konnten. Verloren auch, weil die finanzpolitischen Rahmenbedingungen des Bundes kleiner und die finanziellen Reserven der gesetzlichen Krankenkassen –

ohne nachhaltigen Effekt – aufgezehrt wurden. Notwendige Entscheidungen wurden vertagt und die Probleme werden sich verschärfen.

Mit einem weiteren Blick zurück möchten wir als Autoren der krankenhauspolitischen Chronik an den ehemaligen Geschäftsführer „Versorgung" beim AOK-Bundesverband, Herrn Karl-Heinz Schönbach (†), erinnern, der vor einigen Jahren, gemeinsam mit Sven Siekmann, das Buch „Wie schnell ist nichts passiert!" herausgegeben hat. Eigentlich sind wir davon ausgegangen, dass dieser Titel uns nicht so schnell wieder in Erinnerung kommt – aber doch ist es offensichtlich so, dass dieses „Leidmotiv" wieder zum Tragen kommt. Möge das Jahr 2025 im Interesse der Beschäftigten, Patientinnen und Patienten sowie Beitragszahlenden bezüglich der Krankenhausreform erfolgreicher sein. Wir haben keine Zeit mehr zu verlieren und die richtigen Protagonisten für eine qualitative Krankenversorgung sollten von den Maßnahmen profitieren!

Termin	Leitbegriff	Vorgang	Legende
31. Dezember 2023	Politik	Lucha geht – von der Decken kommt	Mit dem Jahreswechsel endet die Amtszeit des baden-württembergischen Landesgesundheitsministers Manne Lucha (Grüne) als Vorsitzender der GMK. Schleswig-Holsteins Gesundheitsministerin Prof. Kerstin von der Decken (CDU) übernimmt zum 01.01.2024 diese Aufgabe.
29. Dezember 2023	Politik	Einigung auf Erhöhung der Krankenhausinvestitionen in Bayern	Die Mittel für die Investitionsförderung der Krankenhäuser sollen 2024 in Bayern um 156,6 Mio. € auf 800 Mio. € ansteigen.
27. Dezember 2023	Wissenschaft	Angespannte wirtschaftliche Lage	Laut DKI-Krankenhaus-Barometer erwarten 80 % der Krankenhäuser in Deutschland für das Jahr 2023 ein negatives Jahresergebnis. Nur noch 7 % der Kliniken werden einen Jahresüberschuss erzielen. Für das Jahr 2024 gehen 71 % der Krankenhäuser von einer weiteren Verschlechterung und nur 4 % von einer Verbesserung ihrer wirtschaftlichen Situation aus. Maßgebliche Gründe für die äußerst schwierige wirtschaftliche Lage sind die deutlich gestiegenen Sach- und Personalkosten im Krankenhaus.

Kapitel 20 · Krankenhauspolitische Chronik

Termin	Leitbegriff	Vorgang	Legende
21. Dezember 2023	Politik	Sachsen reduziert Krankenhausinvestitionen	Statt 193 Mio. € in 2023 für die Einzelförderung bei Krankenhausinvestitionen sollen, so als Entscheidung des sächsischen Sozialministeriums, für 2024 nur noch rund 64 Mio. € zur Verfügung stehen.
18. Dezember 2023	Politik	Absage an die Länder – Keine Vorlage vor Abschluss Vermittlungsausschuss	In seiner Antwort auf das Schreiben der Länder vom 15. Dezember stellt Bundesgesundheitsminister Lauterbach klar, dass er die Ergebnisse des Vermittlungsausschusses zum KHTG abwarten wolle, weil dies direkten Einfluss auf den Inhalt der Krankenhausreform haben wird. Daher wird es keinen überarbeiteten Arbeitsentwurf geben können.
15. Dezember 2023	Politik	Länder fordern Vorlage des Arbeitsentwurfs Krankenhausversorgungsverbesserungsgesetz	Im Namen der Länder fordert der GMK-Vorsitzende Lucha den Bundesgesundheitsminister dazu auf, den Ländern, wie am 24. November 2023 bis spätestens zum 1. Dezember 2023 zugesagt, die Anpassungen am Arbeitsentwurf eines Krankenhausversorgungsverbesserungsgesetzes (KHVVG) zuzuschicken.
14. Dezember 2023	Politik	Verlängerung verkürzter Zahlungsfristen tritt in Kraft	Mit der Veröffentlichung der sechsten Verordnung zur Änderung der „Verordnung zur Regelung weiterer Maßnahmen zur wirtschaftlichen Sicherung der Krankenhäuser" im Bundesgesetzblatt tritt für die Krankenkassen die Verlängerung der Fristverkürzung auf fünf Tage, binnen derer sie die von den Krankenhäusern erbrachten und in Rechnung gestellten Leistungen zu bezahlen haben, in Kraft.
11. Dezember 2023	Politik	Sektorenübergreifende Versorger – Level-1i-Krankenhäuser	Zu den Kennzeichen sektorenübergreifender Leistungen gehöre es, so die Bundesregierung in ihrer Antwort auf die Kleine Anfrage der CDU/CSU-Bundestagsfraktion (Drs. 20/9692), dass diese auch von stationären Versorgungseinrichtungen – selbst von solchen, die erstmals in den Krankenhausplan aufgenommen werden – erbracht werden könnten. Bei den geplanten sektorenübergreifenden Versorgungseinrichtungen (Level 1i) soll es sich um sogenannte Plankrankenhäuser handeln. Die für die Krankenhausplanung zuständige Landesbehörde bestimmt zudem aus dem Kreis der in den Krankenhausplan aufgenommenen Krankenhäuser, welche Häuser künftig als sektorenübergreifende Versorgungseinrichtungen betrieben werden sollen.
11. Dezember 2023	Politik	Defizit von 967 Mio. € in der GKV	Die GKV hat die ersten drei Quartale 2023 mit einem Defizit von 967 Mio. € abgeschlossen. Die Leistungsausgaben stiegen in den ersten neun Monaten um 5,2 %. Dabei stiegen die Ausgaben für Krankenhausbehandlungen um 6,9 % und die Ausgaben für stationär psychiatrische Krankenhausleistungen um fast 14 %.

Termin	Leitbegriff	Vorgang	Legende
7. Dezember 2023	Politik	Krankenhausreform – schriftlicher Schlagabtausch zwischen NRW und dem BMG	Der Konfrontationskurs zwischen Ländern und Bund findet sich auch in Briefwechseln zwischen Karl-Josef Laumann aus NRW, der auch im Namen von sechs weiteren Ländern neue Zugeständnisse beim Krankenhaustransparenzgesetz (KHTG) einfordert, und der „wohlwollenden" Antwort des Bundesgesundheitsministers Lauterbach, dass es kaum noch Verhandlungsmasse auf Seiten des Bundes gebe. Dadurch wird klar, dass die Bemühungen im Vermittlungsausschuss in schweres Wasser geraten sind.
30. November 2023	Selbstverwaltung	Weniger korrekte Krankenhausabrechnungen	Laut Statistik des GKV-Spitzenverbandes zur Abrechnungsprüfung für das dritte Quartal 2023 ist die Quote der korrekten Krankenhaus-Abrechnungen gegenüber dem ersten Quartal 2023 von 11,3 % auf 10,0 % gesunken.
29. November 2023	Politik	Regierungsfraktionen lehnen Oppositionsanträge für Krankenhaushilfen ab	Die Anträge von CDU/CSU (Drs. 20/7568) und der Linksfraktion (20/7568) zur schnellen finanziellen Stärkung der Krankenhäuser sind von den Ampelfraktionen im Gesundheitsausschuss des Deutschen Bundestages abgelehnt worden und somit gescheitert.
24. November 2023	Politik	Bundesrat beschließt Pflegeberufestärkungsgesetz, schickt Krankenhaustransparenzgesetz in den Vermittlungsausschuss und fordert wirtschaftliche Hilfen für Krankenhäuser	Mit der Zustimmung zum Pflegeberufestärkungsgesetz erhalten zukünftig Studierende in der Pflege für die gesamte Dauer ihres Studiums eine angemessene Vergütung. Des Weiteren hat der Bundesrat mit der Mehrheit von 35 Stimmen beschlossen beim Krankenhaustransparenzgesetz den Vermittlungsausschuss anzurufen. Dadurch sind auch die mit diesem Gesetz verbundenen Finanzhilfen i. H. v. mehr als 7 Mrd. € blockiert. Zeitgleich hat der Bundesrat mit breiter Mehrheit weitergehende Finanzhilfen durch den Bund gefordert.
23. November 2023	Politik	Krankenhausreform – Einigung auf Januar 2024 verschoben	Nach kurzer Verhandlung teilen Bundesgesundheitsminister Lauterbach, der GMK-Vorsitzende Lucha und die SPD-Abgeordnete Baehrens mit, dass sie weiter gemeinsam an der Krankenhausreform arbeiten wollen, Ende November ein weiterer Arbeitsentwurf vorliegen soll und sich auf diesen dann in der zweiten Januarwoche 2024 in einer Bund-Länder-Runde geeinigt werden soll.
17. November 2023	Politik	Länder wollen mehr Finanzmittel für Krankenhäuser	NRW, Bayern, Sachsen-Anhalt und Schleswig-Holstein wollen im Bundesrat am 24. November durchsetzen, dass der Bund durch die GKV mehr Finanzmittel zur kurzfristigen wirtschaftlichen Sicherung der Krankenhäuser und dauerhaften Refinanzierung aktueller sowie künftiger inflations-/tarifbedingter Kostensteigerungen zur Verfügung stellen soll (Bundesrats-Drs. 592/23).
16. November 2023	Selbstverwaltung	Ärztliche Zweitmeinung zu künstlichem Hüftgelenk	Vor dem Hintergrund, dass in Deutschland im internationalen Vergleich überdurchschnittlich viele Hüftgelenkoperationen durchgeführt werden – jährlich bei ca. 240.000 –, beschließt der G-BA, dass Patientinnen und Patienten eine zweite ärztliche Meinung einholen können, wenn ihnen der Einsatz, der Wechsel oder auch die Entfernung einer Total- oder Teilprothese am Hüftgelenk empfohlen wird.

Kapitel 20 · Krankenhauspolitische Chronik

Termin	Leitbegriff	Vorgang	Legende
16. November 2023	Selbstverwaltung	Für Herztransplantationen gilt ab 2026 eine jährliche Mindestmenge von 10 pro Krankenhausstandort	Damit diese planbaren komplexen Eingriffe künftig nur an Standorten mit entsprechender Expertise vorgenommen werden, legt der G-BA die Leistungsmenge als sogenannte Mindestmenge fest: Für Herztransplantationen gilt ab 2026 eine jährliche Mindestmenge von 10 pro Krankenhausstandort. Nur Standorte, die die genannte Mindestmenge nach ihrer im Jahr 2025 abzugebenden Prognose voraussichtlich erreichen oder über eine Ausnahmegenehmigung des jeweiligen Bundeslandes verfügen, dürfen dann grundsätzlich noch Herztransplantationen erbringen. Für die Jahre 2024 und 2025 gilt eine Übergangsregelung.
14. November 2023	Politik	BMG legt Referentenentwurf Pflegepersonalbemessungsverordnung vor	Mit der Vorlage des Referentenentwurfs „Pflegepersonalbemessungsverordnung" will das BMG seiner Verpflichtung nach § 137k Abs. 4 SGB V nachkommen, um im Einvernehmen mit dem Bundesministerium der Finanzen (BMF) in einer Rechtsverordnung erstmals bis zum 30. November 2023 Vorgaben zur Ermittlung der Anzahl der eingesetzten und der auf der Grundlage des Pflegebedarfs einzusetzenden Pflegekräfte in der unmittelbaren Patientenversorgung von Erwachsenen und Kindern auf bettenführenden Stationen der somatischen Versorgung in den nach § 108 SGB V zugelassenen Krankenhäusern zu erlassen.
13. November 2023	Selbstverwaltung	Lauterbach hält großes Krankenhaussterben für ausgeschlossen – 46. Deutscher Krankenhaustag	Bundesgesundheitsminister Lauterbach hält ein großes Krankenhaussterben trotz Kostensteigerungen und etlicher Insolvenzfälle in Deutschland für unwahrscheinlich. „Ich glaube nicht, dass 2024 das Jahr des Krankenhaussterbens sein wird. Das halte ich für ausgeschlossen", so der Bundesminister beim 46. Deutschen Krankenhaustag in Düsseldorf.
10. November 2023	Politik	Gesundheitsausschuss empfiehlt Anrufung des Vermittlungsausschusses im Bundesrat	Auf Antrag der Länder Baden-Württemberg, Bayern, Brandenburg, Hessen, Mecklenburg-Vorpommern, Nordrhein-Westfalen, Sachsen, Schleswig-Holstein und Thüringen empfiehlt der Gesundheitsausschuss des Bundesrates, dass dieser am 24. November 2023 das Vermittlungsverfahren zum Krankenhaustransparenzgesetz wegen der „vorläufigen Zuordnung der Leistungsgruppen" beschließen solle.
10. November 2023	Wissenschaft	Zahl der Klinikbehandlungen junger Menschen wegen Alkoholmissbrauchs 2022 weiter rückläufig	Die Zahl der Kinder und Jugendlichen, die wegen akuter Alkoholvergiftung stationär im Krankenhaus behandelt werden müssen, geht in Deutschland weiter zurück, so Destatis. Im Jahr 2022 waren ca. 11.500 junge Menschen im Alter von 10 bis 19 Jahren wegen akuten Alkoholmissbrauchs stationär in einer Klinik. Das waren 1,3 % weniger als im Jahr 2021 (11.700 Fälle).
6. November 2023	Politik	Keine Einigung auf Krankenhaushilfen	Während der Konferenz der Ministerpräsidentinnen und -präsidenten mit Bundeskanzler Scholz wurde zwar das Thema Krankenhausfinanzierung erörtert, Beschlüsse für zusätzliche Finanzmittel wurden aber nicht gefasst.

Termin	Leitbegriff	Vorgang	Legende
6. November 2023	Selbstverwaltung	Einigung auf Entgeltkatalog 2024	Die Selbstverwaltungspartner auf Bundesebene vereinbaren den Entgeltkatalog für die Krankenhäuser einvernehmlich. Damit haben sie sich auf die für 2024 geltenden Fallpauschalen (DRG) und somit auf das Finanzierungsvolumen von über 65 Mrd. € verständigt. Gleichzeitig haben sie sich über den Pflegeerlöskatalog 2024 geeinigt, über den die Finanzierung der Pflegepersonalkosten (Pflegebudgets) mit einer Größenordnung von weiteren 20 Mrd. € sichergestellt wird.
6. November 2023	Politik	Außerordentliche GMK-Videokonferenz – 16 Landesgesundheitsministerinnen und -minister sind sich im Widerstand gegen Krankenhausreform einig	Der GMK-Vorsitzende und Baden-Württembergische Gesundheitsminister übersendet in einem Brief an Bundesgesundheitsminister Lauterbach „sieben Hauptkritikpunkte" der Länder am Arbeitsentwurf aus der Redaktionsgruppe für die Krankenhausreform, die in einer außerordentlichen GMK-Videokonferenz beschlossen wurden. Die Hauptkritikpunkte sind: 1. Finanzierungssystem als Kernstück der Reform weiterhin unklar – Folgen für die Krankenhauslandschaft nicht abschätzbar 2. Möglichkeiten für Ausnahmen und Kooperationen bezüglich der Leistungsgruppen frühzeitig und unmittelbar im Reformgesetz regeln 3. Unzureichende Möglichkeiten der Länder zur Zulassung von Ausnahmen von den Anforderungen an die Leistungsgruppen 4. Stellung des Medizinischen Dienstes im Rahmen der Prüfung der Leistungsgruppen entspricht noch nicht einer bloßen Gutachterstelle 5. Die Länder müssen beim Zuschlag für die Koordinierungs- und Vernetzungsaufgaben mit-/entscheiden können 6. Keine Stärkung der Sektorenübergreifenden Versorgung 7. Keine bürokratische Entlastung Darüber hinaus seien sich die Länder „einig, dass der Termin am 23. November 2023", an dem die nächste Sitzung der Bund-Länder-Gruppe für die Krankenhausreform stattfinden soll, „ausschließlich nur für eine zeit- und ergebnisoffene, politische Aussprache ohne anschließende Pressekonferenz genutzt werden kann".
5. November 2023	Politik	Union fordert Nothilfen für Krankenhäuser	Vor der am 6. November stattfindenden Konferenz der Ministerpräsidentinnen und -präsidenten mit Bundeskanzler Scholz haben die Fraktionsvorsitzenden der CDU und CSU aus EU, Bund und Ländern finanzielle Entlastungen für Krankenhäuser gefordert. Sie fordern u. a., dass Krankenhäuser im Bereich der Betriebskosten durch ein sogenanntes Vorschaltgesetz schnell und wirksam entlastet werden müssen.

Kapitel 20 · Krankenhauspolitische Chronik

Termin	Leitbegriff	Vorgang	Legende
2. November 2023	Gesetzgebung	Verkürzte Zahlungsfrist soll auch 2024 gelten	Mit dem Verordnungsentwurf „Sechste Verordnung zur Änderung der Verordnung zur Regelung weiterer Maßnahmen zur wirtschaftlichen Sicherung der Krankenhäuser" des BMGs soll die Frist für die Krankenkassen, binnen derer sie die von den Krankenhäusern erbrachten und in Rechnung gestellte Leistungen zu bezahlen haben, auch weiterhin auf fünf Tage festgelegt werden. Zur Begründung wird im Entwurf auf die angespannte wirtschaftliche Situation der Krankenhäuser verwiesen.
23. Oktober 2023	Wissenschaft	Wissenschaftsrat für stärkere Akademisierung der Gesundheitsfachberufe	Der Wissenschaftsrat empfiehlt eine vermehrte wissenschaftliche Qualifikation in den Gesundheitsfachberufen. Neben der Vollakademisierung der Hebammen sollten künftig bis zu 20 % der weiteren Angehörigen der Gesundheitsfachberufe akademisch ausgebildet werden, heißt es in der Publikation „Perspektiven für die Weiterentwicklung der Gesundheitsfachberufe".
23. Oktober 2023	Gesetzgebung	BMG legt einen Referentenentwurf für eine vierte Verordnung zur Änderung der Pflegepersonaluntergrenzen-Verordnung vor	Mit dieser Verordnung soll eine Anpassung der in der Anlage zu § 3 Absatz 1 PpUGV enthaltenen Zusammenstellung der Diagnosis Related Groups (Indikatoren-DRGs) vorgenommen werden. Damit soll zum 1. Januar 2024 die jährliche Weiterentwicklung der PpUGV gemäß § 137i Absatz 1 SGB V gewährleistet werden.
19. Oktober 2023	Selbstverwaltung	G-BA setzt Sanktionen bei Unterschreiten der Mindestpersonalvorgaben aus	Der G-BA beschließt, dass psychiatrische und psychosomatische Einrichtungen bis 2026 Aufschub erhalten, um sich auf die Personalvorgaben der Richtlinie „Personalausstattung in Psychiatrie und Psychosomatik" (PPP-Richtlinie) einzustellen. Bis dahin müssen sie keine finanziellen Konsequenzen befürchten, wenn sie diese unterschreiten. Zugleich müssen die Einrichtungen auch 2026, wenn die Sanktionsregelungen erstmals greifen sollen, nur 90 % der Mindestvorgaben erfüllen.
19. Oktober 2023	Wissenschaft	Von 2012 bis 2022 wurden rd. 1.100 Krankenhausbetten für Kinder abgebaut	Destatis teilt mit, dass in den vergangenen zehn Jahren in Deutschland insgesamt rd. 1.100 Krankenhausbetten in speziellen Kinderfachabteilungen abgebaut wurden. Das entspricht einem Rückgang um 4 %.
19. Oktober 2023	Politik	56 Krankenhäuser mit einer Geburtshilfe erhalten zusätzliche Finanzmittel	Die Bundesregierung teilt in ihrer Antwort (Drs. 20/8943) auf die Anfrage der Fraktion DIE Linke mit, dass seit 2020 für bedarfsnotwendige Krankenhäuser im ländlichen Raum eine zusätzliche pauschale Förderung gewährt wird. Für das Jahr 2023 steht 56 Krankenhäusern mit einer Geburtshilfe solch eine pauschale finanzielle Unterstützung zu. Des Weiteren ist die Anzahl der in Krankenhäusern tätigen Hebammen/Entbindungspfleger von 10.544 in 2012 auf 12.329 in 2022 angestiegen.
19. Oktober 2023	Gesetzgebung	Krankenhaustransparenzgesetz	Mit den Stimmen der Ampelfraktionen beschließt der Deutsche Bundestag das Krankenhaustransparenzgesetz (KHTG).

Termin	Leitbegriff	Vorgang	Legende
18. Oktober 2023	Politik	Anhörung zu Anträgen für Vorschaltgesetze	Die von CDU/CSU (Drs. 20/8402) und Linksfraktion (Drs. 20/7568) getrennt eingebrachten Anträge für ein Vorschaltgesetz vor der Krankenhausreform stehen im Mittelpunkt der öffentlichen Anhörung des AfG. Nach Ansicht der DKG ist ein Vorschaltgesetz zwingend notwendig, um die hohen Kosten durch Inflation, Energie und Tarifsteigerungen zu überbrücken. Dem widersprechen GKV-SV und WIdO, denn es sei nicht zielführend und wirtschaftlich, die Klinikkapazitäten dauerhaft von der Nachfrageentwicklung abzukoppeln.
18. Oktober 2023	Gesetzgebung	Pflegestudiumsgesetz gebilligt	Der Gesundheitsausschuss hat das Pflegestudiumstärkungsgesetz (PflStudStG) mit zahlreichen Änderungen mehrheitlich gebilligt. Bei den beschlossenen sachbezogenen Änderungen geht es unter anderem um die Ausübung heilkundlicher Aufgaben durch Pflegefachpersonen. So sollen in die hochschulische Pflegeausbildung erweiterte Kompetenzen für die selbstständige Ausübung von Tätigkeiten der Heilkunde integriert werden. Konkret geht es dabei um die Integration der Fachmodule Diabetische Stoffwechsellage, Chronische Wunden und Demenz. Zudem sollen Pflegestudenten künftig eine Ausbildungsvergütung erhalten. Das Pflegestudium soll zugleich als duales Studium ausgestaltet werden, mit einem theoretischen und einem praktischen Ausbildungsanteil. Die praktische Ausbildung wird aus einem Ausgleichsfonds in den Ländern finanziert.
17. Oktober 2023	Politik	Länder formulieren Nachbesserungsbedarf am Krankenhaustransparenzgesetz	Im Namen von 14 Bundesländern – ohne Berlin und Saarland – übermittelt der GMK-Vorsitzende Lucha die Nachbesserungswünsche der Länder an BM Lauterbach. Darüber hinaus teilen sie mit, dass sie die Maßnahmen zur kurzfristigen Verbesserung der Liquidität der Krankenhäuser als noch nicht ausreichend bewerten und fordern eine weitergehende finanzielle Überbrückungshilfe durch den Bund.
13. Oktober 2023	Politik	Geschätzt bis zu 20.000 Tote durch nosokomiale Infektionen	Experten schätzen die Zahl der sogenannten nosokomialen Infektionen auf 400.000 bis 600.000 pro Jahr und die Zahl der Todesfälle auf 15.000 bis 20.000, so die Bundesregierung in ihrer Antwort auf die Kleine Anfrage der CDU/CSU-Bundestagsfraktion (Drs. 20/8439).
12. & 13. Oktober 2023	Politik	Forderung der Länder: 5 Mrd. € Nothilfe für Kliniken	Die in Frankfurt a. M. tagenden Regierungschefinnen und Regierungschefs der Länder fordern vom Bund noch für das Jahr 2023 durch ein Vorschaltgesetz 5 Mrd. € an Nothilfe für existenzbedrohte Krankenhäuser bereitzustellen.
5. Oktober 2023	Selbstverwaltung	G-BA klagt gegen BMG	Der Gemeinsame Bundesausschuss (G-BA) hat beschlossen, gegen die Beanstandung seines Richtlinien-Beschlusses zur „Ersteinschätzung in der stationären Notfallversorgung" durch das BMG vor dem Landessozialgericht Berlin-Brandenburg zu klagen. In diesem Zusammenhang äußert er seine Kritik am Krankenhaustransparenzgesetz.

Kapitel 20 · Krankenhauspolitische Chronik

Termin	Leitbegriff	Vorgang	Legende
5. Oktober 2023	Gesetzgebung	Ersatzvornahme des BMG zur Einführung von Hybrid-DRG	Nachdem GKV-SV, DKG und KBV im April das Scheitern ihrer Verhandlungen zur Umsetzung der Hybrid-DRG-Vergütung erklärt hatten, legt das BMG seine Ersatzvornahme für eine spezielle sektorengleiche Vergütung im Rahmen einer Rechtsverordnung vor.
4. Oktober 2023	Politik	Lauterbach bietet mehr Geld für Krankenhäuser	In einem Brief an die Landesgesundheitsministerinnen und -minister zu den anstehenden Beratungen zum Krankenhaustransparenzgesetz, bietet der Bundesgesundheitsminister an, die Liquidität der Krankenhäuser kurzfristig durch verschiedene Maßnahmen zu verbessern, u. a. durch eine frühzeitige Refinanzierung von Tarifsteigerungen beim Pflegepersonal, Erhöhung des vorläufigen Pflegeentgeltwerts von 230 € auf 250 € und schnelleren Ausgleich der noch nicht finanzierten Pflegekosten.
29. September 2023	Wissenschaft	Regierungskommission für eine moderne und bedarfsgerechte Krankenhausversorgung legt Achte Stellungnahme und Empfehlung „Psychiatrie, Psychosomatik und Kinder und Jugendpsychiatrie (‚Psych-Fächer‘)“ vor	Die Regierungskommission empfiehlt in ihren Reformvorschlägen u. a., dass Abteilungen der Psych-Fächer an allen Krankenhäusern der Level 1 bis 3(U) geführt werden. Level-1i-Krankenhäuser sollen mit entsprechenden Kliniken oder Abteilungen der Psych-Fächer kooperieren, insbesondere auf dem Gebiet der geronto-psychiatrischen Versorgung. In der Versorgung der Kinder- und Jugendpsychiatrie sollen die bestehenden regionalen Unterschiede vor allem in unterversorgten Regionen ausgebaut und dort soll auch die ambulante Versorgung sichergestellt werden, wenn die Versorgungslücke nicht durch niedergelassene Ärzte geschlossen werden kann.
28. September 2023	Wissenschaft	Deutlich weniger stationäre Behandlungsfälle als im Jahr 2019	Die Zahl der stationären Behandlungsfälle ist 2022 gegenüber 2021 um rund 63.000 bzw. 0,4 % auf 16,8 Mio. gestiegen und lag dennoch weiterhin deutlich ($-13,4\,\%$) unter dem Vor-Corona-Niveau des Jahres 2019 von 19,4 Mio. Die Bettenauslastung insgesamt betrug 69,0 %, die Auslastung der Intensivbetten 68,7 %. Im Jahr 2019 hatte die Bettenauslastung insgesamt noch bei 77,2 % gelegen, so Destatis (Nr. 386).
27. September 2023	Politik	Anhörung des Gesundheitsausschusses zum Entwurf für das Krankenhaustransparenzgesetz	Die Sachverständigen von DKG und Marburger Bund äußerten sich kritisch zu dem Gesetzesvorhaben. „Mit dem Entwurf werde die fortgeschrittene Qualitätsberichterstattung der Krankenhäuser ignoriert und konterkariert“. Unterstützung erhält das Vorhaben u. a. durch die Bundesarbeitsgemeinschaft Selbsthilfe (BAG Selbsthilfe), dem Deutschen Pflegerat (DPR) und dem Aktionsbündnis Patientensicherheit (APS), wenngleich hierbei jeweils Nachbesserungsbedarfe betont werden. So sei laut DPR der Vergleich von Strukturdaten ohne Bezug zum Patientenmix abzulehnen.
27. September 2023	Gesetzgebung	Anhörung des Gesundheitsausschusses zum Pflegestudiumstärkungsgesetz	Zur Anhörung des Gesundheitsausschusses liegen 20 fachfremde Änderungsanträge vor, u. a. zum Vorziehen des Leistungskatalogs für sektorengleiche Leistungen (Hybrid-DRGs) um 1 Jahr.

Termin	Leitbegriff	Vorgang	Legende
26. September 2023	Gesetzgebung	Dolmetscherkosten für Flüchtlingsbehandlung sind nicht durch den Sozialträger zu übernehmen	Niedergelassene Ärzte und Krankenhäuser – als Erbringer einer medizinischen Behandlung – haben grundsätzlich keinen eigenen Anspruch gegen den Leistungsträger nach dem AsylbLG auf Übernahme der mit der Behandlung einhergehenden Dolmetscherkosten, entschied das Landessozialgericht (LSG) Niedersachsen-Bremen (Az.: L 8 AY 24/21).
20. September 2023	Politik	BMG veröffentlicht Faktenblatt zur Situation der Krankenhäuser	Zum Protesttag der DKG hat das BMG ein Faktenblatt zur Situation der Krankenhäuser erstellt. In diesem werden die finanziellen Unterstützungsleistungen für Kliniken veröffentlicht, u. a.: – Erhalt von Versorgungsaufschlägen und Ausgleichszahlungen i. H. v. rund 21,5 Mrd. € aufgrund der Auswirkungen der Corona-Pandemie von März 2020 bis Juni 2022 – Für energiebedingte höhere Kosten werden zusätzlich 6 Mrd. € zur Verfügung gestellt – Erhöhung Pflegeentgeltwert: Der vorläufige Pflegeentgeltwert von 163,09 € wurde für die zweite Hälfte des Jahres 2022 auf 200 € je Tag und seit dem 01.01.2023 auf 230 € je Tag angehoben – Förderung von pädiatrischen Leistungen (zusätzliche Bereitstellung von 300 Mio. € in den Jahren 2023 und 2024) – Förderung von Geburtshilfeabteilungen (nach Königsteiner Schlüssel für 2023 und 2024, jeweils 120 Mio. €)
19. September 2023	Politik	Antrag der Fraktion der CDU/CSU: „Vorschaltgesetz jetzt beschließen und kalte Strukturbereinigung in der deutschen Krankenhauslandschaft verhindern"	Die Bundesregierung wird mit Antrag (Drs. 20/8402) aufgefordert, ein Vorschaltgesetz auf den Weg bringen, um ungeordnete kalte Strukturbereinigungen und Masseninsolvenzen zu verhindern sowie die Krankenhausversorgung so lange stabil zu halten, bis die anstehende Krankenhausreform ihre Wirkung entfaltet. „Die Krankenhäuser in Deutschland sind u. a. durch die Energiepreissteigerungen sowie durch die inflationsbedingten Mehrkosten infolge des russischen Angriffskrieges auf die Ukraine in weiten Teilen zu einem finanziellen Notfall geworden." Hingewiesen wird auch auf die von der DKG eingebrachten Warnungen vor Insolvenzen, wonach ein Defizit von ca. 10 Mrd. € noch 2023 für alle Kliniken erwartet wird. Gefordert wird u. a. die Durchführung einer Analyse und Prognose zum zusätzlichen Finanzbedarf der Krankenhäuser bei weiter anhaltender Inflation.
8. September 2023	Politik	Rettungsdienst soll Teil der KH-Reform werden	Bundesgesundheitsminister Lauterbach kündigt auf einer Veranstaltung auf dem Charité-Campus „Benjamin Franklin" zur Präsentation des Reform-Konzepts an, noch einmal prüfen zu wollen, ob die bislang separat geplante Notfallreform nicht noch in die Krankenhausstrukturreform integriert werden kann.

Kapitel 20 · Krankenhauspolitische Chronik

Termin	Leitbegriff	Vorgang	Legende
7. September 2023	Wissenschaft	Neunte Stellungnahme und Empfehlung der Regierungskommission für eine moderne und bedarfsgerechte Krankenhausversorgung: Reform der Notfall- und Akutversorgung: Rettungsdienst und Finanzierung	Zu den Reformbedarfen der Rettungsdienste empfiehlt die Regierungskommission, dass die Anforderungen an die Struktur-, Prozess- und soweit möglich Ergebnisqualität sowie die Qualifikation des eingesetzten Personals in Leitstellen und der Notfallrettung länderübergreifend vereinheitlicht werden sollten. Ebenfalls wird die Etablierung eines Notfallversorgungsregisters mit zusammengeführten Kerndaten des KV-Notdienstes, Rettungsdienstes, von Notaufnahmen sowie perspektivisch Integrierten Notfallzentren empfohlen.
30. August 2023	Gesetzgebung	Bundeskabinett beschließt Entwürfe zum Digitalgesetz (DigiG) und Gesundheitsdatennutzungsgesetz (GDNG)	Mit dem Digital-Gesetz wird u. a. die Nutzung der elektronischen Patientenakte (ePA) im Rahmen einer Krankenhausbehandlung vorgesehen. Zur flächendeckenden Nutzung der ePA in der Versorgung soll auf eine Widerspruchslösung („Opt-out") umgestellt werden. Mit dem Gesundheitsdatennutzungsgesetz ist die Verknüpfung und Nutzung von Gesundheitsdaten für Nutzungsberechtigte vorgesehen, z. B. zu den Daten des Forschungsdatenzentrums Gesundheit mit den Daten der klinischen Krebsregister der Länder nach § 65c SGB V.
18. August 2023	Politik	Antwort der Bundesregierung (Drs. 20/8062) zur „Entbürokratisierung in der Krankenhausversorgung"	Die Kleine Anfrage der Fraktion der CDU/CSU (Drs. 20/7924) beinhaltet u. a. Fragen nach den Auswirkungen des Bürokratieaufwandes von ärztlichem und pflegerischem Personal in Krankenhäusern in Bezug auf ihre eigentliche Arbeit für Patienten sowie nach dem %ualen Anteil an der Arbeitszeit. Die Bundesregierung antwortet, dass die Dokumentation wie das Schreiben von Entlassungsberichten als genuin ärztliche und pflegerische Tätigkeiten zur „eigentlichen Arbeit" für die Patientinnen und Patienten gehört; „sie dienen insbesondere der Informationsweitergabe und der Wissensgenerierung". Darüber hinaus wird darauf hingewiesen, dass die ermittelten Zeitangaben aus der Mitgliederbefragung des Marburger Bundes zum Beispiel sämtliche administrativen und organisatorischen Aufgaben, die in Krankenhäusern unter Einbindung von Gesundheitsfachkräften erledigt werden, berücksichtigen.
17. August 2023	Qualität	Medizinischer Dienst Bund: „Behandlungsfehlerbegutachtung 2022: Immer wieder die gleichen Fehler"	Der Medizinische Dienst hat seine aktuelle Jahresstatistik zur Behandlungsfehlerbegutachtung vorgestellt. Danach wurden 2022 13.059 fachärztliche Gutachten zu vermuteten Behandlungsfehlern erstellt. Bei 3.221 Fällen wurde ein Fehler mit Schaden bestätigt, bei 2.696 Fällen war der Fehler Ursache für den erlittenen Schaden.

Termin	Leitbegriff	Vorgang	Legende
16. August 2023	Gesetzgebung	BMG gibt Entwurf eines Gesetzes zur Förderung der Qualität der stationären Versorgung durch Transparenz (Krankenhaustransparenzgesetz) in die Verbändeanhörung	Transparenz und Qualität der Krankenhausbehandlung sollen im Wesentlichen mithilfe der Errichtung und Veröffentlichung eines Transparenzverzeichnisses nachhaltig gestärkt werden. Zum 01.04.2024 sollen Informationen bezogen auf Krankenhausstandorte, zum jeweiligen Leistungsangebot, zur personellen Ausstattung und zu Qualitätsdaten ohne Personenbezug im Transparenzverzeichnis durch das BMG veröffentlicht werden. Grundlage ist die Datenaufbereitung durch das IQTIG. Dafür wird das Leistungsangebot eines jeweiligen Krankenhausstandortes differenziert nach 65 Leistungsgruppen dargestellt.
15. August 2023	Selbstverwaltung	Bundesweiter Protesttag – Kliniken fordern Inflationsausgleich	Mit einem bundesweiten Protesttag wollen die Krankenhäuser auf ihre schwierige wirtschaftliche Lage aufmerksam machen. Hierzu werden Demonstrationen in mehreren Bundesländern sowie eine Kundgebung in Berlin angekündigt. Die Kliniken fordern einen Ausgleich der durch die anhaltende Inflation stark gestiegenen Kosten.
9. August 2023	Politik	Antwort der Bundesregierung (Drs. 20/8011) zum „Tarifabschluss im öffentlichen Dienst – Sachgerechte Refinanzierung der Kosten für die Krankenhäuser"	Die Kleine Anfrage der Fraktion der CDU/CSU (Drs. 20/7736) beinhaltet u. a., die Fragen, wie sichergestellt wird, dass die Krankenhäuser durch die jüngsten Tarifabschlüsse nicht weiter in finanzielle Bedrängnis bis hin zur Insolvenz geraten sowie ob Instrumente geplant werden, um sicherzustellen, dass die Tariferhöhungen den Leistungserbringern bereits unterjährig im Jahr 2023 refinanziert werden. Darauf antwortet die Bundesregierung, dass geprüft werden soll, ob weitere Maßnahmen zur Liquiditätssicherung mit Bezug auf die Tarifkostenentwicklung notwendig sind. Bei der Prüfung wird u. a. die Finanzierbarkeit entstehender Mehrbelastungen durch die Beitragszahlenden wie durch die Arbeitgeber zu berücksichtigen sein.
26. Juli 2023	Wissenschaft	Bundesamt für Soziale Sicherung veröffentlicht Tätigkeitsbericht 2022	In dem Tätigkeitsbericht werden u. a. Angaben zu den finanziellen Zuweisungen des Krankenhausstrukturfonds, des Krankenhauszukunftsfonds sowie zu den Finanzhilfen des Gesundheitsfonds im Rahmen der Corona-Pandemie veröffentlicht. So wurden für den Bereich Krankenhäuser 500 Mio. € für die Corona-Prämie 2022 für Pflegekräfte, ca. 4,08 Mrd. € für Ausgleichszahlungen wegen der Nichtbelegung von Betten (Ausgleichszeitraum: 15.11.2021 bis 18.04.2022) und 3,06 Mrd. € für den Versorgungsaufschlag aufgrund von Sonderbelastungen durch das Coronavirus SARS-CoV-2 (Ausgleichszeitraum: 01.11.2021–30.06.2022) bereitgestellt.

Kapitel 20 · Krankenhauspolitische Chronik

Termin	Leitbegriff	Vorgang	Legende
13. Juli 2023	Gesetzgebung	BMG gibt Entwurf eines Gesetzes zur Beschleunigung der Digitalisierung des Gesundheitswesens (Digitalgesetz – DigiG) in die Verbändeanhörung	Der Referentenentwurf enthält u. a. Konkretisierungen zur Speicherung von Daten in der elektronischen Patientenakte sowie zu deren Zugriffsberechtigungen oder Übermittlung an die Versicherten.
7. Juli 2023	Wissenschaft	Medizinischer Dienst Bund „Strukturprüfungen im Krankenhaus: Mindestanforderungen werden nicht immer eingehalten"	Der Medizinische Dienst Bund zieht als Fazit seiner aktuellen Auswertung aus 8.900 OPS Strukturprüfungen zu technischen, organisatorischen und personellen Anforderungen (Strukturmerkmale): „Krankenhäuser erfüllen in vielen, aber nicht in allen Fällen die geforderte Qualität, um bestimmte Leistungen anbieten und (...) abrechnen zu können. Das gilt auch für Leistungen zur Versorgung von Menschen mit schweren und schwersten Erkrankungen". Danach waren die strukturellen Voraussetzungen für insgesamt 54 Krankenhausleistungen in 92,5 % der im vergangenen Jahr geprüften Fälle erfüllt. Jede dritte Prüfung (36 %) wurde zu intensivmedizinischen oder palliativmedizinischen Leistungen oder zur Behandlung von Menschen mit Schlaganfall auf einer Stroke Unit durchgeführt. In 9,2 % der geprüften Fälle waren die Voraussetzungen nicht ausreichend erfüllt.
7. Juli 2023	Gesetzgebung	Bundesrat billigt das Gesetz zur Änderung des Erdgas-Wärme-Preisbremsengesetzes, zur Änderung des Strompreisbremsegesetzes sowie zur Änderung weiterer energiewirtschaftlicher, umweltrechtlicher und sozialrechtlicher Gesetze	Das Gesetz sieht u. a. eine zweite pauschale Zahlung i. H. v. insgesamt 2,5 Mrd. € an Krankenhäuser zum Ausgleich für die Steigerungen indirekter Energiekosten vor. Darüber hinaus wird geregelt, dass Krankenhäuser die Kosten einer durchgeführten Energieberatung i. H. v. bis zu 7.500 bzw. 10.000 € erstattet bekommen können.

Termin	Leitbegriff	Vorgang	Legende
6. Juli 2023	Politik	Abschluss GMK: BMG/Position der Länder zum Eckpunktepapier „Krankenhausreform" vorgelegt	In den finalen Eckpunkten einer Krankenhausreform ist u. a. für die Vorhaltung von Strukturen in Krankenhäusern die Einführung einer Vorhaltevergütung vorgesehen. Diese soll weitgehend unabhängig von der Leistungserbringung sein und sich an Leistungsgruppen orientieren, die definierten Qualitätskriterien unterliegen. Darüber hinaus ist die Etablierung der Sektorenübergreifenden Versorger („Level 1i-Krankenhäuser") für die sektorenübergreifende und integrierte Gesundheitsversorgung geplant. Entwickeln sollen sich diese regelhaft aus dem stationären Bereich, insbesondere durch die Umwandlung bisheriger Krankenhäuser oder auch aus ambulanten Versorgungsmodellen heraus. Im Rahmen der GMK bestand Dissens u. a. zur bundesgesetzlichen Finanzierung der Reform, zur Sicherung der Liquidität der Krankenhäuser und zur Vermeidung eines kalten Strukturwandels in den Jahren 2024, 2025. Dies betrifft auch Tarifsteigerungen sowie gestiegene Energiekosten.
6. Juli 2023	Selbstverwaltung	DKG zur G-BA Entscheidung: „G-BA schränkt die ambulante Notfallversorgung am Krankenhaus zum Nachteil der Patienten ein"	Die Entscheidung des G-BA hat aus Sicht der DKG „zur Folge, dass ein wesentlicher Teil von hilfesuchenden Patientinnen und Patienten an Tresen der Notaufnahmen in den Krankenhäusern abgewiesen werden muss, ohne dass der konkrete Hilfebedarf der Patienten durch eine ärztliche Untersuchung eingeschätzt wird. (…) Da bis heute und auch absehbar kein valides Ersteinschätzungsverfahren existiert, das es erlaubt, ambulante Notfälle medizinisch exakt und verlässlich in dringende und weniger dringende Fälle einzuteilen, hatte sich die DKG bis zuletzt im G-BA dafür eingesetzt, dass Krankenhäuser keine Patienten abweisen müssen, ohne dass eine ärztliche Einschätzung der Dringlichkeit und ggfs. eine Erstversorgung erfolgt".
6. Juli 2023	Selbstverwaltung	G-BA definiert Vorgaben für das Ersteinschätzungsverfahren in Notaufnahmen	Durch die Richtlinie des G-BA werden u. a. Mindestanforderungen an das Verfahren zur Ersteinschätzung, das digitale Assistenzsystem und die Qualifikation des beteiligten medizinischen Personals vorgegeben. Damit soll verlässlich beurteilt werden, wie dringend bei Hilfesuchenden der Behandlungsbedarf ist.
4. Juli 2023	Politik	Antrag der Mitglieder der Links-Fraktion (Drs. 20/7568): Keine Krankenhausschließungen aus wirtschaftlichen Gründen – Defizitausgleich als Vorschaltgesetz vor Krankenhausreform	Aufgrund der schlechten wirtschaftlichen Situation der Krankenhäuser wird die Bundesregierung zur Einbringung eines Gesetzentwurfs aufgefordert, u. a. sollen darin die Defizite aller Krankenhausträger, die aus dem Betrieb von Plankrankenhäusern entstehen, bis zum finanzwirksamen Inkrafttreten einer umfassenden Krankenhausreform ausgeglichen werden.

Kapitel 20 · Krankenhauspolitische Chronik

Termin	Leitbegriff	Vorgang	Legende
3. Juli 2023	Selbstverwaltung	Änderungsvereinbarung vom 03.07.2023 zur Vereinbarung zur Finanzierung der bei den Krankenhäusern entstehenden Ausstattungs- und Betriebskosten im Rahmen der Einführung und des Betriebs der Telematikinfrastruktur gemäß § 377 Absatz 3 SGB V	Mit der Vereinbarung haben sich GKV und DKG geeinigt: Für Digitalprojekte, die im Rahmen des KHZG eingeführt werden, wurde die Frist zur Fertigstellung bis zum 31.12.2024 um ein Jahr verlängert. Eine Nichteinhaltung der festgelegten Umsetzungsfrist ab dem 01.01.2025 geht mit Sanktionen (bis zu 2 % des Rechnungsbetrages je voll- bzw. teilstationären Fall) einher. Ebenfalls wurde die Frist für Anwendungen wie ein Patientenportal und die Behandlungsdokumentation verlängert.
28. Juni 2023	Politik	Antwort der Bundesregierung (Drs. 20/7493) zu den Auswirkungen der avisierten Novellierung des Gebäudeenergiegesetzes auf Krankenhäuser, Reha-Kliniken und Einrichtungen der Altenpflege	Auf die Kleine Anfrage der Fraktion der CDU/CSU (Drs. 20/7176) antwortet die Bundesregierung auf die Fragen zur relevanten Gesamtanzahl der Gebäude von Krankenhäusern, die nach jeweiligen Beheizungsarten (Wärmepumpen, Fernwärme, Hybridheizungen, Wasserstoff etc.) heizen, dass aus eigenen Erhebungen keine Erkenntnisse vorliegen. Zur Frage, wie hoch der durchschnittliche Investitionsbedarf in Krankenhäusern für einen etwaigen Heizungsaustausch samt weiterer erforderlicher Maßnahmen ist, wird geantwortet, dass der durchschnittliche Investitionsbedarf je Krankenhaus nicht ermittelt werden kann, da diese in Bezug auf ihre Energieeffizienz sehr heterogen aufgestellt sind sowie der Investitionsbedarf stark von der Größe der Krankenhäuser abhängt.
28. Juni 2023	Wissenschaft	Rd. 1.500 Krankenhausbehandlungen im Jahr bedingt durch Hitze und Sonnenlicht	Wie Destatis mitteilt, führten Hitzschläge, Sonnenstiche und andere durch Hitze oder Sonnenlicht verursachte Schäden im Durchschnitt der Jahre 2001 bis 2021 zu knapp 1.500 Krankenhausbehandlungen jährlich.
23. Juni 2023	Politik	Bundestag beschließt Energiepreisbremse	Mit dem Beschluss stehen zwei Drittel der Energiehilfen (4,0 von 6,0 Mrd. €) für die indirekte Förderung zur Verfügung. Für die konkret nachgewiesenen Kostensteigerungen der leitungsgebundenen Energieträger verbleiben damit 2,0 Mrd. €.
22. Juni 2023	Wissenschaft	Qualität rettet Leben	Werden komplizierte medizinische Behandlungen ausschließlich in dafür spezialisierten Kliniken durchgeführt, verbessert sich die Versorgungsqualität und häufig auch die Wahrscheinlichkeit mehr Leben zu retten, etwa bei Schlaganfällen und Krebserkrankungen. Zu diesem Schluss kommt eine Potenzialanalyse der „Regierungskommission für eine moderne und bedarfsgerechte Krankenhausversorgung", die heute in Berlin vorgestellt wurde. Anhand von Fallbeispielen hat die Regierungskommission untersucht, wie sich Spezialisierung und Erfahrung auf den Erfolg der Krankenhausbehandlung auswirken.

Termin	Leitbegriff	Vorgang	Legende
15. Juni 2023	Wissenschaft	Krankenhaus Rating Report 2023 – ein Drittel der Kliniken 2021 mit Jahresverlust	Der Krankenhaus Rating Report 2023 zeigt auf, dass sich die wirtschaftliche Lage der Krankenhäuser im Jahr 2021 weiter verschlechtert hat. 11 % lagen im „roten Bereich" mit erhöhter Insolvenzgefahr. Maßgeblich für die schlechtere wirtschaftliche Lage der Kliniken war der Rückgang der Ausgleichszahlungen im Rahmen der Covid-19-Pandemie bei einem nach wie vor geringen Leistungsniveau der Krankenhäuser.
12. Juni 2023	Selbstverwaltung	Einigung zur Tagesbehandlung	DKG und GKV-SV treffen eine Abrechnungsvereinbarung für Tagesbehandlungen (§ 115e SGB V). Für Krankenhäuser, die Behandlungen ohne Übernachtung erbringen, wird eine „Übernachtungspauschale" (circa 150 €) vom DRG-Erlös abgezogen. Der Abzugsbetrag wird durch Multiplikation der Anzahl der Nächte mit dem Faktor 0,04 und dem im jeweiligen Bundesland für die Abrechnung geltenden Landesbasisfallwert berechnet.
9. Juni 2023	Gesetzgebung	BMG gibt Entwurf eines Gesetzes zur verbesserten Nutzung von Gesundheitsdaten (Gesundheitsdatennutzungsgesetz – GDNG) in die Verbändeanhörung	Mit dem Referentenentwurf wird u. a. das Ziel verfolgt, die im Forschungsdatenzentrum (FDZ) vorliegenden Abrechnungsdaten der gesetzlichen Krankenkassen für Nutzungsberechtigte breiter und schneller nutzbar zu machen, z. B. für die Planung von Leistungsressourcen oder für die Krankenhausplanung.
1. Juni 2023	Politik	Bund und Länder verständigen sich auf Grundstrukturen – Level bleiben strittig	In der Pressekonferenz teilten sowohl Bundesgesundheitsminister Lauterbach (SPD) – für den Bund – als auch Hamburgs Gesundheitssenatorin Melanie Schlotzhauer (SPD) sowie die Landesgesundheitsminister aus NRW und Baden-Württemberg Karl-Josef Laumann (CDU) und Manne Lucha (Grüne) – für die Länder – mit, dass sie sich bzgl. der Krankenhausreform auf eine Grundstruktur auf Grundlage der von NRW definierten Leistungsgruppen sowie bundesweit einheitliche Qualitätskriterien geeinigt haben. Die Länder lehnen jedoch nach wie vor die vom Bund definierten und vorgegebenen Level ab. Am 29. Juni sollen jedoch die Eckpunkte zur Reform vorgestellt werden.
31. Mai 2023	Selbstverwaltung	Quote korrekter Krankenhausabrechnungen gesunken	Der GKV-Spitzenverband veröffentlicht die Statistik zur Abrechnungsprüfung für das erste Quartal 2023. 700 Krankenhäuser (41,3 %) hatten im 1. Quartal 2023 60 % oder mehr als 60 % unbeanstandete Rechnungen. Daraus resultieren für das 3. Quartal 2023 Prüfquoten von 5 % und eine Aufschlagshöhe von 0 %. Im Vergleich dazu waren es im 4. Quartal 2022 noch 760 Krankenhäuser (45 %).

Kapitel 20 · Krankenhauspolitische Chronik

Termin	Leitbegriff	Vorgang	Legende
26. Mai 2023	Politik	Patienten aus der Notaufnahme sollen nicht in die Vertragsarztpraxis weitergeleitet werden	Mit einem Änderungsantrag zum Pflegeunterstützungs- und -entlastungsgesetz (PUEG) beschließt der Deutsche Bundestag mehrheitlich eine Neuerung bei der Ersteinschätzungs-Richtlinie für Notfallpatienten im Krankenhaus. In der Richtlinie soll der GBA festlegen, nach welchen Kriterien Notfallpatienten in die richtige Versorgungsebenen gesteuert werden können. Außer der Behandlung schwerer Fälle in der Notaufnahme des Krankenhauses war ursprünglich vorgesehen, dass Patienten an eine Krankenhaus-Notdienstpraxis oder in die vertragsärztliche Versorgung weitergeleitet werden. Dem Beschluss zufolge wird eine Weiterleitung von der Krankenhaus-Notaufnahme an Praxen grundsätzlich nicht mehr möglich sein.
25. Mai 2023	Politik	Milliardenhilfen für die Krankenhäuser zum Ausgleich der Inflationsbelastung	Im Deutschen Bundestag wird im Rahmen der 1. Lesung das Erdgas-Wärme-Preisbremsen- und Strompreisbremsengesetz beraten. Zum Ausgleich der Inflationsbelastung sollen rd. 2,5 Mrd. € als pauschale Energiehilfen an die Krankenhäuser ausgezahlt werden.
24. Mai 2023	Politik	Bund will Pflegestudium finanziell unterstützen	Auf Vorschlag des BMG und des Bundesministeriums für Familie, Senioren, Frauen und Jugend (BMFSFJ) beschließt das Bundeskabinett, dass Studierende in Pflegestudiengängen an Hochschulen künftig für die Dauer ihres Studiums eine „angemessene Vergütung" erhalten sollen.
23. Mai 2023	Politik	Kaminabend zur Krankenhausreform	Im vertraulichen Kamingespräch hat Bundesminister Lauterbach den Ländern die angekündigte Zuordnung der Kliniken zu den Leveln präsentiert. Demnach fallen 1.111 der 1.719 somatischen Klinikstandorte in das Level 1, 472 ins Level 2 und 137 ins Level 3. Von den 1.111 Häusern im Level 1 sind 422 Kliniken jene mit Notfallversorgungsstatus (Level 1n). Die übrigen Häuser dieses Levels sind entweder Level 1i oder potenzielle Fachkliniken (Level F), für die es aber noch keine Definition gibt.
23. Mai 2023	Wissenschaft	Zahl der stationären Hautkrebsbehandlungen binnen 20 Jahren um 75 % gestiegen	105.700 Menschen wurden 2021 mit der Diagnose Hautkrebs im Krankenhaus stationär behandelt. Das waren knapp 75 % mehr Fälle als im Jahr 2001, so Destatis.
17. Mai 2023	Selbstverwaltung	Jahresbericht 2022 der Deutschen Stiftung Organtransplantation	Das Jahr 2022 war insbesondere im ersten Quartal durch einen unerwarteten Rückgang bei der Zahl der Organspenden und Transplantationen geprägt.
16. bis 19. Mai 2023	Selbstverwaltung	127. Deutscher Ärztetag	Klaus Reinhardt, Präsident der BÄK, bezeichnet es für einen „schweren politischen Fehler", dass Bundesgesundheitsminister Lauterbach das Engagement der ärztlichen Kolleginnen und Kollegen als Lobbyismus diskreditiere, statt das wertvolle Erfahrungswissen für die gesundheitspolitische Arbeit zu nutzen. Reinhardt, der sich bei den Wahlen knapp gegen die Herausforderin Dr. Susanne Johna vom Marburger Bund durchsetzte, wurde zudem als Präsidenten der Bundesärztekammer bestätigt.

Termin	Leitbegriff	Vorgang	Legende
12. Mai 2023	Politik	Pflegekräfte wollen eine angemessene Bezahlung, mehr Kolleginnen und Kollegen und digitale Entlastung	Pflegekräfte und Auszubildende in der Pflege wünschen sich im Beruf nicht nur eine angemessene Bezahlung und mehr Kolleginnen und Kollegen. Sie wollen auch mehr Unterstützung bei der Kinderbetreuung, verlässliche Dienstpläne und mehr digitale Unterstützung sowie Entlastung im Arbeitsalltag. Das sind die Ergebnisse einer Studie des BMG zur Arbeitsplatzsituation in der Akut- und Langzeitpflege, die anlässlich des Internationalen Tags der Pflegenden veröffentlicht wird.
11. Mai 2023	Politik	Patienten ohne Ersteinschätzung sollen 20 € Notfallgebühr bezahlen	In dem Antrag, den die Mitglieder der AG Gesundheit der CDU/CSU-Bundestagsfraktion beraten, wird u. a. vorgeschlagen, dass Patienten, die ohne eine vorherige telefonische Ersteinschätzung die Krankenhaus-Notaufnahme beanspruchen, eine Gebühr von 20 € zahlen sollen. Die CDU/CSU-Fraktion bringt diese Forderung aber nicht ein. Stattdessen wird im beschlossenen Antrag (Drs. 20/7194) nur eine „Öffentlichkeitskampagne" gefordert.
8. Mai 2023	Politik	Klausur des Koordinierungskreises zur Krankenhausreform	Im Rahmen der Klausurtagung, die primär zur Vorbereitung des Treffens der Bund-Länder-Gruppe am 23. Mai dienen soll, wurde bekannt, dass die Geburtshilfe nicht auf Level 2 beschränkt bleiben soll, sondern auch Level-1-Häusern zugeordnet werden kann. Außerdem soll es eine neue Level-Kategorie „F" für Fachkliniken einschließlich Bundeswehrkrankenhäuser und berufsgenossenschaftliche Kliniken geben.
3./4. Mai 2023	Politik	Krankenhausplanung soll Ländersache bleiben	Die Amtschefkonferenz (ACK) macht deutlich, dass die Bundesländer bei der geplanten Krankenhausreform ihren Widerstand gegen die Einführung von vorgegebenen und bundeseinheitlichen Versorgungsstufen aufrechterhalten wollen. Darüber hinaus fordern sie u. a. zusätzliche Bundesmittel, um den Umbau der Krankenhausstrukturen durch Strukturfondsgelder zu finanzieren.
1. Mai 2023		Schutz vor Cyberangriffen scharf gestellt	Krankenhäuser müssen ab sofort IT-Systeme nutzen, die Cyberangriffe auf Endgeräten und dem Netzwerk erkennen können. Dies ist nun Pflicht für jedes Krankenhaus in Deutschland mit mehr als 30.000 stationären Fällen pro Jahr – rund 150 Krankenhäuser werden somit durch die Kritis-Verordnung als Kritische Infrastruktur definiert.
27. April 2023	Rechtsprechung	Bürgerklagen gegen Klinikschließungen sind nicht zulässig	Der 1. Senat des OVG des Landes Sachsen-Anhalt hat entschieden (Az.: 1 L 51/22), dass weder Bürger noch Vereine gerichtlich gegen die Schließung eines Krankenhauses vorgehen können. Die einschlägigen Gesetze – Krankenhausfinanzierungsgesetz (KHG) und Krankenhausgesetz Sachsen-Anhalt (KHG LSA) – sehen eine individuelle Klagemöglichkeit nicht vor.
25. April 2023	Politik	Erprobung PPR	Das BMG hat den Auftrag für die Erprobung der PPR 2.0 nach § 137k SGB V an das Wirtschaftsprüfungsunternehmen KPMG vergeben. Der Abschlussbericht muss Ende August 2023 vorliegen und soll Grundlage für eine Verordnung sein, die dann Ende November die Einführung der PPR 2.0 regeln soll.

Kapitel 20 · Krankenhauspolitische Chronik

Termin	Leitbegriff	Vorgang	Legende
23. April 2023	Politik	Tarifabschluss für den öffentlichen Dienst	Nach zähen Tarifverhandlungen haben sich Bund, Kommunen und Gewerkschaften verständigt: Rund 2,5 Mio. Beschäftigte im öffentlichen Dienst profitieren vom Tarifabschluss (TVöD). Die DKG fordert in diesem Zusammenhang die Politik dazu auf, die Kosten des „teuersten Tarifabschlusses aller Zeiten zu refinanzieren".
23. April 2023	Politik	BM Lauterbach will beim Energiegesetz Ausnahmen für Kliniken	Bundesgesundheitsminister Lauterbach will Krankenhäuser und Pflege- und Reha-Einrichtungen von der Austauschpflicht für Öl- und Gasheizungen in bestimmten Fällen befreien. Voraussetzung dafür soll sein, dass die Investitionen sonst „eine unverhältnismäßige Belastung für die Gesundheitseinrichtungen darstellen und die Aufrechterhaltung des Betriebs gefährden" würden.
21. April 2023	Qualität	StrOPS-Richtlinie 2023	Krankenhäuser können beim Medizinischen Dienst (MD) die Begutachtung von Strukturmerkmalen von abrechnungsrelevanten Operationen- und Prozedurenschlüssel (OPS) beantragen. Grundlage dafür ist die Richtlinie „Regelmäßige Begutachtungen zur Einhaltung von Strukturmerkmalen von OPS-Kodes nach § 275d SGB V (StrOPS-RL) (OPS-Version 2023)". Diese wurde vom MD-Bund im Februar 2023 erlassen und jetzt vom BMG genehmigt.
19. April 2023	Wissenschaft	Pflege-Ausbildung finanziell attraktiv	Wie Destatis mitteilt, verdienten Auszubildende in Deutschland im Jahr 2022 im Erhebungsmonat April über alle Ausbildungsjahre hinweg im Durchschnitt 1.057 € brutto im Monat. Überdurchschnittlich viel verdienten 2022 Auszubildende in Gesundheits- und Pflegeberufen: Ihr Monatsverdienst lag im Schnitt bei 1.139 € brutto.
12. April 2023	Politik	Krankenhäuser erhielten rund 21 Mrd. € in der Coronapandemie	Der Antwort der Bundesregierung (Drs. 20/6241) auf eine Kleine Anfrage der CDU/CSU-Bundestagsfraktion ist zu entnehmen, dass Krankenhäuser während der Zeit der Coronapandemie Versorgungsaufschläge und Ausgleichszahlungen in Höhe von rund 21 Mrd. € erhalten haben.
5. April 2023	Politik	Bundeskabinett beschließt weitergehende pauschale Auszahlung der Energiehilfen	Mit dem Beschluss zur Änderung des Erdgas-Wärme-Preisbremsengesetzes sollen weitere 2,5 Mrd. € der 6 Mrd. € aus dem Energiekosten-Hilfepaket pauschal an die Krankenhäuser ausgezahlt werden. Bisher wurden bereits 1,5 Mrd. € als Unterstützung für die indirekten Energiekostensteigerungen ausgezahlt.
5. April 2023	Wissenschaft	Gesundheitsausgaben steigen auf 474,1 Mrd. €	Die Gesundheitsausgaben in Deutschland sind laut Destatis im 2021 um 7,5 % auf 474,1 Mrd. € gestiegen. Das waren 5.699 € je Einwohnerin und Einwohner. Dies ist der stärkste Anstieg seit Beginn der Berechnungen im Jahr 1992.

Termin	Leitbegriff	Vorgang	Legende
4. April 2023	Wissenschaft	Rückgang bei neuen Auszubildenden in der Pflege	Die Ausbildung zur Pflegefachfrau bzw. zum Pflegefachmann wird seit 2020 angeboten. Während im Jahr 2021 noch 56.300 neue Ausbildungsverträge in der Pflege abgeschlossen wurden, waren es 2022 nur 52.300 (minus 6 %). Insgesamt waren laut Destatis im Jahr 2022 rd. 146.500 Menschen in der Ausbildung zur Pflegefachperson.
4. April 2023	Wissenschaft	Rechtsgutachten sieht Vereinbarkeit von Leistungsbereichen und -gruppen mit Grundrechten der Krankenhausträger vor	Die Einführung eines an Leistungsbereichen und Leistungsgruppen orientierten Systems zur Krankenhausplanung sowie die Festlegung von Kriterien, die der Bedarfsermittlung im stationären Bereich dienen, ist mit den Grundrechten der privaten und gemeinnützigen Krankenhausträger vereinbar. Zu diesem Ergebnis kommt Prof. Kluth vom Lehrstuhl für Öffentliches Recht an der Universität Halle-Wittenberg in einem vom AOK-Bundesverband in Auftrag gegebenen Rechtsgutachten zur geplanten Krankenhausreform.
31. März 2023	Selbstverwaltung	Änderungsvereinbarung vom 31.03.2023 zur Vereinbarung nach § 26f Absatz 9 Krankenhausfinanzierungsgesetz über den Nachweis der Bezugskosten für leitungsgebundenes Erdgas, leitungsgebundene Fernwärme und leitungsgebundenen Strom (EWS-Kostenausgleich-Nachweisvereinbarung)	Mit der EWS-Kostenausgleich-Nachweisvereinbarung vom 23.01.2023 wurde das Nähere zum Nachweis der Bezugskosten für leitungsgebundenes Erdgas, leitungsgebundene Fernwärme und leitungsgebundenen Strom geregelt. Mit der Änderungsvereinbarung wurden Klarstellungen zur Ermittlung der Vergleichskosten getroffen, sofern mit Energieträgern der monatliche Ist-Verbrauch anstelle von Abschlagszahlungen abgerechnet wird.
31. März 2023	Selbstverwaltung	DKG zur Inflationsproblematik „Kliniken verzeichnen fast 9 Mrd. € Defizit"	Das Gesamtdefizit der Krankenhäuser infolge der Inflationskrise beläuft sich zum Monatsende auf 8,95 Mrd. €, so das Ergebnis einer Berechnung der DKG. „Demnach häufen die deutschen Kliniken jeden Monat rund 740 Mio. zusätzliches Defizit an. Ursache dafür sind die stark gestiegenen Preise seit dem Beginn des russischen Angriffs auf die Ukraine. Die Bundesregierung hat es bisher versäumt, mit einem Inflationsausgleich die immense wirtschaftliche Last von den Krankenhäusern zu nehmen. 96 % der deutschen Kliniken können ihre Ausgaben nicht mehr aus den laufenden Einnahmen finanzieren".

Kapitel 20 · Krankenhauspolitische Chronik

Termin	Leitbegriff	Vorgang	Legende
31. März 2023	Politik	MPK-Ost-Treffen mit Karl Lauterbach: Regierungschefinnen und -chefs der ostdeutschen Länder haben ihre Forderungen zur Krankenhausreform formuliert	Die Ängste vor einem Krankenhaussterben als Folge der geplanten Krankenhausreform hält Bundesgesundheitsminister Lauterbach für unbegründet: „Zum jetzigen Zeitpunkt könne niemand eine Aussage treffen, Kliniken würden durch die Reform verschwinden (...). ‚Ich kann nur sagen, dass Kliniken verschwinden, wenn wir die Reform nicht machen'." (dpa, 2023). Zwar sprechen sich die Regierungschefinnen und -chefs für eine Krankenhausreform aus, allerdings müssten die regionalen Strukturen berücksichtigt werden und die Gestaltung den Ländern, Krankenkassen sowie Kommunen überlassen werden. Ministerpräsidentin Manuela Schwesig (SPD) und Ministerpräsident Michael Kretschmer (CDU) sprachen auch die medizinische Versorgung im ländlichen Raum an. So dürfe eine zunehmende Spezialisierung der Krankenhäuser nicht dazu führen, dass Patienten dann 50/60 km bis zu einem Spezialisten fahren müssen. Lauterbach versprach Modellrechnungen vorzulegen, die für mehr Klarheit sorgen sollen.
30. März 2023	Wissenschaft	BMWK „Vorstellung der gesundheitswirtschaftlichen Gesamtrechnungen"	Das Bundeswirtschaftsministerium für Wirtschaft und Klimaschutz (BMWK) veröffentlicht die Ergebnisse der Gesundheitswirtschaftlichen Gesamtrechnung (GGR) für 2022. Demnach wuchsen die stationären Einrichtungen in den vergangenen 10 Jahren um 4 % in der Wertschöpfung.
28. März 2023	Politik	Antwort der Bundesregierung (Drs. 20/6241) zu Hilfszahlungen für Krankenhäuser zur Abfederung der Energiepreissteigerungen und der inflationsbedingten Mehrkosten	Auf die Kleine Anfrage der CDU/CSU-Bundestagsfraktion (Drs. 20/5926) antwortet die Bundesregierung, dass sie keine eigene Prognose zur Höhe der inflationsbedingten Mehrkosten der Krankenhäuser für die Jahre 2022 bis 2024 (jeweils im Vgl. zum Jahr 2021) erstellt hat. Auch wurde keine exakte Berechnung für die nach § 26f des Krankenhausfinanzierungsgesetzes (KHG) vorgesehen Aufteilung von 6 Mrd. € in 4,5 Mrd. € zum Ausgleich nachweispflichtiger direkter Energiemehrkosten und 1,5 Mrd. € zur pauschalen Abdeckung indirekter energiebedinger Kostensteigerungen zugrunde gelegt. Aufgrund der herausragenden Bedeutung der Krankenhäuser für die öffentliche Daseinsvorsorge werden „diese Mittel pauschal, unbürokratisch und ohne weitere Nachweise der tatsächlich entstandenen indirekten Energiemehrkosten" den Krankenhäusern gewährt.
9. März 2023	Politik	BMG stellt Digitalisierungsstrategie für das Gesundheitswesen und die Pflege „Gemeinsam Digital" vor	Mit zahlreichen Akteuren wurde eine Digitalisierungsstrategie für das Gesundheitswesen und die Pflege erarbeitet. Für den Krankenhausbereich wird darin angestrebt, dass „50 % aller im Rahmen des Krankenhauszukunftsfonds geförderten Krankenhäuser bis zum Jahresende 2025 den digitalen Reifegrad in mindestens zwei Kategorien um mindestens zwei Stufen verbessern (entsprechend Reifegradmodell DigitalRadar)".

Termin	Leitbegriff	Vorgang	Legende
28. Februar 2023	Selbstverwaltung	DKG: Nur wenige Krankenhäuser können Energiehilfen abrufen	In einer Pressemitteilung der DKG wird beklagt, dass die im Jahr 2022 vom Bundesgesundheitsminister Lauterbach versprochenen Energiehilfen nicht bei den Krankenhäusern ankommen. „Nur etwa 37 Mio. der für den Zeitraum bis Dezember 2022 in Aussicht gestellten 710 Mio. € fließen in die Krankenhäuser. Konstruktionsfehler im Härtefallfonds machen es den Kliniken unmöglich, trotz der immens gestiegenen Kosten die Hilfen zu erhalten".
28. Februar 2023	Politik	Bundesministerium für Gesundheit „Neuer Sachverständigenrat Gesundheit & Pflege konstituiert sich."	Der Sachverständigenrat Gesundheit & Pflege ist zu seiner konstituierenden Sitzung im Bundesministerium für Gesundheit zusammengetreten. In der Sitzung wurde Prof. Michael Hallek zum Vorsitzenden und Prof. Melanie Messer sowie Prof. Jonas Schreyögg zu den stellvertretenden Vorsitzenden gewählt. In dem anschließenden persönlichen Treffen mit BM Lauterbach wurde insbesondere das Thema „Fachkräfte im Gesundheitswesen" erörtert. Bereits in dem Berufungsschreiben hatte der Minister die Ratsmitglieder gebeten, in einem ersten Gutachten die aktuellen Rahmenbedingungen sowie zukünftigen Handlungsmöglichkeiten für die Fachkräftesicherung zu untersuchen.
28. Februar 2023	Politik	Bundesamt für Soziale Sicherung „Krankenhauszukunftsfonds: 3 Mrd. € Fördermittel nahezu vollständig ausgezahlt"	Die mit dem Krankenhauszukunftsfonds bereitgestellten Mittel zur Förderung von Investitionen in die digitale Infrastruktur und Informationssicherheit deutscher Krankenhäuser wurden nahezu ausgeschöpft. Über 6.000 Anträge auf Förderung von Digitalisierungsvorhaben wurden beim BAS bis zum 31.12.2021 durch die Länder gestellt.
23. Februar 2023	Politik	Internetauftritt des Deutschen Bundestages erzielte 2022 einen neuen Höchstwert	Mit 73,9 Mio. Seitenabrufen im Jahr 2022 erzielte der Internetauftritt des Deutschen Bundestages einen neuen Höchstwert. Darunter waren am stärksten die Berichte zum Steuerentlastungsgesetz 2022, zur Corona-Impfpflicht und zum Infektionsschutzgesetz nachgefragt.
21. Februar 2023	Gesetzgebung	BMG gibt Referentenentwurf einer Ersten Verordnung zur Änderung der Verordnung zur Aussetzung von Verpflichtungen nach § 28b Absatz 1 des Infektionsschutzgesetzes in die Verbändeanhörung	Aufgrund dieser Verordnungsermächtigung wird im Infektionsschutzgesetz die Verpflichtung zum Tragen einer Atemschutzmaske sowie zum Vorlegen eines Testnachweises in Krankenhäusern, Rehabilitationseinrichtungen und Pflegeeinrichtungen vom 01.03.2023 bis zum Ablauf des 07.04.2023 ausgesetzt. Diese Änderung gilt nicht für Besucherinnen und Besucher in diesen Einrichtungen.
15. Februar 2023	Wissenschaft	Ein Drittel aller Krankenhäuser bietet Geburtshilfe an	Laut Destatis (Nr. N 009) lag die Kaiserschnittrate 2021 bei 30,9 %, d. h. fast jede dritte Geburt in einem Krankenhaus ist durch einen Kaiserschnitt erfolgt. Dabei werden große regionale Unterschiede deutlich. Anteil der Kaiserschnittrate: Saarland 36,4 %, Hamburg 34,3 %, Brandenburg 27,4 % und Sachsen 26,1 %. Darüber hinaus führten 32,4 % der 1.887 Krankenhäuser Entbindungen durch.

Kapitel 20 · Krankenhauspolitische Chronik

Termin	Leitbegriff	Vorgang	Legende
13. Februar 2023	Wissenschaft	Vierte Stellungnahme und Empfehlung der Regierungskommission für eine moderne und bedarfsgerechte Krankenhausversorgung „Reform der Notfall- und Akutversorgung in Deutschland – Integrierte Notfallzentren und Integrierte Leitstellen" vorgelegt	Aufgrund von defizitären Strukturen anderer Versorgungsbereiche leidet die Notfall- und Akutmedizin stark als „Auffangfunktion". In der Stellungnahme empfiehlt die Regierungskommission u. a. den flächendeckenden Aufbau einer integrierten Leitstelle (ILS), durch die Hilfesuchende initial nach telefonischer oder telemedizinischer Ersteinschätzung der für sie am besten geeigneten Notfallstruktur zugewiesen werden. In die ILS sollten die beiden Notfallnummern 112 und 116117 einlaufen (durch digitale oder strukturelle Verbindungen) und eine ständige Erreichbarkeit muss sichergestellt werden. In allen Krankenhäusern der erweiterten Notfallversorgung (Stufe 2) und umfassenden Notfallversorgung (Stufe 3) sind Integrierte Notfallzentren (INZ) aufzubauen.
13. Februar 2023	Selbstverwaltung	DKG legt Struktur- und Finanzierungsvorschläge zur aktuellen Debatte um eine Krankenhausreform sowie eine Auswirkungsanalyse vor	Zum vorgestellten Reformkonzept für Krankenhäuser durch die Regierungskommission hat die DKG die Auswirkungen auf Basis öffentlich zugänglicher Daten untersuchen lassen. Demnach wären „von den heute rund 1.700 Standorten ca. 630 entweder dem neuen Level 1i zugehörig" oder hätten keine Level-Zuordnung. „Etwa 830 Kliniken wären Level 1n". Kernelemente des DKG-Konzeptes stellen u. a. bundeseinheitliche Leistungsgruppen zur Krankenhausplanung und ein länderübergreifendes Stufenkonzept zur Einordnung der Krankenhäuser dar, neben der Etablierung eines Strukturfonds und einer Vorhaltefinanzierung.
8. Februar 2023	Rechtsprechung	BGH-Urteil: Keine Bedenkzeit zwischen ärztlicher Aufklärung vor einer medizinischen Behandlung und der erteilten Einwilligung erforderlich	Der Bundesgerichtshof hat die Vorgaben zu den zeitlichen Maßstäben zwischen der ärztlichen Aufklärung vor einer medizinischen Behandlung und der vom Patienten erteilten Einwilligung konkretisiert (BGH, Urt. v. 20.12.2022, VI ZR 375/21). Demnach obliegt es dem Patienten, zu welchem Zeitpunkt dieser nach ordnungsgemäßer – insbesondere rechtzeitiger – Aufklärung seine Entscheidung über die Erteilung oder Versagung seiner Einwilligung trifft. Eine zwingende Bedenkzeit muss demnach nicht eingehalten werden.
8. Februar 2023	Politik	AKG-Kliniken: Stabile Notfallversorgung schafft Vertrauen für Reformen	Die Allianz Kommunaler Großkrankenhäuser (AKG) fordert die Bundesregierung aufgrund von dauerhaft überlasteten Notaufnahmen auf, eine Reform der Notfallversorgung zum integralen Bestandteil der angestrebten Krankenhausreform zu machen. „Alle Erkenntnisse weisen darauf hin, dass es zukünftig nicht mehr ausreichend medizinisches Personal geben wird, um die bestehenden Doppelstrukturen fortzuführen. ‚Wir brauchen also auch über die Sektorengrenzen hinweg eine abgestufte Notfallversorgung, die einen niederschwelligen Zugang vor Ort sichert und eine hochwertige Versorgung an ausgewiesenen Zentren ermöglicht', fasst der AKG-Geschäftsführer Nils Dehne die Erwartungen der AKG-Kliniken zusammen".

Termin	Leitbegriff	Vorgang	Legende
8. Februar 2023	Politik	„Gutachten zur Folgenabschätzung der Krankenhausreform auf die Versorgungsstruktur in Bayern" – Bayerns Gesundheitsminister Klaus Holetschek warnt vor den negativen Folgen	In dem von Bayerns Gesundheitsminister Klaus Holetschek vorgestellten Gutachten zu den möglichen Folgen der durch die Bundesregierung geplanten Krankenhausreform kommen die Gutachter zu dem Schluss, dass 53 der rund 400 bayerischen Krankenhäuser (13 %) auf das sogenannte Level 1i herabgestuft würden. Holetschek droht mit einer Klage vor dem Bundesverfassungsgericht und fordert eine massive Kurskorrektur sowie einen Krankenhaus-Gipfel. „Es wird Zeit, dass der Bundesgesundheitsminister mit allen Betroffenen redet, anstatt über ihre Köpfe hinweg zu planen. Völlig offen ist ja bislang auch die Frage, woher das Geld für die angedachte Reform kommen soll."
7. Februar 2023	Politik	Stephan Pilsinger (MdB) warnt vor fatalen Auswirkungen einer 1:1-Umsetzung der Vorschläge der Regierungskommission „Krankenhausreform" auf die Krankenhäuser in Deutschland	In seinem Schreiben an die CDU/CSU-Fraktion warnt Pilsinger vor den gravierenden Auswirkungen einer 1:1-Umsetzung der Vorschläge der Regierungskommission: „Das hätte nicht nur fatale finanzielle Folgen für die auf Level I eingestuften und zurechtgestutzten Krankenhäuser selbst, sondern vor allem Folgen für die Patienten im ländlichen Raum, die weite Strecken bis zum nächsten, spezialisierten Level II- oder Level-III-Krankenhaus zurücklegen müssten. Nicht vergessen werden darf dabei das ärztliche und pflegerische Personal, das entsprechend ihrer Qualifikation in das weiter entfernte Level II- oder Level-III-Krankenhaus wechseln müsste."
2. Februar 2023	Wissenschaft	Stationäre Krebsbehandlungen 2021 auf neuem Tiefstand	Im Jahr 2021 wurden knapp 1,44 Mio. Patientinnen und Patienten wegen einer Krebserkrankung im Krankenhaus behandelt. Die Zahl der stationären Krebsbehandlungen sank damit im 2. Corona-Jahr auf einen neuen Tiefstand der vergangenen 20 Jahre: Gegenüber dem 1. Corona-Jahr 2020 sank die Zahl 2021 um 1,2 %, gegenüber dem Vor-Corona-Jahr 2019 betrug der Rückgang 7,2 % (ca. 1,55 Mio. Krebsbehandlungen). Krebs ist mit einem Anteil von 8 % der vierthäufigste Behandlungsgrund aller Krankenhausaufenthalte, so Destatis (PM Nr. N 007).
1. Februar 2023	Politik	Neuer Sachverständigenrat Gesundheit & Pflege berufen	Zum 01.02.2023 hat Bundesgesundheitsminister Lauterbach den neuen Sachverständigenrat Gesundheit & Pflege berufen. In das unabhängige Gremium wurden die Professorinnen und Professoren Nils Gutacker, Michael Hallek, Stefanie Joos, Melanie Messer, Jonas Schreyögg, Jochen Schmitt und Leonie Sundmacher aus den Bereichen Medizin, Ökonomie, Versorgungsforschung und Pflegewissenschaft berufen.
26. Januar 2023	Wissenschaft	Zahl der Pflegefachkräfte in Krankenhäusern leicht verändert	Zum Jahresende 2021 arbeiteten 510.000 Pflegefachkräfte in deutschen Krankenhäusern. Damit wurde ein Zuwachs um 7.000 Pflegefachkräfte (+1,4 %) verzeichnet, der jedoch geringer ausfiel als in den Vorjahren. 2020 war die Zahl der Pflegefachkräfte um 15.000 (+3,2 %) gestiegen, 2019 betrug der Zuwachs sogar 20.000 (+4,2 %), so Destatis (Nr. 033).

Kapitel 20 · Krankenhauspolitische Chronik

Termin	Leitbegriff	Vorgang	Legende
17. Januar 2023	Politik	Expertenanhörung im Gesundheitsausschuss: Gesundheitsexperten berichten von überlasteten Notaufnahmen	Nach Einschätzung der Gesundheitsexperten sind die medizinischen Notaufnahmen dauerhaft überlastet und die Patientensteuerung ist unzureichend organisiert (74 % kommen zu Fuß in die Notaufnahme, es fehlt ein bundesweiter Überblick über Rettungseinsätze sowie eine qualifizierte, digital unterstützte, einheitliche Ersteinschätzung von Patienten). Die Vertreter aus der Praxis, von Verbänden und der Wissenschaft fordern weitreichende Reformen, um die Versorgung der Patienten zu verbessern.
8. Januar 2023	Politik	Klausurtagung der CSU-Landesgruppe im Bundestag „Zeitenwende braucht Entschlossenheit"	In ihrer Klausurtagung beschließt die CSU u. a., sich für eine Sicherstellungsoffensive für Krankenhäuser auf dem Land mittels des Sicherstellungszuschlags i. H. v. 5 Mrd. € einzusetzen. Des Weiteren soll unverzüglich ein Kinder-Gesundheits-Gipfel einberufen werden, um konkrete Maßnahmen zur kurzfristigen Abhilfe der Notsituation, z. B. zur Überbelegung von Kinderbetten im Krankenhaus zu treffen. Kinderkliniken sollen aus dem DRG-Fallpauschalensystem ausgegliedert sowie mit einer Sonderfinanzierung besser ausgestattet werden, damit insbesondere im ländlichen Raum der Abbau von Kinderkrankenbetten rückgängig gemacht werden kann.

Open Access Dieses Buch wird unter der Creative Commons Namensnennung 4.0 International Lizenz (http://creativecommons.org/licenses/by/4.0/deed.de) veröffentlicht, welche die Nutzung, Vervielfältigung, Bearbeitung, Verbreitung und Wiedergabe in jeglichem Medium und Format erlaubt, sofern Sie den/die ursprünglichen Autor(en) und die Quelle ordnungsgemäß nennen, einen Link zur Creative Commons Lizenz beifügen und angeben, ob Änderungen vorgenommen wurden.

Die in diesem Buch enthaltenen Bilder und sonstiges Drittmaterial unterliegen ebenfalls der genannten Creative Commons Lizenz, sofern sich aus der Abbildungslegende nichts anderes ergibt. Sofern das betreffende Material nicht unter der genannten Creative Commons Lizenz steht und die betreffende Handlung nicht nach gesetzlichen Vorschriften erlaubt ist, ist für die oben aufgeführten Weiterverwendungen des Materials die Einwilligung des jeweiligen Rechteinhabers einzuholen.

Daten und Analysen

Inhaltsverzeichnis

Kapitel 21 Statistische Krankenhausdaten: Grunddaten
der Krankenhäuser 2022 – 437
Ute Bölt

Kapitel 22 Statistische Krankenhausdaten: Diagnosedaten
der Krankenhauspatienten 2022 – 465
Torsten Schelhase

Statistische Krankenhausdaten: Grunddaten der Krankenhäuser 2022

Ute Bölt

Inhaltsverzeichnis

21.1 Vorbemerkung – 438

21.2 Kennzahlen der Krankenhäuser – 439
21.2.1 Allgemeine und sonstige Krankenhäuser im Vergleich – 439
21.2.2 Krankenhäuser insgesamt – 442

21.3 Die Ressourcen der Krankenhäuser – 442
21.3.1 Sachliche Ausstattung – 443
21.3.2 Angebot nach Fachabteilungen – 453
21.3.3 Personal der Krankenhäuser – 455

21.4 Die Inanspruchnahme von Krankenhausleistungen – 461
21.4.1 Vollstationäre Behandlungen – 461
21.4.2 Teil-, vor- und nachstationäre Behandlungen – 462
21.4.3 Ambulante Leistungen – 462

Ergänzende Information Die elektronische Version dieses Kapitels enthält Zusatzmaterial, auf das über folgenden Link zugegriffen werden kann https://doi.org/10.1007/978-3-662-68792-5_21.

© Der/die Autor(en) 2024
J. Klauber et al. (Hrsg.), *Krankenhaus-Report 2024*, https://doi.org/10.1007/978-3-662-68792-5_21

■ ■ Zusammenfassung

Dieser Beitrag fasst die Ergebnisse der Krankenhausstatistik zu den Grunddaten der Krankenhäuser für das Berichtsjahr 2022 zusammen. Er gibt einen Überblick über die sachlichen und personellen Ressourcen (z. B. Betten, Fachabteilungen, Personal) sowie die Inanspruchnahme von Krankenhausleistungen (Patientenbewegungen). Die Krankenhausstatistik ist eine seit 1991 bundeseinheitlich durchgeführte jährliche Vollerhebung. Auskunftspflichtig sind die Träger der Krankenhäuser.

This article summarises the results of the hospital statistics for the reporting year 2022. It provides an overview of the material and personnel resources of German hospitals (e.g. beds, departments, staff) as well as the utilisation of hospital service (patient movements). The hospital statistics are an annual survey which has been carried out nationwide since 1991. The hospital owners are obliged to provide information.

21.1 Vorbemerkung

Die Krankenhausstatistik des Statistischen Bundesamtes liefert vielfältige Informationen über das Volumen und die Struktur des Leistungsangebots sowie über die Inanspruchnahme von Krankenhausleistungen. Seit 1991 umfasst die jährlich durchgeführte Vollerhebung die Krankenhäuser im gesamten Bundesgebiet. Das Erhebungsprogramm gliedert sich in die Grunddaten der Krankenhäuser, den Kostennachweis der Krankenhäuser und die Diagnosen der Krankenhauspatienten.[1] Die fallpauschalenbezogene Krankenhausstatistik (DRG-Statistik – Diagnosis Related Groups Statistics) ergänzt seit 2005 die Krankenhausdiagnosestatistik um Angaben zu Operationen und medizinischen Prozeduren bei stationären Patienten. Eine zusätzliche Erweiterung des Informationsspektrums der herkömmlichen amtlichen Krankenhausstatistik stellt die erstmals für das Berichtsjahr 2018 veröffentlichte Statistik für Psychiatrie und Psychosomatik (PEPP-Statistik)[2] dar.

Gegenstand der folgenden Betrachtung sind die Grunddaten der Krankenhäuser. Rechtsgrundlage ist die 1990 in Kraft getretene und im Jahr 2001 erstmals umfassend novellierte Krankenhausstatistik-Verordnung (KHStatV)[3]. Die Novellierung war erforderlich geworden, um die Krankenhausstatistik an die Entwicklungen im Bereich der stationären Gesundheitsversorgung anzupassen.[4] Ziel der am 1. Januar 2018 in Kraft getretenen Zweite(n) Verordnung zur Änderung der Krankenhausstatistik-Verordnung ist die Modernisierung und Weiterentwicklung der Datenbasis. Die wichtigsten Neuerungen bestehen in der Erfassung ambulanter Leistungen, der Erfassung des ärztlichen und des nichtärztlichen Personals in Form von Einzeldatensätzen (Alter, Beschäftigungsumfang in Stunden, Beruf und Funktionsbereich) sowie des Einsatzbereichs des Krankenpflegepersonals nach Fachabteilungen. Neu ab dem Berichtsjahr 2020 ist die Erhebung ausgewählter Merkmale der

---

1 Die wichtigsten Ergebnisse der Erhebung wurden in der Vergangenheit jährlich in der Fachserie 12 Reihe 6 veröffentlicht. Diese Publikationen stehen in der Statistischen Bibliothek zum kostenlosen Download zur Verfügung: ▶ https://www.statistischebibliothek. de/mir/receive/DESerie_mods_00000124. Ab dem Berichtsjahr 2022 werden (ergänzend zu dem Datenangebot in der Datenbank GENESIS-Online) Statistische Berichte als neues Format in der Rubrik „Publikationen" veröffentlicht. Sie enthalten neben Layout-Tabellen auch maschinenlesbare Datensätze (csv).

2 In der PEPP-Statistik werden Behandlungen in psychiatrischen und psychosomatischen Krankenhäusern nach § 17d Abs. 1 Krankenhausfinanzierungsgesetz (KHG) nachgewiesen. Einbezogen sind Fachkrankenhäuser und selbstständige, gebietsärztlich geleitete Abteilungen an somatischen Krankenhäusern für die Fachgebiete Psychiatrie und Psychotherapie, Kinder- und Jugendpsychiatrie und -psychotherapie sowie Psychosomatische Medizin und Psychotherapie.

3 Den Wortlaut der nationalen Rechtsvorschriften in der jeweils geltenden Fassung finden Sie unter ▶ https://www.gesetze-im-internet.de/.

4 Zu inhaltlichen und methodischen Änderungen aufgrund der ersten Novellierung der Krankenhausstatistik-Verordnung siehe Rolland S, Rosenow C (2005) Statistische Krankenhausdaten: Grund- und Kostendaten der Krankenhäuser 2002. In: Klauber J, Robra BP, Schellschmidt H (Hrsg) Krankenhaus-Report 2004. Schattauer, Stuttgart, S. 291–310.

Krankenhäuser nach Standorten[5], darunter die Anzahl der aufgestellten Betten sowie Angaben zur Teilnahme an der stationären Notfallversorgung[6] nach § 136c Abs. 4 des Fünften Buches Sozialgesetzbuch (SGB V).

Der vorliegende Beitrag schließt sich an das Kapitel 21 im Krankenhaus-Report 2023 an.[7]

Die Struktur des Kapitels orientiert sich am Angebot und der Inanspruchnahme von Krankenhausleistungen. An einen ersten Überblick über die Ergebnisse des Jahres 2022 anhand ausgewählter Kennzahlen der Krankenhäuser (► Abschn. 21.2) schließt sich eine detaillierte Betrachtung des Angebots von Krankenhausleistungen an (► Abschn. 21.3). Dabei wird auf die sachliche, personelle und fachlich-medizinische Ausstattung der Krankenhäuser eingegangen. Im Weiteren werden Ergebnisse zur Inanspruchnahme von Krankenhausleistungen nach unterschiedlichen Behandlungsformen präsentiert (► Abschn. 21.4).

21.2 Kennzahlen der Krankenhäuser

Die Besonderheiten allgemeiner Krankenhäuser werden im Vergleich zu sonstigen Krankenhäusern anhand ausgewählter Kennzahlen dargestellt. Alle weiteren Ausführungen im vorliegenden Kapitel „Statistische Krankenhausdaten: Grunddaten der Krankenhäuser 2022" beziehen sich auf die Gesamtheit der Krankenhäuser in Deutschland.

---

5 § 3 Satz 2 KHStatV.
6 Die stationäre Notfallversorgung nach § 136c Abs. 4 SGB V gliedert sich in die allgemeine stationäre Notfallversorgung (Stufe 1: Basisnotfallversorgung, Stufe 2: Erweiterte Notfallversorgung, Stufe 3: Umfassende Notfallversorgung) und die spezielle stationäre Notfallversorgung über Module (Schwerverletztenversorgung, Notfallversorgung Kinder, Spezialversorgung, Schlaganfallversorgung und Durchblutungsstörungen am Herzen).
7 Eine ausführliche Darstellung der Krankenhausgrunddaten des Berichtsjahres 2021 erfolgte letztmals in der Fachserie 12 (Gesundheit) Reihe 6.1.1 am 05.12.2022.

21.2.1 Allgemeine und sonstige Krankenhäuser im Vergleich

Von 1.893 Krankenhäusern insgesamt sind 1.526 allgemeine und 301 sonstige Krankenhäuser (ohne 66 reine Tages- und Nachtkliniken mit ausschließlich teilstationärer Versorgung). Allgemeine Krankenhäuser sind Einrichtungen mit einem in der Regel breiten Behandlungsspektrum. Sie verfügen deshalb über ein entsprechendes Angebot verschiedener Fachabteilungen. Davon zu unterscheiden sind Krankenhäuser, deren Schwerpunkte im psychiatrischen Bereich liegen. Da mit einem Angebot an psychiatrischen Fachabteilungen in diesen Einrichtungen oft auch neurologische oder geriatrische Behandlungsschwerpunkte kombiniert werden, versteht man unter den „sonstigen" Krankenhäusern Einrichtungen mit ausschließlich psychiatrischen und psychotherapeutischen Betten, mit psychiatrischen, psychotherapeutischen und neurologischen Betten, mit psychiatrischen, psychotherapeutischen und geriatrischen Betten sowie mit psychiatrischen, psychotherapeutischen, neurologischen und geriatrischen Betten (◘ Tab. 21.1).

Der Anteil kleinerer Häuser mit weniger als 100 Betten liegt bei den sonstigen Krankenhäusern bei 45,8 % (29,8 % bei allgemeinen Krankenhäusern), lediglich 3,0 % der Häuser verfügen über 500 und mehr Betten (16,2 % bei allgemeinen Krankenhäusern). Von 480.382 Krankenhausbetten waren 47.534 (9,9 %) in sonstigen Krankenhäusern aufgestellt. Von rund 16,8 Mio. stationär behandelten Patientinnen und Patienten wurden zwar nur 3,3 % in einem sonstigen Krankenhaus behandelt; allerdings entfielen auf diese Patientinnen und Patienten 12,2 % der insgesamt gut 121 Mio. Berechnungs- und Belegungstage des Jahres 2022. Daraus errechnet sich eine durchschnittliche Verweildauer von 27,1 Tagen, die sich aus dem besonderen Behandlungsspektrum dieser Einrichtungen ergibt. Überwiegend werden dort psychische Erkrankungen behandelt. Demgegenüber dauerte der Aufenthalt für die Patientinnen und Patien-

440 U. Bölt

◻ Tab. 21.1 Kennzahlen allgemeiner und sonstiger Krankenhäuser 2022. (Quelle: Statistisches Bundesamt 2024)

Gegenstand der Nachweisung		Krankenhäuser insgesamt	Allgemeine Krankenhäuser	Sonstige Krankenhäuser[a]
Anzahl der Krankenhäuser		1.893	1.526	301
Krankenhäuser mit … Betten	Unter 100	593	455	138
	100–199	407	333	74
	200–499	571	491	80
	500 und mehr	256	247	9
Aufgestellte Betten		480.382	432.848	47.534
Bettenauslastung in Prozent		69,0	67,2	85,4
Stationär beh. Patienten		16.802.693	16.256.165	546.528
Berechnungs-/Belegungstage		121.048.906	106.228.761	14.820.145
Durchschnittl. Verweildauer in Tagen		7,2	6,5	27,1
Vollkräfte im Jahresdurchschnitt		965.327	895.562	68.629
Davon: Ärztliches Personal		173.321	165.222	7.914
Nichtärztliches Personal		792.007	730.340	60.714
Davon: Pflegedienst		376.444	342.966	33.193
Dar.: In der Psychiatrie tätig		53.755	22.640	30.857
Med.-techn. Dienst		162.075	149.569	12.154
Funktionsdienst		109.360	105.550	3.695
Übriges Personal		144.128	132.255	11.671

[a] Zu den Sonstigen Krankenhäusern zählen (neben reinen Tages- und Nachtkliniken) Krankenhäuser mit
– ausschließlich psychiatrischen und psychotherapeutischen Betten
– psychiatrischen, psychotherapeutischen und neurologischen Betten
– psychiatrischen, psychotherapeutischen und geriatrischen Betten
– psychiatrischen, psychotherapeutischen, neurologischen und geriatrischen Betten
Krankenhaus-Report 2024

ten in allgemeinen Krankenhäusern lediglich 6,5 Tage. Die lange Verweildauer wirkt sich positiv auf die Bettenauslastung in sonstigen Krankenhäusern aus: Sie liegt mit 85,4 % um 16,4 Prozentpunkte über der Bettenauslastung allgemeiner Krankenhäuser (69,0 %).

In sonstigen Krankenhäusern sind lediglich 11,5 % der beschäftigten Vollkräfte dem ärztlichen Personal zuzurechnen, in allgemeinen Krankenhäusern sind 18,4 % der Vollkräfte Ärztinnen und Ärzte. Mehr als die Hälfte der

Vollkräfte im nichtärztlichen Dienst (54,7 %) gehört in den sonstigen Krankenhäusern zum Pflegedienst, in allgemeinen Krankenhäusern liegt der Anteil der Vollkräfte im Pflegedienst an den nichtärztlichen Vollkräften bei 47,0 %.

Alle weiteren Ausführungen in diesem Kapitel zu den Statistischen Krankenhausdaten: Grunddaten der Krankenhäuser 2022 beziehen sich auf die Gesamtheit der Krankenhäuser in Deutschland.

◘ **Tab. 21.2** Zentrale Indikatoren der Krankenhäuser 2022. (Quelle: Statistisches Bundesamt 2024)

Gegenstand der Nachweisung		Berichtsjahr				Veränderung 2022 gegenüber		
		2022	2021	2017	2012	2021	2017	2012
		Anzahl				In %		
Krankenhäuser		1.893	1.887	1.942	2.017	0,3	−2,5	−6,1
Aufgestellte Betten	– Anzahl	480.382	483.606	497.182	501.475	−0,7	−3,4	−4,2
	– je 100.000 Einwohner[a]	573	581	602	624	−1,4	−4,7	−8,1
Kranken-hausfälle	– Anzahl	16.802.693	16.742.344	19.442.810	18.620.442	0,4	−13,6	−9,8
	– je 100.000 Einwohner[a]	20.051	20.124	23.522	23.156	−0,4	−14,8	−13,4
Berechnungs- und Belegungstage in 1.000		121.049	120.421	141.152	142.024	0,5	−14,2	−14,8
Durchschnittliche Verweildauer in Tagen		7,2	7,2	7,3	7,6	0,1	−0,8	−5,6
Durchschnittliche Bettenauslastung in Prozent		69,0	68,2	77,8	77,4	1,2	−11,3	−10,8
Personal	– Beschäftigte am 31.12. (Kopfzahl)	1.378.065	1.359.894	1.237.646	1.146.532	1,3	11,3	20,2
	– Vollkräfte im Jahresdurchschnitt (Vollzeitäquivalente)	965.327	958.926	894.400	837.745	0,7	7,9	15,2
	– Ärztlicher Dienst	173.321	173.096	161.208	142.874	0,1	7,5	21,3
	– Nichtärztlicher Dienst	792.007	785.830	733.193	694.872	0,8	8,0	14,0
	Darunter: – Pflegedienst	376.444	371.249	328.327	313.478	1,4	14,7	20,1
	– Med.-techn. Dienst	162.075	160.647	149.655	137.722	0,9	8,3	17,7
	– Funktionsdienst	109.360	109.714	109.199	97.761	−0,3	0,1	11,9

[a] (Endgültige) Ergebnisse auf Grundlage des Zensus 2011
Krankenhaus-Report 2024

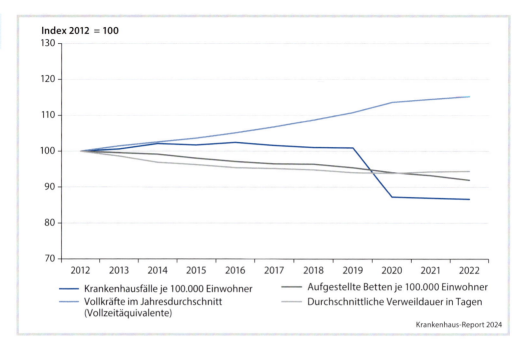

◘ Abb. 21.1 Entwicklung zentraler Indikatoren der Krankenhäuser – 2012–2022 (Index 2012 = 100)

21.2.2 Krankenhäuser insgesamt

Einen Überblick über zentrale Ergebnisse des Jahres 2022, auf die in den folgenden Abschnitten intensiver eingegangen wird, gibt ◘ Tab. 21.2.[8] Die kompletten Ergebnisse für die Jahre 1991 bis 2022 finden sich als elektronisches Zusatzmaterial unter ▶ https://doi.org/10.1007/978-3-662-68792-5_21 (Tab. 21.a und 21.b). Zu den grundlegenden Kennzahlen von Krankenhausleistungen gehören auf der Angebotsseite die Anzahl der Einrichtungen, Betten und Beschäftigten. Unter dem Gesichtspunkt der Inanspruchnahme stellen die Anzahl der vollstationären Krankenhausfälle und die durchschnittliche Verweildauer wesentliche Kennzahlen dar.[9]

Um einen Eindruck von der kurz-, mittel- und langfristigen Entwicklung der einzelnen Indikatoren zu gewinnen, wird der Überblick um einen Vorjahres-, 5- und 10-Jahres-Vergleich erweitert. Ergänzend stellt ◘ Abb. 21.1 die zeitliche Entwicklung der wesentlichen Kennzahlen graphisch dar.

21.3 Die Ressourcen der Krankenhäuser

Das Angebot der Krankenhäuser setzt sich aus einer sachlichen, einer personellen und einer fachlich-medizinischen Komponente zusammen. Die sachliche Ausstattung wird neben der Einrichtungszahl vor allem durch die Anzahl der aufgestellten Betten sowie der medizinisch-technischen Großgeräte (siehe ▶ Abschn. 21.3.1) bestimmt. Das fach-

---

8 Die Veränderungsraten in diesem Beitrag wurden auf Basis der exakten Ergebnisse errechnet.
9 Die Zahl der stationären Behandlungsfälle lag mit 16,8 Mio. im Jahr 2022 weiterhin deutlich (−13,4 %) unter dem Vor-Corona-Niveau des Jahres 2019 von 19,4 Mio. Pandemiebedingt war die Fallzahl in den Jahren 2020 und 2021 auf 16,8 beziehungsweise 16,7 Mio. gesunken (▶ https://www.destatis.de/DE/Presse/Pressemitteilungen/2023/09/PD23_386_231.html).

Kapitel 21 · Statistische Krankenhausdaten: Grunddaten der Krankenhäuser 2022

lich-medizinische Angebot der Krankenhäuser spiegelt sich in den Fachabteilungen wider (siehe ▶ Abschn. 21.3.2). Aussagen über die Verteilung der Ressourcen nach Disziplinen sind auf Basis der Bettenzahl nach Fachabteilungen möglich. Besondere Bedeutung kommt im dienstleistungsorientierten Krankenhausbetrieb der personellen Ausstattung der Krankenhäuser mit ärztlichem und pflegerischem Personal zu. Darüber hinaus stellen Krankenhäuser wichtige Arbeitgeber im Gesundheitswesen dar und fungieren als Ausbildungsstätten für Gesundheitsberufe (siehe ▶ Abschn. 21.3.3).

21.3.1 Sachliche Ausstattung

Eine bedarfsgerechte Versorgung der Bevölkerung sicherzustellen ist das Ziel der Krankenhausplanung[10], die in zahlreichen Bundesländern auf der in den 1960er Jahren in den USA entwickelten Hill-Burton-Formel[11] basiert. Im Jahr 2022 standen in insgesamt 1.893 Krankenhäusern Deutschlands 480.382 Betten für die stationäre Gesundheitsversorgung der Bevölkerung zur Verfügung. Das Ver-

sorgungsangebot war gegenüber dem Vorjahr geringfügig niedriger (2021: 1.887 Krankenhäuser mit 483.606 Betten). Gegenüber 2012 ging die Zahl der Krankenhäuser infolge von Schließungen, aber auch durch die Fusion[12] mehrerer ehemals eigenständiger Einrichtungen zu einem Krankenhaus um 124 (6,1 %) zurück. Die Zahl der Krankenhausbetten sank von 501.475 im Jahr 2012 um 21.093 oder 4,2 %. Sinkende Bettenzahlen hatten zur Folge, dass sich auch die Bettendichte je 100.000 Einwohner[13] verringerte. Bezogen auf die Bevölkerung Deutschlands standen 2022 durchschnittlich 573 Krankenhausbetten je 100.000 Einwohner zur Verfügung; das sind 51 Betten (8,1 %) weniger als zehn Jahre zuvor.

Die Krankenhausdichte lag bei 2,3 Krankenhäusern je 100.000 Einwohner (2012: 2,5 Krankenhäuser je 100.000 Einwohner; ◘ Tab. 21.3).

Gut ein Sechstel (17,6 %) aller Krankenhäuser Deutschlands hatte seinen Sitz in Nordrhein-Westfalen. Damit verfügte das bevölkerungsreichste Bundesland über annähernd ein Viertel (23,5 %) aller Krankenhausbetten. Die meisten Betten je 100.000 Einwohner gab es jedoch in Bremen (708 Betten), gefolgt von Thüringen (715 Betten). ◘ Abb. 21.2 verdeutlicht die regionalen Unterschiede und die Veränderung der Bettendichte im Vergleich zu 2012. Den stärksten Rückgang verzeichnete Rheinland-Pfalz mit einer um 11,8 % niedrigeren Bettendichte gegenüber 2012, gefolgt von Baden-Württemberg mit einem um 11,1 % geringeren Bettenangebot. Einzig im Saarland gibt es in diesem Zeitraum eine Zunahme der Bettendichte um 4,3 %.

---

10 Krankenhausplanung der Länder gem. § 6 des Gesetzes zur wirtschaftlichen Sicherung der Krankenhäuser und zur Regelung der Krankenhauspflegesätze – Krankenhausfinanzierungsgesetz (KHG).

11 Die Hill-Burton-Formel ist eine der bekanntesten und am längsten verwendeten Methoden in der Krankenhausplanung. Für die Ermittlung des zukünftigen Bettenbedarfs eines Bundeslandes sind nach dieser Formel neben der Einwohnerzahl (E) die Krankenhaushäufigkeit (KH), die Verweildauer (VD) und die Bettennutzung (BN) von Bedeutung: Bettenbedarf = (E × KH × VD × 100)/(1.000 × [Tage im Jahr] × BN). Einen anderen Ansatz verfolgt Nordrhein-Westfalen mit dem Krankenhausplan 2022 (▶ https://www.mags.nrw/krankenhausplanung-nordrhein-westfalen). „… Die Krankenhausplanung wird nicht mehr wie bislang vorrangig die starre Plangröße Bett zu Grunde legen, sondern von den tatsächlichen Fallzahlen in den verschiedenen Leistungsbereichen ausgehen. Damit orientiert sich die Krankenhausplanung stärker als bisher am tatsächlichen Versorgungsgeschehen."

12 Zusammenschlüsse zwischen Unternehmen unterliegen unter bestimmten Voraussetzungen der Fusionskontrolle durch das Bundeskartellamt, Internet: ▶ http://www.bundeskartellamt.de/DE/Fusionskontrolle.

13 Angaben je 100.000 Einwohner (Betten und Fälle) in den Krankenhausgrunddaten werden ab dem Berichtsjahr 2011 mit der Durchschnittsbevölkerung auf Grundlage des Zensus 2011 ermittelt; bis 2010 basieren die Angaben auf den Durchschnittsbevölkerungen früherer Zählungen.

□ Tab. 21.3 Zentrale Indikatoren der Krankenhäuser 2022 nach Ländern. (Quelle: Statistisches Bundesamt 2024)

Bundesland	Krankenhäuser insgesamt		Aufgestellte Betten		Aufgestellte Betten je 100.000 Einwohner[a]		Betten-auslastung		Fallzahl		Fallzahl je 100.000 Einwohner[a]		Durch-schnittliche Verweildauer	
	2022	Verän-derung zum Vorjahr	2022	Verän-derung zum Vorjahr	2022	Verän-derung zum Vorjahr	2022	Verän-derung zum Vorjahr	2022	Verän-derung zum Vorjahr	2022	Verän-derung zum Vorjahr	2022	Verän-derung zum Vorjahr
	Anzahl	In %	Anzahl	In %	Anzahl	In %	In %	In %	Anzahl	In %	Anzahl	In %	In Tagen	In %
Deutschland	**1.893**	**0,3**	**480.382**	**−0,7**	**573**	**−1,4**	**69,0**	**1,2**	**16.802.693**	**0,4**	**20.051**	**−0,4**	**7,2**	**0,1**
Baden-Württemberg	249	1,2	53.552	−1,2	478	−1,9	69,6	1,5	1.860.782	−0,7	16.610	−1,5	7,3	1,1
Bayern	353	0,6	75.098	−0,4	566	−1,3	68,7	2,1	2.567.445	1,4	19.343	0,5	7,3	0,3
Berlin	88	1,1	20.257	−1,2	545	−2,4	74,2	3,7	748.435	2,2	20.139	0,9	7,3	0,3
Brandenburg	63	3,3	14.865	−0,3	582	−1,1	68,0	1,0	467.797	0,5	18.305	−0,3	7,9	0,3
Bremen	14	–	4.819	−5,0	708	−5,3	66,6	−2,2	169.802	−5,5	24.947	−5,8	6,9	−1,7
Hamburg	61	–	12.804	0,6	684	−0,5	72,0	−0,2	439.589	−0,9	23.469	−1,9	7,7	1,3
Hessen	149	−1,3	34.778	0,1	548	−0,6	69,4	0,2	1.208.430	1,4	19.051	0,6	7,3	−1,1
Mecklenburg-Vorpommern	38	–	10.173	1,1	628	0,6	66,4	−0,5	363.763	1,0	22.458	0,4	6,8	−0,3
Niedersachsen	173	−1,7	41.009	0,0	507	−0,8	70,3	−0,4	1.481.829	−0,7	18.331	−1,5	7,1	0,3
Nordrhein-Westfalen	333	−0,6	112.862	−1,1	626	−1,7	69,6	1,4	4.087.874	−0,3	22.670	−0,9	7,0	0,6
Rheinland-Pfalz	85	−1,2	23.176	−0,8	561	−1,6	65,8	2,0	801.387	1,4	19.391	0,6	6,9	−0,3

Kapitel 21 · Statistische Krankenhausdaten: Grunddaten der Krankenhäuser 2022

Tab. 21.3 (Fortsetzung)

Bundesland	Krankenhäuser insgesamt		Aufgestellte Betten		Aufgestellte Betten je 100.000 Einwohner[a]		Bettenauslastung		Fallzahl		Fallzahl je 100.000 Einwohner[a]		Durchschnittliche Verweildauer	
	2022	Veränderung zum Vorjahr	2022	Veränderung zum Vorjahr	2022	Veränderung zum Vorjahr	2022	Veränderung zum Vorjahr	2022	Veränderung zum Vorjahr	2022	Veränderung zum Vorjahr	2022	Veränderung zum Vorjahr
	Anzahl	In %	Anzahl	In %	Anzahl	In %	In %	In %	Anzahl	In %	Anzahl	In %	In Tagen	In %
Saarland	22	–	6.684	0,5	677	0,1	67,0	−1,3	242.870	−1,1	24.594	−1,6	6,7	0,3
Sachsen	78	–	25.106	0,2	618	−0,2	67,2	−0,1	856.377	1,6	21.069	1,2	7,2	−1,5
Sachsen-Anhalt	45	–	14.158	−2,7	650	−2,9	65,2	3,0	491.350	2,5	22.560	2,3	6,9	−2,3
Schleswig-Holstein	93	1,1	15.890	0,1	541	−0,7	70,7	−0,2	518.772	−2,7	17.659	−3,4	7,9	2,6
Thüringen	49	11,4	15.151	−1,2	715	−1,3	65,4	2,4	496.194	3,4	23.429	3,2	7,3	−2,2

[a] (Endgültige) Ergebnisse auf Grundlage des Zensus 2011.

Krankenhaus-Report 2024

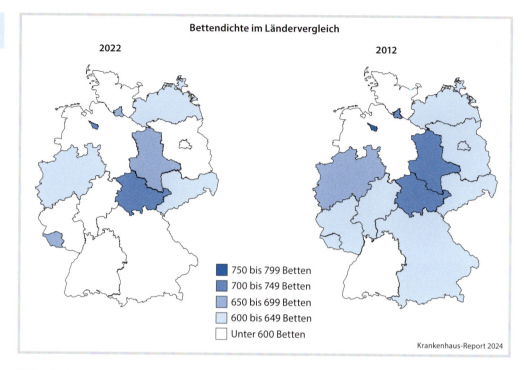

◘ **Abb. 21.2** Bettendichte im Ländervergleich 2012 und 2022

Die Mitversorgungsfunktion, die z. B. die Krankenhäuser Bremens für das angrenzende Niedersachsen (mit nur 507 Betten je 100.000 Einwohner) haben, wird nicht nur durch die Bettendichte, sondern auch durch die weit über dem Bundesdurchschnitt (20.051 Fälle je 100.000 Einwohner) liegende Anzahl der Krankenhausfälle (24.947 je 100.000 Einwohner) deutlich. Aussagen über die Mitversorgungsfunktion einzelner Bundesländer können darüber hinaus anhand der Versorgungsquote[14]

---

[14] Die Versorgungsquote in der Krankenhausstatistik wird auf Basis der durchschnittlichen Anzahl vollstationär belegter Betten pro Tag ermittelt. Weil für jeden vollstationären Patienten pro Tag, den er in der Einrichtung verbringt, ein Bett belegt wird, kann ein Tag mit einem belegten Bett gleichgesetzt werden. Die Summe der Berechnungs- und Belegungstage wird – jeweils für Wohn- und Behandlungsort – durch die Anzahl der Kalendertage im Berichtsjahr dividiert. Aus der Relation zwischen den belegten Betten nach Wohn- und Behandlungsort ergibt sich die Versorgungsquote.

getroffen werden (siehe ◘ Tab. 21.4). Werte über 100 % besagen, dass die Krankenhäuser eines Bundeslandes mehr Patienten behandelten, als Einwohner des jeweiligen Bundeslandes in vollstationärer Behandlung waren. Dies ist insbesondere bei den Stadtstaaten der Fall. So verfügten die Krankenhäuser Hamburgs 2022 mit 134,4 % über die höchste Versorgungsquote, gefolgt von Bremen (131,2 %) und Berlin (110,7 %). Entsprechend niedrige Versorgungsquoten wiesen die Krankenhäuser der angrenzenden Flächenstaaten auf (Niedersachsen: 93,8 %, Schleswig-Holstein: 93,3 %, Brandenburg: 87,4 %).

Ergänzend zur Einzugsgebietsstatistik lässt sich der Anteil der Patientinnen und Patienten ermitteln, die sich im eigenen Bundesland behandeln ließen. Die Patienten aus Bayern und Nordrhein-Westfalen bevorzugten zu 96,0 % bzw. 95,9 % eine vollstationäre Krankenhausbehandlung im eigenen Land. Demgegenüber ließen sich nur 77,6 % der Einwoh-

Kapitel 21 · Statistische Krankenhausdaten: Grunddaten der Krankenhäuser 2022

◻ Tab. 21.4 Versorgungsquote nach Ländern 2022. (Quelle: Statistisches Bundesamt 2024)

Bundesland	Wohnort des Patienten	Behandlungsort des Patienten	Absolute Differenz	Versorgungsquote	Anteil im eigenen Land behandelter Patienten
	Anzahl belegter Betten pro Tag[a]			In %	
Deutschland	**338.318**	**339.624**	X	X	X
Baden-Württemberg	37.627	38.508	880	102,3	93,7
Bayern	50.828	52.817	1.989	103,9	96,0
Berlin	14.032	15.533	1.501	110,7	92,8
Brandenburg	11.732	10.259	−1.473	87,4	77,6
Bremen	2.489	3.267	778	131,2	84,9
Hamburg	7.151	9.612	2.461	134,4	89,1
Hessen	25.207	24.879	−328	98,7	88,6
Mecklenburg-Vorpommern	7.031	6.941	−90	98,7	91,5
Niedersachsen	31.629	29.669	−1.959	93,8	85,6
Nordrhein-Westfalen	79.958	79.736	−222	99,7	95,9
Rheinland-Pfalz	16.708	15.719	−989	94,1	83,1
Saarland	4.503	4.580	77	101,7	90,1
Sachsen	16.906	17.119	213	101,3	94,7
Sachsen-Anhalt	9.966	9.326	−640	93,6	87,3
Schleswig-Holstein	12.206	11.386	−820	93,3	81,8
Thüringen	10.347	10.275	−72	99,3	89,2

[a] Durchschnittliche vollstationäre Bettenbelegung pro Tag.
Berechnung: Anzahl der Berechnungs-/Belegungstage dividiert durch Anzahl der Kalendertage im Berichtsjahr.
X = Kombination nicht sinnvoll bzw. nicht möglich.
Krankenhaus-Report 2024

nerinnen und Einwohner Brandenburgs und 81,8 % Schleswig-Holsteins im jeweils eigenen Bundesland behandeln.

Die anhand der Anzahl der aufgestellten Betten bestimmte Krankenhausgröße ist ein weiteres Kriterium zur Beurteilung der Strukturen in der Krankenhauslandschaft. Im Jahr 2022 verfügte ein Krankenhaus über durchschnittlich 254 Betten; das sind fünf Betten mehr als die durchschnittliche Krankenhausgröße zehn Jahre zuvor (249 Betten).

Der allgemeine Rückgang der Zahl der Krankenhäuser trifft nicht alle Krankenhaustypen gleichermaßen. Am stärksten zurückgegangen (−1,2 Prozentpunkte) ist der Anteil der Häuser mit 50 bis 99 Betten (2022: 11,5 % gegenüber 2012: 12,7 %). Ebenfalls abgenommen hat der Anteil der Häuser mit 200 bis 299 Betten und mit 300 bis 399 Betten um jeweils 0,7 Prozentpunkte. Der Anteil sehr großer Krankenhäuser (800 und mehr Betten) lag im Jahr 2022 hingegen unverändert im Ver-

□ Tab. 21.5 Ausgewählte Kennzahlen der Krankenhäuser nach Größenklassen und Art des Trägers 2022. (Quelle: Statistisches Bundesamt 2024)

Bettengrößen-klasse/Art des Trägers	Kranken-häuser insgesamt		Aufgestellte Betten		Aufgestellte Bet-ten je 100.000 Einwohner[a]		Bettenaus-lastung		Fallzahl		Fallzahl je 100.000 Einwohner[a]		Durch-schnittliche Verweildauer	
	2022	Verände-rung zum Vorjahr	2022	Verände-rung zum Vorjahr	2022	Verände-rung zum Vorjahr	2022	Verände-rung zum Vorjahr	2022	Verände-rung zum Vorjahr	2022	Verände-rung zum Vorjahr	2022	Verände-rung zum Vorjahr
	An-zahl	In %	Anzahl	In %	An-zahl	In %	In %	In %	Anzahl	In %	An-zahl	In %	In Tagen	In %
Krankenhäuser insgesamt	**1.893**	**0,3**	**480.382**	**−0,7**	**573**	**−1,4**	**69,0**	**1,2**	**16.802.693**	**0,4**	**20.051**	**−0,4**	**7,2**	**0,2**
KH mit 0 Betten[b]	66	4,8	–	–	–	–	–	–	–	–	–	–	–	–
KH mit 1 bis 49 Betten	376	4,4	7.912	3,5	9	2,7	54,6	−2,1	213.095	0,1	254	−0,7	7,4	1,2
KH mit 50 bis 99 Betten	217	−4,0	15.754	−3,5	19	−4,1	65,9	1,1	380.494	−5,9	454	−6,6	10,0	3,7
KH mit 100 bis 149 Betten	234	−1,3	28.592	−1,0	34	−1,7	68,7	1,2	851.583	1,3	1.016	0,6	8,4	−1,1
KH mit 150 bis 199 Betten	173	3,0	29.801	2,7	36	2,0	65,4	0,2	966.793	2,3	1.154	1,6	7,4	0,6
KH mit 200 bis 299 Betten	251	−2,7	61.506	−3,4	73	−4,1	67,2	1,7	2.117.345	−3,0	2.527	−3,7	7,1	1,3
KH mit 300 bis 399 Betten	177	1,7	60.492	1,6	72	0,9	70,0	2,0	2.193.813	6,3	2.618	5,5	7,0	−2,5
KH mit 400 bis 499 Betten	143	1,4	62.870	0,9	75	0,1	70,3	2,2	2.259.967	1,2	2.697	0,4	7,1	1,9

Kapitel 21 · Statistische Krankenhausdaten: Grunddaten der Krankenhäuser 2022

◻ Tab. 21.5 (Fortsetzung)

Bettengrößenklasse/Art des Trägers	Krankenhäuser insgesamt		Aufgestellte Betten		Aufgestellte Betten je 100.000 Einwohner[a]		Bettenauslastung		Fallzahl		Fallzahl je 100.000 Einwohner[a]		Durchschnittliche Verweildauer	
	2022	Veränderung zum Vorjahr	2022	Veränderung zum Vorjahr	2022	Veränderung zum Vorjahr	2022	Veränderung zum Vorjahr	2022	Veränderung zum Vorjahr	2022	Veränderung zum Vorjahr	2022	Veränderung zum Vorjahr
	Anzahl	In %	Anzahl	In %	Anzahl	In %	In %	In %	Anzahl	In %	Anzahl	In %	In Tagen	In %
KH mit 500 bis 599 Betten	81	−1,2	44.664	−0,5	53	−1,2	67,9	1,5	1.594.987	−1,5	1.903	−2,2	6,9	2,5
KH mit 600 bis 799 Betten	87	–	60.604	0,8	72	0,1	69,5	0,8	2.195.962	1,4	2.621	0,7	7,0	0,2
KH mit 800 und mehr Betten	88	−3,3	108.187	−2,7	129	−3,4	71,6	0,6	4.028.657	−1,1	4.808	−1,8	7,0	−1,1
Öffentliche Krankenhäuser	539	−1,5	226.622	−1,9	270	−2,6	71,3	1,7	8.062.657	−0,1	9.622	−0,8	7,3	−0,1
Freigemeinnützige Krankenhäuser	598	−1,5	155.653	−0,2	186	−0,9	68,4	0,9	5.686.176	−0,1	6.786	−0,8	6,8	0,8
Private Krankenhäuser	756	3,1	98.107	1,5	117	0,7	64,9	0,7	3.053.860	2,5	3.644	1,7	7,6	−0,3

[a] (Endgültige) Ergebnisse auf Grundlage des Zensus 2011
[b] Reine Tages- und Nachtkliniken

Krankenhaus-Report 2024

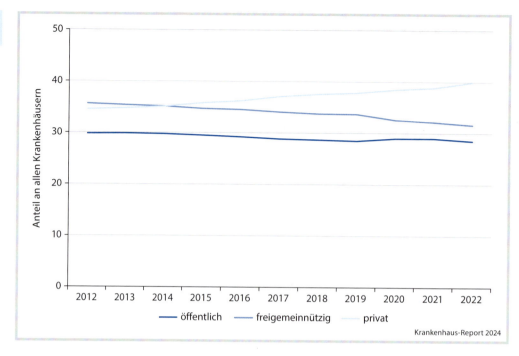

Abb. 21.3 Krankenhäuser nach der Trägerschaft 2012–2022

gleich zu 2012 bei 4,6 %. Dieser Krankenhaustyp verfügt über durchschnittlich 1.229 Betten (2012: 1.216). Trotz des geringen Anteils dieses Krankenhaustyps an den Krankenhäusern insgesamt stand in den sehr großen Krankenhäusern knapp ein Viertel (22,5 %) aller Betten, in den sehr kleinen Krankenhäusern jedoch nur 1,6 % aller Betten. ◘ Tab. 21.5 gibt einen Überblick über ausgewählte Kennzahlen nach Krankenhausgröße und Art des Trägers und zeigt die Veränderungen im Vergleich zum Vorjahr.

Die durchschnittliche Bettenauslastung[15] bezogen auf alle Krankenhäuser lag 2022 bei 69,0 % (2021: 68,2 %). Die geringste Bettenauslastung (54,6 %) hatten Krankenhäuser mit 1 bis 49 Betten aufzuweisen, die höchste (71,6 %) Einrichtungen mit 800 und mehr Betten. Allerdings differiert die Bettenauslastung nach Fachabteilungen erheblich (siehe ▶ Abschn. 21.3.2).

Nicht nur bei der Größenstruktur, auch hinsichtlich der Krankenhausträger vollzog sich ein Strukturwandel. Während sich die Anzahl der Krankenhäuser insgesamt von 2012 bis 2022 um 124 (−6,1 %) Einrichtungen verringerte, stieg die Anzahl privater Kliniken um 59 (+8,5 %) auf 756 Einrichtungen. Der allgemeine Rückgang der Zahl der Einrichtungen traf die öffentlichen (−10,3 %) und in noch stärkerem Maße die freigemeinnützigen Krankenhäuser (−16,8 %). ◘ Abb. 21.3 zeigt die Auswirkungen dieser Entwicklungen auf die anteilige Verteilung der Krankenhäuser nach Trägern (siehe auch Zusatztabelle 21.d unter ▶ https://doi.org/10.1007/978-3-662-68792-5_21).

Die meisten Krankenhäuser (756 oder 39,9 %) befanden sich 2022 in privater Trägerschaft, gefolgt von den freigemeinnützi-

---

15 Die durchschnittliche Bettenauslastung pro Tag ergibt sich als Quotient aus der Summe der Berechnungs- bzw. Belegungstage im Zähler und der Summe der aufgestellten Betten multipliziert mit der Anzahl der Kalendertage im Berichtsjahr im Nenner.

Kapitel 21 · Statistische Krankenhausdaten: Grunddaten der Krankenhäuser 2022

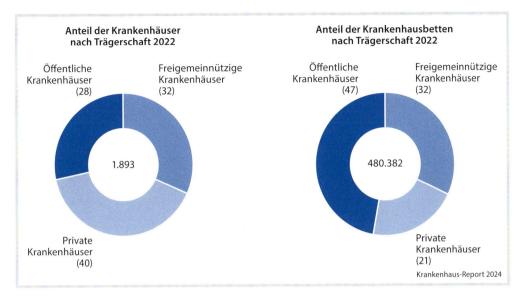

◘ **Abb. 21.4** Trägerstruktur bei Krankenhäusern 2022. Zahlen in Klammern in %

gen[16] (598 oder 31,6 %) und den öffentlichen Krankenhäusern (539 oder 28,5 %). Gemessen an der Zahl der verfügbaren Betten dominieren allerdings die öffentlichen Krankenhäuser nach wie vor die Krankenhauslandschaft: Annähernd jedes zweite Bett steht in einem öffentlichen Krankenhaus (226.622 oder 47,2 %). In freigemeinnütziger Trägerschaft befindet sich jedes dritte Krankenhausbett (155.653 oder 32,4 %) und nur jedes fünfte Bett (98.107 oder 20,4 %) steht in einem privaten Krankenhaus. ◘ Abb. 21.4 veranschaulicht die prozentuale Verteilung der Krankenhäuser und der Krankenhausbetten nach Trägerschaft im Jahr 2022.

Zwischen Träger- und Größenstruktur besteht offenbar ein enger Zusammenhang: Während sich z. B. sehr große Einrichtungen, zu denen in erster Linie die Universitätskliniken gehören, in öffentlicher Trägerschaft befinden, werden kleine Häuser eher von privaten Trägern betrieben. 2022 verfügte eine Privatklinik über durchschnittlich 130 Betten. Freigemeinnützige Krankenhäuser waren mit 260 Betten doppelt, öffentliche mit durchschnittlich 420 Betten sogar mehr als dreimal so groß. In Einzelfällen sind private Betreiber auch in den Bereich der Universitätskliniken vorgestoßen[17], die rechtlichen Rahmenbedingungen für eine mögliche künftige Privatisierung sind geschaffen worden[18] bzw. die rechtlichen Möglichkeiten einer Privatisierung werden geprüft.[19]

---

16 Träger der kirchlichen und freien Wohlfahrtspflege, Kirchengemeinden, Stiftungen oder Vereine.

17 Zusammenlegung der Universitätskliniken Gießen und Marburg, Umwandlung in eine GmbH mit Wirkung vom 2. Januar 2006 und Übernahme von 95 % der Geschäftsanteile durch die Rhön-Klinikum AG (Hessische Staatskanzlei: Initiativen/Verwaltungsreform/Privatisierung).

18 Landesgesetz über die Errichtung der Universitätsmedizin der Johannes-Gutenberg-Universität Mainz (Universitätsmedizingesetz – UMG) vom 10. September 2008 (GVBl. 2008, S. 205), zuletzt geändert durch Artikel 2 des Gesetzes vom 18. August 2015 (GVBl. 2015, S. 196). Das am 1. Januar 2009 in Kraft getretene Gesetz enthält die Option, die rechtsfähige Körperschaft des öffentlichen Rechts in eine Gesellschaft mit beschränkter Haftung (Universitätsmedizin GmbH) umzuwandeln – ggf. auch mit Beteiligung privaten Kapitals an dieser GmbH. Einzelheiten zum Formwechsel regelt § 25.

19 ▶ www.schleswig-holstein.de, Staatskanzlei Schleswig-Holstein: Start > Schwerpunkte > Haushaltskonsolidierung > Die Vorschläge im Detail > Universitätsklinikum Schleswig-Holstein (UKSH). „… Im

Tab. 21.6 Medizinisch-technische Großgeräte und Sondereinrichtungen 2022. (Quelle: Statistisches Bundesamt 2024)

Medizinisch-technisches Großgerät/Sondereinrichtung	2022	Veränderung zum Vorjahr
	Anzahl	In %
Insgesamt	**14.466**	*0,2*
Computer-Tomographen	1.598	*0,3*
Dialysegeräte	6.942	*−0,6*
Digitale Subtraktions-Angiographie-Geräte	1.052	*3,6*
Gammakameras	454	*−1,7*
Herz-Lungen-Maschinen	811	*5,9*
Kernspin-Tomographen (Magnetresonanztomographen – MRT)	1.087	*0,2*
Koronarangiographische Arbeitsplätze (Linksherzkatheter-Messplätze)	1.255	*1,1*
Linearbeschleuniger (Kreisbeschleuniger)	376	*−1,8*
Positronen-Emissions-Tomographen (PET)	45	*−21,1*
PET/CT (Hybridgerät)	99	*11,2*
PET/MRT (Hybridgerät)	22	*−18,5*
Stoßwellenlithotripter	292	*−2,0*
Tele-Kobalt-Therapiegeräte	11	*−26,7*
Mammographiegeräte	422	*−0,2*

Krankenhaus-Report 2024

Zur sachlichen Ausstattung der Krankenhäuser gehören auch medizinisch-technische Großgeräte und Sondereinrichtungen wie z. B. Dialysegeräte, Computer- und Kernspin-Tomographen sowie Koronarangiographische Arbeitsplätze. Insgesamt wurden am 31.12.2022 in den deutschen Krankenhäusern 14.466 medizinisch-technische Großgeräte gezählt. Seit dem Berichtsjahr 2019 wird die Zahl sogenannter Hybridgeräte (PET/CT und PET/MRT) erhoben, eine neue Generation von Großgeräten, die Computer-Tomographen, Magnetresonanztomographen und Positronen-Emissions-Tomographen nach und nach ablösen werden. Die Zahl der PET/CT-Hybridgeräte ist gegenüber 2021 um 11,2 % gestiegen. Eine im Vergleich zum Vorjahr hohe Zunahme (+5,9 %) ist auch bei den Herz-Lungen-Maschinen zu verzeichnen. Diese Entwicklung steht vermutlich im Zusammenhang mit Patienten, die wegen einer Erkrankung an Covid-19 vollstationär im Krankenhaus behandelt wurden. Stark zurückgegangen ist demgegenüber die Zahl der Tele-Kobalt-Therapiegeräte[20] (−26,7 %) sowie die Zahl der rei-

---

Bereich von Forschung und Wissenschaft soll nach privaten Investoren für das UKSH gesucht werden. Vor dem Hintergrund der Vereinbarung zwischen dem UKSH, dem Land und den Gewerkschaften werden die rechtlichen Möglichkeiten geprüft und eine materielle Privatisierung des UKSH vorbereitet … "

20 Lange Zeit war das Gerät zur Bestrahlung von Krebstumoren das Hauptinstrument in der Tumortherapie. Nach dem heutigen Stand der Technik erfolgt die strahlentherapeutische Behandlung mit Linearbeschleunigern.

Kapitel 21 · Statistische Krankenhausdaten: Grunddaten der Krankenhäuser 2022

nen Positronen-Emissions-Tomographen (PET −21,1 %). ◘ Tab. 21.6 gibt einen Überblick über Art und Anzahl der in der Krankenhausstatistik erfassten Geräte und Sondereinrichtungen.

21.3.2 Angebot nach Fachabteilungen

Fachabteilungen sind organisatorisch abgrenzbare, von Ärztinnen und Ärzten ständig verantwortlich geleitete Abteilungen mit für den jeweiligen Fachbereich typischen Behandlungseinrichtungen. Seit dem Berichtsjahr 2018 orientiert sich die Fachabteilungsgliederung an § 301 SGB V. Im Jahr 2022 sind (gemessen an der Anzahl der aufgestellten Betten) in der Endokrinologie, der Rheumatologie und in der Pneumologie die Versorgungskapazitäten im Vergleich zum Vorjahr deutlich ausgebaut worden. Das verbesserte Angebot korrespondiert in der Rheumatologie und in der Pneumologie mit gestiegenen Fallzahlen. Demgegenüber stehen in der Gastroenterologie 5,2 % weniger Betten zur Verfügung, gefolgt von der

Nephrologie und der Hals-, Nasen-, Ohrenheilkunde mit einem jeweils um 5,0 % verringerten Versorgungsangebot. Die Angaben in ◘ Tab. 21.7 vermitteln einen Eindruck sowohl vom fachlich-medizinischen Versorgungsangebot als auch vom Behandlungsspektrum der Krankenhäuser.

Die Schwerpunkte des Versorgungsangebots liegen in den Bereichen Innere Medizin (102.760 Betten) und Allgemeine Chirurgie (63.342 Betten), gefolgt von der Allgemeinen Psychiatrie (57.011 Betten). Hier wurden rund 8,4 Mio. (49,7 %) aller 16,8 Mio. vollstationären Behandlungsfälle versorgt. Zu den Fachabteilungen mit den höchsten Fallzahlen gehören darüber hinaus die Frauenheilkunde und Geburtshilfe (1,4 Mio. Fälle) und die Kardiologie (1,0 Mio. Fälle). Die durchschnittliche Verweildauer in einer allgemeinen Fachabteilung variierte zwischen 2,7 Tagen in der Augenheilkunde und 15,3 Tagen in der Geriatrie. Ausgehend von einer durchschnittlichen Verweildauer von 7,2 Tagen über alle Fachabteilungen dauerte eine Behandlung in der Fachabteilung Psychosomatik/Psychotherapie mit 43,9 Tagen mehr als sechsmal so

◘ **Tab. 21.7** Ausgewählte Kennzahlen nach Fachabteilungen 2022. (Quelle: Statistisches Bundesamt 2024)

Fachabteilungsbezeichnung	Fachabteilungen insgesamt	Aufgestellte Betten	Nutzungsgrad der Betten	Fallzahl[a]	Durchschnittliche Verweildauer
	Anzahl		In %	Anzahl	In Tagen
Fachabteilungen insgesamt	–	480.382	69,0	16.802.693	7,2
Innere Medizin	1.002	102.760	69,6	4.881.453	5,3
Geriatrie	337	18.380	71,6	315.071	15,3
Kardiologie	260	18.316	72,0	1.029.244	4,7
Nephrologie	67	2.230	75,7	88.989	6,9
Hämatologie und internistische Onkologie	121	5.452	74,9	200.535	7,4
Endokrinologie	14	498	66,7	16.031	7,6
Gastroenterologie	155	8.137	77,3	423.211	5,4
Pneumologie	85	4.495	70,3	196.123	5,9
Rheumatologie	34	1.170	59,0	33.312	7,6

◻ Tab. 21.7 (Fortsetzung)

Fachabteilungsbezeichnung	Fachabteilungen insgesamt	Aufgestellte Betten	Nutzungsgrad der Betten	Fallzahl[a]	Durchschnittliche Verweildauer
	Anzahl		In %	Anzahl	In Tagen
Pädiatrie	326	14.920	57,8	830.083	3,8
Kinderkardiologie	22	506	61,3	17.209	6,6
Neonatologie	103	2.143	63,5	50.565	9,8
Kinderchirurgie	82	1.502	56,4	112.573	2,7
Lungen- und Bronchialheilkunde	17	1.381	59,9	43.949	6,9
Allgemeine Chirurgie	1.061	63.342	61,2	2.730.873	5,2
Unfallchirurgie	354	18.255	69,8	825.194	5,6
Neurochirurgie	186	6.554	69,8	242.866	6,9
Gefäßchirurgie	205	5.581	64,1	176.349	7,4
Plastische Chirurgie	142	2.029	57,9	87.850	4,9
Thoraxchirurgie	69	1.623	60,7	52.361	6,9
Herzchirurgie	71	4.291	66,9	124.049	8,4
Urologie	492	13.431	65,4	807.178	4,0
Orthopädie	377	19.381	60,2	712.411	6,0
Frauenheilkunde und Geburtshilfe	722	23.119	54,8	1.394.024	3,3
Geburtshilfe	74	2.235	64,7	162.567	3,2
Hals-, Nasen-, Ohrenheilkunde	539	7.583	51,0	437.442	3,2
Augenheilkunde	236	4.000	56,3	308.103	2,7
Neurologie	470	26.948	73,0	985.359	7,3
Allgemeine Psychiatrie	403	57.011	86,3	746.209	24,1
Kinder- und Jugendpsychiatrie	144	6.763	82,7	64.032	31,9
Psychosomatik/Psychotherapie	279	12.844	84,0	89.699	43,9
Nuklearmedizin	92	748	42,1	34.508	3,3
Strahlenheilkunde	141	2.250	59,0	57.839	8,4
Dermatologie	111	4.379	63,2	197.743	5,1
Zahn- und Kieferheilkunde, Mund- und Kieferchirurgie	169	1.890	56,5	98.140	4,0
Intensivmedizin	286	7.558	67,4	467.038	4,0
Sonstige Fachabteilung	306	6.677	65,3	283.321	5,6

[a] Die Fallzahl in der Zeile „Insgesamt" ist die einrichtungsbezogene Fallzahl (ohne interne Verlegungen), die fachabteilungsbezogenen Fallzahlen sind unter Berücksichtigung interner Verlegungen ermittelt.
Krankenhaus-Report 2024

Kapitel 21 · Statistische Krankenhausdaten: Grunddaten der Krankenhäuser 2022

lange. Auch in den Fachabteilungen Kinder- und Jugendpsychiatrie und in der Allgemeinen Psychiatrie lag die durchschnittliche Verweildauer mit 31,9 und 24,1 Tagen deutlich über dem Durchschnittswert. Sehr unterschiedlich fällt auch der Nutzungsgrad der Betten nach Fachabteilungen aus: Innerhalb der allgemeinen Fachabteilungen reichte er von 42,1 % in der Nuklearmedizin bis zu 77,3 % in der Gastroenterologie. In der Fachabteilung Allgemeine Psychiatrie war die Bettenauslastung mit 86,3 % am höchsten.

◖ Abb. 21.2 zeigte bereits deutliche Unterschiede in der Bettendichte nach Bundesländern. Eine genauere Analyse der Unterschiede ermöglicht eine zusätzliche Betrachtung der Bettendichte nach Fachabteilungen. In 22 von 36 ausgewiesenen Hauptfachabteilungen (ohne „Sonstige Fachabteilung") lag die Bettendichte in Bremen über dem Bundesdurchschnitt, in drei dieser Fachabteilungen verfügte Bremen im Vergleich zu den übrigen Bundesländern über die meisten Betten je 100.000 Einwohner (◖ Tab. 21.8).

In wesentlichen Bereichen, darunter Innere Medizin, Allgemeine Chirurgie, Frauenheilkunde und Geburtshilfe, Neurologie und Orthopädie gab es in allen Bundesländern ein stationäres Versorgungsangebot. Allerdings gab es nicht in allen Fachrichtungen ein flächendeckendes stationäres Versorgungsangebot. Am geringsten war das Angebot in der Endokrinologie, für die nur acht von sechzehn Bundesländern Betten vorhielten.

21.3.3 Personal der Krankenhäuser

Am 31.12.2022 wurden knapp 1,4 Mio. Beschäftigte in den Krankenhäusern gezählt, 18.171 Personen bzw. 1,3 % mehr als am 31.12.2021. 207.388 Beschäftigte waren als hauptamtliche Ärztinnen und Ärzte tätig; annähernd 1,2 Mio. Beschäftigte (darunter 113.847 Schüler/Schülerinnen und Auszubildende) waren dem nichtärztlichen Dienst zuzurechnen. Im Vergleich zum Vorjahr stieg die Zahl der hauptamtlichen Ärztinnen und Ärz-

te um 4.102 (+2,0 %) Beschäftigte, die Zahl der im nichtärztlichen Dienst tätigen Krankenhausmitarbeiterinnen und -mitarbeiter nahm um 14.069 (+1,2 %) Beschäftigte zu. 31,8 % des ärztlichen und 51,8 % des nichtärztlichen Personals sind teilzeit- oder geringfügig beschäftigt. Um den Auswirkungen unterschiedlicher Beschäftigungsmodelle (Vollzeit-, Teilzeit- oder geringfügige Beschäftigung sowie kurzfristige Beschäftigung) angemessen Rechnung zu tragen, wird zusätzlich zur Zahl der Beschäftigten am Erhebungsstichtag 31. Dezember des Jahres die Anzahl der Vollkräfte im Jahresdurchschnitt[21] (Vollzeitäquivalente) erhoben. Die Gesamtzahl der Vollkräfte erhöhte sich gegenüber 2021 um 6.401 bzw. 0,7 % auf 965.327 Vollkräfte, von denen 173.321 (18,0 %) im ärztlichen Dienst und 792.007 (82,0 %) im nichtärztlichen Dienst beschäftigt waren. 376.444 nichtärztliche Vollkräfte (47,5 %) wurden allein im Pflegedienst gezählt. Hier nahm die Zahl der Vollkräfte im Vergleich zum Vorjahr um 1,4 % zu.

Die Krankenhausstatistik liefert zudem Informationen über das Geschlecht und den Beschäftigungsumfang[22] der Beschäftigten. 47,1 % der hauptamtlichen Ärzte waren im Jahr 2022 Frauen (siehe ◖ Tab. 21.9); gegenüber 2012 stieg der Anteil um 2,0 Prozentpunkte. Mit steigender Hierarchiestufe nimmt der Frauenanteil an den Krankenhausärzten deutlich ab. Während zu Beginn der ärztlichen Laufbahn gut die Hälfte aller Assistenzarztstellen (55,5 %) von Frauen besetzt wurde, war es bei den Oberärzten noch ein Drittel (35,9 %)

---

21 Zur Ermittlung der Vollkräfte im Jahresdurchschnitt werden die unterschiedlichen Beschäftigungsmodelle auf die volle jährliche tarifliche Arbeitszeit umgerechnet. Überstunden und Bereitschaftsdienste werden nicht in die Berechnung einbezogen.

22 Zum Nachweis des ärztlichen und des nichtärztlichen Personals der Krankenhäuser nach Beschäftigungsumfang (Vollzeit/Teilzeit, gestaffelt nach Wochenstunden/geringfügige Beschäftigung) und Geschlecht: Statistisches Bundesamt [Destatis] Statistischer Bericht zu den Grunddaten der Krankenhäuser 2022; ► https://www.destatis.de/DE/Themen/Gesellschaft-Umwelt/Gesundheit/Krankenhaeuser/_inhalt.html#sprg234206.

□ Tab. 21.8 Bettendichte nach Ländern und Fachabteilungen 2022. (Quelle: Statistisches Bundesamt 2024)

Fachabteilungsbezeichnung	Deutschland	Baden-Württemberg	Bayern	Berlin	Brandenburg	Bremen	Hamburg	Hessen	Mecklenburg-Vorpommern	Niedersachsen	Nordrhein-Westfalen	Rheinland-Pfalz	Saarland	Sachsen	Sachsen-Anhalt	Schleswig-Holstein	Thüringen
	Aufgestellte Betten je 100.000 Einwohner																
Fachabteilungen insgesamt	573	478	566	545	582	708	684	548	628	507	626	561	677	618	650	541	715
Innere Medizin	123	106	100	61	111	120	52	123	194	122	139	159	122	144	175	106	199
Geriatrie	22	2	11	48	48	46	61	33	–	6	32	16	28	16	17	43	32
Kardiologie	22	12	27	34	21	25	45	15	4	21	30	8	41	21	12	18	3
Nephrologie	3	2	4	6	3	1	7	2	–	2	3	1	8	1	1	1	–
Hämatologie und internistische Onkologie	7	6	7	11	9	20	11	5	6	6	8	1	11	3	3	6	–
Endokrinologie	1	1	1	0	0	–	–	1	–	–	1	–	–	1	1	–	–
Gastroenterologie	10	8	16	24	6	5	23	5	–	8	11	6	–	7	4	3	–
Pneumologie	5	5	6	13	5	12	7	3	–	4	7	2	5	3	1	9	–
Rheumatologie	1	0	2	5	4	4	0	1	–	0	2	0	3	0	3	1	4
Pädiatrie	18	17	15	11	21	27	14	15	25	15	20	17	22	24	27	13	26
Kinderkardiologie	1	0	1	1	–	–	1	1	–	1	1	–	1	1	–	1	–
Neonatologie	3	3	3	5	0	2	6	2	2	2	2	2	–	2	–	0	4

Kapitel 21 · Statistische Krankenhausdaten: Grunddaten der Krankenhäuser 2022

◻ Tab. 21.8 (Fortsetzung)

Fachabteilungsbezeichnung	Deutschland	Baden-Württemberg	Bayern	Berlin	Brandenburg	Bremen	Hamburg	Hessen	Mecklenburg-Vorpommern	Niedersachsen	Nordrhein-Westfalen	Rheinland-Pfalz	Saarland	Sachsen	Sachsen-Anhalt	Schleswig-Holstein	Thüringen
	Aufgestellte Betten je 100.000 Einwohner																
Kinderchirurgie	2	1	2	2	1	4	5	2	4	1	2	1	3	3	1	1	2
Lungen- und Bronchialheilkunde	2	–	2	–	3	–	6	2	–	1	3	–	–	3	6	0	–
Allgemeine Chirurgie	76	65	91	41	72	70	89	71	69	73	79	74	61	87	96	67	71
Unfallchirurgie	22	17	33	35	13	20	3	17	7	13	29	18	10	19	16	13	12
Neurochirurgie	8	5	8	9	6	11	10	7	11	9	8	8	14	7	11	8	8
Gefäßchirurgie	7	5	8	9	1	4	4	7	–	4	11	4	11	3	4	3	–
Plastische Chirurgie	2	2	2	6	1	3	4	2	–	2	3	3	2	2	3	2	–
Thoraxchirurgie	2	2	1	3	1	3	2	1	–	1	3	1	13	2	2	2	–
Herzchirurgie	5	4	5	5	4	8	10	5	5	7	5	5	–	6	7	4	5
Urologie	16	13	15	13	13	13	20	15	15	15	19	17	20	19	17	11	23
Orthopädie	23	19	2	21	34	51	41	20	55	24	24	31	48	30	23	29	69
Frauenheilkunde und Geburtshilfe	28	28	28	21	21	30	27	29	29	25	31	28	32	30	27	18	29
Geburtshilfe	3	2	3	6	2	17	6	2	2	2	2	0	–	3	4	7	3
Hals-, Nasen-, Ohrenheilkunde	9	8	8	9	8	22	14	8	13	8	9	9	10	10	13	6	13

◻ Tab. 21.8 (Fortsetzung)

Fachabteilungsbezeichnung	Deutschland	Baden-Württemberg	Bayern	Berlin	Brandenburg	Bremen	Hamburg	Hessen	Mecklenburg-Vorpommern	Niedersachsen	Nordrhein-Westfalen	Rheinland-Pfalz	Saarland	Sachsen	Sachsen-Anhalt	Schleswig-Holstein	Thüringen
	Aufgestellte Betten je 100.000 Einwohner																
Augenheilkunde	5	4	4	6	3	9	9	4	10	4	4	4	12	6	5	5	6
Neurologie	32	28	29	26	50	32	46	37	36	30	32	26	60	33	34	32	42
Allgemeine Psychiatrie	68	63	58	61	74	76	80	63	77	67	76	58	76	73	75	75	81
Kinder- und Jugendpsychiatrie	8	7	6	7	10	7	13	9	13	9	7	7	4	11	17	9	14
Psychosomatik/Psychotherapie	15	18	37	6	10	4	8	20	5	14	4	14	10	4	11	27	11
Nuklearmedizin	1	1	1	1	1	1	0	0	1	1	1	1	1	1	1	0	2
Strahlenheilkunde	3	3	2	3	3	4	2	1	6	2	3	2	3	5	4	1	6
Dermatologie	5	4	6	5	3	11	6	4	6	4	5	3	4	7	7	4	12
Zahn- und Kieferheilkunde, Mund- und Kieferchirurgie	2	2	2	3	2	4	3	2	4	2	3	2	2	3	2	2	4
Intensivmedizin	9	8	9	23	11	31	16	5	13	1	2	18	32	24	11	3	28
Sonstige Fachabteilung	8	5	11	6	5	5	23	12	17	1	6	16	9	6	8	11	7

– = nichts vorhanden,
0 = Wert kleiner 0,5 aber größer Null
Krankenhaus-Report 2024

Kapitel 21 · Statistische Krankenhausdaten: Grunddaten der Krankenhäuser 2022

☐ Tab. 21.9 Frauen- und Teilzeitanteil 2012–2022. (Quelle: Statistisches Bundesamt 2024)

Jahr	Hauptamtliche Ärzte[a]						Nichtärztliches Personal[b]					
	Insgesamt	Darunter Frauen	Frauenanteil	Teilzeitanteil[c]	Teilzeitbeschäftigte insgesamt[c]	Darunter Frauen	Insgesamt	Darunter Frauen	Frauenanteil	Teilzeitanteil[c]	Teilzeitbeschäftigte insgesamt[c]	Darunter Frauen
	Anzahl	Anzahl	In %	In %	Anzahl	Anzahl	Anzahl	Anzahl	In %	In %	Anzahl	Anzahl
2012	159.764	72.068	45,1	19,2	30.667	22.230	907.522	736.368	81,1	45,9	416.369	383.593
2013	164.720	75.278	45,7	20,2	33.279	23.900	919.650	744.974	81,0	46,3	425.938	391.752
2014	169.528	78.205	46,1	21,3	36.122	25.709	928.355	752.952	81,1	46,7	433.691	398.715
2015	174.391	80.612	46,2	22,3	38.922	27.232	937.099	760.712	81,2	47,2	442.682	406.310
2016	180.372	83.790	46,5	23,7	42.696	29.371	952.659	772.945	81,1	47,8	455.008	416.813
2017	186.021	86.130	46,3	25,1	46.626	31.463	967.439	783.791	81,0	48,3	467.177	426.577
2018	191.122	88.723	46,4	26,8	51.164	34.079	984.257	794.710	80,7	49,5	487.133	442.365
2019	196.470	91.513	46,6	27,8	54.544	35.923	1.006.173	809.601	80,5	49,6	498.944	451.053
2020	200.565	93.450	46,6	28,9	57.864	37.469	1.037.400	834.724	80,5	50,2	520.960	469.221
2021	203.286	95.243	46,9	30,3	61.535	39.359	1.049.990	844.089	80,4	51,2	537.362	481.986
2022	207.388	97.717	47,1	31,8	65.973	41.611	1.065.461	855.433	80,3	51,8	552.387	493.296

[a] Ohne Zahnärzte, ab 2018 einschl. Zahnärzte.
[b] Ohne Auszubildende und Personal der Ausbildungsstätten, ab 2018 ohne Auszubildende.
[c] Teilzeit- und geringfügig Beschäftigte.
Krankenhaus-Report 2024

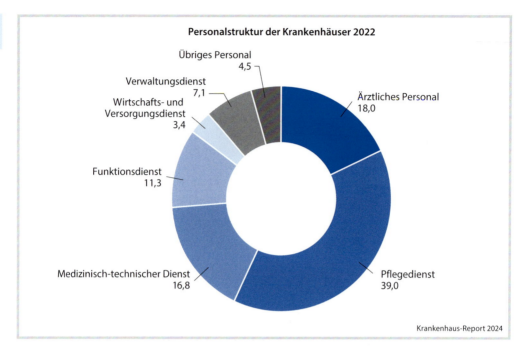

◘ Abb. 21.5 Personalstruktur der Krankenhäuser 2022 (Vollkräfte) in %

der Stellen. Der Frauenanteil an den leitenden Ärzten lag bei nur noch 15,6 %.

Deutlich verändert hat sich in den vergangenen zehn Jahren auch der Beschäftigungsumfang. 2012 waren 19,2 % der hauptamtlichen Ärztinnen teilzeit- oder geringfügig beschäftigt; 2022 waren es bereits 42,6 %. Bei ihren männlichen Kollegen nahm im gleichen Zeitraum der Anteil der teilzeit- oder geringfügig Beschäftigten von 9,6 % auf 22,2 % zu. Insgesamt gab es 65.973 (31,8 %) hauptamtliche Ärztinnen und Ärzte, die 2022 in einem Teilzeitarbeitsverhältnis standen oder geringfügig beschäftigt waren.

Mit 1.056.830 Beschäftigten (ohne Schüler/Schülerinnen und Auszubildende, ohne Personal der Ausbildungsstätten und Personal ohne Funktionsbereich) war die Zahl der im nichtärztlichen Dienst tätigen Krankenhausmitarbeiter gut fünfmal so hoch wie die der Beschäftigten im ärztlichen Dienst. Die mit Abstand meisten nichtärztlichen Beschäftigten (509.289) waren im Pflegedienst tätig (48,2 %). An zweiter Stelle folgten der medizinisch-technische Dienst (z. B. Laboratoriums- und Radiologieassistentinnen und -assistenten, Krankengymnastinnen und -gymnasten) mit 20,6 % und der Funktionsdienst (z. B. Personal im Operationsdienst, in der Ambulanz und in Polikliniken) mit 13,7 %.

Der Frauenanteil beim nichtärztlichen Personal lag mit 80,3 % deutlich über dem Anteil weiblicher Beschäftigter beim ärztlichen Personal (47,1 %). Der Anteil teilzeit- und geringfügig Beschäftigter ist im nichtärztlichen Bereich im Vergleich zu den hauptamtlichen Ärztinnen und Ärzten annähernd zweimal so hoch: 51,8 % im Jahr 2022. Zehn Jahre zuvor waren es gerade mal 45,9 %.

Zusammenfassend gibt ◘ Abb. 21.5 einen Überblick über die Personalstruktur der Krankenhäuser auf der Grundlage der für 2022 ermittelten 965.327 Vollkräfte nach Beschäftigtengruppen.

Die Personalstruktur variierte je nach Krankenhausträger. Bei den Krankenhäusern privater Träger gehörten 18,4 % aller Vollkräfte dem ärztlichen Personal an, bei den

Kapitel 21 · Statistische Krankenhausdaten: Grunddaten der Krankenhäuser 2022

öffentlichen Krankenhäusern waren dies lediglich 17,9 %. Der Anteil der im Pflegedienst tätigen Vollkräfte ist mit 45,9 % ebenfalls bei den privaten Krankenhäusern am höchsten, gefolgt von den freigemeinnützigen Krankenhäusern mit 41,9 %, bei den öffentlichen Krankenhäusern liegt der Anteil der im Pflegedienst beschäftigten Vollkräfte bei nur 35,7 % (siehe auch Zusatztabelle 21.c im Internetportal ▶ https://doi.org/10.1007/978-3-662-68792-5_21).

Seit 2009 wird zusätzlich zu den Vollkräften mit direktem Beschäftigungsverhältnis beim Krankenhaus die Zahl der Vollkräfte ohne direktes Beschäftigungsverhältnis beim Krankenhaus erhoben. Im Jahr 2022 handelte es sich hierbei um 33.135 Vollkräfte, davon 2.957 im ärztlichen Dienst und 30.178 im nichtärztlichen Dienst Beschäftigte, die z. B. im Personal-Leasing-Verfahren eingesetzt wurden. Entscheidend ist, dass die Leistung vom Krankenhaus erbracht wird[23] und dazu das Personal etwa durch Zeitarbeitnehmerinnen und -arbeitnehmer verstärkt wird. Beim ärztlichen Personal ohne direktes Beschäftigungsverhältnis kann es sich um Honorarkräfte oder um Ärztinnen und Ärzte handeln, die über (konzerninterne) Personalgesellschaften im Krankenhaus eingesetzt werden. Beim nichtärztlichen Personal ohne direktes Beschäftigungsverhältnis spielen sowohl konzerninterne Personalgesellschaften als auch Zeitarbeit eine Rolle.

21.4 Die Inanspruchnahme von Krankenhausleistungen

Die Behandlungsformen im Krankenhaus sind vielfältig und gehen weit über die klassische vollstationäre, d. h. ganztägige Behandlung hinaus. Auch teil-, vor- und nachstationär erbrachte Leistungen sowie ambulante Operatio-

nen nach § 115b Fünftes Buch Sozialgesetzbuch (SGB V) werden seit 2002 erhoben. Ab dem Berichtsjahr 2018 ist das Erhebungsspektrum in Bezug auf die von den Krankenhäusern erbrachten ambulanten Leistungen umfassend erweitert worden. Erfasst wird die Anzahl der Einrichtungen sowie die Anzahl der Fälle, die im Rahmen einer Spezialfachärztlichen Versorgung sowie durch die in Krankenhäusern angesiedelten Ambulanzen nach den Vorschriften des SGB V behandelt werden. Die ineinandergreifenden Behandlungsformen werden in der Krankenhausstatistik in unterschiedlicher Tiefe abgebildet, wobei der herkömmlichen vollstationären Behandlung das Hauptinteresse gilt. Im Jahr 2022 lag die Zahl der Krankenhausbehandlungen mit 16,8 Mio. weiterhin deutlich (−13,4 %) unter dem Vor-Corona-Niveau des Jahres 2019 von 19,4 Mio. Der Rückgang betraf alle in Krankenhäusern angebotenen Behandlungsformen (vollstationäre, teil-, vor- und nachstationäre sowie ambulante Behandlungen).

21.4.1 Vollstationäre Behandlungen

Gut 16,8 Mio. vollstationär behandelte Patientinnen und Patienten[24] wurden im Berichtsjahr 2022 gezählt. Das waren rund 60.000 Fälle (0,4 %) mehr als im Jahr 2021. Die Summe der 2022 erbrachten vollstationären Berechnungs- und Belegungstage[25] lag um rund 1 Mio. oder 0,5 % über dem Vorjahresergebnis. Ein Kran-

---

23 Personal einer Fremdfirma, die z. B. die Reinigung übernommen hat, wird nicht erfasst; hier gehört die („outgesourcte") Reinigung nicht mehr zu den Leistungen des Krankenhauses.

24 Die Fallzahl in den Grunddaten der Krankenhäuser ermittelt sich aus der Summe der vollstationären Aufnahmen (Patientenzugang) und der Summe der Entlassungen aus vollstationärer Behandlung einschließlich der Sterbefälle (Patientenabgang) im Berichtsjahr, dividiert durch 2.

25 Berechnungstage sind die Tage, für die tagesgleiche Pflegesätze (Basispflegesatz, Abteilungspflegesatz oder teilstationäre Pflegesätze) in Rechnung gestellt (berechnet) werden. Unter einem Belegungstag wird ein Tag verstanden, an dem ein aufgestelltes Bett von einer Patientin bzw. einem Patienten vollstationär belegt wurde. Innerhalb des pauschalierenden Entgeltsystems ist der Belegungstag das Äquivalent zum

kenhausaufenthalt dauerte auch im Jahr 2022 durchschnittlich 7,2 Tage.[26] Gegenüber 2012 (7,6 Tage) ist die Dauer des Krankenhausaufenthalts um knapp einen halben Tag zurückgegangen.

21.4.2 Teil-, vor- und nachstationäre Behandlungen

Um der zunehmenden Bedeutung von nicht rein vollstationären Behandlungsformen in Krankenhäusern gerecht zu werden, werden seit 2002 neben den vollstationären Behandlungen auch einzelne Merkmale im Bereich der teil-, vor- und nachstationären Behandlungen in der Krankenhausstatistik detaillierter erfasst.[27]

Unter einer teilstationären Behandlung versteht man eine Krankenhausleistung, die eine regelmäßige Verweildauer im Krankenhaus von weniger als 24 Stunden erfordert. Sie wird vorwiegend in einer von insgesamt 66 reinen Tages- oder Nachtkliniken angeboten. Die Patientinnen und Patienten verbringen dabei nur den entsprechenden Tagesabschnitt mit der ärztlichen Behandlung in der Klinik, die restliche Zeit aber außerhalb des Krankenhauses. 2022 wurden in den Krankenhäusern rund 665.900 teilstationäre Behandlungen[28] durch-

geführt, 6,6 % mehr als im Jahr zuvor. Die meisten Fälle (162.465) wurden in der Fachabteilung Allgemeine Psychiatrie gezählt, gefolgt von 96.486 in der Inneren Medizin behandelten Fällen.

Vorstationäre Behandlungen werden im Vorfeld einer anstehenden vollstationären Behandlung erbracht, z. B. für Voruntersuchungen. In diesem Bereich wurden im Jahr 2022 knapp 5,6 Mio. Behandlungsfälle gezählt, gut 349.000 bzw. 6,7 % mehr als 2021. Jede vierte Behandlung dieser Art (23,4 %) wurde 2022 in der Fachabteilung Allgemeine Chirurgie durchgeführt, in der Inneren Medizin wurden 15,1 % aller vorstationären Behandlungen gezählt.

Nachstationäre Behandlungen finden im Anschluss an einen vollstationären Krankenhausaufenthalt statt. Ihre Zahl lag im Jahr 2022 bei rund 929.000 Behandlungen. Das waren im Vergleich zum Vorjahr 2,5 % weniger. Die meisten dieser Behandlungen fanden in der Allgemeinen Chirurgie statt (25,0 %), weitere 10,3 % in der Fachabteilung Frauenheilkunde und Geburtshilfe und 10,1 % in der Fachabteilung Hals-Nasen-Ohrenheilkunde.

Zusammengenommen erweiterten die genannten Behandlungsformen das Leistungsvolumen der Krankenhäuser im Jahr 2022 um rund 7,2 Mio. Behandlungsfälle.

21.4.3 Ambulante Leistungen

Seit 2002 wird die Anzahl ambulanter Operationen und stationsersetzender Eingriffe nach § 115b Fünftes Buch Sozialgesetzbuch (SGB V) erfasst. Der Umfang, in dem Krankenhäuser zur Durchführung dieser Art von Eingriffen zugelassen sind, ist in einem vom GKV-Spitzenverband, der Deutschen Krankenhausgesellschaft oder den Bundesverbänden der Krankenhausträger gemeinsam und

---

Begriff des Berechnungstages innerhalb der Bundespflegesatzverordnung.

26 Die durchschnittliche Verweildauer ergibt sich als Quotient aus der Summe der Berechnungs- bzw. Belegungstage und der Fallzahl.

27 Vor Inkrafttreten der Ersten Novellierung der KHStatV wurde lediglich die Anzahl der aus teilstationärer Behandlung entlassenen Patientinnen und Patienten erhoben.

28 Die Fallzählung (Anzahl der Behandlungen) hängt von der Art der Abrechnung teilstationärer Leistungen ab: Sind für teilstationäre Leistungen, die über Entgelte nach § 6 Abs. 1 KHEntgG (Krankenhausentgeltgesetz) abgerechnet werden, fallbezogene Entgelte vereinbart worden, zählt jede abgerechnete Patientin/jeder abgerechnete Patient als ein Fall; sind dagegen tagesbezogene Entgelte vereinbart worden, werden Patientinnen und Patienten, die wegen derselben Erkrankung mehrfach teilstationär behandelt wurden, je Quartal als ein

---

Fall gezählt. Die Quartalszählung ist auch anzuwenden bei teilstationären Leistungen nach § 13 Abs. 1 BPflV (Bundespflegesatzverordnung), die mit einem gesonderten Pflegesatz abgerechnet werden.

Kapitel 21 · Statistische Krankenhausdaten: Grunddaten der Krankenhäuser 2022

Tab. 21.10 Behandlungsformen 2022. (Quelle: Statistisches Bundesamt 2024)

Jahr	Behandlungsfälle				Ambulante Operationen[a]
	Vollstationär	Teilstationär	Vorstationär	Nachstationär	
	Anzahl				
2012	18.620.442	734.263	4.092.333	988.307	1.867.934
2013	18.787.168	724.685	4.336.205	993.593	1.897.483
2014	19.148.626	743.561	4.581.160	1.031.277	1.953.727
2015	19.239.574	764.745	4.656.886	1.057.015	1.978.783
2016	19.532.779	773.807	4.670.177	1.075.006	1.962.051
2017	19.442.810	790.947	4.684.575	1.070.750	1.970.516
2018	19.392.466	781.743	4.900.300	1.083.987	1.856.157
2019	19.415.555	787.595	4.992.463	1.090.660	1.886.544
2020	16.793.962	649.162	4.527.585	945.235	1.698.310
2021	16.742.344	624.389	5.222.024	952.315	1.750.922
2022	16.802.693	665.869	5.571.440	928.825	1.898.050
Vergleichsjahr	Veränderung in %				
2021	0,4	6,6	6,7	−2,5	8,4
2012	−9,8	−9,3	36,1	−6,0	1,6

[a] = Ambulante Operationen und stationsersetzende Eingriffe nach § 115b SGB V
Krankenhaus-Report 2024

der Kassenärztlichen Bundesvereinigung vereinbarten Katalog geregelt.

Rund 1,9 Mio. ambulante Operationen und stationsersetzende Eingriffe wurden im Jahr 2022 in Krankenhäusern durchgeführt, 8,4 % mehr als im Vorjahr (Tab. 21.10).

Darüber hinaus werden seit 2018 weitere ambulante Leistungen[29] der Krankenhäuser erhoben. Im Jahr 2022 wurden rund 575.000 Fälle gezählt, die eine spezialfachärztliche Versorgung nach § 116 SGB V als ambulante Leistung im Krankenhaus erhalten haben, sowie 9,0 Mio. Fälle, die in einer Krankenhausambulanz behandelt wurden. Allein in Hochschulambulanzen wurden annähernd 5,4 Mio. Fälle versorgt, in Psychiatrischen Institutsambulanzen waren es 2,9 Mio. Fälle.

---

29 Eine ausführliche Darstellung der ambulanten Leistungen (nach Einrichtungstypen und nach Bundesländern) enthält der Statistische Bericht Grunddaten der Krankenhäuser 2022 (► https://www.destatis.de/DE/Themen/Gesellschaft-Umwelt/Gesundheit/Krankenhaeuser/_inhalt.html# sprg234206).

Open Access Dieses Buch wird unter der Creative Commons Namensnennung 4.0 International Lizenz (http://creativecommons.org/licenses/by/4.0/deed.de) veröffentlicht, welche die Nutzung, Vervielfältigung, Bearbeitung, Verbreitung und Wiedergabe in jeglichem Medium und Format erlaubt, sofern Sie den/die ursprünglichen Autor(en) und die Quelle ordnungsgemäß nennen, einen Link zur Creative Commons Lizenz beifügen und angeben, ob Änderungen vorgenommen wurden.

Die in diesem Buch enthaltenen Bilder und sonstiges Drittmaterial unterliegen ebenfalls der genannten Creative Commons Lizenz, sofern sich aus der Abbildungslegende nichts anderes ergibt. Sofern das betreffende Material nicht unter der genannten Creative Commons Lizenz steht und die betreffende Handlung nicht nach gesetzlichen Vorschriften erlaubt ist, ist für die oben aufgeführten Weiterverwendungen des Materials die Einwilligung des jeweiligen Rechteinhabers einzuholen.

Statistische Krankenhausdaten: Diagnosedaten der Krankenhauspatienten 2022

Torsten Schelhase

Inhaltsverzeichnis

22.1 Vorbemerkung – 467

22.2 Kennzahlen der Krankenhauspatienten – 468

22.3 Strukturdaten der Krankenhauspatienten – 471
22.3.1 Alters- und Geschlechtsstruktur der Patienten – 471
22.3.2 Verweildauer der Patienten – 473
22.3.3 Regionale Verteilung der Patienten – 473

22.4 Struktur der Hauptdiagnosen der Krankenhauspatienten – 476
22.4.1 Diagnosen der Patienten – 477
22.4.2 Diagnosen nach Alter und Geschlecht – 481
22.4.3 Verweildauer bei ausgewählten Diagnosen – 486
22.4.4 Regionale Verteilung der Diagnosen – 488

© Der/die Autor(en) 2024
J. Klauber et al. (Hrsg.), *Krankenhaus-Report 2024*, https://doi.org/10.1007/978-3-662-68792-5_22

22.5 Entwicklung ausgewählter Diagnosen 2017 bis 2022 – 491

22.6 Ergebnisse der DRG-Statistik zur Covid-19-Pandemie – 494

22.7 Ausblick – 497

Kapitel 22 · Statistische Diagnosedaten der Krankenhauspatienten 2022

▪▪ Zusammenfassung

Die Diagnosen der Krankenhauspatienten bilden das gesamte vollstationäre Geschehen in den deutschen Krankenhäusern ab. Dieser Beitrag beschreibt die Ergebnisse der Diagnosedaten der Krankenhauspatienten für das Jahr 2022. Diese amtliche Statistik wird seit 1993 jährlich als Vollerhebung durchgeführt, alle Krankenhäuser in Deutschland sind auskunftspflichtig. Erfasst werden alle Patienten, die im Berichtsjahr aus der vollstationären Behandlung eines Krankenhauses entlassen werden. Im Jahr 2022 waren es mehr als 17 Mio. Patienten, damit ist die Fallzahl im Vorjahresvergleich leicht angestiegen.

Die Ergebnisse der Diagnosen werden nach wichtigen Indikatoren wie Hauptdiagnosen, Alter, Geschlecht und Verweildauer dargestellt. Aufgrund geschlechts- und altersspezifischer Morbiditätshäufigkeiten werden die Ergebnisse teilweise standardisiert und so um den demographischen Effekt bereinigt. Dadurch sind bevölkerungsunabhängige Aussagen möglich.

The hospital diagnosis statistics reflect all inpatient cases in Germany. This article describes the results for the year 2022. These official statistics have been conducted annually as a full survey since 1993. All German hospitals are required to provide information. The data cover all inpatients discharged from hospital in the reporting year. In 2022, more than 17 million patients were treated in hospitals. Compared to the previous year, the number of patients has increased slightly.

The diagnosis data are described according to key indicators such as main diagnosis, age, gender and average length of stay. Due to gender and age specific morbidity frequencies, some of the data are standardised and thus adjusted for demographic effects which allows statements independent of the actual age and gender structure of the population.

22.1 Vorbemerkung

In diesem Beitrag werden vornehmlich die Ergebnisse der Krankenhausdiagnosestatistik des Berichtsjahres 2022 vorgestellt und am Ende durch Angaben aus der fallpauschalenbezogenen Krankenhausstatistik (DRG-Statistik) um einen speziellen Blick auf die Auswirkungen der Corona-bedingten Aufenthalte in Krankenhäusern ergänzt. Die Diagnosestatistik ist ein Baustein der vierteiligen Krankenhausstatistik des Statistischen Bundesamtes. Über diese Statistik hinaus werden auch die Grunddaten der Krankenhäuser (Betten, Personal, Ausstattung etc.; vgl. ▶ Kap. 21), die Kosten (Personal-, Sachkosten, etc.) sowie die DRG-Statistik erfasst. Zusätzlich werden seit 2003 auch die Diagnosedaten von Vorsorge- oder Rehabilitationseinrichtungen mit mehr als 100 Betten erhoben.

Im Rahmen der Diagnosestatistik werden alle im Laufe des Berichtsjahres aus dem Krankenhaus entlassenen vollstationären Patientinnen und Patienten[1] sowie die im Krankenhaus Verstorbenen erfasst. Bei mehrfach im Berichtsjahr vollstationär behandelten Patienten wird jeder Krankenhausaufenthalt als ein Fall nachgewiesen (Fallzahlenstatistik). Nicht nachgewiesen werden die vor- und nachstationären, teilstationären und ambulanten Behandlungsfälle. Die Angaben zur Diagnosestatistik entnehmen die Krankenhäuser der vorhandenen Patientendokumentation.

Um bevölkerungsunabhängige Vergleiche anstellen zu können, werden die Ergebnisse der Diagnosestatistik teilweise alters- und geschlechtsstandardisiert. Mit Hilfe der Standardisierung werden die Ergebnisse um den demographischen Effekt bereinigt. Dies erlaubt bevölkerungsunabhängige intertemporale und interregionale Vergleiche zwischen strukturell verschiedenen Gesamtheiten. Dadurch können Veränderungen beim Auftreten bestimm-

---

[1] Die Begriffe „Behandlungsfälle" und „Patienten" werden im Folgenden anstelle der korrekten Bezeichnung „aus der vollstationären Behandlung eines Krankenhauses entlassene Patientinnen und Patienten (einschl. Sterbe- und Stundenfälle)" verwendet.

ter Krankheiten aus rein epidemiologischer Sicht beurteilt werden, ohne dass die Ergebnisse durch sich verändernde Bevölkerungsstrukturen verzerrt werden. Genauer: Mit dieser Methode kann gezeigt werden, ob sich das Risiko jedes Einzelnen, an einer bestimmten Krankheit zu erkranken, erhöht hat oder nicht. Beispiel: Wenn im Vergleich zu 1995 heute mehr Menschen in Deutschland über 80 Jahre alt sind, treten in dieser Altersklasse entsprechend mehr Krankheitsfälle auf.[2] Trotz der höheren Zahlen bedeutet dies nicht, dass sich das Risiko des Einzelnen daran zu erkranken erhöht hat.

22.2 Kennzahlen der Krankenhauspatienten

Die Auswirkungen der Covid-19-Pandemie prägen nach wie vor die Zahl der Behandlungen in den stationären Einrichtungen in Deutschland. Während die Zahl der Behandlungsfälle bis zum Berichtsjahr 2019 kontinuierlich auf 19,9 Mio. Fälle angestiegen ist, sank sie im ersten Jahr der Corona-Pandemie um 13 % auf 17,3 Mio. Fälle und anschließend auf 17,2 Mio. Fälle. Zwar gab es im Berichtsjahr 2022 im Vergleich zum Vorjahr einen Anstieg der Behandlungszahlen, dieser fiel jedoch mit 0,3 % bzw. 48.000 Fällen äußerst moderat aus. Es handelt sich hierbei um alle Krankenhausfälle inklusive Sterbe- und Stundenfälle einschließlich gesunder Neugeborener.

Diese Entwicklung betrifft sowohl männliche als auch weibliche Patienten und beeinflusst damit auch die Anzahl der Fälle je 100.000 Einwohnerinnen und Einwohner: Diese ist zwischen 2019 und 2022 um 3.334 Fälle auf 20.445 Fälle je 100.000 Einwohner gesunken, wobei es im Vergleich zum Vorjahr bei den Männern einen Rückgang um −13,5 %

und bei den Frauen um einen Rückgang um −14,5 % gab.

Hervorzuheben ist, dass der leichte Anstieg der Behandlungszahlen durch den Einfluss der demographischen Entwicklungen bestimmt wurde. Dies lässt sich anhand der standardisierten Raten[3] ablesen, die trotz des leichten Anstieges der Behandlungszahlen weiter gesunken sind: So betrug die altersstandardisierte Rate im Jahr 2000 noch 22.392 Fälle je 100.000 Einwohner, ist bis 2019 auf 22.766 Fälle angestiegen und liegt mit 19.386 Fällen im Jahr 2022 auf dem niedrigsten Wert seit über 20 Jahren. Die standardisierte Rate der männlichen Patienten sank in diesem Zeitraum (2000 zu 2022) um −13,6 % und die der Frauen um −14,3 %.

Zu beachten ist hierbei, dass ein direkter Vergleich zwischen Männern und Frauen nur bedingt möglich ist, da Frauen von Natur aus wegen Schwangerschaft und Geburt häufiger im Krankenhaus behandelt werden.

Ein weiterer wichtiger Indikator für Aspekte wie mögliche Einsparpotenziale und Effizienz in Krankenhäusern ist die Verweildauer. Sie wird gleichermaßen als Ansatzpunkt für die Qualität der stationären Versorgung genutzt. Insbesondere die Notwendigkeit, die Kosten zu reduzieren, hat in den Vorjahren dazu geführt, dass die Patienten immer kürzer in den Krankenhäusern verweilen. Waren es im Jahr 2000 noch fast 10 Tage (9,7 Tage), ist diese Zahl kontinuierlich auf 7,3 Tage im Jahr 2017 gesunken. Seitdem sinkt sie nur noch langsam und erreicht in den Jahren 2021 und 2022 mit 7,2 Tagen den niedrigsten Wert. Eine weitere Senkung der Verweildauer scheint damit unwahrscheinlich, sofern sich die Rahmenbedingungen nicht ändern.

Darüber hinaus ist es sinnvoll, ein weiteres Indiz für mögliche Einsparpotenziale heranzuziehen. Die Entwicklung der Anzahl der Kurzlieger (1 bis 3 Tage im Krankenhaus) war lange eng mit der Entwicklung der Verweildauer

---

2 Vgl. zum Standardisierungsverfahren in der Diagnosestatistik: Rolland S, Rosenow C (2004) Diagnosedaten der Krankenhauspatientinnen und -patienten 2000. In: Klauber J, Robra BP, Schellschmidt H (Hrsg) Krankenhaus-Report 2003. Schattauer, Stuttgart, S 365 ff.

3 Standardisiert mit der Standardbevölkerung „Zensus 2011", ohne Patienten mit Wohnsitz im Ausland, unbekanntem Geschlecht und unbekanntem Alter.

◘ Tab. 22.1 Kennzahlen der Patienten im Überblick 2022. (Quelle: Statistisches Bundesamt)

Gegenstand der Nachweisung	2022	2021	2020	2019	2018	2017	2000	Veränderung 2022 zu					
								2021	2020	2019	2018	2017	2000
								In %					
Behandlungsfälle insgesamt[a]	**17.205.585**	**17.157.549**	**17.265.142**	**19.855.784**	**19.808.687**	**19.952.735**	**17.187.527**	**0,3**	**0,3**	**−13,3**	**−13,1**	**−13,8**	**0,1**
– Männer	8.309.264	8.232.341	8.322.422	9.535.870	9.486.268	9.523.654	7.755.158	0,9	0,2	−12,9	−12,4	−12,8	7,1
– Frauen	8.896.316	8.925.204	8.942.702	10.319.847	10.322.410	10.428.932	9.432.186	−0,3	0,5	−13,8	−13,8	−14,7	−5,7
Behandlungsfälle ohne Personen mit ausländischem/unbekanntem Wohnort, unbekanntem Geschlecht und unbekanntem Alter	**17.132.408**	**17.095.256**	**17.200.539**	**19.758.418**	**19.701.560**	**19.853.007**	**17.109.619**	**0,2**	**0,4**	**−13,3**	**−13,0**	**−13,7**	**0,1**
– Männer	8.264.725	8.193.677	8.283.048	9.478.367	9.424.283	9.465.902	7.713.931	0,9	0,2	−12,8	−12,3	−12,7	7,1
– Frauen	8.867.683	8.901.579	8.917.491	10.280.051	10.277.277	10.387.105	9.395.688	−0,4	0,6	−13,7	−13,7	−14,6	−5,6
Behandlungsfälle je 100.000 Einwohner[c]	**20.445**	**20.548**	**20.683**	**23.779**	**23.764**	**24.019**	**20.818**	**−0,5**	**1,2**	**−14,0**	**−14,0**	**−14,9**	**−1,8**
– Männer	20.005	19.962	20.187	23.117	23.039	23.218	19.229	0,2	0,9	−13,5	−13,2	−13,8	4,0
– Frauen	20.872	21.119	21.167	24.424	24.469	24.798	22.333	−1,2	1,4	−14,5	−14,7	−15,8	−6,5
Behandlungsfälle je 100.000 Einwohner (standardisiert)[b, c]	**19.386**	**19.508**	**19.700**	**22.766**	**22.864**	**23.201**	**22.392**	**−0,6**	**1,6**	**−14,8**	**−15,2**	**−16,4**	**−13,4**
– Männer	18.646	18.657	18.954	21.852	21.928	22.227	21.571	−0,1	1,7	−14,7	−15,0	−16,1	−13,6
– Frauen	20.043	20.285	20.372	23.600	23.729	24.110	23.399	−1,2	1,6	−15,1	−15,5	−16,9	−14,3
Durchschnittsalter der Patienten (in Jahren)	56,1	55,6	55,8	55,6	55,3	55,1	**51,3**	0,8	−0,5	0,8	1,5	1,8	9,3
– Männer	56,4	56,0	56,2	55,7	55,3	55,0	50,3	0,7	−0,4	1,3	2,0	2,6	12,2
– Frauen	55,8	55,3	55,5	55,6	55,3	55,1	52,2	0,9	−0,5	0,4	0,9	1,3	7,0

◪ **Tab. 22.1** (Fortsetzung)

Gegenstand der Nachweisung	2022	2021	2020	2019	2018	2017	2000	Veränderung 2022 zu					
								2021	2020	2019	2018	2017	2000
								In %					
Altersspezifische Rate je 100.000 Einwohner[c]													
– unter 15 Jahre	13.804	13.809	13.634	15.916	16.210	16.488	11.749	0,0	−1,2	−13,3	−14,8	−16,3	17,5
– 15 bis unter 45 Jahre	11.696	12.201	12.102	13.917	14.094	14.373	14.147	−4,1	3,5	−16,0	−17,0	−18,6	−17,3
– 45 bis unter 65 Jahre	17.311	17.649	17.796	20.340	20.207	20.398	21.880	−1,9	2,8	−14,9	−14,3	−15,1	−20,9
– 65 bis unter 85 Jahre	38.918	38.489	39.500	45.843	45.719	46.181	42.782	1,1	1,5	−15,1	−14,9	−15,7	−9,0
– 85 Jahre und mehr	64.738	62.821	63.958	73.884	74.154	74.856	59.981	3,1	−1,2	−12,4	−12,7	−13,5	7,9
Durchschnittliche Verweildauer (in Tagen)	**7,2**	**7,2**	**7,2**	**7,2**	**7,3**	**7,3**	**9,7**	**−0,1**	**−0,1**	**0,1**	**−1,1**	**−1,1**	**−25,6**
Stundenfälle innerhalb eines Tages	**368.096**	**416.209**	**439.958**	**522.533**	**543.869**	**565.395**	**777.404**	**−11,6**	**19,5**	**−29,6**	**−32,3**	**−34,9**	**−52,7**
Kurzlieger (1 bis 3 Tage)	**8.148.193**	**7.992.915**	**7.916.752**	**8.917.196**	**8.735.426**	**8.636.473**	**4.710.656**	**1,9**	**−2,8**	**−8,6**	**−6,7**	**−5,7**	**73,0**
Sterbefälle	**457.743**	**447.473**	**424.635**	**427.199**	**437.398**	**427.917**	**399.413**	**2,3**	**−7,2**	**7,1**	**4,7**	**7,0**	**14,6**
Erfassungsgrad (in %)	**99,2**	**99,2**	**99,5**	**99,4**	**99,8**	**99,8**	**99,6**	**0,0**	**0,3**	**−0,2**	**−0,6**	**−0,6**	**−0,4**

[a] Behandlungsfälle einschließlich der Patienten mit unbekanntem Geschlecht. Ab 2004 einschl. gesunde Neugeborene.
[b] Standardisiert mit der Standardbevölkerung „Deutschland 2011".
[c] Ab dem Berichtsjahr 2000 ohne Patientinnen/Patienten mit ausländischem Wohnort, unbekanntem Wohnort, unbekanntem Alter und unbekanntem Geschlecht.
Ab 2011 mit der Durchschnittsbevölkerung auf Grundlage des Zensus 2011 berechnet, bis 2010 mit der Durchschnittsbevölkerung auf Basis früherer Zählungen. Abweichungen zwischen der Summe der Einzelwerte und der ausgewiesenen Summen sowie der Bundesländer und des Bundesergebnisses ergeben sich aus Rundungsdifferenzen.
Krankenhaus-Report 2024

Kapitel 22 · Statistische Diagnosedaten der Krankenhauspatienten 2022

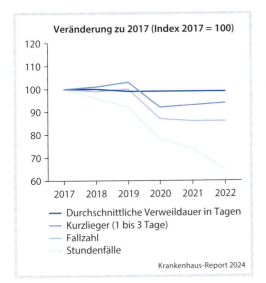

Abb. 22.1 Kennzahlen im Zeitvergleich 2017–2022 (Index 2017 = 100). (Quelle: Statistisches Bundesamt)

verknüpft, da sie einen konträren Verlauf aufgewiesen hat. Das bedeutet, dass die Anzahl der Kurzlieger automatisch gestiegen ist, wenn die Verweildauer gesunken ist. Da die Verweildauer stagniert, verläuft die Entwicklung der Anzahl der Kurzlieger nun unabhängig davon. Sie ist absolut zwischen 2019 und 2020 um 1 Mio. Fälle gesunken und seitdem leicht auf 8,1 Mio. Fälle gestiegen (● Tab. 22.1).

Über die Jahre hinweg betrachtet zeigt sich bedingt durch die Corona-Pandemie ein uneinheitliches Bild: Die Anzahl der Behandlungsfälle ist bis zum Beginn der Pandemie angestiegen und bewegt sich aktuell noch auf dem deutlich niedrigeren Niveau als während der Pandemie. Die Verweildauer konnte im fünften Jahr hintereinander auf einem sehr niedrigen Niveau gehalten werden. Es ist zu vermuten, dass diese Entwicklungen direkte Auswirkungen auf den ambulanten Sektor haben, beispielsweise in Form einer Verschiebung dorthin. In welchem Maße dies geschieht, kann an dieser Stelle nicht geklärt werden (vgl. ● Abb. 22.1).

22.3 Strukturdaten der Krankenhauspatienten

Sowohl in den Grunddaten und der DRG-Statistik als auch in der Diagnosestatistik wird die Anzahl der entlassenen Patienten ermittelt. Alle Statistiken werden unabhängig voneinander erhoben. Im direkten Vergleich der Diagnosestatistik mit den Grunddaten hat sich gezeigt, dass es eine unwesentliche Untererfassung in der Diagnosestatistik gibt (2022: 99,2 %).

22.3.1 Alters- und Geschlechtsstruktur der Patienten

Im Jahr 2022 waren von den über 17 Mio. Behandlungsfällen 8,3 Mio. männlichen und 8,9 Mio. weiblichen Geschlechts. Die Männer haben demnach einen Anteil von 48,3 % und die Frauen von 51,7 %. Bezogen auf die Behandlungsfälle je 100.000 Einwohner (rohe Rate) wurden durchschnittlich 20.005 Männer und 20.872 Frauen je 100.000 Einwohner stationär in den Krankenhäusern behandelt. Zusammengenommen wurden 20.445 Personen je 100.000 Einwohner im Krankenhaus als Behandlungsfall gezählt. Dies sind 103 Fälle je 100.000 Einwohner bzw. 0,5 % weniger als noch im Vorjahr.

Das Durchschnittsalter der Patienten hat sich weiter erhöht: Im Jahr 2022 lag es bei 56,1 Jahren. Das durchschnittliche Alter der Männer betrug 56,4 Jahre und das der Frauen 55,8 Jahre Es liegt in der Natur der Sache, dass die Behandlungshäufigkeit mit dem Alter steigt. So wurden bspw. in der Gruppe der 15- bis 45-Jährigen 11.696 Personen je 100.000 Einwohner im Krankenhaus behandelt, während es in der letzten ausgewiesenen Altersgruppe der über 85-Jährigen 64.738 Personen waren, also mehr als fünfmal so viel.

Die altersspezifische Rate je 100.000 Einwohner ist seit dem Jahre 2017 bei den unter 15-Jährigen um −16,3 % gesunken, in der Altersgruppe der 15- bis unter 45-Jährigen ist ein

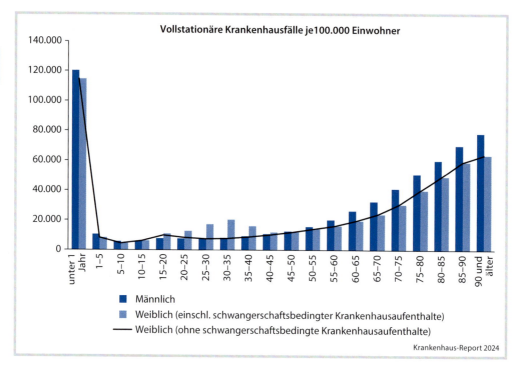

◘ Abb. 22.2 Alters- und Geschlechtsstruktur der Patientinnen und Patienten 2022 je 100.000 Einwohner. (Quelle: Statistisches Bundesamt)

Rückgang von −18,6 % zu verzeichnen. In der Altersgruppe der 45- bis 65-Jährigen ist die Zahl von 2017 auf 2022 um −15,1 % gesunken.

Bei einer genaueren Betrachtung der Alters- und Geschlechtsstruktur der Patienten im Jahr 2022 zeigt sich, dass in fast allen Altersgruppen mehr Männer je 100.000 Einwohner als Frauen stationär im Krankenhaus behandelt wurden (siehe ◘ Abb. 22.2). Bei den 15- bis 45-Jährigen zeigt sich zwar zunächst, dass mehr Frauen als Männer behandelt wurden. Dies ist jedoch auf Fälle zurückzuführen, die in Zusammenhang mit Schwangerschaft, Geburt und Wochenbett (ICD-Positionen O00–O99) stehen. Rechnet man diese Fälle heraus, wurden nur in den Altersgruppen der 10- bis 15-Jährigen (6.154 Mädchen zu 5.712 Jungen), der 15- bis 20-Jährigen (9.940 Frauen zu 7.698 Männern), der 20- bis 25-Jährigen (8.369 Frauen zu 7.607 Männern) und der 25- bis 30-Jährigen (7.482 Frauen zu 7.436 Männer) mehr weibliche als männliche Patienten im Krankenhaus behandelt.

Vergleicht man den Anteil der Absolutzahlen der Behandlungsfälle je Altersklasse, so zeigt sich ebenfalls, dass die männlichen Patienten in der Regel in der Überzahl waren: Zwar machen sie insgesamt nur 48,3 % der Patienten aus, in den Altersgruppen der unter 15-Jährigen und 45- bis 75-Jährigen liegen die Zahlen hingegen bei 53,4 und 54,8 %. Lediglich in den Altersgruppen der 15- bis 45-Jährigen (verursacht durch schwangerschaftsbedingte Behandlungen) und der 75-jährigen und älteren Patienten (verursacht durch den höheren Anteil der Frauen in den hohen Altersklassen) liegen die Zahlen der Männer unter denen der Frauen.

22.3.2 Verweildauer der Patienten

Seit dem Berichtsjahr 2003 wird die Fallzahl im Krankenhaus-Report erstmals inklusive der Stundenfälle veröffentlicht. Ein Stundenfall liegt dann vor, wenn Patienten zunächst zwar vollstationär aufgenommen werden, sich aber aufgrund der Lage keine Behandlungsnotwendigkeit ergibt oder sie versterben. Jeder Stundenfall wird als ein Fall mit einem Berechnungs-/Belegungstag in die Statistik aufgenommen. Dies hat zur Folge, dass die Verweildauer per se sinkt. Im Jahr 2022 gab es insgesamt 368.096 Stundenfälle, dies sind 48.113 Fälle weniger als noch im Jahr zuvor.

2022 lag die Verweildauer der Krankenhauspatienten inklusive der oben beschriebenen Stundenfälle bei durchschnittlich 7,2 Tagen und hat sich gegenüber dem Vorjahr ganz leicht um 0,1 % verringert. Insgesamt ist die Verweildauer seit dem Jahr 2017 um −1,1 % gesunken.

Bezogen auf das Geschlecht gibt es kaum Unterschiede. Der niedrigere Wert bei den Frauen im Alter zwischen 20 und 50 Jahren ist wiederum auf schwangerschaftsbedingte Behandlungen zurückzuführen. Mit zunehmendem Alter (ab 50 Jahren) liegen Frauen länger als Männer in den Krankenhäusern. Am größten sind die Unterschiede bei der Altersgruppe 80 bis 85 Jahre und 85 bis 90 Jahre; hier lagen Frauen 0,5 Tage länger im Krankenhaus als Männer.

Insgesamt kann man festhalten, dass ungeachtet des Geschlechts die durchschnittliche Verweildauer in den Krankenhäusern bis zur Altersgruppe der 85- bis unter 90-Jährigen mit dem Alter kontinuierlich zunimmt und nur bei den Hochbetagten leicht abnimmt.

Im Jahr 2022 verbrachten insgesamt 8,1 Mio. Patienten zwischen einem und drei Tagen im Krankenhaus. Diese so genannten Kurzlieger hatten damit einen Anteil von 47,4 % an allen Behandlungsfällen. Im Jahr davor waren es noch 46,6 %. Vergleicht man die letzten Berichtsjahre miteinander, wird deutlich, dass immer mehr Patienten innerhalb von einem bis drei Tagen entlassen werden: Während im Jahr 2000 nur 4,7 Mio. Kurzlieger registriert wurden, liegt diese Zahl im Jahr 2022 mit 8,1 Mio. um über 3,4 Mio. darüber. Die Zahlen zeigen, dass es nach wie vor Ziel der Behandlungen ist, die Patienten früher als in den Vorjahren zu entlassen. Auf der einen Seite wird damit die Effektivität erhöht. Auf der anderen Seite aber steigt dadurch auch die Belastung des Personals, da es heute keine oder kaum Patienten in Krankenhäusern geben wird, die ohne oder nur mit wenig Betreuung (Pflege und ärztliche Versorgung) auskommen (◻ Tab. 22.2).

Insgesamt 457.743 Personen sind 2022 in den Krankenhäusern verstorben. Gemessen an der Anzahl der Verstorbenen in Deutschland insgesamt (1.066.341) beträgt der Anteil 42,9 %. Hierbei ist zu beachten, dass dieser Wert nur eine Annäherung darstellt, da beide Erhebungen, die Sterbefälle ausweisen (Krankenhausdiagnose- und Todesursachenstatistik), unterschiedliche Grundgesamtheiten haben. Die Todesursachenstatistik erfasst alle im Berichtsjahr Verstorbenen mit Wohnsitz in Deutschland und damit auch Staatenlose und Ausländer, die ihren Wohnsitz in Deutschland haben (so genanntes Inländerprinzip). Demgegenüber erfasst die Krankenhausdiagnosestatistik alle Patienten, die im Berichtsjahr in einem deutschen Krankenhaus verstarben, das heißt auch Patienten mit ausländischem Wohnort und ausländische Patienten (Inlandsprinzip).

22.3.3 Regionale Verteilung der Patienten

Bei dem Vergleich der Krankenhausfälle nach dem Wohnort der Patienten wird die standardisierte Rate herangezogen, um einen direkten Vergleich der Zahlen zu ermöglichen. Dies geschieht, indem die Fallzahl in eine Rate je 100.000 Einwohner umgerechnet wird. Anschließend wird die Fallzahl alters- und geschlechtsstandardisiert. Eine solche Standardisierung ist notwendig, da sich die Bevölke-

☐ **Tab. 22.2** Verweildauer der Patienten 2022. (Quelle: Statistisches Bundesamt)

Verweildauer in Tagen	Patienten			Berechnungs- und Belegungstage		
	Anzahl	Anteil	Kumuliert	Anzahl	Anteil	Kumuliert
		In %			In %	
Insgesamt	17.205.585	100,0	–	123.988.590	100,0	–
Stundenfall	368.096	2,1	2,1	368.096	0,3	0,3
1	2.896.585	16,8	19,0	2.896.585	2,3	2,6
2	2.992.476	17,4	36,4	5.984.952	4,8	7,5
3	2.259.132	13,1	49,5	6.777.396	5,5	12,9
4	1.500.823	8,7	58,2	6.003.292	4,8	17,8
5	1.079.278	6,3	64,5	5.396.390	4,4	22,1
6	880.211	5,1	69,6	5.281.266	4,3	26,4
7	824.461	4,8	74,4	5.771.227	4,7	31,0
8–9	1.104.363	6,4	80,8	9.293.200	7,5	38,5
10–12	857.832	5,0	85,8	9.315.538	7,5	46,0
13–14	431.262	2,5	88,3	5.832.189	4,7	50,7
15–21	924.613	5,4	93,7	16.225.225	13,1	63,8
22–28	410.051	2,4	96,1	10.116.237	8,2	72,0
29–35	214.841	1,2	97,3	6.812.468	5,5	77,5
36–42	140.214	0,8	98,1	5.477.542	4,4	81,9
43–70	220.415	1,3	99,4	11.811.762	9,5	91,4
71–182	95.565	0,6	100,0	9.225.374	7,4	98,9
183–365	4.833	0,0	100,0	1.163.086	0,9	99,8
366 u. länger	534	0,0	100,0	236.765	0,2	100,0

Krankenhaus-Report 2024

rung der Bundesländer im Hinblick auf ihre Alters- und Geschlechtsstruktur voneinander unterscheidet. Hierzu wird eine einheitliche Bevölkerungsstruktur in Anlehnung an die Ergebnisse des Zensus 2011 unterstellt, wodurch ein Vergleich der standardisierten Raten der Bundesländer ermöglicht wird. Die standardisierte Fallzahl sagt aus, wie viele Personen wegen einer bestimmten Krankheit vollstationär behandelt werden müssten, wenn die Altersstruktur der gewählten Standardbevölkerung von 2011 vorliegen würde (☐ Abb. 22.3 und ☐ Tab. 22.3).

Im Vergleich zu 2017 verringerten sich die Berechnungs- und Belegungstage sowie die Verweildauer weiter. Die standardisierte Fallzahl je 100.000 Einwohner sank in Deutschland nach Wohnort von 2017 zu 2022 um −16,4 %. Bei den Ländern sind die Veränderungsraten entsprechend. Insgesamt ist die Spannbreite der Änderungsraten unterschiedlich groß.

Kapitel 22 · Statistische Diagnosedaten der Krankenhauspatienten 2022

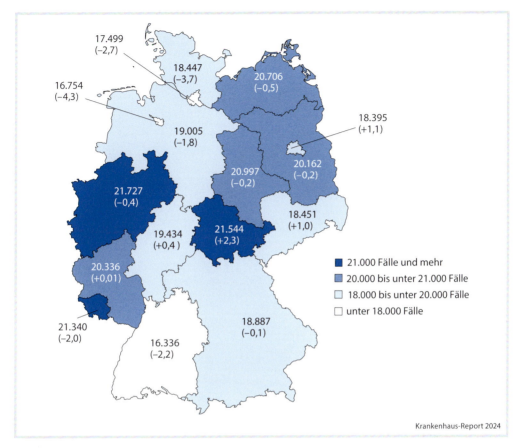

◘ **Abb. 22.3** Patienten (einschl. Stundenfälle) je 100.000 Einwohner nach Bundesländern (Wohnort) 2022 – standardisierte Rate (Durchschnittliche Bevölkerung nach Bundesländern und Altersgruppen. Durchschnittsbevölkerung auf Grundlage des Zensus) und Vorjahresveränderung (in %)

Die größten Rückgänge bei der standardisierten Fallzahl sind in Bremen (−20,3 %), Brandenburg (−19,7 %) und Sachsen-Anhalt (−18,0 %) zu beobachten.

Weitere Veränderungen ergeben sich, wenn man die Berechnungs- und Belegungstage betrachtet. Die Rückgänge betragen −21,7 % in Brandenburg, −20,8 % im Saarland und −20,5 % in Rheinland-Pfalz. Fast alle anderen Länder weisen ebenfalls Rückgänge auf. Dies hat auch Auswirkungen auf die durchschnittliche Verweildauer in den einzelnen Ländern. Wie zuvor schon gezeigt ist sie insgesamt in Deutschland in den letzten Jahren gesunken. Die Veränderungsraten der Verweildauer der Patienten nach dem Wohnortprinzip zwischen den Bundesländern variieren hierbei zwischen −4,1 % in Rheinland-Pfalz und +4,0 % in Hamburg.

Bezogen auf die Standardbevölkerung von 2011 hat Nordrhein-Westfalen mit 21.727 Fällen je 100.000 Einwohner die meisten Behandlungsfälle aufzuweisen, gefolgt von Thüringen mit 21.544 und Saarland mit 21.340 Fällen. Diese drei Länder liegen somit deutlich über dem standardisierten Wert für Deutschland (19.386 Fälle je 100.000 Einwohner). Die hinteren drei Plätze werden hierbei von Baden-Württemberg (16.336 Fälle), Bremen (16.754 Fälle) und Hamburg (17.499 Fälle) belegt.

Der Vergleich der Berichtsjahre 2021 zu 2022 zeigt unterschiedliche Veränderungsra-

Tab. 22.3 Patienten nach Wohnort 2017 und 2022

Wohnort des Patienten	Patienten[a]	Berechnungs- und Belegungstage[a]	Durchschnittliche Verweildauer
	Veränderung 2022/2017 in %		
Deutschland	**−16,4**	**−17,5**	**−1,1**
Baden-Württemberg	−17,4	−16,7	0,8
Bayern	−17,4	−17,1	0,5
Berlin	−17,2	−17,6	0,4
Brandenburg	−19,7	−21,7	−1,9
Bremen	−20,3	−18,6	2,3
Hamburg	−17,1	−14,4	4,0
Hessen	−15,2	−16,9	−1,6
Mecklenburg-Vorpommern	−15,1	−17,6	−2,6
Niedersachsen	−16,9	−17,8	−1,1
Nordrhein-Westfalen	−14,6	−16,6	−2,1
Rheinland-Pfalz	−16,9	−20,5	−4,1
Saarland	−17,0	−20,0	−3,7
Sachsen	−15,4	−16,3	−1,2
Sachsen-Anhalt	−18,0	−20,8	−3,5
Schleswig-Holstein	−17,4	−16,7	1,3
Thüringen	−15,4	−18,1	−3,1

[a] Ohne Patienten mit ausländischem oder unbekanntem Wohnort, unbekanntem Geschlecht und unbekanntem Alter
Standardisiert anhand der Standardbevölkerung „Deutschland 2011"
Mit der Durchschnittsbevölkerung auf Grundlage des Zensus 2011 berechnet.
Krankenhaus-Report 2024

ten der standardisierten Rate der Krankenhausfälle zwischen den einzelnen Bundesländern. Am höchsten lag diese Zahl in Bremen (−4,3 %), Schleswig-Holstein (−3,7 %) und Hamburg (−2,7 %).

22.4 Struktur der Hauptdiagnosen der Krankenhauspatienten

In der Krankenhausstatistik wird die Hauptdiagnose nach der Internationalen Klassifikation der Krankheiten kodiert. Im Berichtsjahr 2022 galt die 10. Revision (ICD-10-GM). Die Hauptdiagnose wird gemäß den Deutschen Kodierrichtlinien angegeben und ist als diejenige Diagnose definiert, die nach Analyse hauptsächlich für die Veranlassung des statio-

Kapitel 22 · Statistische Diagnosedaten der Krankenhauspatienten 2022

nären Aufenthaltes des Patienten verantwortlich ist. Der Terminus „nach Analyse" bezeichnet die Evaluation der Befunde am Ende des stationären Aufenthalts, um diejenige Krankheit festzustellen, die hauptsächlich verantwortlich für die Veranlassung des stationären Krankenhausaufenthalts war. Daher ist diese genaue Definition wichtig, da die nach Analyse festgestellte Hauptdiagnose nicht mit der Aufnahme- oder Einweisungsdiagnose übereinstimmen muss.

22.4.1 Diagnosen der Patienten

Die in ▶ Abschn. 22.3.1 erläuterte Entwicklung der Behandlungsfälle durchzieht nicht jedes Diagnosekapitel. Die Zahlen zwischen den Kapiteln variieren zum Teil erheblich (◻ Tab. 22.4).

Doch zunächst ist es hilfreich, eine Art Rangliste der Kapitel der ICD nach Behandlungsfällen zu erstellen. Wie in den vorherigen Berichtsjahren auch waren die Krankheiten des Kreislaufsystems (I00 bis I99) die bedeutendsten Krankheiten in Deutschland. Knapp 2,5 Mio. Fälle sind diesem Kapitel zuzuordnen, was einem Anteil von rund 14,7 % an allen Kapiteln entspricht. Im Vergleich zu 2017 ist die Zahl dieser Behandlungsfälle um −13,1 % gesunken.

An zweiter Stelle liegen die Verletzungen und Vergiftungen und bestimmte andere Folgen äußerer Ursachen (S00–T98). Sie stellen nach den Krankheiten des Kreislaufsystems mit knapp 1,8 Mio. Fällen (10,3 % an allen

◻ **Tab. 22.4** Patienten nach Diagnosekapiteln 2022. (Quelle: Statistisches Bundesamt)

ICD-Pos.	Diagnosekapitel	Patientinnen und Patienten		
		Insgesamt[a]	Männlich	Weiblich
		Je 100.000 Einwohner[b]		
Insgesamt (std. Rate)		**19.386**	**18.646**	**20.043**
A00–B99	Infektiöse und parasitäre Krankheiten	562	571	548
C00–D48	Neubildungen	1.966	1.976	1.930
D50–D90	Krankheiten des Blutes und der blutbildenden Organe sowie bestimmte Störungen mit Beteiligung des Immunsystems	124	108	140
E00–E90	Endokrine, Ernährungs- und Stoffwechselkrankheiten	534	463	602
F00–F99	Psychische und Verhaltensstörungen	1.242	1.316	1.170
G00–G99	Krankheiten des Nervensystems	694	714	671
H00–H59	Krankheiten des Auges und der Augenanhangsgebilde	332	321	341
H60–H95	Krankheiten des Ohres und des Warzenfortsatzes	137	130	144
I00–I99	Krankheiten des Kreislaufsystems	2.751	3.046	2.441
J00–J99	Krankheiten des Atmungssystems	1.247	1.380	1.099
K00–K93	Krankheiten des Verdauungssystems	1.921	2.040	1.799
L00–L99	Krankheiten der Haut und der Unterhaut	268	292	244
M00–M99	Krankheiten des Muskel-Skelett-Systems und des Bindegewebes	1.625	1.471	1.778
N00–N99	Krankheiten des Urogenitalsystems	1.127	1.096	1.144

Tab. 22.4 (Fortsetzung)

ICD-Pos.	Diagnosekapitel	Patientinnen und Patienten		
		Insgesamt[a]	Männlich	Weiblich
		Je 100.000 Einwohner[b]		
O00–O99	Schwangerschaft, Geburt und Wochenbett	2.152	0	2.152
P00–P96	Bestimmte Zustände, die ihren Ursprung in der Perinatalperiode haben	199	223	175
Q00–Q99	Angeborene Fehlbildungen, Deformitäten und Chromosomenanomalien	103	116	91
R00–R99	Symptome und abnorme klinische und Laborbefunde, die anderenorts nicht klassifiziert sind	821	778	856
S00–T98	Verletzungen, Vergiftungen und bestimmte andere Folgen äußerer Ursachen	1.961	1.901	2.032
Z00–Z99	Faktoren, die den Gesundheitszustand beeinflussen und zur Inanspruchnahme des Gesundheitswesens führen	692	701	683

[a] Altersspezifische Rate. Ohne Patienten mit Wohnsitz im Ausland, unbekanntem Geschlecht und unbekanntem Alter
[b] Berechnet mit der Durchschnittsbevölkerung auf Grundlage des Zensus 2011
Krankenhaus-Report 2024

Behandlungsfällen) die wichtigste Diagnosegruppe dar. Im Vergleich zu 2017 ist die Zahl um −10,9 % gesunken. An dritter Stelle folgen die Krankheiten des Kapitels C00 bis D48 (Neubildungen) mit 1,7 Mio. Fällen und einem Anteil von 10,1 % an allen Diagnosen (◻ Tab. 22.5).

Ein wichtiges Indiz für die Qualität der Krankenhausdiagnosestatistik ist die Anzahl und der Anteil derjenigen Fälle, die keine Diagnoseangabe beinhalten. Im ersten Jahr der Erhebung (1994) wurden noch 95.860 Behandlungsfälle ohne Diagnoseangaben gezählt, was einem Anteil von 0,6 % entspricht. Mit einem Anteil von 0,0012 % im Jahr 2022 liegt dieser Wert aktuell auf einem kaum messbaren Niveau. Vor allem die Entwicklung der letzten Jahre zeigt deutlich, dass die Datenqualität der Krankenhausdiagnosestatistik erheblich verbessert werden konnte und nun auf

ein Niveau gestiegen ist, bei dem man von vollständiger Erfassung aller Fälle und deren Zuordnung zu einer Diagnose sprechen kann. Dies beweist auch, dass die Dokumentation in den Krankenhäusern vor allem auch im Hinblick auf abrechnungsrelevante Anforderungen ständig optimiert und angepasst wird.

Um den demographischen Effekt bereinigt (altersstandardisierte Rate) haben bezogen auf 100.000 Einwohner in den Jahren 2017 und 2022 die Fälle der Krankheiten des Ohres und des Warzenfortsatzes (H60–H95) mit −27,2 % den größten Rückgang zu verzeichnen, gefolgt von den Symptomen und abnormen klinischen und Laborbefunden, a. n. k. (R00 bis R99) mit −26,6 %. Rückgänge sind auch bei den Krankheiten der Haut und der Unterhaut (L00–L99) und den Krankheiten des Nervensystems (G00–G99) festzustellen (◻ Tab. 22.6).

Kapitel 22 · Statistische Diagnosedaten der Krankenhauspatienten 2022

◘ Tab. 22.5 Hauptdiagnose nach Diagnosekapiteln im Zeitverlauf 2017–2022. (Quelle: Statistisches Bundesamt)

ICD-Pos.	Diagnosekapitel	2022	2021	2017
Insgesamt		**17.205.585**	**17.157.549**	**19.952.735**
A00–B99	Infektiöse und parasitäre Krankheiten	509.466	455.212	633.305
C00–D48	Neubildungen	1.733.937	1.768.388	1.864.327
D50–D90	Krankheiten des Blutes u. der blutbildenden Organe sowie bestimmte Störungen mit Beteiligung des Immunsystems	113.579	112.429	129.987
E00–E90	Endokrine, Ernährungs- und Stoffwechselkrankheiten	485.223	452.605	526.039
F00–F99	Psychische und Verhaltensstörungen	1.024.804	1.023.355	1.206.757
G00–G99	Krankheiten des Nervensystems	606.594	628.791	782.674
H00–H59	Krankheiten des Auges und der Augenanhangsgebilde	296.407	287.670	342.372
H60–H95	Krankheiten des Ohres und des Warzenfortsatzes	117.885	119.185	158.145
I00–I99	Krankheiten des Kreislaufsystems	2.537.301	2.564.414	2.919.013
J00–J99	Krankheiten des Atmungssystems	1.130.202	1.036.303	1.301.542
K00–K93	Krankheiten des Verdauungssystems	1.678.222	1.692.328	1.951.443
L00–L99	Krankheiten der Haut und der Unterhaut	230.708	229.717	303.272
M00–M99	Krankheiten des Muskel-Skelett-Systems und des Bindegewebes	1.416.205	1.404.295	1.759.396
N00–N99	Krankheiten des Urogenitalsystems	985.486	966.060	1.061.617
O00–O99	Schwangerschaft, Geburt und Wochenbett	928.929	986.571	1.057.989
P00–P96	Bestimmte Zustände, die ihren Ursprung in der Perinatalperiode haben	183.418	201.293	207.724
Q00–Q99	Angeborene Fehlbildungen, Deformitäten u. Chromosomenanomalien	90.694	94.348	105.402
R00–R99	Symptome und abnorme klinische und Laborbefunde, a. n. k.	723.527	723.296	953.095
S00–T98	Verletzungen, Vergiftungen u. best. andere Folgen äußerer Ursachen	1.776.387	1.738.270	1.992.777
Z00–Z99	Faktoren, die den Gesundheitszustand beeinflussen und zur Inanspruchnahme des Gesundheitswesens führen	634.924	671.816	693.751
Z38	Darunter: gesunde Neugeborene	519.250	550.397	553.976

a. n. k. = andernorts nicht klassifiziert
Krankenhaus-Report 2024

◻ Tab. 22.6 Veränderungsraten der Patienten je 100.000 Einwohner 2017 zu 2022 – standardisierte Rate

Diagnose-klasse	Behandlungsanlass	Veränderung 2017/2022 In %
A00–B99	Infektiöse und parasitäre Krankheiten	−23,0
C00–D48	Neubildungen	−9,9
D50–D90	Krankheiten des Blutes u. der blutbildenden Organe sowie bestimmte Störungen mit Beteiligung des Immunsystems	−16,6
E00–E90	Endokrine, Ernährungs- und Stoffwechselkrankheiten	−11,8
F00–F99	Psychische und Verhaltensstörungen	−14,9
G00–G99	Krankheiten des Nervensystems	−24,6
H00–H59	Krankheiten des Auges und der Augenanhangsgebilde	−16,5
H60–H95	Krankheiten des Ohres und des Warzenfortsatzes	−27,2
I00–I99	Krankheiten des Kreislaufsystems	−17,5
J00–J99	Krankheiten des Atmungssystems	−17,0
K00–K93	Krankheiten des Verdauungssystems	−16,4
L00–L99	Krankheiten der Haut und der Unterhaut	−25,5
M00–M99	Krankheiten des Muskel-Skelett-Systems und des Bindegewebes	−21,7
N00–N99	Krankheiten des Urogenitalsystems	−9,8
O00–O99[a]	Schwangerschaft, Geburt und Wochenbett	−13,2
P00–P96	Bestimmte Zustände, die ihren Ursprung in der Perinatalperiode haben	−9,2
Q00–Q99	Angeborene Fehlbildungen, Deformitäten u. Chromosomenanomalien	−13,8
R00–R99	Symptome und abnorme klinische und Laborbefunde, a. n. k.	−26,6
S00–T98	Verletzungen, Vergiftungen u. best. andere Folgen äußerer Ursachen	−14,8
Z00–Z99	Faktoren, die den Gesundheitszustand beeinflussen und zur Inanspruchnahme des Gesundheitswesens führen	−7,0

Ohne Patienten mit ausländischem oder unbekanntem Wohnort, unbekanntem Geschlecht und unbekanntem Alter.
Standardisiert anhand der Standardbevölkerung „Deutschland 2011".
[a] Standardisiert anhand der weiblichen Bevölkerung
Krankenhaus-Report 2024

22.4.2 Diagnosen nach Alter und Geschlecht

Die häufigste Einzeldiagnose bei stationären Behandlungsfällen insgesamt war im Jahre 2022 die Diagnose Lebendgeborene nach dem Geburtsort (Z38), sie wurde insgesamt 519.250-mal gezählt. Mit 446.814 Behandlungsfällen war die Herzinsuffizienz (I50) der zweithäufigste Anlass für eine stationäre Versorgung. Dies sind 8.255 Fälle mehr als noch im Jahr zuvor (438.589 Behandlungsfälle).

Bei den weiblichen Patienten war die Position Lebendgeborene nach dem Geburtsort (Z38) die häufigste Diagnose, auf sie entfallen 258.385 Fälle. An zweiter Stelle folgt die Herzinsuffizienz (I50), die in 223.599 Fällen der Grund für einen stationären Aufenthalt war. Bei dieser Diagnose lag das Durchschnittsalter der Patientinnen bei 82 Jahren. Vorhofflattern und Vorhofflimmern (I48) war in 149.860 Fällen der Behandlungsgrund, das Durchschnittsalter betrug 75 Jahre. Die Fraktur des Femurs (S72) folgte mit rund 141.091 Fällen. Die Patientinnen waren durchschnittlich 81 Jahre alt.

Bei den männlichen Patienten liegen die Lebendgeborenen nach dem Geburtsort (Z38) mit 260.865 Fällen an erster Stelle, gefolgt von der Herzinsuffizienz (I50) mit 223.215 Fällen. Die Psychischen und Verhaltensstörungen durch Alkohol (F10) waren der dritthäufigste Anlass für Männer, sich einer stationären Behandlung zu unterziehen. Hier wurden rund 172.037 Fälle behandelt.

Über alle Diagnosen hinweg lag das Durchschnittsalter der Frauen bei 55,8 und das der Männer bei 56,4 Jahren (vgl. ◘ Tab. 22.7).

Beim Vergleich der Anzahl der Behandlungsfälle nach den Diagnosekapiteln der ICD zeigt sich, dass beide Geschlechter unterschiedlich von Krankheiten betroffen sind und nur bei wenigen Kapiteln eine annähernde Übereinstimmung entsprechend der Verteilung der Frauen und Männer in der Bevölkerung festzustellen ist. Grundsätzlich zeigt der Aufbau der Bevölkerung, dass von den knapp 83,8 Mio. Einwohnern ca. 50,7 % Frauen und ca. 49,3 % Männer sind.

Die größten Übereinstimmungen anhand der absoluten Zahl der Behandlungsfälle ergeben sich demnach in den Kapiteln Faktoren, die den Gesundheitszustand beeinflussen und zur Inanspruchnahme des Gesundheitswesens führen (Z00 bis Z99) und Krankheiten des Urogenitalsystems (N00 bis N99). Dagegen sind bei den Krankheiten des Atmungssystems (J00 bis J99) und angeborenen Fehlbildungen, Deformitäten und Chromosomenanomalien (Q00 bis Q99) die Männer überdurchschnittlich häufig vertreten. Hier liegt der Anteil mit 56,0 % bzw. 55,9 % deutlich über dem eigentlichen Bevölkerungsanteil. Ausgenommen des Kapitels Schwangerschaft, Geburt und Wochenbett dominieren Frauen in den Diagnosekapiteln E00 bis E99 (Endokrine, Ernährungs- und Stoffwechselkrankheiten) und D50 bis D90 (Krankheiten des Blutes und der blutbildenden Organe sowie bestimmte Störungen mit Beteiligung des Immunsystems). Hier liegt ihr Anteil mit 56,0 und 55,6 % über dem eigentlichen Anteil in der Bevölkerung. Aber auch die Krankheiten des Muskel-Skelett-Systems und des Bindegewebes (M00 bis M95) sowie Krankheiten des Ohres und des Warzenfortsatzes (H60 bis H95) betreffen mit einem Anteil von 55,1 % bzw. 52,9 % eher Frauen als Männer (◘ Abb. 22.4).

Zum Abschluss werden die Hauptdiagnosen nach Altersgruppen und Geschlecht betrachtet. Dabei werden die nachfolgenden Altersgruppen differenziert: unter 15-Jährige, 15- bis 45-Jährige, 45- bis 65-Jährige und über 65-Jährige.

Sowohl bei den Mädchen als auch bei den Jungen im Alter unter 15 Jahren wurde 2022 als häufigste Diagnose die Geburt gezählt (258.385 Fälle bei Mädchen und 260.865 bei Jungen). Mit weitem Abstand rangieren die Intrakraniellen Verletzungen (25.694 Fälle bei Mädchen und 32.461 bei Jungen) und die Störungen im Zusammenhang mit kurzer Schwangerschaftsdauer und niedrigem Geburtsgewicht (23.902 Mädchen und 25.211 Jungen). Dahinter waren es bei den Mädchen

482   T. Schelhase

◻ **Tab. 22.7** Die 10 häufigsten Hauptdiagnosen der männlichen und weiblichen Patienten (einschließlich Sterbe- und Stundenfälle) 2022. (Quelle: Statistisches Bundesamt)

Rang	ICD-Pos.	Hauptdiagnose	Patienten	Durchschnittliche Verweildauer	Durchschnittliches Alter
			Anzahl	In Tagen	In Jahren
Männer					
Insgesamt			**8.309.264**	**7,2**	**56,4**
1	Z38	Lebendgeborene nach dem Geburtsort	260.865	2,6	0,0
2	I50	Herzinsuffizienz	223.215	9,9	77,1
3	F10	Psychische und Verhaltensstörungen durch Alkohol	172.037	10,1	46,6
4	I48	Vorhofflattern und Vorhofflimmern	170.906	3,6	68,0
5	K40	Hernia inguinalis	140.581	1,9	60,1
6	I25	Chronische ischämische Herzkrankheit	130.548	4,1	68,7
7	I21	Akuter Myokardinfarkt	129.462	7,0	67,5
8	I63	Hirninfarkt	129.247	12,0	71,3
9	S06	Intrakranielle Verletzung	127.287	4,6	46,3
10	I70	Atherosklerose	111.116	9,1	70,8
Frauen					
Insgesamt			**8.896.316**	**7,2**	**55,8**
1	Z38	Lebendgeborene nach dem Geburtsort	258.385	2,6	0,0
2	I50	Herzinsuffizienz	223.599	9,9	81,8
3	I48	Vorhofflattern und Vorhofflimmern	149.860	4,3	74,6
4	S72	Fraktur des Femurs	141.091	14,4	81,3
5	O80	Spontangeburt eines Einlings	134.815	2,7	30,7
6	K80	Cholelithiasis	132.244	4,9	58,5
7	C50	Bösartige Neubildung der Brustdrüse [Mamma]	120.148	5,5	63,0
8	S06	Intrakranielle Verletzung	114.340	3,8	54,4
9	I63	Hirninfarkt	113.245	12,0	76,7
10	M17	Gonarthrose [Arthrose des Kniegelenkes]	111.873	7,9	69,0

Krankenhaus-Report 2024

Kapitel 22 · Statistische Diagnosedaten der Krankenhauspatienten 2022

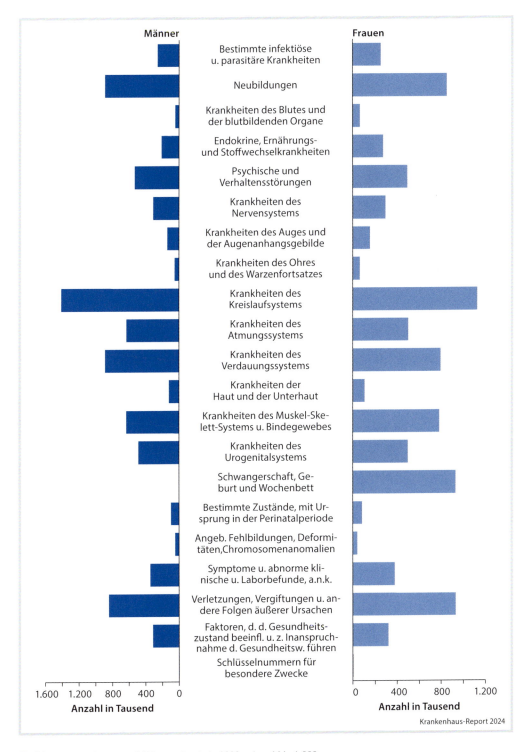

◘ **Abb. 22.4** Patienten nach Diagnosekapiteln 2022 – Anzahl in 1.000

▣ **Tab. 22.8** Die fünf häufigsten Hauptdiagnosen der männlichen und weiblichen Patienten 2022 nach ausgewählten Altersgruppen. (Quelle: Statistisches Bundesamt)

Rang	ICD-Pos.	Hauptdiagnose	Anzahl	ICD-Pos.	Hauptdiagnose	Anzahl
		Männlich			**Weiblich**	
Unter 15 Jahre						
Insgesamt			**873.931**	**Insgesamt**		**757.357**
1	Z38	Lebendgeborene nach dem Geburtsort	260.865	Z38	Lebendgeborene nach dem Geburtsort	258.385
2	S06	Intrakranielle Verletzung	32.461	S06	Intrakranielle Verletzung	25.694
3	P07	Störungen im Zusammenhang mit kurzer Schwangerschaftsdauer und niedrigem Geburtsgewicht, anderenorts nicht klassifiziert	25.211	P07	Störungen im Zusammenhang mit kurzer Schwangerschaftsdauer und niedrigem Geburtsgewicht, anderenorts nicht klassifiziert	23.902
4	J20	Akute Bronchitis	24.981	A09	Sonstige Gastroenteritis und Kolitis infektiösen und nicht näher bezeichneten Ursprungs	18.117
5	A09	Sonstige Gastroenteritis und Kolitis infektiösen und nicht näher bezeichneten Ursprungs	19.810	J20	Akute Bronchitis	15.101
15 bis unter 45 Jahre						
Insgesamt			**1.299.999**	**Insgesamt**		**2.183.205**
1	F10	Psychische und Verhaltensstörungen durch Alkohol	74.059	O80	Spontangeburt eines Einlings	134.634
2	F20	Schizophrenie	31.352	O42	Vorzeitiger Blasensprung	92.093
3	S06	Intrakranielle Verletzung	27.079	O70	Dammriss unter der Geburt	79.190
4	K35	Akute Appendizitis	23.999	O34	Betreuung der Mutter bei festgestellter oder vermuteter Anomalie der Beckenorgane	71.011
5	F33	Rezidivierende depressive Störung	23.735	O68	Komplikationen bei Wehen und Entbindung durch fetalen Distress [fetal distress – fetaler Gefahrenzustand]	69.124

◘ **Tab. 22.8** (Fortsetzung)

Rang	ICD-Pos.	Hauptdiagnose	Anzahl	ICD-Pos.	Hauptdiagnose	Anzahl
		Männlich			**Weiblich**	
45 bis unter 65 Jahre						
Insgesamt			**2.274.633**		**Insgesamt**	**1.888.806**
1	F10	Psychische und Verhaltensstörungen durch Alkohol	82.241	C50	Bösartige Neubildung der Brustdrüse [Mamma]	52.114
2	I48	Vorhofflattern und Vorhofflimmern	56.796	K80	Cholelithiasis	43.913
3	K40	Hernia inguinalis	51.863	F33	Rezidivierende depressive Störung	38.107
4	I21	Akuter Myokardinfarkt	49.320	M17	Gonarthrose [Arthrose des Kniegelenkes]	36.360
5	I25	Chronische ischämische Herzkrankheit	44.068	M16	Koxarthrose [Arthrose des Hüftgelenkes]	29.362
65 und älter						
Insgesamt			**3.860.698**		**Insgesamt**	**4.066.944**
1	I50	Herzinsuffizienz	191.689	I50	Herzinsuffizienz	210.381
2	I48	Vorhofflattern und Vorhofflimmern	107.383	S72	Fraktur des Femurs	130.112
3	I63	Hirninfarkt	91.592	I48	Vorhofflattern und Vorhofflimmern	125.177
4	I25	Chronische ischämische Herzkrankheit	84.634	I63	Hirninfarkt	95.178
5	I70	Akuter Myokardinfarkt	78.521	M16	Essentielle (primäre) Hypertonie	78.361

Krankenhaus-Report 2024

die Sonstige und nicht näher bezeichnete Gastroenteritis und Kolitis infektiösen oder nicht näher bezeichneten Ursprungs (18.117 Fälle) und bei den Jungen die Akute Bronchitis (24.981 Fälle).

In der Altersgruppe der 15- bis 45-Jährigen unterscheidet sich das Bild. Bei den Frauen dominieren deutlich die Diagnosen mit Bezug auf das gebärfähige Alter: Mit 134.634 Fällen steht hier die Spontangeburt eines Einlings an erster Stelle. Dahinter liegt der Vorzeitige Blasensprung (92.093 Fälle) und der Dammriss unter der Geburt (79.190 Fälle). Bei den Männern hingegen sind die Krankenhausaufenthalte hauptsächlich durch Psychische und Verhaltensstörungen durch Alkohol (74.059 Fälle), Schizophrenie (31.352 Fälle) sowie Intrakranielle Verletzungen (27.079 Fälle) bedingt.

Die Psychischen und Verhaltensstörungen durch Alkohol (82.241 Fälle) sind es auch, die Männer im Alter zwischen 45 und 65 Jahren hauptsächlich ins Krankenhaus bringen. Das Vorhofflimmern und Vorhofflattern liegen an zweiter Stelle (56.796 Fälle), gefolgt von Hernia inguinalis mit 51.863 Fällen. Bei den Frauen sind die Bösartigen Neubildungen der Brustdrüse in 52.114 Fällen verantwortlich für eine stationäre Behandlung. Die Cholelithiasis (43.913 Fälle) und die Rezidivierende depressive Störung (38.107 Fälle) liegen dahinter.

In der letzten hier erwähnten Altersgruppe (65 und älter) ist es die Herzinsuffizienz, die sowohl bei den Männern (191.689 Fälle) als auch bei den Frauen (210.381 Fälle) die häufigste Hauptdiagnose darstellt. An zweiter Stelle liegt die Diagnose Fraktur des Femurs (Oberschenkelknochen) mit 130.112 Fällen bei den Frauen, gefolgt vom Vorhofflattern und Vorhofflimmern mit 125.177 Fällen Bei den Männern liegt das Vorhofflattern und Vorhofflimmern (107.383 Fälle) auf dem zweiten Platz und der Hirninfarkt mit 91.592 Fällen an dritter Stelle (◘ Tab. 22.8).

Bei den genannten Altersgruppen gibt es bis auf wenige Ausnahmen keine großen Ausreißer bei den Diagnosen. Bei den Frauen sorgen einzig die durch Schwangerschaft, Geburt und Wochenbett ausgelösten Fälle für hohe Zahlen in der Altersgruppe der 15- bis 45-Jährigen.

22.4.3 Verweildauer bei ausgewählten Diagnosen

Der Trend der letzten Jahre hält weiter an – die Verweildauer der stationär in den Krankenhäusern Behandelten ist weiterhin auf einem sehr niedrigen Niveau (vgl. ◘ Tab. 22.9). Insgesamt betrug sie im Jahr 2022 wie auch schon 2021 im Schnitt 7,2 Tage. Verglichen mit dem Jahr 2017 beträgt der Rückgang 0,1 Tage, noch deutlicher ist der Vergleich mit dem Berichtsjahr 2000: Hier lag die durchschnittliche Verweildauer noch bei 9,7 Tagen.

Die Verteilung der durchschnittlichen Verweildauer über die Kapitel hinweg ist unterschiedlich. Die längste Verweildauer weisen nach wie vor die Psychischen und Verhaltensstörungen auf (F00 bis F99), hier betrug sie 24,0 Tage. An zweiter Stelle folgen mit großem Abstand die Diagnosen aus dem Bereich Bestimmte Zustände, die ihren Ursprung in der Perinatalperiode haben (P00 bis P96), mit 7,9 Tagen durchschnittlicher Verweildauer. Am kürzesten mussten Patienten im Krankenhaus liegen, die wegen Faktoren, die den Gesundheitszustand beeinflussen und zur Inanspruchnahme des Gesundheitswesens führen (Z00 bis Z99) und Krankheiten des Auges und der Augenanhangsgebilde (H00 bis H59), behandelt wurden. Sie konnten im Schnitt schon nach drei Tagen (2,7 bzw. 2,8 Tage) nach Hause gehen. Mit 3,4 Tagen liegen die Behandlungsfälle aufgrund von Schwangerschaft, Geburt und Wochenbett (O00 bis O99) an dritter Stelle, gefolgt von der Diagnose Krankheiten des Ohres und des Warzenfortsatzes (H60 bis H95) mit 3,4 Tagen.

Bei der Untersuchung der Veränderungsraten bieten sich zwei Vergleiche an, zum einen der Vergleich zum Vorjahr (2022 zu 2021), zum anderen der längerfristige Vergleich zum Jahr 2017. Bezogen auf den Vergleich mit dem Vorjahr ergibt sich folgendes Bild: Die größte Veränderung betrifft das Kapitel Krankheiten

Kapitel 22 · Statistische Diagnosedaten der Krankenhauspatienten 2022

◼ **Tab. 22.9** Verweildauer der Patienten (einschl. Sterbe- und Stundenfälle) nach Diagnosekapiteln 2017, 2021 und 2022. (Quelle: Statistisches Bundesamt)

ICD-Pos.	Diagnosekapitel	Durchschnittliche Verweildauer			Veränderungsrate	
		2022	2021	2017	2022 zu 2021	2022 zu 2017
		in Tagen				
A00–B99	Infektiöse und parasitäre Krankheiten	7,2	7,5	7,4	−4,3	−3,1
C00–D48	Neubildungen	7,1	7,1	7,6	0,2	−6,4
D50–D90	Krankheiten des Blutes und der blutbildenden Organe sowie bestimmte Störungen mit Beteiligung des Immunsystems	6,0	6,0	6,3	0,3	−5,5
E00–E90	Endokrine, Ernährungs- und Stoffwechselkrankheiten	7,2	7,1	7,5	1,0	−3,7
F00–F99	Psychische und Verhaltensstörungen	24,0	23,7	21,8	1,3	9,8
G00–G99	Krankheiten des Nervensystems	7,3	7,6	6,8	−4,4	7,7
H00–H59	Krankheiten des Auges und der Augenanhangsgebilde	2,8	2,9	3,0	−3,4	−6,4
H60–H95	Krankheiten des Ohres und des Warzenfortsatzes	3,4	3,5	3,8	−1,3	−10,1
I00–I99	Krankheiten des Kreislaufsystems	7,3	7,3	7,6	0,8	−3,4
J00–J99	Krankheiten des Atmungssystems	6,9	7,8	6,9	−10,6	0,7
K00–K93	Krankheiten des Verdauungssystems	5,3	5,4	5,6	−1,2	−4,9
L00–L99	Krankheiten der Haut und der Unterhaut	6,6	6,4	6,6	1,9	−0,6
M00–M99	Krankheiten des Muskel-Skelett-Systems und des Bindegewebes	6,8	6,7	7,3	1,2	−6,9
N00–N99	Krankheiten des Urogenitalsystems	5,1	5,1	5,2	−0,1	−2,8
O00–O99	Schwangerschaft, Geburt und Wochenbett	3,4	3,4	3,7	−0,1	−9,5
P00–P96	Bestimmte Zustände, die ihren Ursprung in der Perinatalperiode haben	7,9	7,9	8,6	−0,2	−7,8
Q00–Q99	Angeborene Fehlbildungen, Deformitäten und Chromosomenanomalien	5,0	5,1	5,6	−1,7	−10,7
R00–R99	Symptome und abnorme klinische und Laborbefunde, die anderenorts nicht klassifiziert sind	4,1	4,0	3,9	3,3	5,0
S00–T98	Verletzungen, Vergiftungen und bestimmte andere Folgen äußerer Ursachen	7,0	6,9	7,0	1,6	−0,3
Z00–Z99	Faktoren, die den Gesundheitszustand beeinflussen und zur Inanspruchnahme des Gesundheitswesens führen	2,7	2,7	2,9	1,3	−7,7
Insgesamt		**7,2**	**7,2**	**7,3**	**−0,1**	**−1,1**

Krankenhaus-Report 2024

des Atmungssystems (J00 bis J99). Die Verweildauer ist hier um −10,6 % auf 6,9 Tage gegenüber dem Vorjahr gesunken.

Bei einem Vergleich über die letzten Jahre (2022 zu 2017) ergibt sich folgendes Bild: Bei nahezu allen Diagnosekapiteln der ICD zeigt sich, dass die durchschnittliche Verweildauer im Vergleich zu 2017 gesunken ist. Den größten Rückgang verzeichnet hier das Kapitel Angeborene Fehlbildungen, Deformitäten und Chromosomenanomalien (Q00–Q99). Hier konnte die Verweildauer um −10,7 % gesenkt werden. An zweiter Stelle liegt das Kapitel Krankheiten des Ohres und des Warzenfortsatzes (H60–H95) mit einem Verweildauerrückgang um −10,1 %

Ausgenommen der Psychischen und Verhaltensstörungen (F00 bis F99), die um 9,8 % angestiegen sind, verzeichnen mit −0,3 % die Verletzungen, Vergiftungen und bestimmte andere Folgen äußerer Ursachen (S00 bis T98) den geringsten Rückgang, gefolgt von den Krankheiten der Haut und der Unterhaut (L00–L99) sowie den Krankheiten des Urogenitalsystems (N00–N99) mit 0,6 und 2,8 %. Insgesamt wurden 74,4 % der Patienten (12,8 Mio. Fälle) innerhalb von sieben Tagen wieder aus dem Krankenhaus entlassen. Gegenüber dem Vorjahr erhöhte sich dieser Anteil um 0,4 Prozentpunkte. Diese Patientengruppe verursachte 31,0 % aller Berechnungs- und Belegungstage. Innerhalb von 14 Tagen wurden insgesamt 88,3 % der Patienten aus der vollstationären Behandlung entlassen. Mit 50,7 % fiel somit über die Hälfte aller Berechnungs- und Belegungstage in dieser Verweildauer an. Die Anzahl der Langlieger (mit einer Verweildauer von über einem Jahr) lag 2022 bei 534 Fällen (2021: 1.420 Fälle) und ist damit erheblich gesunken (vgl. ◘ Tab. 22.2).

22.4.4 Regionale Verteilung der Diagnosen

Im Folgenden werden die in den Krankenhäusern vollstationär behandelten Patienten nach Hauptdiagnose auf Länderebene analysiert. Die Auswertung der Daten nach dem Wohnort und nicht nach dem Behandlungsort der Patienten gibt Aufschluss über die Anzahl der Einwohner eines Bundeslandes, die wegen bestimmter Erkrankungen vollstationär behandelt wurden. Sie ist damit wichtig für epidemiologische Aussagen. Der Wohnort der Patienten lässt jedoch keine Rückschlüsse auf den Behandlungsort zu, denn es ist gängige Praxis, dass sich Patienten auch in anderen Bundesländern einer vollstationären Krankenhausbehandlung unterziehen.

Um den demographischen Effekt auszuschließen, werden auch hier die standardisierten Daten herangezogen. Demnach ließen sich die meisten Patienten je 100.000 Einwohner in Thüringen behandeln (24.109 Fälle je 100.000 Einwohner), auf den Plätzen zwei und drei folgen Sachsen-Anhalt mit 23.625 Fällen und das Saarland mit 23.368 Fällen (vgl. ◘ Tab. 22.10). Bezogen auf diese Quote weist Baden-Württemberg mit 16.950 Fällen je 100.000 Einwohner den niedrigsten Wert auf und lag somit um 17,1 % unter dem Bundesdurchschnitt (20.445 Fälle je 100.000 Einwohner).

Auch bei den standardisierten Raten bezogen auf die einzelnen Diagnosekapitel ergeben sich Unterschiede auf regionaler Ebene. Demnach wiesen die Sachsen-Anhaltiner mit 3.971 Fällen je 100.000 Einwohner die meisten stationär versorgten Krankheiten des Kreislaufsystems (I00 bis I99) auf und lagen damit um 31,6 % über dem Bundesdurchschnitt (3.017 Fälle). An zweiter Stelle liegt Thüringen mit 3.799 Patienten je 100.000 Einwohner.

Der standardisierte Bundesdurchschnitt bei den Neubildungen (C00 bis D48) betrug 2.060 Fälle je 100.000 Einwohner. Hamburg (1.576 Fälle) und Baden-Württemberg (1.727 Fälle) lagen um 23,5 und 16,2 % unter dem Bundesdurchschnitt und wiesen damit im Bundesvergleich die geringste Quote an vollstationären Behandlungsfällen auf. Über dem Bundesdurchschnitt liegen insbesondere Thüringen mit 2.803 Fällen und Brandenburg mit 2.542 Fällen je 100.000 Einwohner.

Kapitel 22 · Statistische Diagnosedaten der Krankenhauspatienten 2022

□ **Tab. 22.10** Patienten nach Diagnosekapiteln und Wohnort je 100.000 Einwohner 2022 – standardisierte Rate. (Quelle: Statistisches Bundesamt)

ICD-Pos.	Diagnosekapitel	Deutschland	Baden-Württemberg	Bayern	Berlin	Brandenburg	Bremen	Hamburg	Hessen	Mecklenburg-Vorpommern	Niedersachsen	Nordrhein-Westfalen	Rheinland-Pfalz	Saarland	Sachsen	Sachsen-Anhalt	Schleswig-Holstein	Thüringen
		Je 100.000 Einwohner[a, b]																
	Insgesamt (rohe Rate)	20.445	16.950	19.619	18.349	22.298	17.370	17.377	20.152	22.937	20.135	22.683	21.507	23.368	20.604	23.625	19.892	24.109
A00–B99	Infektiöse und parasitäre Krankheiten	605	495	605	487	636	468	495	594	737	599	667	678	687	606	724	545	712
C00–D48	Neubildungen	2.060	1.727	1.954	2.053	2.542	1.795	1.576	1.930	2.349	1.879	2.233	2.119	2.446	2.287	2.418	1.987	2.803
D50–D90	Krankheiten des Blutes und der blutbildenden Organe sowie bestimmte Störungen mit Beteiligung des Immunsystems	135	110	108	131	170	110	112	129	153	137	157	137	159	146	181	120	181
E00–E90	Endokrine, Ernährungs- und Stoffwechselkrankheiten	577	447	526	494	690	458	478	592	773	578	631	580	642	639	766	574	723
F00–F99	Psychische und Verhaltensstörungen	1.217	1.032	1.142	1.185	1.258	1.180	1.291	1.182	1.381	1.187	1.324	1.255	1.478	1.229	1.302	1.327	1.343
G00–G99	Krankheiten des Nervensystems	721	553	677	614	776	501	577	736	874	698	819	784	947	738	820	712	929
H00–H59	Krankheiten des Auges und der Augenanhangsgebilde	352	293	265	405	426	227	394	363	552	345	358	370	512	400	374	425	508
H60–H95	Krankheiten des Ohres und des Warzenfortsatzes	140	119	126	114	169	124	127	138	179	142	148	147	216	142	183	146	156
I00–I99	Krankheiten des Kreislaufsystems	3.017	2.402	2.755	2.735	3.555	2.298	2.290	2.868	3.777	3.045	3.373	3.163	3.631	2.970	3.971	3.094	3.799
J00–J99	Krankheiten des Atmungssystems	1.344	1.071	1.248	1.179	1.447	1.184	1.259	1.342	1.590	1.335	1.537	1.323	1.406	1.380	1.674	1.304	1.559
K00–K93	Krankheiten des Verdauungssystems	1.995	1.586	1.857	1.773	2.155	1.518	1.562	2.001	2.370	1.967	2.288	2.208	2.387	1.958	2.385	1.768	2.451
L00–L99	Krankheiten der Haut und der Unterhaut	274	205	252	257	320	252	253	282	324	272	301	288	259	302	375	245	350

◻ **Tab. 22.10** (Fortsetzung)

ICD-Pos.	Diagnosekapitel	Deutschland	Baden-Württemberg	Bayern	Berlin	Brandenburg	Bremen	Hamburg	Hessen	Mecklenburg-Vorpommern	Niedersachsen	Nordrhein-Westfalen	Rheinland-Pfalz	Saarland	Sachsen	Sachsen-Anhalt	Schleswig-Holstein	Thüringen
		Je 100.000 Einwohner[a, b]																
M00–M99	Krankheiten des Muskel-Skelett-Systems und des Bindegewebes	1.683	1.358	1.785	1.259	1.934	1.305	1.252	1.603	1.702	1.606	1.915	1.800	1.750	1.562	1.943	1.728	1.887
N00–N99	Krankheiten des Urogenitalsystems	1.171	962	1.102	1.022	1.274	966	935	1.152	1.224	1.165	1.333	1.190	1.318	1.269	1.356	1.113	1.385
O00–O99	Schwangerschaft, Geburt und Wochenbett	2.181	2.223	2.241	2.193	1.737	2.578	2.433	2.308	1.771	2.245	2.314	2.226	2.074	1.770	1.761	1.940	1.810
P00–P96	Bestimmte Zustände, die ihren Ursprung in der Perinatalperiode haben	218	247	223	208	191	335	229	227	161	217	215	229	202	208	155	217	162
Q00–Q99	Angeborene Fehlbildungen, Deformitäten und Chromosomenanomalien	107	102	105	116	108	96	101	110	104	103	114	104	100	108	99	100	101
R00–R99	Symptome und abnorme klinische und Laborbefunde, die anderenorts nicht klassifiziert sind	859	571	801	542	826	551	539	968	915	883	1.055	1.070	1.141	847	1.035	779	1.021
S00–T98	Verletzungen, Vergiftungen und bestimmte andere Folgen äußerer Ursachen	2.105	1.800	2.146	1.831	2.294	1.983	1.849	2.001	2.194	2.069	2.219	2.215	2.391	2.261	2.314	2.125	2.491
Z00–Z99	Faktoren, die den Gesundheitszustand beeinflussen und zur Inanspruchnahme des Gesundheitswesens führen	756	746	807	828	642	713	814	763	672	770	813	719	639	652	651	583	629

[a] Berechnet mit der Durchschnittsbevölkerung auf Grundlage des Zensus 2011
[b] Das Kapitel O00–O99 wurde anhand der weiblichen mittleren Bevölkerung standardisiert
Krankenhaus-Report 2024

Kapitel 22 · Statistische Diagnosedaten der Krankenhauspatienten 2022

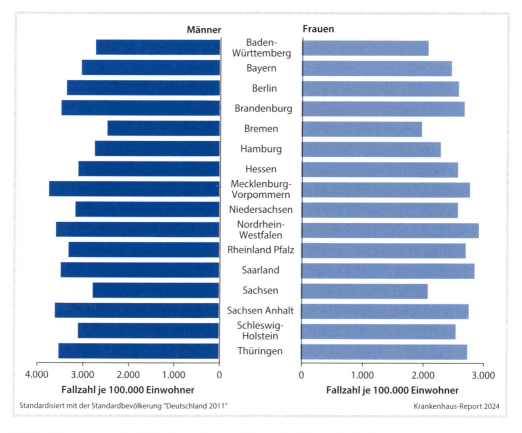

Abb. 22.5 Patienten (einschl. Sterbe- und Stundenfälle) mit Krankheiten des Kreislaufsystems nach Bundesländern (Wohnort). (Quelle: Statistisches Bundesamt)

Wegen Krankheiten des Verdauungssystems (K00 bis K99) mussten sich im Jahr 2022 in Thüringen 2.451 Patienten je 100.000 Einwohner behandeln lassen. Saarland liegt mit 2.387 Patienten auf dem dahinterliegenden Platz. Der Bundesdurchschnitt von 1.995 Fällen wird insbesondere von den Ländern Bremen (1.518 Fälle) und Hamburg (1.562 Fälle) unterboten.

Die letzte hier erwähnte Diagnosegruppe sind Psychische und Verhaltensstörungen (F00 bis F99). Insgesamt zehn Länder liegen über dem Bundesdurchschnitt von 1.217 Patienten. Mit 1.478 Fällen je 100.000 Einwohner liegt das Saarland an der Spitze und damit 21,5 % über dem Bundesdurchschnitt. Auch Mecklenburg-Vorpommern (1.381 Fälle) und Thüringen (1.343 Fälle) liegen weit über dem Bundesdurchschnitt. Demgegenüber liegen Baden-Württemberg und Bayern mit 15,2 und 6,2 % unter dem standardisierten Durchschnitt für Deutschland (◘ Abb. 22.5).

22.5 Entwicklung ausgewählter Diagnosen 2017 bis 2022

Die Anteile der Diagnosen der Patienten haben sich im Zeitverlauf unterschiedlich entwickelt. Die Zahl bestimmter Diagnosen ist angestiegen, andere Diagnosen verzeichneten dagegen einen Fallrückgang. Für einen Vergleich der Diagnosen der Patienten werden die Veränderungen der Diagnosen auf dreistelliger Ebene in den Jahren 2017 bis 2022 dargestellt. Es werden alle Diagnosen in die

■ **Tab. 22.11** Die 10 Hauptdiagnosen mit den größten Zuwächsen und Rückgängen 2017/2022. (Quelle: Statistisches Bundesamt)

Die 10 größten relativen Zuwächse 2022/2017

Rang	ICD-Pos.		2022	2021	2020	2019	2018	2017	Veränderung in Prozent				
			Anzahl						22/21	21/20	20/19	19/18	22/17
1	J12	Viruspneumonie, anderenorts nicht klassifiziert	108.486	213.928	100.750	13.131	10.917	10.914	−49,3	112,3	667,3	20,3	894,0
2	B34	Viruskrankheit nicht näher bezeichneter Lokalisation	35.096	22.449	14.970	13.510	15.012	14.264	56,3	50,0	10,8	−10,0	146,0
3	R50	Fieber sonstiger und unbekannter Ursache	16.553	8.990	8.445	7.612	7.664	7.691	84,1	6,5	10,9	−0,7	115,2
4	A49	Bakterielle Infektion nicht näher bezeichneter Lokalisation	38.021	36.402	34.323	20.449	18.743	17.806	4,4	6,1	67,8	9,1	113,5
5	J10	Grippe mit Pneumonie, saisonale Influenzaviren nachgewiesen	35.451	624	28.981	33.043	46.682	17.733	5581,3	−97,8	−12,3	−29,2	99,9
6	M00	Eitrige Arthritis	18.692	17.337	16.502	15.587	12.315	11.732	7,8	5,1	5,9	26,6	59,3
7	J98	Sonstige Krankheiten der Atemwege	14.927	10.865	11.286	10.847	9.928	9.558	37,4	−3,7	4,0	9,3	56,2
8	E66	Adipositas	32.004	29.620	24.826	26.728	24.038	21.859	8,0	19,3	−7,1	11,2	46,4
9	L98	Sonstige Krankheiten der Haut und der Unterhaut, anderenorts nicht klassifiziert	11.312	10.568	9.196	10.002	8.856	8.004	7,0	14,9	−8,1	12,9	41,3
10	J21	Akute Bronchiolitis	16.249	18.107	8.938	14.902	10.744	11.971	−10,3	102,6	−40,0	38,7	35,7

◘ Tab. 22.11 (Fortsetzung)

Die 10 größten relativen Rückgänge 2022/2017

Rang	ICD-Pos.		2022	2021	2020	2019	2018	2017	Veränderung in Prozent				
			Anzahl						22/21	21/20	20/19	19/18	22/17
1	M53	Sonstige Krankheiten der Wirbelsäule und des Rückens, anderenorts nicht klassifiziert	14.423	15.862	18.234	26.975	25.525	29.870	−9,1	−13,0	−32,4	5,7	−51,7
2	A41	Sonstige Sepsis	59.362	59.915	67.853	130.422	126.924	122.552	−0,9	−11,7	−48,0	2,8	−51,6
3	G47	Schlafstörungen	62.293	68.000	69.325	101.410	104.695	114.851	−8,4	−1,9	−31,6	−3,1	−45,8
4	I83	Varizen der unteren Extremitäten	45.099	46.991	55.445	75.697	77.887	82.766	−4,0	−15,2	−26,8	−2,8	−45,5
5	I80	Thrombose, Phlebitis und Thrombophlebitis	18.702	20.971	21.490	27.296	30.820	33.129	−10,8	−2,4	−21,3	−11,4	−43,5
6	I11	Grippe, Viren nicht nachgewiesen	27.010	33.680	37.230	45.192	44.437	47.653	−19,8	−9,5	−17,6	1,7	−43,3
7	J35	Chronische Krankheiten der Gaumenmandeln und der Rachenmandel	46.047	31.235	42.880	70.149	74.340	79.168	47,4	−27,2	−38,9	−5,6	−41,8
8	R07	Hals- und Brustschmerzen	86.728	96.602	105.946	133.670	135.786	143.058	−10,2	−8,8	−20,7	−1,6	−39,4
9	A04	Sonstige bakterielle Darminfektionen	26.177	29.574	29.911	35.798	41.029	43.036	−11,5	−1,1	−16,4	−12,7	−39,2
10	O60	Vorzeitige Wehen und Entbindung	22.290	24.119	25.485	31.336	34.290	36.496	−7,6	−5,4	−18,7	−8,6	−38,9

Nur Diagnosen mit mindestens 10.000 Fällen im Jahr 2022
Krankenhaus-Report 2024

22

Analyse einbezogen, die im Jahr 2022 mindestens 10.000 Fälle aufwiesen. Dargestellt werden die zehn Diagnosen mit den größten prozentualen Veränderungsraten vom Jahr 2022 gegenüber 2017. Bei Interesse an allen Positionen auf drei- oder vierstelliger Ebene finden Sie im Internetangebot des Statistischen Bundesamtes auf der Themenseite Gesundheit (www.destatis.de) entsprechende Informationen. Diese können auch als Sonderauswertung beim Statistischen Bundesamt angefordert werden (gesundheit@destatis.de).

In ◘ Tab. 22.11 werden die zehn Diagnosen mit den größten Veränderungsraten dargestellt. Auffällig dabei ist, dass sich darunter im Gegensatz zu den Vorjahren weitaus weniger Diagnosen befinden, die den Zusatz „sonstige" haben.

Die Hauptdiagnose J12 (Viruspneumonie, anderenorts nicht klassifiziert) verzeichnete im Vergleich der Jahre 2017 und 2022 – bedingt durch die Corona-Pandemie – die größten Zuwächse: Ihre Zahl ist um 894,0 % angestiegen. Den zweiten Platz belegt die Diagnose B34 (Viruskrankheit nicht näher bezeichneter Lokalisation). Sie ist in diesem Zeitraum um 146,0 % angestiegen, gefolgt von der Position R50 (Fieber sonstiger und unbekannter Ursache) mit einem Zuwachs von 115,2 %.

22.6 Ergebnisse der DRG-Statistik zur Covid-19-Pandemie

Spezifische Daten zu Krankenhausbehandlungen mit oder wegen einer Corona-Infektion[4] liegen auf Basis der Fallpauschalenbezogenen Krankenhausstatistik (DRG-Statistik) vor. Die Corona-Pandemie führte in den Krankenhäusern – wie eingangs gezeigt werden konnte – nicht nur zu deutlich weniger Behandlungsfällen, sondern auch zu weniger Operationen.

Besonders stark war der Rückgang in der ersten Corona-Welle. Bei den Krankenhäusern, die im Rahmen des aG-DRG-Entgeltsystems abrechnen und in der Fallpauschalenbezogenen Krankenhausstatistik nachgewiesen werden, gab es im Jahr 2020 fast 2,5 Mio. oder 13,1 % weniger Krankenhausbehandlungen als im Vorjahr. So niedrig waren die Fallzahlen zuletzt im Jahr 2006. Im Jahr 2021 gingen die Fallzahlen noch einmal um 125.490 Fälle (−0,8 %) zurück. 2022 gab es wieder einen leichten Anstieg um 19.236 Fälle (+0,1 %). Auch die Zahl der Operationen ging zurück: 2020 wurden in den deutschen Krankenhäusern 690.000 oder 9,7 % weniger Patienten operiert als im Vorjahr – so wenige wie zuletzt im Jahr 2005. Auch im Jahr 2021 gab es einen leichten Rückgang der Operationen mit insgesamt 23.619 (−0,4 %) Fällen. Erst im Jahr 2022 stieg die Zahl der Operationen wieder um 34.922 Fälle (+0,5 %) an (◘ Abb. 22.6).

Im zweiten Pandemie-Jahr (2021) wurden 386.086 Patienten mit oder wegen einer Covid-19-Infektion stationär versorgt. Rund 91.986 dieser Personen, also knapp ein Viertel (23,8 %), mussten intensivmedizinisch versorgt werden. Im Jahr 2022 fanden rund 815.068 Krankenhausaufenthalte von Patienten mit oder wegen einer Covid-19-Infektion statt.[5] Davon wurden 607.001 (74 %) als Notfälle in das Krankenhaus eingewiesen. Mehr als jede zwölfte (8 %) mit oder wegen Covid-19 behandelte Person ist im Krankenhaus verstorben, insgesamt 65.491 Personen.

Einer hohen Gefährdung durch Covid-19 unterlagen vor allem ältere und hochbetagte Menschen. 37 % der Menschen, die aufgrund

---

4 Der Textbeitrag dieses Kapitels beruht weitestgehend auf einem Auszug aus dem Statement zur Pressekonferenz „Covid-19: Sterbefälle, Todesursachen und Krankenhausbehandlungen in Zeiten der Pandemie – eine Analyse aus der amtlichen Statistik" des Statistischen Bundesamtes am 9. Dezember 2021.

5 Für Kodierungen im Zusammenhang mit der Covid-19-Pandemie wurden in der ICD-10-GM eigene Schlüsselnummern festgelegt. Bei einer nachgewiesenen Covid-19-Krankheit ist die Nebendiagnose U07.1 gemäß ICD-10 zu verwenden, „wenn Covid-19 durch einen Labortest nachgewiesen ist, ungeachtet des Schweregrades des klinischen Befundes oder der Symptome". Diese muss mit mindestens einem weiteren ICD-Kode kombiniert werden, der für eine Primärverschlüsselung zugelassen ist (z. B. Pneumonie, akute Bronchitis). Eine Covid-19-Infektion kann nicht als Hauptdiagnose verschlüsselt werden.

Kapitel 22 · Statistische Diagnosedaten der Krankenhauspatienten 2022

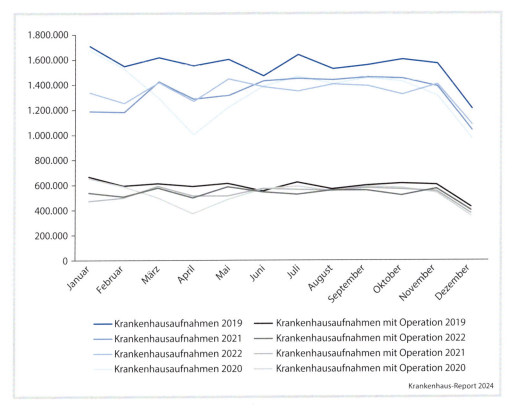

◘ **Abb. 22.6** Krankenhausfälle und operative Eingriffe (Fälle mit einer Operation aus dem Kapitel 5 des OPS) nach dem Aufnahmemonat (Überlieger, d. h. Patienten, die im Berichtsjahr 2019 bzw. 2020 aufgenommen, aber erst im darauffolgenden Berichtsjahr entlassen werden, sind in der Darstellung NICHT mit enthalten.) 2019–2022

einer Covid-19-Diagnose im Krankenhaus behandelt wurden, waren über 80 Jahre alt. 60- bis 80-Jährige machten 34 % dieser Patienten aus, 30 % waren jünger.

In jüngeren Altersgruppen, vor allem bei Kindern, Jugendlichen und jungen Erwachsenen, sind schwere Verläufe seltener und asymptomatische Covid-19-Infektionen häufiger. Beispielsweise waren 46.583 Kinder unter 15 Jahren mit oder wegen einer nachgewiesenen Infektion im Krankenhaus. Das waren 5,7 % aller mit oder wegen einer Covid-19-Infektion im Krankenhaus behandelten Patienten.

Einschlägige Erkrankungen im Zusammenhang mit einer Covid-19-Infektion sind vor allem akute Atemwegserkrankungen (◘ Tab. 22.12). Weitere Organbeteiligungen oder Komplikationen können auftreten. Typischerweise traten bei den mit oder wegen einer Covid-19-Infektion behandelten Patienten im Jahr 2022 vor allem Infektionen der unteren Atemwege auf, am häufigsten eine durch das Virus ausgelöste Lungenentzündung (93.214 Fälle). Weitere Diagnosen waren eine nicht näher bezeichnete Infektion der unteren Atemwege (19.362 Fälle), eine akute Bronchitis (11.195 Fälle) sowie eine Viruspneumonie (625 Fälle). Bei weiteren 1.133 Fällen erfolgte die Behandlung wegen des Atemnotsyndroms ARDS (Acute Respiratory Distress Syndrome oder akutes Lungenversagen). Zusammengenommen waren somit 125.529 oder 15 % der Behandelten mit einer nachgewiesenen Covid-19-Infektion aufgrund von Infektionen der unteren Atmungsorgane im Krankenhaus.

Tab. 22.12 Covid-19-bedingte akute Atemwegserkrankungen 2022

Insgesamt, Virus nachgewiesen		**815.068**
Darunter:		
Infektionen der unteren Atemwege (Lunge, Bronchien, Kehlkopf und Luftröhre)		
J12.8	Pneumonie durch sonstige Viren	93.214
J22	Akute Infektion der unteren Atemwege	19.362
J20.8	Akute Bronchitis durch sonstige näher bezeichnete Erreger	11.195
J80.0	Atemnotsyndrom des Erwachsenen [ARSD]	1.133
J12.9	Viruspneumonie, nicht näher bezeichnet	625
Infektionen der oberen Atemwege (Nase, Nasennnebenhöhlen und Rachenraum) und weitere Krankheiten des Atmungssystems		
J06.9	Akute Infektion der oberen Atemwege, nicht näher bezeichnet	15.115
J06.8	Sonstige akute Infektionen an mejhreren Lokalisationen der oberen Atemwege	6.556
J96.0	Akute respiratorische Insuffizienz, anderenorts nicht klassifiziert	5.308
J98.7	Infektion der Atemwege, anderenorts nicht klassifiziert	5.041
J00	Akute Rhinopharyngitis [Erkältungsschnupfen]	661
Viruskrankheiten mit nicht näher bezeichneter Lokalisation		
B34.2	Infektion durch Coronaviren, nicht näher bezeichnet	23.357
R06.0	Dyspnoe	5.317
B99	Sonstige und nicht näher bezeichnete Infektionskrankheiten	4.711
222.8	Keimträger sonstiger Infektionskrankheiten	5.445

Krankenhaus-Report 2024

123.963 dieser Personen, also gut ein Siebtel (15,2 %), mussten intensivmedizinisch versorgt werden. 33,6 % oder 41.647 der intensivmedizinisch versorgten Covid-19-Patienten mussten künstlich beatmet werden. Ihre durchschnittliche Beatmungsdauer lag bei 225 Stunden, also bei fast neun Tagen. Mit 65.491 Personen ist mehr als jede zwölfte (8 %) mit oder wegen Covid-19 behandelte Person im Krankenhaus verstorben. Ihr Durchschnittsalter lag bei 79,4 Jahren.

Von einer Rückkehr zur Normalität waren die Krankenhäuser auch im Jahr 2022 weit entfernt. Der Trend eines weiteren Rückgangs war gestoppt, sowohl bei den Behandlungsfällen (+0,1 %) als auch bei den operierten Patienten (+0,5 %) im Vergleich zum Vorjahr. Aber nach wie vor beeinflussten auch Infektionen mit Covid-19 maßgeblich das Behandlungsgeschehen auf den Krankenhausstationen.

Insgesamt gab es damit in den Jahren 2020 bis 2022 rund 1.377.300 Krankenhausaufenthalte von Patienten mit oder wegen einer Covid-19-Infektion. Intensivmedizinisch behandelt wurden 252.803 Patienten. 159.673 mit oder wegen Covid-19 behandelte Personen sind im Krankenhaus verstorben. Inwieweit verschobene oder nicht durchgeführte Behandlungen und Operationen in den Pandemiejahren darüber hinaus zu einem schlechteren Gesundheitszustand der Bevölkerung und damit möglicherweise auch zu höheren Sterbefallzahlen führen, kann noch nicht beantwortet werden.

22.7 Ausblick

Die Ergebnisse der Krankenhausstatistik bilden die statistische Basis für viele gesundheitspolitische Entscheidungen des Bundes und der Länder und dienen den an der Krankenhausfinanzierung beteiligten Institutionen als Planungsgrundlage. Die Erhebung liefert wichtige Informationen über das Volumen und die Struktur der Leistungsnachfrage und der Morbiditätsentwicklung in der stationären Versorgung. Darüber hinaus wird auf dieser Datengrundlage eine Einzugsgebietsstatistik erstellt, die u. a. Aufschluss über die Patientenwanderung gibt. Durch die Alters- und Geschlechtsstandardisierung der Ergebnisse dient die Diagnosestatistik auch der epidemiologischen Forschung. So konnte in diesem Beitrag dargestellt werden, dass sich die Inanspruchnahme stationärer Leistungen im Hinblick auf die zugrunde liegenden Erkrankungen im Laufe der Jahre leicht ändert und dass es geschlechtsspezifische wie regionale Unterschiede gibt.

Die durch Covid-19 ausgelöste Pandemie hat im stationären Sektor zu deutlichen Verschiebungen geführt: So sind die Fallzahlen und viele andere Indikatoren zum Teil entgegen vorheriger Trends erheblich gesunken und von 2021 zu 2022 absolut betrachtet nur leicht gestiegen. Trotz dieses leichten Anstiegs sind die altersstandardisierten Zahlen weiter gesunken. Für langfristige Trendanalysen wird man die Ergebnisse ab dem Berichtsjahr 2020 so lange gesondert betrachten müssen, wie die Auswirkungen der Pandemie anhalten. Es ist davon auszugehen, dass planbare Eingriffe und damit verbundene stationäre Aufenthalte weiterhin zumindest in gewissem Maße vermieden werden. Ob es durch diese Entwicklung in Form von weniger Behandlungen in stationären Einrichtungen zu einer Verschlechterung der gesundheitlichen Lage kommt, ist offen.

Eine Betrachtung und Vergleich aller Datengrundlagen sowohl aus dem stationären wie auch aus dem ambulanten Sektor kann zu einigen dieser Fragen mit Sicherheit wichtige Hinweise geben.

Open Access Dieses Buch wird unter der Creative Commons Namensnennung 4.0 International Lizenz (http://creativecommons.org/licenses/by/4.0/deed.de) veröffentlicht, welche die Nutzung, Vervielfältigung, Bearbeitung, Verbreitung und Wiedergabe in jeglichem Medium und Format erlaubt, sofern Sie den/die ursprünglichen Autor(en) und die Quelle ordnungsgemäß nennen, einen Link zur Creative Commons Lizenz beifügen und angeben, ob Änderungen vorgenommen wurden.

Die in diesem Buch enthaltenen Bilder und sonstiges Drittmaterial unterliegen ebenfalls der genannten Creative Commons Lizenz, sofern sich aus der Abbildungslegende nichts anderes ergibt. Sofern das betreffende Material nicht unter der genannten Creative Commons Lizenz steht und die betreffende Handlung nicht nach gesetzlichen Vorschriften erlaubt ist, ist für die oben aufgeführten Weiterverwendungen des Materials die Einwilligung des jeweiligen Rechteinhabers einzuholen.

Serviceteil

Die Autorinnen und Autoren – 500

Stichwortverzeichnis – 527

Die Autorinnen und Autoren

Prof. Dr. Silke Arnegger

Hochschule RheinMain
Wiesbaden Business School (WBS)
Wiesbaden

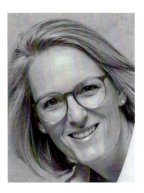

Silke Arnegger absolvierte in Stuttgart-Hohenheim ein Studium der Wirtschaftswissenschaften. Danach war sie für einen großen deutschen Ärzteverbund für niedergelassene Ärztinnen und Ärzte tätig. Tätigkeitsschwerpunkt waren insbesondere Selektivverträge im ambulanten Versorgungsbereich. Sie ist Professorin für Gesundheitsökonomie an der Wiesbaden Business School (WBS) der Hochschule RheinMain.

Prof. Dr. Boris Augurzky

RWI – Leibniz-Institut für Wirtschaftsforschung e. V.
Essen

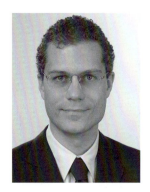

Prof. Dr. Boris Augurzky ist Leiter des Kompetenzbereichs „Gesundheit" am RWI in Essen, seit 2007 Geschäftsführer der Institute for Health Care Business GmbH und seit 2014 wissenschaftlicher Geschäftsführer der Stiftung Münch. Er ist Mitglied des Fachausschusses „Versorgungsmaßnahmen und -forschung" der Deutschen Krebshilfe. 2016 wurde er zum außerplanmäßigen Professor an der Universität Duisburg-Essen berufen.

Die Autorinnen und Autoren

Prof. Dr. Andreas Beivers

Hochschule Fresenius München
München

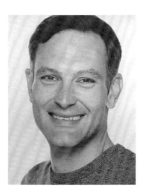

Studium der VWL an der Ludwig-Maximilians-Universität München. 2004–2009 zunächst wissenschaftlicher Mitarbeiter, dann Bereichsleiter für stationäre Versorgung am Institut für Gesundheitsökonomik in München. Promotion an der Universität der Bundeswehr München. Seit 2010 Professor für Volkswirtschaftslehre und Gesundheitsökonomie an der Hochschule Fresenius; seit 2017 Assoziierter Wissenschaftler des Kompetenzbereichs „Gesundheit", RWI Leibniz-Institut für Wirtschaftsforschung, Essen; seit Juni 2021 Leiter wissenschaftliche Projekte der Stiftung Münch.

Dr. Elke Berger, MPH

Technische Universität Berlin
Lehrstuhl Management im Gesundheitswesen
WHO Collaborating Centre for Health
Systems, Research and Management
Berlin

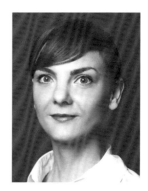

Elke Berger arbeitet seit November 2016 als wissenschaftliche Mitarbeiterin am Fachgebiet Management im Gesundheitswesen der TU Berlin. Ihre Forschungsschwerpunkte liegen in den Bereichen Versorgungsforschung mit einem Fokus auf Krankenhäuser sowie Health Technology Assessment. Im Jahr 2023 hat sie ihre Promotion zum Thema „Internationale Reformimpulse für die deutsche Krankenhauslandschaft am Beispiel des dänischen Modells" erfolgreich abgeschlossen.

Dr. med. Nikola Blase, MHBA

Universität Duisburg-Essen
Lehrstuhl für Medizinmanagement
Essen

Universitätsklinikum Knappschafts-
krankenhaus Bochum GmbH
Medizincontrolling
Bochum

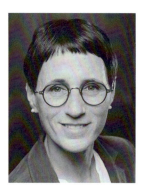

Nikola Blase studierte Humanmedizin an der Ruhr-Universität Bochum. Nach einigen Jahren klinischer Tätigkeit und einem berufsbegleitenden Studium an der FAU Nürnberg (MHBA) wechselte sie im Jahr 2010 ins Medizincontrolling der Universitätsklinikum Knappschaftskrankenhaus Bochum GmbH und hatte im Verlauf für viele Jahre die Leitung der Abteilung inne. Am Lehrstuhl für Medizinmanagement der Universität Duisburg-Essen von Prof. Dr. Jürgen Wasem leitet sie seit 2020 die Arbeitsgruppe „Gesundheitssysteme, Gesundheitspolitik und Krankenhaus".

Ute Bölt

Statistisches Bundesamt
Bonn

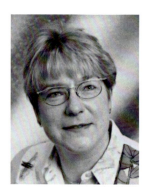

Diplom-Verwaltungswirtin (FH). Seit 1999 Mitarbeiterin des Statistischen Bundesamtes in der Gruppe H1 Gesundheit. Schwerpunkt: Methodische Weiterentwicklung der Krankenhausstatistik.

Prof. Dr. Florian Buchner, MPH

Fachhochschule Kärnten
Feldkirchen in Kärnten
Österreich

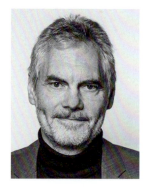

Referententätigkeit bei einem Unternehmen der privaten Krankenversicherung, Mitarbeiter des „Bayerischen Forschungsverbundes Public Health"; von 2001 bis 2006 Projektmanager und Senior Underwriter bei einem international tätigen Rückversicherungsunternehmen.

Die Autorinnen und Autoren

Seit 2007 Inhaber der Professur für Gesundheitsökonomie an der Fachhochschule Kärnten. Seit 2016 Mitarbeiter am Gesundheitsökonomischen Zentrum CINCH, Essen.

Dirk Bürger

AOK-Bundesverband
Berlin

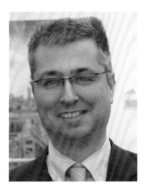

Seit 03/2010 Referent für Gesundheitspolitik beim AOK-Bundesverband, Stabsbereich Politik und Unternehmensentwicklung. 11/2009–02/2010 wissenschaftlicher Mitarbeiter und Büroleiter des Bundestagsabgeordneten Rudolf Henke, CDU/CSU-Bundestagsfraktion, Mitglied des Gesundheitsausschusses. 01/2001–10/2009 wissenschaftlicher Mitarbeiter und Büroleiter des Bundestagsabgeordneten und stellvertretenden Vorsitzenden des Gesundheitsausschusses des Deutschen Bundestages Dr. med. Hans Georg Faust. 10/1986–12/2000 Fachkrankenpfleger in der Abteilung für Anästhesie und Intensivmedizin des Marienhospitals in Bottrop/NRW.

Prof. Dr. med. Reinhard Busse, MPH, FFPH

Technische Universität Berlin
Lehrstuhl Management im Gesundheitswesen
WHO Collaborating Centre for Health Systems, Research and Management
Berlin

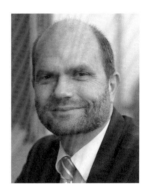

Lehrstuhlinhaber für Management im Gesundheitswesen an der Technischen Universität Berlin und Co-Direktor des Europäischen Observatoriums für Gesundheitssysteme und Gesundheitspolitik. Seit 2011 Editor-in-Chief des internationalen Journals „Health Policy", seit 2012 Leiter des Gesundheitsökonomischen Zentrums Berlin (BerlinHECOR), 2015–2018 Sprecher des Direktoriums der Berlin School of Public Health (BSPH), 2016/17 Vorsitzender der Deutschen Gesellschaft für Gesundheitsökonomie (dggö). Zahlreiche Mitgliedschaften in Beiräten und Kommissionen, u. a. beim WIdO, dem ZI und dem Wissenschaftsrat. Forschungsschwerpunkte: Gesundheitssystemforschung (insbesondere internationale Vergleiche, Spannungsfeld zwischen Markt und Regulation sowie Health Systems Performance Assessment), Versorgungsforschung (Vergütungsmechanismen, Integrierte Versorgung, Rolle von Pflegepersonal), Gesundheitsökonomie sowie Health Technology Assessment (HTA).

Hanna Degen

Deutsche Krankenhausgesellschaft e. V. (DKG)
Berlin

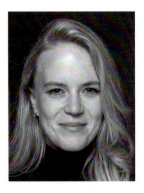

Master of Science in Gesundheitsmanagement an der Friedrich-Alexander-Universität Erlangen-Nürnberg bis 2018. Seit 2018 in der Deutschen Krankenhausgesellschaft e. V. im Bereich Finanzierung und Versorgungsplanung tätig.

Annegret Dickhoff

BG Kliniken – Klinikverbund der gesetzlichen Unfallversicherung gGmbH
Holding
Berlin

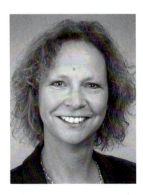

Annegret Dickhoff ist Referentin in der Stabsstelle Nachhaltigkeit und Prozesse bei der BG Kliniken Holding. Als Pflegefachkraft und Ingenieurin für Umwelttechnik arbeitet sie seit mehr als zwanzig Jahren zum Thema Klimaschutz in Kliniken. Dabei war sie zuletzt Projektleiterin verschiedener Projekte wie KLIK green – Klimaschutz trifft Krankenhaus vom Landesverband Berlin des Bundes für Umwelt und Naturschutz Deutschland e. V., BUND.

Christian Dreißigacker

BG Kliniken – Klinikverbund der gesetzlichen Unfallversicherung gGmbH
Holding
Berlin

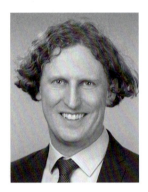

Christian Dreißigacker ist Vorsitzender der Geschäftsführung des BG Klinikums Unfallkrankenhaus Berlin. Zuvor arbeitete er in der Geschäftsführung mehrerer kommunaler und freigemeinnütziger Kliniken. Drei dieser Kliniken bekamen in seiner Amtszeit das Gütesiegel „Energiesparendes Krankenhaus" des Bundes für Umwelt und Naturschutz Deutschland e. V., BUND. Seit 2019 ist Dreißigacker Mitglied des Boards von Health Care Without Harm Europe.

Dr. Dagmar Drogan

Wissenschaftliches Institut der AOK (WIdO)
Berlin

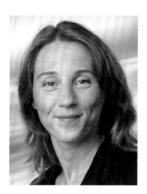

Studium der Ernährungswissenschaft an der Universität Potsdam und der Gesundheitswissenschaften an der Technischen Universität Berlin. 2009 Promotion zur Doktorin der Gesundheitswissenschaften/Public Health. Langjährige Tätigkeit als Epidemiologin am Deutschen Institut für Ernährungsforschung Potsdam-Rehbrücke. Seit Februar 2015 am Wissenschaftlichen Institut der AOK (WIdO) und dort Projektleiterin Risikoprädiktion im Forschungsbereich Qualitäts- und Versorgungsforschung.

Prof. Dr. Alexander Geissler

Universität St. Gallen
School of Medicine
Lehrstuhl für Management im Gesundheitswesen
St. Gallen
Schweiz

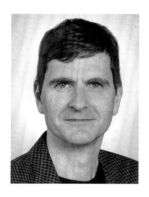

Alexander Geissler ist Ordinarius für Health Economics, Policy and Management an der School of Medicine der Universität St. Gallen und gleichzeitig ihr akademischer Direktor. Er beschäftigt sich in seiner vor allem empirisch getriebenen Forschung mit Fragen zur Gesundheitsökonomie, Versorgungsforschung und Gesundheitssystemforschung. Im Mittelpunkt steht die Analyse und Entwicklung von Instrumenten zur Messung und Steuerung der Effizienz der Gesundheitsversorgung. Dies beinhaltet Bausteine von Vergütungs- und Anreizsystemen sowie Fragen zur Qualitätsmessung, -darlegung und -transparenz. Zunehmend verknüpft er die beiden Forschungsstränge, um bessere Aussagen über den optimalen Mitteleinsatz der knappen Ressourcen im Gesundheitswesen zu treffen. Dabei kommt insbesondere digitalen Lösungsstrategien eine besondere Bedeutung zu. Eine Besonderheit ist seine internationale Ausrichtung sowohl bzgl. seiner Publikationen wie auch seiner Forschungsobjekte, die sich bei seinen Engagements für supranationale Organisationen wie z. B. die Weltbank, EU-Kommission und nationale Ministerien und ThinkTanks zeigt.

Prof. Dr. med. Max Geraedts, M.san.

Philipps-Universität Marburg
Institut für Versorgungsforschung und
Klinische Epidemiologie,
Fachbereich Medizin
Marburg

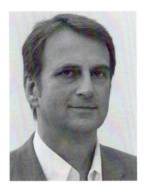

Studium der Medizin in Marburg und der Gesundheitswissenschaften und Sozialmedizin in Düsseldorf. Ärztliche Tätigkeit am Universitätsklinikum Marburg. Wissenschaftlicher Mitarbeiter am Institut für Medizinische Informationsverarbeitung der Universität Tübingen. DFG-Forschungsstipendium und Postdoctoral Fellowship „Health Services Research" am Institute for Health Policy Studies der University of California, San Francisco. Habilitation für das Fach Gesundheitssystemforschung an der Eberhard-Karls-Universität Tübingen. 2000–2008 Professur für Public Health an der Heinrich-Heine-Universität Düsseldorf. 2009–2016 Lehrstuhlinhaber für Gesundheitssystemforschung an der Universität Witten/Herdecke. Seit Juni 2016 Leitung des Instituts für Versorgungsforschung und Klinische Epidemiologie an der Philipps-Universität Marburg.

Christian Günster

Wissenschaftliches Institut der AOK (WIdO)
Berlin

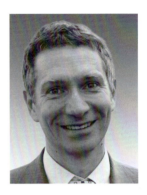

Studium der Mathematik und Philosophie in Bonn. Seit 1990 beim Wissenschaftliches Institut der AOK (WIdO). Von 2002 bis 2008 Mitglied des Sachverständigenrates nach § 17b KHG des Bundesministeriums für Gesundheit. Leitung des Bereichs Qualitäts- und Versorgungsforschung. Mitherausgeber des Versorgungs-Reports. Arbeitsschwerpunkte sind Methoden der Qualitätsmessung und Versorgungsanalysen mittels Routinedaten.

Christina Hagemeier

ETL WRG GmbH
Hannover

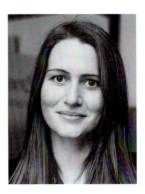

Christina Hagemeier ist Managerin bei der ETL WRG GmbH. Sie hat Betriebswirtschaft im Gesundheitswesen (B.A.) an der Hochschule Osnabrück und Gesundheitsökonomie (M.Sc.) an der Universität Bayreuth studiert. Seit vier Jahren berät sie Krankenhäuser in öffentlicher und freigemeinnütziger Trägerschaft und war vor ihrer Tätigkeit bei der ETL WRG GmbH in einem Schwerpunktversorger in privater Trägerschaft tätig. Ihr Beratungsschwerpunkt liegt insbesondere auf Wirtschaftlichkeits- und Potenzialanalysen. Bei der ETL WRG GmbH verantwortet sie darüber hinaus Beratungsprojekte zur Optimierung von Personaleinsatz und -kosten.

Jana Hagenlocher

Hochschule RheinMain
Wiesbaden Business School (WBS)
Wiesbaden

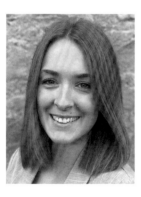

Jana Hagenlocher ist wissenschaftliche Mitarbeiterin an der Wiesbaden Business School (WBS). Das Bachelor- und Masterstudium absolvierte sie im Bereich Gesundheitsökonomie und Gesundheitsmanagement. Währenddessen war sie als Werkstudentin im Klinikmanagement, später als wissenschaftliche Hilfskraft tätig.

Dr. Christoph Heller

Gemeinnützige Gesellschaft
der Franziskanerinnen zu Olpe (GFO)
Olpe

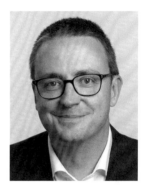

Dr. rer. pol. Christoph Heller studierte an der Westfälischen-Wilhelms Universität Münster Volkswirtschaftslehre mit den Schwerpunkten Kooperationswesen und Krankenhausmanagement. Anschließend arbeitete er bei unterschiedlichen Krankenhausträgern und in der Krankenhausberatung. Seit 2021 ist er Geschäftsführer der Gemeinnützigen Gesellschaft der Franziskanerinnen zu Olpe mbH (GFO). Zuvor war er seit 2014 in verschiedenen Funktionen für die GFO am Standort der GFO Kliniken Niederrhein tätig.

Ariane Herberg

Hochschule RheinMain
Wiesbaden Business School (WBS)
Wiesbaden

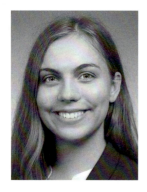

Ariane Herberg studierte Gesundheitsökonomie an der Wiesbaden Business School und machte dort ihren Bachelorabschluss. Sie ist wissenschaftliche Mitarbeiterin an der Wiesbaden Business School (WBS).

Dr. med. Alina Herrmann

Heidelberger Institut für Global Health
Heidelberg

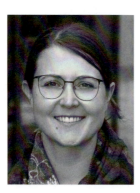

Alina Herrmann ist Ärztin und leitet eine Forschungsgruppe zu Klima-intelligenten Gesundheitssystemen am Heidelberger Institut für Global Health. Außerdem ist sie Teil des Leitungsteams der Forschung am Institut für Allgemeinmedizin der Universität zu Köln. Ihr Hauptinteresse gilt der Rolle des Gesundheitspersonals und der Primärversorgung in klimaresistenten und nachhaltigen Gesundheitssystemen. Insbesondere arbeitet sie an der Konzeptualisierung von klimasensibler Gesundheitsberatung, der Reduzierung von Treibhausgasemissionen von Gesundheitseinrichtungen, der Anpassung der ambulanten Gesundheitsversorgung und der Integration all dieser Themen in die Ausbildung von Gesundheitspersonal.

Theresa Hüer

Universität Duisburg-Essen
Lehrstuhl für Medizinmanagement
Essen

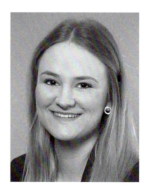

Theresa Hüer studierte Betriebswirtschaftslehre im Gesundheitswesen an der Hochschule Osnabrück und absolvierte im Anschluss daran ihren Master im Studiengang Medizinmanagement an der Universität Duisburg-Essen. Seit 2019 arbeitet und forscht sie als wissenschaftliche Mitarbeiterin am Lehrstuhl für Medizinmanagement in Essen in der AG Gesundheitspolitik und Management von Gesundheitseinrichtungen.

Dörte Jäckel

AOK-Bundesverband
Berlin

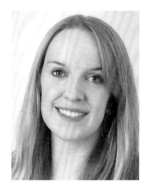

Dörte Jäckel arbeitet seit 2022 als Referentin für stationäre Versorgung beim AOK Bundesverband in der Abteilung Stationäre Versorgung, Rehabilitation. Zuvor war sie bei der Deutschen Krankenhausgesellschaft mehrere Jahre für Themen im Bereich der Qualitätssicherung und der Psychiatrie verantwortlich. Ihr Studium der Gesundheitswissenschaften und des Health Care Managements absolvierte sie in Bremen und Greifswald.

Joanina Kaiss

ETL WRG GmbH
Hannover

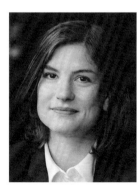

Joanina Kaiss ist Consultant bei der ETL WRG GmbH. Sie verfügt über eine Ausbildung zur Medizinischen Fachangestellten und hat BWL mit Schwerpunkt Gesundheitsmanagement an der dualen Hochschule Baden-Württemberg studiert. Im Anschluss war sie im Controlling und OP-Management des Klinikums Stuttgart tätig. Bei der ETL WRG GmbH sind Beratungsprojekte, die auf die Beurteilung von Organisation und Personaleinsatz ausgerichtet sind, sowie Reorganisationsprojekte ihr Schwerpunkt.

Prof. Dr. med. Christian Karagiannidis

Kliniken der Stadt Köln gGmbH
ARDS- und ECMO-Zentrum
Köln-Merheim

Universität Witten/Herdecke
Witten

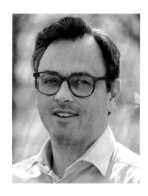

Christian Karagiannidis studierte Medizin in Düsseldorf und habilitierte sich an der Universität Regensburg zu regulatorischen Zellen und Atemwegsremodelling. Seit 2011 ist er Leiter des ARDS- und ECMO-Zentrums in Köln-Merheim und hat eine Professur für extrakorporale Lungenersatzverfahren an der Universität Witten/Herdecke inne. Seit 2021 ist er wissenschaftlicher Pandemieberater der Bundesregierung im Expertenrat. Er ist wissenschaftlicher Leiter der DIVI/RKI-Intensivregisters, Präsident der DGIIN. und einer der federführenden Autoren der Covid-19-S3-Leitlinie. Wissenschaftliche Schwerpunkte: ARDS, ECMO, Covid-19, Beatmungstherapie.

Dr. Monika Katholing

PHC Partner in Healthcare
Köln

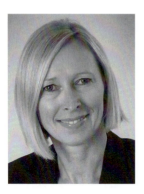

Dr. Monika Katholing studierte Humanmedizin an der Universität zu Köln und der University of the Witwatersrand in Johannesburg. Ihre Facharztweiterbildung für Chirurgie schloss sie 1997 ab. Frau Dr. Katholing war von 1999–2003 bei der DKV in Köln im Bereich des Medizinischen Controllings tätig. Von 1999 bis 2007 war Frau Dr. Katholing Mitarbeiterin der Dr. Petri Hospital Consulting GmbH. Seit 2007 ist sie geschäftsführende Gesellschafterin der PHC-Partner in Health Care GmbH mit Sitz in Köln. Dr. Monika Katholing ist spezialisiert auf Master- und Zielplanungen, die Erstellung von Raum- und Funktionsprogrammen, Funktionsplanungen, Organisationsentwicklung und Prozessoptimierungen in klinischen und klinisch-administrativen Bereichen sowie die Ermittlung von Personalbedarfen.

Mattis Keil, M.A.

Universität Bremen
Institut für Public Health und Pflegeforschung
Bremen

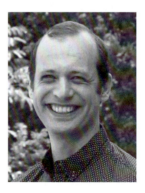

Seit 2022 Wissenschaftlicher Mitarbeiter am gemeinsamen Forschungscluster „Gesunde Stadt Bremen" der Universität Bremen, der Hochschule Bremen und der Apollon Hochschule der Gesundheitswirtschaft. Seit 2020 Wissenschaftlicher Mitarbeiter und Doktorand am Institut für Public Health und Pflegeforschung der Universität Bremen. 2018–2020 Studium Professional Public Decision Making (M.A.), Universität Bremen. 2014–2018 Studium der Volkswirtschaftslehre (B.A.) an der Georg-August-Universität Göttingen.

Jürgen Klauber

Wissenschaftliches Institut der AOK (WIdO)
Berlin

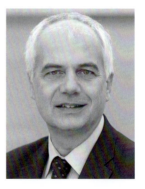

Studium der Mathematik, Sozialwissenschaften und Psychologie in Aachen und Bonn. Seit 1990 im Wissenschaftlichen Institut der AOK (WIdO) tätig. 1992–1996 Leitung des Projekts GKV-Arzneimittelindex im WIdO, 1997–1998 Leitung des Referats Marktanalysen im AOK-Bundesverband. Ab 1998 stellvertretender Institutsleiter und ab 2000 Leiter des WIdO. Inhaltliche Tätigkeitsschwerpunkte: Themen des Arzneimittelmarktes und stationäre Versorgung.

Lara Kleinschmidt, M.Sc.

Universität Duisburg-Essen
Lehrstuhl für Medizinmanagement
Essen

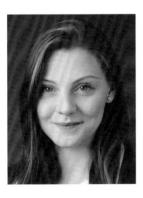

Lara Kleinschmidt studierte Public Health an der Universität Bielefeld. Im Anschluss daran schloss sich eine dreijährige Tätigkeit als Referentin in der Stabstelle Gesetzesvorhaben in einer gesetzlichen Krankenversicherung an. Dort war sie für die interne Koordinierung von gesundheitspolitischen Gesetzgebungsprozessen auf Bundes- und Landesebene zuständig. Seit 2022 ist sie wissenschaftliche Mitarbeiterin im Arbeitsbereich Gesundheitspolitik und Management von Gesundheitseinrichtungen.

Dr. med. Christian Köhne, MHBA

Ärztekammer Nordrhein
Düsseldorf

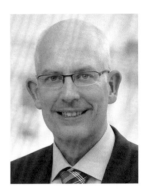

Dr. Christian Köhne leitet als Geschäftsführender Arzt das Ressort Allgemeine Fragen der Gesundheits-, Sozial- und Berufspolitik der Ärztekammer Nordrhein. Studium in Aachen und Nürnberg. Facharzt für Anästhesiologie. Klinische Tätigkeiten in Aachen, Würselen und Eltville. Mehrjährige Führungserfahrungen im Medizin- und Krankenhaus-Management in Aachen, Würselen und Oldenburg. Wissenschaftliche Arbeit zu Möglichkeiten der Datenanalysen aus Routinedaten im Krankenhaus.

Franz Krause

GKV-Spitzenverband
Berlin

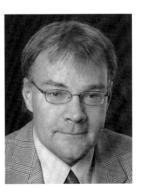

Studium der Soziologie an der Universität Bielefeld. Danach Tätigkeiten als Entwicklungshelfer in Tanzania und als Sozialplaner bei der Stadt Bielefeld. Studium der Gesundheitswissenschaften in Bielefeld. Anschließend Koordination der gesundheitlichen Versorgung in der Stadt Duisburg. 1999–2008 Referent im Bereich Vertragsanalyse beim BKK-Bundesverband. Seitdem in gleicher Position beim GKV-Spitzenverband tätig.

Dr. David Kuklinski

Universität St. Gallen
School of Medicine
Lehrstuhl für Management im Gesundheitswesen
St. Gallen
Schweiz

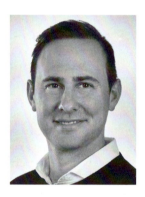

Dr. David Kuklinski ist Post-Doc und Forschungsgruppenleiter „Value in Healthcare" am Lehrstuhl für Health Economics, Policy und Management an der School of Medicine der Universität St. Gallen. Nach seiner Zeit in der Strategieberatung der Boston Consulting Group promovierte er bei Prof. Geissler und Prof. Busse an der Technischen Universität Berlin zu den Themen Qualität und Digitalisierung im Gesundheitswesen. Heute konzentriert er sich auf verschiedene Forschungsbereiche innerhalb der Gesundheitsökonomie und Versorgungsforschung, wie z. B. die Untersuchung der Auswirkungen von Veränderungen im Gesundheitssystem (Finanzierung, Planung, Qualitätstransparenzinitiativen) und neuen Technologien auf die Versorgungsqualität. Zusammen mit Dr. Justus Vogel unterstützte er zudem 2023 die Kantone Appenzell-Innerrhoden, Appenzell-Ausserrhoden und St. Gallen bei der Entwicklung eines gemeinsamen Spitalplans.

Ulrich Langenberg

Bundesärztekammer
Berlin

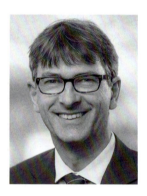

Ulrich Langenberg ist seit Januar 2023 Geschäftsführer Politik der Bundesärztekammer. Nach dem Studium der Humanmedizin in Düsseldorf, Nantes und Bochum war er in Krankenhäusern in Remscheid und Köln ärztlich tätig. 2005 schloss er die Weiterbildung zum Facharzt für Neurologie ab. Seit 2007 war er bei der Ärztekammer Nordrhein tätig, seit 2014 als Geschäftsführender Arzt der Kammer. Von April 2021 bis Ende 2022 leitete er die Gruppe „Krankenhaus" im nordrhein-westfälischen Ministerium für Arbeit, Gesundheit und Soziales.

Dr. Wulf-Dietrich Leber

GKV-Spitzenverband
Abteilung Krankenhäuser
Berlin

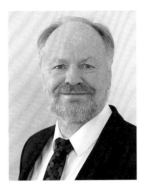

Studium der Physik und der Volkswirtschaftslehre in Aachen und Kiel. 1986–1990 wissenschaftlicher Mitarbeiter beim Sachverständigenrat für die Konzertierte Aktion im Gesundheitswesen sowie Promotion über Risikostrukturausgleich. Seit 1990 Tätigkeiten in Berlin (Leiter der Dependance des AOK-Bundesverbandes) und in Magdeburg (Leiter der Grundsatzabteilung beim AOK-Landesverband Sachsen-Anhalt). Projektleiter des AOK-Hausarztmodells und 1998 bis 2004 Leiter der Abteilung „Stationäre Leistungen, Rehabilitation" im AOK-Bundesverband, seit 2005 Leiter des Geschäftsbereichs Gesundheit. Seit 2008 Abteilungsleiter Krankenhäuser beim GKV-Spitzenverband.

Dr. med. Burkhard Lembeck

Berufsverband für Orthopädie und Unfallchirurgie e. V. (BVOU)
Berlin

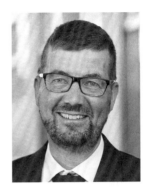

Burkhard Lembeck studierte Humanmedizin in Münster. Er ist Facharzt für Orthopädie und Chirurgie. Nach seiner klinischen Laufbahn ist er seit 2005 niedergelassen in einer Gemeinschaftspraxis in Ostfildern und operativ in der Klinik tätig. Sein wissenschaftlicher Schwerpunkt liegt seit über 10 Jahren in der Versorgungsforschung: So ist er Autor mehrerer wissenschaftlicher Publikationen zu Epidemiologie, Versorgungslage und Outcome bei den orthopädischen Volkserkrankungen sowie als Experte bei der Leitlinienentwicklung beteiligt. Im Bereich der Selbstverwaltung engagiert er sich im Gemeinsamen Bundesausschuss (G-BA) sowie als Mitglied in der Vertreterversammlung der KBV in Berlin und der KV Baden-Württemberg (KVBW). Seit 2021 ist er Präsident des Berufsverbandes für Orthopädie und Unfallchirurgie BVOU.

Dr. Simon Loeser

AOK Rheinland/Hamburg
Düsseldorf

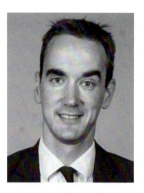

Simon Loeser ist seit 2010 bei der AOK Rheinland/Hamburg tätig und leitet dort seit 2012 den Bereich Krankenhaus und Rehabilitation. Nach dem Studium der Humanmedizin in Köln und Marburg arbeitete er 2003 als Wissenschaftlicher Mitarbeiter der Medizinischen Fakultät der Universität Witten/Herdecke. Von 2004 bis 2006 war er als Arzt an der Heinrich-Heine-Universität in Düsseldorf tätig, bevor er zwischen 2006 und 2010 u. a. bei der Wirtschaftsprüfungsgesellschaft BDO als Unternehmensberater Projekte in rund 40 Krankenhäusern mit den Themen Organisation, Personal, Erlösoptimierung, Integrierte Versorgung und Portfoliomanagement begleitete.

Marjana Mai

AOK-Bundesverband
Berlin

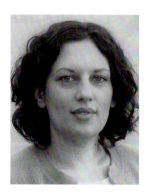

Marjana Mai ist seit 2011 Referentin in der Abteilung Stationäre Versorgung/Rehabilitation des AOK-Bundesverbands mit dem Schwerpunkt Versorgungsqualität. Ihr Studium Public Health/Gesundheitswissenschaften und Management im Gesundheitswesen absolvierte sie in Bremen und Osnabrück.

Dr. med. Jürgen Malzahn

AOK-Bundesverband
Berlin

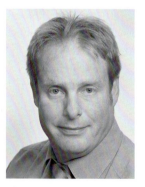

Studium der Humanmedizin in Berlin und Frankfurt am Main. Seit 1997 im AOK-Bundesverband tätig, dort bis zum Jahr 2000 im Referat Krankenhaus-Fallmanagement beschäftigt, dann Wechsel in das Referat Krankenhäuser und spätere Übernahme der Referatsleitung. Seit 2007 Abteilungsleiter Stationäre Einrichtungen/Rehabilitation.

Dr. med. Dr. phil. Peter-Johann May

Krankenhausgesellschaft Nordrhein-Westfalen e. V.
Düsseldorf

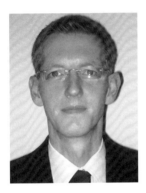

Dr. med. Dr. phil. Peter-Johann May leitet das Referat Medizin der Krankenhausgesellschaft Nordrhein-Westfalen und war in dieser Position an der Erarbeitung des Krankenhausplans NRW 2022 beteiligt. Neben der Krankenhausplanung gehören unter anderem die Themenbereiche Medizincontrolling, Krankenhausorganisation und Personalwesen sowie alle medizinisch-inhaltlichen Fragestellungen zur stationären Versorgung auf der Landes- und Bundesebene zu seinem Aufgabengebiet. Vor seiner Tätigkeit bei der Krankenhausgesellschaft Nordrhein-Westfalen war er langjährig als Facharzt für Chirurgie und Unfallchirurgie in Krankenhäusern der Schwerpunktversorgung in NRW beschäftigt.

Robert Messerle

Universität Hamburg
Hamburg Center for Health Economics
Hamburg

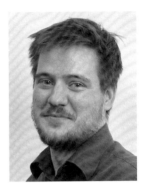

Seit 2020 wissenschaftlicher Mitarbeiter am Lehrstuhl für Management im Gesundheitswesen an der Universität Hamburg. Nach dem Studium der Wirtschaftsinformatik und Volkswirtschaftslehre beschäftigte er sich einige Jahre beim GKV-Spitzenverband als Fachreferent mit der Analyse der ambulanten Versorgung. Vor Beginn seines Promotionsstudiums war er als wissenschaftlicher Referent in der Geschäftsstelle des Sachverständigenrats zur Begutachtung der Entwicklung im Gesundheitswesen und bei der Wissenschaftlichen Kommission für ein modernes Vergütungssystem tätig.

Carina Mostert

Wissenschaftliches Institut der AOK (WIdO)
Berlin

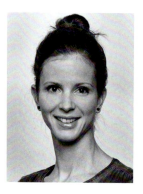

Studium an den Universitäten Bielefeld und Duisburg-Essen. Masterabschluss im Jahr 2012 im Studiengang Medizinmanagement. 2009–2011 wissenschaftliche Hilfskraft beim Rheinisch-Westfälischen-Institut für Wirtschaftsforschung (RWI). Seit 2012 wissenschaftliche Mitarbeiterin im Forschungsbereich Krankenhaus des Wissenschaftlichen Instituts der AOK (WIdO), seit 2019 Leiterin des Forschungsbereichs.

Prof. Dr. Julia Oswald

Hochschule Osnabrück
Fakultät Wirtschafts- und Sozialwissenschaften
Osnabrück

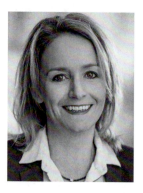

Professorin für Betriebswirtschaftslehre, insbesondere Krankenhausmanagement und -finanzierung an der Fakultät Wirtschafts- und Sozialwissenschaften der Hochschule Osnabrück, Beauftragte des Studiengangs Betriebswirtschaft im Gesundheitswesen (BIG). Davor jahrelange Tätigkeit in Führungspositionen im Krankenhaus; Promotion zur Doktorin der medizinischen Wissenschaften (Dr. rer. medic.), Fachbereich Humanwissenschaften, Universität Osnabrück, Studium der Betriebswirtschaft in Einrichtungen des Gesundheitswesens – Krankenhausmanagement (Dipl.-Kffr. [FH]), Hochschule Osnabrück.

Peter-Paul Pichler

Potsdam Institut für Klimafolgenforschung (PIK) e.V.
Potsdam

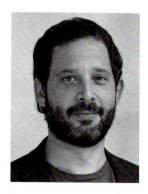

Peter Paul Pichler ist stellvertretender Leiter des FutureLab Social Metabolism and Impacts am Potsdam-Institut für Klimafolgenforschung. Als Sozialökologe beschäftigt er sich mit der Bilanzierung und Analyse verschiedener Aspekte gesellschaftlicher Ressourcennutzung. Seine aktuelle Forschung konzentriert sich auf wirtschaftliche, räumliche und sektorale Verteilung von Energieverbrauch und Treibhausgasemissionen, beispielsweise in internationalen Gesundheitssystemen. Sein besonderes Interesse gilt dabei den physischen und politischen Voraussetzungen, die Wohlstand für alle innerhalb der planetarischen

Grenzen durch eine tiefgreifende demokratische sozial-ökologische Transformation ermöglichen. Peter Paul Pichler ist Mitglied des Exekutivausschusses der Lancet Commission on Sustainable Healthcare.

Dr. Adam Pilny

Institute for Health Care Business GmbH (hcb)
Essen

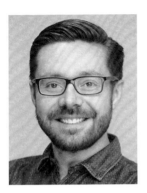

Dr. Adam Pilny ist seit 2022 als Projektleiter bei der Institute for Health Care Business GmbH (hcb) tätig. Er hat von 2013 bis 2021 als Wissenschaftler im Kompetenzbereich „Gesundheit" – zuletzt als stellvertretender Leiter des Kompetenzbereichs – am RWI gearbeitet. Er studierte Wirtschaftswissenschaft an der Ruhr-Universität Bochum und war von 2010 bis 2013 Promotionsstudent an der Ruhr Graduate School in Economics (RGS). Er wurde im Februar 2015 an der Ruhr-Universität Bochum promoviert. Sein Forschungsinteresse gilt der Finanzwissenschaft, der Gesundheitsökonomie und der politischen Ökonomie.

Martina Purwins

AOK-Bundesverband
Berlin

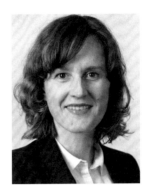

Examinierte Krankenschwester, Studium Pflege/Pflegemanagement (Diplom) an der Evangelischen Fachhochschule Berlin mit den Schwerpunkten Gesundheitsökonomie und Management, Pflegewissenschaften, Rechtliche Grundlagen und Methoden. Seit 2008 Referentin in der Abteilung Stationäre Versorgung, Rehabilitation im AOK-Bundesverband, seit 2021 in der Geschäftsführungseinheit „Versorgung" beschäftigt.

Claudia Quitmann

Heidelberger Institut für Global Health
Heidelberg

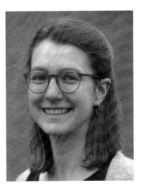

Claudia Quitmann ist Ärztin und arbeitet als wissenschaftliche Mitarbeiterin am Heidelberger Institut für Global Health. Das Medizinstudium absolvierte sie an der RWTH Aachen. Ihr Forschungsschwerpunkt liegt auf der Entwicklung nachhaltiger und klimaresilienter Gesundheitssysteme. Aktuell arbeitet sie unter anderem an Projekten zu Treibhausgasbilanzierung von Krankenhäusern, Anpassung von haus- und fachärztlichen Praxen an den Klimawandel und klimasensibler Gesundheitsberatung.

Sahra-Michelle Reinecke

Ministerium für Arbeit, Gesundheit und Soziales des Landes Nordrhein-Westfalen
Düsseldorf

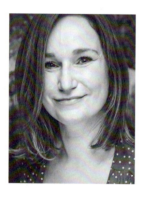

Nach einer Tätigkeit als Rechtsanwältin in einer Kanzlei mit dem Schwerpunkt Sozialrecht wechselte Frau Reinecke im April 2013 in den Dienst der Landesverwaltung Nordrhein-Westfalen und war in verschiedenen Bereichen tätig. Im März 2018 übernahm sie die Leitung des Referats Krankenhausplanung im nordrhein-westfälischen Gesundheitsministerium und war u. a. mit der Neukonzeption der Krankenhausplanung betraut. Seit Dezember 2021 leitet Frau Reinecke im selben Ministerium das Referat für Grundsatzfragen, Gemeinsamer Bundesausschuss, Krankenhausentgelt.

Hendrikje Rödiger, MPH

Technische Universität Berlin
Lehrstuhl Management im Gesundheitswesen
WHO Collaborating Centre for Health Systems, Research and Management
Berlin

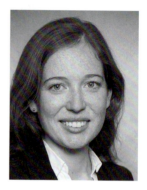

Hendrikje Rödiger arbeitet seit August 2019 als wissenschaftliche Mitarbeiterin am Fachgebiet Management im Gesundheitswesen der Technischen Universität Berlin. Am Fachgebiet ist sie in Projekten zu digitalen Gesundheitsanwendungen, Health Technologie Bewertungen, Versorgungsforschung sowie Innovationen im Krankenhaus beteiligt.

Carsten Schäfer

ETL WRG GmbH
Hannover

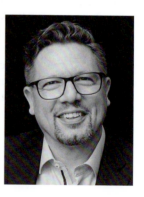

Carsten Schäfer ist Diplom-Kaufmann. Er ist Mitglied der Geschäftsleitung der ETL WRG

GmbH und verantwortet hier die Unternehmens- und Managementberatung für Krankenhäuser. In über 25 Jahren Beratungstätigkeit hat er Krankenhäuser aller Trägerschaften, Versorgungsstufen und Größenklassen in Deutschland betreut. Seine Beratungsschwerpunkte liegen im Bereich der strategischen Neuausrichtung von Krankenhäusern und Krankenhausverbünden, der langfristigen Wirtschaftlichkeitsbetrachtungen von Investitions- und Neubauvorhaben und im Bereich des Personalkostenmanagements – vor allem in den medizinisch-pflegerischen Dienstarten.

Torsten Schelhase

Statistisches Bundesamt
Bonn

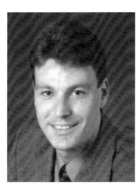

Studium der Geografie mit Schwerpunkten Wirtschafts- und Sozialgeografie in Bayreuth und Bonn. 2002–2003 bei der Kassenärztlichen Bundesvereinigung im Bereich Bedarfsplanung tätig. Seit 2003 Mitarbeiter im Statistischen Bundesamt, seit 2005 Leiter des Referats Krankenhausstatistik/Todesursachenstatistik in der Gruppe H1 Gesundheit.

Dr. David Scheller-Kreinsen

Wissenschaftliches Institut der AOK (WIdO)
Berlin

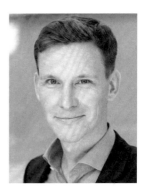

Dr. David Scheller-Kreinsen ist stellvertretender Geschäftsführer des Wissenschaftlichen Instituts der AOK (WIdO). Er verantwortet die Forschungsbereiche „Krankenhaus/Reha", „Ambulante Analysen und Versorgung" sowie „Gesundheitspolitik/Systemanalysen". Er ist promovierter Volkswirt und Autor diverser Beiträge zu Fragestellungen der Steuerung und Finanzierung der Gesundheits- und Krankenhausversorgung. Vor seiner Tätigkeit im WIdO war er u. a. Referats- und Projektleiter im AOK-Bundesverband und beim GKV-Spitzenverband. Sein Studium absolvierte er in London, Berlin und Washington.

Prof. Dr. Jochen Schmitt, MPH

Universitätsklinikum und Medizinische Fakultät Carl Gustav Carus an der TU Dresden
Zentrum für Evidenzbasierte Gesundheitsversorgung (ZEGV)
Dresden

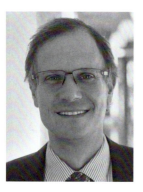

Prof. Schmitt war nach dem Medizinstudium in Würzburg, Hamburg und Leipzig und Zusatzstudium zum Master of Public Health an der Johns Hopkins University in Baltimore, USA, zunächst rund zehn Jahre (ober)ärztlich und wissenschaftlich an der Klinik und Poliklinik für Dermatologie am Universitätsklinikum Dresden tätig. Seit 2011 ist er Professor für Sozialmedizin und Versorgungsforschung an der TU Dresden und war 2012 Gründungsdirektor des Zentrums für Evidenzbasierte Gesundheitsversorgung (ZEGV) der Dresdner Hochschulmedizin. Prof. Schmitt leitet dort zudem u. a. den Forschungsverbund Public Health Sachsen und ist im NCT Partnerstandort Dresden für die Core Unit Registerstudienplattform zuständig. Er ist stellvertretender Vorsitzender des Deutschen Netzwerk Versorgungsforschung e. V. (DNVF), Mitglied des Sachverständigenrates Gesundheit und Pflege und seit 2022 Mitglied der Regierungskommission für eine moderne und bedarfsgerechte Krankenhausversorgung.

Prof. Dr. Jonas Schreyögg

Universität Hamburg
Hamburg Center for Health Economics
Hamburg

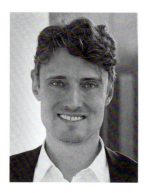

Prof. Dr. Jonas Schreyögg ist Inhaber des Lehrstuhls für Management im Gesundheitswesen und wissenschaftlicher Direktor des Hamburg Center for Health Economics (HCHE) der Universität Hamburg. Er ist außerdem Mitglied des Sachverständigenrates zur Begutachtung der Entwicklung im Gesundheitswesen, Mitglied der DFG-Kommission für Pandemieforschung und zahlreicher wissenschaftlicher Beiräte von Institutionen des Gesundheitswesens. Zuvor war Herr Schreyögg Professor an der LMU München und Abteilungsleiter am Helmholtz Zentrum München sowie Harkness Fellow an der Stanford University. Er erhielt zahlreiche Preise und Forschungsstipendien und verbrachte Lehr- und Forschungsaufenthalte in Norwegen, Singapur, Taiwan und den USA.

Robert Schulz

Potsdam Institut für Klimafolgenforschung (PIK) e.V.
Potsdam

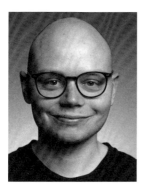

Robert Schulz absolviert seit 2021 den Masterstudiengang Public Health und schreibt seine Masterarbeit am Potsdam-Institut für Klimafolgenforschung über die Treibhausgasemissionen von Krankenhäusern. Er interessiert sich dafür, wie ein nachhaltiger Gesundheitssektor realisiert werden kann und welche Determinanten außerhalb des Gesundheitssektors das menschliche Wohlbefinden beeinflussen. Ein weiteres Interessensgebiet von ihm ist die gesundheitliche Chancengleichheit und wie diese im Einklang mit ökologischen Grenzen erreicht werden kann.

Susanne Sollmann

Wissenschaftliches Institut der AOK (WIdO)
Berlin

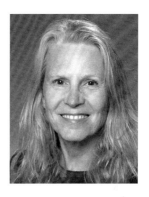

Susanne Sollmann studierte Anglistik und Kunsterziehung an der Rheinischen Friedrich-Wilhelms-Universität Bonn und am Goldsmiths College, University of London. Von 1986 bis 1988 war sie wissenschaftliche Hilfskraft am Institut für Informatik der Universität Bonn. Seit 1989 ist sie im Wissenschaftlichen Institut der AOK (WIdO) tätig, u. a. im Projekt Krankenhausbetriebsvergleich und im Forschungsbereich Krankenhaus. Verantwortlich für Koordination und Lektorat des Krankenhaus-Reports.

Georg Spinner

ETL WRG GmbH
Hannover

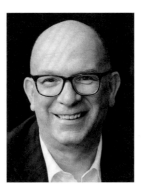

Georg Spinner ist Politik- und Verwaltungswissenschaftler, Partner bei der ETL WRG GmbH und Dozent an der Medical School Hamburg. Seit über 20 Jahren berät er Krankenhäuser in öffentlicher und freigemeinnütziger Trägerschaft aller Größenklassen und Versorgungsstufen. Der Schwerpunkt seiner Beratung liegt auf der Gestaltung von Strategieentwicklungs- und Umsetzungsprozessen. Bei der ETL WRG GmbH verantwortet er darüber hinaus Beratungsprojekte, die auf die Realisierung gutachterlicher Empfehlungen zur Wirtschaftlichkeit und zum Personalbedarf abzielen.

Lokiev Stoof

AOK-Bundesverband
Berlin

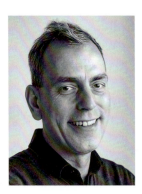

Lokiev Stoof, Krankenkassen-Betriebswirt, ist seit 2004 in verschiedenen Bereichen und Positionen in der gesetzlichen Krankenversicherung tätig; ab 2016 mit dem fachlichen Schwerpunkt stationäre Krankenhausversorgung. Seit 2021 ist er Referent in der Abteilung Stationäre Versorgung, Rehabilitation beim AOK-Bundesverband.

Jonas Subelack

Universität St. Gallen
School of Medicine
Lehrstuhl für Management im Gesundheitswesen
St. Gallen
Schweiz

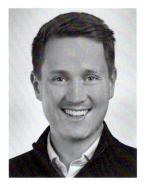

Jonas Subelack ist wissenschaftlicher Mitarbeiter und Doktorand am Lehrstuhl für Health Economics, Policy und Management (Prof. Geissler) an der School of Medicine der Universität St. Gallen. Thematisch beschäftigt sich Herr Subelack mit der Krankenhausplanung/-finanzierung sowie mit der Qualitätssicherung/-verbesserung des Schweizer Mammografie-Screening-Programms „donna" (St. Gallen, Graubünden), unter anderem durch den Einsatz von künstlicher Intelligenz. Vor seiner Promotion studierte er internationale Wirtschaftswissenschaften an der Universität Maastricht und Rotterdam und arbeitete mehrere Jahre als Berater bei der Boston Consulting Group, wo er an Projekten im Gesundheits- und Finanzsektor beteiligt war. Zusammen mit den Co-Autoren des vorliegenden Beitrags evaluiert er derzeit die Schweizer Spitalplanung hinsichtlich einer aktiveren Steuerung von Patientenströmen sowie potenzieller Effekte auf Versorgungsqualität und Kosten.

Hanna Tillmanns

GKV-Spitzenverband
Berlin

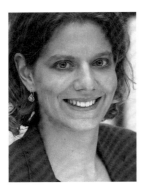

2000–2006 Studium der VWL und International Business Administration an der Europa-Universität Viadrina Frankfurt (Oder), Universidad de Oviedo und Universität Wien. 2007–2012 Referentin beim Institut des Bewertungsausschusses, 2012–2023 wissenschaftliche Mitarbeiterin im Forschungsbereich Ambulante Analysen und Versorgung des WIdO. Seit 2023 Fachreferentin in der Abteilung Ärztliche Vergütung des GKV-Spitzenverbandes.

Dr. Justus Vogel

Universität St. Gallen
School of Medicine
Lehrstuhl für Management im Gesundheitswesen
St. Gallen
Schweiz

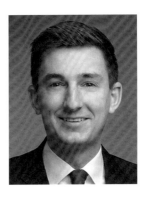

Dr. Justus Vogel ist Forschungsgruppenleiter „Empirical Health Economics und Management" am Lehrstuhl für Health Economics, Policy and Management an der School of Medicine der Universität St. Gallen, wo er zum Thema „Effekte von Innovation im Gesundheitswesen auf Versorgungsqualität und Kosten" habilitiert. Dr. Vogel hat langjährige Erfahrung im Krankenhausmanagement aus seinen früheren Beratungstätigkeiten bei der Boston Consulting Group und der Lohfert & Lohfert AG. Im Rahmen seiner Promotion an der Technischen Universität Berlin (Doktorvater Prof. Busse) war er zusammen mit Prof. Geissler einer der wesentlichen Autoren des Gutachtens „Krankenhauslandschaft Nordrhein-Westfalen" 2019. In seiner Zeit bei der Lohfert & Lohfert AG moderierte er zusammen mit Philipp Letzgus als operativer Co-Projektleiter den auf das Gutachten folgenden politischen Umsetzungs- und Abstimmungsprozess zur Entwicklung des NRW-Krankenhausplans 2022. Zusammen mit Dr. David Kuklinski unterstützte er 2023 die Kantone Appenzell-Innerrhoden, Appenzell-Ausserrhoden und St. Gallen bei der Entwicklung eines gemeinsamen Spitalplans für die Akutsomatik.

Dr. Anke Walendzik

Universität Duisburg-Essen
Lehrstuhl für Medizinmanagement
Essen

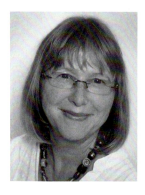

Anke Walendzik arbeitet und forscht seit 2005 am Alfried Krupp von Bohlen und Halbach-Stiftungslehrstuhl für Medizinmanagement der Universität Duisburg-Essen als wissenschaftliche Mitarbeiterin und Arbeitsgruppenleitung in den Bereichen Gesundheitspolitik, Gesundheitssystemforschung und Versorgungsforschung – ein besonderer Schwerpunkt liegt im Bereich der ambulanten ärztlichen Vergütung.

Prof. Dr. Jürgen Wasem

Universität Duisburg-Essen
Lehrstuhl für Medizinmanagement
Essen

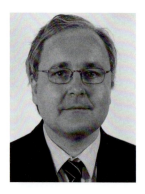

Diplom-Volkswirt. 1985–1989 Referententätigkeit im Bundesministerium für Arbeit und Sozialordnung. 1991–1994 Max-Planck-Institut für Gesellschaftsforschung. 1989–1991 und 1994–1997 Fachhochschule Köln. 1997–1999 Universität München. 1999–2003 Universität Greifswald. Seit 2003 Inhaber des Alfried Krupp von Bohlen und Halbach-Stiftungslehrstuhls für Medizinmanagement der Universität Duisburg-Essen. Vorsitzender der Deutschen Gesellschaft für Disease Management und Mitglied im Vorstand der Deutschen Gesellschaft für Sozialmedizin und Prävention sowie des Geschäftsführenden Vorstands der Gesellschaft für Sozialen Fortschritt.

Helmut Watzlawik

Ministerium für Arbeit, Gesundheit und Soziales des Landes Nordrhein-Westfalen
Düsseldorf

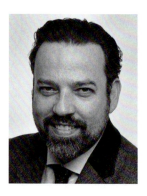

Helmut Watzlawik leitet die Abteilung für Krankenhausversorgung im Ministerium für Arbeit, Gesundheit und Soziales des Landes Nordrhein-Westfalen. Nach dem Abitur in München und Studium der Rechtswissenschaften an den Universitäten Augsburg und München absolvierte er das erste und zweite Juristische Staatsexamen in Bayern. Auf eine dreijährige Tätigkeit als wissenschaftlicher Mitarbeiter der Enquetekommission Situation und Zukunft der Pflege des Landtags Nordrhein-Westfalen von 2002 bis 2005 folgte 2005 der Wechsel in die Ministerialverwaltung des Landes. Es folgten ab 2005 berufliche Stationen als Referent im Ministerbüro im Ministerium für Arbeit, Gesundheit und Soziales und als Referatsleiter für Grundsatzfragen der sozialen Sicherung, ab 2010 bis 2017 als Referatsleiter für das Recht der Pflege- und Gesundheitsfachberufe im Ministerium für Gesundheit, Emanzipation, Pflege und Alter. Im Oktober 2017 übernahm er die Leitung der Abteilung für Gesundheit im Ministerium für Arbeit, Gesundheit und Soziales und ab September 2020 die Leitung der Abteilung Krankenhausversorgung, die für die Krankenhausplanung und -finanzierung zuständig ist, sowie für die Forensische Psychiatrie im Land Nordrhein-Westfalen.

Dr. med. Markus Wenning

Ärztekammer Westfalen-Lippe
Münster

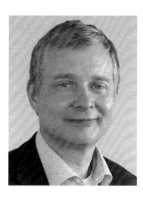

Medizinstudium in Düsseldorf 1983 bis 1990. Weiterbildung zum Facharzt für Chirurgie 1990 bis 1996. Seit 1997 bei der Ärztekammer Westfalen-Lippe, seit 2006 Geschäftsführender Arzt der Ärztekammer Westfalen-Lippe, u. a. mit den Themenschwerpunkten Krankenhausplanung und Ärztliche Weiterbildung.

Dr. med. Simone Wesselmann

Deutsche Krebsgesellschaft e. V.
Berlin

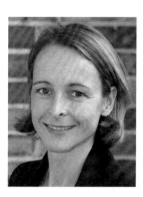

Seit Januar 2008 Bereichsleiterin Zertifizierung bei der Deutschen Krebsgesellschaft e. V., 2018 Venia legendi für das Fach Frauenheilkunde und Geburtshilfe, Friedrich-Alexander-Universität Erlangen-Nürnberg. 2005–2007 Weiterbildungsstudiengang MBA Health Care Management an der Universität Bayreuth. 2003 Fachärztin für Gynäkologie und Geburtshilfe. 1998–2006 klinische Arbeit im Bereich Gynäkologie und Geburtshilfe. November 1998 Verleihung des Doktorgrades der Medizin. 1997–1998 Tätigkeit am Oxford Radcliffe Hospital, Oxford, England. 1991–1998 Studium der Humanmedizin an der Georg-August-Universität in Göttingen.

Stichwortverzeichnis

A

Abfall 392
Abfallmanagement 371
Abrechnungsprüfung 412
Abwassermanagementkonzepte 371
Akademisierung der Gesundheitsfachberufe 415
ambulantes Operieren 226, 228
Ambulantisierung 181, 197, 199, 202, 226, 229, 297, 304, 305, 328
– Digitalisierungserfordernis 311
– Infrastruktur 312
– Kosteneffektivität 328
– negative Effekte 321
– Potenzial 228, 230, 275, 278, 309, 320
– Qualitätsbewertung 325
– Qualitätskriterien 326
– Vor- und Nachteile 322
Ambulantisierungsgrad 231, 232, 274, 278, 279
– Bundesebene 238
– regional 232
Ambulanzkostenrechnung 304, 305, 307
Ambulanz-OP 312
Anzahl
– aufgestellte Betten 8
– Krankenhäuser 8
AOP-Katalog 227, 229
Arbeitgeberattraktivität 186
Arbeitszeitmodelle, flexible 186
Arzneimittelrückstände 342

B

Babyboomer, Renteneintritt 182
Basisnotfallstufe 93, 94, 96, 97
Basisversorgung 90
Bedarfsermittlung 85, 87
Bedarfsnotwendigkeit 102
Bedarfsplanung, ambulante 199, 204, 207
Behandlung
– tagesstationär 288, 290–293, 296
– teilstationär 290, 462
– vollstationär 461
– vor- und nachstationär 290, 462
Behandlungsfälle 468, 471, 472
Behandlungsfehlerbegutachtung 419
Behandlungspfad 310
Bettenauslastung 109, 184, 440, 450
Bettendichte 8, 443, 455
Bevölkerungsgesundheit 328
Brustkrebs 131
– Sterberisiko 132

Budgetverhandlungen 167
Bürokratieabbau 297

C

CO_2-Bilanzierung 401
CO_2-Emissionen 364, 393
Corona-Pandemie 109, 179, 187, 471, 494
Cyberangriffe 426

D

Diagnosen
– nach Alter und Geschlecht 481
– Veränderungsraten 491
Diagnosestatistik 467
Digitalgesetz (DigiG) 408, 419, 421
Digitalisierung 187
DRG-System 191
– Aussetzung 181
Dringlichkeitsscores 166

E

EBM-Vergütung 294
Eckpunktepapier Krankenhausreform 409
EE-MRIO-Modelle 339
Einhausansatz 169
Einheitlicher Bewertungsmaßstab (EBM) 295
Einsparpotenziale 468
Emissionen
– Deutschland 343
– Krankenhäuser 338, 369
– Mobilität 396
Energie
– Audit 394
– Controlling 393
– Effizienz 370, 393, 395
– Verbrauch 394
Energiehilfen 423, 425, 427, 430
Energiekosten 421
Energiemehrkosten 429
Entbürokratisierung 31, 419
Entgeltkatalog 414
Erderwärmung, gesundheitliche Auswirkungen 366
Ergebnisqualität 126, 172
Erlösmaximierung 290
Erneuerbare Energien (EE) 394
Erreichbarkeit 102, 111
– Notfallversorgung 93
Erwärmung, globale 364
Extremwetterereignisse, gesundheitliche Auswirkungen 367

F

Facharztverfügbarkeit 88
Fachkräftemangel 182, 183, 185, 186
Fachkrankenhaus 97
Fallpauschalen 160
Fallzahlrückgang 181
Fehlanreize 37, 163, 173
Feinstaub 340
Finanzierungssystem 178

G

G-DRG-System 160
Gemeinwirtschaftliche Leistungen (GWL) 59
Gesundheitsausgaben 427
Gesundheitsdatennutzungsgesetz (GDNG) 419, 424
Gesundheitspolitik 408
Green Hospital 390
– Handlungsfelder 391
Großgeräte 452
Grouper 32
Grundversorgung 67

H

Hauptdiagnose 476
– nach Alter und Geschlecht 481
– regionale Verteilung 488
Herzinfarkt 127, 131
– Fallzahl 127
– Sterblichkeit 127
– Versorgungsqualität 128
Hill-Burton-Formel 7
Hitze 367
Hitzeaktionspläne 368
Hybrid-DRG 164, 181, 270, 279
– sektorenübergreifend 235
– Vergütung 238

I

Indikationsqualität 126, 171
Infektionskrankheiten, Vektor-assoziierte 366
Inflationsbelastung 425
Input-Output-Modelle 339
Insolvenzen 180, 185
Integrierte Notfallzentren (INZ) 99, 102, 166
– Verteilung 100
Investitionsförderung 5, 410

K

Kaiserschnittrate 430
Kalkulationsstichprobe 168, 169
Katalog der ambulanten Operationen (AOP-Katalog) 226
Kindernotfallversorgung 97

K

Klimaschutz 388–391, 397, 402
– Strategie 390, 392
Klimawandel 364, 366–368, 380
Kniegelenks-Endoprothesen (Knie-TEPs) 137, 140
Komplexitätsgrade 279
Komplikationsraten 126, 322
Kostenhomogenität 31
Krankenhausbehandlung, ambulante, Vergütung 294
Krankenhausbetriebskosten 185
Krankenhausdiagnosestatistik, Datenqualität 478
Krankenhäuser
– allgemeine 439
– sonstige 439
Krankenhausfälle, regionale Verteilung 473
Krankenhausfinanzierungsgesetz (KHG) 5
Krankenhausinvestitionen 411
Krankenhauspflegeentlastungsgesetz (KHPflEG) 287
Krankenhausplan 6, 10
– Bedarfsermittlung 15
– NRW 12, 24
Krankenhausplanung 5, 48, 84, 85, 89, 101, 184, 185, 188, 191, 426, 428
– leistungsgruppenorientierte 42
– Planungsgrößen 12
– Planungstiefe 10
– Planungszyklen 10
– qualitätsbasierte 112
– qualitätsorientierte 86
– Qualitätsorientierung 27
Krankenhausreform 17, 18, 25, 43, 61, 66, 112, 408, 412, 414, 422, 426
– Vorschaltgesetz 416
Krankenhausstatistik 438
Krankenhaussterben 413, 429
Krankenhausstrukturfonds-Verordnung (KHSFV) 91
Krankenhausstrukturgesetz (KHSG) 90, 109
Krankenhausträger 450
Krankenhaustransparenzgesetz (KHTG) 86, 93, 122, 409, 412, 415–417, 420
Krankenhausversorgungsverbesserungsgesetz (KHVVG) 122, 409, 411
Krankenhauszukunftsgesetz (KHZG) 89
Krankheitslast 9
Kreislaufwirtschaftsgesetz (KrWG) 393
Kurzlieger 468

L

Landesbasisfallwerte 167
Landeskrankenhauspläne
– Ausnahmetatbestände 19
– Besonderheiten 16
– Merkmale 13
Landeskrankenhausplanung 10
Landesplanungsbehörde 6
Leistungen, ambulantisierbare 199
Leistungsauftrag 54, 55

Leistungsdifferenzierung 54, 55
Leistungserbringung, ambulante 304, 316
– Bestandsaufnahme 307
– Leistungsportfolio 309
– Möglichkeiten 307
– Personaleinsatz 313
– Unterdeckung 305
Leistungserbringung, sektorengleiche 270
Leistungsgruppe 17, 18, 31, 35, 38, 51, 73, 85, 86, 88,
    93, 101, 112–114, 117, 163, 185, 414, 428
– allgemeine 33
– Definition 32
– Fallzuordnung 34
– Granularität 115
– Intensivmedizin 87
– NRW 12
– Qualitätsanforderungen 87
– Qualitätsvoraussetzungen 37
– spezifische 33
– Systematik 50, 53
– Verknüpfung 38
– Zuordnung 36
Leistungssegment, sektorenübergreifendes 206
Leistungssteuerung 61
Leitlinien 324, 327
Level 51, 92, 113, 187

M

Management, nachhaltigkeitsorientiertes 374
Marktaustritte 180, 185
Mengenanreize 162
Mindestfallzahlen 51, 52
Mindestmenge 110, 116, 124
– Brustkrebs 133
– Herztransplantationen 413
– Knie-TEPs 137, 139, 145
– Ösophagus-Eingriffe 145
– Pankreas-Eingriffe 149, 153
Mitarbeitergesundheit 187
Mitversorgungsfunktion 446
Monitoring 322
– sektorenübergreifend 202

N

Nachhaltigkeit 364, 389
– Mitarbeitermotivation 380
– ökologische 372
– Speisenversorgung 397
Nachhaltigkeitsberichterstattung 389
Nachhaltigkeitsmanagement 373, 375, 378
Nachhaltigkeitsreporting 401
Neustrukturierung 179, 180, 183
Non-financial Reporting Directive 389
Notaufnahme 165, 422, 425, 433
Notfalldienst, Anforderungen 50

Notfallpläne, Krankenhäuser 369
Notfallstufen 68, 69, 92, 93
Notfalltransport 218
Notfallversorgung 92, 111, 165, 211, 220, 422, 431
– Basisstufe 92, 93, 95
– Ersteinschätzung 213, 216
– erweiterte 68, 92, 93, 95
– Patientensteuerung 215, 216
– Reformbedarf 210
– Telekonsultation 215
– Telemedizin 218
– Telemonitoring 214
– umfassende 92, 93
Notrufnummern 216
– Wartezeit 217
NRW-Grouper 34
NRW-Krankenhausplan 26, 27, 29, 33, 37, 184
– Planungskonferenzen 41
Nutzungsgrad 455

O

ökologischer Fußabdruck 381
Operationen, ambulante 462
Operationen-Prozeduren-Schlüssel (OPS) 272
Ösophagus-Eingriffe 145, 149
Outcome-Bewertung 328

P

Pankreaseingriffe 149
Patientenbefragungen 328
Patientenorientierung 323
Patientensicherheit 321, 328
Personalausstattung in Psychiatrie und Psychosomatik
    415
Personalentlastung 291
Personalstruktur 460
– Frauenanteil 455
– Teilzeitanteil 459
– Vollkräfte 455, 461
Pflegeberufestärkungsgesetz 412
Pflegebudgets 167
Pflegepersonal 109
Pflegepersonalbemessungsverordnung 413
Pflegepersonaluntergrenze 116, 182
– -Verordnung 415
Pflegestudiumstärkungsgesetz (PflStudStG) 408, 416
Pflegeunterstützungs- und -entlastungsgesetz (PUEG)
    425
Planetary Health 365
Plankrankenhaus 5
Planungshoheit der Länder 6
Planungsregionen 199
Pollenexposition 366
Prozedurenorientierung 169

530 Stichwortverzeichnis

Prozess- und Ergebnisqualität 124
Prozessqualität 171

Q

Qualitätsanforderungen 18, 28, 170, 171
Qualitätsberichte 123, 124
Qualitätsdefizite 154
Qualitätsindikatoren 123, 324, 325, 327
– Brustkrebs 132
– Datenbank (QIDB) 324
– Herzinfarkt 128
– Knie-TEPs 138
– Ösophagus-Eingriffe 145
– Pankreas-Eingriffe 151
Qualitätsinformationen 122
Qualitätskriterien 112–114, 116, 117, 322, 323
Qualitätssicherung
– mit Routinedaten (QSR) 126, 145
– sektorübergreifend 322
Qualitätssiegel 125
Qualitätsstandards 109
Qualitättransparenz 155
Qualitätsvorgaben 61, 86

R

Rahmenplanung 26
Recycling 393, 398
Regierungskommission 66, 408
Ressourceneinsatz 53
Ressourcenschonung 372
Rettungsdienst 211, 418
Rettungswagen 215

S

Schnittstellenprobleme 205
sektorengleiche Vergütung 164
Sektorengrenzen 294
sektorenübergreifende Versorgung
– Soll-Maßzahlen 199, 202
Sicherstellungszuschläge 90
Spitalplanung 48
Spitalplanungs-Leistungsbereiche (SPLB) 50
stationsersetzende Behandlung 315
Sterbefälle 473
Sterblichkeit 126
StrOPS-Richtlinie 427
Strukturfonds 18, 91
Strukturierte Qualitätsberichte 123
Strukturreform 113, 117
SV-Pauschale 271, 275, 277, 281

T

Tagesbehandlungen 424
Telemedizin 214
THG-Emissionen 388
– ambulante Pflegedienste 348
– Arztpraxen 349
– Behandlungspfade 349
– Einsparungen 398
– Gesundheitseinrichtungen 345
– global 342
– Krankenhäuser 346
– Medikamente 353
– Medizinprodukte 351
Trägerstruktur 8, 451
Treibhausgase 364, 396
Treibhausgasemissionen 339, 342, 355, 369

U

Über- und Unterversorgung 87
Übernachtungspauschale 424
Überversorgung 202, 203
Umweltauswirkungen, Gesundheitssektor 339, 358
Umweltberichterstattung 355
Umweltfußabdrücke 340
Umweltveränderungen 338

V

Vergütung, sektorengleiche 230, 270, 275, 279, 282
Vergütungsanreize 202
Vergütungspauschale, sektorengleiche 271
Versorgungsdefizite 153
Versorgungslevel 49
Versorgungsplanung
– Modellvorschlag 198
– sektorenübergreifend 197, 200, 204
Versorgungsqualität 122, 127
– Herzinfarkt 131
– Mammachirurgie 132, 137
– Ösophagus-Eingriffe 147
– Pankreas-Eingriffe 151
Versorgungsstufen 14, 15
Verweildauer 9, 439, 453, 468, 473, 486
– regionale Unterschiede 475
Vorhaltefinanzierung 17, 37, 66
Vorhaltekosten 162, 169, 181, 321
Vorhaltevergütung 36, 76, 161, 163, 164

W

Wasserknappheit 341
Wasserverbrauch 371, 396
Wettbewerbsvorteil 187, 188
Wiederverwertung 393
Wiesbadener Modell 271, 279, 281
WiZen-Studie 116, 126, 132

Stichwortverzeichnis

Z

Zeitarbeit 461
Zentralisierung 54, 55, 61, 86, 111

Zertifizierung 116, 125
Zweitmeinung 412

Printed by Wilco bv, the Netherlands